B. Müller-Oerlinghausen · W. Greil · A. Berghöfer (Hrsg.)
Die Lithiumtherapie – 2. Auflage

Springer
*Berlin
Heidelberg
New York
Barcelona
Budapest
Hongkong
London
Mailand
Paris
Santa Clara
Singapur
Tokio*

B. Müller-Oerlinghausen · W. Greil
A. Berghöfer (Hrsg.)

Die Lithium-therapie

Nutzen · Risiken · Alternativen

2. Auflage

Mit 29 Abbildungen und 68 Tabellen

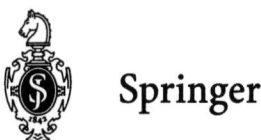 Springer

Herausgeber:
Professor Dr. Bruno Müller-Oerlinghausen
Anne Berghöfer, Ärztin
Psychiatrische Klinik und Poliklinik
Freie Universität Berlin
Eschenallee 3, D-14050 Berlin

Professor Dr. Waldemar Greil
Psychiatrische Klinik
Ludwig-Maximilian-Universität München
Nußbaumstraße 7, D-80336 München
und
Psychiatrische Klinik
Sanatorium Kilchberg
Alte Landstraße 70–84, CH-8802 Kilchberg (Zürich)

ISBN-13: 978-3-642-64570-9   e-ISBN-13: 978-3-642-60819-3
DOI: 10.1007/978-3-642-60819-3

Die Deutsche Bibliothek – CIP-Einheitsaufnahme
Die Lithiumtherapie: Nutzen, Risiken, Alternativen / Hrsg.: B. Müller-Oerlinghausen ... – 2. Aufl. – Berlin; Heidelberg; New York; Barcelona; Budapest; Hongkong; London; Mailand; Paris; Santa Clara; Singapur; Tokio: Springer, 1997
ISBN-13: 978-3-642-64570-9

Dieses Werk ist urheberrechtlich geschützt. Die dadurch begründeten Rechte, insbesondere die der Übersetzung, des Nachdrucks, des Vortrags, der Entnahme von Abbildungen und Tabellen, der Funksendung, der Mikroverfilmung oder der Vervielfältigung auf anderen Wegen und der Speicherung in Datenverarbeitungsanlagen, bleiben, auch bei nur auszugsweiser Verwertung, vorbehalten. Eine Vervielfältigung dieses Werkes oder von Teilen dieses Werkes ist auch im Einzelfall nur in den Grenzen der gesetzlichen Bestimmungen des Urheberrechtsgesetzes der Bundesrepublik Deutschland vom 9. September 1965 in der jeweils geltenden Fassung zulässig. Sie ist grundsätzlich vergütungspflichtig. Zuwiderhandlungen unterliegen den Strafbestimmungen des Urheberrechtsgesetzes.

© Springer-Verlag Berlin Heidelberg 1986, 1997
Softcover reprint of the hardcover 2nd edition 1997

Produkthaftung: Für Angaben über Dosierungsanweisungen und Applikationsformen kann vom Verlag keine Gewähr übernommen werden. Derartige Angaben müssen vom jeweiligen Anwender im Einzelfall anhand anderer Literaturstellen auf ihre Richtigkeit überprüft werden.
Satz: K+V Fotosatz GmbH, Beerfelden

SPIN 10530633   25/3135-5 4 3 2 1 – Gedruckt auf säurefreiem Papier

Vorwort zur 2. Auflage

Als vor elf Jahren die 1. Auflage dieses Buches erschien, haben die Herausgeber nicht vorausgesehen, daß es sich in kurzer Zeit zum Standardkompendium der Lithiumtherapie im deutschsprachigen Raum entwickeln würde. Zahlreiche Autoren von psychiatrischen und anderen Lehrbüchern, Fortbildungsartikeln und wissenschaftlichen Publikationen haben sich schon bald nach Erscheinen darauf als Referenzquelle bezogen. Seit Jahren ist das Buch nun restlos vergriffen, und es wurde immer wieder insbesondere von Weiterbildungskandidaten danach gefragt. Vielleicht wird sich dennoch mancher fragen, ob eine Neuauflage dieses Buches gerechtfertigt ist: Gibt es wirklich Neues zu Lithium zu berichten? Ja, haben verschiedene Publikationen der letzten Jahre, insbesondere aus dem angelsächsischen Raum, nicht überzeugend gezeigt, daß die Lithiumprophylaxe enttäuschend wenig wirksam und im Grunde überholt ist?

Die vorliegende 2. Auflage wird illustrieren, daß diese Ansicht doppelt irrig ist: Zum einen ist die Stellung von Lithium als Mittel der ersten Wahl innerhalb der möglichen Alternativen in der Therapie und Prophylaxe verschiedener affektiver Erkrankungen durch neuere große Studien und publizierte Richtlinien angesehener wissenschaftlicher Fachgesellschaften eher noch deutlicher geworden, zum anderen wissen wir seit den vergangenen zehn Jahren sehr viel mehr sowohl über den differenziellen Stellenwert von Lithiumsalzen, über seine pharmakoökonomische Bedeutung, über seine pharmakologischen Wirkungen und seine klinische Wirksamkeit wie auch über seine optimierte Anwendung im Rahmen komplexer Therapiestrategien.

Deshalb mußten zahlreiche Kapitel dieses Buches nicht nur gründlich überarbeitet, sondern auch völlig neu konzipiert und geschrieben werden. Hinzugekommen sind z. B. Einzeldarstellungen über die Anwendung von Lithiumsalzen in der Kinder-/Jugendpsychiatrie oder bei pathologischen Aggressionszuständen, über die Wirkungen der Lithiumprophylaxe auf Suizidalität und Exzeßmortalität von Patienten mit affektiven Störungen, aber auch ausführliche Darstellungen der virustatischen und immunologischen Effekte von Lithiumsalzen, die möglicherweise in der Zukunft klinisch bedeutsam werden. Auch komplementäre psychotherapeutische Ansätze in einer optimierten Prophylaxestrategie werden erstmals in dieser Auflage vorgestellt.

Die Herausgeber haben sich bemüht, Balance zu halten zwischen wissenschaftlicher Aktualität inklusive der wissenschaftlichen Belegung einzelner Aussagen und dem Anspruch auf Lesbarkeit und Nutzbarkeit in der Praxis. Ob dies gelungen ist, mag die geneigte Leserschaft entscheiden – wir wollten weder eine Sammlung klinisch-pharmakologischer Handbuchartikel noch lediglich einen Einsteigerkurs für Nicht-Fachärzte präsentieren.

Die einzelnen Kapitel wurden soweit wie möglich aufeinander abgestimmt, wobei die Herausgeber freimütig bekennen, daß ihre eigenen, wissenschaftlich basierten Überzeugungen durchaus hinter jedem einzelnen Beitrag stehen.

Den alten und neu hinzugekommenen Autoren unseres Buches gilt unser großer Dank nicht nur dafür, daß sie sich bereit gefunden haben, ihre Kapitel innerhalb eines strikt vorgegebenen Zeitrahmens zu schreiben und abzuliefern, sondern auch dafür, daß sie mit soviel Verständnis auf die vielfachen Änderungswünsche und teilweise erheblichen Eingriffe der Herausgeber in ihre Manuskripte eingegangen sind. Unseren besonderen Dank haben wir Prof. Schou auszusprechen, der zu mehreren Kapiteln wertvolle Hinweise gegeben hat, ohne daß dies ausdrücklich vermerkt wurde.

Auch dem Springer-Verlag sei gedankt für die gute Kooperation mit den Herausgebern sowie die sorgsame und kompetente Lektorierung aller Einzelbeiträge.

So hoffen wir, daß dieses Buch in seiner neuen Fassung dazu beitragen wird, die Kenntnisse über eine optimierte Lithiumtherapie, wie sie entsprechend dem von der AGNP und der DGPPN vorgelegten psychopharmakologischen Lernzielkatalog in einer Facharztprüfung erwartet werden sollten, zu vertiefen und zu verbreitern. Wir fühlen uns damit auch unseren Patienten verpflichtet, denen immer noch zu häufig eine wirksame Langzeitprophylaxe ohne gute Gründe vorenthalten wird. Den Patienten, die sich in den vergangenen Jahren und Jahrzehnten vertrauensvoll in unsere Behandlung begeben haben, danken wir für alles, was wir von ihnen lernen durften.

Berlin, München, Kilchberg, im März 1997
          Anne Berghöfer
          Waldemar Greil
          Bruno Müller-Oerlinghausen

Hinweis
Folgende Symbole sind am Rand wie folgt gekennzeichnet:

 wichtige Aspekte

! gravierende Risiken

Vorwort zur 1. Auflage

Circa 0,1% der Bevölkerung werden, zumindest nach einer englischen Schätzung, mit Lithiumsalzen behandelt. Überträgt man diese Angaben auf die Bundesrepublik Deutschland, entspräche dies etwa 60 000 Patienten. Wenn es auch außerhalb der manisch-depressiven Erkrankung weitere Indikationen für die Anwendung von Lithiumsalzen gibt, wie z. B. die Prophylaxe aggressiver Zustände bei Kindern oder geistig Behinderten oder die Anwendung in der Neurologie beim phasenhaft verlaufenden Kopfschmerz oder in der inneren Medizin zur Behandlung von Leukopenien, so stellt doch die Lithiumlangzeitprophylaxe der affektiven Psychosen z. Zt. sicher die interessanteste und auch sozialpsychiatrisch wichtigste Indikation für eine Lithiummedikation dar.

Wirksamkeit und Sicherheit der Lithiumprophylaxe bei der manisch-depressiven Erkrankung sind während der letzten 2 Dekaden in überzeugender Weise und von den besten Forschergruppen der Welt nachgewiesen worden. Wenige Psychopharmaka sind in so sorgfältiger Weise untersucht worden, wie gerade die Lithiumsalze. Dennoch besteht offensichtlich nach wie vor in Klinik und Praxis Unsicherheit über die akzeptierten Indikationen und die praktischen Modalitäten dieser Therapie. Die Furcht vor unbekannten Nebenwirkungen ist bei einer so langfristigen Behandlung verständlich und wird deren Anwendung zum Nachteil mancher Patienten verhindern, wenn zudem noch Unklarheit über den zu erwartenden Nutzen besteht.

Das vorliegende Buch versucht deshalb, unser derzeitiges Wissen über die Lithiumtherapie in seinen klinisch relevanten Aspekten darzustellen. Da Patienten unter einer Lithiumtherapie nicht nur vom Psychiater, sondern auch vom Arzt für Allgemeinmedizin oder innere Medizin behandelt werden, erscheint es uns besonders wichtig, daß gerade in diesem Kollegenkreis eine zureichende Kenntnis über Nutzen und Risiken dieser Therapie besteht – im Interesse derjenigen Patienten, denen wir nach unserem derzeitigen Kenntnisstand effektiv *nur* durch diese Therapie helfen können. Wenn sich auch in neuester Zeit einige experimentelle Ansätze zu anderen medikamentösen Prophylaxeverfahren entwickelt haben, so muß doch deutlich gesagt werden, daß eine etablierte und im gleichen

Umfang geprüfte Alternative zur Lithiumlangzeitprophylaxe bislang nicht existiert.

Um den verschiedenen Interessen prospektiver Leser entgegen zu kommen, haben wir theoretische und praktische Beiträge deutlich voneinander getrennt. Im ersten Teil des Buches werden einige moderne theoretische Ansätze dargestellt, die klinische Wirkung von Lithium zu erklären. Dabei kommen neben den biochemischen Konstrukten auch neurophysiologische und psychologische Modelle als eigenständige Beschreibungsebenen zu Worte, die nicht einfach reduktionistisch aufeinander bzw. auf den molekularen Bereich zurückgeführt werden können. Der zweite Teil des Buches behandelt dann im Detail Indikationen sowie erwünschte und unerwünschte Wirkungen von Lithiumsalzen am Menschen. Abschließend werden noch einmal in komprimierter Form die für die praktische Therapie wichtigsten Fakten in Form von Richtlinien für die Behandlung und Kontrolle von Lithiumpatienten dargestellt.

Wir danken allen unseren Autoren für ihre Bereitschaft und Geduld, auf die vielfältigen Wünsche der Herausgeber einzugehen. Unser Dank gilt auch dem Springer-Verlag, der uns zu diesem Unternehmen Mut gemacht und seinerseits nicht die Geduld mit uns verloren hat. Ein ganz besonderer Dank sei Frau Dr. Ursula Consbruch und Frau Annette Hegel gesagt, die uns beim Lesen der Korrekturen so tatkräftig und uneigennützig unterstützt haben.

Wir hoffen, daß die nachfolgenden Beiträge den Kollegen in Klinik und Praxis helfen können, optimierte und rationale Behandlungsstrategien für ihre Patienten zu entwickeln.

Berlin/München, 7. 3. 1986 B. MÜLLER-OERLINGHAUSEN
W. GREIL

Inhaltsverzeichnis

1	Der historische Hintergrund der Lithiumtherapie und -prophylaxe .... M. Schou	3
2	**Theoretische Grundlagen, Wirkungsmechanismen von Lithium**	17
2.0	Erklärungsebenen der Wirkungen von Lithium auf menschliches Erleben und Verhalten .... B. Müller-Oerlinghausen	19
2.1	Der Zelltransport und die inorganische Biochemie von Lithium .... N. J. Birch	22
2.2	Effekte von Lithiumionen auf Neurotransmitter und sekundäre Botenstoffe .... D. van Calker, J. Walden und M. Berger	35
2.3	Die Wirkung von Lithium auf serotoninerge Funktionen ... B. Müller-Oerlinghausen	61
2.4	Lithiumeffekte auf das hämatopoetische System .... V. S. Gallicchio	69
2.5	Die Wirkung von Lithium auf das Immunsystem .... V. S. Gallicchio	80
2.6	Lithium als Spurenelement .... K. Lehmann	93
2.7	Chronobiologische Aspekte der Lithiumprophylaxe .... B. Pflug	99
2.8	Elektroenzephalographische Aspekte der Lithiumwirkung .. G. Ulrich	105

2.9	Der psychologische Zugang zur Wirkungsweise einer Lithiumprophylaxe .... W. Classen	118
2.10	Psychodynamische Prozesse während der Lithiumlangzeitmedikation .... U. Rüger	137
2.11	Pharmakokinetik von Lithiumsalzen .... K. Lehmann	148
3	**Klinische Effekte und Indikationen**	161
3.1	Behandlung der akuten Manie mit Lithium und anderen Pharmaka .... H.-P. Volz und H. Sauer	163
3.2	Behandlung der akuten Depression mit Lithium .... M. Bauer	178
3.3	Rezidivprophylaxe affektiver Störungen mit Lithium ...... W. Greil und N. Kleindienst	190
3.4	Prophylaxe der schizoaffektiven Psychosen .... G. Lenz und B. Bankier	219
3.5	Selektionskriterien für kurative und prophylaktische Lithiumbehandlung .... P. Grof	232
3.6	Prädiktive Bedeutung evozierter kortikaler Potentiale ...... U. Hegerl und P. Mavrogiorgou	241
3.7	Differentielle Wirkungen von Lithium und ihre Bedeutung für den Abbruch einer Lithiumlangzeittherapie .... P. Grof	251
3.8	Die antisuizidale und mortalitätssenkende Wirkung von Lithium .... B. Ahrens und B. Müller-Oerlinghausen	262
3.9	Lithium in der Therapie und Prophylaxe pathologischer Aggression .... A. Nilsson	278
3.10	Lithiumsalze in der Kinder- und Jugendpsychiatrie .... G. H. Moll und A. Rothenberger	290

3.11	Neurologische Indikationen von Lithium A. Berghöfer, M. Schestag und W. Greil	309
3.12	Antivirale Wirkung von Lithium in der Behandlung von Herpes-simplex-Infektionen J. K. Rybakowski	316
4	**Unerwünschte Wirkungen und Risiken**	**327**
4.1	Neurologische, neuromuskuläre und neurotoxische Effekte der Lithiumbehandlung P. Mavrogiorgou und U. Hegerl	329
4.2	Lithium und das Herz-Kreislauf-System J. Albrecht	340
4.3	Beeinflussung der Schilddrüsenfunktion durch Lithium T. Bschor, M. Bauer und J. Albrecht	357
4.4	Lithium und Nierenfunktion D. Kampf	368
4.5	Wirkung von Lithiumsalzen auf Kohlenhydratstoffwechsel, Körpergewicht und gastrointestinale Funktionen B. Müller-Oerlinghausen	382
4.6	Unerwünschte Wirkungen der Lithiumtherapie an der Haut G. Albrecht	392
4.7	Endokrine Veränderungen durch Lithium J. Schleicher und D. Kampf	402
4.8	Wirkung von Lithium auf Schwangerschaft und Sexualität A. Berghöfer	413
4.9	Die Lithiumintoxikation W. P. Kaschka	424
4.10	Therapie der Lithiumintoxikation T. R. Zilker	435
4.11	Unerwünschte Wechselwirkungen von Lithiumsalzen mit anderen Arzneimitteln B. Müller-Oerlinghausen	446

5	Pharmakoökonomie der Lithiumprophylaxe	457
	K. Lehmann, B. Ahrens und B. Müller-Oerlinghausen	
6	**Alternativen und Supplemente zur Lithiumprophylaxe**	467
6.1	Prophylaktische Wirksamkeit von Antidepressiva	469
	B. Woggon	
6.2	Langzeitprophylaxe mit Antikonvulsiva	484
	H. M. Emrich und D. E. Dietrich	
6.3	Die M.A.P.-Studie zur Rezidivprophylaxe affektiver und schizoaffektiver Störungen	501
	W. Greil und N. Erazo	
6.4	Pharmakotherapie bei prophylaxeresistenten affektiven Störungen	513
	M. Bauer	
6.5	Die Rolle der kognitiven Verhaltenstherapie in der Langzeitprophylaxe	528
	T. Wolf	
6.6	Die Rolle der „Interpersonellen Therapie unter Regulierung der sozialen Rhythmik" in der Langzeitprophylaxe bipolarer Störungen	535
	E. Schramm	
7	**Praxis der Lithiumanwendung**	545
7.1	Praktische Ratschläge zur Durchführung und Kontrolle einer Lithiumbehandlung	547
	B. Müller-Oerlinghausen, W. Greil und A. Berghöfer	
7.2	Probleme der Patienten mit der eigenen Wahrnehmung ihrer Krankheit und deren Langzeitbehandlung. Zusammenarbeit zwischen Arzt, Patient und Angehörigen	570
	M. Schou	
7.3	Labormethoden zur Bestimmung von Lithium	580
	N. J. Birch	
	Sachverzeichnis	587

Autorenverzeichnis

Ahrens, Bernd, Dr. med., Psychiatrische Klinik und Poliklinik der Freien Universität Berlin, Eschenallee 3, D-14050 Berlin
Albrecht, Gisela, Dr. med., Ltd. Ärztin, Dermatologische Abteilung, Krankenhaus Spandau, Lynarstr. 12, D-13578 Berlin
Albrecht, Jochen, Dr. med., Ltd. Arzt, Psychiatrische Abteilung, Krankenhaus Moabit, Turmstr. 21, D-10559 Berlin
Bankier, Bettina, Dr. med., Universitätsklinik für Psychiatrie, Abt. für Sozialpsychiatrie und Evaluationsforschung, Allgemeines Krankenhaus, Währinger Gürtel 18–20, A-1090 Wien
Bauer, Michael, Dr. rer. nat. Dr. med., Berliner Lithium-Katamnese, Psychiatrische Klinik und Poliklinik der Freien Universität Berlin, Eschenallee 3, D-14050 Berlin
Berger, Matthias, Prof. Dr. med., Universitätsklinik für Psychiatrie und Psychosomatik der Albert-Ludwigs-Universität, Abt. für Psychiatrie und Psychotherapie mit Poliklinik, Hauptstr. 5, D-79104 Freiburg
Berghöfer, Anne, Ärztin, Forschergruppe Klinische Psychopharmakologie, Berliner Lithium-Katamnese, Psychiatrische Klinik und Poliklinik der Freien Universität Berlin, Eschenallee 3, D-14050 Berlin
Birch, Nicholas J., Prof. Dr. rer. nat., University of Wolverhampton, School of Health Sciences, 62–68 Lichfield Street, Wolverhampton WV1 1DJ, GB
Bschor, Tom, Dr. med., Psychiatrische Klinik und Poliklinik der Freien Universität Berlin, Eschenallee 3, D-14050 Berlin
Calker, Dietrich van, Priv.-Doz. Dr. med. Dr. rer. nat., Universitätsklinik für Psychiatrie und Psychosomatik der Albert-Ludwigs-Universität, Abt. für Psychiatrie und Psychotherapie mit Poliklinik, Hauptstr. 5, D-79104 Freiburg
Classen, Wilhelm, Dr. rer. nat. Dr. med., Forschungszentrum für Psychobiologie und Psychosomatik der Universität Trier, Abt. für Biologische Psychiatrie, Herz-Jesu-Krankenhaus Trier, Friedrich-Wilhelm-Str. 29, D-54290 Trier
Dietrich, Detlef E., Dr. med., Abt. Klinische Psychiatrie und Psychotherapie, Zentrum Psychologische Medizin der Medizinischen Hochschule Hannover, Konstanty-Gutschow-Str. 8, D-30625 Hannover

Emrich, Hinderk M., Prof. Dr. med., Leiter der Abt. Klinische Psychiatrie und Psychotherapie, Zentrum Psychologische Medizin der Medizinischen Hochschule Hannover, Konstanty-Gutschow-Str. 8, D-30625 Hannover

Erazo, Natalia, Dipl.-Psych., Psychiatrische Universitätsklinik der Ludwig-Maximilians-Universität, Nußbaumstr. 7, D-80336 München

Gallicchio, Vincent S., Ph.D., MT, CLA, University of Kentucky, Chandler Medical Center, Lexington, Kentucky, 40536-0080, USA

Greil, Waldemar, Prof. Dr. med., Psychiatrische Klinik, Sanatorium Kilchberg, Alte Landstr. 70–84, CH-8802 Kilchberg (Zürich) und Psychiatrische Universitätsklinik der Ludwig-Maximilians-Universität, Nußbaumstr. 7, D-80336 München

Grof, Paul, Prof. Dr. med., Department of Psychiatry, Affective Disorders Unit, University of Ottawa, Royal Ottawa Hospital, 1145 Carling Avenue, Ottawa/Ontario K1Z 8L2, Kanada

Hegerl, Ulrich, Priv.-Doz. Dr. med., Psychiatrische Universitätsklinik der Ludwig-Maximilians-Universität, Nußbaumstr. 7, D-80336 München

Kampf, Dieter, Priv.-Doz. Dr. med., Abt. für Innere Medizin mit Schwerpunkt Nephrologie und Intern. Intensivmedizin, Virchow-Klinikum, Medizinische Fakultät der Humboldt-Universität Berlin, Augustenburger Platz 1, D-13353 Berlin

Kaschka, Wolfgang P., Prof. Dr. med., Leiter der Abt. Psychiatrie I der Universität Ulm und Ärztl. Direktor des Zentrums für Psychiatrie Weissenau, Postfach 2044, D-88190 Ravensburg

Kleindienst, Nikolaus, Dipl.-Stat., Psychiatrische Universitätsklinik der Ludwig-Maximilians-Universität, Nußbaumstr. 7, D-80336 München

Lehmann, Karla, Dr. med., Medizinische Direktorin, Wörwag Pharma GmbH, Calwerstr. 7, D-71034 Böblingen

Lenz, Gerhard, Prof. Dr. med., Universitätsklinik für Psychiatrie, Abt. für Sozialpsychiatrie und Evaluationsforschung, Allgemeines Krankenhaus, Währinger Gürtel 18–20, A-1090 Wien

Mavrogiorgou, Paraskevi, Dr. med., Psychiatrische Universitätsklinik der Ludwig-Maximilians-Universität, Nußbaumstr. 7, D-80336 München

Moll, Gunther H., Dr. med., Klinik und Poliklinik für Kinder- und Jugendpsychiatrie, Georg-August-Universität Göttingen, von-Siebold-Str. 5, D-37075 Göttingen

Müller-Oerlinghausen, Bruno, Prof. Dr. med., Forschergruppe Klinische Psychopharmakologie, Berliner Lithium-Katamnese, Psychiatrische Klinik und Poliklinik der Freien Universität Berlin, Eschenallee 3, D-14050 Berlin

Nilsson, Agneta, MD, Ph.D., Karsuddens Hospital, Pl 4000, S-64196 Katrineholm und Dept. of Clin. Neurosciences, Sahlgrenska University Hospital, S-Göteborg

Pflug, Burkhard, Prof. Dr. med., Leiter der Klinik für Psychiatrie und Psychotherapie II, Zentrum der Psychiatrie, Klinikum der Johann-Wolfgang-Goethe-Universität, Heinrich-Hoffmann-Str. 10, D-60528 Frankfurt

Rothenberger, Aribert, Prof. Dr. med., Ärztl. Direktor, Klinik und Poliklinik für Kinder- und Jugendpsychiatrie, Georg-August-Universität Göttingen, von-Siebold-Str. 5, D-37075 Göttingen

Rüger, Ulrich, Prof. Dr. med., Ärztl. Direktor, Klinik und Poliklinik für Psychosomatik und Psychotherapie, Georg-August-Universität Göttingen, von-Siebold-Str. 5, D-37075 Göttingen

Rybakowski, Janusz K., Prof. Dr. med., Dept. of Adult Psychiatry, Karol Marcinkowski University of Medical Sciences, ul. Szpitalna 27/33, PL-60-572 Poznan, Polen

Sauer, Heinrich, Prof. Dr. med., Ärztl. Direktor, Klinik für Psychiatrie, Klinikum der Friedrich-Schiller-Universität Jena, Philosophenweg 3, D-07740 Jena

Schestag, Monika, Dr. med., Tagklinik für Psychisch Kranke des Bayerischen Roten Kreuz, Lindwurmstr. 12, D-80337 München

Schleicher, Jan, Dr. med., Abt. für Innere Medizin mit Schwerpunkt Hämatologie und Onkologie, Virchow-Klinikum, Medizinische Fakultät der Humboldt-Universität Berlin, Augustenburger Platz 1, D-13353 Berlin

Schou, Mogens, Prof. Dr. med. em., Psykiatrisk Hospital, Skovagervej 2, DK-8240 Risskov

Schramm, Elisabeth, Dr. Dipl.-Psych., Universitätsklinik für Psychiatrie und Psychosomatik der Albert-Ludwigs-Universität, Abt. für Psychiatrie und Psychotherapie mit Poliklinik, Hauptstr. 5, D-79104 Freiburg

Ulrich, Gerald, Prof. Dr. med., Psychiatrische Klinik und Poliklinik der Freien Universität Berlin, Eschenallee 3, D-14050 Berlin

Volz, Hans-Peter, Dr. med., Klinik für Psychiatrie, Klinikum der Friedrich-Schiller-Universität Jena, Philosophenweg 3, D-07740 Jena

Walden, Jörg, Prof. Dr. rer. nat. Dr. med., Universitätsklinik für Psychiatrie und Psychosomatik der Albert-Ludwigs-Universität, Abt. für Psychiatrie und Psychotherapie mit Poliklinik, Hauptstr. 5, D-79104 Freiburg

Woggon, Brigitte, Prof. Dr. med., Psychiatrische Universitätsklinik Zürich, Lenggstr. 31, CH-8029 Zürich 8

Wolf, Thomas, Dr. Dipl.-Psych., Abt. für Psychiatrie und Psychotherapie, Krankenhaus Itzehoe, Robert-Koch-Str. 2, D-25524 Itzehoe

Zilker, Thomas Rüdiger, Prof. Dr. med., Leiter der Toxikologischen Abt. der 2. Medizinischen Klinik, Klinikum Rechts der Isar der Technischen Universität, Ismaninger Str. 22, D-81675 München

TEIL 1

Der historische Hintergrund der Lithiumtherapie und -prophylaxe

KAPITEL 1

Der historische Hintergrund der Lithiumtherapie und -prophylaxe

M. Schou

> **Synopsis**
> 1. Lithium wurde erstmals im 19. Jahrhundert, von einer falschen Hypothese ausgehend, bei depressiven Patienten verwendet, und es wurde kasuistisch über therapeutische Erfolge berichtet.
> 2. Die antimanische Wirkung des Lithiums wurde 1949 entdeckt und 1954 in einer placebokontrollierten Doppelblindstudie bestätigt.
> 3. Eine prophylaktische Wirkung sowohl gegen manische als auch depressive Rückfälle wurde in den 60er Jahren gefunden. Die prophylaktische Wirksamkeit wurde zunächst in einer offenen Studie unter Verwendung der Spiegelmethode belegt und später, d. h. seit 1970, in placebokontrollierten Doppelblindstudien, bei denen Lithium ab- und wieder angesetzt wurde, bestätigt. Die prophylaktische Wirkung war gleichermaßen ausgeprägt bei bipolaren und unipolaren Patienten.
> 4. Ein bedeutsames historisches Ereignis für die Sicherheit und Optimierung der Lithiumprophylaxe waren die zunächst besorgniserregenden Befunde über mögliche Nierenschäden in den 70er Jahren, die aber durch eine beispielhafte gemeinsame Anstrengung mehrerer Forschergruppen weitgehend entkräftet werden konnten. Seit dieser Zeit werden auch etwas niedrigere Lithium-Serum-Spiegel empfohlen, als sie bis dahin üblich waren.
> 5. In einer deutschen Multicenter-Studie konnte für Lithium in der Langzeitbehandlung ein signifikant besserer prophylaktischer Effekt als für Carbamazepin bei bipolaren Patienten und als für Antidepressiva bei unipolaren Patienten gezeigt werden.
> 6. Eine internationale Multicenter-Studie ergab sehr starke Hinweise, daß unter einer Lithium-Langzeitmedikation Mortalität und Suizidalität gesenkt werden, Effekte, die bislang für keine andere prophylaktische Langzeitmedikation belegt werden konnten.

Einleitung

Die Lithiumbehandlung hat einen besonderen Stellenwert in der Psychiatrie. Einige Medikamente beeinflussen die Manie, nicht aber die Depression; andere Medikamente wirken auf die Depression, nicht aber auf die Manie. Lithium unterscheidet sich von diesen zwei Medikamentenarten in drei wesentlichen Aspekten:
1. es entfaltet seine therapeutische Wirkung auf Manie *und* Depression – stärker allerdings auf die Manie, schwächer auf die Depression
2. es entfaltet eine prophylaktische, rückfallvorbeugende Wirkung, die gleichermaßen stark bei der Manie und Depression ist
3. Lithium ist prophylaktisch wirksam bei der unipolaren und bipolaren affektiven Erkrankung, und diese Wirksamkeit ist quantitativ vergleichbar ausgeprägt bei beiden Krankheitsformen.

Es war für einige Psychiater sehr schwer, diese zugegebenermaßen ungewöhnlichen Eigenschaften zu verstehen und zu akzeptieren. Es gibt diejenigen, die Lithium ständig als Antidepressivum klassifizieren, andere, die es gleichermaßen einheitlich bei den antimanischen Medikamenten einreihen, und wieder andere, die es zu der Gruppe der Beruhigungsmittel zählen, zu denen es aber nicht gehört (Schou 1995a). Diese konzeptionelle Verwirrung mag sicherlich etwas mit dem eigenartigen Weg zu tun haben, auf dem Lithium seinen Einzug in die Psychiatrie fand.

Die Lithiumbehandlung während des 19. Jahrhunderts

Nach seiner Entdeckung als neues metallisches Element im Jahre 1817 wurde Lithium, in Form seiner Salze, etwa in der Mitte des 19. Jahrhunderts, allerdings ohne Erfolg, zur Behandlung der Gicht eingesetzt. Lithium wurde zum ersten Mal 1871 zur Behandlung psychiatrischer Patienten benutzt. Hammond in New York benutzte Lithiumbromid bei der akuten Manie, um, wie er schrieb, „die Blutmenge in den Gehirngefäßen zu vermindern" (Hammond 1871). In den 80er Jahren des 19. Jahrhunderts sahen die zwei dänischen Brüder Lange (Carl Lange als Pathologe/Neurologe und Frederik Lange als Psychiater) die Depression als das Ergebnis einer sog. „Harnsäurediathese" und behaupteten, daß die Gabe von Lithiumkarbonat an Patienten, die an periodischen Depressionen litten, gute Ergebnisse erzielt hätten (C. Lange 1886, 1896, 1897, F. Lange 1894). Sie präsentierten klinische Eindrücke, aber keine quantitative Dokumentation. Lithium verließ das Spektrum der psychiatrischen Behandlungsmethoden wieder, da die Hypothese der „Harnsäurendiathese" in Ungnade fiel.

Entdeckung der antimanischen Wirkung des Lithiums

Es war unbestreitbar die Veröffentlichung des australischen Psychiaters John Cade über die Behandlung der „psychotischen Erregung" mit Lithium, erschienen im Jahre 1949, die die Kugel ins Rollen brachte (Cade 1949), und das hatte wahrscheinlich mit der Lebendigkeit seiner klinischen Beschreibung zu tun. John Cade war ein sorgsam beobachtender Kliniker und zufälligerweise auch ein Naturfreund, der den Mut besaß, ungewöhnliche Ideen zu pflegen und zu fördern. Cade verabreichte Lithium sechs Patienten mit Schizophrenie (!), bei denen darauf eine Verringerung ihres Erregtheitszustandes (vgl. Kap. 3.7 hinsichtlich der Bedeutung der unspezifisch erregungsmindernden „antipsychotischen" Wirkung von Lithium), nicht aber eine Abnahme der zugrundeliegenden schizophrenen Psychopathologie auftrat. Drei Patienten mit einer chronischen Depression zeigten keine Veränderung. Aber bei zehn manischen Patienten verschwand die Erregung, die gesteigerte Gesprächigkeit, die Überaktivität und Gewaltbereitschaft innerhalb einer Woche nach Beginn der Behandlung. Cade schloß deshalb daraus, daß Lithium eine spezifische antimanische Wirkung besaß, die im klinischen Gebrauch eingesetzt werden könne.

Diese Feststellung fand jedoch zunächst keine große Aufmerksamkeit, wohl auch deswegen nicht, weil der Versuch, Lithiumsalz als Kochsalzersatz bei Patienten mit Bluthochdruck einzusetzen, in den USA zu derselben Zeit Todesfälle infolge von Lithiumvergiftungen verursacht hatte.

Die Bestätigung der antimanischen Wirkung durch eine Doppelblindstudie

In Risskov, Dänemark, führten Schou und Mitarbeiter (Schou et al. 1954) eine therapeutische, placebokontrollierte Doppelblindstudie mit 38 Patienten durch und fanden bei 30 Patienten eine überzeugende antimanische Wirksamkeit. Bei Beendigung der Behandlung, oder wenn Patienten von Verum auf das Placebo umgestellt wurden, kam es zum Wiederauftreten der manischen Symptome (Abb. 1). Dementsprechend konnte festgestellt werden, daß auch unter kontrollierten Bedingungen Lithium die antimanische Wirksamkeit entfaltet, über die Cade berichtete. Dementsprechend wurde Lithium als antimanisches Medikament in das Spektrum der psychiatrischen Behandlungsmöglichkeiten aufgenommen oder, besser gesagt, wieder aufgenommen, erreichte jedoch auch später noch nicht seinen ersten Platz unter den verschiedenen antimanischen Behandlungen. Dieser Platz wurde von den Neuroleptika eingenommen, die ungefähr zu dieser Zeit ihren Einzug in die Psychiatrie fanden, und einen schnelleren Wirkungseintritt zeigten.

Die Lithiumprophylaxe

Wir kommen nun zur nächsten Phase in der Geschichte des Lithiums in der Psychiatrie. Unter den mit Lithium behandelten dänischen Patienten war einer, bei dem nicht nur die manischen, sondern auch die depressi-

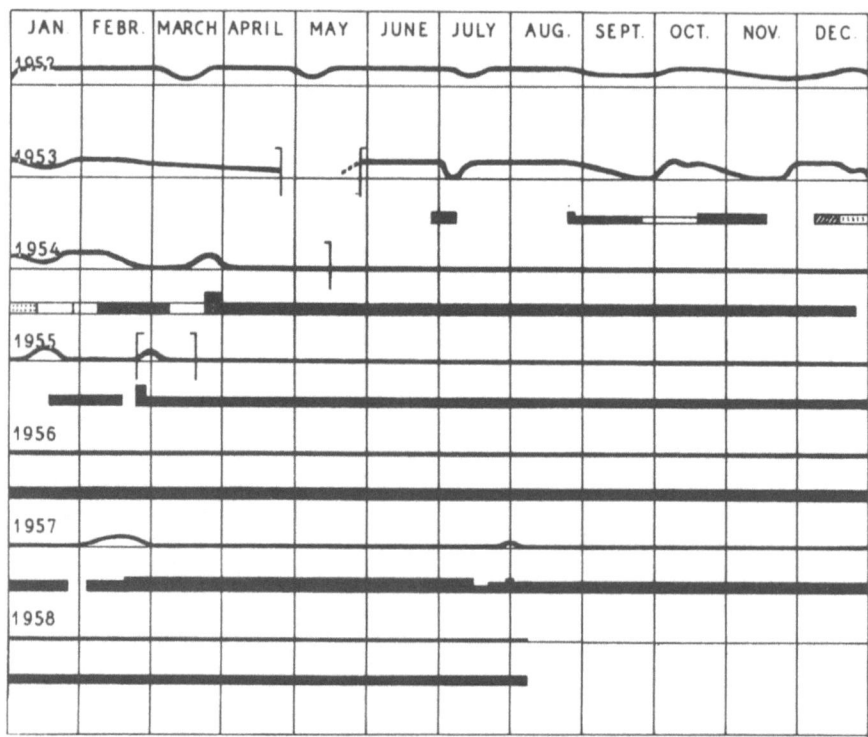

Abb. 1. Graphische Darstellung des Krankheitsverlaufes eines manisch-depressiven Patienten, der an der antimanischen, doppelblinden Lithiumuntersuchung teilnahm. Die wellenförmige Linie zeigt den psychopathologischen Zustand des Patienten, wobei die Aufwärtsschwingungen die Manien und die Abwärtsschwingungen die Depressionen darstellen. Schwarze Rechtecke kennzeichnen die Behandlung mit Lithiumkarbonat, gestrichelte Rechtecke mit Lithiumzitrat, gepunktete Rechtecke mit Lithiumchlorid. Weiße (offene) Rechtecke kennzeichnen die Gabe von Placebo (dummy) Tabletten (Schou et al. 1954)

ven Rückfälle abgeschwächt wurden (Abb. 2). Das führte zu der Vermutung, daß die Wirksamkeit des Lithiums nicht nur auf die manische Phase der manisch-depressiven Erkrankung beschränkt sein könnte. Eine neue therapeutische Doppelblinduntersuchung mit Lithium wurde begonnen, aber diesmal mit Patienten, die an einer Depression litten. Die Studienergebnisse waren aber uneinheitlich, und der Versuch wurde bereits zu einem frühen Zeitpunkt ohne Veröffentlichung der Ergebnisse abgebrochen. Klinische Erfahrung und systematische Versuche konnten später zeigen, daß Lithium in der Tat auch bei der Depression eine therapeutische Wirksamkeit entfaltete (siehe Kap. 3.2).

Die Beobachtung, die in Abbildung 2 dargestellt ist, war dennoch nicht ganz vergessen, und Schous Denken war deshalb schon auf die richtige Wellenlänge eingestellt, als ein britischer Psychiater, G. P. Hartigan, und

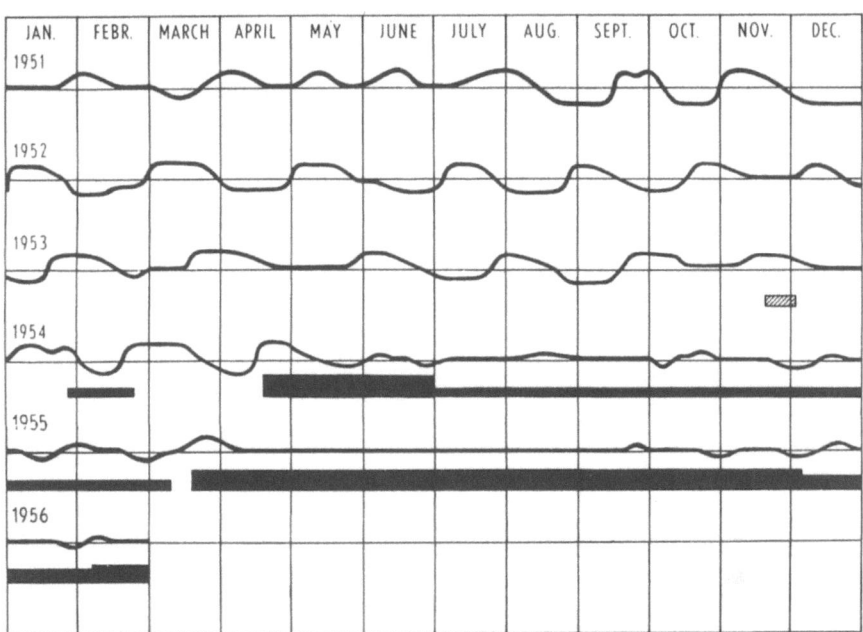

Abb. 2. Graphische Darstellung des Krankheitsverlaufes eines bipolaren Patienten mit häufigen Manien und Depressionen (Rapid Cycler), der mit Lithium langfristig behandelt wurde. Symbole wie in Abb.1 (Schou 1956)

ein dänischer Psychiater, P. C. Baastrup, unabhängig voneinander um 1960 mit ihm Kontakt aufnahmen, mit der Frage, ob nach seiner Erfahrung Lithium, wenn es als Erhaltungstherapie zur Beseitigung manischer Episoden eingesetzt wird, auch die Depressionen verhindere. Denn das war, was sie selbst beobachtet hatten. Schou überzeugte Hartigan und Baastrup, obgleich anfangs etwas zögerlich wegen der kleinen Patientenzahl, daß ihre Beobachtungen veröffentlicht werden müßten (Hartigan 1963; Baastrup 1964), und schrieb selber eine Kurzmitteilung, die die Aufmerksamkeit der Psychiater auf diese vielversprechende neue Entwicklung richten sollte (Schou 1963). Poul Christian Baastrup, seit 1960 Chefarzt im Psychiatrischen Krankenhaus in Glostrup, verfolgte seine anfänglichen Beobachtungen und begann mit der langfristigen Lithiumbehandlung von Patienten mit häufigen manischen und depressiven Rückfällen. Obwohl er und Schou in verschiedenen Teilen Dänemarks arbeiteten, verbanden sie ihre Kräfte, und das führte zu einer systematischen, lang andauernden Studie über die Lithiumprophylaxe, deren Ergebnisse auf einem internationalen Kongreß 1966 vorgelegt und 1967 veröffentlicht wurden (Baastrup u. Schou 1967). Bei 88 manisch-depressiven Patienten, die für ein oder zwei Jahre ohne Lithiumbehandlung beobachtet wurden und denen dann für ein bis fünf Jahre Lithium verabreicht wurde, führte die

Behandlung zu einer hochsignifikanten Abnahme der Häufigkeit manischer und depressiver Rückfälle (Abb. 3). Diese Abnahme war gleichermaßen ausgeprägt bei unipolaren Patienten („major depressive disorder") und bei bipolaren Patienten. Diese Untersuchung wurde in einer internationalen psychiatrischen Zeitschrift veröffentlicht und erzeugte beträchtliches Interesse. Viele Psychiater begannen, Lithium prophylaktisch einzusetzen, und bestätigten, daß die Behandlung zu einer signifikanten Abnahme der Rückfallhäufigkeit und -intensität führte (z. B. Angst et al. 1970, Abb. 4).

Kritik und Bestätigung durch Doppelblindstudien

Andere Kollegen waren nicht so sehr überzeugt (Blackwell u. Shepherd 1968; vgl. Baastrup u. Schou 1968). Sie versuchten nicht selbst, Lithium anzuwenden und sahen in dem Ergebnis der dänischen Studie das Resultat von Voreingenommenheit, Beeinflussung und fehlerhafter Statistik. Ihrer Meinung nach hätte eine placebokontrollierte Untersuchung zu einem unterschiedlichen Ergebnis geführt. Eine solche Untersuchung wurde 1969 von Baastrup und Schou durchgeführt, bei der Lithium erst ab- und dann wieder angesetzt wurde. Im ganzen wurden ca. 100 Patienten, die für ein Jahr oder mehr mit Lithium behandelt worden waren, in einer Doppelblinduntersuchung entsprechend dem Zufallsprinzip entweder mit Lithium weiterbehandelt oder auf ein Placebo umgestellt. Während des Versuches wurde ein besonderes statistisches Verfahren, die Sequenzialanalyse, angewendet. Dabei wurde jeder mit Lithium behandelte Patient einem mit Placebo behandelten Patienten paarweise gegenübergestellt, so daß der Versuch beendet werden konnte, sobald eine zufriedenstellende statistische Signifikanz erreicht war. Um ganz auf der konservativen Seite zu sein, wurde als Signifikanzschwelle $p<0,01$ angesetzt. Sobald ein Rückfall eintrat, war die Untersuchung für den jeweiligen Paarpatienten beendet, und der Patient wurde sofort auf Lithium eingestellt. Auf diese Weise wurde die Anzahl der auftretenden Rückfälle und die Anzahl von Patienten mit einem Rückfallrisiko minimiert. Dies milderte auch das ethische Problem, eine aus der Sicht der Studienleiter wahrscheinlich wirksame Behandlung bei Patienten, die offensichtlich von der Behandlung profitierten, abzusetzen. Die Untersuchung konnte mit Hilfe der Sequenzialanalyse innerhalb von sechs Monaten beendet werden, und ihre Ergebnisse waren eindeutig (Baastrup et al. 1970). Zum Zeitpunkt der Beendigung hatten mehr als die Hälfte der Patienten, die ein Placebo erhalten hatten, Rückfälle erlitten. Alle Patienten, die Lithium erhielten, blieben rückfallfrei. Die prophylaktische Wirkung war wieder gleichermaßen stark bei unipolaren und bipolaren Patienten. Die Untersuchung lieferte einen klaren Hinweis, daß Lithium auch unter streng kontrollierten Be-

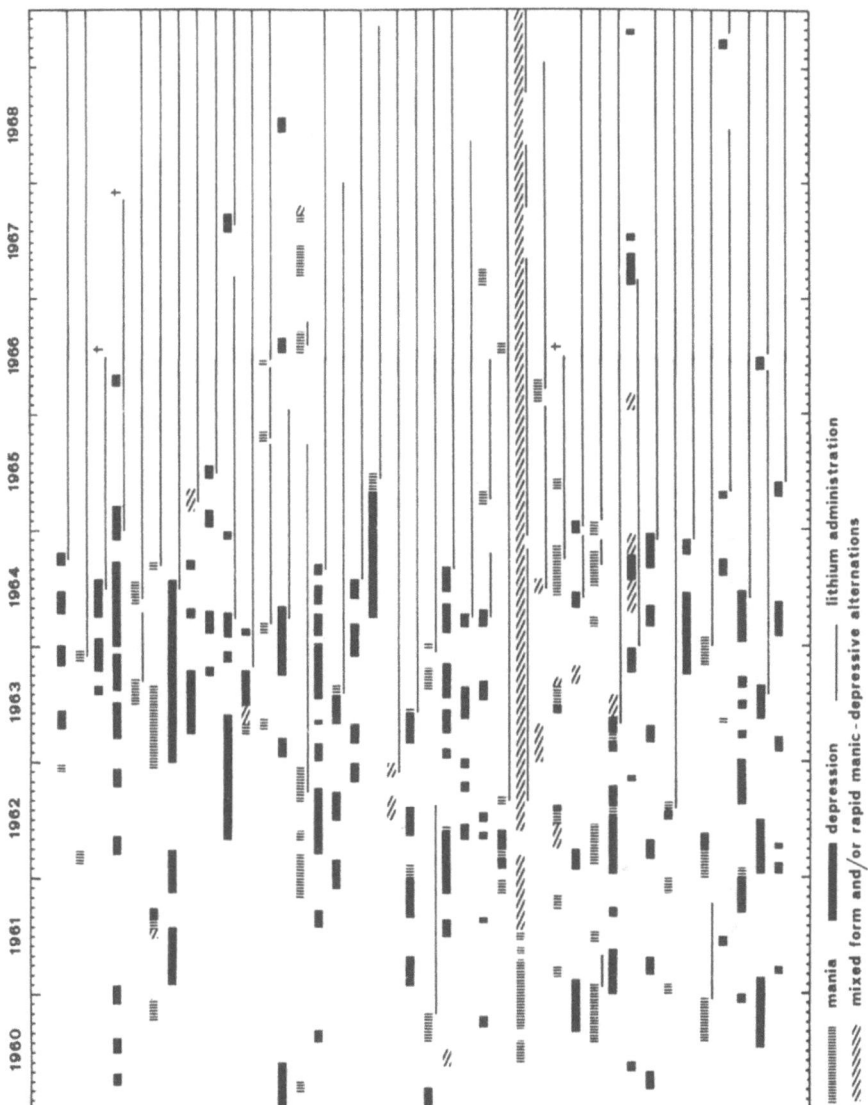

Abb. 3. Graphische Darstellung des Krankheitsverlaufes von 40 der 88 manisch depressiven Patienten, die an einer lange dauernden offenen Untersuchung über die prophylaktische Wirkung des Lithiums bei bipolaren und unipolaren Patienten teilnahmen (Baastrup u. Schou 1967), hier aktualisiert bis zum 01. 07. 1969. MD-bipolar, RD-unipolar, SA-schizoaffektiv (Schou 1973)

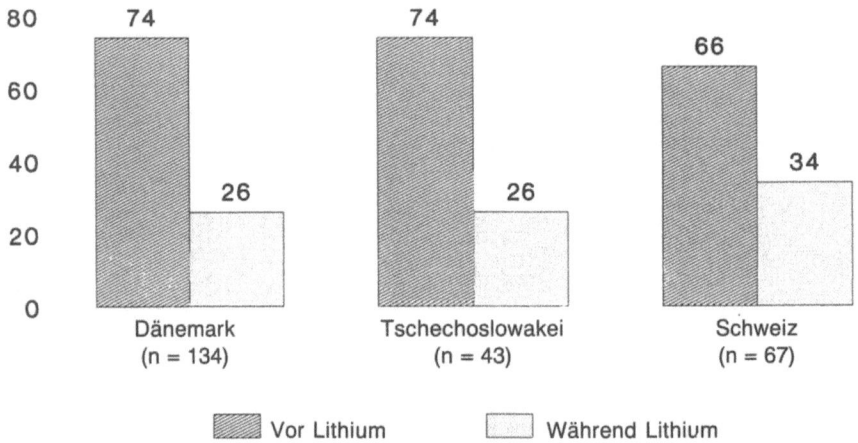

Abb. 4. Anteil der Krankheitsphasen während gleich langer Beobachtungszeiträume vor und nach der Lithiumbehandlung bipolarer, unipolarer und schizoaffektiver Patienten. Gesammelte Ergebnisse aus Dänemark, der Tschechoslowakei und der Schweiz. (Angst et al. 1970)

dingungen bei der rezidivierenden manisch-depressiven Erkrankung eine prophylaktische Wirkung entfaltet. Dies wurde auch später durch zahlreiche andere, offene und doppelblinde, Untersuchungen bestätigt (vgl. Kap. 3.3).

Lithiumbehandlung und Nierenfunktion

Nachdem die Wirksamkeit von Lithium klar bewiesen war, mußte freilich auch die Sicherheit dieser Langzeitmedikation gewährleistet werden. In diesem Zusammenhang haben potentielle nephrotoxische Effekte der Lithiumsalze immer wieder für Unruhe gesorgt. Es war schon seit langer Zeit bekannt, daß die Langzeitbehandlung mit Lithium die Fähigkeit der Nieren, Wasser zu reabsorbieren, schwächt, aber in den 70er Jahren erschienen Berichte über morphologische Nierenveränderungen bei mit Lithium behandelten Patienten, die Anlaß zur Sorge gaben, daß die Langzeitbehandlung allmählich zum Nierenversagen führen könnte. Hierdurch wurden extensive systematische Untersuchungen und Übersichtsartikel aus den Jahren 1988 bis 1989 über die Auswirkung der Lithiumbehandlung auf die Nierenfunktion angeregt. Diese kamen zu dem Schluß, daß die Behandlung, auch wenn sie über mehrere Jahre fortgeführt wird, nicht zu Veränderungen in der glomerulären Filtrationsrate oder zu Nierenversagen führt (Schou 1988; Waller 1989). Eine retrospektive Querschnittsuntersuchung wurde später an 207 Patienten, die über 1–30 Jahre (Durchschnitt 12 Jahre) mit Lithium behandelt worden waren, durchgeführt (Kallner u. Peterson 1995). Patienten, die mehr als 13 Jahre behandelt worden waren, hatten nur unwesentlich mehr ^{51}Cr-EDTA-Clearance-Werte unterhalb des Referenzbereiches als Patienten, die für eine kürzere Zeit behandelt worden waren. Insgesamt kam man zu der Schlußfolgerung, daß die Nierenfunktionstests, einschließlich der ^{51}Cr-EDTA-Clearance, mit zunehmender Behandlungsdauer eine nur mäßige Abweichung von relevanten Referenzwerten aufwiesen; kein Patient entwickelte eine Niereninsuffizienz. Bei einer Untergruppe von 50 Patienten, die mehr als 15 Jahre mit Lithium behandelt worden waren, waren die ^{51}Cr-EDTA-Clearance-Werte von vor fünf Jahren und zum Zeitpunkt der Untersuchung erhältlich; während dieser fünf Jahre war es zu keiner Änderung der glomerulären Filtrationsrate gekommen.

Während der letzten sechs Jahre wurden einige Fälle beobachtet, in denen mit Lithium behandelte Patienten eine erniedrigte glomeruläre Filtrationsrate und eine Niereninsuffizienz entwickelten. Dies geschah ohne erkennbaren Grund, außer möglicherweise der Lithiumbehandlung. Während der zweiten Dekade einer 20jährigen Lithiumbehandlung stieg bei einer 71jährigen Frau das Serumkreatinin allmählich auf 571 µmol/l, und zum Zeitpunkt der Berichterstattung begann sie mit Hämodialyse (von Knorring et al. 1990). In einer anderen Untersuchung (Gitlin 1993) entwickelten drei von 82 Patienten, die durchschnittlich 4,3 Jahre mit Lithium behandelt worden waren, eine Niereninsuffizienz (definiert als Serumkreatininkonzentration dauerhaft höher als 176 µmol/l). Einer dieser Patienten, ein 48jähriger Mann, der seit 16 Jahren Lithium einnahm, mußte mit Hämodialyse behandelt werden. Ich selbst weiß von einem Fall, in dem ein 72jähriger Mann nach einer 27jährigen Lithiumbehandlung einen allmählichen Anstieg des Serumkreatinins aufwies; nach zwei Jahren lag es höher als 600 µmol/l, auch dieser Patient mußte hämodialysiert werden (Schou 1993a). Es ist sehr schwierig, diese Ereignisse zu interpretieren. Es mag sich hierbei um seltene und spät auftretende Nebenwirkungen der Lithiumbehandlung innerhalb einer Untergruppe von Patienten handeln, oder es könnten auch Zufallsbefunde sein. Behandlungsbedürftige Niereninsuffizienz ohne erkennbaren Grund kommt auch in der Normalbevölkerung vor, die Inzidenz kann von Land zu Land variieren (Wing et al. 1989). Die Inzidenz des Nierenversagens bei manisch-depressiven Patienten, die nicht mit Lithium behandelt wurden, ist nicht bekannt. Jedenfalls können wir heutzutage als Ergebnis der intensiven klinischen und experimentellen Forschung in den 70er und 80er Jahren das nephrotoxische Risiko von Lithium ausreichend gut beurteilen. Im Zusammenhang mit der inzwischen erfolgten Absenkung der mittleren Lithium-Serum-Spiegel ist die Therapie damit noch sicherer geworden. (vgl. Kap. 4.4 und 7.1). Es hat sich aber auch gerade durch diese aus der

Sorge um die Sicherheit der Therapie vorangetriebenen Untersuchungen noch deutlicher herausgestellt, wie wichtig ein konstantes Monitoring der Lithium-Blut-Spiegel und die strikte Vermeidung auch von Subintoxikationen ist.

Die gegenwärtige Situation

Die Lithiumbehandlung wird heute auf der ganzen Welt angewendet, und bei der richtigen Indikation und der Beachtung angemessener Vorsichtsmaßnahmen ist es eine sichere und effektive Therapie. Berichte über eine angeblich in neueren gegenüber älteren Untersuchungen abgeschwächte Wirksamkeit der Lithiumprophylaxe betreffen weniger die Lithiumtherapie an sich als ihre Durchführung. Diese „naturalistischen" oder „klinisch-praktischen" Untersuchungen zeigen, was passiert, wenn man sorglos ausgewählte Patienten ohne ausreichende Information, Unterstützung und Überwachung einer langfristigen Lithiumbehandlung aussetzt. Verbesserungen der Therapiepraxis sollten die Konsequenz sein (Schou 1993b). Antidepressive und einige antikonvulsive Medikamente haben ebenfalls prophylaktische Eigenschaften, aber eine vergleichende, multizentrische Langzeituntersuchung in Deutschland mit zufälliger Zuordnung der Medikamente (Greil et al. 1993, vgl. Kap. 6.3) zeigte deutlich, daß Lithium in der Prophylaxe der bipolaren Erkrankung dem Carbamazepin (Greil et al. 1994) und bei der unipolaren Erkrankung dem Amitriptylin (Greil et al. 1996) überlegen ist.

Mortalität

Ein weiteres Argument zugunsten einer Lithiumprophylaxe sind die Befunde von Untersuchungen der jüngsten Zeit, die sich mit der Wirkung einer Lithiumlangzeitmedikation auf die Übersterblichkeit der manisch-depressiven Patienten beschäftigt haben (Coppen et al. 1991; Müller-Oerlinghausen et al. 1991, 1992a, 1992b, 1994; Lenz et al. 1994; Nilsson 1995). Solche Untersuchungen, basierend auf Beobachtungen einer großen Patientenzahl über mehrere Jahre, zeigen, daß Lithium die Mortalität der Patienten nicht anhebt. Während die Mortalität von manisch-depressiven Patienten allgemein deutlich höher ist als die der Allgemeinbevölkerung, so ist im Gegensatz dazu die Mortalität der Patienten mit Lithiumlangzeitmedikation nicht erhöht. Bei Patienten, die die Lithiumbehandlung abbrechen, ist die Mortalität wieder höher als in der Allgemeinbevölkerung. Die Wirkungen auf das Suizidverhalten sind stärker ausgeprägt als die auf die allgemeine Mortalität und konnten sowohl in retrospektiven Analysen wie in einer prospektiven Langzeitstudie gezeigt werden (Müller-Oerlinghausen et al. 1992b; Felber u. Kyber 1994; Thies-

Flechtner et al. 1994; Ahrens et al. 1995; Kap. 3.8). Da eine positive Selektion nicht ausgeschlossen werden kann, z. B. durch Ausschluß von alkoholkranken Patienten und Patienten mit somatischen Erkrankungen von der prophylaktischen Behandlung, können die retrospektiven Analysen nicht definitiv beweisen, daß die prophylaktische Lithiumbehandlung einen mortalitätssenkenden und antisuizidalen Effekt hat, aber sie stimmen mit dieser Annahme voll überein (Schou 1995b).

Entsprechende Mortalitätsstudien liegen bislang für kein anderes in der Prophylaxe benutztes Psychopharmakon, d. h. weder für Antikonvulsiva noch für Antidepressiva vor. Insofern ist die heutige Praxis der Lithiumanwendung das Ergebnis einer fast 50 Jahre langen faszinierenden und kontinuierlichen Entwicklung eines einzigartigen Medikaments zur Prophylaxe manischer und depressiver Rezidive, obwohl viele Fragen, wie z. B. die des tatsächlichen Wirkungsmechanismus oder eines Erbgangs der Lithium-Response, oder die Frage nach einem möglichen Wirkungsverlust bei sehr langfristiger Behandlung noch der wissenschaftlichen Erklärung harren.

Es erscheint deshalb vernünftig, Lithium nach wie vor als Mittel der ersten Wahl zur Prophylaxe der rezidivierenden manisch-depressiven Erkrankung anzusehen, aber andere Medikamente als wertvolle Alternative für Patienten zu erwägen, die nicht auf Lithium ansprechen oder Lithium nicht tolerieren.

Literatur

Ahrens B, Müller-Oerlinghausen B, Schou M, Wolf T, Alda M, Grof E, Grof P, Lenz G, Simhandl C, Thau K, Wolf R, Möller HJ (1995) Excess cardiovascular and suicide mortality of affective disorders may be reduced by lithium prophylaxis. J Aff Disord 33:67–75

Angst J, Weis P, Grof P, Baastrup PC, Schou M (1970) Lithiumprophylaxis in recurrent affective disorders. Brit J Psychiatry 11:604–614

Baastrup PC (1964) The use of lithium in manic-depressive psychosis. Comp Psychiatry 5:396–408

Baastrup PC, Schou M (1967) Lithium as a prophylactic agent: its effect against recurrent depressions and manic-depressive psychosis. Arch Gen Psychiatry 16:162–172

Baastrup PC, Schou M (1968) Prophylactic lithium. Lancet i:1419–1422

Baastrup PC, Poulsen JC, Schou M, Thomsen K, Amdisen A (1970) Prophylactic lithium: double-blind discontinuation in manic-depressive and recurrent depressive disorders. Lancet 2:326–330

Blackwell B, Shepherd M (1968) Prophylactic lithium: another therapeutic myth? An examination of the evidence to date. Lancet i:968–971

Cade JFJ (1949) Lithium salts in the treatment of psychotic-excitement. Med J Aust 36:349–352

Coppen A, Noguera R, Bailey J, Burns BH, Swami MS, Hare EH, Gardner R, Maggs R (1971) Prophylactic lithium in affective disorders: controlled trial. Lancet 2:275–279

Coppen A, Coppen A, Standish-Barry H, Bailey J, Houston G, Silcocks P, Hermon C (1991) Does lithium reduce the mortality of recurrent mood disorders? J Aff Disord 23:1–7

Felber W, Kyber A (1994) Suizide und Parasuizide während und außerhalb einer Lithium-Prophylaxe. In: Müller-Oerlinghausen B, Berghöfer A (Hrsg.) Ziele und Ergebnisse der medikamentösen Prophylaxe affektiver Psychosen. Thieme, Stuttgart, S. 53–59

Gitlin MJ (1993) Lithium-induced renal insufficiency. J Clin Psychopharmacol 13:276–279

Greil W, Ludwig-Mayerhofer W, Steller B, Czernik A, Giedke H, Müller-Oerlinghausen B, Osterheider M, Rudolf GAE, Sauer H, Tegeler J, Wetterling T (1993) The recruitment process for a multicenter study on the longterm prophylactic treatment of affective disorders. J Aff Disord 28:257–265

Greil W, Ludwig-Mayerhofer W, Steller B, Czernik A, Giedke H, Müller-Oerlinghausen B, Osterheider M, Rudolf GAE, Sauer H, Tegeler J, Wetterling T (1994) Lithium- oder Carbamazepinprophylaxe bei affektiven Psychosen? Ergebnisse einer kontrollierten, multizentrischen Studie. In: Müller-Oerlinghausen B, Berghöfer A (Hrsg.) Ziele und Ergebnisse der medikamentösen Prophylaxe affektiver Psychosen. Thieme, Stuttgart, S. 113–119

Greil W, Ludwig-Mayerhofer W, Erazo N, Engel RR, Czernik A, Giedke H, Müller-Oerlinghausen B, Osterheider M, Rudolf GAE, Sauer H, Tegeler J, Wetterling T (1996) Comparative efficacy of lithium and amitriptyline in the maintenance treatment of recurrent unipolar depression: a randomized study. J Aff Disord 40:179–190

Hammond WA (1871) A Treatise on Diseases of the Nervous System. Appleton & Co., New York, p. 381

Hartigan GP (1963) The use of lithium salts in affective disorders. Brit J Psychiatry 109:810–814

Kallner G, Petterson U. (1995) Renal, thyroid and parathyroid function during lithium treatment: laboratory tests in 207 people treated for 1–30 years. Acta Psychiatr Scand 91:48–51

Knorring von L, Wahlin A, Nyström K, Bohman SO (1990) Uraemia induced by long-term lithium treatment. Lithium 1:251–253

Lange C (1886) Om periodiske Depressionstilstande og deres Patogenese. Lunds Forlag, Copenhagen

Lange F (1894) De vigtigste Sindssygdomegrupper i kort Omrids. Gyldendal, Copenhagen

Lange C (1896) Periodische Depressionszustände und ihre Pathogenese auf dem Boden der harnsauren Diathese. Leopold Voss, Hamburg Leipzig

Lange C (1897) Bidrag til Urinsyrediatesens Klinik. Hospitalstidende 5:1–83

Lenz G, Ahrens B, Denk E, Müller-Oerlinghausen B, Schratzberger-Topitz A, Simhandl C, Wancata J (1994) Mortalität nach Ausscheiden aus der Lithiumambulanz. In: Müller-Oerlinghausen B, Berghöfer A (Hrsg.) Ziele und Ergebnisse der medikamentösen Prophylaxe affektiver Psychosen. Thieme, Stuttgart, S. 49–52

Müller-Oerlinghausen B, Ahrens B, Volk J, Grof P, Grof E, Schou M, Vestergaard P, Lenz G, Simhandl C, Thau K, Wolf R (1991) Reduced mortality of manic-depressive patients in long-term lithium treatment: and international collaborative study by IGSLi. Psychiat Res 36:329–331

Müller-Oerlinghausen B, Ahrens B, Grof E, Grof P, Lenz G, Schou M, Simhandl C, Thau K, Volk J, Wolf R, Wolf T (1992a) The effect of long-term lithium treatment on the mortality of patients with manic-depressive or schizo-affective illness. Acta Psychiatr Scand 86:218–222

Müller-Oerlinghausen B, Müser-Causemann B, Volk J (1992b) Suicides and parasuicides in a high-risk patient group on and off lithium long-term medication. J Aff Disord 25:261–270

Müller-Oerlinghausen B, Wolf T, Ahrens B, Schou M, Grof E, Grof P, Lenz G, Simhandl C, Thau K, Wolf R (1994) Mortality during initial and during later lithium treatment: a collaborative study by the International Group for the Study of Lithium-treated Patients (IGSLi). Acta Psychiatr Scand 90:295–297

Nilsson A (1995) Mortality in recurrent mood disorders during periods on and off lithium: a complete population study in 362 patients. Pharmacopsychiatry 28:8–13

Schou M (1956) Lithiumterapi ved mani. Nord Med 55:790–794
Schou M (1963) Normothymotics, „mood-normalizers": are lithium and the imipramine drugs specific for affective disorders? Brit J Psychiatry 109:803–809
Schou M (1973) Prophylactic lithium maintenance treatment in recurrent endogenous affective disorders. In: Gershon S, Shopsin B (eds) Lithium. Its role in psychiatric research and treatment. Plenum, New York, London, 269–294
Schou M (1988) Effects of long-term lithium treatment on kidney function: an overview. Psychiatr Res 22:287–296
Schou M (1993a) Personal observation
Schou M (1993b) Lithium prophylaxis: about 'naturalistic' or clinical 'practice' studies. Lithium 4:77–81
Schou M (1995a) Where shall we put lithium et al.? Brit J Psychiatry 166:678–679
Schou M (1995b) Mortality-lowering effect of prophylactic lithium treatment: a look at the evidence. Pharmacopsychiatry 28:1
Schou M, Juel-Nielsen N, Strömgren E, Voldby H (1954) The treatment of manic psychoses by the administration of lithium salts. J Neurol Neurosurg Psychiatry 17:250–260
Thies-Flechtner K, Seibert W, Walther A, Greil W, Müller-Oerlinghausen B (1994) Suizide bei rezidivprophylaktisch behandelten Patienten mit affektiven Psychosen. In: Müller-Oerlinghausen B, Berghöfer A (Hrsg.) Ziele und Ergebnisse der medikamentösen Prophylaxe affektiver Psychosen. Thieme, Stuttgart, S. 61–64
Waller DG, Edwards JG (1989) Lithium and the kidney: an update. Psychol Med 19:825–831
Wing AJ, Brunner FP, Geerlings W, Broyer M, Brynger H, Fassbinder W, Rissoni G, Selwood NH, Tufeson G (1989) Contribution of toxic nephropathies to end-stage renal failure in Europe: a report from the EDTA-ERA registry. Toxicol Lett 46:281–292

Aus dem Englischen übersetzt von Dr. med. Martin Esser von Enckevort.

TEIL 2

Theoretische Grundlagen, Wirkungsmechanismen von Lithium

KAPITEL 2

Erklärungsebenen der Wirkungen von Lithium auf menschliches Erleben und Verhalten

B. Müller-Oerlinghausen

Die größte Schwierigkeit hinsichtlich der Darstellung des Wirkungsmechanismus von Lithiumsalzen besteht darin, daß Lithium zum einen eine Vielzahl beispielsweise biochemischer Variablen beeinflußt, zum anderen aber eine Ebene gefunden werden muß, auf der seine spezifischen Wirkungen auf das Erleben und Verhalten sowohl gesunder Versuchspersonen als auch von Patienten mit affektiven Psychosen erklärt werden können.

Ist die Rede vom Wirkungsmechanismus psychotroper Substanzen, so wird damit häufig das Mißverständnis induziert, es handle sich dabei notwendigerweise um eine Beschreibung der mit der klinischen Wirksamkeit assoziierten biochemischen Mechanismen. Lithium – so wird in geradezu populistischer Weise argumentiert – sei doch eine „chemische" Substanz und so müsse die Wirkung bzw. Wirksamkeit auch schlußendlich „chemisch" erklärt werden. Wir sind ebenso wie der englische Psychologe F. N. Johnson in der Vergangenheit diesem falschen reduktionistischen Ansatz bei den verschiedensten Gelegenheiten entgegengetreten, und es sei auch an dieser Stelle nochmals betont, daß grundsätzlich die Wirkung bzw. klinische Wirksamkeit eines Chemikals wie des Lithiumions auf den verschiedensten Ebenen, z. B. der physiologischen oder psychologischen, beschrieben und erklärt werden kann (vgl. Kropf 1980; Johnson 1984). Entscheidend ist, daß sich ein plausibles Modell findet, innerhalb dessen die Wirkungen von Lithium dargestellt bzw. in bestimmten Modellsituationen vorausgesagt werden können. Die Auswahl der Beschreibungsebenen bzw. der Modelle wird sich ganz wesentlich nach entweder Präferenzen des jeweiligen Forschers oder aber danach richten, wo sich zur klinisch-psychiatrischen Beschreibungsebene am ehesten „Interfaces" herstellen lassen, d. h. ob sich ohne falschen reduktionistischen Anspruch Analogieschlüsse bzw. kategoriale Parallelen zwischen den interessierenden Beschreibungsebenen – sei es auch in hierarchischen Modellen i.S. Nicolai Hartmanns – herstellen lassen.

Ein Beispiel für einen solchen Denkansatz findet der interessierte Leser in den Veröffentlichungen der kalifornischen Arbeitsgruppe von Mandell und Knapp (vgl. Knapp 1983), die in der Verminderung von Freiheitsgraden bei Systemen ganz unterschiedlicher Komplexität ein durchgehendes kategoriales Konstrukt gesehen haben, um die Wirkungen der Lithiumsalze zu beschreiben. Die Berliner Arbeitsgruppe hat in den vergangenen Jahren einen in diesem Sinne synoptischen Zugang zu entwickeln versucht: Sie hat sich zum einen mit der Untersuchung psychischer Effekte von Lithium und mit der Entwicklung eines psychologischen Modells der Lithiumprophylaxe beschäftigt. Das von D. Kropf entwickelte Modell unterscheidet sich von der Johnsonschen Alternative durch seinen empirischen Ausgangspunkt, während der Ansatz von Johnson ausgesprochen konstruktgebunden ist (vgl. Kap. 2.9; Kropf 1986; Müller-Oerlinghausen 1987). Eine wesentliche Rolle in diesem Zusammenhang spielt die Entdekkung, daß Lithium die Rückwärtsmaskierung visueller Reize (Kropf u. Oerlinghausen 1985) inhibiert. Es sei in diesem Zusammenhang vermerkt, daß – soviel dem Autor bekannt ist – nur im Modell von Kropf ebenso wie in dem physiologischen „Kindling"-Modell der affektiven Psychosen von Post (1990) eine Erklärung dafür angeboten wird, daß im Längsschnitt der individuellen affektiven Psychose ein und dieselbe psychotrope Substanz nicht bei jeder Phase therapeutisch oder prophylaktisch wirksam ist.

Jedoch sind auch tiefenpsychologische Zugänge möglich, wie sie Rüger aus seiner langjährigen eigenen Erfahrung mit Patienten der Berliner Lithiumkatamnese in Kap. 2.10 entwickelt.

Der andere von uns gewählte Zugang betrifft die Ebene der Neuropsychophysiologie, wobei mögliche „Interfaces" zu der psychologischen Ebene von besonderem Interesse sind. Die durch Lithium induzierten EEG-Veränderungen sind in der früheren neurophysiologischen Literatur fast ausnahmslos als unerwünschte Wirkungen aufgefaßt worden, in ähnlicher Weise, wie die klinische Psychiatrie ein so interessantes psychologisches Phänomen wie die Gedächtnis„störungen" unter Lithium jeweils nur als „Nebenwirkungen" verstehen konnte, deren Vorkommen immer wieder defensiv in Zweifel gezogen wurde (vgl. Johnson 1984). Die Lithiumeffekte bei Patienten und gesunden Versuchspersonen wurden von der Berliner Arbeitsgruppe im Rahmen des von Bente entwickelten Vigilanzkonzeptes untersucht und interpretiert (vgl. Kap. 2.8). In mehreren Versuchsansätzen konnte dargestellt werden, daß Lithium quasi zu einem Einrasten der Regulationsdynamik auf der Stufe eines reduzierten Vigilanzniveaus, etwa einem mittleren B-Stadium vergleichbar, führt; hieraus ergeben sich Möglichkeiten zur Abgrenzung gegenüber Neuroleptika und zur Erklärung seiner prophylaktischen wie auch antimanischen oder antidepressiven Wirkung. Es wurde außerdem gefunden, daß die Amplituden-Stimulus-Intensitäts-Funktion (ASF) akustisch evozierter Potentiale sich bei Lithium-Respondern und -Non-Respondern signifikant unterscheidet, während sich kein direkter Effekt von Lithium bei gesunden Versuchspersonen auf die ASF feststellen läßt (vgl. Kap. 3.6). Auch hieraus mögen sich in Zukunft neue Ansätze zur Beschreibung von „Lithiumprophylaxe-Response" auf einer psychophysiologischen Ebene ergeben.

Chronobiologische Erklärungsansätze beanspruchen ein besonderes Interesse, wenn die Depression wesentlich als eine Störung biologischer Rhythmen verstanden wird (Kap. 2.7).

Auf der biochemischen Ebene erscheint uns neben der genauen Analyse der Lithiumeffekte auf „second-messenger"-Systeme die Untersuchung möglicher serotoninerger Lithiumwirkungen heuristisch besonders sinnvoll; die Gründe hierfür sowie empirische Ergebnisse sind in Kap. 2.2 und 2.3 dargestellt.

Literatur

Johnson FN (1984) The psychopharmacology of lithium. MacMillan, London

Knapp S (1983) Lithium. In: Grahame-Smith DG, Hippius H, Winokur G (eds) Psychopharmacology 1 - a biennial critical survey of the international literature, part 1. Preclinical psychopharmacology. Excerpta Medica, Amsterdam Oxford Princeton, pp. 71-106

Kropf D (1980) Probleme und Konzepte der Lithium-Forschung aus psychologischer Sicht. Pharmacopsychiatria 13:168-174

Kropf D (1986) Der psychologische Zugang zur Prophylaxe akuter affektiver Psychosen mit Lithiumsalzen. In: Müller-Oerlinghausen B, Greil W (Hrsg.) Die Lithiumtherapie: Nutzen, Risiken, Alternativen. Springer, Berlin Heidelberg, S. 60-77

Kropf D, Müller-Oerlinghausen B (1985) Assessment of visual perception by means of the signal detection theory in patients under lithium long-term treatment. Pharmacopsychiatry 18:102-103

Müller-Oerlinghausen B (1987) Mental functioning. In: Johnson FN (ed) Depression and mania. Modern lithium therapy. IRL Press, Oxford Washington DC, pp. 246-252

Post RM (1990) Sensitization and kindling perspectives for the course of affective illness: toward a new treatment with the anticonvulsant carbamazepine. Pharmacopsychiatry 23:3-17

KAPITEL 2.1

Der Zelltransport und die inorganische Biochemie von Lithium

N. J. Birch

Synopsis

1. Die Chemie von Lithium ist ungewöhnlich, da es sich um ein sehr kleines und hochpolarisiertes Atom mit einer hohen Ladungsdichte handelt. Seine chemischen und inorganisch-biochemischen Eigenschaften sind denen von Magnesium ähnlich, zu dem es in „diagonalem Verhältnis" im Periodensystem der Elemente steht. Da Magnesium eine entscheidende Rolle bei der Regulierung biochemischer Systeme einnimmt, wurde die These aufgestellt, daß Lithium magnesiumabhängige Prozesse beeinflußt.
2. Der Transport von Lithium durch Membranen findet über fünf verschiedene Wege statt, von denen der passive Flux wichtig für das Einströmen von Lithium in die Zelle und der Natrium-Lithium-Gegentransport für den Efflux aus der Zelle ist. Lithium kann vermutlich Natrium beim Natrium-Natrium-Gegentransportsystem ersetzen, auch wenn die biologische Bedeutung des letzteren Prozesses ungeklärt ist.
3. Es scheint, daß die Zellkonzentrationen von Lithium nicht die von der Nernstschen Gleichung vorhergesagten Größen erreichen, sondern daß die intrazelluläre Lithiumkonzentration wesentlich niedriger ist als die Konzentration im Blut oder in der Extrazellularflüssigkeit. Dies ist für die bezüglich seines Wirkmechanismus aufgestellten Modelle von Bedeutung, da diese Modelle mit einer Wirkung bei intrazellulären Konzentrationen in der Größenordnung von 0,1 mmol/l, wie sie bei Patienten unter Lithiumprophylaxe vorliegen können, übereinstimmen müssen.
4. Es wurde die Hypothese aufgestellt, daß viele der biologischen Wirkungen sich durch Wirkungen des Metalls an der Zellperipherie erklären lassen, z. B. bei der Zellerkennung oder bei Zellsignalisierungsprozessen an der Zellmembran und bei immunologischen Prozessen.

Einleitung

Lithium stellt eine chemische und biologische Kuriosität dar. Seine Chemie gilt als einfach und relativ uninteressant, nicht jedoch seine organometallischen Verbindungen: Es ist nicht einfach, seine biologischen Wirkungen speziellen Wirkorten zuzuordnen. Die Faszination von Lithium ist jedoch, daß es sich dabei um das leichteste und kleinste feste Element handelt, das offensichtlich wenig raffinierte chemische Eigenschaften besitzt und dennoch wichtige und verschiedenartige Wirkungen im Körper hat. Aktuelle Untersuchungen zu den biologischen Wirkungen von Lithium haben sein mögliches Anwendungsspektrum um wichtige Krankheitsformen wie Neoplasmen, retrovirale Infektionen und immunologische Erkrankungen erweitert (vgl. Kap. 2.4, 2.5, 3.12). Aus diesem Grund müssen wir parallel mit dem chemischen und biologischen Verständnis seines Wirkmechanismus in der Zelle vorankommen. Da ein kleines Lithiumion zu solchen signifikanten Veränderungen in biologischen Systemen führen kann, ist klar, daß bei jedem Krankheitsprozeß eine sehr hohe Wahrscheinlichkeit besteht, daß Untersuchungen auf molekularer Ebene Aufschluß über die Krankheit selbst geben werden.

Chemische Eigenschaften von Lithium

Die Lithiumgewinnung findet hauptsächlich in Nord- und Südamerika aus Steinen und Solen vulkanischer Aktivität und Aridität statt. Der größte Anteil des Lithiums in der Welt wird bei der Produktion von leichten Metallegierungen, der Glasherstellung, Schmierfetten und elektrischen Batterien verwendet. Nur ein geringer Anteil der Lithiumproduktion (weniger als 1% der Gesamtproduktion) wird in der Medizin verwendet.

Lithium, das leichteste feste Element, weist unter den Alkalimetallen den kleinsten Ionenradius und das größte Dichtigkeitsfeld an seiner Oberfläche auf (Birch u. Phillips 1991; Birch et al. 1994). Alkalimetalle verlieren leicht ein Elektron, um ein monovalentes Kation hervorzubringen. Alkalimetallverbindungen sind nahezu immer Ionenverbindungen, obwohl Lithium eher dazu neigt, kovalente Verbindungen zu bilden (Frausto da Silva u. Williams 1991). In Lösung führt der sehr kleine Durchmesser von Lithium im Verhältnis zum wäßrigen Solvens zu einer großen Hydrationshülle unbestimmter Größe (Tabelle 1). In wäßriger Umgebung nimmt der Radius unproportional zum Radius der anderen Elemente der Gruppe 1A zu. Das Ergebnis ist eine schlechte Ionenmobilität und eine geringe Fettlöslichkeit unter physiologischen Bedingungen (Stern u. Amis 1959).

Die Atom- und Ionenradi von Lithium und Magnesium sind ähnlich, die Elektronegativität entspricht der von Kalzium. Der hydrierte Radius

Tabelle 1: Chemische Eigenschaften von Lithium, Magnesium und Kalzium (Å = Angström = 10^{-10} Meter, z = Ionenladung (integer), r = Ionenradius (Å), Elektronegativität = Neigung des Atoms zur Anziehung von Elektronen in einer chemischen Bindung (willkürliche Einheiten, Fluorin = 4).

	Li	Na	K	Mg	Ca
Atomradius (Å)	1,33	1,57	2,03	1,36	1,74
Ionenradius (Å)	0,6	0,95	1,33	0,65	0,99
Hydratisierter Radius (Å)	3,4	2,76	2,32	4,67	3,21
Polarisationsstärke z/r^2	2,8	1,12	0,56	4,70	2,05
Elektronegativität	1,0	0,9	0,8	1,2	1,0

und die Polarisierungskraft von Lithium liegen zwischen denen von Magnesium und Kalzium. Die klassische Beschreibung der Chemie von Lithium nimmt Bezug auf die Chemie von Magnesium durch das sogenannte „diagonale Verhältnis", daher kann Lithium mit magnesium- und kalziumabhängigen Prozessen in der Physiologie interagieren (Birch 1970; Birch 1976).

Zelluläre Verteilung und Pharmakokinetik von Lithium

Bestimmung von intrazellulärem Lithium und Lithiumflüsse an Membranen mittels Lithiumisotopen

Es existieren fünf Lithiumisotope, von denen drei radioaktiv sind und Halbwertzeiten von 0,8 s, 0,2 s und 10^{-21} s aufweisen. Die radioaktiven Isotopen sind aufgrund ihrer äußerst kurzen Halbwertzeiten bei der Untersuchung von Lithium nicht sehr nützlich, und das Fehlen geeigneter Radioisotopen stand dem Verständnis der Verteilung und der Stoffwechselwirkungen von Lithium im Wege. Die stabilen Isotope ^{6}Li und ^{7}Li lassen sich anhand verschiedener Verfahren bestimmen, von denen wir zwei genutzt haben: Isotopen-Shift-Atomabsorptions-Spektroskopie (ISAAS) und Magnetresonanz-Spektroskopie (NMR) (Riddell u. Bramham 1993). Mit beiden Verfahren lassen sich sowohl beide vorliegenden Isotope gleichzeitig bestimmen, und beide Verfahren ermöglichen die Bestimmung des Hin- und Rückflusses bei Transportprozessen.

Untersuchungen zur intrazellulären Lithiumkonzentration und zur Pharmakokinetik mittels ^{7}Li Magnetresonanzspektroskopie (^{7}Li-NMR)

Da das NMR-Signal von der molekularen Umgebung eines bestimmten Atoms abhängt, ist es möglich, zwischen Atomen oder Ionen zu unterscheiden, die sich innerhalb der Zelle befinden und denen, die sich in der Extrazellularflüssigkeit befinden, indem eine große impermeable Übergangsmetallverbindung, eine „Shift-Reagens", verwendet wird, wie Dysprosiumtripolyphosphat (Hughes et al. 1988b; Hughes 1991), das das Ionensignal außerhalb der Zellmembran stört, nicht jedoch die Ionensignale innerhalb der Zelle. Die NMR-Spektren von ^{7}Li und ^{6}Li unterschieden sich deutlich voneinander, ein Großteil der Arbeit in biologischen Systemen wird jedoch mit ^{7}Li durchgeführt, da die Aufnahmezeit für ^{6}Li-Spektren äußerst lang und daher für biologische Versuche nicht sehr nützlich ist. Ein weiteres Verfahren, die „Modified-Inversion-Recovery- (MIR-)" Spektroskopie (Mota de Freitas et al. 1990), bei dem das NMR-Signal elektronisch manipuliert wird, um die molekulare Umgebung zu berücksichtigen, erfordert keinen Zusatz von Shift-Reagentien (Mota de Freitas et al. 1990).

Auch die NMR in vivo, die allgemein als MRI (Magnetresonanz-Imaging) bezeichnet wird, wird verwendet, um Gewebe-Lithiumspiegel bei Patienten, die Lithium therapeutisch erhalten, nichtinvasiv zu bestimmen (Renshaw et al. 1988; Komoroski et al. 1990). Diese Experimente ergaben Gewebe-Lithiumkonzentrationen, die signifikant unter den Serumkonzentrationen lagen (Renshaw et al. 1988).

Lithium und Zellmembranen

Die Pharmakokinetik jedes Medikaments im Körper und in den Geweben wird durch drei Hauptfaktoren gesteuert: a) Chemie des Medikaments und seine Formulierung, b) Transportprozesse in den Schleimhautmembranen, die es passieren muß, und c) Transporteigenschaften der Zellmembranen. Es wird eindeutig zwischen den Transportprozessen unterschieden, die an der Passage von Medikamenten durch die Schleimhautmembranen beteiligt sind, und jenen, die an der Zellmembran stattfinden.

Es wird allgemein angenommen, daß Lithium Zellmembranen einfach passiert. Wir haben die Schleimhautmechanismen der Lithiumabsorption im Gastrointestinaltrakt untersucht und gezeigt, daß Lithium (Phillips et al. 1989) - und tatsächlich auch andere Metalle (Partridge et al. 1987; Davie et al. 1991) - nicht durch Passage von Zellen, sondern durch Mechanismen des parazellulären Transports durch „tight junctions" und Perizellularräume absorbiert wird. In Zellen identifizierte zelluläre Transportmechanismen und -träger können somit nur für domestische Anforderungen der Intestinalzellen selbst existieren, die wiederum ihr eigenes inneres Milieu, soweit praktikabel, durch Vermeidung von Kumulation von extern derivierten Metallen schützen (Davie et al. 1991).

Es sind fünf Wege des Lithiumtransports in Zellen beschrieben worden:
a) Natrium-Lithium-Austausch
b) Anionenaustausch
c) Leak
d) Natrium-Kalium-ATPase
e) Natrium-Kalium-Co-Transport.

Lithium-Natrium-Gegentransport (LSC), Anionenaustausch und Leak-Mechanismen werden als die wichtigsten Transportwege für Lithium in vivo erachtet (Duhm u. Becker 1979; Duhm 1982; Ehrlich et al. 1983). Alle sind potentiell bidirektional. Es ist interessant, daß Schou bereits 1958 einen aktiven Prozeß für die Ausschleusung von Lithium aus Erythrozyten identifizierte (Schou 1958), obwohl erst viele Jahre später die Details dieses Prozesses bekannt wurden.

Das Ausmaß der Kumulation von Lithium in Säugetierzellen hängt von den relativen Raten des Lithiumeinstroms und -ausstroms an der Plasmamembran ab. Es wird angenommen, daß die passive Lithiumdiffusion (PLD) den hauptsächlichen physiologischen Mechanismus darstellt, über den Lithium in Säugetier-Erythrozyten eintritt, und die Anwesenheit von Bicarbonationen in der Extrazellularflüssigkeit stimuliert die Lithiumaufnahme über den Anionenaustauschmechanismus zusätzlich. Der Lithium-Natrium-Gegentransport ist der hauptsächliche Weg des Lithiumausstroms in Blutzellen unter physiologischen Bedingungen, und es wird angenommen, daß dieser Gegentransport den Hauptfaktor darstellt, der die Lithiumkonzentration in Erythrozyten *in vivo* bestimmt (Greil et al. 1977).

Es liegen Berichte darüber vor, daß der Transport von Lithium aus der Zelle auch über das Na^+-Na^+-Gegentransportsystem erfolgt, das einen Teil des Natriumeffluxes ersetzt (Duhm 1992). Diese Prozesse wurden ausführlich von Duhm (Duhm u. Becker 1979) und anderen beschrieben, obwohl es tatsächlich schwierig ist, den biologischen Nutzen dieses Transportsystems für die Säugetierzelle zu verstehen. Bei Patienten ist die tatsächliche Zellkonzentration von Lithium im Innern von Erythrozyten nach akuter Lithium-Gabe relativ niedrig, nach längerer Anwendung nimmt sie jedoch zu (Mendels et al. 1976; Rybakowski et al. 1978).

Von großem Interesse ist die Ermittlung der Transportrate von Lithium in die Zelle bzw. des Maßes, in dem Lithium in enge Assoziation mit der Zellmembran tritt. Lithium ist in der Lage, Reaktionen auf Neurotransmitter und Hormone zu hemmen, die über verschiedene „Second-messenger"-Systeme agieren (vgl. Kap. 2.2). Es liegen auch aktuelle Hinweise darauf vor, daß Lithium intrazelluläre magnesium- und kalziumabhängige Prozesse beeinflußt (Meltzer 1990). Dies stimmt mit einer früheren Hypothese überein, die auf dem diagonalen Verhältnis von Lithium zu Magnesium und Kalzium im Periodensystem der Elemente basiert (Birch 1970, 1973, 1976; Frausto da Silva u. Williams 1976). Tatsächlich werden viele magnesiumabhängigen Enzyme durch Lithium gehemmt (Kajda et al. 1979; Kajda u. Birch 1981).

Erythrozyten

Der Lithiumtransport durch Zellmembranen wurde unter allen Zellen am eingehendsten bei Erythrozyten untersucht. Die Lithiumaufnahme in Erythrozyten spiegelt möglicherweise nicht genau die Aufnahme in andere Zellen wider, da die Morphologie von Erythrozyten wie auch ihr Metabolismus atypisch ist. Verschiedene Untersuchungen ergaben jedoch, daß die Lithiumaufnahme und -retention in Erythrozyten Bedeutung für die

Prädiktion des Therapieerfolges von Patienten haben (Rybakowski u. Strzyzewski 1976; Rybakowski et al. 1977; 1988, Pandey et al. 1978).

Es ist seit einigen Jahren bekannt, daß der Lithiumausstrom aus Erythrozyten bei Patienten mit prophylaktisch wirksamen Lithium-Serum-Spiegeln möglicherweise um ca. 50% gehemmt wird (Rybakowski et al. 1978). Möglicherweise stützen Unterschiede, die für die Transporteigenschaften der Erythrozytenmembran bei Patienten mit bipolaren affektiven Psychosen im Vergleich zu symptomfreien Kontrollpersonen beschrieben wurden (Mallinger et al. 1975; Pandey 1979; Ehrlich u. Diamond 1980), die Ergebnisse von Rybakowski et al. (1981) und Ehrlich et al. (1981) und zeigen, daß die Anwendung von Lithium adaptive Veränderungen beim Membrantransport des Kations hervorruft, die entweder durch einen erhöhten Fluß in die Zelle oder wahrscheinlich eher durch eine Verminderung der Effluxrate vermittelt werden. Diese Beobachtungen können eine Erklärung für den relativ langen, jedoch variablen Zeitraum bis zum klinisch erkennbaren Wirkungseintritt darstellen und zeigen, daß Lithiumaufnahmeversuche an Zellen, die nicht bis kurz vorher permanent Lithium ausgesetzt wurden, möglicherweise die Ereignisse in stabilisierten, mit Lithium behandelten Patienten nicht zutreffend widerspiegeln.

Es wurden Veränderungen des Lithium-Natrium-Gegentransports (LSC) unter anderen Bedingungen beschrieben: ein erhöhter LSC ist angeblich charakteristisch in Erythrozyten von Patienten mit essentieller Hypertonie und in der Schwangerschaft (Canessa et al. 1980; Worley et al. 1982; Woods et al. 1983; Canessa 1988). Die Ergebnisse von Canessa et al. (1980) weisen auf einen Anstieg beim Erythrozyten-Natrium-Natrium-Austausch bei essentieller Hypertonie hin, diese Ergebnisse sind jedoch nicht von anderen Wissenschaftlern bestätigt worden (Parker u. Berkowitz 1983). Tatsächlich zeigten Garay und Meyer (1979) eine Verminderung des Natriumverlusts aus Erythrozyten bei Patienten mit essentieller Hypertonie auf. Der Lithium-Natrium-Gegentransport findet nicht in allen Säugetiererythrozyten universell statt. Dieser LSC-Mechanismus fehlt angeblich in Rattenerythrozyten.

Wir haben anhand von NMR-Verfahren gezeigt, daß unter einer Vielzahl von Bedingungen die mittels NMR sichtbare Lithiumkonzentration von Erythrozyten (bei Personen, die nicht zuvor Lithium ausgesetzt waren), die akut mit Lithium inkubiert wurden, normalerweise 25% der externen Konzentration nicht übersteigt und gewöhnlich ca. 10–15% beträgt (Partridge et al. 1988). Die exakte Konzentration kann von der Aktivität des Na^+-Na^+-Gegentransportsystems abhängen. Anscheinend hemmt die Langzeitbehandlung mit Lithium das Na^+-Na^+-Gegentransportsystem, und der Grund für die erhöhte Lithiumkonzentration bei Patienten, die Lithium dauerhaft erhalten, besteht im Anstieg der Innenkonzentration als Ergebnis eines Kapazitätsverlusts für den Ausstrom (Ehrlich et al. 1981). Es wurde gezeigt, daß dieser Anstieg auf eine Verminderung der apparenten Affinität des Gegentransportsystems für Lithium und einem damit verbundenen dreifachen Anstieg im apparenten K_m zurückzuführen ist, ohne daß sich die Gegentransportrate V_{max} ändert (Ehrlich et al. 1983). Die Lithiumkonzentration in den separierten Zellen steigt jedoch selten über 50% der Außenkonzentration an, unabhängig von der Expositionsdauer.

Über kurze Zeiträume scheint nur wenig Lithium in den Erythrozyt einzutreten: bei nicht vorbehandelten Patienten betrug die Lithiumkonzentration in den Erythrozyten nach Inkubation im Bereich von Lithiumaußenkonzentrationen zwischen 2 und 40 mmol/l über bis zu 3 Stunden unter 8% der Außenkonzentration. Die mit dem NMR- und dem AAS-Verfahren erzielten Ergebnisse stimmten weitgehend überein.

Wir haben Untersuchungen mit anderen Zellen, wie Hepatozyten (Thomas et al. 1988; Thomas u. Olufunwa 1988) und in 3T3-Swiss-Mausfibroblasten kultivierten Zellen (Hughes et al. 1988b; Thomas 1989), durchgeführt und aufgezeigt, daß die intrazelluläre Lithiumkonzentration 10% über einen Inkubationszeitraum von 2 Stunden nicht überschreitet. Es wurden Intestinalzellen untersucht, die jedoch nicht widerstandsfähig genug waren, um die NMR-Manipulation über mehr als 30 Minuten zu überstehen. Andere Autoren haben anhand von NMR-Verfahren gezeigt, daß Astrozytomzellen weniger als 10% der Außenkonzentration akkumulieren, wenn sie in Lithiumlösung in vitro inkubiert werden (Riddell u. Bramham 1993). Diese Untersuchungen von Erythrozyten (Partridge et al. 1988), Hepatozyten (Thomas et al. 1988), Fibroblasten (Thomas 1989) und Astrozytomzellen (Riddell u. Bramham 1993) zeigen, daß die Lithiumverteilung nicht entsprechend dem Zellmembranpotential gleichmäßig erfolgt (bei diesen Beispielen zwischen -40 und -60 mV), wie von der Nernstschen Gleichung gefordert. Dies weist entweder auf eine geringe Membranpermeabilität oder alternativ auf einen wirksamen Mechanismus der Entfernung des Ions aus dem Zellinnern hin. In höher polarisierten Zellen, z. B. den elektrisch aktiven Zellen im Nervensystem, kann die Situation anders sein (vgl. S. 29 u.).

Inorganische Biochemie von Lithium

Lithium in der Zelle: Bedeutung von Magnesium und Kalzium

Ein Großteil der frühen Arbeiten zur Biochemie und zur Pharmakologie von Lithium basierte auf der Annahme, daß Lithium mit Natrium und Kalium eng verwandt ist und diese Elemente in physiologischen Systemen ersetzen könnte. Mit der Erkenntnis der biochemischen Beziehung auf Grundlage des „diagonalen Verhältnisses" zwischen Lithium und Magnesium (wie auch Kalzium) ist eine weitere Dimension hinzugekommen. Magnesium aktiviert mehr als 300 Enzyme und hat eine wichtige Rolle bei dem Transfer, der Lagerung und der Nutzung von Energie. Seine wichtigste Rolle ist die eines Aktivators von Phosphatübertragungsreaktionen, einschließlich Hydrolyse und Transfer von organischen Phosphatgruppen, insbesondere Reaktionen, an denen ATP beteiligt ist. Magnesium nimmt eine Schlüsselstellung im Kohlenhydrat-, Fett- und Eiweißstoffwechsel ein (Heaton 1990; Maguire 1990). Falls Lithium um Bindungsstellen an diesen Enzymen oder an einigen der vielen anderen magnesiumabhängigen Enzyme kompetitieren sollte, wären viele Stoffwechselwirkungen zu erwarten (Birch 1976; Frausto da Silva u. Williams 1976). Tatsächlich sind in verschiedenen Untersuchungen Wirkungen von Lithium auf magnesiumabhängige Systeme beschrieben worden (Birch et al. 1974; Kajda et al. 1979; Kajda u. Birch 1981; Hughes et al. 1988a; Brown et al. 1993).

Es wurde gezeigt, daß eine Lithiumbehandlung den Magnesiumstoffwechsel modifiziert: die Urinexkretion von Magnesium nimmt bei Lithiumgabe zu und die meisten Autoren sind sich darin einig, daß auch die Serummagnesiumkonzentration ansteigt (Mellerup et al. 1976; Birch et al. 1977; Feinberg et al. 1979).

Intrazelluläre Lithiumkonzentration, seine Kinetik und Bedeutung bei der inorganischen Pharmakologie von Lithium

Unsere Ergebnisse weisen darauf hin, daß die intrazelluläre Lithiumkonzentration nach akuter Gabe niedriger ist als bisher angenommen, jedoch mit vielen frühen Untersuchungen an Erythrozyten übereinstimmen, denen zufolge eine Lithiumlangzeitbehandlung zu einem Anstieg der intrazellulären Lithiumkonzentration führt (Mallinger et al. 1975; Rybakowski et al. 1983). Mögliche Gründe wurden weiter oben erläutert (s. S. 27).

Wir haben ähnlich niedrige Konzentrationen nach akuter Exposition sowohl bei 3T3-Swiss-Mausfibroblastenzellen als auch bei isolierten Rattenhepatozyten festgestellt. Unsere Ergebnisse wurden teilweise durch die Arbeit anderer Gruppen bestätigt (Riddell 1991). Die Geschwindigkeitskonstante für den Austausch von ^6Li und ^7Li beträgt ungefähr das 15 fache der Konstante für die Lithiumaufnahme (Riddell 1991). Mota de Freitas et al. (1990) verwendeten zur Bestimmung der Zellkonzentrationen eine geringfügig andere NMR-Verfahrensweise, die von ihnen erzielten Ergebnisse stimmen jedoch mit den unseren überein. Auf der Grundlage dieser Versuche müssen akute Lithiumwirkungen, die für das klinische Problem relevant sind, bei intrazellulären Konzentrationen unter 0,08 mmol/l und Langzeitwirkungen bei unter 0,24 mmol/l auftreten.

Bis heute ist es nicht möglich, die wirksamen Lithiumkonzentrationen in erregten Zellen zu bestimmen. Dies kann aufgrund des erwarteten Wirkortes von Lithium wichtig sein. Ehrlich und Diamond (1980) zufolge müßte in einer erregbaren Zelle, die ihr normales Potential aufrechterhält, nach der Nernstschen Gleichung ein zehnfacher Lithiumüberschuß innerhalb der Zelle verglichen mit dem Zelläußeren vorliegen. In der Praxis ist es bisher nie möglich gewesen, einen höheren als vierfachen Überschuß aufzuzeigen. Man sollte sich jedoch der Tatsache bewußt sein, daß der Lithiumgehalt in erregten Zellen höher sein kann.

Es liegen jedoch auch Hinweise darauf vor, daß speziell Hirnzellen Lithium nicht in höherem Ausmaß akkumulieren als somatische Zellen (Thellier et al. 1980; Renshaw et al. 1988).

Eine aktuelle Studie von Gow u. Ellis (1990) weist darauf hin, daß Purkinje-Fasern im Herzen, die mit Lithium-Tyrode-Lösung mit 70 mmol/l Lithium perfundiert werden, eine maximale intrazelluläre Lithiumkonzentration von 28 mmol/l aufweisen, was ungefähr die Verminderung der Kaliumkonzentration widerspiegelt. Dies weist darauf hin, daß der intrazelluläre Überschuß, der theoretisch von Ehrlich et al. (1983) bestimmt wurde, in der Praxis nicht beobachtet werden kann. Den Ergebnissen von Gow und Ellis zufolge liegt der Quotient von intrazellulärer zu extrazellulärer Konzentration immer noch deutlich unter dem Gleichgewichtswert, obwohl in erregbaren Zellen unter hohen externen Lithiumkonzentrationen höhere interne Lithium-Konzentrationen vorliegen als wir in nichterregbaren Zellen unter niedrigeren externen Konzentrationen gemessen haben.

Lithium und die Zelle

Aktuelle Konzepte der Lithiumwirkung und der zellulären Regulation vieler Metallionen basieren auf der Idee, daß kleine Metallionen trotz ihres hydrophilen Charakters Zugang zum Zellinnern haben. Es wird angenommen, daß die wichtigste Regulation der Ionen-Zellkonzentration über Zellmembranpumpen stattfindet, die überschüssige Kationen extrahieren und gegen intrazelluläre Ionen austauschen, die für die Zellregulation benötigt werden. Es wird angenommen, daß vom Körper über das Epithel aufgenommene Metallionen für ihre Passage durch die Membranen Trägermoleküle verwenden. Wir haben freilich Anhaltspunkte dafür, daß die intrazelluläre Aufnahme von Metallionen relativ gering ausgeprägt ist.

Die These, daß der Eintritt von Lithium in Zellen möglicherweise nicht so einfach ist wie dies angenommen wurde, stammt aus Untersuchungen zur intestinalen Lithiumresorption, bei denen isolierte Schleimhautpräparate verwendet wurden. Die Lithiumresorption im Darm erfolgt nahezu ausschließlich über einen parazellulären Weg: d. h., das Ion bewegt sich durch die perizellulären Räume und „tight junctions" zwischen den Zellen hin und her (Davie 1991). Es könnte sich dann folgende Frage stellen: Wenn Lithium nicht durch die Intestinalmukosazelle gelangt, tritt es dann tatsächlich so einfach in andere Zellen ein? Die Folge daraus ist, daß sich unsere Suche nach dem Wirkmechanismus von Lithium nun auf Prozesse konzentrieren muß, die durch intrazelluläre Lithiumkonzentrationen unter 0,1 mmol/l beeinflußt werden oder alternativ eher auf perizelluläre Bereiche als auf die intrazellulären Kompartimente.

Es könnte sich somit zeigen, daß der Wirkmechanismus von Lithium in der Zellerkennung und Beeinflussung von immunologischen Funktionen des Körpers liegt, deren Mediatoren Glykolipide, Glykoproteine und Lipoproteine sind. Die Suche nach einem intrazellulären Wirkmechanismus muß sich auf eine Stelle richten, die von Lithiumkonzentrationen in der Größenordnung von 10^{-4} molar eher als 10^{-3} molar beeinflußt werden kann. Eine signifikante Lithiumaufnahme in die Zelle, selbst in die elektrisch aktivierte Zelle, ist nicht genügend nachgewiesen, um als selbstverständlich erachtet zu werden; diese Sachlage ist bei der Entwicklung von Modellen für die pharmakologische Wirkung von Lithium zu häufig außer acht gelassen worden.

Die Anwendung von Lithium in der Medizin ist ein bedeutender Erfolg im Bereich der inorganischen Pharmakologie und von besonderer Bedeutung, da Lithium das leichteste feste Element ist, dessen Chemie relativ einfach ist. Es muß deshalb angenommen werden, daß seine Wirkung unabhängig von der Dosis grundlegende Prozesse betrifft. Aus diesem Grund kann es wichtig sein, die molekularen Interaktionen komplexerer Medikamente mit ihren Rezeptoren zu untersuchen. Wenn wir den Grund für die Wirksamkeit von Lithium in der Psychiatrie auf molekularer Ebene entdecken können, gewinnen wir Einblick in die grundlegenden Antworten der Zelle auf Medikamente: Lithium hat trotz allem eine komplizierte Struktur, die mehrere Kontakte mit Rezeptoren eingehen kann, was die Rezeptoraktivierung modifizieren könnte. Die therapeutischen Effekte von Lithium sind darauf zurückzuführen, daß es ein hochgeladenes Kation mit einem großen hydratisierten Radius ist und chemische Eigenschaften aufweist, die denen von Magnesium ähnlich sind (Birch 1991, 1994).

Literatur

Birch NJ (1970) The effects of lithium on plasma magnesium. Brit J Psychiat 116:461

Birch NJ (1973) The Role of Magnesium and Calcium in the Pharmacology of lithium. Biol Psychiat 7:269-272

Birch NJ (1976) Possible mechanism for the mode of action of lithium. Nature 264:681

Birch NJ (1991) Lithium in the cellular environment. In: Birch NJ (ed) Lithium and the cell: pharmacology and biochemistry. Academic Press, London, pp. 159-173

Birch NJ (1994) Lithium ions have limited intracellular access: implications for cell regulation and pharmacology. J Trace Microprobe Tech 12:1-16

Birch NJ, Hullin RP, Inie RA, Leaf FC (1974) Effects of lithium on the activity of pyruvate kinase and other magnesium dependent enzymes. Brit J Pharmac 52:132P (Abstract)

Birch NJ, Greenfield AA, Hullin RP (1977) Lithium therapy and alkaline earth metal metabolism: a biochemical screening study. Psychological Medicine 7:613-618
Birch NJ, Phillips JD (1991) Lithium and Medicine. In: Sykes AG (ed) Advances in inorganic chemistry. Vol 36. Academic Press, San Diego, pp. 49-75
Birch NJ, Padgham C, Hughes MS (1994) Lithium. In: Seiler HG, Sigel A, Sigel H (eds) Handbook on metals in clinical chemistry. Marcel Dekker, New York, pp. 441-450
Brown SG, Hawk RM, Komoroski RA (1993) Competition of Li(I) and Mg(II) for ATP binding: a 31-P NMR study. J Inorg Biochem 49:1-8
Canessa ML (1988) Genetic differences in lithium sodium exchange and regulation of the sodium hydrogen exchange in essential hypertension. J Cardiovascular Pharmacololgy 12:S92-S98
Canessa ML, Adragna NC, Solomon HS, Connolly TM, Tosteson DC (1980) Increased sodium lithium counter-transport in red cells of patients with essential hypertension. N Engl J Med 302:772-776
Davie RJ (1991) The gastrointestinal absorption of lithium. In: Birch NJ (ed) Lithium and the cell: pharmacology and biochemistry. Academic Press, London, pp. 243-248
Davie RJ, Phillips JD, Birch NJ (1991) Absorption of a zinc-histidine complex by isolated intestinal mucosa of guinea-pig. In: Yuregar GT, Donma O, Kayrin L (eds) Trace 89 (Proceedings of the Third International Congress on Trace Metals in Health and Disease, Adana, Turkey, 1989), Cukerova University Publishing Company, Cukerova, Turkey, pp. 325-330
Duhm J (1982) Lithium transport pathways in erythrocytes. In: Emrich H, Alderhoff J, Lux H (eds) Basic mechanisms in the action of lithium. Excerpta Medica, Oxford, pp. 1-20
Duhm J (1992) Pathways of lithium transport across the human erythrocyte membrane. In: Thellier M, Wissocq JC (eds) Lithium kinetics. Marius Press, Carnforth, Lancashire, UK, pp. 27-53
Duhm J, Becker BF (1979) Studies on lithium transport across the red cell membrane. J Membrane Biol 51:263-289
Ehrlich BE, Diamond JM (1980) Lithium, membranes and manic-depressive illness. J Membrane Biology 52:187-200
Ehrlich BE, Diamond JM, Gosenfield L (1981) Lithium induced changes in sodium-lithium countertransport. Biochemical Pharmacology 30:2539-2543
Ehrlich BE, Diamond JM, Fry V, Meier K (1983) Lithium's inhibition of erythrocyte cation countertransport involves a slow process in the erythrocyte. J Membrane Biology 75:233-240
Feinberg M, Steiner M, Carroll BJ (1979) Effects of long-term lithium treatment on serum calcium, magnesium and calcitonin. Psychopharmacology Bulletin 15:81-84
Frausto da Silva, JJR, Williams, RJP (1976) Possible mechanisms for the biological action of lithium. Nature 263:237-239
Frausto da Silva JJR, Williams RJP (1991) The biological chemistry of the elements: the inorganic chemistry of life. Clarendon Press, Oxford, pp. 1-561
Garay RP, Meyer P (1979) A new test showing abnormal net Na and K fluxes in erythrocytes of essential hypertensive patients. Lancet i:349-353
Greil W, Eisenried F, Becker BF, Duhm J (1977) Interindividual differences in the Na^+-dependent Li^+ countertransport system and in the Li^+ distribution ratio across the red cell membrane among Li^+-treated patients. Psychopharmacology 53:19-26
Gow IF, Ellis D (1990) Effect of lithium on the intracellular potassium concentration in sheep heart Purkinje fibres. Exp Physiol 75:427-430
Heaton FW (1990) The role of magnesium in enzyme systems. In: Sigel H, Sigel A (eds) Metal ions in biological systems. Volume 26: Magnesium and its role in biology, nutrition and physiology. Marcel Dekker, New York, pp. 119-133
Hughes MS (1991) Intracellular concentrations of lithium as studied by nuclear magnetic resonance spectroscopy. In: Birch NJ (ed) Lithium and the cell: pharmacology and biochemistry. Academic press, London, pp. 175-184

Hughes MS, Partridge S, Marr G, Birch NJ (1988a) Magnesium interactions with lithium and sodium salts of adenosine triphosphate: a 31-P NMR study. Magnes Res 1:35-38

Hughes MS, Thomas GMH, Partridge S, Birch NJ (1988b) An investigation into the use of dysprosium shift reagent in the Nuclear Magnetic Resonance Spectroscopy of biological systems. Biochem Soc Trans 16:207-208(Abstract)

Kajda PK, Birch NJ, O'Brien MJ, Hullin RP (1979) Rat brain pyruvate kinase: purification and effects of lithium. J Inorgan Biochem 11:361-366

Kajda PK, Birch NJ (1981) Lithium inhibition of phosphofructokinase. J Inorgan Biochem 14:275-278

Komoroski RA, Newton JE, Walker E, Cardwell D, Jagannathan NR, Ramaprasad S, Sprigg J (1990) In vivo NMR spectroscopy of lithium-7 in humans. Magn Reson Med 15:347-356

Maguire ME (1990) Magnesium: a regulated and regulatory cation. In: Sigel H, Sigel A (eds) Metal ions in biological systems Volume 26: Magnesium and its role in biology, nutrition and physiology. Marcel Dekker, New York, pp. 135-153

Mallinger AG, Kupser DJ, Poust RI, Hanin J (1975) In vitro and in vivo transport of lithium by human erythrocytes. Clin Pharmacol Therapeutics 18:467-474

Mellerup ET, Lauritsen B, Dam H, Rafaelsen OJ (1976) Lithium effects on the diurnal rhythm of calcium, magnesium and phosphate metabolism in manic-melancholic disorder. Acta Psychiat Scand 53:360-370

Meltzer HL (1990) Mode of action of lithium in affective disorders. An influence on intracellular calcium functions. Pharmacol Toxicol 66, suppl 3:84-99

Mendels J, Frazer A, Baron J, Koukopoulos A, Reginaldi D, Tondo L, Caliari B (1976) Intra erythrocyte lithium ion concentration and long term maintenance treatment. Lancet ii:966

Mota de Freitas D, Silberberg J, Espanol MT, Dorus E, Abraha A, Dorus W, Elenz E, Whang W (1990) Measurement of lithium transport in RBC from psychiatric patients receiving lithium carbonate and normal individuals by 7Li NMR spectroscopy. Biol Psychiatry 28:415-424

Pandey GN (1979) Lithium transport in human red blood cells: genetic and clinical aspects. Arch Gen Psychiatry 36:902-908

Pandey GN, Baker J, Chang S, Davis JM (1978) Prediction of in vivo red cell/plasma Li^+ ratios by in vitro methods. Clinical pharmacology and therapeutics 24:343-349

Parker JC, Berkowitz LR (1983) Physiologically instructive genetic variants involving the human red cell membrane. Physiological Reviews 63:261-313

Partridge S, Davie RJ, Birch NJ (1987) The intestinal absorption of magnesium and lithium in the guinea-pig. Magnes Bull 9:151-155

Partridge S, Hughes MS, Thomas GMH, Birch NJ (1988) Lithium transport in erythrocytes. Biochem Soc Trans 16:205-206 (Abstract)

Phillips JD, Davie RJ, Kmiot WA, Poxon VA, Keighley MRB, Birch NJ (1989) Lithium transport in human ileum. Brit J Pharmac 96:253P (Abstract)

Renshaw PF, Wicklund S, Leigh JS (1988) Noninvasive measurement of tissue lithium in man by 7-Li NMR spectroscopy. In: Birch NJ (ed) Lithium: inorganic pharmacology and psychiatric use. IRL Press, Oxford, pp. 277-278

Riddell FG (1991) Studies on Li^+ transport using 7-Li and 6-Li nuclear magnetic resonance. In: Birch NJ (ed) Lithium and the cell: pharmacology and biochemistry. Academic Press, London, pp. 85-98

Riddell FG, Bramham J (1993) The use of lithium nuclear magnetic resonance to study biological lithium. In: Birch NJ, Padgham C, Hughes MS (eds) Lithium in Medicine and Biology. Marius Press, Carnforth, Lancashire, UK, pp. 253-265

Rybakowski J, Strzyzewski W (1976) Red blood cell lithium index and long term maintenance treatment. Lancet ii:1365-1366

Rybakowski J, Frazer A, Mendels J, Ramsey TA (1977) Prediction of the lithium ratio observed clinically by means of an in vitro test. Clin Pharmacol Therapeutics 22:465-469

Rybakowski J, Frazer A, Mendels J, Ramsey TA (1978) Erythrocyte accumulation of the lithium ion in control subjects and patients with primary affective disorder. Commun Psychopharmacol 2:99–104

Rybakowski J, Potok E, Strzyzewski W (1981) The activity of the lithium-sodium countertransport system in erythrocytes in depression and mania. J Aff Disord 3:59–64

Rybakowski J, Strzyzewski W, Chłopocka-Woźniak M (1983) Effect of lithium treatment on cation transport processes in erythrocytes of patients with affective illnesses. Polish Journal of Pharmacology and Pharmacy 35:209–215

Rybakowski J, Lehmann W, Kanarkowski R (1988) Erythrocyte lithium-sodium countertransport and total body lithium pharmacokinetics in patients with affective illness. Human Psychopharmacology 3:87–93

Schou M (1958) Lithium studies. 3. Distribution between serum and tissues. Acta Pharmacol et Toxicol 15:115–124

Stern KH, Amis ES (1959) Ionic size, a comprehensive review on radii in crystals. Chemical Reviews 59:1

Thellier M, Heurteaux C, Wissocq J (1980) Quantitative study of the distribution of lithium in the mouse brain for various doses of lithium given to the animal. Brain Research 199:175–196

Thomas GMH (1989) Lithium and phosphoinositide metabolism (PhD Thesis). Wolverhampton Polytechnic, Wolverhampton

Thomas GMH, Olufunwa RI (1988) Studies of lithium ion transport in isolated rat hepatocytes using 7-Li NMR. In: Birch NJ (ed) Lithium: inorganic pharmacology and psychiatric use. IRL Press, Oxford, pp. 289–291

Thomas GMH, Hughes MS, Partridge S, Olufunwa RI, Marr G, Birch NJ (1988) NMR studies of lithium transport in isolated hepatocytes. Biochem Soc Trans 16:208 (Abstract)

Woods JW, Parker JC, Watson BS (1983) Perturbation of sodium-lithium countertransport in red cells. N Engl J Med 308:1258–1261

Worley RJ, Hentschel WM, Cormier C, Nutting S, Pead G, Zelenkov K, Smith JB, Ash KO, Williams RR (1982) Increased sodium lithium countertransport in erythrocytes of pregnant women. N Engl J Med 307:412–416

Aus dem Englischen übersetzt von Frau Gerlinde Weber, Dipl.-Übersetzerin.

KAPITEL 2.2

Effekte von Lithiumionen auf Neurotransmitter und sekundäre Botenstoffe

D. van Calker, J. Walden und M. Berger

Synopsis

1. Die Untersuchungen zur Wirkung von Lithiumionen auf Synthese und Metabolismus von Neurotransmittern sind inkonsistent und erlauben bisher keine Rückschlüsse auf den Wirkungsmechanismus.
2. Lithiumionen verhindern die Entwicklung funktioneller Supersensitivität von Dopamin- und Acetylcholinrezeptoren, wahrscheinlich über eine Beeinflussung von Second-Messenger-Systemen.
3. Lithiumionen erhöhen den basalen cyclo-AMP-Gehalt und hemmen den neutrotransmitterstimulierten Anstieg des cyclo-AMP-Gehaltes im Gehirn und anderen Geweben.
4. Eine schon durch akute Applikation ausgelöste lithiuminduzierte Hemmung der Adenylatcyclase ist am ehesten durch eine Kompetition mit Mg^{2+}-Ionen bedingt. Die chronischen Wirkungen beruhen wahrscheinlich auf einer Modifikation der Gen-Expression von Komponenten des Adenylatcyclasesystems, insbesondere von G-Protein-Untereinheiten ($G_{\alpha i}$, $G_{\alpha s}$) sowie auf einer Stabilisierung der inaktiven trimeren Form des G_i-Proteins. Die lithiuminduzierte Erhöhung des basalen cyclo-AMP-Spiegels erklärt sich wahrscheinlich aus einer Hemmung des G_i-Proteins sowie einer, wohl durch Effekte auf die Gentranskription bedingten, Erhöhung des Gehaltes an Adenylatcyclase I und II sowie deren mRNA.
5. Lithiumionen hemmen bei therapeutisch relevanten Konzentrationen die Hydrolyse von Inositolmonophosphat zu Inositol. Dies führt in dafür empfindlichen Zellen und Geweben abhängig von Spezies und Gewebetyp zu einer Verarmung an Inositol und einer starken Anhäufung von Diazylglyzerin (DAG) und dessen Metaboliten. Die Empfindlichkeit wird bestimmt durch die Aktivität eines hochaffinen Inositol-Transportsystems sowie das Aus-

maß der hormonellen Stimulierung des Inositolphospholipid-(IP)-Second-Messenger-Systems. In Zellen mit ausgeprägter Inositolverarmung kann es zu einer Hemmung des IP-Systems kommen, wahrscheinlich durch eine verminderte IP-Synthese und zusätzlich oder alternativ eine Aktivierung der Proteinkinase C (PKC) durch das angehäufte DAG.
6. Eine lithiuminduzierte Aktivierung bestimmter PKC-Isoenzyme bzw. die nach chronischer Aktivierung eintretende Modulation der PKC-Aktivität („Downregulation" bzw. konstitutive Aktivierung und Umverteilung in den Zellkern) ist wahrscheinlich verantwortlich für diverse Effekte von Lithium auf Neurotransmitterfreisetzung, Verhinderung von Rezeptorsensitisierung und Membrantransportprozesse. Sie könnte über eine Wirkung auf Transkriptionsfaktoren wie c-fos auch für die lithiuminduzierten Änderungen der Gentranskription verantwortlich sein.
7. Hemmende Effekte einer chronischen Lithiumtherapie auf das PI-System wurden auch beim Menschen nachgewiesen. Periphere Zellen von manisch-depressiven Patienten zeigen eine erhöhte Hormonsensitivität des PI-Systems. Lithiumionen könnten demnach eine krankheitsassoziierte Überaktivität des PI-Systems kompensieren.

Einleitung

Bei der Suche nach verläßlichen Prädiktoren des Ansprechens auf eine Lithiumprophylaxe sowie nach effizienteren und nebenwirkungsärmeren alternativen Behandlungsstrategien ist die noch weitgehende Unkenntnis über die biologischen Mechanismen der Lithiumwirkung ein wesentliches Hemmnis. Damit blieben die ursprünglichen weitgespannten Hoffnungen, auf der Grundlage der biochemischen Wirkungsmechanismen von Lithium wirksamere und besser verträglichere Behandlungsstrategien entwickeln zu können oder gar einen Schlüssel zum Verständnis der Pathogenese affektiver Störungen zu erhalten, bislang unerfüllt. Die bislang identifizierten Effekte von Lithiumionen auf unterschiedliche Neurotransmittersysteme (Übersichten: van Calker u. Greil 1986; Bunney u. Garland-Bunney 1987; Wood u. Goodwin 1987; Goodwin 1988) ergaben vor allem Hinweise auf eine Beeinflussung des serotonergen Systems (vgl. Kap. 2.3). Die Erkenntnisse über die Wirkungen von Lithium auf andere Neurotransmitter und -modulatoren sind nach wie vor bruchstückhaft und z.T. widersprüchlich und tragen wenig zum Verständnis bei. Sie werden daher in der folgenden Übersicht nur kurz zusammengefaßt. Ausführliche

Übersichten finden sich z. B. bei Wood u. Goodwin (1987); Bunney u. Garland-Bunney (1987). Wesentliche Fortschritte sind in den letzten Jahren dagegen bei der Erforschung der Lithiumwirkungen auf sog. „Second-Messenger"-Systeme erzielt worden. Diese bilden daher den Schwerpunkt der folgenden Übersicht.

Lithiumwirkungen auf einzelne Neurotransmitter

Synthese und Metabolismus von Neurohormonen

Biogene Amine: Serotonin, Dopamin, Noradrenalin

Den Wirkungen von Lithiumionen auf aminerge Systeme im Gehirn wurde besondere Bedeutung zugemessen, da Biogene Amine für die Steuerung menschlichen und tierischen Verhaltens sowie für die Pathophysiologie affektiver Störungen eine entscheidende Rolle spielen sollen.

„Die Aminhypothese" affektiver Störungen postuliert einen funktionellen Überschuß von biogenen Aminen (Noradrenalin und/oder Serotonin) an aminergen Rezeptoren im Gehirn in der manischen Phase und einen Mangel in der depressiven Phase. Seit einigen Jahren wird diskutiert, daß zusätzlich Sensitivitätsänderungen noradrenerger und serotonerger Rezeptoren bei affektiven Störungen eine Rolle spielen. Die Ergebnisse der großen Anzahl von Arbeiten über Lithiumwirkungen auf aminerge Systeme sind äußerst widersprüchlich (Übersicht: Wood u. Goodwin 1987; Bunney und Garland-Bunney 1987). Dies steht mit Unterschieden in den experimentellen Anordnungen in Zusammenhang: Unterschiedliche Applikationswege, Dosierungen bzw. Konzentrationen, unterschiedliche Zell- und Gewebepräparationen sowie mögliche Speziesunterschiede. Insbesondere ist die unterschiedliche Wirkung akuter und chronischer Behandlungsdauer zu beachten: Die durch akute Lithiumgabe ausgelösten (und z.T. umstrittenen) Effekte auf Gehalt und Metabolismus von biogenen Aminen im Gehirn sind nach chronischer Gabe häufig nicht mehr festzustellen, wobei allerdings die Änderungen in einzelnen Hirnregionen unterschiedlich sein können (Wood u. Goodwin 1987; Bunney u. Garland-Bunney 1987). Ein weiteres Problem dieser Experimente ist ihre Interpretation: Änderungen im Gehalt von biogenen Aminen oder ihren Abbauprodukten im Hirngewebe oder Synaptosomen geben lediglich das Resultat des Zusammenwirkens einer Reihe unterschiedlicher neurochemischer Prozesse wieder (z. B. Aufnahme der Vorstufen, Synthese, Ausschüttung und Wiederaufnahme der biogenen Amine, Anzahl funktioneller Rezeptoren). Außerdem könnten die Ergebnisse indirekt durch Beeinflussung anderer neurohormoneller Systeme (z. B. GABA, Acetylcholin) zustandekommen, die auf aminerge Systeme zurückwirken. Konsistente Ergebnisse scheinen bisher nur für das serotonerge System vorzuliegen (siehe Kapitel

2.3). Bezüglich der wenig aussagekräftigen Ergebnisse, die den Metabolismus von Noradrenalin und Dopamin betreffen, sei auf Bunney und Garland-Bunney (1987) sowie Wood und Goodwin (1987) verwiesen.

Acetylcholin

Eine mögliche Bedeutung cholinerger Mechanismen bei endogenen Psychosen wird immer wieder diskutiert (Übersicht: Janowski et al. 1983; Dilsaver u. Coffman 1989). Eine entsprechende Hypothese der Störung der adrenerg-cholinergen Balance bei affektiven Psychosen postuliert ein adrenerg-cholinerges Ungleichgewicht als Ursache affektiver Psychosen mit einer überwiegenden adrenergen Aktivität in der manischen, einer überwiegend cholinergen Aktivität in der depressiven Phase (Janowski et al. 1983).

Frühere Untersuchungen zur Wirkung von Lithiumionen auf den Acetylcholinmetabolismus und die cholinerge Neurotransmission sind meist bei so hohen Li^+-Konzentrationen durchgeführt worden, daß eine Bedeutung für die therapeutischen Effekte von Lithium zweifelhaft ist. Neuere Untersuchungen im therapeutischen Konzentrationsbereich sind uneinheitlich. In Verhaltensstudien fanden Janowski und Mitarbeiter (Janowski et al. 1979) eine Verminderung des hemmenden Physostigmineffektes auf die methylphenidatinduzierten stereotypen Verhaltensweisen bei Mäusen und Ratten nach Lithiumbehandlung (7 Tage). Sie interpretierten ihre Resultate als Hinweis auf eine lithiuminduzierte verminderte cholinerge Aktivität im Gehirn. Die durch Physostigmin beim Menschen ausgelöste psychomotorische Retardierung und „depressiogene" Wirkung wurde dagegen durch Lithiumbehandlung nicht beeinflußt (Oppenheim et al. 1979).

Biochemische Studien (Jope 1979) deuten eher auf eine erhöhte Aktivität des cholinergen Systems im Rattenhirn nach chronischer (10 Tage) Lithiumgabe hin. Inwieweit die geschilderten (vgl. van Calker u. Greil 1986) Hemmeffekte einer Lithiumbehandlung auf den Cholintransport in Erythrozyten und über die Blut-Hirn-Schranke Rückschlüsse auf mögliche Lithiumeffekte auf die Acetylcholinsynthese im Gehirn zulassen, ist unklar. Studien zum Acetylcholingehalt in verschiedenen Hirnregionen nach Lithiumbehandlung erbrachten divergierende Ergebnisse (Übersicht: Bunney u. Garland-Bunney 1987; Wood u. Goodwin 1987).

Eine kombinierte Behandlung mit Lithium und Cholinomimetika bewirkt bei Ratten eine erhöhte Letalität, Krämpfe in den Extremitäten, ausgedehnte Hirnschädigungen sowie einen Anstieg der Konzentration von Inositolmonophosphat im Gehirn. Da dieses Syndrom durch Atropingabe verhindert wird, ist als Ursache eine lithiuminduzierte Intensivierung cholinerger Mechanismen anzunehmen, die über muskarinische Rezeptoren vermittelt werden (Übersicht: Jope u. Williams 1994). Obwohl ähnliche Auswirkungen einer Gabe von Physostigmin an Patienten unter Lithiumtherapie (z. B. Oppenheim et al. 1979) bisher nicht berichtet wurden, mahnen diese Resultate doch zur Vorsicht bei dieser Kombinationsbehandlung. Allerdings sind offenbar nur Mäuse, Ratten und Goldfische für diesen Effekt empfindlich (Belmaker et al. 1995)

Die Mechanismen der lithiuminduzierten Steigerung der cholinergen Sensitivität sind nicht völlig geklärt. Eine durch Lithium hervorgerufene Verarmung an Inositol scheint eine Rolle zu spielen, da die krampfauslösende Wirkung der Kombinationsbehandlung mit Lithium und Pilocarpin durch Inositolgabe (intracerebroventrikulär [i.c.v.] oder in hohen Dosen intraperitoneal [i.p.]) vermindert wird (Übersicht: Belmaker et al. 1995).

Inositolverarmung führt aber, im Gegensatz zu der oben beschriebenen lithiuminduzierten Steigerung cholinerger Mechanismen, zumindest in Hirnschnitten von Ratten zu einer Hemmung muskarinisch-aktivierter Inositolphosphatfreisetzung (s.u.). Auch elektrophysiologische Effekte muskarinischer Stimulation werden durch Lithium gehemmt (Worley et al. 1988; Müller et al. 1989; Bijak u. Misgeld 1990), wobei die Beteiligung des Inositolphospholipid-Second-Messenger-Systems im einzelnen noch nicht völlig geklärt ist (Bijak u. Misgeld 1990; Übersicht: Jope u. Williams 1994). Eine mögliche Erklärung dieser zunächst paradox erscheinenden Befunde ist vielleicht, daß Lithium die präsynaptischen, über muskarinische Rezeptoren vermittelten Hemmeffekte cholinerger Agonisten auf die Freisetzung exzitatorischer Neurotransmitter (wahrscheinlich Glutamat) blockiert, die postsynaptischen, die neuronale Erregbarkeit steigernde Effekte cholinerger Agonisten dagegen nicht beeinflußt (Evans et al. 1990). Als Resultat dieser präsynaptischen Enthemmung ergibt sich eine erhöhte neuronale Erregbarkeit. Viele Fragen, wie die nach den beteiligten G-Proteinen und Muskarin-Rezeptor-Subtypen (vgl. Pontzer u. Crews 1990; Müller et al. 1989; Jope u. Williams 1994) und bezüglich einer möglichen Rolle von Proteinkinase C bei diesen Effekten (Evans et all 1990; Übersicht: Manji u. Lenox 1994; Jope u. Williams 1994) bleiben bislang jedoch ungeklärt.

Andere Neurohormone

Eine Behandlung mit Lithiumsalzen sollte den Gehalt einer Reihe weiterer Neurotransmitter und Neurohormone im Gehirn beeinflussen. Diese Ergebnisse lassen jedoch derzeit keine weiteren Schlußfolgerungen zu, so daß sie hier nicht weiter besprochen werden sollen (Übersicht Wood u. Goodwin 1987).

Sensitivität von Rezeptoren

Die Aminhypothese der affektiven Psychosen in ihrer ursprünglichen Form (Übersicht bei Garver u. Davis 1979) postulierte einen Überschuß an biogenen Aminen, v.a. Noradrenalin und Serotonin in der manischen, einen Mangel in der depressiven Phase. Der entscheidende Einwand gegen diese Theorie ist, daß trizyklische Antidepressiva das Angebot an Aminen an der Synapse durch Hemmung der Wiederaufnahmesysteme schon kurz nach ihrer Applikation effektiv vergrößern, während der therapeutische Effekt nur relativ langsam einsetzt. Parallel mit der antidepressiven Wirkung entwickelt sich eine Subsensitivität von Rezeptoren (Übersicht bei Sulser et al. 1978). Diese und andere Einwände gegen die ursprüngliche Aminhypothese stimulierten Überlegungen, inwieweit Sensitivitätsänderungen der Rezeptoren für die Ätiologie affektiver Psychosen und/oder den Wirkungsmechanismus therapeutischer Eingriffe (elektrokonvulsive Therapie, Psychopharmaka) verantwortlich sein könnten (Sulser et al. 1978). Die nachfolgend beschriebenen experimentellen Befunde über die Wirkung einer Lithiumbehandlung auf die Rezeptorsensitivität sind z.T. noch widersprüchlich und umstritten. Dennoch häufen sich die Hinweise, daß eine Behandlung mit Lithiumsalzen zu einer Stabilisierung der Rezeptorsensitivität durch Verhinderung der Entwicklung von Supersensitivität von Rezeptoren führen könnten.

Dopaminrezeptoren

Chronische Behandlung mit dem Dopaminantagonisten Haloperidol verstärkt bei Ratten die Wirkung des Dopaminagonisten Apomorphin auf das Verhalten der Tiere (Stereotypie und gesteigerte lokomotorische Aktivität). Diese gesteigerte Reaktion auf Apomorphin wird als Supersensitivität dopaminerger Rezeptoren interpretiert, die sich als Folge der chronischen Blockade von postsynaptischen Dopaminrezeptoren entwickelt. Nach chronischer Vorbehandlung mit Lithiumsalzen wird die durch Haloperidol verstärkte Wirkung von Apomorphin auf das stereotype Verhalten der Tiere nicht mehr oder nur noch abgeschwächt beobachtet. Dies wird als lithiuminduzierte Verhinderung der Supersensitivitätsentwicklung gedeutet (Übersicht: Bunney u. Garland-Bunney 1987; Wood u. Goodwin 1987). Während bezüglich dieses Effektes von den verschiedenen Arbeitsgruppen ähnliche Resultate erzielt wurden, besteht ansonsten bezüglich des Einflusses einer Lithiumbehandlung auf die Supersensitivitätsentwicklung von Dopaminrezeptoren Uneinigkeit. Die aus Verhaltensanalysen gefolgerte Supersensitivität von Dopaminrezeptoren korreliert mit einer Erhöhung der Anzahl spezifischer Bindungsstellen für Dopaminrezeptorliganden an Membranfraktionen aus dem Striatum. Ob eine Lithiumbehandlung, die durch Haloperidol oder 6-Hydroxydopamin-Denervierung ausgelöste Zunahme an Dopaminrezeptoren verhindert, ist umstritten. Eine Lithiumbehandlung allein soll die Dopaminrezeptordichte im Striatum vermindern oder aber nicht beeinflussen (Übersicht: Bunney u. Garland-Bunney 1987; Wood u. Goodwin 1987). Der wesentlichste Effekt von

Lithium scheint daher in einer Beeinflussung von Mechanismen zu bestehen, die den Rezeptoren nachgeschaltet sind. Dies verweist auf eine Wirkung auf die Mechanismen der Signaltransduktion.

Adrenerge Rezeptoren

Berichte über die Effekte einer Lithiumbehandlung auf die Anzahl alpha- und beta-adrenerger Rezeptoren in verschiedenen Hirnteilen von Ratten sind widersprüchlich und ergaben keinerlei konsistente Hinweise auf eine, den Antidepressivaeffekten ähnliche Herabregulation von Beta-Rezeptoren oder Alpha-Rezeptoren (Übersicht: Bunney u. Garland-Bunney 1987; Wood u. Goodwin 1987; s. auch Casebolt et al. 1990).

Serotoninrezeptoren (vgl. Kap. 2.3)

Acetylcholinrezeptoren

Acetylcholinrezeptoren werden in nikotinische und muskarinische Rezeptoren eingeteilt.

Subchronische (4–9 Tage) Behandlung mit Lithiumsalzen (2×tgl. i.p.) reduzierte die Anzahl von nikotinischen Acetylcholinrezeptoren an der neuromuskulären Endplatte von Skelettmuskulatur. Die durch Denervierung erzeugte Zunahme extrajunktionaler Acetylcholinrezeptoren (Supersensitivität) wurde durch Lithiumbehandlung verhindert (Pestronk u. Drachman 1980). Dagegen soll chronische Lithiumbehandlung eine Supersensitivität zentraler nikotinischer Rezeptoren erzeugen (Dilsaver u. Hariharan 1989).

Behandlung mit Atropin, einem spezifischen Blocker von muskarinischen Rezeptoren, bewirkt bei Ratten eine Erhöhung der spezifischen Bindung des muskarinischen Liganden ^{3}H-Quinuclidinylbenzilat (^{3}H-QNB) an Hirnmembranfragmenten (Supersensitivität). Behandlung mit dem Acetylcholinesterasehemmer Diisopropylfluorophosphat (DFP) führte zu einer Verminderung der spezifischen Bindung von ^{3}H-QNB (Subsensitivität). Diese Effekte geben die Möglichkeit, den Einfluß von Lithiumbehandlung auf die Sensitivitätsänderung von Rezeptoren in beiden Richtungen bei sehr ähnlichen experimentellen Bedingungen zu untersuchen. Levy et al. (1982) berichten, daß chronische Lithiumbehandlung die atropininduzierte Supersensitivität muskarinischer Rezeptoren, nicht aber die DFP-induzierte Subsensitivität verhindert, während Lerer u. Stanley (1985) diese Lithiumeffekte nicht auffinden konnten. In Übereinstimmung mit diesen letzteren Autoren fanden Ellis u. Lenox (1990) zwar keinen Effekt auf die atropininduzierte erhöhte ^{3}H-QNB-Bindung, aber einen deutlichen Hemmeffekt auf die funktionelle Supersensitivität muskarinischer Rezeptoren im Hippocamus, d. h. auf das Ausmaß der muskarinisch stimulierten Inositolphosphatakkumulation.

Die mRNA von muskarinischen Rezeptor-Subtypen (m_2, m_3) wird von subchronischer (bis 9 Tage) Lithiumtherapie gegenläufig beeinflußt: Während die m_3-mRNA zunächst ansteigt und nach 5 Tagen wieder abfällt, nimmt die m_2-mRNA kontinuierlich ab (Gao et al. 1993). Der biphasische Effekt auf die m_3-mRNA könnte auf einer PKC-Vermittlung dieser Effekte hindeuten.

Rezeptorsensitivitätsänderungen und therapeutische Wirkung von Lithium

Entsprechend einer Hypothese der Oszillation der Sensitivität von Katecholaminrezeptoren bei affektiven Psychosen (Bunney el al. 1987) ist das Einsetzen einer manischen Phase mit einer Supersensitivität und der Beginn einer depressiven Phase mit einer Subsensitivität der Rezeptoren assoziiert. Die prophylaktische Wirksamkeit von Lithium könnte entsprechend diese Hypothese mit einer Verhinderung dieser Änderungen der Rezeptorsensitivität in Zusammenhang stehen. Die experimentellen Befunde sprechen jedoch nur für einen prophylaktischen Effekt von Lithium auf die Entwicklung von Supersensitivität. Es wäre möglich, daß Lithium durch seine Wirkung auf die Rezeptoren verschiedener Neurotransmitter stabilisierend wirkt.

Lithiumionen und Signaltransduktionsmechanismen

Als „Signaltransduktion" bezeichnet man allgemein einen Prozeß, der die Information, die von einem Hormon an Rezeptoren auf der Zelloberfläche vermittelt wird, ins Zellinnere weiterleitet. Die dort ausgelösten Wirkungen auf das Verhalten der Zelle können kurzfristig (z. B. Änderungen des Phosphorylierungszustands eines Ionenkanals und damit Modulation seiner Leitfähigkeit) oder langfristig (z. B. Änderungen der Gentranskription) sein. Wichtige Komponenten der Signaltransduktion sind die sog. „G-Proteine", eine Familie von Guanylnukleotid-bindenden membranassoziierten Proteinen, die die Kopplung des aktivierten Rezeptors an „Effektoren" vermitteln. Schätzungsweise 80% aller bekannten Hormone, Neurotransmitter oder Neuromodulatoren wirken über solche G-Proteine, die an unterschiedliche intrazelluläre Effektorproteine koppeln können (Übersicht: Birnbaumer 1990). Effektorproteine im Gehirn können einerseits Ionenkanäle sein, deren Durchlaßverhalten durch die Bindung an ein G-Protein verändert werden kann, andererseits Enzyme wie Adenylatcyclase oder Phospholipasen (C, D, A_2), die sog. „second messenger" produzieren. „Second messenger" sind diffusionsfähige Kleinmoleküle, die entweder, wie z. B. cyclo AMP, wasserlöslich sind und daher ins Zytoplasma diffundieren können, oder, wie z. B. Diazylglyzerin (DAG), als lipophile Substanzen membranassoziiert bleiben. „Second messenger" wirken häufig über eine Aktivierung von Proteinkinasen, die wiederum relevante

Zielproteine phosphorylieren und damit deren Funktionszustand verändern. So aktiviert z. B. cyclo AMP die Proteinkinase A (PKA), DAG (zusammen mit Ca^{2+}-Ionen) die Proteinkinase C (PKC). Als Zielproteine für diese Phosphorylierungsreaktionen kommen verschiedene Proteine in Frage, z. B. Ionenkanäle (s.o.), Strukturproteine des Zytoskelettsystems, Komponenten des Signaltransduktionssystems selbst (z. B. G-Proteine) oder, bei langfristigeren Veränderungen, sog. Transkriptionsfaktoren, die die Gentranskription regulieren (Übersicht: Karin 1994; Calkhoven u. Ab 1996). Die Wirkungen von Lithiumionen auf Signaltransduktionsmechanismen sind im letzten Jahrzehnt intensiv untersucht worden (für ausführliche Übersichten vgl. Manji 1992; Jope u. Williams 1994; Manji et al. 1995a). Hier kann nur ein kurzer und notwendigerweise unvollständiger Abriß dieser umfangreichen Forschungen gegeben werden.

Wirkungen von Lithium auf das Adenylatcyclase-System

Cyclo AMP, der prototypische „second messenger", wurde 1958 von Sutherland und Rall bei der Untersuchung der noradrenalin- oder glucagoninduzierten glykogenolytischen Aktivität in Leberhomogenaten entdeckt, ein Meilenstein der biologischen Forschung, der mit dem Nobelpreis geehrt wurde (Sutherland 1972). Forn und Valdecasas (1971) berichteten erstmals, daß Lithium bei nahezu therapeutischen Konzentrationen (2 mM) die noradrenalinstimulierte cyclo-AMP-Akkumulation in vitro vermindert, nachdem Dousa und Hechter (1970) schon einen inhibitorischen Effekt bei wesentlich höheren Konzentrationen (25 mM) auf die durch NaF stimulierte Adenylatcyclase-Aktivität entdeckt hatten. Seitdem wurden analoge Effekte in unterschiedlichen Geweben einschließlich des Gehirns beschrieben (Übersichten: Mork et al. 1992; Hudson et al. 1993; Manji et al. 1995a). Auch die Adenylatcyclase des Menschen ist sensitiv gegenüber der Hemmung durch Lithiumionen in therapeutischen Konzentrationen, wie durch Messung der Plasmakonzentration von cyclo AMP nach Stimulierung mit Adrenalin (Ebstein et al. 1976), Untersuchungen an peripheren Zellen (Murphy et al. 1973; Lonati-Galligani et al. 1989), sowie Messungen an menschlichem Hirngewebe gezeigt wurde (Übersicht: Manji et al. 1995a). Entsprechend wird heute allgemein akzeptiert, daß die Hemmung der vasopressin- bzw. TSH-sensitiven Adenylatcyclase beim Menschen eine wesentliche Ursache für die beiden wichtigsten unerwünschten Wirkungen von Lithiumtherapie darstellt, Diabetes insipidus und Hypothyreose (vgl. Kapitel 4.3 und 4.4).

Ein überzeugender Nachweis, daß Lithium nicht nur in vitro und ex vivo, sondern auch im intakten Hirn in vivo die noradrenalinstimulierte Adenylatcyclase hemmt, gelang kürzlich durch eine Untersuchung mittels Mikrodialyse (Masana et al. 1991). Studien zum Mechanismus der inhibitorischen Wirkung von Lithium zeigten, daß der Hemmeffekt distal vom

Rezeptor einsetzt, da die Anzahl von Rezeptoren nicht verändert wird und Lithium in vitro auch dann eine akute Hemmung auf die Adenylatcyclase ausübt, wenn diese distal des Rezeptors (durch nicht hydrolysierbare GTP-Analoga oder durch Ca^{2+}/Calmodulin) stimuliert wird (Übersicht: Manji et al. 1995a; Mork et al. 1992). Da diese letzteren Effekte durch Mg^{2+}-Ionen verhindert werden, scheint der Angriffspunkt der akuten Hemmwirkung von Lithium an der katalytischen Einheit Adenylatcyclase zu liegen, offenbar wenigstens teilweise in Folge einer direkten Kompetition mit Mg^{2+} (Übersicht: Mork et al. 1992; Manji et al. 1995a). Die chronischen inhibitorischen Effekte von Lithiumionen auf die beta-adrenerg-stimulierte Adenylatcyclase werden dagegen von Mg^{2+} nicht beeinflußt, aber durch GTP rückgängig gemacht. Dies wurde als Hinweis darauf gewertet, daß die chronischen Hemmwirkungen über einen Effekt auf G-Proteine zustande kommen (Mork et al. 1992; Manji et al. 1995a; s. unter „G-Proteine"). Schon kurz nach der ersten Beschreibung der Hemmeffekte von Lithium auf die agoniststimulierte Adenylatcyclase-Aktivität berichteten Murphy und Mitarbeiter (1973), daß auch die inhibitorische Wirkung von Noradrenalin auf die Adenylatcyclase-Aktivität (stimuliert durch PGE_1) durch Lithium gehemmt wird. Dieser Hemmeffekt auf die Adenylatcyclase wird, wie man heute weiß, über adrenerge α_2-Rezeptoren vermittelt, die an ein inhibitorisches G-Protein (G_i) koppeln. Neuere Arbeiten haben eine solche Hemmwirkung von Lithium auch auf die inhibitorische Interaktion von Rezeptoren mit der Adenylatcyclase bestätigt und auf eine inhibitorische Interaktion von Lithium mit G_i zurückgeführt (Übersicht: Manji et al. 1995a; Mork et al. 1992; s. unter „G-Proteine"). Die Hemmung der hemmenden Effekte von Neurotransmittern auf die Adenylatcyclase erklärt zumindest teilweise die Erhöhung des basalen cyclo-AMP-Spiegels in einigen Hirnregionen nach chronischer Lithiumbehandlung. Außerdem führt chronische Lithiumbehandlung zur Erhöhung des Gehaltes an Protein und mRNA von zwei Adenylatcyclase-Subtypen (I und II), wahrscheinlich über eine Wirkung auf die Gentranskription (siehe Abschnitt Genexpression) (Übersicht: Manji et al. 1995a; s.u.).

Zusammengefaßt zeigen diese Daten, daß chronische Lithiumbehandlung sowohl die Aktivierung als auch die Hemmung der Adenylatcyclase durch Neurotransmitter inhibiert und damit offenbar einen allgemein dämpfenden Einfluß auf Auslenkungen dieses Second-Messenger-Systems ausübt.

Phosphatidylinositolmetabolismus und intrazelluläre Ca^{2+}-Regulation

Das enorme Interesse an den Wirkungen von Lithiumionen auf intrazelluläre Signaltransduktionsprozesse in den letzten Jahren wurde insbesondere stimuliert durch die Entdeckung der grundlegenden biologischen Bedeutung des Inositolphospholipid (IP)-Ca^{2+}-„Second-Messenger"-Systems und die nahezu zeitgleich erfolgende Erkenntnis der modulierenden Wirkungen von Lithium auf dieses System (Übersichten: Berridge u. Irvine 1989; Berridge et al. 1989; Berridge 1993). Inositolphospholipide sind nur in geringer Konzentration in der Zellmembran vertreten, spielen aber eine entscheidende Rolle bei der rezeptorstimulierten Signaltransduktion, insbesondere auch im Zentralnervensystem. Hormone und Neurotransmitter, darunter auch solche, deren Dysregulation als pathogenetischer Faktor bei affektiven Störungen vermutet wird, (darunter Noradrenalin, Serotonin und Acetylcholin), stimulieren über entsprechende Rezeptorsubtypen (M_1, M_3, M_5, α_1, $5HT_2$) G-protein-abhängig die Hydrolyse von Inositolphospholipiden zu zwei „second messengers", DAG (aktiviert PKC) und Inositol-1,4,5-trisphosphat (IP_3, stimuliert die Freisetzung von Ca^{2+} aus intrazellulären Speichern). Ca^{2+}-Ionen, die in der Regulation der zellulären Funktionen eine entscheidende Rolle spielen, strömen zusätzlich auch über im einzelnen noch ungeklärte Mechanismen (Übersicht: Berridge 1993, 1995) in Abhängigkeit von der Füllung der intrazellulären Speicher durch Öffnung von rezeptorregulierten Ionenkanälen über die Zellmembran ins Zytosol ein. IP_3 wird über eine Reihe von Phosphorylierungs- (zu IP_4) und Dephosphorylierungsschritten letztlich zu Myo-Inositol abgebaut und zusammen mit dem aus DAG entstehenden CMP-Phosphatidate (CDP-DAG) zur Resynthese von Inositolphospholipiden verwendet.

Die Inositol-Depletions-Hypothese

Der letzte Schritt im Abbau von IP_3, die Hydrolyse von Inositolmonophosphat zu Myo-Inositol, wird durch Lithiumionen im therapeutischen Konzentrationsbereich (K_i 0,8 mM) gehemmt. Die berühmt gewordene „Inositol-Depletion"-(Verarmungs)-Hypothese von Berridge und Mitarbeitern (Übersicht: Berridge et al. 1989) postuliert, daß durch diese lithiuminduzierte Hemmung der Inositolmonophosphatase die Zelle an Inositol verarmt und dadurch die Resynthese von Inositolphospholipiden und anschließend als Folge des Substratmangels auch die rezeptorstimulierte Second-Messenger-Freisetzung vermindert wird. Diese Hypothese fand vor allem deshalb reges Interesse, weil durch sie erstmals eine plausible Erklärung der krankheitsspezifischen Wirkung der Lithiumtherapie gegeben schien: Die Hemmwirkung von Lithium ist nämlich vom „unkompetitiven" Typus, eine sehr ungewöhnliche Form der Enzyminhibition (Cornish-Bowden 1986), die umso stärker ist, je mehr Substrat vorhanden ist. Dies bedeutet, daß die Hemmwirkung von Lithium umso stärker ausgeprägt ist, je intensiver der Abbau von Inositolphospholipiden rezeptorabhängig stimuliert wird (um so mehr Inositolmonophosphat akkumuliert auf Kosten von Inositol). Berridge und Mitarbeiter folgerten aus dieser Eigenschaft, daß Lithiumionen eine relevante Hemmung nur bei pathologisch überaktiviertem IP-System ausüben sollten, im Einklang mit den nur geringen Auswirkungen von Lithiumsalzen auf die psychischen Funktionen von gesunden Kontrollpersonen, die in deutlichem Kontrast stehen zu den ausgeprägten therapeutischen und prophylaktischen Effekten bei manisch-depressiven Patienten.

Diese Eigenart der lithiuminduzierten Hemmung macht verständlich, warum ein klarer Beweis der Inositol-Depletions-Hypothese durch Experimente an „normalen" Versuchstieren bisher nicht erbracht werden konnte. Die bei lithiumbehandelten Ratten beobachtete Reduktion von Inositol im Gehirn (eine Beobachtung, die zur Entwicklung der Hypothese führte) beschränkt sich auf akute Behandlung mit wahrscheinlich schon toxischen Lithiumdosen und beträgt max. 35%. Ob eine solche mäßige Inositolverarmung funktionelle Konsequenzen für den Phosphatidylinositol-Metabolismus haben kann, ist zweifelhaft. Darüber hinaus konnten bei chronischer Lithiumgabe im relevanten Dosisbereich in den meisten Hirnarealen keinerlei konsistente Wirkungen auf den Inositolgehalt festgestellt werden. Wir konnten aber kürzlich zeigen, daß auch unter diesen klinisch relevanteren Bedingungen eine Verarmung an Inositol nachgewiesen werden kann. Diese ist aber auf den Hypothalamus beschränkt, möglicherweise deshalb, weil das IP-System in dieser Hirnregion durch den Stress chronischer Lithiumfütterung (die u.a. zum Gewichtsverlust der Tiere führt) besonders stark stimuliert wird und daher, im Einklang mit der Inositol-Depletions-Hypothese, besonders anfällig ist für die Hemmwirkung von Lithiumionen (Lubrich et al. 1997).

In-vivo-Messungen von IP_3 (Gur et al. 1996) oder IP_1 sowie von Inositolphospholipiden im Gehirn von Ratten ergaben keinerlei konsistente Hinweise auf eine Reduktion der Aktivität des IP-Systems oder auf eine Verarmung an Inositolphospholipiden nach chronischer Lithiumbehandlung (Übersicht: Jope u. Williams 1994). Dies steht allerdings nicht unbedingt in Widerspruch zur Inositol-Depletions-Hypothese, da diese einen solchen Effekt nur in pathologisch überaktivierten lokalisierten Strukturen postuliert, die bei „normalen" Ratten nicht vorhanden sind oder (s.o.) auf sehr kleine „stressanfällige" Strukturen begrenzt sein könnten (die in diesen in-vivo-Experimenten nicht untersucht werden konnten). Unterstützung fand die Inositol-Depletions-Hypothese dagegen durch Ergebnisse von in-vitro-Studien sowie ex-vivo-Experimenten an Hirnschnitten von chronisch lithiumbehandelten Ratten. Diese zeigten einen verringerten agoniststimulierten Phosphoinositidmetabolismus. Dieser Effekt konnte aber durch Inositol zwar verhindert, aber nicht rückgängig gemacht werden, als Hinweis darauf, daß andere Mechanismen außer einer Inositolverarmung zusätzlich eine Rolle gespielt haben könnten (s.u.). Experimente mit Hirnschnitten von Ratten und Mäusen sind nach neueren Erkenntnissen allerdings bezüglich dieser Lithiumeffekte wenig aussagekräftig, da diese Spezies besonders anfällig sind für ein artifizielles Auswaschen von Inositol aus den Hirnschnitten. Untersuchungen an Hirnschnitten von Meerschweinchen und Primaten sowie von Ratten nach Zufügung von Inositol zeigten umgekehrt eher eine lithiuminduzierte Erhöhung der agoniststimulierten Inositolphosphat-Bildung (Übersicht: Jope u. Williams 1994).

Hemmeffekte von Lithium in Abhängigkeit vom Grad der Inositolverarmung auf die agoniststimulierte IP- und Ca-Akkumulation wurden neuerdings auch in neuralen Zellkulturen beobachtet (Varney et al. 1992, 1994; Batty u. Downes 1994; Chen u. Hertz 1996). Die Empfindlichkeit von Hirnzellen gegenüber einer inositolverarmenden Wirkung von Lithium wird nicht nur durch den Grad der Aktivierung des IP-Systems bestimmt, sondern auch durch die unterschiedliche Effizienz des hochaffinen Inositol-Aufnahme-Systems in der Zellmembran, das Inositol gegen einen steilen Konzentrationsgradienten in die Zelle transportiert (Übersicht: Gani et al. 1993). Entsprechend fanden sich erhebliche Unterschiede im basalen Inositolgehalt von verschiedenen Hirnregionen (Lubrich et al. 1997). Speziesunterschiede in der Effizienz der Inositoltransportsysteme könnten die unterschiedliche Empfindlichkeit verschiedener Spezies gegenüber dem inositolverarmenden Effekt von Lithium erklären.

Elegante Studien von R.H. Belmakers Gruppe in Beer Sheva/Israel erbrachten Hinweise, daß zumindest einige Verhaltenseffekte von Lithium bei Versuchstieren auf eine Inositolverarmung zurückzuführen sind (Übersicht: Kofman u. Belmaker 1993; Belmaker et al. 1995). Lithium unterdrückt spontanes „rearing" (Aufrichten, auf die Hinterbeine stellen) von Ratten. Dieser Effekt wird durch intracerebroventrikulär (i.c.v.) appliziertes Myo-Inositol verhindert. In Kombination mit Pilocarpine, einem indirekten cholinergen Agonisten, erzeugt Lithium epileptische Anfälle bei Ratten und Mäusen (und Goldfischen), aber nicht bei anderen Spezies (möglicherweise aufgrund einer speziesabhängigen Empfindlichkeit für Inositolverarmung in kritischen Hirnarealen [s.o.]). Dieser Effekt wird durch i.c.v.-Gabe, aber auch hochdosierte periphere Gabe von Myo-Inositol vermindert (vgl. auch Williams u. Jope 1995). Diese Experimente zeigen, daß ein Auffüllen der Inositolspeicher Lithiumeffekte verhindern oder abschwächen kann, ein deutlicher Hinweis auf eine kausale Bedeutung einer Inositolverarmung bei diesen Lithiumeffekten.

Die Ergebnisse der Überprüfung der Inositol-Depletions-Hypothese ergaben erste Hinweise, daß eine lithiuminduzierte Inositolverarmung zwar zu einer Hemmung des IP-Systems führen kann, hierfür aber wohl nicht allein eine Verarmung an Inositolphospholipiden maßgeblich ist. Vielmehr erscheinen weitere, möglicherweise zusätzlich als Folge einer Inositolverarmung auftretende Mechanismen eine Rolle zu spielen. Eine direkte Bestätigung für eine Beteiligung weiterer Mechanismen ergaben Experimente, in denen radioaktiv-markiertes Phosphatidylinositol bei der Messung der Aktivität des IP-Systems als exogenes Substrat eingesetzt wurde. Dies ermöglichte die Ausschaltung aller potentiellen Einflüsse einer Verarmung an endogenen Inositolphospholipiden. Auch unter diesen Bedingungen zeigt sich nach chronischer Lithiumbehandlung eine verminderte Aktivität des PI-Systems (Übersicht: Jope u. Williams 1994), ein deutlicher Hinweis auf eine Rolle weiterer Mechanismen. Diskutiert wird z. B. eine Änderung der Aktivität der G-Proteine und/oder eine durch PKC-Aktivierung vermittelte Phosphorylierung von Komponenten der Signaltransduktion (s.u.).

Wirkungen von Lithiumbehandlung auf den Phosphatidylinositolmetabolismus bei Menschen

Da das IP-System nicht nur im ZNS, sondern auch in einer Vielzahl peripherer Zelltypen die Wirkung von Hormonen vermittelt, läßt sich die aus der Inositol-Depletions-Hypothese abgeleitete Annahme einer hemmenden Wirkung von Lithiumionen auf das IP-System an peripheren Blutzellen des Menschen überprüfen. In der Tat fanden sich in neutrophilen Granulozyten von Patienten unter chronischer Lithiumbehandlung eine verminderte agoniststimulierte intrazelluläre Freisetzung von Inositolphosphaten (Greil et al. 1991) und Ca^{2+}-Ionen (van Calker et al. 1993, 1997; Förstner et al. 1994). Ein Vergleich der EC_{50}-Werte der Dosiswirkungskurven der agoniststimulierten Ca^{2+}-Antwort in neutrophilen Granulozyten von Patienten vor und unter Lithiumbehandlung zeigte eine Zunahme der EC_{50}-Werte, d. h. eine Rechtsverschiebung der Dosiswirkungskurven als Hinweis auf eine verminderte Sensitivität des IP-Systems (van Calker et al. 1997). Ob ähnliche Hemmeffekte von Lithium auch bei anderen peripheren Blutzellen vorkommen ist unklar. Kusumi et al. (1994) fanden an Thrombozyten von gesunden Kontrollen weder akut in vitro noch ex vivo nach chronischer (4 Wochen) Lithiumbehandlung einen Effekt auf die serotonin- oder thrombinstimulierte Ca^{2+}-Antwort. Dubovsky et al. (1991) berichteten dagegen über einen hemmenden in-vitro-Effekt auf Thrombozyten von bipolaren Patienten. Ob die Hemmeffekte von Lithium auf das IP-System in neutrophilen Granulozyten auf eine Inositolverarmung (im Sinne der Inositol-Depletions-Hypothese) zurückzuführen sind oder auf andere Effekte (z. B. auf Interaktionen mit G-Proteinen (s.u.) ist unklar (vgl. Greil et al. 1991).

Sowohl neutrophile Granulozyten (van Calker et al. 1993; Bohus et al. 1996) als auch Thrombozyten (Übersicht: Warsh u. Li 1996) von akut depressiv oder manisch erkrankten Patienten zeigen eine im Vergleich zu Kontrollen deutlich gesteigerte Sensitivität des IP-Systems (Übersicht: Warsh u. Li 1996). Dies ist allerdings wohl keine genetisch bedingte, sondern eher eine krankheitsassoziierte Funktionsanomalie, denn bei remittierten Pat. wird diese erhöhte Sensitivität nicht mehr gefunden (Bothwell et al. 1994; van Calker et al., unveröffentlicht). Für eine erhöhte Sensitivität des IP-Systems im Stadium der akuten affektiven Störung spricht auch der Befund einer erhöhten PKC-Aktivierung (Friedman et al. 1993) sowie einer vermehrten PI-4,5-Bisphosphat-Konzentration in Thrombozyten manischer Patienten (Brown et al. 1993). In Analogie zu den Befunden bei neutrophilen Granulozyten wird auch die erhöhte PKC-Aktivierung durch Lithiumbehandlung vermindert (Friedman et al. 1993).

Zusammengefaßt zeigen diese Ergebnisse, daß in peripheren Blutzellen von Patienten mit affektiven Störungen im Stadium der akuten Erkrankung eine erhöhte Sensitivität des IP-Systems besteht, die durch die Lithiumbehandlung kompensiert bzw. sogar überkompensiert wird. Eine mögliche Ursache der Sensitisierung des IP-Systems könnte der bei depressiven und manischen Patienten bestehende Hypercortisolismus sein (Bohus et al. 1996). In diesem Falle wäre ein analoger Effekt auch für Zellen des ZNS vorstellbar, da Corticoide aufgrund ihrer lipophilen Struktur leicht die Bluthirnschranke überwinden. Dauernder, wiederholter und/ oder nicht bewältigbarer „Stress" kann Episoden affektiver Störungen beim Menschen (Brown 1989) bzw. depressions-ähnliches Verhalten beim Versuchstier (Henn 1989; Willner 1991) auslösen. Eine abnorme Empfindlichkeit des IP-Systems gegenüber einer Sensitisierung durch Stresshormone könnte daher die Vulnerabilität für affektive Störungen erhöhen. Die Wirkung von Lithium könnte dann, ganz im Sinne der Inositol-Depletions-Hypothese, in einer selektiven Hemmung neuronaler Regelkreise mit überaktiviertem IP-System bestehen (vgl. van Calker et al. 1993; Bohus et al. 1996). Die von uns bei Ratten gefundene selektive Wirkung von chronischer Lithiumbehandlung auf den Inositolgehalt im Hypothalamus (s.o.) steht im Einklang mit dieser Hypothese (Lubrich et al. 1997).

Klinische Wirkungen von Inositol

Myo-Inositol ist ein normaler Nahrungsbestandteil und zur medizinischen Verwendung (bei Fettleber, Hypercholesterinämie, Lipämie, Xantomatosen) zugelassen (Deutscher Arzneimittelcodex 1986). Da depressive Patienten einen geringeren Inositolgehalt im Liquor aufweisen als Kontrollen und große Mengen peripher gegebenen Inositols zum Teil ins Gehirn gelangen und Verhaltenseffekte von Lithium rückgängig machen (s.o.), erprobten Belmaker und Mitarbeiter mögliche Wirkungen von oral zugeführtem Inositol bei Patienten (Übersicht: Belmaker et al. 1995). Sie fanden in Doppelblindstudien sowohl signifikante antidepressive Effekte bei Patienten mit depressiven Episoden (Levine et al. 1995) als auch eine signifikante Verminderung von Panikattacken und Agoraphobie bei Patienten mit Panikstörung (Benjamin et al. 1995). Die antidepressive Wirksamkeit von Inositol bedeutet ein erhebliches Paradoxon, es sei denn, man macht unterschiedliche biochemische Wirkungen von Lithium für seine antimanischen und seine antidepressiven Effekte verantwortlich. Angesichts des im Vergleich zur Ratte sehr hohen Inositolgehaltes im Primatenhirn ist es allerdings noch zweifelhaft, ob die angewandte Inositoldosis (12 g/die) überhaupt eine signifikante Erhöhung von Inositol im menschlichen Gehirn hervorrufen kann. Bei der Ratte führt die 20–30 fache Dosis (5g/kg) zu einer Erhöhung des Inositolgehaltes in verschiedenen Hirnteilen von max. 57% (Patishi et al. 1996). Möglicherweise führt die Gabe von Inositol in geringer Dosis paradoxerweise eher zu einer Erniedrigung des Inositolgehaltes im Gehirn, da die Kapazität des hochaffinen Inositoltransportsystems schon bei physiologischen Konzentrationen nahezu ausgeschöpft ist und Inositol, wenigstens in vitro, zu einer Herunterregulation des Transporters führt (Lubrich und van Calker, unveröffentlichte Ergebnisse).

Wirkungen von Lithium auf G-Proteine

Wie weiter oben diskutiert, können weder die Effekte von Lithium auf das Adenylatcyclase-System noch seine Wirkungen auf den Phosphatidylinositol-Metabolismus alleine durch eine Beeinflussung der katalytischen Einheit der Adenylatcyclase bzw. ausschließlich durch die Induktion von Inositolverarmung im Gehirn erklärt werden. Eine Wirkung von Lithium auf G-Proteine, die eine kritische Schlüsselfunktion in der Signaltransduktionskaskade ausüben, war daher naheliegend. Entsprechend erregten Arbeiten großes Aufsehen, die einen direkten hemmenden Einfluß von Lithiumionen auf die Kopplung von Rezeptoren an G-Proteine nachzuweisen schienen (Avissar et al. 1988; Drummond 1988). Nach neueren Ergebnissen scheint die Robustheit dieser Befunde zweifelhaft (Übersicht: Mork et al. 1992; Manji et al. 1995a). Eine direkte hemmende Wirkung von Lithium auf die Funktion von G-Proteinen erscheint schon deshalb unwahrscheinlich, weil zumindest die Routinemessung der agoniststimulierten Inositolphosphatfreisetzung im allgemeinen in der Gegenwart von 10 mM Lithium durchgeführt wird (um durch Hemmung der Inositolmonophosphatase die Akkumulation von [^{3}H] IP$_1$ zu potenzieren und damit leichter messbar zu machen).

Ein Einfluß von Lithiumionen auf die Funktion von G-Proteinen läßt sich zeigen, indem diese unter Umgehung des Rezeptors direkt stimuliert oder inaktiviert werden. Dies gelingt durch Behandlung mit Cholera-Toxin bzw. Pertussis-Toxin, bakteriellen Toxinen, die durch ADP-Ribosylierung das stimulatorische G-Protein (G$_s$) aktivieren bzw. das hemmende G-Protein (G$_i$) inaktivieren. Mit dieser Methodik wurde in in-vivo-Experimenten mit Mikrodialyse-Technik gezeigt, daß chronische Lithiumbehandlung die Funktion von G$_i$ hemmt und dadurch den basalen cyclo-AMP-Gehalt im Gehirn von Ratten erhöht (Masana et al. 1992). Analoge Untersuchungen am Menschen unter chronischer Lithiumtherapie zeigten ebenfalls eine erhöhte basale und postrezeptorstimulierte Adenylatcyclaseaktivität in Thrombozyten, die auf eine lithiuminduzierte Inaktivierung des G_i-Proteins zurückgeführt werden (Übersicht: Manji et al. 1995a). Auch die hemmenden Effekte von chronischer Lithiumbehandlung auf die rezeptorabhängig stimulierte Adenylatcyclase-Aktivität sind wahrscheinlich auf eine Interaktion mit den entsprechenden G-Proteinen (G_s) zurückzuführen, da sie durch Erhöhungen der GPT-Konzentration verhindert werden (Übersicht: Jope u. Williams 1994; Mork et al. 1992), während die akuten (in-vitro-) Hemmeffekte von Lithium offenbar direkt an der katalytischen Einheit der Adenylatcyclase angreifen und über eine Kompetition mit Mg^{2+}-Ionen zustande kommen (s.o.). Die biochemischen Ursachen der Wirkungen chronischer Lithiumbehandlung auf die G-Protein-Funktion ist derzeit noch unklar. Die Hemmung von G_i beruht möglicherweise auf einer Stabilisierung des inaktiven, undissoziierten trimeren Zustandes. Nur diese Form wird vom Pertussistoxin ADP-ribosyliert. Entsprechend fand sich eine erhöhte ADP-Ribosylierung in Thrombozyten von Patienten unter chronischer Lithiumtherapie (Manji et al. 1995b). Diskutiert wird als Ursache für die Stabilisierung des undissoziierten Zustandes eine lithiuminduzierte vermehrte Phosphorylierung durch PKC (s.u.; Übersicht: Manji et al. 1995a). Dieser Mechanismus würde also auf der „posttranslationalen" Ebene ansetzen, also nach der Synthese des Proteins durch den Prozeß der „Translation", der Übersetzung der Basensequenz der mRNA in die Aminosäuresequenz des Proteins. Eine weitere Möglichkeit des Einflusses von Lithium auf die G-Proteine besteht in der Modifikation der Menge an gebildetem Protein, entweder durch Veränderung der Transkription des Gens in die entsprechende mRNA oder durch Beeinflussung der Stabilität der mRNA oder des Proteins. In der Tat wurden, im einzelnen aber noch widersprüchliche, hemmende Effekte von chronischer Lithiumtherapie auf die Konzentration an G-Protein α-Untereinheiten ($G_{\alpha i_{1/2}}$) sowie der mRNA's ($G_{\alpha i_{1/2}}$, $G_{\alpha s}$) im cerebralen Cortex der Ratte beschrieben, während $G_{\alpha i}$-Protein im Hippocampus und Hypothalamus erhöht waren (Übersicht: Jope u. Williams 1994, Mork et al. 1992; Manji et al. 1995a). Auch als Ursache für diese lithiuminduzierten Änderungen der Gentranskription (bzw. mRNA-Stabilität) wird eine Rolle von PKC diskutiert, da PKC-Aktivierung eine Abnahme von $G_{\alpha s}$ und $G_{\alpha i_2}$-mRNA in Zellen in vitro hervorruft (s.u.; Übersicht: Manji et al. 1995a). Die beschriebenen Effekte von chronischer Lithiumbehandlung auf die Funktion und den Gehalt von G-Proteinen im Gehirn von Ratten und peripheren Zellen von Menschen gewinnen besonderes Gewicht durch kürzliche publizierte Ergebnisse von post-mortem-Studien, in denen ein erhöhter Gehalt an $G_{\alpha s}$ sowie erhöhte Adenylatcyclaseaktivität im Cortex von Patienten mit bipolaren Störungen gefunden wurde, andere G-Protein-Untereinheiten ($G_{\alpha i\ (1u,2)}$), $G_{\alpha 0}$ und G_β waren unverändert. Ein höherer Gehalt an $G_{\alpha s}$ fand sich in Leukozyten von depressiven bipolaren, nicht aber von akut depressiven und vorwiegend wohl unipolaren Patienten (Übersicht: Warsh u. Li 1996).

Der Gehalt an $G_{\alpha s}$ ist nach neuesten Ergebnissen auch in Thrombozyten enthymer bipolarer Patienten erhöht (Mitchell et al. 1977). Andererseits hat sich freilich eine genetische Kopplung zwischen bipolarer Erkrankung und dem $G_{\alpha s}$-Gen nicht zeigen lassen (Ram et al. 1997).

Wirkungen von Lithium auf Proteinphosphorylierung und Proteinkinase C

Wie oben diskutiert, bestehen die hauptsächlichen Wirkungen von Lithium auf Signaltransduktionsprozesse in einer Erhöhung der basalen und einer Erniedrigung der agoniststimulierten cyclo-AMP-Akkumulation sowie in einer, wahrscheinlich hauptsächlich durch Inositolverarmung hervorgerufenen, Hemmung der intrazellulären Freisetzung von Inositolphosphaten und Ca^{2+}-Ionen, begleitet von einer Anstieg an DAG. Da cyclo AMP die Proteinkinase A, Ca^{2+}-Ionen calmodulin-abhängige Proteinkinasen und DAG die Proteinkinase C aktiviert, ist eine Wirkung von Lithium auf das Phosphorylierungsmuster von Proteinen zu erwarten. Diesbezüglich liegen bisher aber nur wenige Untersuchungen vor (Übersicht bei Jope u. Williams 1994). Eine Verminderung der Phosphorylierung fand sich interessanterweise in Komponenten des Zytoskelettsystems, insbesondere von „microtubule-associated proteins" (MAP's), die eine Rolle bei neuronalen Plastizitätsprozessen spielen. Unter den wenigen bislang nachgewiesenen Effekten von Lithium auf Proteine, die durch Proteinkinase A phosphoryliert werden, ist v.a. eine Zunahme des Gehaltes an „DARPP-32" (32-KDa dopamine and cyclo-AMP-regulated phosphoprotein) im cerebralen Cortex der Ratte nach chronischer Lithiumbehandlung von Interesse, da ein gleicher Effekt auch von zwei Antidepressiva von unterschiedlichem Wirkungsmechanismus, Imipramin und Tranylcypromin, ausgelöst wurde (Guitard u. Nestler 1992). Die Phosphorylierung von DARPP-32 wird durch Dopamin (via D_1-Rezeptoren) und verschiedene andere Hormone und Neutrotransmitter aktiviert und induziert seine Umwandlung von einem inaktiven in einen aktiven Proteinphosphatase-Inhibitor. Eine Änderungen des Phosphorylierungszustandes von DARPP-32 könnte daher indirekt die Phosphorylierung einer Anzahl weiterer neuronaler Proteine steuern. Die spezifischen Proteine, die in dieser Weise durch DARPP-32 Phosphorylierung reguliert werden, sind unbekannt, ein mögliches Zielprotein ist jedoch die Na^+-K^+-ATPase (Literatur bei Guitart u. Nestler 1992). Die seit langem diskutierten Wirkungen von Lithium auf dieses Enzym in Erythrozyten des Menschen und verschiedenen Organen einschließlich des Gehirns bei Versuchstieren (Übersicht: Wood u. Goodwin 1987) könnten daher evtl. durch den Effekt von Lithium auf DARPP-32 erklärt werden (vgl. auch El-Mallakh u. Wyatt 1995; El-Mallakh u. Li 1993).

In der vorausgegangenen Diskussion der Wirkung von Lithium auf Second-Messenger-Systeme wurde wiederholt auf eine mögliche Beteiligung der PKC an den beschriebenen Effekten hingewiesen. In diesem Abschnitt soll die Evidenz für eine solche Rolle der PKC zusammengefaßt werden. PKC-Aktivität repräsentiert die Wirkung einer Familie von unterschiedlichen, aber eng verwandten Enzymen (Übersicht: Dekker u. Parker 1994), die im Gehirn hoch angereichert vorkommen und sowohl präsynaptische als auch postsynaptische Mechanismen der Neurotransmission regulieren (Übersicht: Shearman et al. 1989), einschließlich Prozesse der neuronalen Plastizität, die Lernen und Gedächtnisfunktionen zugrunde liegen (Übersicht: Ben Ari et al. 1992). Ein Einfluß von Lithium auf PKC wurde schon bald nach der Formulierung der Inositol-Depletions-Hypothese vermutet (Drummond 1987), da eine Inositolverarmung einen geringeren Verbrauch und daher eine Anreicherung von DAG (dem Aktivator von PKC) zur Folge haben sollte. Hohe Anreicherungen von DAG und seinen Metaboliten (u.a. CDP-DAG) gelten inzwischen tatsächlich als sehr verläßliche Indikatoren für eine relevante Inositolverarmung. Anhaltende Aktivierung von PKC ist häufig gefolgt von einem proteolytischen Abbau des Enzyms. Dies erklärt, warum generell in verschiedenen Zellsystemen einschließlich des Gehirns nach akuter oder subchronischer Lithiumbehandlung eine Aktivierung von PKC bzw. PKC-vermittelten Reaktionen gefunden wird, nach chronischer Behandlung dagegen häufig eine Abnahme von PKC-vermittelten Prozessen (Übersicht: Manji et al. 1995a; Manji u. Lenox 1994). Die lithiuminduzierte Abnahme der PKC scheint aber nicht alle PKC-Isoenzyme in gleicher Weise zu betreffen, denn nach chronischer Li-Behandlung fand sich lediglich eine Abnahme in der membran-assoziierten PKC-α (der eine besondere Bedeutung bei der Regulation der Neurotransmitterfreisetzung zugeschrieben wird), nicht aber von PKCβ oder γ (Übersicht: Manji et al. 1995a; Manji u. Lennox 1994). Die lithiuminduzierte Modulation der PKC-Isoenzyme scheint darüber hinaus auch sehr spezifisch auf bestimmte hippocampale Strukturen beschränkt zu sein, ohne signifikanten Einfluß auf andere corticale oder subcorticale Strukturen. Darüber hinaus führt der proteolytische Abbau von PKC nicht generell zu einer „Downregulation" der PKC-Aktivität: Das entstehende größere proteolytische Fragment („PKM") ist nämlich konstitutiv aktiv. Proteolytischer Abbau von membran-assoziierter PKC führt daher nicht generell zu verminderter Aktivität, sondern scheint im wesentlichen die Regulation der PKC zu verändern. Insbesondere findet man nach proteolytischem Abbau eine erhöhte PKC-Aktivität im Zellkern, wo dadurch möglicherweise langandauernde Veränderungen der Gentranskription vermittelt werden (Übersicht Manji u. Lenox 1994).

Die Effekte von Lithium auf die PKC erklären möglicherweise eine Reihe bekannter Lithiumwirkungen auf Neurotransmittersysteme: PKC-Aktivierung verstärkt die Ausschüttung einer Reihe von Neurotransmittern, insbesondere von Serotonin (5HT). In Übereinstimmung mit seinen oben diskutierten Effekten auf die PKC findet man einen biphasischen Effekt von Lithium auf die 5HT-Ausschüttung im Hippocampus der Ratte. Akute Behandlung (3 Tage) führt zu einer Erhöhung, chronische Behandlung („Downregulation") der PKC zu einer Verminderung der 5HT-Ausschüttung. Die lithiuminduzierte verminderte Ausschüttung von 5HT im Hippocampus nach chronischer Behandlung ist assoziiert mit einer verminderten in-vitro-Phosphorylierung von zwei Protein-Substraten der PKC. Ein bekanntes Substrat der PKC („MARCKS" = myristoylated-alanine-rich C-kinase-substrate), von dem eine Funktion bei der synaptischen Übertragung bekannt ist, war nach chronischer Lithiumbehandlung deutlich vermindert. Aktivierung von PKC führt zur Phosphorylierung dieses Proteins und anschließend zu dramatischer Reduktion sowohl des Proteins als auch seiner mRNA (Übersicht Manji u. Lennox 1994). Die lithiuminduzierte Abnahme des Proteins ist daher möglicherweise PKC-vermittelt.

Die Ursachen für die Effekte von Lithium auf die PKC sind im einzelnen noch nicht aufgeklärt, insbesondere die isoenzym-selektiven Wirkungen sind noch nicht verstanden. Generell scheinen diese Wirkungen eine Folge der lithiuminduzierten Inositolverarmung (und der dadurch bedingten DAG-Akumulation) zu sein, da sie z.T. durch die hochdosierte i.c.v.-Gabe von Inositol verhindert werden (Manji et al. 1996). Die potentielle Bedeutung der PKC-Effekte von Lithium für seine klinischen Wirkungen wird deutlich aus neuesten Befunden aus post-mortem-Untersuchungen, die eine erhöhte PKC-vermittelte Phosphorylierung im Gehirn von Patienten mit bipolaren Störungen nahelegen (Wang u. Friedman 1996).

Effekte von Lithiumionen auf die Genexpression

Die Second-Messenger-induzierten Phosphorylierungen erstrecken sich, wie erwähnt, u.a. auch auf Transkriptionsfaktoren (Übersicht: Karin 1994) und könnten damit zur Regulation der Genexpression beitragen (Übersicht: Berridge 1993, 1995). Im Einklang mit den beschriebenen Wirkungen auf Second-Messenger-Systeme finden sich daher auch Effekte von Lithium auf die Genexpression (Übersichten: Manji et al. 1995a; Jope u. Williams 1994). Wahrscheinlich sind auch diese Effekte teilweise über PKC vermittelt (Manji et al. 1995a). Die Wirkungen von chronischer Lithiumbehandlung auf den Gehalt an Protein und mRNA von verschiedenen Komponenten der Signaltransduktion ($G_{\alpha i_1}$, $G_{\alpha i_2}$, $G_{\alpha s}$, Adenylatzyklase I und II) im Gehirn von Versuchstieren wurde oben schon erwähnt (Übersicht: Manji et al. 1995a; Jope u. Williams 1994). Von besonderem Interesse ist darüber hinaus der potenzierende Effekt von Lithium auf die c-Fos-Expression im Hirn und neuronalen Zellkulturen, der ebenfalls an oder nach einem PKC-vermittelten Schritt angreift. c-Fos, ein „immediate early gene", codiert für Bestandteile von Transkriptionsfaktoren (Übersicht: Morgan u. Curran 1989). Derartige Faktoren sollen u.a. bei der Gedächtnisbildung eine entscheidende Rolle spielen (Übersicht: Silva u.

Giese 1994). Lithium verändert den Gehalt einer Reihe weiterer mRNA's im Gehirn und neuronalen Zellkulturen (z. B. für Neuropeptide, Tyrosinhydroxylase und einen Glucokorticoidrezeptor), die in der Regulation verschiedener Aspekte neuronaler Funktionen eine entscheidende Rolle spielen. Die Untersuchung der Frage, welche dieser Effekte für die therapeutische Wirkung von Lithium die wesentlichste Bedeutung haben, wird die weitere Forschung entscheidend bestimmen.

Schlußfolgerungen

Die ursprünglichen Hoffnungen, durch eine Erforschung der biologischen Wirkungen von Lithium einen Schlüssel zum Verständnis der Ätiopathogenese affektiver Störungen zu erlangen, haben sich bislang nicht erfüllt. Die hier geschilderten Untersuchungen zur Wirkung von Lithium auf Signaltransduktionsprozesse haben jedoch zumindest einen konzeptionellen Rahmen zum integrativen Verständnis der bislang völlig unverständlichen und disparaten Lithiumeffekte auf verschiedene Neurotransmittersysteme und Membrantransportsysteme aufgezeigt. So sind, wie am Beispiel von 5HT beschrieben, die Effekte von Lithium auf die Neurotransmitterfreisetzung sehr wahrscheinlich wenigstens zum Teil durch seine Wirkungen auf PKC bestimmt. Die beschriebene biphasische Wirkung von Lithium sowie seine offenbar je nach Isoenzym und Hirnregion unterschiedlichen Effekte könnten viele der bislang nicht verstandenen kontroversen Befunde erklären. Ein Beispiel, wie die modulierenden Wirkungen von Lithium auf die Phosphorylierung von Proteinen auch seinen Einfluß auf Membrantransportprozesse erklären könnte, sind seine möglicherweise über DARPP-32 vermittelten Effekte auf die Na^+-K^+-ATPase. Da die Sensitisierung und De-Sensitisierung von Rezeptoren wesentlich von der Funktion von Signaltransduktionsmechanismen bestimmt wird (Übersicht: Hadcock u. Malbon 1993) ist anzunehmen, daß auch die seit langem diskutierte lithiuminduzierte Hemmung der Entwicklung von Supersensitivität von Rezeptoren auf seinen Wirkungen auf Second-Messenger-Systemen beruhen. Die Effekte von Lithium auf c-Fos und andere Transkriptionsfaktoren, die wahrscheinlich seinen Einfluß auf die Genexpression bedingen, verweisen auf eine mögliche Modulation von neuronalen Plastizitätsphänomenen, die bei der Regulation von Lernen und Gedächtnis eine Rolle spielen. Gedächtnisstörungen sind eine nicht selten geklagte subjektive Nebenwirkung von chronischer Lithiumtherapie.

Diese Effekte sind v.a. auch von Interesse angesichts neuerer konzeptioneller Vorstellungen, die eine Bedeutung „kindling"-ähnlicher Sensitisierungsprozesse in neuronalen Regelkreisen für den Langzeitverlauf affektiver Störungen postulieren (Übersicht: Post 1992). Der bei der Auslösung der ersten Krankheitsepisode häufig sehr ausgeprägte Einfluß von psychosozialen Stressfaktoren nimmt bei den folgenden Krankheitsphasen immer weiter ab, während die Frequenz und der Schweregrad der Krankheitsphasen zunimmt. Dieses Phänomen hat eine gewisse formale Ähnlichkeit mit den Prozessen des „kindling" und der Verhaltenssensitisierung („behavioral sensitization"), bei denen wiederholt applizierte Stimuli (z. B. elektrische Reizung, Drogen wie Cocain oder auch „Stress") nicht zur adaptiv verminderten Reaktion (Hyman u. Nestler 1996), sondern zu einer Verstärkung der Reaktion führen, bis schließlich ehemals unterschwellige Reize die volle Reaktion auslösen bzw. diese sogar unabhängig vom Auslöser spontan auftritt (Übersicht: Post 1992). Die gegenläufigen Phänomene Adaptation und Sensitivierung werden wahrscheinlich durch ein unterschiedliches Muster von zeitlicher Folge und Intensität der Reize bestimmt. Die molekularen Mechanismen dieser Prozesse sind im einzelnen noch unverstanden, mit großer Wahrscheinlichkeit liegen ihnen aber Veränderungen in der Gentranskription von Komponenten der Signaltransduktion zugrunde, Mechanismen, die, wie oben diskutiert, von Lithium beeinflußt werden. Die Effekte von Lithium auf derartige Phänomene neuronaler Plastizität sowie auf stressinduzierte Verhaltensänderung sind noch kaum erforscht. Erste vorläufige Untersuchungen sprechen allerdings für eine hemmende Wirkung von Lithium auf die sog. „long term potentiation" (Aronica et al. 1991), ein als molekulares Modell von Lernen angesehenes elektrophysiologisches Phänomen (Übersicht: Anwyhl 1989; Malenka 1994) sowie von chronischer Lithiumbehandlung auf „erlernte Hilflosigkeit" (Teixeira et al. 1995) ein stressinduziertes, depressionsähnliches Verhalten der Ratte (Übersicht: Henn 1989). Die Anwendung moderner molekularbiologischer Methoden zur Untersuchung der biochemischen Mechanismen derartiger Verhaltenseffekte in gutcharakterisierten Tiermodellen affektiver Störungen in Kombination mit der schon bewährten „precursor-Strategie" (i.c.v.-Inositol) verspricht am ehesten weitere Fortschritte bei der Identifikation klinisch relevanter Lithiumwirkungen.

Literatur

Anwyhl R (1989) Protein kinase C and long-term potentiation in the hippocampus. Trends Pharmacol Sci 10:236–239

Aronica E, Frey U, Wagner M, Schroeder H, Krug M, Ruthrich H, Catania MV, Nicoletti F, Reymann KG (1991) Enhanced sensitivity of metabotropic glutamate receptors after induction of long-term potentiation in rat hippocampus. J Neurochem 57:376–383

Avissar S, Schreiber G, Danon A, Belmaker RH (1988) Lithium inhibits adrenergic and cholinergic increases in GTP binding in rat cortex. Nature 331:440–442

Batty IH, Downes CP (1994) The inhibition of phosphoinositide synthesis and muscarinic-receptor-mediated phospholipase C activity by Li^+ as secondary, selective consequences of inositol depletion in 13211N1 cells. Biochem J 297:529–537

Belmaker RH, Bersudsky Y, Agam G, Levine J, Kofman O (1995) Manipulation of inositol-linked second messenger systems as a therapeutic strategy in psychiatry. In: Depression and mania: from neurobiology to treatment (Gessa G, Fratta W, Pani L, Serra G, Hrsg.) Raven Press New York, pp. 67-84
Ben Ari Y, Aniksztejn L, Bregestovski P (1992) Protein kinase C modulation of NMDA currents: an important link for LTP induction. Trends Neurosci 15:333-339
Benjamin J, Levine J, Fux M, Aviv A, Levy D, Belmaker RH (1995) Double-blind, placebo-controlled, crossover trial of inositol treatment for panic disorder. Am J Psychiatry 152:1084-1086
Berridge MJ (1993) Inositol trisphosphate and calcium signalling. Nature 361:315-325
Berridge MJ (1995) Calcium signalling and cell proliferation. BioEssays 17:491-500
Berridge MJ, Downes CP, Hanley MR (1989) Neural and developmental actions of lithium: a unifying hypothesis. Cell 59:411-419
Berridge MJ, Irvine RF (1989) Inositol phosphates and cell signalling. Nature 341:197-205
Bijak M, Misgeld U (1990) Interaction of lithium with postsynaptic inhibition in guinea pig hippocampal neurons. Neurosci Lett 118:21-24
Birnbaumer L (1990) G-proteins in signal transduction. Ann Rev Toxicol 30:675-705
Bohus M, Förstner U, Kiefer C, Gebicke-Härter P, Timmer J, Spraul G, Wark H-J, Hecht H, Berger M, Calker D van (1996). Increased sensitivity of the inositol-phospholipid system in neutrophils from patients with acute major depressive episodes. Psychiatry Res 65:45-51
Bothwell RA, Eccleston D, Marshall E (1994) Platelet intracellular calcium in patients with recurrent affective disorders. Psychopharmacology 114:375-381
Brown GW (1989) A psychosocial view of depression. In: Bennett DH, Freeman H (Hrsg.) Community Psychiatry. Churchill-Livingstone, London, pp. 71-114
Brown AS, Mallinger AG, Renbaum LC (1993) Elevated platelet membrane phosphatidylinositol-4,5-bisphosphate in bipolar mania. Am J Psychiatry 150:1252-1254
Bunney WE, Garland-Bunney BL (1987) Mechanisms of action of lithium in affective illness: basic and clinical implications. In: Psychopharmacology: the third generation of progress (Meltzer HY, ed) Raven Press, New York
Calker D van, Greil W (1986) Biochemische und zellphysiologische Effekte von Lithiumionen. In: Müller-Oerlinghausen B, Greil W (Hrsg.) Die Lithiumtherapie. Nutzen, Risiken, Alternativen. Springer Verlag, Berlin, Heidelberg, 5-34
Calker D van, Förstner U, Bohus M, Gebicke-Härter P, Hecht H, Wark H-J, Berger M (1993) Increased sensitivity to agonist-stimulation of the Ca^{2+} response in neutrophils of manic-depressive patients: effect of lithium therapy. Neuropsychobiology 27:180-183
Calker D van, Bohus M, Förstner U, Gebicke-Härter P, Hecht H, Berger M (1997) Prophylactic lithium treatment inhibits the sensitivity of the agonist-stimulated calcium response in neutrophils of manic-depressive patients. In press
Calkhoven CF, Ab G (1996) Multiple steps in the regulation of transcription-factor level and activity. Biochem J 317:329-342
Casebolt TL, Li X, Jope RS (1990) Alpha-1 adrenergic receptor binding and adrenergic-stimulated cyclic AMP production in rat cerebral cortex after chronic lithium treatment. J Neural Transm 82:197-204
Chen Y, Hertz L (1996) Inhibition of noradrenaline-stimulated increase in $[Ca^{2+}]_i$ in cultured astrocytes by chronic treatment with a therapeutically relevant lithium concentration. Brain Res 711:245-248
Cornish-Bowden A (1986) Why is uncompetitive inhibition so rare? FEBS-Lett 203:3-6
Dekker LV, Parker PJ (1994) Protein kinase C-a question of specificity. Trends Biol Sci 19:73-77
Deutscher Arzneimittelcodex (1986) Govi-Verlag, Frankfurt/M.
Dilsaver SC, Coffman JA (1989) Cholinergic hypothesis of depression: a reappraisel. J Clin Psychopharmacol 9:173-179
Dilsaver SC, Hariharan M (1989) Chronic treatment with lithium produces supersensitivity to nicotine. Biol Psychiat 25:792-795

Dousa T, Hechter O (1970) Lithium and brain adenylate cyclase. Lancet i:834–835
Drummond AH (1987) Lithium and inositol lipid-linked signalling mechanisms. Trends Pharmacol Sci 8:129–133
Drummond AH (1988) Lithium affects G-protein receptor coupling. Nature 331:388
Dubovsky SL, Lee C, Christiano J Murphy J (1991) Lithium decreases platelet intracellular calcium ion concentration in bipolar patients. Lithium 2:167–174
Ebstein R, Belmaker RH, Grunhaus L, Rimon R (1976) Lithium inhibition of adrenaline stimulated adenylate cyclase in humans. Nature 259:411–413
Ellis J, Lenox RH (1990) Chronic lithium treatment prevents atropine-induced supersensitivity of the muscarinic phosphoinositide response in rat hippocampus. Biol Psychiat 28:619–619
El-Mallakh RS, Li R (1993) Is the Na^+-K^+-ATPase the link between phosphoinositide metabolism and bipolar disorder? J Neuropsychiat Clin Neurosci 5:361–368
El-Mallakh RS, Wyatt RJ (1995) The Na^+-K^+-ATPhase hypothesis for bipolar illness. Biol Psychiat 37:235–244
Evans MS, Zorumski CF, Clifford DB (1990) Lithium enhances neuronal muscarinic excitation by presynaptic facilitation. Neurosci 38:457–468
Forn J, Valdecasas FG (1971) Effects of lithium on brain adenyl cyclase activity. Biochem Pharmacol 20:2773–2779
Förstner U, Bohus M, Gebicke-Härter PJ, Baumer B, Calker D van (1994) Decreased agonist-stimulated Ca^{2+}-response in neutrophils from patients under chronic lithium therapy. Eur Arch Psychiatry Clin Neurosci 243:240–243
Friedman E, Wang H-Y, Levinson D, Connell TA, Singh H (1993) Altered platelet protein kinase C activity in bipolar affective disorder, manic episode. Biol Psychiat 33:520–525
Gani D, Downes CP, Batty I, Bramhan J (1993) Lithium and myo-inositol homeostasis. Biochim Biophys Acta 1177:253–269
Gao X-M, Fukamauchi F, Chuand D-M (1993) Long-term biphasic effect of lithium treatment on phospholipase C-coupled M_3-muscarinic acetylcholine receptors in cultured cerebellar granule cells. Neurochem Int 22:395–403
Garver DL, Davis JM (1979) Biogenic amine hypotheses of affective disorders. Life Sci 24:383–368
Goodwin GM (1988) Mechanism of action of lithium. Current Opinion in Psychiatry 1:72–75
Greil W, Steber R, Calker D van (1991) The agonist-stimulated accumulation of inositol phosphates is attenuated in neutrophils from male patients under chronic lithium therapy. Biol Psychiat 30:443–451
Guitard X, Nestler EJ (1992) Chronic administration of lithium or other antidepressants increases levels of DARPP-32 in rat frontal cortex. J Neurochem 59:1164–1167
Gur E, Lerer B, Newman ME (1996) Acute or chronic lithium does not affect agonist-stimulated inositoltrisphosphate formation in rat brain in vivo. Neuroreport 7:393–396
Hadcock JR, Malbon CC (1993) Agonist regulation of gene expression of adrenergic receptors and G-proteins. J Neurochem 60:1–9
Henn F (1989) Animal models. In: Mann JJ (Hrsg.) Models of depressive disorders. Plenum Press, New York, pp. 93–107
Hudson CJ, Young LT, Li PP, Warsh JJ (1993) CNS signal transduction in the pathophysiology and pharmacotherapy of affective disorders and schizophrenia. Synapse 13:278–293
Hyman SE, Nestler EJ (1996) Initiation and adaptation: a paradigm for understanding psychotropic drug action. Am J Psychiatry 153:151–162
Janowsky DS, Abrams AA, Groom GP, Judd ll, Cloptin P (1979) Lithium administration antagonizes cholinergic behavioral effects in rodents. Psychopharmacology 63:147–150
Janowsky DS, Risch SC, Gillin JC (1983) Adrenergic-cholinergic balance and the treatment of affective disorders. Prog Neuro Psychopharmacol Biol Psychiat 7:297–307

Jope RS (1979) Effects of lithium treatment in vitro and in vivo on acetylcholine metabolism in rat brain. J Neurochem 33:487–495
Jope RS, Williams MB (1994) Lithium and brain signal transduction systems. Biochem Pharmacol 47:429–441
Karin M (1994) Signal transduction from the surface to the nucleus through the phosphorylation of transcription factors. Current Opinion in Cell Biology 6:415–424
Kofman O, Belmaker RH (1993) Biochemical, behavioral, and clinical studies of the role of inositol in lithium treatment and depression. Biol Psychiat 34:839–852
Kusumi I, Koyama T, Yamashita I (1994) Effect of mood stabilizing agents an agonist-induced calcium mobilization in human platelets. J Psychiatr Neurosci 19:222–225
Lerer B, Stanley M (1985) Effect of chronic lithium on cholinergically mediated responses and [^{3}H]QNB binding in rat brain. Brain Res 344:211–219
Levine J, Barak Y, Gonzalves M, Szor H, Elizur A, Kofman O, Belmaker RH (1995) Double-blind, controlled trial of inositol treatment of depression. Am J Psychiatry 152:792–794
Levy A, Zohar J, Belmaker RH (1982) The effect of chronic lithium pretreatment on rat brain muscarinic receptor regulation. Neuropharmacology 21:1199–1201
Lonati-Galligani M, Emrich HM, Raptis C, Pirke KM (1989) Effect of in vivo lithium treatment on (-)-isoproterenol-stimulated cAMP accumulation in lymphocytes of healthy subjects and patients with affective psychoses. Pharmacopsychiat 22:241–245
Lubrich B, Patishi Y, Kofman O, Berger M. Belmaker RH, Calker D van (1997) Lithium-induced inositol depletion in rat brain after chronic treatment is restricted to the hypothalamus. Mol. Psychiatry, in press
Malenka RC (1994) Synaptic plasticity in the hippocampus: LTP and LTD. Cell 78:535–538
Manji HK (1992) G-proteins: implications for psychiatry. Am J Psychiatry 149:746–760
Manji HK, Lenox RH (1994) Long-term action of lithium: a role for transcriptional and posttranscriptional factors regulated by protein kinase C. Synapse 16:11–28
Manji HK, Potter WZ, Lenox RH (1995a) Signal transduction pathways. Molecular targets for lithium's actions. Arch Gen Psychiatry 52:531–543
Manji HK, Chen G, Shimon H, Hsiao JK, Potter WZ, Belmaker RH (1995b) Guanine nucleotide-binding proteins in bipolar affective disorder. Effects of long-term lithium treatment. Arch Gen Psychiatry 52:135–144
Manji HK, Bersudsky Y, Chen G, Belmaker RH, Potter WZ (1996) Modulation of protein kinase C isoenzymes and substrates by lithium: the role of myo-inositol. Neuropsychopharmacol 15:370–381
Masana MI, Bitran JA, Hsiao JK, Mefford IN, Potter WZ (1991) Lithium effects on noradrenergic-linked adenylate cyclase activity in intact rat brain: an in vivo microdialysis study. Brain Res 538:333–336
Masana MI, Bitran JA, Hsiao JK, Potter WZ (1992) In vivo evidence that lithium inactivates G_i modulation of adenylate cyclase in brain. J Neurochem 59:200–205
Mitchell PB, Manji HK, Chen G, Jolkovsky L, Smith-Jackson E, Denicoff K, Schmidt M, Potter WZ (1997) Am J Psychiat 154:218–223
Morgan JI, Curran T (1989) Stimulus-transcription coupling in neurons: role of cellular immediate early genes. Trends Neurosci 11:459–462
Mork A, Geisler A, Hollund P (1992) Effects of lithium on second messenger systems in the brain. Pharmacol Toxicol 71:4–17
Müller W, Brunner H, Misgeld U (1989) Lithium discriminates between muscarinic receptor subtypes in guinea pig hippocampal neurons in vitro. Neurosci Lett 100:135–140
Murphy DL, Donnelly C, Moskowitz J (1973) Inhibition by lithium of prostaglandin E1 and norepinephrine effects on cyclic adenosine monophosphate production in human platelets. Pharmac Therapeutics 14:810–814
Oppenheim G, Ebstein RP, Bekmaker RH (1979) Effect of lithium on the physostigmin-induced behavioral syndrome and plasma cyclic GMP. J Psychiat Res 15:133–138

Patishi Y, Lubrich B, Berger M, Kofman O, Calker D van, Belmaker RH (1996) Differential uptake of myo-inositol in vivo into rat brain areas. Eur Neuropsychopharmacol 6:73–75

Pestronk A, Drachman DB (1980) Lithium reduces the number of acetylcholine receptors in skeletal muscle. Science 210:342–343

Pontzer NJ, Crews FT (1990) Desensitization of muscarinic stimulated hippocampal cell firing is related to phosphoinositide hydrolysis and inhibited by lithium. J Pharmac Pharmacol Exp Ther 253:921–929

Post RM (1992) Transduction of psychosocial stress into the neurobiology of recurrent affective disorder. Am J Psychiatry 149:999–1010

Ram A, Guedj F, Cravchik A, Weinstein L, Cao L, Badner J et al. (1997) No abnormality in the gene for the G protein stimulatory α subunit in patients with bipolar disorder. Arch Gen Psychiatry 54:44–48

Shearman MS, Sekiguchi K, Nishizuka Y (1989) Modulation of ion channel activity: a key function of the protein kinase C enzyme family. Pharmacol Rev 41:211–237

Silva AJ, Giese KP (1994) Plastic genes are in! Current Opinion in Neurobiology 4:413–420

Sulser F, Vetulanu J, Mobley PL (1978) Mode of action of antidepressant drugs. Biochem Pharmacol 27:257–261

Sutherland EW (1972) Untersuchungen zur Wirkungsweise der Hormone (Nobel-Vortrag, Stockholm 1972) Angew Chem 84:1117–1156

Sutherland EW, Rall TW (1958) Fractionation and characterization of a cyclic adenine ribonucleotide formed by tissue particles. J Biol Chem 232:1077–1091

Teixeira NA, Pereira DG, Hermini AH (1995) Chronic but not acute Li$^+$ treatment prevents behavioral depression in rats. Braz J Med Biol Res 28:1003–1007

Varney M, Godfrey PP, Drummond AH, Watson SP (1992) Chronic lithium treatment inhibits basal and agonist-stimulated responses in rat cerebral cortex and GH$_3$ pituitary cells. Mol Pharmacol 42:671–678

Varney M, Galione A, Watson SP (1994) Lithium-induced decrease in spontaneous Ca^{2+} oscillations in single GH$_3$ rat pituitary cells. Br J Pharmacol 112:390–395

Wang H-Y, Friedman E (1996) Enhanced protein kinase C activity and translocation in bipolar affective disorder brains. Biol Psychiatry 40:568–575

Warsh JJ, Li PP (1996) Second messenger systems in mood disorders. Current Opinion in Psychiatry 9:23–29

Williams MB, Jope RS (1995) Modulation by inositol of cholinergic- and serotonergic-induced seizures in lithium-treated rats. Brain Res 685:169–178

Willner P (1991) Animal models as simulations of depression. Trends Pharmacol Sci 12:131–136

Wood AJ, Goodwin GM (1987) A review of the biochemical and neuropharmacological actions of lithium. Psychol Med 17:579–600

Worley PF, Heller WA, Snyder SH, Baraban JM (1988) Lithium blocks a phosphoinositide-mediated cholinergic response in hippocampal slices. Science 239:1428–1429

KAPITEL 2.3

Die Wirkung von Lithium auf serotoninerge Funktionen

B. Müller-Oerlinghausen

> **Synopsis**
> 1. Lithium bewirkt im Nettoeffekt eine Erhöhung der 5-HT-Aktivität im Tierexperiment, die ihre Ursache vermutlich überwiegend präsynaptisch in einer vermehrten Bereitstellung und Umwandlung von 5-HT-Vorstufen, einer vermehrten 5-HT-Freisetzung und in einem funktionellen Antagonismus an hemmenden präsynaptischen 5-HT_{1A}-Autorezeptoren hat.
> 2. Es bestehen allerdings erhebliche zeitliche Differenzen bezüglich des Eintretens der verschiedenen Wirkungen.
> 3. Bei depressiven Patienten wurde teilweise eine Erhöhung der 5-HT-Aufnahme in den Thrombozyten beobachtet, während dies bei gesunden Versuchspersonen nicht der Fall war.
> 4. Neuroendokrine Stimulationsverfahren mit z. B. Fenfluramin oder Tryptophan führten in einigen Studien zu serotoninerg vermittelten erhöhten Prolactin- oder Cortisolreaktionen bei kurzfristig mit Lithium behandelten Patienten oder gesunden Probanden.
> 5. Die meist erst nach chronischer Lithiumgabe registrierten vermutlich adaptativen Mechanismen, wie z. B. die Abnahme der Zahl und Sensitivität postsynaptischer 5-HT-Rezeptoren, münden möglicherweise eher in eine Stabilisierung der zuvor gestörten serotoninergen Neurotransmission als in eine unidirektionale Erhöhung der 5-HT-Aktivität durch eine Lithiumlangzeitmedikation.

Einleitung

Eine Auswahl der wichtigsten neurochemischen Funktionen, die mit großer Wahrscheinlichkeit durch Lithium relevant verändert werden, sind in Kap. 2.2 unter besonderer Betonung der Einflüsse auf „second-messenger"-Systeme dargestellt. Welchen Sinn hat es, sich speziell auf mögliche Veränderungen gerade des serotoninergen Systems zu konzentrieren?

Der Nachweis lithiuminduzierter Veränderungen serotoninerger Funktionen dürfte sich in besonderem Maße zur Entwicklung integrativer Hypothesen über Lithiumeffekte auf verschiedenen Beschreibungsebenen eignen, etwa der molekularen Biologie, der Physiologie und Ethologie bis hin zur Psychologie.

In diesem Zusammenhang mag einmal folgende Überlegung angestellt werden: Wenn es stimmt, daß die serotoninerge Störung i.S. eines Serotonindefizits bei bestimmten depressiven Patienten eine Dispositions- und nicht eine Zustandsvariable ist (Van Praag 1977), wenn weiter die langfristige Gabe von 5-Hydroxytryptophan eine prophylaktische Wirkung bei der endogenen Depression besitzt (Van Praag u. De Haan 1979), wenn es drittens stimmt, daß sowohl Depression als auch Manie innerhalb des Konstrukts „Aggression" diskutiert werden können, wenn viertens ein zugegebenermaßen nur sehr unscharf definiertes Serotonin-„Defizit" im ZNS mit einer verminderten Impulskontrolle beim Menschen einhergeht, und wenn es schließlich stimmt – wofür nicht nur tierexperimentelle Befunde sprechen – , daß Lithium antiaggressive Eigenschaften hat (vgl. Kap. 3.9), dann erscheint die Hypothese zumindest nicht unplausibel, daß eine chronische Lithiummedikation angesichts dessen, was wir über ihre klinischen Effekte wissen, in irgendeiner Weise serotoninagonistische Wirkungen zeigen sollte.

Im folgenden sollen kurz einige tier- und humanexperimentelle Befunde skizziert werden, die für eine lithiumbedingte Veränderung zentraler serotoninerger Funktionen sprechen, wobei die Veränderungen unter chronischer Gabe und bei etwa therapeutischen Lithium-Plasma-Spiegeln im Vordergrund unseres Interesses stehen sollen. (Im übrigen sei auf folgende zusammenfassende Darstellungen hingewiesen: Müller-Oerlinghausen 1985, 1993; Wood u. Goodwin 1987; Cowen et al. 1990; Price et al. 1990; Odagaki et al. 1992; Winkler 1993).

Mögliche Wirkungen von Lithium können für folgende Stationen der serotoninergen Neurotransmission diskutiert werden: Tryptophanaufnahme, 5-HT-Synthese, 5-HT-Freisetzung, 5-HT-Abbau, 5-HT-Wiederaufnahme, prä- und postsynaptische Rezeptorenkopplung an „second-messenger"-Systeme, postsynaptische Transduktionsmechanismen.

Tierexperimentelle Forschung

Mehrere ältere Studien sprechen für eine erhöhte Tryptophanaufnahme im Hirngewebe bzw. isolierten Synaptosomen nach kurzfristiger (teilweise hochdosierter) Behandlung mit Lithium, mit erhöhtem 5-HT-Umsatz und erhöhter 5-Hydroxyindolessigsäure- (5-HIES-)Konzentration im Gehirn. Auch nach längerer Behandlung ist die 5-HT-Synthese und 5-HIES-Bildung aus radioaktiv markiertem Tryptophan noch erhöht, während sich der 5-HT-Umsatz nach einigen Wochen wieder normalisiert.

Berggren (1987) zeigte, daß die erhöhte Tryptophankonzentration in verschiedenen Hirnarealen abhängig von der Dauer der Lithiumgabe (1–5 Tage) ist.

Selbst wenn die 5-HT-Synthese erhöht sein sollte, bedeutet dies nicht unbedingt eine erhöhte 5-HT-Freisetzung. Es liegen jedoch mehrfach experimentelle Beweise einer verstärkten 5-HT-Freisetzung unter Lithiummedikation vor, und diese Befunde waren das wesentliche Argument, Lithium bei nicht auf Antidepressiva respondierenden depressiven Patienten zusätzlich einzusetzen.

Treiser et al. (1981) haben sehr eindeutig eine lithiuminduzierte Erhöhung der basalen und der stimulierten 5-HT-Freisetzung in Hirnschnitten vom Hippocampus, nicht aber im Cortex gefunden. Diese Befunde konnten von Wang und Friedman (1988) sowie Friedman und Wang (1987) bestätigt werden.

Die von Treiser und Kellar schon 1980 beschriebene Verminderung von 5-HT-Rezeptoren im Hippocampus könnte man mit diesem Befund zunächst interpretieren als einen Feedback auf die präsynaptisch bedingte, verstärkte serotoninerge Funktion. Diese Deutung wird unterstützt durch die Ergebnisse von Hotta et al. (1986), die zeigten, daß die nach 25tägiger Lithiumgabe beobachtete Verminderung von 5-HT_1- bzw. 5-HT_2-Rezeptoren (im Hippocampus bzw. Cortex) durch Vorbehandlung mit dem 5-HT-Synthesehemmstoff PCPA verhindert werden konnte.

Auch Harrison-Read (1986) interpretierte die Verstärkung des durch 5-Hydroxytryptophan oder Fenfluramin ausgelösten Serotoninsyndroms bei 25 Tage mit Lithium behandelten Ratten i.S. einer erhöhten 5-HT-Freisetzung.

Wie die Verstärkung der 5-HT-Freisetzung zustande kommt, bleibt freilich unklar. Die vorliegenden Befunde lassen am ehesten an eine Hemmung des terminalen Autorezeptors denken.

Eine Differenzierung von Lithiumwirkungen auf Rezeptorsubtypen in Verhaltensmodellen mittels verschiedener Agonisten und Antagonisten ist vor allem Goodwin et al. (1986a, b) zu verdanken.

Neben den vielen Hinweisen auf eine Herabregulierung von 5-HT_1- und 5-HT_2-Rezeptoren dürfen aber neue Befunde nicht unerwähnt bleiben, die für eine Verstärkung postsynaptischer 5-HT_{1A}-Rezeptorfunktionen unter Lithium sprechen: Goodwin et al. (1986a) konnten an der Ratte bei relativ niedrigen Lithium-Plasma-Spiegeln eine deutliche Verstärkung des durch entsprechende Agonisten ausgelösten Serotoninsyndroms zeigen, also das Gegenteil der Wirkung trizyklischer Antidepressiva. Die o.g. Befunde von Harrison-Read (1986) erscheinen dadurch auch in einem neuen Licht. Die vermutlich durch präsynaptische 5-HT_{1A}-Rezeptoren bedingte Hypothermiereaktion wurde dagegen bei der Ratte nicht beeinflußt.

Die wenigen hier ausgewählten Befunde weisen auf eine Aktivitätsveränderung serotoninerger Neuronen unter Lithium hin. Dennoch läßt sich der schlußendlich resultierende Nettoeffekt nur im Versuch an ganzen Neuronen oder am Ganztier untersuchen. In der Tat wurde schon 1980 z. B. von Sangdee und Franz gezeigt, daß die inhibitorische Wirkung von 5-HTP auf sympathische präganglionäre Neurone durch 3tägige Lithiumvorbehandlung verdoppelt werden kann.

Blier und De Montigny (1985) stellten zunächst fest, daß unter Lithium die Entladungsrate hippokampaler Neuronen nach mikroiontophoretisch appliziertem 5-HT an der Ratte unverändert ist, während die Hemmung derselben Neuronen durch Stimulation des ventromedialen, aszendierenden Faserbündels nach Lithiumvorbehandlung erheblich verstärkt ist – also ein deutlicher Hinweis auf einen präsynaptischen Angriffspunkt von Lithium.

Diese verstärkte Hemmung hippokampaler Neuronen beruht offenbar nicht – wie im Falle von 5-HT-Aufnahmehemmstoffen – auf einer Herabregulierung terminaler oder somatodendritischer 5-HT-Autorezeptoren sondern eher auf einer erhöhten Reagibilität postsynaptischer $5-HT_{1A}$-Rezeptoren (Blier et al. 1987).

Als Zwischenresümee kann also festgestellt werden, daß zum einen die Forschung der späten 80er Jahre die älteren Befunde über einen präsynaptischen Angriffspunkt der subchronischen Lithiumbehandlung bestätigt hat, sich zum anderen aber auch Hinweise verstärken, daß die postsynaptischen Veränderungen nicht nur i.S. einer hierdurch ausgelösten Rezeptorherabregulierung interpretiert werden können.

Humanexperimentelle Forschung

Welche Evidenzen existieren nun, daß auch am Menschen die längerfristige Gabe von Lithium zu einer Veränderung serotoninerger Funktionen führt? Zur Beantwortung dieser Frage sind im wesentlichen 2 verschiedene methodische Wege beschritten worden:

1. Untersuchung der 5-HT-Aufnahme in Thrombozyten

Einer der solidesten Befunde der biologischen Psychiatrie dürfte die verminderte 5-HT-Aufnahme in Thrombozyten von Patienten mit affektiven Störungen sein, die schon 1977 erstmals beschrieben und vielfach repliziert wurde (vgl. Meltzer u. Lowy 1987). Während nun eine kürzere Lithiumbehandlung u.U. zu einer weiter verminderten 5-HT-Aufnahme führt (Meltzer et al. 1983), wurde nach längerer Behandlung von mehreren Untersuchern eine erhöhte 5-HT-Aufnahme festgestellt. Meltzer et al. (1983) fanden bei 21 bipolaren Patienten eine Verdopplung des V_{max} unter einer Lithiumbehandlung bei gleichzeitiger geringer Erhöhung des K_m von 0,54 auf 0,70. Diese Ergebnisse stimmen wesentlich mit Beobachtungen überein, die Coppen et al. und Born et al. schon 1980 publiziert hat-

ten. In eigenen Untersuchungen zeigte sich die 5-HT-Aufnahme bei euthymen Patienten unter einer Lithiumprophylaxe gegenüber gesunden Kontrollen nicht verändert (Thies-Flechtner et al. 1994).
   Poirier et al. (1988) beobachteten eine verminderte 5-HT-Aufnahme nach 20 Tagen Lithiumbehandlung bei gesunden Versuchspersonen. Scott et al. (1979) fanden keine lithiuminduzierten Effekte bei gesunden Versuchspersonen.

2. Stimulationsversuche und Bestimmung endokriner Marker

Als Stimulatoren sind der Präkursor Tryptophan oder Fenfluramin in Einzeldosen eingesetzt worden. Fenfluramin wirkt wesentlich über eine Verstärkung der 5-HT-Freisetzung und Hemmung der 5-HT-Wiederaufnahme.
   Als Indikatoren für verstärkte serotoninerge Neurotransmission werden die Prolaktin- oder auch Cortisol-Plasma-Konzentrationen verwendet.
   Mühlbauer und Müller-Oerlinghausen (1985) haben die Wirkung einer Fenfluraminstimulation bei unbehandelten sowie langfristig mit Lithium behandelten manisch-depressiven Patienten und bei gesunden Versuchspersonen erstmals systematisch untersucht und fanden eine verstärkte Cortisolantwort unter den Bedingungen der Lithiummedikation. Dabei unterschieden sich Responder deutlich von Non-Respondern einer Lithiumprophylaxe. Bei Respondern war der durchschnittliche Cortisolanstieg etwa doppelt so hoch wie bei Non-Respondern (Müller-Oerlinghausen et al. 1988). Jedoch konnten wir in einer späteren Untersuchung an Patienten aus der M.A.P.-Studie (siehe Kap. 6.3) diese früheren Ergebnisse nicht replizieren, obwohl unter Lithium die Cortisolstimulation deutlicher war als unter Carbamazepin. Insbesondere waren Prophylaxe-Responder nicht mittels des Fenfluramintests vor Beginn der Lithiumprophylaxe zu prädizieren (Müller-Oerlinghausen et al. 1993). Die Cortisol- bzw. Prolaktinantwort gesunder Versuchspersonen auf das spezifischer wirkende Stereoisomer Dexfenfluramin ist nach 14tägiger Lithiumgabe nicht verändert (Power et al. 1993; Winkler 1993).
   Andere Autoren (Meltzer et al. 1984; Glue et al. 1986; McCance et al. 1989; Price et al. 1989) benutzten Tryptophan bzw. 5-HTP oder Clomipramin und beschrieben eine vermehrte Cortisol- bzw. Prolaktinantwort nach 4–24 Tagen Lithiumgabe sowohl bei manischen Patienten wie gesunden Versuchspersonen. Von Price et al. (1989) wurde allerdings berichtet, daß eine vermehrte Prolaktinantwort auf L-Tryptophan bei akut depressiven Patienten (unipolarer und bipolarer Verlaufstyp) nur nach einer Woche, jedoch nicht mehr nach 3 Wochen Lithiummedikation zu beobachten war.
   Interessanterweise sind inzwischen ähnliche Befunde auch an gesunden Versuchspersonen nach 10tägiger Carbamazepingabe erhoben worden

(Elphick et al. 1990). Insofern ist die 1987 ausgesprochene Ansicht Waldmeiers, eine mögliche Schnittmenge der Einzelwirkungen von Lithium und Carbamazepin müsse vor allem im Bereich der dopaminergen Neurotransmission gesucht werden, vielleicht doch zu ergänzen (Waldmeier 1987).

Diese Befunde am Menschen deuten somit ebenfalls auf eine lithiumbedingte verstärkte serotonerge Neurotransmission, wenn auch noch viele Fragen offenbleiben, auf die an dieser Stelle nicht näher eingegangen werden kann. Insbesondere scheinen der Probandenstatus (Patienten mit affektiven Störungen vs. gesunde Versuchspersonen) sowie der Zeitfaktor eine bedeutsame, aber noch schwer interpretierbare Rolle zu spielen.

Literatur

Berggren U (1987) Effects of shortterm lithium administration on tryptophan levels and 5-hydroxytryptamine synthesis in whole brain regions in rats. J Neural Transm 69:115–121

Blier P, De Montigny C (1985) Short-term lithium administration enhances serotonergic neurotransmission: electrophysiological evidence in the rat CNS. Eur J Pharmacol 113:69–77

Blier P, De Montigny C, Tardif D (1987) Short-term lithium treatment enhances responsiveness of postsynaptic 5-HT$_{1A}$ receptors without altering 5-HT autoreceptor sensitivity: an electrophysiological study in the rat brain. Synapse 1:225–232

Born GVR, Grignani G, Martin K (1980) Long-term effect of lithium on the uptake of 5-hydroxytryptamine by human platelets. Br J Clin Pharmacol 9:321–325

Coppen A, Swade C, Wood K (1980) Lithium restores abnormal platelet 5-HT transport in patients with affective disorders. Br J Psychiat 136:235–238

Cowen PJ, Cohen PR, McCance SL, Friston KJ (1990) 5-HT neuroendocrine responses during psychotropic drug treatment: an investigation of the effects of lithium. J Neurosci Methods 34:201–205

Elphick M, Yang J-D, Cowen PJ (1990) Effects of carbamazepine on dopamine- and serotonin-mediated neuroendocrine responses. Arch Gen Psychiat 47:135–140

Friedman E, Wang H-Y (1987) Effect of chronic lithium treatment on 5-Hydroxytryptamine autoreceptors and release of 5-(^{3}H)Hydroxytryptamine from rat brain cortical, hippocampal, and hypothalamic slices. J Neurochem 50:195–201

Glue PW, Cowen PJ, Nutt DJ, Kolakowska T, Grahame-Smith DG (1986) The effect of lithium on 5-HT-mediated neuroendocrine responses and platelet 5-HT receptors. Psychopharmacol 90:398–402

Goodwin GM, De Souza RJ, Wood AJ, Green AR (1986a) The enhancement by lithium of the 5-HT$_{1A}$ medicated serotonin syndrome produced by 8-OH-DPAT in the rat: evidence for the post-synaptic mechanism. Psychopharmacol 90:488–493

Goodwin GM, De Souza RJ, Wood AJ, Green AR (1986b) Lithium decreases 5-HT$_{1A}$ and 5-HT$_2$ receptor and alpha-2-adrenoreceptor mediated function in mice. Psychopharmacol 90:482–487

Harrison-Read PE (1986) Chronic lithium treatment in rats has different effects on motor responses mediated by 5-HT$_1$ and 5-HT$_2$ receptors. Br J Pharmacol 87:219

Hotta I, Yamawaki S, Segawa T (1986) Long-term lithium treatment causes serotonin receptor down-regulation via serotonergic presynapses in rat brain. Neuropsychobiology 16:19–26

McCance SL, Cohen PR, Cowen PJ (1989) Lithium increases 5-HT-mediated prolactin release. Psychopharmacol 99:276–281

Meltzer HY, Arora RC, Goodnick P (1983) Effect of lithium carbonate on serotonin uptake in blood platelets of patients with affective disorders. J Affect Disord 5:215–221

Meltzer HY, Lowy M, Robertson A, Goodnick P, Perline R (1984) Effect of 5-hydroxytryptophan on serum cortisol levels in major affective disorders. III. Effect of antidepressants and lithium carbonate. Arch Gen Psychiat 41:391–397

Meltzer HY, Lowy MT (1987) The serotonin hypothesis of depression. In: Meltzer HY (ed) Psychopharmacology. Raven Press, New York, pp. 513–523

Mühlbauer HD, Müller-Oerlinghausen B (1985) Fenfluramine stimulation of serum cortisol in patients with major affective disorders and healthy controls: further evidence for a central serotonergic action of lithium in man. J Neural Transm 61:81–94

Müller-Oerlinghausen B (1985) Lithium long-term treatment – does it act via serotonin? Pharmacopsychiatry 18:214–217

Müller-Oerlinghausen B (1993) Wirkungsmechanismen von Lithium. In: Riederer P, Laux G, Pöldinger W (Hrsg.) Neuropsychopharmaka. Ein Therapie-Handbuch. Band 3: Antidepressiva und Phasenprophylaktika. Springer, Wien New York, S. 483–492

Müller-Oerlinghausen B, Umbach C, Hegerl U, Volk J (1988) Endokrinologische und psychophysiologische Befunde bei Lithium-Respondern und -Nonrespondern. In: Beckmann H, Laux G (Hrsg.) Biologische Psychiatrie. Synopsis 1986/87. Springer, Berlin Heidelberg New York Tokyo, S. 281–283

Müller-Oerlinghausen B, Mannel M, Czernik A, Sauer H (1993) Fenfluramine-stimulation of cortisol in patients with affective psychoses: a predictor for response to lithium/carbamazepine-prophylaxis? In: Birch NJ, Padgham C, Hughes MS (eds) Lithium in medicine and biology. Marius Press, Carnforth, pp. 143–149

Odagaki Y, Koyama T, Yamashita I (1992) Lithium and serotonergic neural transmission: a review of pharmacological and biochemical aspects in animal studies. Lithium 3:95–107

Poirier MF, Galzin Am Pimoule C, Schoemaker H, Le Quan Bui KH, Meyer P, Gay C, Loo H, Langer SZ (1988) Short-term lithium administration to healthy volunteers produces long-lasting pronounced changes in platelets serotonin uptake but not imipramine binding. Psychopharmacol 94:521–526

Power AC, Dorkins CE, Cowen PJ (1993) Effect of lithium on the prolactin response to d-fenfluramine in healthy subjects. Biol Psychiatry 33:801–805

Price LH, Charney DS, Delgado PL, Heninger GR (1989) Lithium treatment and serotonergic function: neuroendocrine and behavioral responses to intravenous L-tryptophan in affective disorder patients. Arch Gen Psychiat 46:13–19

Price LH, Charney DS, Delgado PL, Heninger GR (1990) Lithium and serotonin function: implications for the serotonin hypothesis of depression. Psychopharmacology 100:3–12

Sangdee C, Franz DN (1980) Lithium enhancement of central 5-HT precursors. Biol Psychiatry 15:59–75

Scott M, Reading HW, Loudon JB (1979) Studies on human blood platelets in affective disorder. Psychopharmacol 60:131–135

Thies-Flechtner K, Weigel I, Müller-Oerlinghausen B (1994) 5-HT uptake in platelets of lithium-treated patients with affective disorders and of healthy controls. Pharmacopsychiat 27 (suppl):4–6

Treiser SL, Kellar KJ (1980) Lithium: effects on serotonin receptors in rat brain. Eur J Pharmacol 64:183–185

Treiser SL, Cascio CS, O'Donohue TL, Thoa NB, Jacobowitz DM, Kellar KJ (1981) Lithium increases serotonin release and decreases serotonin receptors in the hippocampus. Science 213:1529–1531

Van Praag HM (1977) Significance of biochemical parameters in the diagnosis, treatment, and prevention of depressive disorders. Biol Psychiatry 12:101–131

Van Praag HM, De Haan S (1979) Central serotonin metabolism and frequency of depression. Psychiatry Res 1:219–224

Waldmeier PC (1987) Is there a common denominator for the antimanic effect of lithium and anticonvulsants? Pharmacopsychiatry 20:37–47

Wang H-Y, Friedman E (1988) Chronic lithium: desensitization of autoreceptors mediating serotonin release. Psychopharmacol 94:312–314
Winkler N (1993) Endokrine Reaktionen als Ausdruck zentraler serotonerger Aktivität nach Fenfluramin-Stimulation bei Lithium-behandelten und unbehandelten Patienten und Probanden. Medizinische Dissertation. Freie Universität Berlin
Wood AJ, Goodwin GM (1987) A review of the biochemical and neuropharmacological actions of lithium. Psychol Med 17:579–600

KAPITEL 2.4

Lithiumeffekte auf das hämatopoetische System

V. S. Gallicchio

> **Synopsis**
> 1. Lithium erhöht die Zahl der neutrophilen und eosinophilen Granulozyten, jedoch wahrscheinlich nicht der Monozyten, basophilen Granulozyten, Thrombozyten, Erythrozyten bzw. Retikulozyten im peripheren Blut.
> 2. Lithium erhöht im Knochenmark die Anzahl pluripotenter Stammzellen wie auch die der Granulozyten-Makrophagen-Vorstufen und Megakaryozyten-Vorstufen, senkt hingegen wahrscheinlich die Anzahl der Erythrozytenvorstufen.
> 3. Als zugrundeliegender Wirkungsmechanismus wird eine direkte wie auch eine indirekte Zellwirkung vermutet, nämlich die Erhöhung der Anzahl von Makrophagen, die Wachstumsfaktoren und Zytokine produzieren. Auch spielt hier eine lithiumbedingte erhöhte Aktivität des Knochenmarkgewebes eine Rolle. Die Abnahme der Erythropoese unter Lithium wird möglicherweise durch die Hemmung von cAMP und konsekutiver Hemmung der Prostaglandine der Gruppe E verursacht.
> 4. Daher kann Lithium bei toxischer Schädigung der Hämatopoese, sei es durch Chemotherapie, Radiatio, antivirale Medikamente oder Granulozytopenie durch Carbamazepin oder Neuroleptika therapeutisch eingesetzt werden.
> 5. Das Entstehen einer Leukämie durch Lithium konnte bislang wissenschaftlich nicht nachgewiesen werden.

Auf die Fähigkeit von Lithium, das hämapoetische System zu beeinflussen, wurde man erstmals bei der Behandlung manisch-depressiver Patienten aufmerksam (Shopsin et al. 1971). Es war bereits durch Tierversuche und klinische Beobachtungen bekannt, daß Lithium deutliche stimulierende Effekte auf das Knochenmark hat. Patienten, die mit Lithium behandelt werden, entwickeln eine Ausdehnung des Knochenmarks, wobei verschiedene Zellpopulationen mehr oder weniger stark auf Lithium reagieren. Weil viele der durch Lithium hervorgerufenen Reaktionen der Blutzellen als mitogen beschrieben werden, stellen wir im folgenden die mitogenetischen Effekte im hämatopoetischen System in den Vordergrund.

Darüber hinaus werden die wesentlichen Erkenntnisse zur lithiuminduzierten Hämatopoese und seiner wahrscheinlichen Wirkungsweise zusammengefaßt. Die Betonung liegt auf den klinischen Eigenschaften von Lithium und seiner Wirksamkeit bei einer Vielfalt von Erkrankungen des hämatopoetischen Systems.

Mögliche mitogene Lithiumeffekte wurden erstmals in Form einer Leukozytose dokumentiert, die bei manisch-depressiven Patienten auftrat (Radomski et al. 1950; Mayfield u. Brown 1966; Shopsin et al. 1971). Diese Leukozytose, welche sich als Granulopoese manifestierte, wurde ausgiebig untersucht (Übersicht bei Rossof u. Robinson 1980). Die Lithiumeffekte auf die Hämatopoese waren seitdem der Brennpunkt intensiver Forschung und die dabei in den letzten zwei Jahrzehnten erzielten Ergebnisse wurden in einer Anzahl ausführlicher wissenschaftlicher Arbeiten erörtert (Barr u. Galbraith 1983; Boggs u. Joyce 1983; Gallicchio 1988a, 1990, 1991a; Hart 1990, 1991; Ananth u. Johnson 1993).

Lithium und seine mitogenetische Wirkung auf periphere Blutzellen

Granulozyten

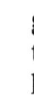

Wenn man die durch Lithium induzierte Granulozytose auf spezifische Zellzusammensetzungen untersucht, wird deutlich, daß die verschiedenen Blutzellen in einer unterschiedlichen Weise auf die Lithiumgabe reagieren. Die Anzahl von neutrophilen Granulozyten ist signifikant erhöht bei Menschen (Murphy et al. 1971; Rossof u. Coltmann 1975; Morley u. Galbraith 1978; Harker et al. 1978), Mäusen (Harker et al. 1977, 1978) und Hunden (Rossof u. Fehir 1979; Hammond u. Dale 1980), hingegen verringert bei gesunden Katzen (Dieringer et al. 1992). Jedoch waren die Lithiumkonzentrationen in der letztgenannten Untersuchung über 2 mmol/l, ein unter normalen Bedingungen toxischer Bereich, weshalb diese Ergebnisse bestenfalls von pharmakologischem Interesse sind (Lydiard u. Gelenberg 1982; Gelenberg et al. 1989; Hall 1992).

Ähnlich wie die neutrophilen Granulozyten sind auch die eosinophilen Granulozyten bei der Behandlung mit Lithium (Murphy et al. 1971; Bille et al. 1975) und auch bei der Verwendung von Lithium zur Verringerung der Knochenmarkstoxizität nach Gabe von antiviralen Medikamenten wie z. B. Zidovudine (AZT) erhöht (Gallicchio u. Hughes 1992a; Gallicchio et al. 1994). Bei Monozyten scheint die Proliferation weniger deutlich und inkonsistent aufzutreten, d. h. diese Zellen sind vermehrt, verringert oder nicht beeinflußt (Pointud et al. 1976; Barr et al. 1987), wohingegen die Anzahl der basophilen Granulozyten unter Lithium nicht verändert zu sein scheint (Gallicchio 1990, 1991).

Thrombozyten

Beim Menschen wird die Thrombozytenbildung durch Lithium nicht oder nur geringfügig angeregt (Bille et al. 1975; Ricci et al. 1981; Joyce u. Chervenick 1981), bei Mäusen wird sie angeregt (Gallicchio et al. 1986). Lithium führt zur Megakariozytose (Gallicchio u. Chen 1980; Chatelain et al. 1983) und verringert die durch eine Chemotherapie induzierte Thrombozytopenie (Richman et al. 1984). Entsprechende Beobachtungen machte man auch bei durch Bestrahlung verursachter Thrombozytopenie (Gallicchio et al. 1983, 1985) und beim Gebrauch antiviraler Medikamente (Gallicchio et al. 1995).

Erythrozyten

Im Gegensatz zu den Auswirkungen von Lithium auf die oben genannten Zellgruppen scheinen die Erythrozyten- und Retikulozytenzahlen erniedrigt oder nicht beeinflußt zu sein (Chan et al. 1980; Gallicchio u. Chen 1981).

Die mitogenetische Wirkung von Lithium auf Knochenmarkzellen

Wie erwähnt, hat Lithium eine maßgebliche mitogenetische Wirkung auf Blutzellen. Das führte zu einem verstärkten Forschungsinteresse an der Proliferation von Knochenmarkzellen (Tisman et al. 1973; Malloy et al. 1978; Joyce u. Chervenick 1980).

Zusätzlich zur Zunahme der pluripotenten hämatopoetischen Stammzellen (CFU-S) nach Lithiumgabe in vivo bei Mäusen (Gallicchio u. Chen 1980) oder in vitro nach Bebrütung von Knochenmarkzellkulturen (Levitt u. Quesenberry 1980; Gallicchio u. Chen 1981) führt Lithium auch zu einer Wachstumsvermehrung bei Granulozyten-Makrophagen-Vorstufen (CFU-GM) bei Menschen (Greco u. Brereton 1977; Morley u. Galbraith 1978; Joyce u. Chervenick 1980), Hunden (Rossof u. Fehir 1979; Hammond u. Dale 1980) und Mäusen (Harker et al. 1978; Levitt u. Quesenberry 1980; Gallicchio u. Chen 1981, 1982). Diese Ergebnisse können so interpretiert werden, daß Lithium den Granulozyten-Makrophagen-Stammzell-Pool wirkungsvoll vermehrt und deshalb fähig ist, eine große Anzahl von Granulozyten zu produzieren (Gallicchio 1991b). Außerdem wurde gezeigt, daß Lithium die Megakariozyten-Vorstufen-(CFU-Meg)-Produktion in menschlichen und von Ratten stammenden Knochenmarkkulturen erhöht (Friedenberg u. Marx 1980; Chatelain et al. 1983; Gallicchio et al. 1986). Die Beobachtung der Lithiumwirkung auf CFU-S, CFU-GM und

CFU-Meg wurde ergänzt durch Untersuchungen, in denen das normale Knochenmark mit knochenmarkssupprimierenden Wirkstoffen (Friedenberg u. Marx 1980; Gallicchio 1986a, 1987, 1988b) oder subletalen Bestrahlungen (Gallicchio et al. 1983, 1984, 1985; Vacek et al. 1982; Kofman et al. 1990) behandelt wurde. In den meisten Fällen wurde die Erholung des hämatologischen Status durch Lithium in therapeutischen Dosen deutlich verbessert.

Im Gegensatz jedoch zur mitogenetischen Wirkung des Lithiums auf CFU-S-, CFU-GM- und CFU-Meg-Population scheint es bei der Lithiumverabreichung in therapeutischen Konzentrationen beim Menschen (Chan et al. 1980) und Mäusen (Levitt u. Quesenberry 1980; Gallicchio u. Chen 1981; Gallicchio u. Murphy 1983) zu einer Abnahme der Anzahl der Erythrozytenvorstufen zu kommen.

Zusammengefaßt läßt sich sagen, daß Lithium eine direkte stimulatorische Wirkung auf Knochenmarkszellen zu haben scheint, was eine deutliche proliferative Antwort der hämatologischen Vorstufen verursacht, welche dann für die Freisetzung in die Blutzirkulation zur Verfügung stehen (Tisman et al. 1973; Harker et al. 1978; Barr et al. 1987). Nach Strahlenschäden verbessert Lithium die Proliferation im Knochenmark. Es ist möglich, daß diese Wirkung zum Teil durch eine verbesserte funktionale Aktivität des Knochenmarkgewebes vermittelt wird (Gallicchio u. Chen 1981; Gallicchio et al. 1986). Langzeituntersuchungen an flüssigen Knochenmarkkulturen in vitro haben gezeigt, daß die Lithiumwirkung auf Gewebepopulationen eine Stimulierung der Hämatopoese verursachen kann (Levitt u. Quesenberry 1980; Quesenberry et al. 1984).

Mögliche Wirkungsmechanismen der mitogenetischen Lithiumwirkung auf die Hämatopoese

Es ist keine Frage, daß Lithium sowohl die Proliferation als auch die Differenzierung hämatopoetischer Zellen (in vivo bei Menschen und Tieren, in vitro nach Kurzzeit- oder Langzeitbebrütung von Zellkulturen) beeinflußt. Allerdings ist es noch schwierig, den genauen Wirkungsmechanismus zu identifizieren, durch den Lithium diese Veränderung in den entsprechenden Zielzellen bewirkt.

Eine grundsätzliche Frage, die viele Untersucher beschäftigte, war, ob Lithium eine direkte oder indirekte Wirkung auf solche Zielzellen hat. Ergebnisse in mehreren in-vitro-Untersuchungen deuteten an, daß es sich bei der durch das Lithium verursachten Wirkung um einen indirekten Effekt handelte, der teilweise durch zusätzliche Zellen vermittelt wurde. Diese Zellen könnten der Entstehungsort wichtiger Wachstumsfaktoren oder Zytokine sein, die an der Zielzelle eine Proliferation induzieren (Chatelain et al. 1983; Gallicchio et al. 1984). In Untersuchungen, bei denen Lithium an Mäuse verabreicht wurde, die eine subletale Strahlendosis erhielten, fand man allerdings keine dieser zellstimulierenden Faktoren im Serum (Gallicchio et al. 1983). Die quantitativen Methoden, die in dieser Untersuchung benutzt wurden, um das Vorhandensein der das Zellwachstum stimulierenden Faktoren nachzuweisen, waren jedoch Bioassays, die vielleicht nicht sensitiv genug waren, um Unterschiede zwischen der mit Lithium behandelten und der unbehandelten Gruppe nachzuweisen. Diese Untersuchungen sollten daher nochmals mit dem sensitiveren ELISA-Test wiederholt werden, um Wachstumsfaktoren und Zytokine nach Lithiumbehandlung und Bestrahlung in vivo nachweisen zu können. Zellen, wie z. B. Makrophagen, die die Quelle dieser das Zellwachstum stimulierenden Faktoren sind, weisen nach Lithiumexposition eine höhere Konzentration dieser Faktoren auf. Wenn man diese Zellen bei in-vitro-Untersuchungen kurzzeitiger Zellklonansätze nicht von der Zielzellpopulation trennt, kann man die Möglichkeit nicht ausschließen, daß die nach Lithiumbehandlung aufgetretene Vermehrung von Zellvorstufen eher auf der Fähigkeit von Lithium beruht, die Konzentration von Wachstumsfaktoren zu erhöhen, als auf einer direkten Wirkung auf die Zielzellpopulation.

Um der Frage nach der direkten oder indirekten Wirkung von Lithium auf hämatopoetische Zellen weiter nachzugehen, hat man die Konzentration von pluripotenten hämatopoetischen Zellen, z. B. CFU-S bei Mäusen, in verschiedenen Untersuchungsansätzen beobachtet. Zunächst wurde die Anzahl dieser Zellen durch eine Verstärkung der Zellproliferation erhöht. Der auf diese Weise vergrößerte Zellpool mit seiner vermehrten Fähigkeit zur Zelldifferenzierung erlaubte so die Zellexpansion, die zum Anstieg der granulopoetischen Makrophagenvorstufen, der Ursprungszelle für neutrophile Granulozyten, führt. Gallicchio und Chen konnten 1980 als erste zeigen, daß es nach Lithiumgabe in vivo zu einer Zunahme des CFU-S kam. Diese Beobachtung wurde bestätigt durch Gabe von Lithium zu Langzeitknochenmarkkulturen, die entweder von Menschen (Levitt u. Quesenberry 1980) oder von Ratten (Gallicchio et al. 1983) stammten. Ein Untersuchungsergebnis, das gewonnen wurde, indem man Lithium der Mäusenahrung zusetzte, bestätigte diese Beobachtung (Vacek et al. 1982).

Obwohl diese Studien die Annahme unterstützen, daß Lithium den Pool der pluripotenten hämatopoetischen Zellen vergrößert, kann die Möglichkeit nicht ausgeschlossen werden, daß die Wirkung auf den Pool der CFU-S-Stammzellen durch Faktoren vermittelt wird, die bekanntermaßen schon die Proliferation der CFU-S beeinflussen, z. B. der Ligand für „c-kit-Rezeptor"-Stammzellfaktor. Hier besteht weiterer Forschungsbedarf.

Es konnte gezeigt werden, daß die Hemmung von Erythrozytenvorstufen auch durch die Kaliumkonzentration (Gallicchio u. Murphy 1979) und/oder durch die Prostaglandinkonzentration (Gallicchio et al. 1986) beeinflußt wurde. Lithium verhielt sich gegenüber Prostaglandinen der Gruppe E, die die Erythropoese wirkungsvoll stimulieren, antagonistisch. Prostaglandine der E-Gruppe vermitteln ihre Wirkung über das zyklische „second messenger" AMP (cAMP). Da Lithium bekanntermaßen den Wirkungsmechanismus des cAMP antagonisiert, ist davon auszugehen, daß die Abnahme der Erythropoese mit der angenommenen Hemmung des cAMP-abhängigen Wirkungsmechanismus übereinstimmt. Es konnte weiterhin gezeigt werden, daß die Lithiumwirkung auf Zellvorstufen z.T. durch einen Kationentransport verursacht wird, bei dem Lithium Natriumkanäle benutzt. Das Ausmaß der Lithiumstimulation auf die Proliferation von Zellvorstufen war im Beisein von Substanzen, die die Natriumkanäle blockieren, reduziert, nicht aber bei der Verwendung von Substanzen, die den Kaliumtransport hemmen (Gallicchio 1986b). Die die Proliferation der hämatopoetischen Zellvorstufen steigernde Wirkung des Lithiums korreliert außerdem mit den gleichzeitig ablaufenden Na^+-Transportprozessen, da die Zunahme der Zellkolonien bei Natrium-Ionophorese, nicht aber bei Kalium-Ionophorese beobachtet wurde (Gallicchio 1986b). Nur in Gegenwart einer Substanz, die die Na^+-K^+-ATPase hemmt, z. B. Ouabain, war die Lithiumwirkung auf Zellkolonien irreversibel.

Die Lithiumgabe führt in vivo zur Vermehrung einer ganzen Anzahl von verschiedenen hämatopoetischen Zellpopulationen (pluripotente Zellen, z. B. CFU-S und festgelegte Vorstufen, z. B. CFU-GM, CFU-Meg, CFU-E und BFU-E). Die Verteilung dieser Zellen im hämatopoetischen Gewebe ist jedoch nicht zufällig. Sie befinden sich verstärkt in axialen (Knochenmarkkern) und marginalen Arealen (Gebiet, das direkt dem Knochenschaft anliegt). Diese Regionen enthalten Zellen mit unterschiedlicher zellulärer Kinese. Die Zellen des marginalen Areals haben einen aktiveren Zellzyklus, wohingegen sich die geringgradiger differenzierten, unreiferen Zellformen mehr im axialen Areal befinden. Das Verteilungsmuster der axialen gegenüber den marginalen hämatopoetischen Zellen wurde offenbar durch die Lithiumgabe stark beeinflußt (Gallicchio et al. 1992). Lithium erhöhte die Zellzahl innerhalb des axialen Areals. Das bestätigt die Hypothese, daß Lithium in vivo die am wenigsten differenzierten hämatopoetischen Zellen, wie z. B. die pluripotenten Stammzellpopulationen, beeinflußt. Man machte diese Beobachtung auch bei der Lithiumverabreichung an Tiere, die durch eine Infektion mit LP-BM5 MuLV künstlich in ihrer Abwehr geschwächt und mit AZT behandelt wurden (Gallicchio et al. 1994). Diese durch Lithium hervorgerufene Antwort der axialen Zellpopulation vermittelt seine Antagonisierung der toxischen Wirkung auf die Hämatopoese, gleichgültig ob diese Toxizität durch Chemotherapie, Bestrahlung oder antivirale Medikamente hervorgerufen wurde.

Die klinische Anwendung der mitogenetischen Effekte des Lithiums zur Behandlung hämatopoetischer Erkrankungen

Als direkte Folge seiner mitogenetischen Wirkung auf das hämatopoetische System wurde Lithium zur Behandlung einer ganzen Reihe von Bluterkrankungen ausgiebig angewendet (siehe Überblick bei Ananth u. Johnson 1993).

Lithium wurde hauptsächlich zur Behandlung der durch Chemotherapie erzeugten Granulozytopenie (Charron et al. 1979, 1980; Bandini et al. 1992) und Neutropenie (Lyman et al. 1981) bei Krebspatienten, bei mit Carbamazepin behandelten Patienten mit affektiver Störung (Mastrosimone et al. 1979; Brewerton 1986; Gallicchio u. Hulette 1988; Joffe 1988; Kramlinger u. Post 1990) und bei der durch Neuroleptika erzeugten Neutropenie (Yassa et al. 1980; Yassa u. Ananth 1981) eingesetzt. Lithium fand darüber hinaus Anwendung z. B. bei dem Felty-Syndrom (Gupta et al. 1976; Kaplan 1976; Pazdur u. Rossof 1981; Case 1982; Mant et al. 1986), der diaplastischen Anämie (Barrett et al. 1977; Chan et al. 1981; Barrios et al. 1989), der Haarzell-Leukämie (Blum 1980; Levine u. Toback 1987) und in einigen myeloischen Leukämien, die mit einer Neutropenie reifer Zellen assoziiert sind (Charron et al. 1977). Außerdem wurde Lithium zur Besserung der Neutropenie unter Erhaltungstherapie bei akuter lymphatischer Leukämie eingesetzt (Ridgeway et al. 1986).

Es sollte auch erwähnt werden, daß einige Berichte einen Zusammenhang zwischen der Lithiumbehandlung und dem Auftreten eine Leukämie herstellten (Hammond u. Applebaum 1980; Jim 1980; Nielson 1980; Schottlander et al. 1980; Leber 1981; Giustolisi et al. 1982; Lemonnier et al. 1982; Orr u. McKernan 1994). In epidemiologischen Erhebungen wurden diese Befunde jedoch nicht bestätigt (Lyskowski u. Nasrallah 1981; Norton u. Whalley 1984). Auch nach Untersuchung von mit Lithium behandelten psychiatrischen Patienten, die teilweise schon seit über 40 Jahren Lithium einnahmen, war die Inzidenz an Leukämien nicht höher als in der Gesamtbevölkerung (Lithium Data Base, Milwaukee, WI), so daß man annehmen darf, daß die Lithiumtherapie selbst keine Leukämien hervorruft.

In letzter Zeit haben diese Befunde über die mitogene Wirkung von Lithium auf die Hämatopoese zu neuen und möglicherweise sinnvollen Einsatzbereichen für Lithium geführt. Seine Fähigkeit, im Knochenmark eine echte proliferative Antwort zu bewirken, erscheint besonders günstig bei hämatologischen Erkrankungen, bei denen die Proliferation von Knochenmarksvorstufen erwünscht ist. Mehrere von uns durchgeführte Versuche an Ratten konnten zeigen, daß es durch Lithiumgabe nach Knochenmarkstransplantationen sowohl zu einer besseren Rekonstitution des hämatopoetischen Systems als auch zu einer besseren Überlebensrate des Transplantates kam. Die Behandlung mit Lithium führte zu einer verbesserten Einpflanzung der Knochenmarkstammzellen und senkte so das Risiko einer „graft-versus-host"-Reaktion, einer Hauptkomplikation bei allogener Knochenmarkstransplantation. Es wird interessant sein zu sehen, ob zukünftige Untersuchungen an Menschen einen ähnlich günstigen Effekt zeigen und ob die Lithiumbehandlung eines Spenders vor einer Knochenmarkstransplantation anwendbar und vielleicht ein allgemein akzeptiertes Verfahren werden kann.

Literatur

Ananth J, Johnson KM (1993) Lithium and granulopoiesis: practical applications. Lithium 4:13-23
Bandini G, Ricci P, Ruggero D, Cantore M, Visani G, Tura S (1992) Lithium and granulocytopenia during induction treatment of adult acute lymphoblastic leukemia. Tumor 68:427-430
Barr RD, Galbraith PR (1983) Lithium and haematopoiesis. Can Med Assoc J 128:123-128
Barr RD, Koekebakker M, Brown EA, Falbo MC (1987) Putative role for lithium in human hematopoiesis. J Lab Clin Med 109:159-163
Barrett AJ, Griselli C, Buriot D, Faille A (1977) Lithium therapy in congenital neutropenia. Lancet 1367:1358
Barrios NK, Kirpatrick DV, Stine KC, Humbert JR (1989) Lithium therapy in Fanconi aplastic anemia. Brit J Haematol 73:422-423
Bille PE, Jensen MK, Jensen JPK, Poulson JC (1975) Studies on the haematological and cytogenetic effect of lithium. Acta Med Scand 198:281-286
Blum SF (1980) Lithium in hairy cell leukemia. N Engl J Med 303:464-465
Boggs DA, Joyce RA (1983) The hematopoietic effects of lithium. Semin Hematol 20:129-138
Brewerton TD (1986) Lithium counteracts carbamazepine induced leucopenia while increasing its therapeutic effect. Biol Psychiatry 21:677-685
Case DC (1982) Letter to the editor. Blood 59:1108
Chan HSL, Saunders EF, Freedman MH (1980) Modulation of human hematopoiesis by prostaglandins and lithium. J Lab Clin Med 95:125-132
Chan HSL, Freeman MS, Saunders EF (1981) Lithium therapy of children with chronic neutropenia. Am J Med 70:1073
Charron DJ, Barrett AJ, Faile A, Alby N, Schmitt T, Degos L (1977) Lithium in acute myeloid leukemia. Lancet 1:1307
Charron DJ, Schmitt T, Degos L (1979) Therapeutic complications in acute myelogenous leukemia. N Engl J Med 301:557-558
Charron DJ, Schmitt T, Degos L (1980) Clinical investigations of lithium therapy in acute leukemia. Adv Exp Med Biol 127:175-186
Chatelain C, Burstein SA, Harker LA (1983) Lithium enhancement of megakaryocytopoiesis in culture: mediation via accessory marrow cells. Blood 62:172-176
Dieringer TM, Brown SA, Rogers KS, Lees GE, Whitney MS, Weeks BR (1992) Effects of lithium carbonate administration to healthy cats. Am J Vet Res 53:721-726
Friedenberg WR, Marx JJ (1980) The bactericidal defect of neutrophil function with lithium therapy. Adv Exp Med Biol 127:389-399
Gallicchio VS, Murphy MJ Jr (1979) Erythropoiesis *in vitro*. II. The role of potassium ions in erythroid colony formation (CFU-E and BFU-E). Exp Hematol 7:219-224
Gallicchio VS, Chen MG (1980) Modulation of murine pluripotential stem cell proliferation *in vivo* with lithium carbonate. Blood 56:1150-1152
Gallicchio VS, Chen MG (1981) Influence of lithium on proliferation of haematopoietic stem cells. Exp Hematol 9:804-810

Gallicchio VS, Chen MG (1982) Cell kinetics of lithium induced granulopoiesis. Cell Tiss Kinet 15:179–186

Gallicchio VS, Murphy MJ Jr (1983) Cation influences on *in vitro* growth of erythroid stem cells (CFU-E and BFU-E). Cell Tissue Res 233:175–181

Gallicchio VS, Chen MG, Watts TD, Gamba-Vitalo C (1983) Lithium stimulates the recovery of granulopoiesis following acute radiation. Exp Hematol 11:553–563

Gallicchio VS, Chen MG, Watts TD (1984) The ability of lithium to accelerate the recovery of granulopoiesis after subacute radiation injury: role of the hematopoietic microenvironment. Acta Rad Oncol 23:383–366

Gallicchio VS, Chen MG, Watts TD (1985) Lithium stimulated recovery of granulopoiesis after sub-lethal irradiation is not mediated via increased levels of colony stimulating factor. Int J Radiat Biol 47:581–590

Gallicchio VS (1986a) Lithium and hematopoietic toxicity. I. Recovery *in vivo* of murine hematopoietic stem cells (CFU-S and CFU-Mix) after single-dose administration of cyclophosphamide. Exp Hematol 14:395–400

Gallicchio VS (1986b) Lithium stimulation of *in vitro* granulopoiesis. Evidence for mediation via sodium transport pathways. Brit J Haematol 62:455–466

Gallicchio VS, Gamba-Vitalo C, Watts TD, Chen MG (1986) *In vivo* and *in vitro* modulation of megakaryocytopoiesis and stromal colony formation by lithium. J Lab Clin Med 108:100–105

Gallicchio VS (1987) Lithium and hematopoietic toxicity. II. Acceleration *in vivo* of murine hematopoietic progenitor cells (CFU-GM and CFU-Meg) following treatment with vinblastine sulfate. Int J Cell Cloning 5:122–133

Gallicchio VS, Hulette BC (1988) *In vitro* effect of lithium on carbamazepine-induced inhibition of murine and human bone marrow-derived granulocyte-macrophage, erythroid, and megakaryocyte progenitor stem cells. Proc Soc Exp Biol Med 190:109–116

Gallicchio VS (1988a) Lithium and granulopoiesis: mechanisms of action. In: Birch NJ (ed) Lithium: inorganic pharmacology and psychiatric use. ILR Press, Oxford, pp. 93–95

Gallicchio VS (1988b) Lithium and hematopoietic toxicitiy. III. *In vivo* recovery of hematopoiesis following single-dose administration of cyclophophamide. Acta Haematol 79:192–197

Gallicchio VS (1990) Lithium and granulopoiesis: mechanisms of action. In: Bach RO, Gallicchio VS (eds) Lithium and Cell Physiology. Springer, New York, pp. 82–93

Gallicchio VS (1991a) Effect of lithium on blood cells and the function of granulocytes. In: Birch NJ (ed) Lithium and the cell: pharmacology and biochemistry. Academic Press, London, pp. 185–198

Gallicchio VS (1991b) Lithium and the blood. Karger, Basel, pp. 1–175

Gallicchio VS, Messino MJ, Hulette BC, Hughes NK, Bieschke MK (1991) The enhanced recovery of hematopoiesis in animals administered lethal total body irradiation and syngeneic bone marrow cells from donor animals treated with lithium carbonate. Lithium 2:27–36

Gallicchio VS, Messino MJ, Hulette BC, Hughes NK (1992) Lithium and hematopoiesis: effective experimental use of lithium as an agent to improve bone marrow transplantation. J Medicine 23:195–216

Gallicchio VS, Hughes NK (1992a) Effective modulation of the haematopoietic toxicity with zidovudine exposure to murine and human haematopoietic progenitor cells *in vitro* with lithium chloride. J Int Medicine 23:219–226

Gallicchio VS, Hughes NK (1992b) Demonstration that lithium influences the spatial distribution of haematopoietic progenitor cells within endosteal bone marrow. Lithium 3:117–124

Gallicchio VS, Cibull ML, Hughes NK, Tse KF, Scott KW, Birch NJ, Ling J (1994) Lithium expands the spatial distribution and increases the number of femoral bone marrow hematopoietic progenitor cells in immunodeficient mice receiving anti-viral therapy. Lithium 4:223–233

Gallicchio VS, Cibull ML, Hughes NK, Tse KF, Birch NJ (1995) Effect of lithium in immunodeficiency: improved blood cell formation in mice with decreased hematopoiesis as the result of LP-BM5 MuLV infection. AntiViral Research 26:189-202

Gelenberg AJ, Carroll JA, Baudhuin MG, Jefferson JW, Greist JH (1989) The meaning of serum lithium levels in maintenance therapy of mood disorders: a review of the literature. J Clin Psychiatry 50:17-22

Giustolisi R, Raimondo F, Guglielmo P, Mel CR, Cacciola RR (1982) Lithium and myeloid leukemia. Haematologica (Pravada) 67:944-945

Greco FA, Brereton HD (1977) Effect of lithium carbonate on the neutropenia caused by chemotherapy: a preliminary clinical trial. Oncology 34:153-155

Gupta RC, Robinson WA, Kirnick JE (1976) Felty's syndrome: effect of lithium on granulopoiesis. Am J Med 61:29-32

Hall EJ (1992) Use of lithium for treatment of estroge-induced bone marrow hypoplasia in a dog. J Am Vet Med Assoc 200:814-816

Hammond WP, Applebaum F (1980) Lithium and acute monocytic leukemia. N Engl J Med 320:808

Hammond WP, Dale DC (1980) Lithium therapy of canine hematopoiesis. Blood 55:26-28

Harker WG, Rothstein G, Clarkson D, Athens JW (1977) Enhancement of colony-stimulating activity production by lithium. Blood 49:263-267

Harker WG, Rothstein G, Clarkson DR, Larsen W, Grossner BD, Athens JW (1978) Effect of lithium on neutrophil mass and production. N Engl J Med 298:178-180

Hart DA (1990) Modulation of immune system elements by lithium. In: Bach RO, Gallicchio VS (eds) Lithium and Cell Physiology. Springer, New York, pp. 58-81

Hart DA (1991) Lithium, lymphocytes and labyrinths: insights into biological regulation and diversity. In: Birch NJ (ed) Lithium and the cell: pharmacology and biochemistry. Academic Press, London, pp. 289-315

Jim RTS (1980) Chronic myeloid leukemia and lithium. Ann Intern Med 92:262

Joffe RT (1988) Hematological effects of lithium potentiation of carbamazepine in patients with affective illness. Int Clin Psychopharmacol 3:53-57

Joyce RA, Chervenick PA (1980) Lithium effect on granulopoiesis in mice following cytotoxic chemotherapy. Adv Exp Med Biol 127:145-154

Joyce RA, Chervenick PA (1981) Selective effects of lithium on hematopoiesis. Exp Hemato 9 (suppl):160 (Abstract)

Kaplan RA (1976) Lithium in Felty's syndrome. Ann Intern Med 84:342

Kofman O, Klien E, Newman M, Hamburger R, Kimchi O, Nir T, Shimon H, Belmaker RH (1990) Inhibition by antibiotic tetracyclines of rat cortical noradrenergic adenylate cyclase and amphetamine-induced hyperactivity. Pharmacol Biochem Behav 37:417-424

Kramlinger KG, Post RM (1990) Addition of lithium carbonate to carbamazepine: hematological and thyroid effects. Am J Psychiat 147:615-620

Leber P (1981) Lithium leukocytosis and leukemia: the probable influence of biological plausibility on clinical concern. Psychopharmacol Bull 17:10-13

Lemonnier MP, Gorin NC, Najman A, Duhamel E (1982) Lithium and chronic myeloid leukemia. Nouv Presse Med 11:1875-1876

Levine MA, Toback AC (1987) Enhancement of granulopoiesis by lithium carbonate in a patient with hairy cell leukemia. Am J Med 82:146-148

Levitt LJ, Quesenberry PJ (1980) The effect of lithium on murine hematopoiesis in a liquid culture system. N Engl J Med 302:713-719

Lydiard RB, Gelenberg AJ (1982) Hazards and adverse effects of lithium. Ann Rev Med 33:327-344

Lyman GH, Williams CC, Preston D, Goldman A, Dinwoodie WR, Saba H, Hartman R, Jensen R, Shukovsky L (1981) Lithium carbonate in patients with small cell lung cancer receiving combination treatment. Am J Med 70:1222-1229

Lyskowski J, Nasrallah HA (1981) Lithium therapy and the risk of leukemia. Brit J Psychiatry 139:256

Malloy EL, Zauber NP, Chervenick PA (1978) The effect of lithium on blood and marrow neutrophils. Blood 1280:(Abstract)

Mant MJ, Akabutu JJ, Herbert A (1986) Lithium carbonate therapy in severe Felty's syndrome. Benefits, toxicity and granulocyte function. Ann Intern Med 146:277-280

Mastrosimone F, Capo G, Colucci D'Amato C (1979) The use of lithium salts in trigeminal in prevention of neutropenia due to carbamazepine. Acta Neurol 39:149-152

Mayfield D, Brown RA (1966) The clinical laboratory and encaphalographic effects of lithium. J Psychiat Res 4:207-219

Morley DC, Galbraith PR (1978) Effect of lithium on granulopoiesis in culture. Can Med Assoc J 118:288-290

Murphy DL, Goodwin FK, Bunney WE Jr (1971) Leukocytosis during lithium therapy. Am J Psychiatry 127:1559-1561

Nielson JL (1980) Development of acute myeloid leukemia during lithium treatment. Acta Haematol 63:172-173

Norton B, Whalley LJ (1984) Mortality of a lithium treated population. Brit J Psychiatry 145:277-282

Orr LE, McKernan JF (1994) Lithium reinduction of acute myeloblastic leukemia. Lancet 1979:449-450

Pazdur R, Rossof AH (1981) Cytotoxic chemotherapy for cancer in Felty's syndrome: role for lithium carbonate. Blood 58:440

Pointud C, Clerc CA, Manegand G (1976) Essai de traitement du syndrome de Felty par le lithium. Sem Hop Paris 52:1719-1723

Quesenberry PJ, Coppola MA, Gualtieri RJ, Wade PM, McGraith EH (1984) Lithium stimulation of murine hematopoiesis in liquid culture: an effect mediated by marrow stromal cells. Blood 63:121-127

Radomski JL, Fuyat HN, Nelson AA, Smith PK (1950) The toxic effects, excretion and distribution of lithium chloride. J Pharmacol Ther 7:245-254

Ricci P, Bandini G, Franchi P, Motta MR, Visani G, Calamonchei G (1981) Hematological effects of lithium carbonate: a study in 56 psychiatric patients. Haematologica 66:627

Richman CM, Makii MM, Weisen PA, Herbst AL (1984) The effect of lithium carbonate on chemotherapy-induced neturopenia and thrombocytropenia. Am J Hematol 16:313-323

Ridgeway D, Wolff LJ, Neerhout RC (1986) Enhanced lymphocyte response to PHA among leukemia patients taking oral lithium carbonate. Cancer Invest 4:513-517

Rossof AH, Coltman CA Jr (1975) The effect of lithium carbonate on the granulocyte phagocyte index. Experientia 32:238-239

Rossof AH, Fehir KM (1979) Lithium carbonate increases marrow granulocyte committed colony forming units and peripheral blood granulocytes in a canine model. Exp Hematol 7:255-258

Rossof AH, Robinson WA (1980) Lithium effects on granulopoiesis and immune function. Plenum Press, New York

Shopsin B, Friedman R, Gershon S (1971) Lithium and leukocytosis. Clin Pharmacol Ther 12:923-928

Schottlander P, Litka PA, Arkel YS (1980) Chronic granulocytic leukemia with normal leukocyte alkaline phosphatase score in a patient receiving lithium carbonate. J Med Soc NJ 77:197-198

Tisman G, Herbert V, Rosenblatt S (1973) Evidence that lithium induces human granulocyte proliferation: elevated serum vitamin B12 binding capacity *in vivo* and granulocyte colony formation *in vitro*. Br J Haematol 24:767-771

Vacek A, Sikulova J, Bartonickova A (1982) Radiation resistance in mice increased following chronic application of Li_2CO_3. Acta Rad Oncol 21:325-330

Yassa R, Ananth J (1981) Treatment of the neuroleptic-induced leukopenia with lithium carbonate. Can J Psychiatry 26:4887-489

Yassa R, Ananth J, Mendis T (1980) Lithium salts in leukopenic disorders. NY State J Med 80:1076

Aus dem Englischen übersetzt von Dr. med. Martin Esser von Enckevort.

KAPITEL 2.5

Die Wirkung von Lithium auf das Immunsystem

V. S. Gallicchio

Synopsis

1. Unter Lithiumtherapie kommt es beim Menschen möglicherweise zu einer Zunahme der Immunglobulinsynthese durch B-Lymphozyten. Befunde aus In-vitro-Experimenten und Tierversuchen sind jedoch widersprüchlich.
2. Lithium wirkt stimulierend auf die Proliferation von T-Lymphozyten. Hierzu sind allerdings Dosen oberhalb des therapeutischen Bereichs von Lithium notwendig. Die phagozytäre Aktivität von Makrophagen scheint ebenfalls zuzunehmen.
3. Es gibt Hinweise, daß Lithium die Bildung von Zytokinen steigert, gesichert ist das für Interleukin-2. Darüber hinaus verstärkt Lithium die antimaligne Zellaktivität des „tumor necrosis factor". Lithium führt in hohen Dosen über die Hemmung des zyklischen AMP (cAMP) zu einer vermehrten Interferonproduktion.
4. Der Einfluß von Lithium auf das Immunsystem wird u.a. über die Verringerung der intrazellulären Konzentration an cAMP und Inositolphosphat vermittelt.
5. Aufgrund der Notwendigkeit hoher Lithiumdosen ist der Einsatz von Lithium bei entzündlichen und Autoimmunerkrankungen noch nicht ausgereift. Die lithiuminduzierte Erhöhung der Interleukin-2-Bildung und Verstärkung der Killerzellenaktivität ist bei Krebserkrankungen bereits eingesetzt worden. Nach neuen Erkenntnissen kann durch die Hemmung von T-Suppressor-Zellen unter Lithium die „graft-versus-host"-Reaktion bei Transplantationen deutlich vermindert werden.
6. Von weitreichender Bedeutung ist der Einsatz von Lithium zur Behandlung von Immundefizienzsyndromen wie AIDS. In vitro gelang bereits eine Steigerung der Immunantwort von Zellen AIDS-erkrankter Patienten, die direkte antivirale Wirksamkeit wird in der Klinik bereits ausgenutzt.

Im vorhergehenden Kapitel wurde die Wirkung von Lithium auf das Knochenmark und die pluripotenten Stammzellen dargestellt. Hier soll nun auf die Wirkungen von Lithium auf verschiedene lymphozytäre Zellgruppen eingegangen werden.

Die Wirkung von Lithium auf B-Lymphozyten und die Immunglobulinsynthese

Die Befunde zur Wirkung von Lithium auf B-Zellen sind spärlich. Weetman et al. (1982) zeigte bei In-vitro-Experimenten mit B-Lymphozyten unter Einsatz von „pokeweed" als Mitogen (PWM) einen dosisabhängigen Lithiumeffekt. Normalerweise zeigen Lymphozyten, die mit einer geringen Lithiumdosis, d. h. mit 10^{-3}–10^{-1}mM inkubiert werden, eine Zunahme der IgG-, nicht aber der IgM- oder IgA-Synthese. Unter höheren Lithiumdosen kam es jedoch zu einer geringer ausgeprägten Stimulierung und bei 10 mM zu einer Suppression. Zellkulturen ohne PWM zeigten eine Zunahme der IgM- und IgG-produzierenden Zellen, sogar bei einer Konzentration von 10 mM. Beim Vergleich von mit Lithium behandelten Patienten mit einer unbehandelten Kontrollgruppe kam es bei antikörperproduzierenden Zellkulturen zu einer Zunahme von allen Immunglobulintypen, wobei signifikante Unterschiede nur innerhalb der IgM-Untergruppe auftraten. Es bestand kein Zusammenhang zur Lithiumkonzentration. Der Gebrauch von PWM zur Untersuchung von B-Zellen-Aktivität ist jedoch abhängig von T-Lymphozyten und Makrophagen und könnte deshalb die Ergebnisse beeinflussen. Tests, die die spontane Protein-A-Plaquebildung nachweisen, gelten als verläßlicher.

Die Untersuchung an menschlichen Zellen mit einer sensitiveren, auf die B-Lymphozyten mitogen wirkenden Substanz, wie z. B. Lipopolysacchariden, wurde bisher nicht durchgeführt. Befunde an Ratten zeigten jedoch, daß Lithium, besonders in hohen Konzentrationen (10 mM), die durch Lipopolysaccharide verursachte Stimulierung der B-Zellen verstärkte (Ishizaka u. Moller 1982; Hart 1992). Es ist auch möglich, daß Lithium in solchen Zellen eine partielle Reaktion auf Lipopolysaccharide hervorruft, die vorher nicht durch Lipopolysaccharide stimuliert werden konnten (Ishizaka u. Moller 1982). Es wird angenommen, daß die Lipopolysaccharidstimulierung an das zyklische Nukleotidsystem gekoppelt ist.

Die Wirkung des Lithiums auf T-Lymphozyten

Schenkman beschrieb erstmals die Wirkung von Lithium auf die mitogen induzierte Proliferation normaler Lymphozyten (Schenkman et al. 1978). Die Behandlung mit Lithium verstärkte die Phytohämagglutinin-(PHA-)-

induzierte Proliferation, war aber nur bei Konzentrationen über 1 mM signifikant wirksam, wobei die optimale Konzentration zwischen 5 und 10 mM lag. Höhere Dosierungen (über 10 mM) bewirkten eine Proliferationshemmung (Schenkman et al. 1978; Bray et al. 1982). Der stärkste stimulatorische Effekt von Lithium wurde bei Konzentrationen von PHA beobachtet, die niedriger waren als die für Stimulation mit PHA alleine optimalen Konzentrationen (Schenkman et al. 1978). Die optimale PHA-Konzentration und die höchsten Lithiumkonzentrationen führten zu einer Proliferationshemmung. Ähnliche Reaktionen wurden auch mit anderen pflanzlichen Lektinen, z. B. Concanavalin A (Con-A) und PWM, berichtet (Fernandez u. Fox 1980; Hart 1988). Es sollte jedoch angemerkt werden, daß Lithium allein nicht mitogen wirksam ist (Schenkman et al. 1978; Hart 1992).

Verschiedene Arbeiten befassen sich mit der Wirkung von Lithium auf Lymphozytensubpopulationen. Sengar et al. (1982) berichteten, daß sich unter Lithium das Verhältnis zwischen B- und T-Lymphozyten nicht änderte. Wahlin et al. (1984) konnten unter Einsatz monoklonaler Antikörper bei mit Lithium behandelten Patienten im Vergleich mit denselben Patienten vor der Behandlung oder mit einer Kontrollgruppe keine einheitliche Veränderung des durchschnittlichen CD4/CD8-Quotienten[1] nachweisen. Es wurden jedoch eine signifikante Abnahme der T4-Zellen sowie abnormal hohe und abnormal niedrige CD4/CD8-Quotienten beobachtet. Diese Ergebnisse wurden von Crockard et al. (1984) bestätigt. Dosch et al. (1980) zeigten, daß Lithium in einem Untersuchungsansatz („plaque-forming assay"), der eigentlich Suppressorzellen hemmt, zu einer Stimulierung von T-Suppressor-Zellen führte. Diese Ergebnisse waren in Übereinstimmung mit früheren an mitogenstimulierten Lymphozyten erhobenen Befunden (Wadler et al. 1979; Dosch et al. 1980).

Sowohl Ridgeway et al. (1986) als auch Fernandez und Fox (1980) wiesen eine signifikant verstärkte lymphozytäre Proliferation durch PHA-Stimulierung bei psychiatrischen Patienten und Leukämiepatienten unter Lithium nach. Andere Untersuchungen, einige davon an gesunden Probanden, kamen zu dem Schluß, daß es in Zellkulturen ohne den Zusatz von Lithium zu keiner stimulierenden Wirkung auf die Lymphozyten kam (Bray et al. 1982; Sengar et al. 1982; Wahlin et al. 1984). Um eine signifikante Proliferation von Lymphozyten zu erzeugen, sind hohe Lithiumkonzentrationen notwendig, die über dem therapeutischen Bereich liegen.

Fernandez und MacSween (1980) verglichen das Verhalten von T-Lymphozyten-Kolonien bei mit Lithium behandelten Patienten und bei einer Kontrollgruppe. Ihre Untersuchung zeigte bei den mit Lithium behandel-

---

[1] Die CD-Nomenklatur ist ein internationales System für die Bezeichnung von Differenzierungsantigenen auf Zelloberflächen. CD4 ist z. B. auf Helfer- und Inducerzellen, CD8 auf Suppressor- und zytotoxische Zellen verteilt (Anm. der Hrsg.).

ten Patienten eine signifikante Abnahme der T-Zellen-Kolonien. Diese Ergebnisse sind jedoch schwierig zu interpretieren, da vor der Behandlung mit Lithium keine Auszählungen der granulozytären oder lymphoiden Vorstufen durchgeführt wurden. Weitere Untersuchungen auf diesem Gebiet liegen nicht vor.

Lithium verstärkt erst in einer Konzentration von 5 mM die „mixed lymphocyte reaction" (MLR) und ist deshalb im Vergleich zur mitogenen Proliferation ein wenig sensitives System (Schenkman et al. 1978). Da sowohl MLR als auch die mitogene Proliferation funktionsfähige Makrophagen benötigen, liegt hier möglicherweise eine Wirkung von Lithium auf die Makrophagen vor. Lithium beeinflußt offenbar auch die phagozytäre Aktivität der Makrophagen (Schenkman et al. 1978). Lithium scheint außerdem die adhärenten Knochenmarkszellen zu beeinflussen, indem es die Zellen zur Sekretion von Wachstumsfaktoren oder anderen Zytokinen stimuliert, weil die Entfernung dieser Zellen zu einer Umkehr der lithiuminduzierten Granulozytenproliferation führt (Quesenberry et al. 1985; Doukas et al. 1986). Ob Lithium die Fähigkeit der Makrophagen, Antigene zu bilden, beeinflußt, konnte nicht gezeigt werden. Ganz sicher kann Lithium in den lymphozytären Zellkulturen, in denen die Monozyten-/Makrophagen-Aktivität stark vermindert ist, diese nicht ersetzen (Hart 1990).

Es gibt Hinweise, daß Lithium die Fähigkeit besitzt, die Produktion von zwei oder möglicherweise drei Zytokinen menschlicher Zellen zu erhöhen. Krishter et al. (1985) gelang es, die Interleukin-2-(IL-2-)Produktion normaler Lymphozyten durch Lithiumzugabe zu erhöhen. Die Erhöhung ist gering, aber signifikant gegenüber einem Kontrollansatz ohne Lithium. Wichtiger jedoch ist die Tatsache, daß dies unter einer Dosierung geschah, die keine Proliferation induziert. Wenn man Lithium zu einer optimalen PHA-Dosierung gibt, erhöht sich die Interleukin-2-Bildung auf mehr als das Doppelte. Bei anderen immunmodulatorischen Molekülen machte man ähnliche Beobachtungen. Lithium hat keine immunmodulatorische Wirkung auf den IL-2-Bedarf für das Wachstum Interleukin-2-abhängiger Zellen und konnte deshalb Interleukin-2 im Zellkulturmedium nicht ersetzen (Krishter et al. 1985). Kucharz et al. (1988) berichteten im Hinblick auf die vermehrte Bildung und Freisetzung von IL-2 ähnliche Ergebnisse und konnten auch eine vermehrte Ansprechbarkeit auf IL-2 nachweisen. Diese verbesserte Ansprechbarkeit war nicht auf eine Zunahme der Interleukin-2-Rezeptoren zurückzuführen. Obwohl die hierbei verwendeten Zellen des Typs MLA-144 nicht vom Menschen abstammen, produzieren diese vom Affen stammende T-Zellen doch Interleukin-2 und könnten so für das Verhalten menschlicher Lymphozyten Aussagekraft haben (Lin u. Robb 1985). Brown et al. (1985) konnten zeigen, daß die Gabe von Lithium zu MLA-144-Zellen im serumfreien Kulturmedium die Bildung von IL-2 bei einer Konzentration von 42 ng/ml auf das Dop-

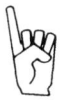

pelte erhöhte, bei höheren Konzentrationen die IL-2-Produktion jedoch unterdrückte.

Lithium kann die antimaligne Zellaktivität des „tumor necrosis factor" (TNF; Beyaert et al. 1991) verstärken. Außerdem kann Lithium in vitro sowohl die TNF- als auch die IL-1-induzierte Expression von IL-6-, GM-CSF-, IL-3- und IL-2 und die Expression des IL-2-Rezeptors verstärken. Lithium benutzt hier offenbar verschiedene, von der Proteinkinase A- und C-Kaskade unabhängige Systeme. Lithium modifiziert sowohl die TNF-vermittelte Zytotoxizität als auch die TNF- und IL-1-induzierte Ausprägung der Zytokine, was bedeuten könnte, daß Lithium zwar früh in der TNF-Kaskade eingreift, aber auf einer Ebene gemeinsam mit der IL-1-Kaskade.

In zahlreichen Untersuchungen an Ratten wurde die vermehrte Bildung des „colony stimulating factor" (GM-CSF), bei mit Lithium stimulierten Lymphozyten oder Makrophagen beschrieben (Verma et al. 1982a; Gallicchio et al. 1984, 1985). Es besteht auch die Vorstellung, daß Lithium sowohl die Freisetzung von GM-CSF aus dem Stroma oder aus anderen Knochenmarkszellen als auch die Freisetzung von stimulierenden nicht-CSF-Molekülen, z. B. Interleukinen, anregt (Quesenberry et al. 1985; Doukas et al. 1986). Verma et al. (1983) konnten zeigen, daß GM-CSF auch in anderen vom Menschen stammenden Zellkulturen (Monozyten, Makrophagen und T-Zellen) produziert wird. Lithium steigerte die GM-CSF-Bildung in mit CON-A behandelten T-Zellen-Kulturen, die mit autologen Monozyten und Makrophagen inkubiert wurden. Wenn man die GM-CSF-Produktion durch eine Suppressor-T-Zellen-Population hemmte, konnte man diese Hemmung durch Gabe von Lithium aufheben.

Sharma (1982) untersuchte die Wirkung von Lithium auf die Interferonbildung menschlicher Lymphozyten. Lithium alleine führte nicht zu einer vermehrten Gammainterferonproduktion, während Zellen, die mit PHA oder CON-A behandelt wurden, in Gegenwart von Lithium vermehrt Interferon bildeten. Die Gabe von Lithium ermöglichte es offenbar, eine Interferonbildung früher nachzuweisen (am 2. Tag einer Zellkultur) und auch die Dauer der Interferonbildung zu verlängern. Verma et al. (1982b) berichteten, daß Lithium die durch das menschliche Leukozyteninterferon vermittelte Hemmung der granulopoetischen Differenzierung verhindern konnte. Diese Wirkung wurde nicht durch T-Zellen vermittelt und erscheint abhängig von der Lithiumdosierung, wobei es bei der höchsten Konzentration, 4 mM, fast zu einer totalen Aufhebung dieser Hemmung kam. Der mögliche Mechanismus könnte in einer vermehrten GM-CSF-Bildung begründet sein, die Folge der Hemmung des zyklischen AMP (cAMP) ist. Die Interferonwirkung ist der cAMP-Erhöhung entgegengesetzt.

Wirkung von Lithium auf natürliche Killer-(NK-)Zellen [2]

Es gibt nur wenige Untersuchungen über die Wirkung von Lithium auf natürliche Killerzellen (NK) und nichtgranulozytäre Zellen. Zellkulturen, die entweder mit PHA oder mit CON-A und Lithium in einer Konzentration von 5 mM stimuliert werden, verstärken die Aktivität der NK-Zellen. Lithium ist selbst nicht fähig, die Aktivität der NK-Zellen oder die Interferonbildung zu verstärken (Sharma 1982). Die synergistische Wirkung von Lithium und mitogenen Substanzen, die maßgeblich sind für die Interferonbildung, erklärt wahrscheinlich die erhöhte NK-Aktivität.

Erwähnt werden muß hier die Untersuchung von Fuggetta et al. (1988), in der bei Versuchen mit Mäusen die NK-Zellen-Aktivität unter Lithiumeinfluß untersucht wurde. Diese Untersuchung zeigte, daß Lithium in vitro als Laktat, nicht als Chlorid, die NK-Aktivität nicht erhöhte. Wurden jedoch Mäuse in vivo mit Lithium vorbehandelt, konnte gezeigt werden, daß die NK-Aktivität im Milzgewebe der behandelten Tiere erhöht war. Diese Reaktion wurde als Folge der erhöhten Bildung von NK-Vorstufen interpretiert, die aus dem Knochenmark stammen, welches nachgewiesenermaßen ein Zielorgan der Lithiumwirkung ist.

Biochemische Mechanismen der Lithiumwirkung auf Lymphozyten und andere Zellen

Lithium hat einen Einfluß auf verschiedene zelluläre Schlüsselsysteme, dazu gehören der Ionentransport, die Adenylatcyclase und zyklische Nukleotide, der Stoffwechsel der Phosphoinositole, die Biosynthese der Polyamine und die Oxygenierung der Arachnoidonsäuren, die mehr für die Leukotrien- als für die Prostaglandinbildung zuständig sind. Bei der Bewertung der Lithiumwirkung auf diese Systeme ist es nötig zu bedenken, daß, wie bei vielen nichtgranulozytären Wirkungen, auch diese Ergebnisse bei Lithiumkonzentrationen beobachtet wurden, die weit über den therapeutischen Konzentrationen lagen. Unter klinischen Bedingungen sind diese Lithiumkonzentrationen aus Gründen der Toxizität jedoch nicht erreichbar. In Fällen von Abwehrschwächen waren aber bereits therapeutische Lithiumkonzentrationen sehr wirksam. Es müssen offenbar nicht notwendigerweise pharmakologische Konzentrationen wie zur Untersuchung biochemischer Wirkungsmechanismen von Lithium eingesetzt werden, um klinische Wirksamkeit zu zeigen. Lithium beeinflußt auch in

---

[2] Anm. der Hrsg. zum besseren Verständnis für den Leser: Killerzellen umfassen eine heterogene Population aus 1. zytotoxischen T-Lymphozyten mit antigenspezifischer Aktivität gegen virusinfizierte, Tumor- und histoinkompatible Zellen, 2. natürlichen Killerzellen (NK-Zellen) ohne Antigenspezifität – sie werden durch Interferon und Interleukine stimuliert und können sofort die Zielzelle zerstören – 3. Killerzellen (K-Zellen) mit Zielzellenspezifität, 4. lymphokininduzierte zytotoxische Makrophagen.

psychiatrisch-therapeutischer Dosierung physiologische Prozesse zur Erhaltung und Verbesserung immunologischer Funktionen.

Die stimulierende Wirkung von Lithium kann durch die Hemmung der membranären Na-K-ATPase, z. B. mit Hilfe des Hemmstoffes Ouabain, beeinflußt werden (Gallicchio u. Murphy 1986). Zusätzlich kann die Bindung dieses Hemmstoffes durch die Veränderung der Lithiumkonzentration modifiziert werden, weil der Lithiumtransport in die Zellen Natrium-abhängig ist. Die Hemmung des Lithiumtransportes durch Ouabain reduziert die Fähigkeit von Lithium, die Anzahl der granulozytären Vorläuferzellen aus dem Knochenmark zu erhöhen (Gallicchio u. Murphy 1983). Bei Erythrozytenvorstufen kommt es hingegen zu einer Vermehrung (Gallicchio 1986). Deshalb nimmt die Lithiumbindung offenbar nicht nur auf den Transport anderer monovalenter und möglicherweise bivalenter Kationen (z. B. Kalzium oder Magnesium und ihre Wirkung auf zelluläre Vorgänge) Einfluß sondern auch auf die Art der zellulären Differenzierung.

Dieser Wirkungsmechanismus ist von besonderem Interesse und großer Wichtigkeit im Hinblick auf klinische Situationen, in denen Veränderungen der zellulären Differenzierung therapeutisch wichtig sein könnten. Hierzu existieren noch keine gründlichen Untersuchungen, obwohl vorläufige Hinweise vorhanden sind, die diese Hypothese unterstützen. Besonders erwähnt sei eine Untersuchung aus unserem Labor, die zeigen konnte, daß Lithium die zelluläre Differenzierung einer Leukämiezellinie beeinflussen kann, wenn Lithium zusammen mit einem chemischen Wirkstoff, der die zelluläre Differenzierung induziert, einer Zellkultur zugefügt wird (Gallicchio u. Murphy 1983). Auch wenn dieses Phänomen in lymphoiden Zellen nicht vergleichbar gut beschrieben ist, haben doch Versuche mit Ouabain verdeutlicht, daß Lithium die Kationenbindung beeinflußt (Rapeport et al. 1986; Oh u. Taylor 1987).

Viele der Wirkungen von Lithium wurden seinen bereits bekannten Effekten auf das cAMP zugeschrieben (Gelfand et al. 1979, 1980; Dosch et al. 1980). Lithium verringert die cAMP-Konzentration innerhalb der Zellen deutlich. Diese Verminderung von cAMP beeinflußt zahlreiche Neurotransmitterrezeptoren wie auch die Prostaglandin-E- und Interferonwirkung. Das Ergebnis dieser direkten Wirkung ist die Abnahme erythrozytärer Zellen (Chan et al. 1980), wohingegen die Interferonwirkung möglicherweise eine Umkehr der Hemmung auf granulozytäre Vorstufen bewirken könnte und so das Wachstum dieser Vorstufen erhöht (Verma et al. 1982b). Erwähnt werden muß, daß Lithium zwar synergistisch mit der PHA-Proliferation wirkt, jedoch nur bei einer Zunahme und nicht bei der Abnahme des cAMP (Gelfand et al. 1979). Die direkte Stimulierung der cAMP-Bildung resultiert jedoch in einer dosisabhängigen Abnahme der Proliferation. Da cAMP eines der wichtigsten Bausteine im „second-messenger"-System ist, könnte es weitere Wirkungen haben, die zur Zeit aber nicht ausreichend bekannt sind (Ebstein et al. 1986a, 1986b).

Die Aktivierung der Lymphozyten durch mitogene Substanzen ist ein komplexes Phänomen, das sehr früh in einer schnellen Aktivierung des Enzyms Ornithin-Decarboxylase (ODC) resultiert (Scott et al. 1985). ODC ist das limitierende Enzym in der Polyaminsynthese. Man nimmt an, daß Polyamine eine wichtige Rolle im Zellwachstum spielen, allerdings ist ihre genaue Aufgabe nicht bekannt. Mustelin et al. (1987) konnten zeigen, daß Lithium bei einer Konzentration von 1 mM im Beisein von Con-A die ODC-Wirkung hemmt. Dies geschieht, indem die Hemmung des Enzyms Inositol-1-Phosphatase zu einer Abnahme der zellulären Konzentration an Inositol führt, das benötigt wird, um ODC zu aktivieren (Mustelin et al. 1986). Die Zugabe von exogenem Inositol hebt diese Hemmung auf. Bei diesen Untersuchungen wurden die Enzymkonzentrationen mit der Putrescinbildung in Beziehung gesetzt, das Ausmaß der Proliferation aber nicht bewertet. Trotz der Abnahme des Enzyms, welches für die frühen Vorgänge bei der zellulären Erkennung zuständig ist, bewirkte die Kombination von Lithium mit Con-A eine Zunahme der Proliferation (Hart 1988). Untersuchungen an Thrombozyten bei mit Lithium behandelten Patienten zeigten eine Abnahme der Phosphatidylinositol-spezifischen Phospholipase-C (Ebstein et al. 1988). Bei der kurzzeitigen In-vitro-Inkubation konnte diese Wirkung nicht gezeigt werden. Aus diesen Untersuchungen kann geschlossen werden, daß Lithium auf die hauptsächlichen Bausteine im „second-messenger"-System (cAMP und Inositolphosphat) im Sinne einer Verminderung wirkt.

Die Leukotriene sind das Ergebnis der durch 5-Lipoxygenase-katalysierten Oxygenierung der Arachnoidonsäure. Es wird davon ausgegangen, daß diese Gruppe chemischer Verbindungen bei einer Anzahl von entzündlichen Erkrankungen beteiligt ist. Es konnte gezeigt werden, daß Lithium in extrem hohen Konzentrationen mit Hilfe von Zymosan die Leukotriensynthese in menschlichen Monozyten potenzieren kann (Humes 1988). Lithium allein ist hier nicht wirksam und wirkt wahrscheinlich über die Hemmung des Inositolphosphatmetabolismus.

Die klinische Anwendung von Lithium als Immunmodulator

Mit der Zunahme des Verständnisses der verschiedenen Lithiumeffekte erweitern sich die Möglichkeiten, diese klinisch nutzbar zu machen. Auf dem Gebiet der Hämatologie gibt es weitreichende Kenntnisse über die Wirkung von Lithium auf die myeloiden und erythrozytären Vorläuferzellen im Knochenmark (Barr et al. 1987). Es wurde inzwischen versucht, die Lithiumwirkungen auf Myelo- und Erythropoese für Patienten mit toxischen Knochenmarksschädigungen oder Knochenmarkinsuffizienz zu nutzen (siehe Kap. 2.4).

Im Bereich der Immunologie könnte ein besseres Verständnis der pharmakologischen und zellulären Wirkungsweise von Lithium dazu führen, Lithium bei entzündlichen und Autoimmunerkrankungen sowie bei der Regulierung der T-Zellen-Untergruppen zu nutzen. Bevor man Lithium hier therapeutisch einsetzen können wird, müßte entweder die Toxizität unter den hierfür notwendigen Serumkonzentrationen von mehr als 1 mM verringert werden oder eine synergistische Wirkstoffkombination gefunden werden, die eine Wirksamkeit auch bei niedrigeren Konzentrationen entwickelt (Reisberg u. Gershon 1979, Roberts et al. 1988). Das ist insbesondere bedeutsam für Erkrankungen, bei denen die immunologische Wiederherstellung erzielt werden soll, z. B. nach hochdosierter Chemotherapie oder bei AIDS (Schenkman et al. 1980; Lieb 1987).

Sicherlich ist die Erkenntnis, daß Lithium weiter „second-messenger"-Systeme beeinflußt, eine Erklärung für seine andauernde Wirkung nicht nur in der Behandlung psychiatrischer Erkrankungen sondern auch bei malignen, dermatologischen und immunologischen Zuständen (Klysner et al. 1987; Ebstein et al. 1988). Obwohl Lithium in der Lage ist, in Kombination mit einer geeigneten mitogenen Substanz die lymphoiden Zellen zu stimulieren, die Funktion der NK-Zellen zu verstärken und die T-Suppressor-Zellen zu hemmen, wird erst jetzt der klinische Nutzen dieses Mechanismus offensichtlich. In diesem Zusammenhang seien besonders die Untersuchungen von Wu und Mitarbeitern hervorgehoben, die Lithium erfolgreich bei der Behandlung verschiedener Krebserkrankungen verwendet haben. Dabei wurden z.T. die o.g. Mechanismen ausgenutzt, wie z. B. die Erhöhung der IL-2-Bildung und die Verstärkung der NK-Zellen-Aktivität (Wu u. Yang 1991).

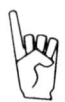

Zwei Gebiete, auf denen in letzter Zeit besonders geforscht wurde, sollen in diesem Zusammenhang erwähnt werden. Basierend auf der Beobachtung, daß Lithium die T-Suppressor-Zellen effektiv hemmt, konnte ein Tierversuch, bei dem Zellen mit Lithium inkubiert wurden, eine Abnahme in der lokalen „graft-versus-host"-Reaktion (GVH-R) zeigen (Hruba et al. 1986). Bei der Verwendung von mit Lithium vorbehandelten Tierzellen als Donorzellen bei Knochenmarkstransplantationen ergab sich im Vergleich zu Tieren, die nicht mit Lithium vorbehandelte Donorzellen erhielten, kein signifikanter Anstieg der GVH-R (Gallicchio et al. 1992). Die Vorbehandlung mit Lithium beschleunigte das Anwachsen des transplantierten Gewebes (Messino et al. 1988). Aus diesen Untersuchungen erwächst weiterer Forschungsbedarf, besonders aber die Notwendigkeit klinischer Studien. Leider gibt es nur wenige Befunde über die Stimulation des menschlichen Immunsystems bzw. des Knochenmarks durch Lithium bei Transplantationen.

Die HIV-induzierte Abwehrschwäche ist ein weiteres interessantes Forschungsgebiet. Sztein et al. (1987) konnten als erstezeigen, daß Lithium die Immunantwort und Interleukin-2-Bildung von Zellen von AIDS-Patienten steigert. Fügte man Thymosin-Fraction-5 hinzu, war die Steigerung signifikant größer. Wie bei vielen Untersuchungen dieser Art war die Lithiumkonzentration mit 5 mM sehr hoch. Änderungen dieser Dosierungen könnten eine In-vivo-Anwendung erlauben.

Möglicherweise liegt in der Behandlung von AIDS ein vielversprechender Einsatzbereich für Lithium. Hinweise dafür stammen aus in-vitro- und in-vivo-Untersuchungen an Tieren. Verschiedene Untersuchungen belegten die antiviralen Eigenschaften von Lithium, z. B. bei Herpesviren oder HIV (Skinner et al. 1980; siehe Kap. 3.12). Ergebnisse aus unserem Labor zeigten, daß Lithium wirkungsvoll bei der Behandlung einer Immunschwäche eingesetzt werden kann, die als Retrovirusinfektion bei Mäusen ein AIDS-ähnliches Syndrom hervorruft, welches auch als „murine-deficiency"-Syndrom (MAIDS) bezeichnet wird (Gallicchio et al. 1993, 1995, 1996). Bei dieser Immunschwäche konnte Lithium nicht nur die Lebenserwartung der abwehrgeschwächten Mäuse signifikant erhöhen (im Vergleich zu den mit Virus infizierten Mäusen, die kein Lithium erhielten), sondern verringerte auch signifikant andere Krankheitsanzeichen, wie z. B. die Hypergammaglobulinämie, die Splenomegalie und die Lymphadenopathie.

Wie die Chemotherapie in der Krebsbehandlung führt auch die Anwendung antiviraler Medikamente zur Entwicklung einer Knochenmarkstoxizität. Diese Nebenwirkung limitiert die Anwendung dieser Medikamente. Dies gilt besonders für die Reverse-Transkriptase-Hemmer wie Zidovudine (AZT). Andere Ergebnisse aus unserem Labor (Gallicchio et al. 1992, 1993, 1996; Townsley et al. 1995) konnten schlüssig zeigen, daß ähnlich wie bei der Chemotherapie in der Krebsbehandlung (Gallicchio 1987; Gallicchio u. Hulette 1988) und bei der Bestrahlung (Gallicchio et al. 1983, 1984, 1985) Lithium die Toxizität, die mit dem Gebrauch von AZT verbunden ist, reduziert, unabhängig davon, ob Lithium in vitro zugegeben oder ob es mit einem antiviralen Medikament in vivo kombiniert wird (Gallicchio et al. 1991, 1992, 1993, 1994, 1995). Lithium modifiziert offenbar die Pathogenese viraler Erkrankungen ebenso wie die Toxizität, die mit der Anwendung antiviraler Medikamente verbunden ist. Weitere Untersuchungen werden zeigen, ob diese experimentellen Beobachtungen tatsächlich ermöglichen, Lithium bei der Behandlung von AIDS einzusetzen.

Literatur

Barr RD, Koekebakker M, Brown EA, Falbo MC (1987) Putative role for lithium in human hematopoiesis. J Lab Clin Med 109:159–163

Beyaert R, Schulze-Osthoff K, Van Roy F, Fiers W (1991) Lithium chloride potentiates tumor necrosis factor-induced and interleukin 1-induced cytokine and cytokine receptor expression. 3:282–291

Bray J, Turner AR, Dusel F (1982) Lithium and the mitogenic response of human lymphocytes. Clin Immunol Immunopathol 19:284-288

Brown RL, Griffith RL, Ruscetti FW (1985) Modulation of interleukin-2 release from a primate lymphoid cell line in serum-free and serum-containing media. Cell Immunol 92:14-21

Chan HSL, Saunders EF, Freedman MH (1980) Modulation of human hematopoiesis by prostaglandins and lithium. J Lab Clin Med 95:125-132

Crockard AD, Desai ZR, Ennis KT (1984) Circulating T-cell subpopulations in lithium-associated granulocytosis. J Immunopharmacol 613:215-216

Ebstein RP, Lerer B, Bennett ER, Dayek DB, Newman ME, Shapira B, Kindler S (1986a) Second messenger function in lymphocytes and platelets: a comparison of peripheral and central mechanisms. Clin Neuropharmacol 4:350-352

Ebstein RP, Oppenheim G, Ebstein BS, Amiri Z, Stessman J (1986b) The cyclic AMP second messenger system in man: the effects of heredity, hormones, drugs, aluminum, age and disease on signal amplification. Prog Neuropsychopharmacol Bio Psychiatry 10:323-353

Ebstein RP, Lerer B, Bennett ER, Shapira B, Kindler S, Shemesh Z, Gerstenhaber N (1988) Lithium modulation of second messenger signal amplification in man: inhibition of phosphatidylinositol-specific phospholipase C and adenylate cyclase activity. Psychiatry Res 24:45-52

Dosch HM, Matheson D, Schurman RK, Gelfand EW (1980) Antisuppressor cell effects of lithium *in vitro* and *in vivo*. Adv Exp Med Biol 127:447-462

Doukas MA, Niskanen E, Quesenberry PJ (1986) Effect of lithium on stem cell and stromal cell proliferation *in vitro*. Exp Hematol 14:214-221

Fernandez LA, Fox RA (1980) Perturbation of the human immune system by lithium. Clin Exp Immunol 41:527-532

Fernandez LA, MacSween JM (1980) Lithium and T cell colonies. Scand J Haematol 25:382-384

Fugetta MP, Alvino E, Romani L, Grohman U, Potenza C, Givliani A (1988) Increase in natural killer activity of mouse lymphocytes following *in vitro* and *in vivo* treatment with lithium. Immunopharmacol Immunotoxicol 10:79-81

Gallicchio VS (1986) Lithium stimulation of *in vitro* granulopoiesis. Evidence for mediation via sodium transport pathways. Brit J Haematol 62:455-466

Gallicchio VS (1987) Lithium and hematopoietic toxicity. II. Acceleration *in vivo* of murine hematopoietic progenitor cells (CFU-GM and CFU-Meg) following treatment with vinblastine sulfate. Int J Cell Cloning 5:122-133

Gallicchio VS, Murphy MJ, Jr (1983) Cation influences on *in vitro* growth of erythroid stem cells (CFU-E and BFU-E). Cell Tissue Res 233:175-181

Gallicchio VS, Chen MG, Watts TD, Gamba-Vitalo C (1983) Lithium stimulates the recovery of granulopoiesis following acute radiation. Exp Hematol 11:553-563

Gallicchio VS, Chen MG, Watts TD (1984) The ability of lithium to accelerate the recovery of granulopoiesis after subacute radiation injury: role of the hematopoietic microenvironment. Acta Rad Oncol 23:383-366

Gallicchio VS, Chen MG, Watts TD (1985) Lithium stimulated recovery of granulopoiesis after sub-lethal irradiation is not mediated via increased levels of colony stimulating factor, Ont J Radiat Biol 47:581-590

Gallicchio VS, Hulette BC (1988) *In vitro* effect of lithium on carbamazepine-induced inhibition of murine and human bone marrow-derived granulocyte-macrophage, erythroid, and megakaryocyte progenitor stem cells. Proc Soc Exp Biol Med 190:109-116

Gallicchio VS, Hughes NK, Hulette BC, Noblitt L (1991) Effect of interleukin-1, GM-CSF, erythropoietin, and lithium on the toxicity associated with 3'-azido-3'deoxythymidine (AZT) *in vitro* on hematopoietic progenitors (CFU-GM, CFT-MEG, and BFU-E) using murine retrovirus-infected hematopoietic cells. J Leuko Biol 50:580-586

Gallicchio VS, Messino MJ, Hulette BC, Hughes NK (1992) Lithium and hematopoiesis: Effective experimental use of lithium as an agent to improve bone marrow transplantation. J Medicine 23:195-216

Gallicchio VS, Hughes NK, Tse KF (1993) Modulation of the hematopoietic toxicity associated with zidovudine *in vivo* with lithium carbonate. J Int Medicine 233:259–268

Gallicchio VS, Cibull ML, Hughes NK, Tse KF, Scott KW, Birch NJ, Ling J (1994) Lithium expands the spatial distribution and increases the number of femoral bone marrow hematopoietic progenitor cells in immunodeficient mice receiving anti-viral therapy. Lithium 4:223–233

Gallicchio VS, Cibull ML, Hughes NK, Tse KF, Birch NJ (1995) Effect of lithium in immunodeficiency: improved blood cell formation in mice with decreased hematopoiesis as the result of LP-BM5 MuLV infection. AntiViral Research 26:189–202

Gallicchio VS, Hughes NK, Tse KF, Oakley O, Mayhew C, Piper J, Birch NJ (1996) Lithium and anti-viral drug toxicity III: further studies on the ability of lithium to exert anti-viral, anti-tumor effects and modulate the toxicity associated with anti-viral drug therapy in normal and immunodeficient retrovirus-infected mice. In: Gallicchio VS, Birch NJ (eds) Lithium: biochemical and clinical advances. Weidner Publishing Group, Cheshire, Connecticut, pp. 85–102

Gelfand EW, Dosch HM, Hastings B, Shore A (1979) Lithium: a modulator of cyclic AMP-dependent events in lymphocytes. Science 203:365–377

Gelfand EW, Cheung R, Hastings D, Dosch HM (1980) Characterization of lithium effects on two aspects of T-cell function. Adv Exp Med Biol 127:429–446

Hart DA (1988) Immunopharmacologic aspects of lithium: One aspect of a general role as a modulator of homeostasis. In: Birch NJ (ed) Lithium: inorganic pharmacology and psychiatric use. IRL Press, Oxford, pp. 99–102

Hart DA (1990) Modulation of immune system elements by lithium. In: Bach RO, Gallicchio VS (eds) Lithium and cell physiology. Springer, New York, pp. 58–81

Hart DA (1992) Differential potentiation of *in vitro* lipopolysaccharide stimulation of B-lymphoid cells by different mechanisms. Cell Immunol 71:169–182

Hruba A, Paluska E, Chudomel V (1986) Influence of the incubation of cells with zinc and lithium ions on GVH reactivity of cells on their ability to form haematopoietic colonies. Folia Biol 32:81–90

Humes JL (1988) Regulation of leukotriene formation in inflammatory cells. Ann NY Acad Sci 524:252–259

Ishizaka S, Moller G (1982) Lithium chloride induces partial responsiveness to LPS in nonresponder B cells. Nature 299:363–365

Krishter S, Hoffman FA, Pizzo PA (1985) Production of and response to interleukin-2 by cultured T cells: effects of lithium chloride and other putative modulators. J Biol Response Mod 4:185–194

Kucharz E, Sierakowski S, Staite N, Goodwin J (1988) Mechanism of lithium-induced augmentation of T-cell proliferation. Int J Immunopharmacol 10:252–259

Klysner R, Geisler A, Rosenberg R (1987) Enhanced histamine and beta-adrenoreceptor mediated cyclic AMP formation in leukocytes from patients with endogenous depression. J Affective Disorders 13:227–232

Lieb J (1987) Lithium and immune functions. Med Hypotheses 23:73–93

Lin Y, Robb RJ (1985) Induction of interleukin-2 production in the gibbon ape T cell line. Lymphokine Res 4:1–4

Messino MJ, Gallicchio VS, Hulette BC, Gass C, Doukas MA (1988) Lithium enhances hematopoietic reconstitution in a syngeneic transplant model. Exp Hematol 16:293

Mustelin T, Poso H, Livanainen A, Andersson LC (1986) Myoinositol reverses Li^+-induced inhibition of phosphoinositide turnover and ornithine decarboxylase induction during early lymphocyte action. Eur J Immunol 16:859–861

Mustelin T, Poso H, Stahls A, Eloranta T, Andersson LC (1987) Transduction of mitogenic signals in T lymphocytes. Role of inositol phospholipids for the rapid activation of ornithine decarboxylase. Scand J Immunol 26:287–294

Oh VM, Taylor EA (1987) Effects of serum, ethacrynic acid, and low external concentration of potassium on specific [^{3}H]-ouabain to human lymphocytes. Brit J Clin Pharmacol 24:681–682

Quesenberry PJ, Song Z, Alberico T, Gualtieri R, Stewart M (1985) Bone marrow adherent cell hematopoietic growth factor production. Prog Clin Biol Res 184:247–256

Rapeport WG, Aronson JK, Grahame-Smith DG, Harper C (1986) The effects of serum, lithium, ethacrynic acid, and a low external concentration of potassium on specific [^{3}H]-ouabain binding to human lymphocytes after incubation for 3 days. Brit J Clin Pharmacol 222:275–279

Reisburg B, Gershon S (1979) Side effects associated with lithium therapy. Arch Gen Psychiatry 36:879–887

Ridgeway D, Wolff LJ, Neerhout RC (1986) Enhanced lymphocyte response to PHA among leukemia patients taking oral lithium therapy. Cancer Invest 4:513–517

Roberts DE, Berman, Nakasato S, Wyle FA, Wishnow RM, Segal GP (1988) Effect of lithium carbonate on zidovudine-associated neutropenia in the acquired immunodeficiency syndrome. Amer J Med 85:428–431

Schenkman L, Borkowsky W, Holzman RS, Shopsin B (1978) Enhancement of lymphocyte and macrophage function *in vitro* by lithium chloride. Clin Immunol Immunopathol 10:187–192

Schenkman L, Borkowsky W, Shopsin B (1980) Lithium as an immunologic adjuvant. Med Hypotheses 6:1–6

Scott IG, Poso H, Akerman KEO, Andersson LC (1985) Rapid activation of ornithine decarboxylase by mitogenic (but not by non-mitogenic) ligands in human T lymphocytes. Eur J Immuno 15:783–788

Sengar DP, Waters BG, Dunne JV, Bouer IM (1982) Lymphocyte subpopulations and mitogenic responses of lymphocytes in manic-depressive disorders. Psychiatry 17:1017–1022

Sharma SD (1982) Lithium modulates mitogen induced killer activity and interferon production. J Immunopharmacol 83:303–313

Skinner GRB, Hartley C, Buchan A, Harper L, Gallimore P (1980) The effect of lithium chloride on the replication of Herpes simplex virus. Med Microbiol Immunol 168:258–265

Sztein MB, Simon GL, Parenti DM, Scheib R, Goldstein AL, Goodman R, DiGiolia R, Paxton H, Skotnicki AB, Schulof RS (1987) *In vitro* effects of thymosin and lithium on lymphoproliferative responses of normal donors and HIV seropositive male homosexuals with AIDS-related complex. Clin Immunol Immunopathol 44:51–62

Townsley L, Kazim S, Hughes NK, Tse KF, Scott K, Birch NJ, Gallicchio VS (1995) Lithium and anti-viral drug toxicity: I. Further studies on the ability of lithium to modulate the hematopoietic toxicity associated with the anti-viral drug zidovudine (AZT). J Trace Microp Tech 13:1–9

Verma DS, Johnston DA, Spitzer G, Zander AR, Dicke KA, McCredie KB (1982a) The mechanism of lithium carbonate induced augmentation of colony stimulating activity elaboration in man. Leuk Res 6:349–363

Verma DA, Spitzer G, Gutterman JV, Beran M, Zander Ar (1982b) Human leukocyte interferon mediated granulopoietic differentiation arrest and its abrogation by lithium carbonate. Amer J Hematol 12:39–46

Verma DA, Johnston DA, McCredie KB (1983) Evidence for the separate human T-lymphocyte subpopulations that collaborate with autologous monocyte/macrophages in the elaboration of colony-stimulating activity and those that suppress this collaboration. Blood 62:1088–1099

Wadler S, Schenkman L, Borkowsky W (1979) Effects of lithium on suppressor enriched and suppressor depleted mononuclear cell population. Clin Res 7:339–342

Wahlin A, von Knorring L, Roos G (1984) Altered distribution of T lymphocyte subsets in lithium-treated patients. Neuropsychobiology 11:243–246

Weetman AP, McGregor AM, Lazarus JH, Smith BR, Hall R (1982) The enhancement of immunoglobulin synthesis by human lymphocytes with lithium. Clin Immunol Immunopathol 22:400–407

Wu Y, Yang XH (1991) Enhancement of interleukin-2 production in human and gibbon T cells after *in vitro* treatment with lithium. Proc Soc Exp Biol Med 98:620–624

Aus dem Englischen übersetzt von Dr. med. Martin Esser von Enckevort.

KAPITEL 2.6

Lithium als Spurenelement

K. Lehmann

> **Synopsis**
>
> 1. Endogene Serum-Lithiumkonzentrationen betragen beim Menschen 0,14–8,6 µmol/l, maximal 15,8 µmol/l.
> 2. Sie liegen damit um 3 Zehnerpotenzen unterhalb der therapeutisch-prophylaktisch notwendigen Serumkonzentration.
> 3. Eine physiologische Wirksamkeit endogener Lithiumkonzentrationen wird vermutet, jedoch fehlen beim Menschen bislang ausreichende Belege dafür.
> 4. Die tägliche Lithiumaufnahme ist von den Nahrungsgewohnheiten abhängig, jedoch auch von der zusätzlichen Applikation lithiumhaltiger Arzneimittel, mit denen 15 µmol–0,66 mmol Lithium/Tag verabreicht werden können.

Endogene Lithiumkonzentrationen

Um die Jahrhundertwende wurde Lithium qualitativ im menschlichen Organismus nachgewiesen (Herrmann 1905). Jahrzehnte später, als Lithiumsalze bereits Eingang in die Therapie und Prophylaxe affektiver Psychosen gefunden hatten, wies man Lithium in geringen Mengen im Serum und Gewebe gesunder Personen auch quantitativ nach. Die Bedeutung dieser endogenen Konzentrationen wurde jedoch sowohl für Gesunde wie auch für manisch-depressive Patienten bisher in Frage gestellt bzw. ignoriert. Nach Analyse der in der Literatur vorliegenden spärlichen Daten ergeben sich trotz vieler offener Fragen Hinweise auf eine potentielle Bedeutung dieser endogenen Lithiumkonzentrationen.

Unterschiedliche Arbeitsgruppen ermittelten im Serum Gesunder endogene Lithiumkonzentrationen in Höhe von durchschnittlich 0,14–8,6 µmol/l, maximal 15,8 µmol/l (Tabelle 1). Die täglich über die Nahrung zugeführten Lithiummengen werden auf 14–78,7 µmol (Anke et al. 1991; Seeger u. Neumann 1991) bis zu 0,23–0,37 mmol (Lang u. Herrmann

1965; Plenert u. Heine 1984; Seeger u. Neumann 1991) geschätzt, variieren jedoch wahrscheinlich je nach Art der Ernährung und der Trinkgewohnheiten erheblich. Durch Genuß lithiumhaltiger Mineralwässer sowie bei bevorzugter Aufnahme von Meerestieren, die Lithium anreichern können und demzufolge besonders hohe Gewebekonzentrationen enthalten (Seeger u. Neumann 1991), wäre es denkbar, daß Lithium in größeren Mengen aufgenommen wird als bei überwiegend vegetarischer oder fleischreicher Ernährung. 1993 wurden ungewöhnlich hohe Lithiumspiegel (ca. 10fach über den üblichen Serumspiegeln liegend) bei Bewohnern des Tales des Rio Camarones, der ein vergleichsweise alkalisches Wasser führt, gefunden (Barr et al. 1993). Leider fehlen Hinweise auf die allgemeine oder spezifizierte Morbidität dieser Bevölkerungsgruppe.

Epidemiologische Untersuchungen, die einen Zusammenhang zwischen der Lithiumkonzentration im Trinkwasser und psychiatrisch relevanten Sachverhalten wie psychiatrische Morbidität oder suizidbedingte Mortalität nachzuweisen versuchten, kranken daran, daß der Befund erhöhter Lithiumkonzentrationen im z. B. Trinkwasser meist mit einer nicht kontrollierbaren Menge anderer relevanter Einflußfaktoren kontaminiert ist (Schrauzer u. Shrestha 1991).

Lithiumhaltige Badewässer scheinen keinen Einfluß auf die Serumspiegel zu besitzen (McCarty et al. 1994).

Über nicht verschreibungspflichtige Arzneimittel mit unterschiedlichem Lithiumgehalt (in Deutschland laut Rote Liste 1993 z. B. 11 Fertigarzneimittel; laut ABDA-Datenbank 1997 107 lithiumhaltige Fertigpräparate aus Deutschland), die keine psychiatrische Indikation beanspruchen, können dem Organismus 15 µmol–0,66 mmol Lithium bei Verordnung maximaler Tagesdosen zugeführt werden. In solchen Fällen ist eine Überschreitung der normalen täglichen Lithiumaufnahme denkbar.

Die mittlere Ausscheidung von Lithium über den Urin beträgt 2,9–9,4 µmol/24h (s. Tabelle 1); die höchsten renalen Ausscheidungsraten wurden mit 0,1–0,3 mmol/Tag angegeben, die fäkale Ausscheidung in gleicher Größenordnung (Lang u. Herrmann 1965; Plenert u. Heine 1984; Schramel et al. 1985). Es ist anzunehmen, daß sich unter physiologischen Bedingungen zwischen Aufnahme und Gesamtausscheidung von Lithium ein Gleichgewichtszustand einstellt.

Therapeutisch und/oder prophylaktisch wirksame Lithiumkonzentrationen im Serum (0,5–1,4 mmol/l) und im Urin psychiatrischer Patienten liegen ca. 3 Zehnerpotenzen über den endogenen Werten. Das Gleiche trifft auf die 24h-Lithiumausscheidung zu.

Befunden Millers (Miller et al. 1989) zufolge ist die mittlere fraktionelle Lithiumausscheidung unabhängig davon, ob sie nach exogen zugeführtem Lithium (21,2±6,8%) oder auf der Basis der endogenen Lithiumkonzentrationen (23,2±3%) ermittelt wurde. Untersuchungen jüngeren Datums belegen jedoch folgenden Unterschied: die endogene Clearance

Tabelle 1. Endogene Lithiumkonzentrationen bei gesunden Probanden

Autor	Proben-ursprung: [n]	Konzentration von Lithium	Nachweis-methodik
Lang u. Herrmann 1965	Serum, 52	3–44 ng/ml±8,1% $\cong 0,4$–6,3 µmol/l	FSP
Wittrig et al. 1970	Serum, ≥500	(0)–5–60 ng/ml $\cong 0,72$–8,6 µmol/l	AASP
Klaus 1971	Serum, 17	0,5–1,8 µg/100ml $\cong 0,7$–2,6 µmol/l	FP
Miller et al. 1989	Serum, 23	0,157±0,081 µmol/l*	AA, flammenlos
Barr et al. 1993	Serum, 1–10	4,8±1,5 bis 109±42 ng/g $\cong 0,69$–15,79 µmol/l	MS
McCarty et al. 1994	Serum, 27	1,9–4 µg/l $\cong 0,28$–0,58 µmol/l	AASP
Allain et al. 1994	Serum, 8	1 µg/l $\cong 0,14$ µmol/l	AA, elektrother-mal
Folkerd et al. 1995	Serum, 25	0,27±0,02 µmol/l	AAS
Clarke et al. 1987	Gesamtblut, 18	0,58±0,06 ng/g $\cong 0,084$ µmol/kg	MS
Keilholz[+] 1921	Organe, Leber	0,01–0,03 mmol/kg Naßgewicht	?
Lundegardh[+] 1940	Leber	0,2–0,6 mmol/kg Naßgewicht	FP
Wittrig et al. 1970	Uterus-gewebe, 13	6,5±8,15 mg/kg* Trockengew. $\cong 937$ µmol/kg	AASP
Genyuan et al. 1995	Erythrozyten, 33	13,7±1,56 µg/l $\cong 1,98$ µmol/l	AAS
Wittrig et al. 1970	Urin, 76	~20 µg/24h $\cong 2,88$ µmol/24h	AASP
Schramel et al. 1985	Urin, 40	58±50 µg/l* (10–300) $\cong 8,4$ µmol/l 65±52 µg/24h* (19–402) $\cong 9,4$ µmol/24h	DCP Emissions-spektroskopie
Miller et al. 1989	Urin, 11	5,24±1,4 µmol/24h* (3,99–7,93)	AA, flammenlos
Folkerd et al. 1995	Urin, 20	4,09±0,36 µmol/24h*	AA

AA – Atomabsorption; AAS – Atomabsorptionsspektrometrie, AASP – Atom-Absorption-Spektrophotometrie, FP – Flammenphotometrie, FSP – Flammenspektrophotometrie, MS – Massenspektrometrie. * x±sd; [+] zit. bei Schou 1957 bzw. fraktionelle Ausscheidung (15,2±2,0 ml/min; 16,4±2,1%) lag unter der exogenen (25,5±1,7 ml/min; 27,9±2,1%; Folkerd et al. 1995). Bei niedriger Kochsalzdiät wurde die Lithium-Clearance gegenüber hoher Kochsalzzufuhr reduziert, eine Tatsache, die zukünftig bei der Ermittlung der endogenen Lithium-Clearance Berücksichtigung finden sollte.

Besitzen endogene Lithiumkonzentrationen eine physiologische Bedeutung?

Die physiologische Bedeutung endogener Lithiumkonzentrationen für den Menschen ist bis heute nicht untersucht worden.

Hinweise auf eine lebenswichtige Funktion niedriger Lithiumkonzentrationen ergaben tierexperimentelle Untersuchungen, z. B. die der Arbeitsgruppe um Anke an Ziegen und Ratten (Anke et al. 1991). Ein nahrungsinduzierter Lithiummangel resultierte in einem erniedrigten Geburtsgewicht, einer Entwicklungsverzögerung, einem beeinträchtigten Reproduktionsverhalten, einer veränderten Geschlechterrelation der Würfe (mehr weibliche Tiere als erwartet) und einer gesenkten Lebenserwartung (41% Tote bei Lithiummangel vs. 7% Tote bei normalem Futter im ersten Jahr nach der Geburt).
Knapp und Mandell (1979) untersuchten im Gegensatz zu anderen Forschergruppen, die in der Regel Lithiumkonzentrationen zwischen 1 und 100 mmol bevorzugten, Lithiumwirkungen im submikromolaren Bereich (0,4–0,8 µmol). Dabei stellte sich heraus, daß Lithium in dieser Konzentration aktiv ist und als physiologischer Antagonist von Kalzium bei der Aktivierung der Tryptophanhydroxylase zu betrachten ist.
Auf die Bedeutung von Lithium als Wachstumsfaktor für Pflanzen verweist eine Übersicht von Badot (1992). Die beobachteten Wirkungen sind streng dosisabhängig. Während Konzentrationen von ≤5 ppm für einige Effekte ausreichen (Wachstum, Blühen, Tropismus etc.), erwiesen sich Konzentrationen ≥100–2500 ppm als toxisch. Auch die seit ca. 1980 bekannte Hemmung der Replikation von Herpes simplex-Viren Typ 1 und 2 und anderer DNA-Viren (Jefferson 1990; vgl. Kap. 3.12) sowie der an Patienten nachweisbare, unter bestimmten Bedingungen erwünschte granulozytopoesestimulierende Effekt (USP DI, 1991) von Lithium in therapeutischen Dosierungen geben Hinweise auf eine fundamentale Bedeutung des Lithiums für Wachstums- oder Proliferationseffekte (vgl. Kap. 2.4 und 2.5).

Verschiedene Ergebnisse kinetischer Untersuchungen beim Patienten werfen Fragen auf, deren Beantwortung bis heute offen ist.
So gibt es keine plausiblen Erklärungen dafür,
- weshalb nach Gabe therapeutisch üblicher Lithiumdosen Lithium während akuter manischer Zustände retiniert wird (Noack u. Trautner 1951; Trautner et al. 1955),
- weshalb eine Zunahme der Retention von Lithium während manischer Phasen beobachtet werden konnte (Greenspan et al. 1968) und
- weshalb die Halbwertszeit von Lithium bei Manikern länger als bei anderen Erkrankungen oder bei Gesunden zu sein scheint (Tornhill 1978; Goodnick et al. 1982; Valecha et al. 1990).

Die zur Therapie manischer Psychosen benötigten hohen Lithiumdosen, die in der Regel erstaunlich gut vertragen werden, wie auch die Beobachtung, daß es beim Übergang in eine depressive Phase zum Anstieg der Serumkonzentrationen und zur schlechteren Verträglichkeit von Lithium kommen kann sowie die Tatsache, daß eine Dosisreduktion während der depressiven Phase den Beginn einer manischen Phase auslösen kann bzw. daß ein spontaner Abfall der Serumkonzentrationen gelegentlich diesen Übergang anzeigt (Koukopoulos u. Tondo 1986), werfen weitere, bislang unbeantwortete Fragen auf.

Die dargelegten Befunde befürworten eine Abklärung der physiologischen Bedeutung niedriger Lithiumkonzentrationen beim Menschen bzw. Patienten.

Moderne Nachweisverfahren erlauben heute die sichere Bestimmung von Lithium bis in den pg-Bereich (Lloyd u. Field 1981), so daß die Messung niedriger Lithiumkonzentrationen auch in kleinsten Proben möglich geworden ist. Untersuchungen über Veränderungen der endogenen Lithiumkonzentrationen während akuter unbehandelter psychotischer Phasen könnten der Klärung der Pathogenese dieser Erkrankung wie auch der weiteren Aufdeckung des Wirkungsmechansimus von Lithium neue Impulse geben.

Literatur

Allain P, LeBouil A, Turcant A, Molinier P, Armand P, Andrianiriana F (1994) Pharmacokinetique du lithium administre a doses faibles chez le volontaire sain. Therapie 49:321-324

Anke M, Arnhold W, Groppel B, Krause U (1991) The biological importance of lithium. In: Schrauzer GN, Klippel KF (eds) Lithium in biology and medicine. VCH, Weinheim, pp. 147-167

Badot PM (1992) Lithium kinetics in non animal systems. In: Thellier M, Wissocq JC (eds) Lithium Kinetics, Pharmacotherapy Monographs, Vol. 1. Marius Press, Carnforth, Lancashire UK, pp. 136-153

Barr RD, Brian C, Clarke RM, Venturelli J, Norman GR, Downing G (1993) Regulation of lithium and boron levels in normal human blood: environmental and genetic considerations. J Lab Clin Med 121:614-619

Clarke WB, Koekebakker M, Barr RD, Downing RG, Fleming RF (1987) Analysis of ultratrace lithium and boron by neutron activation and mass-spectrometric measurements of ^{3}He and ^{4}He. Int J Rad Appl Instr Part A 38:735-743

Folkerd E, Singer DRJ, Cappuccio FP, Markandu ND, Sampson B, Mac Gregor GA (1995) Clearance of endogenous lithium in humans: altered dietary salt intake and comparison with exogenous lithium clearance. Am J Physiol 268:F718-722

Genyuan Y, DeXuan X, Ruixiang J (1995) Direct determination of lithium in erythrocytes by electrothermal atomic absorption spectrometry. Analysts 120:1657-1659

Goodnick PJ, Meltzer HL, Fieve RR, Dunner DL (1982) Differences in lithium kinetics between bipolar and unipolar patients. J Clin Psychopharm 2:48-50

Greenspan K, Green R, Durell J (1968) Retention and distribution patterns of lithium: a pharmacological tool in studying the pathophysiology of manic depressive psychosis. Am J Psychiat 125:512

Herrmann E (1905) Über das Vorkommen von Lithium im menschlichen Organismus. Arch Ges Physiol 109:27

Jefferson JW (1990) Lithium: the present and the future. J Clin Psychiatry 51:4-8
Klaus R (1971) Flammenphotometrische Lithiumbestimmung im Serum. Z Klin Chem Biochem 9:107
Knapp S, Mandell AJ (1979) Conformational influences on brain tryptophan-hydroxylase by submicromolar calcium: opposite effects of equimolar lithium. J Neur Transmission 45:1-15
Koukopoulos A, Tondo A (1986) Verlaufscharakteristika manisch-depressiver Psychosen unter Lithiumprophylaxe. In: Müller-Oerlinghausen B, Greil W (Hrsg.) Die Lithiumtherapie. Springer-Verlag, Berlin Heidelberg New York Tokyo, S. 173-182
Lang W, Herrmann R (1965) Eine Methode zur flammenspektrophotometrischen Lithiumbestimmung im Serum. Z Ges Exp Med 139:200-212
Lloyd JR, Field FH (1981) Analysis of lithium using a commercial quadrupole mass spectrometer. Biomed. Mass Spect 8:19-24
McCarty JD, Carter SP, Fletcher MJ, Reape MJ (1994) Study of lithium absorption by users of spas treated with lithium ion. Human Exp Toxicol 13:315-319
Miller NL, Durr JA, Alfrey AC (1989) Measurements of endogenous lithium levels in serum and urine by electrothermal atomic absorption spectrometry: a method with potential clinical applications. Analyt Biochem 182:245-249
Noack CH, Trautner EM (1951) The Lithium Treatment of maniacal psychosis. Med J Aust 38:219-222
Plenert W, Heine W (1984) Normalwerte: Untersuchungen beim gesunden Menschen. S. Karger Verlag, Basel München Paris London, S. 198
Rote Liste (1993) Bundesverband der Pharm. Ind. e.V., Editio Cantor, Aulendorf/Württ.
Schou M (1957) Biology and pharmacology of the lithiumion. Pharmacol Rev 9:17-58
Schramel P, Lill G, Hasse S (1985) Mineral- und Spurenelemente im menschlichen Urin. J Clin Chem Clin Biochem 23:293-301
Schrauzer GN, Shrestha KP (1991) Lithium in drinking water and the indices of crimes, suicides, and arrests related to drug addictions. In: Schrauzer GN, Klippel KF (eds) Lithium in Biology and Medicine. VCH Weinheim, pp. 189-203
Seeger R, Neumann HG (1991) DAZ-Giftlexikon-Lithium (Li). Dt. Apotheker Zeitung 131:2420-2436
Thornhill DP (1978) Pharmacokinetics of ordinary and sustained-release lithium carbonate in manic patients after acute dosage. Eur J Clin Pharmacol 14:267-271
Trautner EM, Morris R, Noack CH, Gershon S (1955) The excretion and retention of ingested lithium and its effect on the ionic balance of man. Med J Aust 42:280-291
USP DI (1991) Drug information for the health care professional. United States Pharmacopeial Convention, Inc., 1678-1683
Valecha N, Tayal G, Tripathi KD (1990) Single dose pharmacokinetics of lithium & prediction of maintenance dose in manic depressive patients. Ind J Med Res 92:409-416
Wittrig J, Woods AE, Anthony EJ (1970) Mechanism of lithium action. Diseases of the nervous system 31:767-771

KAPITEL 2.7

Chronobiologische Aspekte der Lithiumprophylaxe

B. Pflug

> **Synopsis**
>
> 1. Rhythmische Änderungen mit einer Periodenlänge von etwa 24 Stunden werden im zirkadianen System zusammengefaßt. Dieses System findet sich bei Einzellern, Pflanzen, Tieren und Menschen.
> 2. Das zirkadiane System des Menschen beruht als multioszillatorisches System auf verschieden starken Oszillatoren, die sich gegenseitig beeinflussen. Der Nucleus suprachiasmaticus hat in diesem System Schrittmacherfunktion.
> 3. Lithiumionen sind chronobiologisch aktiv. Sie beeinflussen das zirkadiane System, indem sie Phasenbeziehungen modifizieren und die Periodik unter Freilaufbedingungen verlängern.
> 4. Während der Episoden bei manisch-depressiver Erkrankung ist das zirkadiane System in unterschiedlicher Weise gestört.
> 5. Die chronobiologische Aktivität von Lithiumsalzen kann ihre prophylaktische Wirksamkeit bei manisch-depressiven Erkrankungen erklären.

Einleitung

Biologische Systeme weisen eine zeitliche Organisation auf, die in der Ausprägung periodischer Ereignisse zu beobachten ist. Solche periodischen Ereignisse spielen eine große Rolle für die Wechselbeziehungen zahlreicher Funktionen auf verschiedenen Organisationsebenen, wie die Anpassung eines Organismus an wechselnde Umgebungsbedingungen oder die Koordination zahlreicher Funktionen innerhalb eines solchen.

Von besonderer Bedeutung sind rhythmische Änderungen, die mit einer Periodenlänge von etwa 24 Stunden verlaufen und deshalb als zirkadiane Rhythmen bezeichnet werden. Sie finden sich bis auf wenige Ausnahmen bei allen eukarioten Organismen, sowohl bei Einzellern, als auch bei allen Pflanzen- und Tierstämmen und beim Menschen. Durch die geophysikalische Periodizität infolge Drehung der Erde um ihre Achse treten Zeitgeber auf (z. B. Lichtintensität, Temperaturschwankungen, Tag-Nacht-Periodik), die den Organismus genau auf einen Tagesrhythmus von 24 Stunden synchronisieren. Schaltet man diese Zeitgeber im Experiment aus, etwa bei konstanten Licht- und Temperaturbedingungen, ändert sich die Spontanfrequenz eines Organismus. Sie weicht von 24 Stunden ab und liegt in einem Bereich von ungefähr 21–27 Stunden (zirkadian: circa diem = ungefähr ein Tag). Dieses Verhalten ist einer der Hinweise darauf, daß es sich bei den zirkadianen Rhythmen um endogene, selbsterregte Schwingungen handelt. An jedem Tag wird der Organismus durch Zeitgeber der Umwelt auf genau 24 Stunden einreguliert. Nach Wever (1979) ist das zirkadiane System des Menschen ein multioszillatorisches System, welches sich aus verschiedenen starken und schwachen Oszillatoren zusammensetzt. Die schwachen Oszillatoren (z. B. Schlaf-Wach-Rhythmus) stehen in einem stabilen Phasenverhältnis mit starken Oszillatoren (z. B. Körpertemperatur, Kortisol- und Melatoninsekretion). Eine zentrale Rolle in diesem System nimmt der Nucleus suprachiasmaticus (SCN) des Hypothalamus ein. In dieses Kerngebiet wird die innere Uhr lokalisiert, die als Schrittmacher in der Lage ist, die verschiedenen Rhythmen intern und extern zu synchronisieren und Zeitgebersignale zu verarbeiten. Die zirkadiane Melatoninproduktion des Corpus pineale als Ausdruck der N-acetyltransferase-Aktivität reflektiert den im SCN generierten Rhythmus (Moore u. Klein 1974). Unter verschiedenen Bedingungen kann das zirkadiane System beeinflußt werden hinsichtlich der Phasenbeziehungen, der Periodenlänge, der Amplitude und der Fähigkeit, sich an einen veränderten exogenen Rhythmus anzupassen (sog. Mitnahmebereich). Solche Bedingungen sind beim Menschen z. B. externe Zeitverschiebungen, Einflüsse von Hormonen und von bestimmten Pharmaka sowie Erkrankungen.

Lithiumsalze, die zur Prophylaxe phasisch verlaufender affektiver Psychosen eingesetzt werden, sind im zirkadianen System chronobiologisch aktiv. Nach bisher vorliegenden Forschungsergebnissen kann angenommen werden, daß diese Wirkung für den prophylaktischen Effekt von Bedeutung ist.

Befunde aus der Biologie

An Pflanzen (Lemmna, Wasserlinse) beobachtete Kandeler 1970 eine Beeinflussung der photoperiodisch gesteuerten Blütenbildung durch Lithiumionen. Dieser von ihm als Beeinflussung des Phytochromsystems gedeutete Effekt konnte jedoch auch als Beeinflussung der Tagesrhythmik verstanden werden, da nach Bünning (1936) die Zeitmessung photoperiodischer Reaktionen mit Hilfe der Tagesrhythmik erfolgen soll. Von Engelmann (1973) wurde deshalb am tagesperiodischen Öffnen und Schließen der Blüten des Dickblattgewächses Kalanchoe versucht, eine solche Wirkung nachzuweisen. Er konnte zeigen, daß Lithiumionen unter konstanten Umgebungsbedingungen diese Tagesperiodik konzentrationsabhängig verlängern. Dieser periodenverlängernde Effekt ließ sich auch bei Tieren nachweisen. Zum Beispiel wird die Aktivitätsperiodik von Küchenschaben (Leucophaea maderae), Springmäusen (Meriones), Ratten und Hamstern deutlich verlängert (Engelmann 1973; Hofmann et al. 1978; Kripke et al. 1979a; LeSauter u. Silver 1993; Hafen u. Wollnik 1994). Auch Primaten reagieren auf Lithium mit einer Verlängerung der zirkadianen Periodik ihrer motorischen Aktivität (Welsh u. Moore-Ede 1990). Unter chronischer Lithiumapplikation läßt sich bei Ratten eine Phasenverzögerung der zirkadianen Rhythmen der Serumkonzentration von Prolaktin, Kortikosteron, Parathormon sowie der Serumelektrolyte Kalzium und Magnesium beobachten (McEachron et al. 1982). Lithium fördert ebenfalls die Anpassung an einen experimentell verlängerten Licht-Dunkel-Rhythmus bei Ratten (McEachron et al. 1981). Im Gegensatz dazu steht ein Befund, wonach bei Ratten in einem Wechsel von 12 Stunden Licht und 12 Stunden Dunkel eine Vorverschiebung der Melatoninsekretion unter Lithium zu beobachten war, während sich die Wachstumshormonsekretion verzögerte (Seggie et al. 1983). Auch die zirkadianen Rhythmen der Neurotransmitterrezeptoren im Gehirn von Nagern zeigen Veränderungen unter Lithiumsalzen: Die Rhythmen von α_1- und β-adrenergen Rezeptoren werden unterdrückt, die Phasenposition des cholinergen Rezeptors verzögert (Kafka et al. 1982). Beim Hühnchen induziert Lithium eine Phasenverzögerung der Melatoninsekretion (Pablos et al. 1994). Bis auf eine Ausnahme (Melatoninsekretion bei Ratten, s.o.) läßt sich aus den Studien an Pflanzen und Tieren entnehmen, daß Lithiumsalze im zirkadianen System eine Verlängerung der Periodik oder Verzögerung der Phasenbeziehungen verschiedener Parameter bewirken.

Befunde beim Menschen und Modellvorstellungen

Wenn man die Einflüsse von Lithiumsalzen auf das zirkadiane System des Menschen untersucht, so ergeben sich ähnliche Verhältnisse wie bei Pflanzen und Tieren. So verzögern sich unter normalen Umgebungsbedingungen sowohl Schlafbeginn als auch morgendliches Erwachen, wenn Versuchspersonen Lithiumsalze in therapeutischen Dosen einnehmen (Kripke et al. 1979b).

Schaltet man Zeitgeber aus, die den zirkadianen Rhythmus auf eine Periodik von 24 Stunden einregulieren, so kann die freilaufende Periodik, die länger als 24 Stunden ist, unter dem Einfluß von Lithiumsalzen zusätzlich verlängert werden (Johnsson et al. 1980).

Unter arktischen Dauerlichtbedingungen lebten im Sommer 1979 5 Gruppen mit je 2 Versuchspersonen 4 Wochen lang voneinander isoliert in Hütten in Spitzbergen. Acht von Ihnen erhielten Lithiumkarbonat in vorher ermittelten therapeutischen Dosen im Doppeltblindversuch gegen Placebo. Sie führten ein Tagebuch über Befindlichkeit und Aktivitäten; mittels eines digitalen Datenerfassungsgerätes wurden die rektale Körpertemperatur und die motorische Aktivität kontinuierlich in kodierter Form aufgezeichnet; Schlaf-Wach-Zeiten wurden ebenfalls markiert. Vier Versuchspersonen zweier Gruppen zeigten eine Verlängerung der freilaufenden Periode, die bei etwa 26–27 Stunden lag, um 1–1 1/2; Stunden unter Lithiumkarbonat (Serumkonzentration 0,60–0,74 mmol/l).

Bei diesen Versuchspersonen kam es auch zu signifikanten Änderungen der Phasenbeziehungen zwischen dem Temperatur- und dem Schlaf-Wach-Rhythmus in dem Sinne, daß die Phasenlage des Schlaf-Wach-Rhythmus sich jener der Temperaturschwankung annäherte (Engelmann et al. 1983).

Die theoretischen Modelle zur Erklärung des Lithiumeffektes auf das zirkadiane System beim Menschen lassen drei Ansätze erkennen: Die Wirkung könnte durch einen direkten Effekt auf einen Oszillator zustandekommen (z. B. den starken X-Oszillator, indem seine Periodik verlängert wird, die dann das Verhalten des Gesamtsystems bestimmt); sie könnte jedoch auch zusätzlich in der Beeinflussung von Kopplungsstärken zwischen den Oszillatoren bestehen.

Wenn Lithium z. B. die Kopplungsstärke von X nach Y reduziert oder von Y nach X erhöht, kann der Y-Oszillator (mit längerer Periode) die Gesamtperiodik bestimmen, welche sonst vom stärkeren X-Oszillator (mit kürzerer Periodenlänge) abhängig ist. Einige der Versuchspersonen im Spitzbergen-Experiment reagierten nicht mit dem zirkadianen System auf Lithium. Dies könnte dadurch zustande gekommen sein, daß im vorliegenden Modell eine ungünstige Relation zwischen der Lithiumkonzentration und der Kopplungsstärke bestand. Lithium würde hiernach nur eine Wirkung entfalten können, wenn entweder die Konzentration höher als ein entsprechender Schwellenwert oder wenn die Kopplungsstärke niedriger als ein bestimmter Schwellenwert ist. Dieser Ansatz ist auch im Hinblick auf manisch-depressive Patienten zu berücksichtigen, die keine prophylaktische Wirkung auf Lithiumsalze zeigen. Bei diesen Patienten können zusätzliche Einflüsse auf das zirkadiane Kopplungssystem dann doch zu einem prophylaktischen Effekt führen.

Neuere Arbeiten gehen davon aus, daß die chronobiologische Wirkung von Lithiumionen auch durch einen direkten Effekt auf den SCN zustande kommen kann (Hafen u. Wollnik 1994).

Verhalten des zirkadianen Systems bei manisch-depressiven Erkrankungen und Lithiumbehandlung

Verschiedene Untersuchungen in den letzten Jahren haben gezeigt, daß depressive und manische Phasen mit Störungen im zirkadianen System verbunden sind. Ob es sich um Desynchronisationsphänomene handelt oder veränderte Phasenbeziehungen, gemeinsam ist ihnen in den meisten Fällen eine Tendenz zur Verkürzung bzw. Vorverschiebung („phase-advance"-Hypothese) physiologischer Rhythmen.

Die Ausscheidung des Katecholamin-Metaboliten MHPG im Urin folgte während depressiver Phasen bei einer 38jährigen Frau in einem Rhythmus mit einer Periodenlänge von 20,5 Stunden, während die übrigen gemessenen Funktionen (Körpertemperatur, Vanillinmandelsäureausscheidung) eine Periodik von 24 Stunden beibehielten (Pflug et al. 1982). Nach dem Abklingen der Depression verhielten sich die gemessenen Funktionen wieder synchron mit einer Periodenlänge von 24 Stunden.

Für die Körpertemperatur, die zeitliche Verteilung des REM-Schlafes, MHPG-Exkretion und die Kortisolsekretion ergaben sich während depressiver Episoden vorverschobene Phasenpositionen zum Schlaf-Wach-Rhythmus, ein sog. „phase advance" (Wehr u. Goodwin 1981).

Weiterhin kann man beobachten, daß während depressiver und manischer Episoden die zirkadianen Parameter eine erhöhte Variabilität aufweisen in Form häufig wechselnder Phasenbeziehungen. Das Ausmaß dieser Irregularitäten korreliert mit der Befindlichkeit der Patienten (Pflug et al. 1983).

Je nach Methode und untersuchtem Parameter kann man bei manisch-depressiven Patienten im Hinblick auf die Art der Veränderung im zirkadianen System zu verschiedenen Ergebnissen kommen (Desynchronisation, Phasenvorverlagerung, Labilität). Danach ist anzunehmen, daß nicht nur eine einzige bestimmte Form der Rhythmusstörung für die Krankheitsepisode typisch oder spezifisch ist. Vielmehr müssen den individuellen Gegebenheiten gemäß, aber auch den unterschiedlichen Ausprägungen der Krankheit entsprechend, differente Möglichkeiten rhythmischer Veränderungen angenommen werden.

Eine prophylaktische Wirkung von Lithiumionen wäre unter chronobiologischem Aspekt nicht zu erwarten, wenn eine Phasenverzögerung vorliegt, wie z. B. bei manchen Winterdepressionen. Daraus abgeleitet ist der Ansatz, mit Substanzen, die phasenverkürzend wirken, einen therapeutischen und prophylaktischen Effekt zu erzielen, beispielsweise mit Rubidiumsalzen (Pflug et al. 1990).

Nach den bisherigen Untersuchungen zur chronobiologischen Aktivität der Lithiumsalze ist anzunehmen, daß sie bei manisch-depressiver Erkrankung zu einer Stabilisierung des zirkadianen Systems führen. Dies kann so erreicht werden, daß durch Wirkung auf bestimmte Oszillatoren und Kopplungsmechanismen sich kürzere Perioden verlängern, Phasenpositionen hinausgeschoben und labile Phasenverhältnisse in eine stabile Beziehung gebracht werden.

Es ist bislang nicht geklärt, ob dem Zusammenhang zwischen zirkadianem System und manisch-depressiver Erkrankung eine kausale oder symptomatische Bedeutung zugemessen werden muß. Die chronobiologische Aktivität der Lithiumsalze läßt freilich unter Berücksichtigung der Befunde hinsichtlich des zirkadianen Systems bei manisch-depressiven Erkrankungen und der prophylaktischen Effekte in der Behandlung dieser Erkrankungen eher an eine Beziehung denken, die pathogenetisch bedeutsam ist.

Literatur

Bünning E (1936) Die endogene Tagesrhythmik als Grundlage der photoperiodischen Reaktion. Bericht der Deutschen Botanischen Gesellschaft 54:590–607

Engelmann W (1973) A slowing down of circadian rhythms by lithium ions. Z Naturforsch 28c:733–736

Engelmann W, Pflug B, Klemke W, Johnsson A (1983) Lithium-induced change of internal phase relationship of circadian rhythms in humans and other observations. In: Wehr TA, Goodwin FK (eds) Circadian rhythms in psychiatry. Boxwood, Pacific Grove, pp. 89–107

Hafen T, Wollnik F (1994) Effect of lithium carbonate on activity level and circadian period in different strains of rats. Pharmacol Biol Behav 49:975–983

Hofmann K, Günderoth-Palmowski M, Wiedemann G, Engelmann W (1978) Further evidence for period lengthening effect of Li^+ on circadian rhythms. Z Naturforsch 33c:231–234

Johnsson A, Engelmann W, Pflug B, Klemke W (1980) Influence of lithium ions on human circadian rhythms. Z Naturforsch 35c:503–507

Kafka MS, Wirz-Justice A, Naber D, Marangos PJ, O'Donohue TL, Wehr TA (1982) The effect of lithium on circadian neurotransmitter receptorrhythms. Neuropsychobiol 8:41–50

Kandeler R (1970) Die Wirkung von Lithium und ADP auf die Phytochromsteuerung der Blütenbildung. Planta 90:203–207

Kripke DF, Grand Wyborney V, McEachron D (1979a) Lithium slows rat activity rhythms. Chronobiologia VI:122

Kripke DF, Judd LL, Hubbard B, Janowsky DS, Huey LY (1979b) The effect of lithium carbonate on the circadian rhythm of sleep in normal human subjects. Biol Psychiat 14:545–548

LeSauter J, Silver R (1993) Lithium lengthens the period of circadian rhythms in lesioned hamsters bearing SCN grafts. Biol Psychiat 34 (1-2):75–83

McEachron D, Kripke DF, Grant Wyborney V (1981) Lithium promotes entrainment of rat to long circadian light-dark cycles. Psychiat Res 5:1–9

McEachron D, Kripke DF, Hawkins R, Haus E, Pavlinac D, Deftos L (1982) Lithium delays biochemical circadian rhythms in rats. Neuropsychobiol 8:12–29

Moore RY, Klein DC (1974) Visual pathways and the central neural control of a circadian rhythm in pineal serotonin N-acetyltransferase activity. Brain Res 71:17–33

Pablos MI, Santaolaya MJ, Agapito MT, Recio JM (1994) Influence of lithium salts on chick pineal gland melatonin secretion. Neurosci Lett 174 (1):55–57

Pflug B, Engelmann W, Gaertner MJ (1982) Circadian course of body temperature and the excretion of MHPG and VMA in a patient with bipolar depression. J Neural Transm 53:213–215

Pflug B, Johnsson A, Martin W (1983) Alterations in the circadian temperature rhythms in depressed patients. In: Wehr TA, Goodwin FK (eds) Circadian rhythms in psychiatry. Boxwood, Pacific Grove, pp. 71–76

Pflug B, Köhler W, Carella AB, Schmidt KP and Demisch L (1990) Effect of Rubidium on the course of illness and the circadian rectal temperature in a 66-year-old depressive woman. Chronobiol Int 7:463–465

Seggie J, Werrtiuk E, Grota L, Brown GM (1983) Chronic lithium treatment and twenty-four hour rhythm of serum prolactin, growth hormon and melatonin in rats. Prog Neuro-Psychopharmacol Biol Psychiat 7:827–830

Wehr TA, Goodwin FK (1981) Biological rhythms and psychiatry. In: Arieti S, Brodie HKH (eds) American handbook of psychiatry, vol. 7. Basic Books, New York

Welsh DK, Moore-Ede MC (1990) Lithium lengthens circadian period in a diurnal primate, saimiri sciureus. Biol Psychiat 28 (2):117–126

Wever R (1979) The circadian system of man. Springer, Berlin, Heidelberg, New York

KAPITEL 2.8

Elektroenzephalographische Aspekte der Lithiumwirkung

G. Ulrich

> Synopsis
> 1. Die Lithiumwirkung auf das EEG hängt entscheidend von der individuellen Ausgangslage ab.
> 2. Bei dynamisch labilem Kurvenbild (DL), d. h. Vorherrschen niedergespannter Aktivität mit Einstreuung rascher Betawellen und nur sporadischen Alphagruppen, kommt es zu einer Kontinuitätszunahme in Verbindung mit Rhythmisierung und geringer Verlangsamung der Alphaaktivität. Bei dynamisch rigidem Kurvenbild (DR), d. h. hyperstabilem Alpharhythmus mit anhaltender Ausbreitung auf die vorderen Regionen, kommt es zu einer Alphararefizierung mit Zunahme spannungsgeringer Aktivitätsphasen, einhergehend mit Zunahme der Frequenzvariabilität bei Betonung der rascheren Alphafrequenzen wie auch fakultativer Zunahme von Betaaktivität. Bei physiomorphem Ausgangs-EEG (PM), wie etwa in Studien mit selegierten gesunden Probanden, ist mit Veränderungen sowohl in die eine Richtung (DR, häufigerer primärer Reaktionstyp) wie auch in die andere Richtung (DL, seltenerer sekundärer Reaktionstyp) zu rechnen.
> 3. Als lithiumtypisch, wenngleich nicht lithiumspezifisch, lassen sich intermittierende links-anteriore „Foci" langsamerer Wellen auffassen.
> 4. Diejenigen Patienten, die unter chronischer Lithiummedikation eine physiomorphe Vigilanzdynamik aufweisen, zeigen einen vergleichsweise besseren phasenprophylaktischen Effekt.
> 5. Aufgrund der als lithiumtypisch zu betrachtenden links-anterioren „Foci" bleibt zu diskutieren, ob für die phasenprophylaktische Wirkung nicht auch eine Beeinflussung der Dynamik des interhemisphäralen Funktionsäquilibriums von Belang ist.

Problemstellung

Bei einer Bestandsaufnahme der bisherigen Untersuchungen zu elektroenzephalographischen Lithiumeffekten lassen sich sowohl chronologisch wie auch hinsichtlich der Fragestellung drei Phasen abgrenzen.

In einer ersten Phase, beginnend in den frühen 60er Jahren nutzte man das EEG ausschließlich als Indikator einer relativen Hoch- bzw. Überdosierung. Dabei ging es um Grundrhythmusverlangsamungen, diffuse Dysrhythmien, paroxysmale Potentiale, aber auch um gewisse als lithiumtypisch imponierende fokale Veränderungen (Mayfield u. Brown 1966; Helmchen u. Kanowski 1971; Itil u. Akpinar 1971; Reilly et al. 1973; Czernik 1978; Henninger 1978). Nachdem man gelernt hatte, daß auch niedrigere Plasmaspiegel als ursprünglich angenommen phasenprophylaktisch wirksam sind, traten das Nebenwirkungsproblem und damit das therapiebegleitende EEG-Monitoring immer mehr in den Hintergrund.

In einer zweiten Phase, die von Anfang der 70er bis Anfang der 80er Jahre anzusetzen ist, lag der Akzent auf dem Nachweis von Änderungen des Frequenzspektrums. Die Untersuchungen erstreckten sich sowohl auf gesunde männliche Versuchspersonen, Patienten mit affektiven Psychosen in unterschiedlichen Phasen ihrer Erkrankung, wie auch auf Unterschiede zwischen akutem und chronischem Lithiumeffekt (Johnson et al. 1970; James u. Reilly 1971; Small et al. 1972; Reilly et al. 1973; Small u. Small 1973; Zakowska-Dabrowska u. Rybakowski 1973; Herrmann et al. 1980; Bente et al. 1982; Müller-Oerlinghausen 1982).

Im zusammenfassenden Rückblick läßt sich feststellen, daß die Ergebnisse – nicht zuletzt aus methodologischen wie auch methodischen Gründen – widersprüchlich ausfielen, ja ausfallen mußten, und im übrigen keine klinische Relevanz erlangten.

Während etwa die Mehrzahl der Autoren eine Verlangsamung der dominanten Alphafrequenz berichtete, fanden andere eine Beschleunigung. Kontrovers blieb auch, ob Lithium zu einer Zu- oder Abnahme der spektralen Alphaleistung führt.

Wie wir heute wissen, waren diese Widersprüche notwendige Konsequenz von drei nicht näher begründeten und, wie wir meinen, irrigen methodologischen Vorannahmen:
a) Gleichartigkeit der EEG-Effekte verschiedener Substanzen indiziert Gleichartigkeit der klinisch-therapeutischen Effekte.
b) Die spektralanalytisch differenzierten, über den gesamten Ableiteverlauf hinweg gemittelten quadrierten Spannungswerte (sog. Power) stellen die dem EEG innewohnende klinisch relevante Information dar.
c) Freiwillige bezahlte gesunde junge männliche Probanden einerseits und psychiatrische Patienten andererseits zeigen auf Psychopharmakagabe hin gleichartige EEG-Effekte.

Darüber hinaus war und ist man noch immer bemüht, die als Meßfehlervarianz betrachtete inter- und intraindividuelle biologische Varianz – nach unserer Auffassung die eigentliche klinisch relevante Information – über gruppenstatistische Versuchspläne und möglichst große Fallzahlen zu eliminieren.

In einer dritten, konzeptuell bis in die 60er Jahre zurückzuverfolgenden, sich daher mit den beiden erstgenannten Phasen zeitlich überlappenden, Phase geht es nicht um eine eher atheoretische spektralanalytische Charakterisierung des Psychopharmakons, sondern primär um klinische Fragen. Insbesondere interessiert dabei, ob sich aus dem EEG bereits vor Lithiumgabe oder aber aus den durch Gabe einer Testdosis induzierten Änderungen ein phasenprophylaktischer Effekt prädizieren läßt. Ein solcher Forschungsansatz kann selbstverständlich nur theoriegeleitet zum Ziel führen.

Das theoretische Fundament für diese dezidiert klinische Ausrichtung des EEGs stellt das mit dem Namen Dieter Bente verknüpfte Vigilanzkonzept dar (Bente 1964; Ulrich 1994).

Beobachtete Psychopharmakaeffekte, ob im Verhalten oder im EEG, resultieren stets aus der Interaktion der Substanz mit dem aktuellen, grundsätzlich dynamisch variierenden organismischen Systemzustand. Dies ist keine neue Erkenntnis, sondern wir rekurrieren hier lediglich auf das schon vor vielen Jahrzehnten formulierte und zu keinem Zeitpunkt in Frage gestellte, wohl aber häufig vergessene „Ausgangswertegesetz" von Wilder (1931). Demzufolge ist auch eine unbedingte Taxonomie der Psychopharmaka nach ihren EEG-Effekten – hier wäre im übrigen auch noch nach Dauer der Pharmakoneinwirkung und nach Dosierung bzw. Serumkonzentration zu unterscheiden – von vornherein ausgeschlossen. Als forschungsstrategische Konsequenz ergibt sich daraus eine Abkehr von den immer noch als Goldstandard ausgegebenen gruppenstatistisch angelegten Untersuchungsplänen mit vorausgehender Schätzung der für eine statistische Aussage benötigten Fallzahlen. Die Alternative dazu sehen wir in akribischen, möglichst zahlreichen Einzelfallanalysen. Erst bei vergleichender Betrachtung der Ergebnisse einer größeren Anzahl solcher Analysen werden bestimmte Gruppierungen im Sinne einer *Reaktionstypologie* sichtbar werden. Erst dann ist der Einsatz gruppen- und inferenzstatistischer Objektivierungsverfahren sinnvoll.

Die Schaffung einer solchermaßen statistisch abgesicherten Reaktionstypologie ist die unabdingbare Voraussetzung für die Beantwortung klinischer Fragen.

Eine weitere Lehre, die wir aus früheren Fehlern zu ziehen haben, besteht darin, daß eine Quantifizierung vermittels einer Spektralanalyse aufgrund der damit verbundenen Eliminierung der dynamischen Information (Zeitdimension) wesentlich informationsärmer ist als der ursprüngliche Kurvenausschrieb. Die frühe Warnung Bentes (1963) vor der bequemen Beschränkung auf die meßtechnisch leicht zugänglichen Frequenz- und Spannungsvariablen und seine Forderung, statt dessen komplexe Strukturmerkmale, d. h. die *spontane Morphodynamik* zu beachten, wurde leider allzu lange nicht zur Kenntnis genommen.

Die *spontane Morphodynamik* ist ein raumzeitliches, d. h. vierdimensionales Geschehen, vergleichbar etwa der Mimik. Genauso wie es nach wie vor unmöglich ist und wohl auch bleiben wird, verschiedene menschliche Gesichter hinreichend sicher auf Grund der Mimik mit automatischen Verfahren zu unterscheiden, ist es ausgeschlossen, die spontane Morphodynamik des EEGs *primär* quantifizierend zu erfassen. Am Anfang muß hier wie da das subjektive Instrument unserer visuellen Gestaltabgrenzung stehen. Erst in einem zweiten Schritt wird der Einsatz quantifizierender Verfahren zur objektiven Rekonstruktion bestimmter, *vorher* qualitativ definierter dynamischer Strukturmerkmale sinnvoll.

Die Brauchbarkeit quantitativer Parameter läßt sich daran bemessen, inwieweit sie „rückübersetzbar" sind. Mit Bente (1961) gelten uns als interpretationsfähige Beschreibungselemente des EEGs nicht die üblichen Frequenzbandvariablen sondern „formative Tendenzen" wie etwa Zu- oder Abnahme von Amplitude, Frequenz, Kontinuität, Synchronisation, sowie Änderungen der topischen Verteilung eines bestimmten Frequenzbereichs.

Wie bereits erwähnt, stellen Art und Ausmaß der lithiuminduzierten EEG-Veränderungen die Resultante dar von Dosierung bzw. Serumkonzentration und Medikationsdauer einerseits und individuell unterschiedlichem, dynamisch variierendem zentralnervösen Systemzustand andererseits. Somit ist es sinnlos, nach *dem* Lithiumeffekt auf das EEG zu fragen, gleichviel, ob damit eine Änderung der spektralen Komposition oder der Morphodynamik gemeint ist. Wie schon die früheren sich widersprechenden Befunde zeigten (s.o.), kann man bei akuter wie chronischer Lithiummedikation sowohl Frequenzverlangsamungen wie auch Frequenzbeschleunigungen oder auch Zu- wie Abnahme bestimmter Frequenzbandleistungen erwarten. Der einzige einheitliche, von der Ausgangslage unabhängige Befund ist, genau wie bei jedem anderen Psychopharmakon, eine mit Überdosierung/Intoxikation einhergehende diffuse Dysrhythmie, d. h. ein ungeordnetes Kurvenbild, in dem langsame, evtl. auch höheramplitudige Wellen um 2–7 Hz dominieren (sog. Allgemeinveränderung). Ein nennenswerter Alpharhythmus läßt sich dabei ebensowenig nachweisen wie eine bestimmte Morphodynamik.

Relativ lithiumtypisch dürften hingegen die seit Einführung der Lithiumprophylaxe immer wieder beschriebenen, von verschiedenen Autoren irrtümlich neuroanatomisch interpretierten, intermittierenden linksanterioren Foci langsamer Wellen (aus dem Subalpha-Theta- aber auch Deltabereich) sein (Ulrich 1994; siehe Abb. 1).

In einer retrospektiven Studie (Ulrich et al. 1983) verglichen wir siebzig ambulante Patienten, die seit längerem unter einer phasenprophylakti-

Elektroenzephalographische Aspekte der Lithiumwirkung

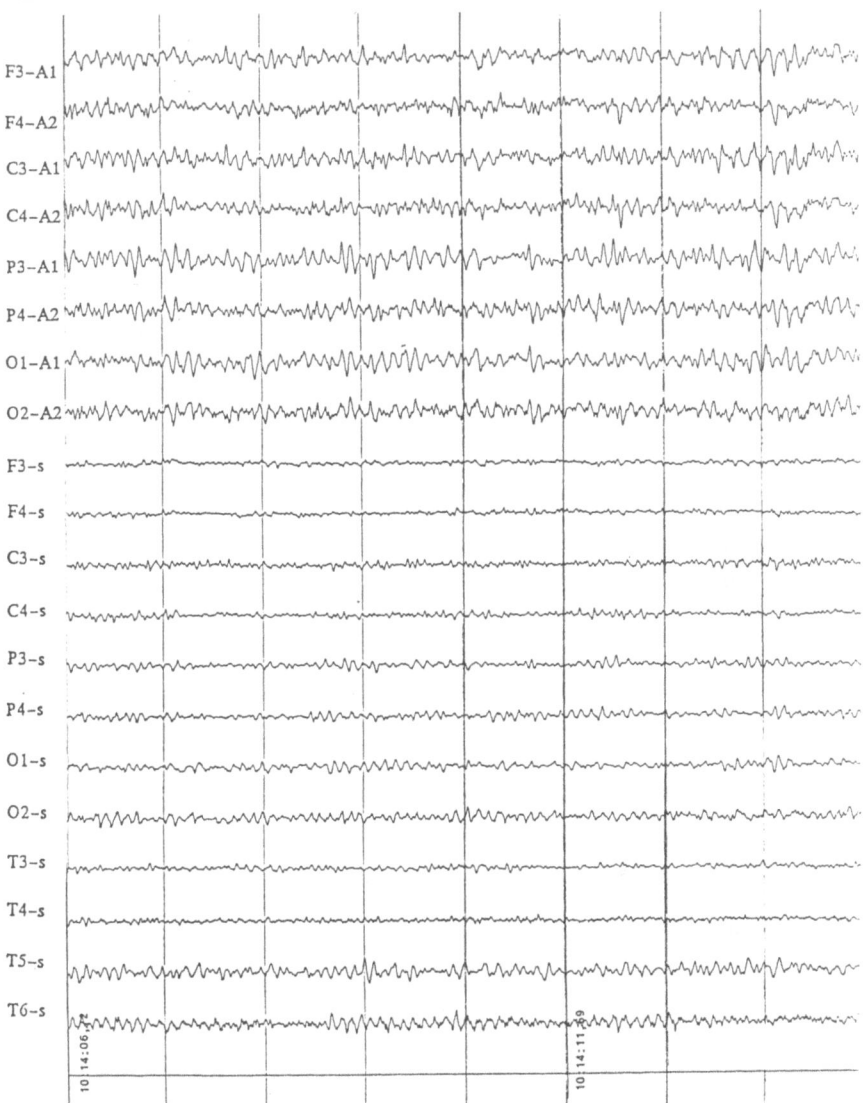

Abb. 1. In der 7. bis 8. Sekunde stellt sich links anterior mit Schwerpunkt in der Ableitung F3-A1 eine kurze Gruppe von 6/s Wellen fokalen Gepräges dar. (20-kanalige EEG-Registrierung mit Referenzschaltung zum gleichseitigen Ohr A1 bzw. A2 sowie Quellenableitungen (-s) nach Hjorth)

schen Monotherapie mit Lithium standen (Altersmittel: 45±7,2 Jahre, mittlerer Plasmaspiegel: 0,65 mmol/l) mit a) einer Gruppe endogen-depressiver, stationär mit trizyklischen Antidepressiva behandelter Patienten (n = 34; Alter: 34,8±7,6 Jahre), b) einer Gruppe schizophrener, stationär mit Neuroleptika behandelter Patienten (n = 83; Alter: 32,6±6,1 Jahre) und c) einer Gruppe gesunder studentischer Probanden (n = 46; Alter: 26,5±4,6 Jahre).

Von den mit Lithium Behandelten zeigten 19% eine linkshemisphärale, stets anteriore und 6% eine topographisch weniger eingegrenzte rechtshemisphärale Betonung langsamer Wellen. Paarweise Gruppenvergleiche ergaben jeweils ein signifikantes Häufigkeitsüberwiegen der links-anterioren Foci bei den Lithiumbehandelten. Diese Unterschiede erwiesen sich als unabhängig vom Lebensalter. Wie an anderer Stelle näher begründet wurde (Ulrich 1994), lassen sich die intermittierenden links-anterioren Foci als *lokaler Ausdruck eines globalen Funktionswandels* interpretieren.

In späteren, sowohl an gesunden Probanden wie auch an Patienten durchgeführten Untersuchungen konnten wir quantitativ belegen, daß der Effekt des Lithiums auf die Morphodynamik des EEGs streng dem Wilderschen Ausgangswertegesetz folgt (Ulrich et al. 1987, 1990, 1993). Bei dynamisch labilem Kurvenbild (DL), d. h. Vorherrschen von desynchronisierter, relativ niedergespannter Aktivität mit fakultativer Einstreuung rascher Betawellen und nur in Gruppen bis allenfalls Folgen erscheinender Alphaaktivität, bewirkt Lithium eine Kontinuitätszunahme der Alphagrundaktivität, mithin eine dynamische Stabilisierung (siehe Abb. 2, 3, 4).

Zusätzlich konnten wir beobachten, daß Lithium der physiologisch nach vier- bis sechsminütiger Ableitung unter Ruhebedingungen zu beobachtenden progredienten Alphaverminderung zugunsten niedergespannter subvigiler B1-Phasen entgegenwirkt. Dies läßt sich nicht etwa als eine Vigilanzstabilisierung deuten. Vielmehr handelt es sich hier um eine pharmakologische Modifikation der den Wach-Schlaf-Übergang steuernden Mechanismen.

Bei dynamisch, rigidem Kurvenbild (DR) hingegen, gekennzeichnet durch einen hyperstabil anmutenden posterioren Alpharhythmus mit durchgängiger Ausbreitung auf die anterioren (frontalen oder temporoanterioren) Regionen, kommt es zu einer gegensinnigen Veränderung, d. h. einer dynamischen Labilisierung mit Alphararefizierung bei Zunahme spannungsgeringer desynchronisierter Phasen, z.T. mit irregulären langsamen Wellen (entsprechend den subvigilen Stadien B1–B3). Diesen zweiten Reaktionstyp haben wir bei gesunden Probanden deutlich seltener beobachtet, als bei Patienten. Wie schon früher vermutet (Ulrich 1994) und durch eine neuere Studie mit quantitativer Methodik gesichert (Ulrich, unveröffentlichte Ergebnisse) besteht bei etwa einem Drittel der Patienten mit affektiven Psychosen, insbesondere solchen mit psychomotorisch gehemmten Melancholien vermutlich weitgehend zustandsabhängig, eine dynamische Rigidität (DR) und bei den anderen zwei Dritteln eher eine dynamische Labilität (DL).

Die Unterscheidung von zwei zueinander gegensinnigen Reaktionstypen ist auf der Grundlage der üblichen Probandenuntersuchungen nicht

Elektroenzephalographische Aspekte der Lithiumwirkung

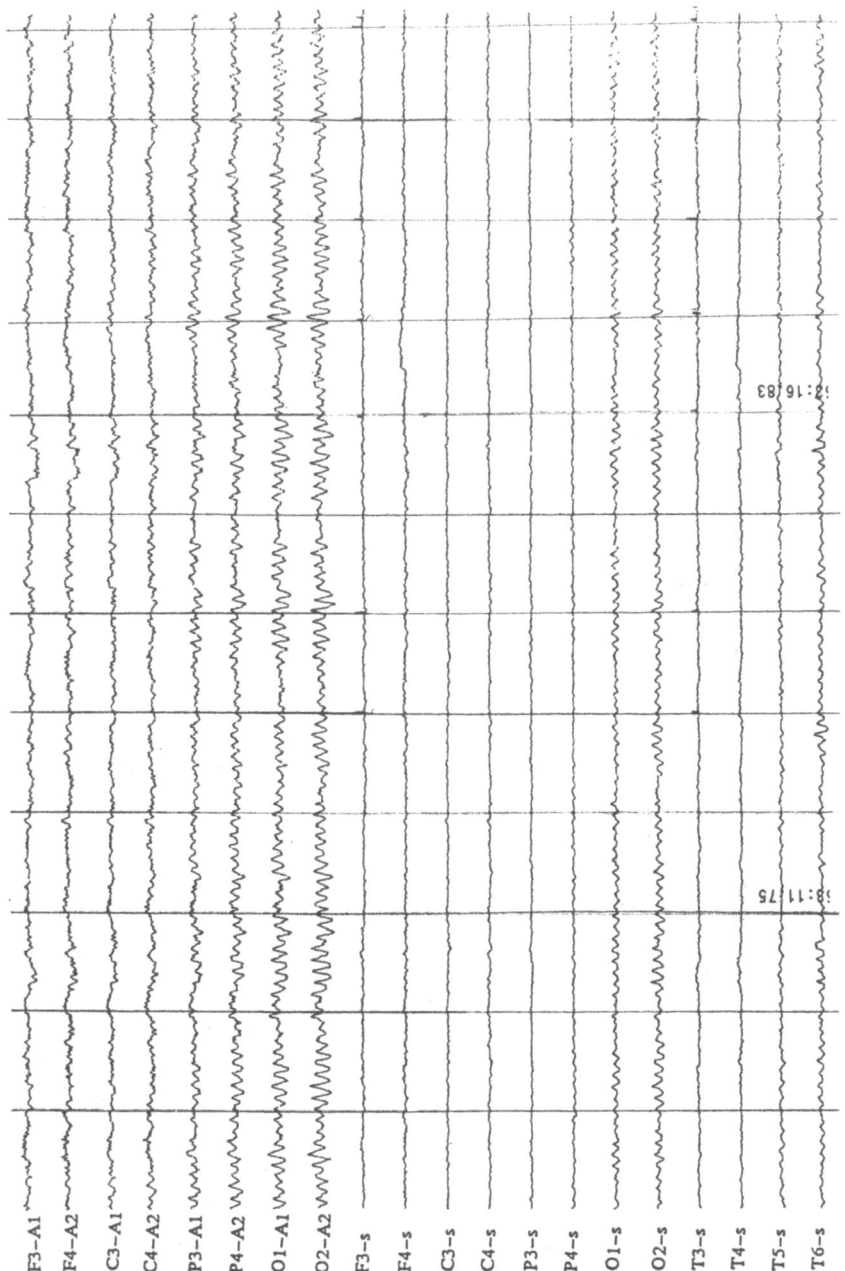

Abb. 2. Physiomorph (PM) organisiertes EEG mit einer kontinuierlichen, leicht spindelförmig modulierten und durchgängig posterior betonten 8,5/s Alphaaktivität

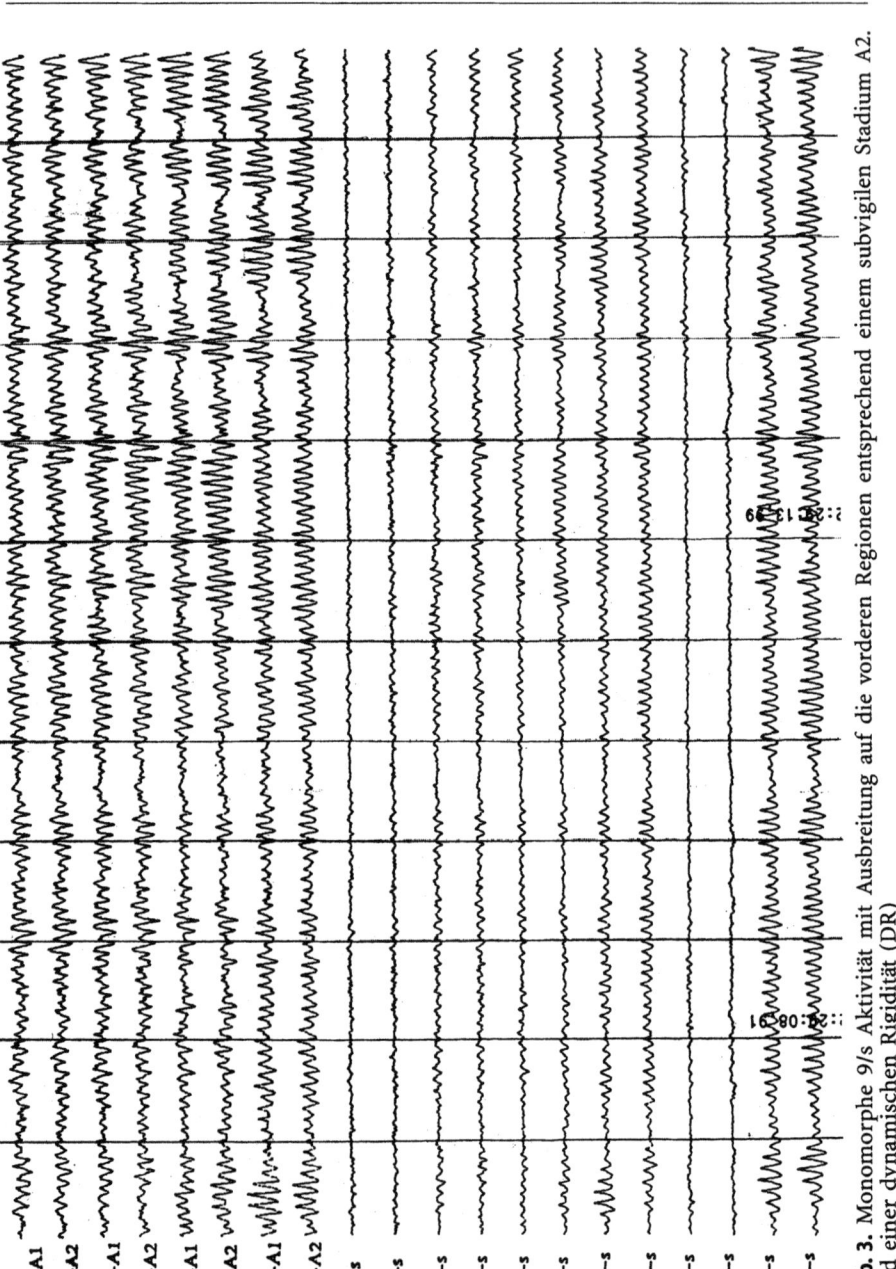

Abb. 3. Monomorphe 9/s Aktivität mit Ausbreitung auf die vorderen Regionen entsprechend einem subvigilen Stadium A2. Bild einer dynamischen Rigidität (DR)

Elektroenzephalographische Aspekte der Lithiumwirkung

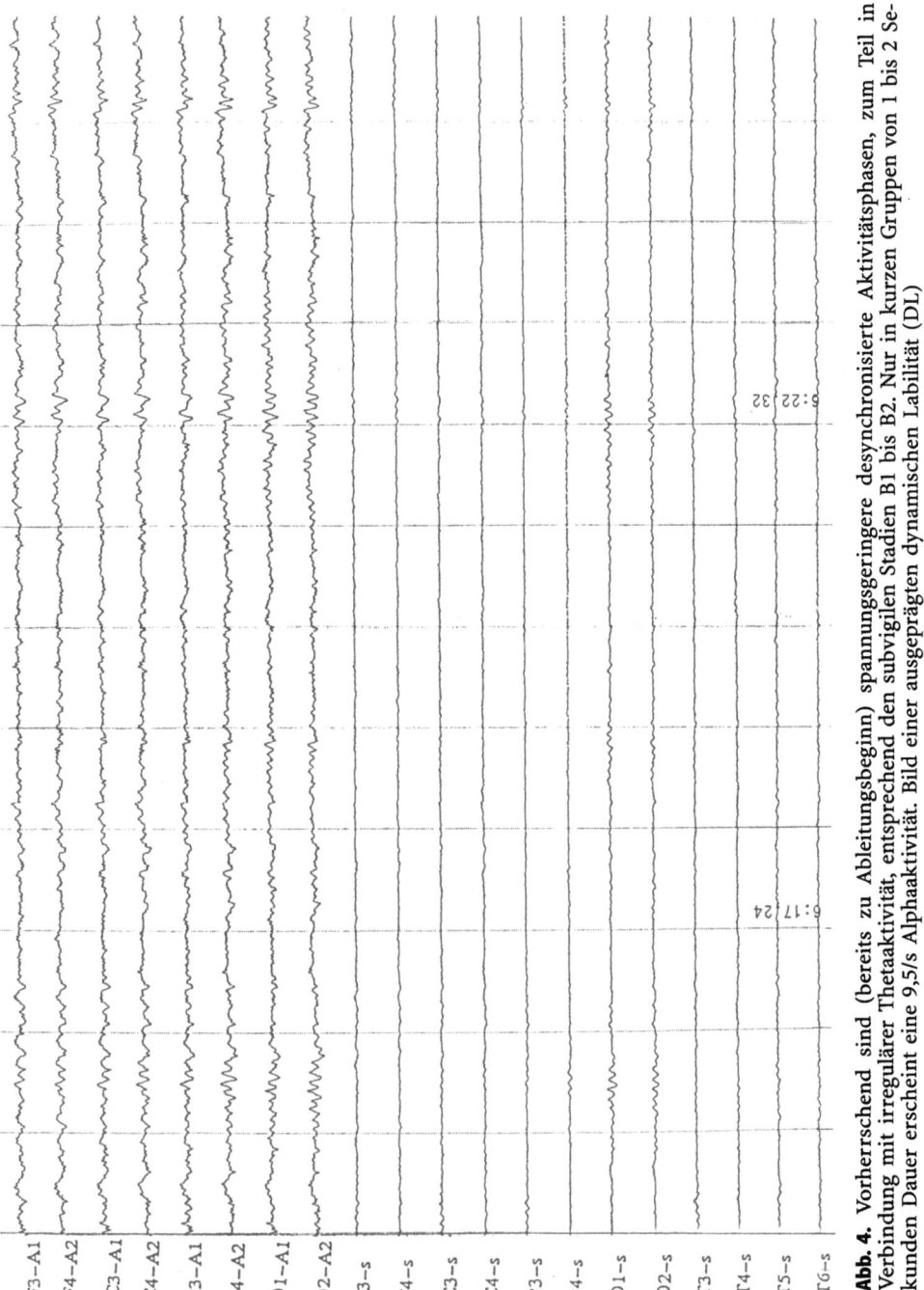

Abb. 4. Vorherrschend sind (bereits zu Ableitungsbeginn) spannungsgeringere desynchronisierte Aktivitätsphasen, zum Teil in Verbindung mit irregulärer Thetaaktivität, entsprechend den subvigilen Stadien B1 bis B2. Nur in kurzen Gruppen von 1 bis 2 Sekunden Dauer erscheint eine 9,5/s Alphaaktivität. Bild einer ausgeprägten dynamischen Labilität (DL)

Tabelle 1. Häufigkeitsverteilung von Patienten mit bipolaren affektiven Psychosen (n=35), unterteilt nach phasenprophylaktischer Effektivität von Lithium und der EEG-Morphodynamik in euthymem Zustand. DR=dynamische Rigidität, DL=dynamische Labilität, PM=physiomorph

Morphodynamik des EEGs unter Lithiumprophylaxe	Rezidive innerhalb eines Beobachtungszeitraumes von 48 Monaten	
	ja	nein
DR	8	1
DL	3	6
PM	3	14

zu erwarten, wurden und werden doch hier stets nur Personen mit einem bestimmten Grad an Alphaausprägung berücksichtigt.

Unsere Vermutung eines Zusammenhangs zwischen der phasenprophylaktischen Effektivität einerseits und der unter chronischer Lithiummedikation festzustellenden EEG-Dynamik andererseits ließ sich auf Grund einer Untersuchung an 35 Patienten der Berliner Lithiumkatamnese mit der Diagnose einer bipolaren affektiven Psychose erhärten (Ulrich 1994). Die Behandlungsdauer bzw. die Beobachtungszeit betrug mindestens vier Jahre (26 Frauen, 9 Männer, Altersmittel 55,7±13 Jahre; mittlerer Plasmaspiegel: 0,70±0,14 mmol/l) (siehe Tabelle 1).

Die Ergebnisse sprechen dafür, daß dynamische Rigidität (DR) mit einer eher ungünstigen, physiomorphe Organisation (PM), aber auch dynamische Labilität (DL) mit einem günstigen phasenprophylaktischen Effekt verknüpft sind (DR vs. PM: $p<0,001$; DR vs. DL: $p<0,05$; DL vs. PM: n.s.). Offen bleiben muß auf Grund des retrospektiven Charakters der Studie, *welche* EEG-Dynamik im prämedikamentösen Ausgangs-EEG denn nun eine günstige phasenprophylaktische Wirkung prädizieren läßt. Dies ließe sich nur durch eine prospektiv angelegte Studie entscheiden.

Ausblick

Das EEG zukünftig als Hilfsmittel für die Prädiktion des phasenprophylaktischen Lithiumeffekts einsetzen zu können, wäre zweifellos ein bedeutender Fortschritt, der alle Anstrengungen lohnte. Wir dürfen darüber jedoch nicht aus den Augen verlieren, daß damit der Wirkmechanismus des Lithiums in systemphysiologischer Hinsicht noch keineswegs erschöpfend erklärt wäre. Warum, so bliebe zu fragen, wirkt von all den als „zentraldämpfend" bezeichneten Psychopharmaka, die ja auch in etwa vergleichbare Effekte auf die EEG-Morphodynamik erkennen lassen, nur das Lithium phasenprophylaktisch? Haben möglicherweise andersartige phasenprophylaktisch wirksame Pharmaka wie Carbamazepin und Valproinsäure vergleichbare Effekte auf die Morphodynamik des EEGs? Antworten sind nur von entsprechenden hypothesengeleiteten Untersuchungen zu erwarten. Natürlich ist auch mit der Möglichkeit zu rechnen, daß jedes der genannten Pharmaka seine phasenprophylaktische Wirkung auf eine andere, nur ihm eigene Weise entfaltet oder daß diese nicht nur über einen sondern über mehrere unterschiedliche Mechanismen zustande kommt (Müller-Oerlinghausen 1987). Speziell für das Lithium erscheint uns hier noch eine Spekulation erwähnenswert, die möglicherweise heuristische Bedeutung erlangen könnte. Diese Spekulation nimmt ihren Ausgang bei den als *lithiumtypisch,* wenngleich nicht lithiumspezifisch, zu betrachtenden links-anterioren Foci langsamer Wellen (s.o.). Nachdem heute gesichert ist, daß es sich hier nicht um Foci im neurologischen Sinn handelt, erscheint es plausibel anzunehmen, daß Lithium auf irgendeine Weise das interhemisphärale Funktionsäquilibrium verändert. Dies führt uns zu einer verhaltensphysiologischen Konzeption, derzufolge die affektive Tönung unserer Verhaltensäußerungen aus der Balance der beiden elementaren Aktionstendenzen Zuwendung (approach) und Abwendung (withdrawal) resultiert (Ebbecke 1959; Schneirla 1959; Kinsbourne 1978; Ulrich 1981). Dem Antagonismus dieser Aktionstendenzen läßt sich eine Aktivierungsasymmetrie zwischen links- und rechts-anterioren Rindenregionen an die Seite stellen (Davidson 1988). Ein linkshemisphärales Funktionsüberwiegen wird mit Zuwendung, entsprechend einem positiven Affekt, ein rechtshemisphärales mit Abwendung, entsprechend einem negativen Affekt, in Beziehung gebracht. Neueren Befunden zufolge scheint ein relatives rechts-frontales Funktionsüberwiegen – erschlossen aus einer anterioren Alphaasymmetrie im EEG (abgeleitet unter Ruhebedingungen im euthymen Zustand) mit linksseitigem Amplitudenüberwiegen – ein Dispositionsindikator für die Manifestation depressiver Syndrome zu sein (Henriques u. Davidson 1990). Für die Patienten mit bipolaren affektiven Psychosen, d. h. depressiven wie auch manischen Phasen, läge die Annahme einer konstitutionellen Labilität der interhemisphäralen Koordination im Sinne eines Vulnerabilitätsfaktors nahe. Hier käme es nach dem Kippschwingungsprinzip zu Extremauslenkungen entweder zur einen oder zur anderen Seite, d. h. in Richtung „approach" (Manie) oder „withdrawal" (Depression). Die phasenprophylaktische Wirkung des Lithiums ließe sich in einer Stabilisierung dieser hochlabilen interhemisphäralen Koordination sehen. Eine solche Interpretation läßt sich im übrigen gut mit unseren Befunden vereinbaren, wonach Patienten mit günstiger phasenprophylaktischer Lithium-Response im euthymen Zustand unter Lithium eine physiomorphe, d. h. stabile bzw. stabilisierte Vigilanzdynamik aufweisen.

Literatur

Bente D (1961) Elektroenzephalographische Gesichtspunkte zur Klassifikation neuro- und thymoleptischer Pharmaka. Med. exp. 5:337-346

Bente D (1963) Elektroenzephalographische und psychiatrische Pharmakotherapie. In: Achelis JD, Ditfurth von H (Hrsg.) Anthropologische und naturwissenschaftlich-klinische Grundprobleme der Pharmakopsychiatrie. Thieme, Stuttgart, S. 75-99

Bente D (1964) Die Insuffizienz des Vigilitätstonus. Habilitationsschrift. Erlangen

Bente D, Scheuler W, Ulrich G, Müller-Oerlinghausen B (1982) Effects of lithium on the EEG of healthy subjects and psychiatric patients: methods, results and hypothesis. In: Herrmann WM (ed) EEG in drug research. Fischer, Stuttgart New York

Czernik A (1978) EEG-Veränderungen unter langjähriger Lithiumbehandlung. Psychiatria Clin 11:189-197

Davidson RJ (1988) EEG measures of cerebral asymmetry: conceptual and methodological issues. Int J Neurosci 39:71-89

Ebbecke U (1959) Physiologie des Bewußtseins in entwicklungsgeschichtlicher Betrachtung. Thieme, Stuttgart

Helmchen H, Kanowski S (1971) EEG-Veränderungen unter Lithiumtherapie. Nervenarzt 42:144-148

Henninger GR (1978) Lithium carbonate and brain function. Arch Gen Psychiatr 35:228-233

Henriques JB, Davidson RJ (1990) Regional brain electrical asymmetries discriminate between previously depressed and healthy control subjects. J Abnorm Psychol 99:22-31

Herrmann WM, Kropf D, Fichte B, Müller-Oerlinghausen B (1980) Elektroenzephalografische und psychoexperimentelle Untersuchungen mit Lithium an gesunden Probanden. Pharmakopsychiatrie 13:200-212

Itil TM, Akpinar S (1971) Lithium effect on human electroencephalogram. Clin Electroenceph 2:89-102

James JF, Reilly E (1971) The electroencephalographic recording of short- and long-term lithium effect. Southern Med Journ 64:1322-1327

Johnson G, Maccario M, Gershon S, Korein J (1970) The effects of lithium on electroencephalogram, behaviour and serum electrolytes. J Nerv Ment Dis 151:273-289

Kinsbourne M (1978) The biological determinants of functional bisymmetry and asymmetry. In: Kinsbourne M (ed) Asymmetrical Functions of the Brain. Cambridge University Press, New York, pp. 3-13

Mayfield D, Brown R (1966) The clinical laboratory and electroencephalographic effect of lithium. J Psychiat Res 4:207-219

Müller-Oerlinghausen B (1982) Psychological effects, compliance, and response to long-term lithium. Br J Psychiat 141:411-419

Müller-Oerlinghausen B (1987) Towards a neuropsychological model of lithium action. Pharmacopsychiat 20:192-194

Reilly E, Halmi KA, Noyes R (1973) Electroencephalographic responses to lithium. Int Pharmacopsychiat 8:208-213

Schneirla TC (1959) An evolutionary and developmental theory of biphasic processes underlying approach and withdrawal. In: Jones MR (ed) Nebraska Symposium on Motivation. University of Nebraska Press, Lincoln, pp. 1-42

Small JG, Small IF (1973) Pharmacology-neurophysiology of lithium. In: Gershon S, Shopsin B (eds) Lithium: its role in psychiatric research and treatment. Plenum, New York, pp. 83-106

Small JG, Milstein V, Perez HC, Small IF, Moore DF (1972) EEG and neurophysiological studies of lithium in normal volunteers. Biol Psychiat 5:65-77

Ulrich G (1981) Videoanalyse depressiver Verhaltensaspekte - Studien zum non-verbalen Verhalten in einer Interviewsituation. Enke, Stuttgart

Ulrich G (1994) Psychiatrische Elektroenzephalographie. G. Fischer, Jena

Ulrich G, Frick K, Lewinsky M (1993) Lithium and the theoretical concept of „dynamic restriction": a comparison of the effects on different levels of quantitative EEG analysis. Lithium 4:33–44

Ulrich G, Frick K, Stieglitz RD (1987) Interindividual variability of lithium-induced EEG changes in healthy volunteers. Psychiatry Res 20:117–127

Ulrich G, Herrmann WM, Hegerl U (1990) Effect of lithium on the dynamics of electroencephalographic vigilance in healthy subjects. J Affect Dis 20:19–25

Ulrich G, Scheuler W, Müller-Oerlinghausen B (1983) Zur visuell-morphologischen Analyse des hirnelektrischen Verhaltens bei Patienten mit manisch-depressiven und schizoaffektiven Psychosen unter Lithiumprophylaxe. Fortschr Neurol Psychiat 51:24–36

Wilder J (1931) Das „Ausgangswertegesetz", ein unbeachtetes biologisches Gesetz und seine Bedeutung für Forschung und Praxis. Z ges Neurol Psychiat 137:317–338

Zakowska-Dabrowska T, Rybakowski J (1973) Lithium-induced EEG changes: relation to lithium levels in serum and red blood cells. Acta Psychiat Scand 49:457–465

KAPITEL 2.9

Der psychologische Zugang zur Wirkungsweise einer Lithiumprophylaxe

W. Classen

Synopsis

1. Ein wesentlicher Wirkmechanismus der Lithiumprophylaxe ist in der Modifikation von Verhalten und Erleben zu suchen, die immanent, d. h. ohne reduktionistische Verweise auf andere Beschreibungsebenen, innerhalb psychologischer Modelle beschrieben werden kann.
2. In den letzten 25 Jahren entwickelten sich durch Befunde aus Tierversuchen, psychophysiologische Untersuchungen am Menschen sowie klinische Beobachtungen Modelle zur psychologischen Wirkweise von Lithium. Das phänomenologische Modell von Kropf erlaubt eine Integration von genetischen Krankheitskonzepten, psychologisch beschriebenen Prozessen der Erkrankung sowie Akut- und Langzeitwirkungen von Lithium.
3. Lithium kann bei gesunden Versuchspersonen zu Gefühlen der Müdigkeit, affektiver Indifferenz, aber auch verstärkter Reizbarkeit, alternierender Über- und Unterstimulierbarkeit durch Umweltreize und generellem Krankheitsgefühl mit Negativismus, Dysphorie und Lethargie führen.
4. Das bei depressiven Patienten in der Akutphase und langfristig vorhandene rigide und irregulative Verhaltensrepertoire verweist auf eine Veränderung psychischer Funktionen wie Strukturierungskapazität, Kognitionen, Emotionen und Wahrnehmung. Auf dieser Ebene wirkt Lithium wahrscheinlich modulierend durch Anhebung der Wahrnehmungsschwelle für verschiedene Reize und verbesserte Strukturierungen der Informationsverarbeitung.
5. Die bei Mensch und Tier gefundene aggressionshemmende Wirkung beruht möglicherweise auf einer Perzeptionsänderung aggressionsinduzierender Reize und einer verbesserten Kontrolle aggressiver Impulse unter Reduktion aggressiver Handlungsschemata.

Einleitung

Erst ca. 20 Jahre nach der Entdeckung der antimanischen Wirkung des Lithiums durch Cade 1949 stellten Baastrup und Schou (1967), gefolgt von Schou et al. (1968) und von Angst et al. (1969) in ihren Untersuchungen die phasenprophylaktische Wirkung der Substanz fest (Folstein et al. 1982). Klein (1970) unterschied dabei sogenannte kompensatorische Substanzen, die die normale zerebrale Physiologie in Richtung pathophysiologischer Prozesse verändern, von reparativen Substanzen, welche nur bei pathophysiologischen Prozessen greifen, während Schou (1963) zunächst allein den reparativen Aspekt sah und meinte, daß diese Substanzen, u.a. auch Lithium, auf das normale emotionale Befinden keinen Einfluß hätten. Wiederum war es die Gruppe um Schou (Schou et al. 1968), die erstmals bemerkte, daß Lithium bei Gesunden kognitive und affektive Störungen hervorruft. Wenig später wiesen Cooper und Fowlie (1973) die antiaggressive Wirkung nach. Dabei wurde schnell deutlich, daß aggressives Verhalten bei Epilepsie-induzierten Persönlichkeitsänderungen nicht zu lindern war, sich vielmehr unter Gabe des Lithiums noch verschlimmerte (Schiff et al. 1982), was sich letztlich als Effekt der krampfschwellensenkenden Wirkung des Lithiums mit den dadurch hervorgerufenen Allgemeinveränderungen im Hirnstromkurvenverlauf unter Lithium beschreiben läßt (Karniol et al. 1978). Persönlichkeitspsychologische Parameter (Bonetti et al. 1977), sozialpsychologische und klinische Daten zur Prädiktion der Wirkung (Bowden 1995) wurden untersucht. Aber auch elektrophysiologische (Herrmann et al. 1980), wahrnehmungspsychophysiologische (Emrich et al. 1990) sowie genetische Überlegungen (Grof et al. 1994) werden in die Fragen der Wirkungen des Lithiums einbezogen. Tieruntersuchungen sollen Aufschlüsse darüber geben, wie vor allem Lernfunktionen beeinflußt werden (Jaeger u. Mucha 1990; Meachum 1990a, 1990b). Aus diesen Beobachtungen ergaben sich in den letzten 25 Jahren Versuche, ein psychologisches Modell der Lithiumwirkung zu entwickeln. Johnson (1984) faßte das bis zu dieser Zeit bekannte, nicht immer eindeutige und unumstrittene Wissen über die psychologische Wirkweise des Lithiums zusammen. Dessen ungeachtet hatten das psychologische Wissen und die Modelle bislang wenig Einfluß auf die therapeutische Vorgehensweise der Psychiater. Letztlich blieb der Wirkmechanismus dieses Metalls bis heute unbekannt (Barton et al. 1993).

Theoretisch-psychologische Ansätze zur Wirkungsweise von Lithium

Nur wenige Forscher haben sich mit der Frage der Entwicklung eines psychologischen Modells zur Erklärung der Wirkung von Lithium befaßt. 1984 beschrieb N. F. Johnson ein auf kybernetische Prinzipien aufgebautes Stimulus-Response-Konstrukt mit einem hypothetischen Analysanden als regulierende Einheit, der bei Gesunden durch einen sogenannten Homöostaten in seiner Sensitivität stimuliert oder gehemmt wird (vgl. Abb. 1). Bei affektiven Störungen soll dieser Anpassungsprozessor versagen und im Falle der Manie zu einer Überschätzung, bei der Depression zu einer verlangsamten Verarbeitung der einströmenden Reize führen. Insbesondere bei Manien wird ein Notfall-Homöostat behauptet, der überreaktiv das klinische Verlaufsbild einer depressiven Nachschwankung erklären soll, so daß Depressionen faktisch die Folge manischer Zustände sind. Unabhängig davon können auch Angst und weitere psychologische Einflußgrößen das System verändern. In diesem Modell fände Lithium dadurch seine Wirkung, daß es solche Reaktionen beeinflußt, die als Antworten auf schwellennahe Stimuli auftreten und darunter eine Veränderung der sensorischen Analyseprozesse bewirken.

Ein stark vereinfachtes, deshalb auch eher eingängiges Modell (vgl. Abb. 2) wurde in den letzten Jahren von Johnson (1991) vorgestellt. Unter Beibehaltung seines Reiz-Reaktions-Paradigmas nimmt er nun allein einen Regelkreis über eine sensorische Analyse zu einer Antwort-Selektion, beeinflußt durch Effekte des Lithiums und des affektiven Erlebens des Probanden, an.

Vor allem tierexperimentelle Untersuchungen bestätigen das Modell. Lithium verringert die Verhaltensunterdrückung von niederschwellig strafbedrohtem Verhalten (Katz u. Carroll 1977) und die Rate der Aneignung von passivem Vermeidungsverhalten, während das aktive Vermeidungsverhalten nicht verändert wird (Hines u. Poling 1984). Reaktionen auf Umweltreize (Syme u. Syme 1974) und die Orientierungsreaktion (Baratt et al. 1968) werden geringer.

Kropf (1986) entwickelte ein phänomenologisches Modell (vgl. Abb. 3), das sich auf empirische Beobachtungen an manischen und depressiven Patienten stützt und mittels logischer Axiome und Annahmen auch neuere genetische Ansätze in sich vereinen kann. In diesem Modell werden die Konsequenzen verschiedener Annahmen beschrieben, z. B. ob normales und pathologisches Verhalten bzw. Erleben distinkte, duale Kategorien oder eine Graduierung auf einem Kontinuum darstellt. Bei der ersten Annahme muß eine latent veränderte prämorbide Persönlichkeit des Erkrankten im Sinne einer rudimentären Depression oder Manie angenommen werden, was genetischen Ansätzen sehr entgegenkommt. Jedoch sind auch Spontanbildungen, singuläre und multiple, rezidivierende Exazerbationen innerhalb dieser Annahmen erklärbar. Kropf postulierte eine „Strukturierungsschwäche" depressiver Patienten, Inhalte des Erlebens und Verhaltens evolutionär zu entfalten bzw. involutionär abzubauen und Abgrenzungen zwischen beiden Prozessen vorzunehmen. Neben der Akut- läßt sich auch die prophylaktische Wirkung von Lithium in diesem Modell gut darstellen (vgl. Abb. 4). Erkenntnistheoretisch überzeugend

Der psychologische Zugang zur Wirkungsweise einer Lithiumprophylaxe

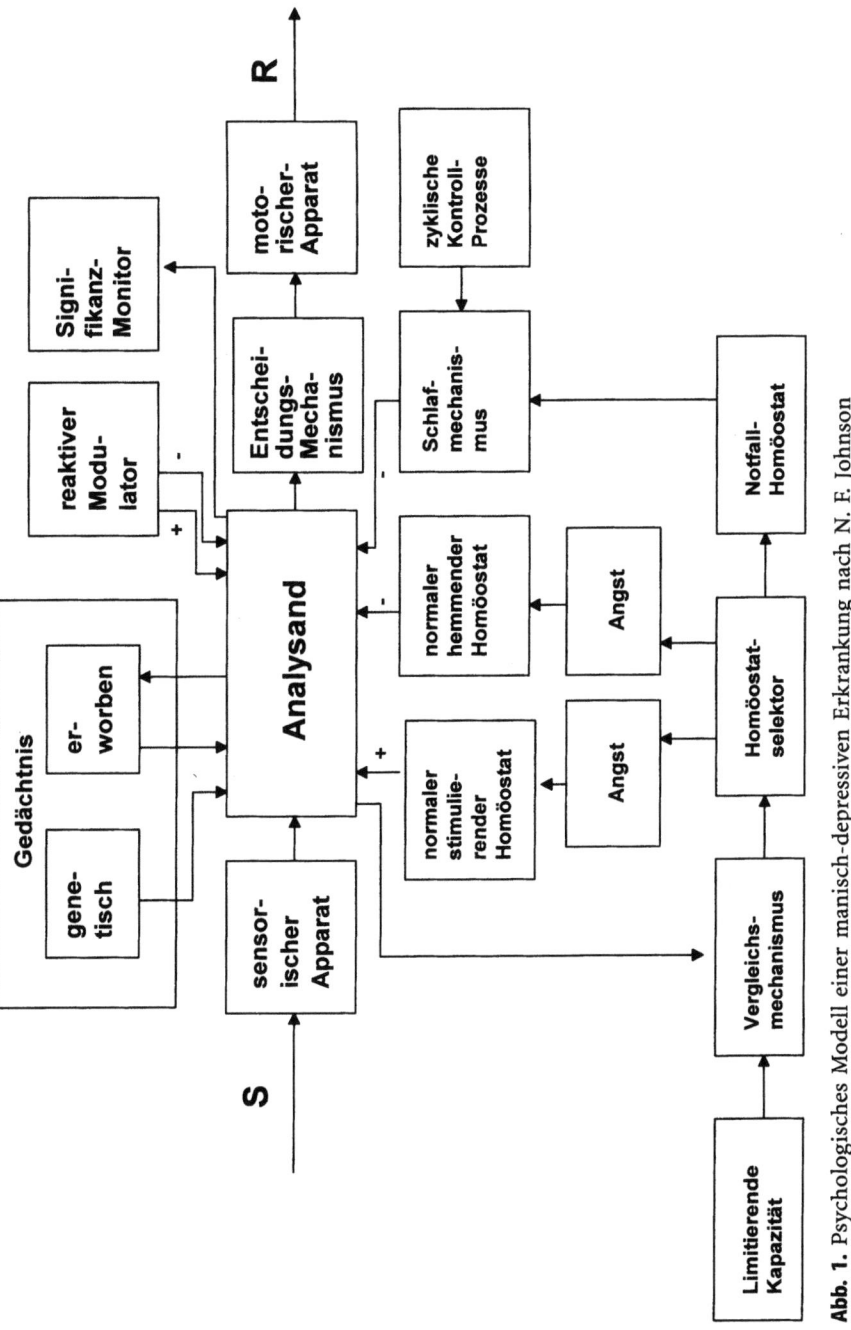

Abb. 1. Psychologisches Modell einer manisch-depressiven Erkrankung nach N. F. Johnson

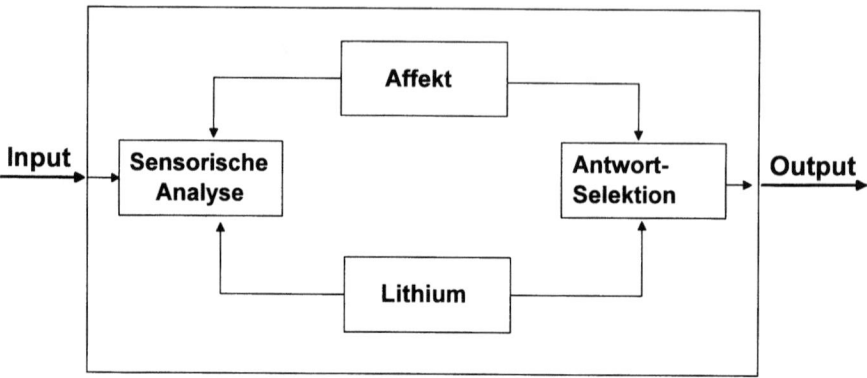

Abb. 2. Einfaches psychologisches Modell der Lithiumwirkung nach N. F. Johnson

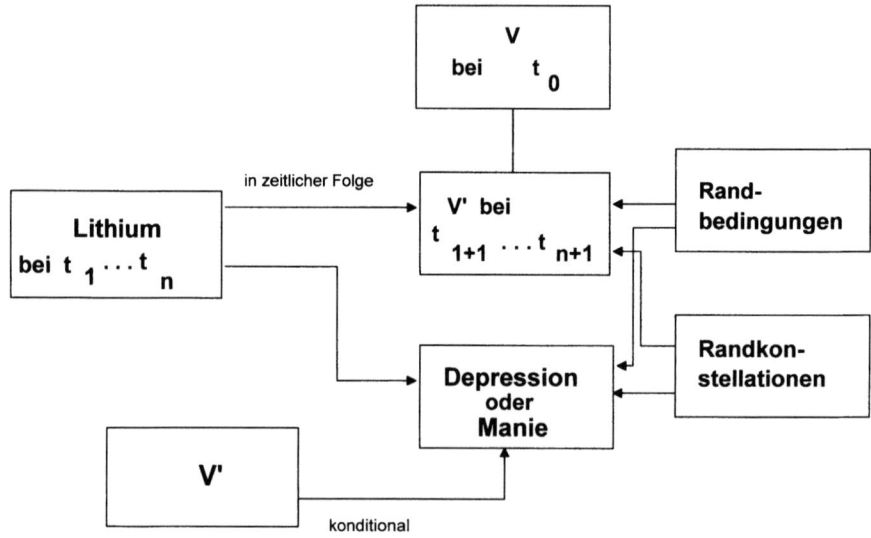

Abb. 3. Psychologisches Modell der Akutwirkung von Lithium nach D. Kropf

stellte er dar, daß biochemische und psychische Prozesse, obgleich in denselben Bereichen aktiv, nicht aufeinander reduzierbare, sondern differente Prozesse sind. Schon die alten Experimente von Schachter und Singer (1962) sind hierfür anschauliche Hinweise. Im Gegensatz zu Johnsons (1984) Modell sind bei Kropf (1986) ferner auch die Veränderungen normalpsychischer Funktionen unter Lithium zu beschreiben. Dabei bleibt offen, ob die psychologischen Wirkorte der Substanz mit den Orten der Verursachung des psychopathologischen Erlebens und Verhaltens übereinstimmen.

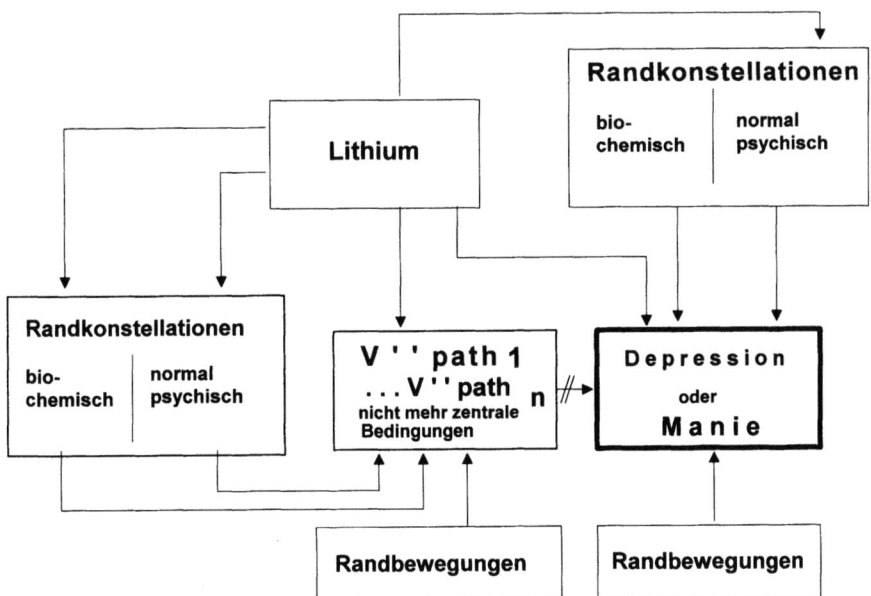

Abb. 4. Psychologisches Modell der prophylaktischen Wirkung von Lithium nach D. Kropf

Methodische Probleme bei Untersuchungen mit Lithium

Befaßt man sich mit der Frage, ob eine bestimmte Substanz bei einem Gesunden oder Kranken eine neuropsychologische Veränderung hervorruft, ist zunächst zu klären, ob ein Defizit vorliegt oder nicht. Sind die fraglichen Veränderungen klinisch oder theoretisch sinnvoll, d. h. ist von ihrer Erforschung ein Erkenntnisgewinn für die Wirkung der untersuchten Substanz zu erwarten, oder hat die Untersuchung den Zweck, hypothesengenerierende Resultate zu erbringen (Kennedy u. Kenny 1992). Hat man sich davon überzeugen können, daß die angewandten Verfahren die in Frage stehende Funktion auch valide und reliabel erfassen, zudem auch noch in angemessener Weise und für diese Probleme bzw. diese Fragestellung im adäquaten Setting angewandt wurden, besteht die nächste Aufgabe darin, Hypothesen über die Ursachen der Beeinflussung zu entwerfen. Insbesondere bei kranken Personen ist zu hinterfragen, ob die beobachteten Effekte nicht als Ausdruck der Erkrankung, als Interaktionen mit anderen eingenommenen Substanzen oder aus dem Spontanverlauf der Erkrankung zu verstehen sind (Carlin 1991).

Bei der Erfassung psychomotorischer Parameter bleibt zu beachten, daß die affektive Erkrankung ihrerseits zu einer Veränderung psychomotorischer Funktionen führt, somit die Wirkung des Lithiums nicht zweifelsfrei von den Auswirkungen der Krankheit getrennt werden kann (Jahuar et al. 1993).

Weiter muß geklärt werden, ob die akute oder die chronische Einwirkung der Substanz überdauernde neuropsychologische Effekte hervorruft (vergleichbar dem amotivationalen Syndrom beim Cannabis-Abusus; für Lithiumeffekte vgl. Heim u. Wunderlich 1981). Nicht nur tagesgangabhängige Leistungs- und Erlebensveränderungen müssen kontrolliert werden, sondern auch die Möglichkeit, daß Lithium den zirkadianen Rhythmus zumindest bei Tieren modifiziert (Kripke u. Wyborney 1980). Ferner sollte geklärt sein, welchen Effekt man überhaupt als eine Reaktion auf Lithium im Sinne einer Lithium-Response bzw. -Non-Response wertet (Grof et al. 1994).

Wichtig ist, eine diagnostisch homogene Gruppe von Patienten zur Untersuchung zu bringen, damit mögliche Effekte nicht durch unausgewogene Randbedingungen verwischt werden (Krankheitsdauer, Krankheitsverlauf und Phasenanzahl, Phasendauer, Alter, Ausbildung etc.; vgl. Tabelle 1). Auch die Zuordnung, ob die Erkrankung mehr reaktive oder mehr endo-

Tabelle 1. Methodische Probleme bei der Messung von Lithiumeffekten (nach Engelsmann et al. 1992)

1. Erkrankungsgeleitete Daten
1.1. Diagnostische Kriterien
1.2. Grad der psychopathologischen Veränderung
1.3. Subjektive Klagen über Gedächtnisstörungen im Vergleich zu objektiven Befunden
1.4. Vorhandensein anderer Erkrankungen (z. B. Alkoholismus, Hypothyreoidismus)

2. Personenbezogene Daten
2.1. Alter und Alterung in der Selektion der Stichprobe
2.2. Ausbildungsgrad und Anamnese von Lernbehinderungen und/oder Funktionsstörungen

3. Behandlungsbezogene Daten
3.1. Behandlung mit Lithium alleine oder in Kombination mit anderen Substanzen
3.2. Lithiumtoxizität
3.3. Lithiumdosis und Plasma-/Erythrozyten-Lithium-Spiegel
3.4. Compliance
3.5. Anamnese einer kürzlichen oder früheren Elektrokrampftherapie
3.6. kürzliche Behandlung mit hochpotenten Neuroleptika oder Antidepressiva

4. Evaluation
4.1. Sensitivität psychologischer Parameter
4.2. Messung der Funktion: globale Messung vs. Komponentenerhebung
4.3. Evaluation vor der Behandlung und periodisch nach der Behandlung
4.4. kontrollierte Studien und Doppelblind-Crossover-Anordnungen
4.5. Ethische Betrachtungen

gene, genetisch determinierte Züge trägt (Grof et al. 1994), muß geklärt sein. Die ungelöste Frage der Disparatheit unipolarer und bipolarer Depressionen tritt hier ans Licht (Gershon et al. 1987). Die Wirkungen und Nebenwirkungen des Lithiums sind aber deutlich unterschiedlich bei den unterschiedlichen Patientengruppen (Mendlewicz et al. 1973). Wichtig ist auch, das Diagnosesystem und die abhängigen Variablen bzw. erhobenen Parameter prägnant zu beschreiben bzw. festzulegen und zu benennen, damit andere Forschergruppen die Ergebnisse nachvollziehen, evtl. auch replizieren können. Psychopathologische Ausprägungsgrade verschiedenen Ausmaßes, unterschiedliche Lithium-Plasma-Spiegel mit der Wahrscheinlichkeit einer unterschiedlichen Toxizität, organische Veränderungen der Patienten etc. können zu erheblich unterschiedlichen Resultaten einer ansonsten in gleicher Weise aufgebauten Untersuchungsanordnung führen (Engelsmann et al. 1988).

Als experimentelles Untersuchungsdesign empfiehlt sich eine randomisierte klinische Anordnung mit zwei oder mehr Gruppen, in der die Patienten in Mehrzeitpunktmessungen ihre eigenen Kontrollpersonen sind. Dabei erscheint es aus methodischer Sicht am günstigsten, wenn Messungen vor Einnahme, unter Applikation und nach dem Absetzen von Lithium vorgenommen werden (Engelsmann et al. 1992). Ferner sind Doppelblindanordnungen zu fordern, welche aber wegen des deutlichen somatischen Nebenwirkungsprofils des Lithiums mit Tremor, Diarrhoe oder vermehrtem Durst häufig, insbesondere bei Langzeitstudien, nicht durchzuführen sind. Andererseits verbieten ethische Aspekte unter der erfolgreichen Behandlung mit Lithium das Umsetzen auf Placebo, wie es in den sehr ökonomischen Crossover-Designs zu fordern wäre, bzw. das Absetzen der Wirksubstanz. Gerade aber Placebokontrollen sind auch bei kranken Probanden sehr wichtig, um die Effekte der Erkrankung von den Effekten der Lithiumwirkung differenzieren zu können. Wiederum ethische Gesichtspunkte verbieten hier eine Manipulation der Lithium-Plasma-Spiegel. Andererseits sind Fragen der Compliance der Patienten im Langzeitversuch zu beachten. Nebenwirkungen sind häufig die Gründe für eine unregelmäßige Einnahme oder gar das Absetzen von Lithium. Da schon die erneute Einnahme 2 Tage vor der Spiegelbestimmung reicht, um einen konstanten Plasma-Spiegel vorzutäuschen, sind andere, diffizilere Überwachungsmethoden zur Kontrolle notwendig. Ferner sind simple, kulturell bedingte unterschiedliche Erlebensaspekte der Wirkung einer Substanz zu beachten, wenn die Untersuchungen an Menschen verschiedener kultureller Herkunft durchgeführt werden (Lee 1993).

Lithium zeigt akute klinische Effekte nach ca. zwei bis drei Wochen (Mandell u. Knapp 1975), die prophylaktische Wirkung ist erst nach mehreren Monaten bis ca. einem Jahr zu erwarten, weshalb neben Akutversuchen bei Tieren, gesunden wie psychisch kranken Menschen Versuche über Wochen bis Monate durchgeführt werden sollten.

Kritisch ist zu bemerken, daß weder bei der Untersuchung der Lithiumwirkung auf die Manie noch bezüglich der Effekte auf die Depression placebokontrollierte Untersuchungen vorgenommen wurden (Calabrese et al. 1995).

Psychologische Effekte von Lithium

Eines der konsistentesten Ergebnisse hinsichtlich der psychologischen bzw. psychomotorischen Wirkung einer Lithiumapplikation sowohl bei Gesunden wie bei affektiv Erkrankten ist die Reduktion des Aktivitätsniveaus (Hines u. Poling 1984; Kropf u. Müller-Oerlinghausen 1985a; Staunton et al. 1982).

Untersuchungen an Tieren

Bei Tieren nimmt unter Lithiumapplikation neben der spontanen Aktivität (Harrison-Read 1977) vor allem das explorative Verhalten (Johnson 1972) ab, insbesondere wenn sich die neuen Reize nur unwesentlich von bekannten Reizen unterscheiden (Johnson 1979). Schon recht früh entdeckte man auch die aggressionshemmende Wirkung sowohl bei Tieren wie bei Menschen (Johnson 1984). Es kommt offensichtlich zu einer Perzeptionsänderung aggressionsinduzierender Reize und zu einer verbesserten Kontrolle aggressiver Impulse unter Reduktion aggressiver Handlungsschemata.

Tiere vermeiden die Konsumption von Substanzen, die mit Lithiumchlorid versetzt abgegeben werden, selbst wenn diese Substanzen zuvor als Verstärker für ein instrumentelles Lernparadigma dienten (Stolerman u. D'Mello 1978). Diese Reaktionssuppression erfolgt um so besser und generalisiert auch stärker, wenn vor der Lithiumapplikation ein neuer Stimulus eingeführt wird, was als einfache Extinktion des Verhaltens angesehen werden kann. Meachum (1990a) zeigte, daß neue, aber nicht bekannte Reize durch die unmittelbare Applikation von Lithium nach der instrumentellen Lernsituation unterdrückt werden. Tiere, die vertraut mit dem Zielreiz sind, erfuhren keine Aversionskonditionierung unter Lithium. Hierbei ist eine Interferenz der Reize mit einem Überschatten (overshadowing) der aversiven Konditionierung anzunehmen.

Geschmacksaversionslernen hinsichtlich des Lithiums ist sehr viel erfolgreicher bei unbekannten, neuen als unter bekannten Reizen (Domjan 1972). Antrainierte aversive Geruchswahrnehmungen von Lithiumchlorid führt bei durstigen Ratten dazu, daß sie unter den Bedingungen aversiver Signale (learned discomfort) wenig oder gar keine mit Lithium versetzte Flüssigkeit trinken (Jaeger u. Mucha 1990). Die lithiuminduzierte Geruchs-/Geschmacksaversion kann unter die diskriminative Kontrolle von Fentanylapplikationen gebracht werden. Während bei den klassischen Untersuchungen die Handlungsmotivation der Tiere als exterozeptiv betrachtet werden kann, ist der Aktivitätsantrieb hier interozeptiv gesteuert. Sowohl eine Reaktions- wie auch eine Signalreizgeneralisation treten in diesem Paradigma auf.

Untersuchungen an Menschen

Untersuchungen an gesunden Probanden

Untersuchungen über Veränderungen nichtpathologischer Stimmungen bzw. Affekte sowie psychologischer Leistungsparameter an gesunden Probanden wurden als Kurzzeit- bzw. Akutuntersuchungen von Aschayeri et al. (1977), Kropf und Müller-Oerlinghausen (1979), Müller-Oerlinghausen et al. (1977), Karniol et al. (1978) und White et al. (1979) durchgeführt. Sie fanden wie auch die Autoren von längerfristigen Studien über 3 bis 6 Wochen (Judd et al. 1977; Schou et al. 1968), daß Lithium bei Gesunden zu einem Gefühl der Müdigkeit, der affektiven Indifferenz bis hin zum Gefühl, von der Umwelt wie durch eine Glasmauer abgetrennt zu sein, der dosisabhängig verstärkten Reizbarkeit, einer alternierenden Über- und Unterstimulierbarkeit durch Umweltreize und zu einem generellen Krankheitsgefühl mit Negativismus, Dysphorie und Lethargie führt. Kropf und Müller-Oerlinghausen (1979) gaben ihren Probanden 24–36 mval/d Lithiumsulfat und stellten neben der Verminderung der Aktivität und der Sozialkontakte sowie der Relaxation auch eine Verschlechterung des Langzeitgedächtnisses fest, während die übrige Leistungsfähigkeit nur gering beeinträchtigt war. In einem Doppelblind-Crossover-Design an 11 Versuchspersonen fanden Pflug und Mitarbeiter (1980) keine Beeinträchtigung der Befindlichkeit, des Gedächtnisses und der Leistungsfähigkeit. Sie diskutieren, daß bei ihrer Untersuchung ein erheblicher Motivationsfaktor eine Rolle gespielt haben könnte (die Untersuchungsteilnehmer durften an einer Expedition teilnehmen), den sie aber auch Patienten, die ein Krankheitsrezidiv vermeiden wollten, unterstellten. Motivationale Aspekte könnten, so die Autoren, erhebliche Anteile an der Wirkung bzw. Nebenwirkung von Substanzen haben. Neuere placebokontrollierte Untersuchungen über vier- bis fünfwöchige Applikationen von Lithium an Gesunden konnten keine bedeutsamen Effekte auf den Affekt, aber auch keine bedeutsamen Unterschiede bezüglich der Nebenwirkungen unter Placebo bzw. Lithium nachweisen (Calil et al. 1990; Barton et al. 1993). Auch für die einmalige placebokontrollierte Applikation von Lithium konnten Kolk et al. (1993) weder für die Parameter des affektiven Befindens noch für die kognitive Leistungsfähigkeit bei Gesunden eine Veränderung gegenüber den Basisdaten finden. Besonders das letzte Ergebnis hat vermutlich seinen Grund darin, daß Lithium verlangsamt die Blut-Hirn-Schranke passiert und zunächst nicht mit den Serumspiegeln korreliert.

Persönlichkeitsvariablen von Patienten

Spezifische Persönlichkeitseigenschaften oder Persönlichkeitsstörungen verändern die Akzeptanz von Nebenwirkungen der Substanzen und die psychologischen Überzeugungen über die Erkrankungen (Harvey u. Peet 1991). Unumstrittene Befunde hinsichtlich der Krankheitsrezidive unter einer Langzeitbehandlung mit Lithium und biologischer, psychologischer oder klinischer Parameter sind bei Silverstone und Romans-Clarkson (1989) zusammengefaßt.

Steinmeyer und Czernik (1986) zeigen auf, daß durch eine Lithiumbehandlung bei bipolaren, durch Symptome des Typus manicus gekennzeichneten Kranken wie auch bei den monopolaren, als Typus melancholicus zu beschreibenden Kranken eine Nivellierung, ja sogar eine Überkompensation der spezifischen Persönlichkeitsmerkmale auftritt, was gegen die Interpretation dieser Effekte als einer epiphänomenalen Nebenwirkung des Lithiums, und im Sinne von Kropf und Müller-Oerlinghausen dafür spricht, daß wesentliche prädiktorisch wichtige Wirkmechanismen der Prophylaxe in der psychologischen Modifikation zu suchen sind.

Aus den o.g. Studien an gesunden Probanden zeichnete sich ab, daß vor allem Variablen wie Aktivität, Initiative, Kreativität und soziale Kontakte durch die Einnahme von Lithium verändert werden. Bonetti et al. (1977) verstanden diese Effekte als Veränderung von Persönlichkeitsvariablen bei den Probanden und untersuchten 33 unipolar und 28 bipolar affektiv Erkrankte hinsichtlich verschiedener Persönlichkeitsparameter mit dem Eysenck Personality Inventory (EPI) und der Marke-Nymann Temperament Scale (MNT) vor und sechs Monate nach Beginn der Einnahme einer Lithiumprophylaxe. Ihre Annahme, daß bipolar Erkrankte eine stärkere Veränderung von Persönlichkeitsmerkmalen, welche Impulsivität und Soziabilität repräsentieren, erfahren würden, bestätigte sich. Cabrera et al. (1986) beschrieben eine Kasuistik eines aggressiven schizophrenen Patienten, der unter kombinierter Lithium-Neuroleptika-Therapie Verbesserung der Frustrationstoleranz und eine Abnahme aggressiver Durchbrüche erfuhr. Ähnliches zeigten Campbell et al. (1984) in einer placebokontollierten Doppelblinduntersuchung an 61 verhaltensgestörten Kindern, von denen 20 Lithiumcarbonat bis 2000 mg/d erhielten. Eine Zusammenfassung der Befunde hinsichtlich der aggressionsreduzierenden Wirkung wird von Nilsson (1994; siehe Kap. 3.9) gegeben.

Opgenoorth et al. (1980) fanden 5 Typen von Lithiumpatienten:
1. der verlangsamte Lithiumlangzeitpatient mit negativer Einstellung zum Lithium,
2. der nicht verlangsamte, mittelfristig behandelte Lithiumpatient mit leichten Depressionen und negativer Einstellung zum Lithium,
3. der zum Lithium positiv eingestellte Patient mit gehobener Stimmung und Leistungsinstabilität,

4. der unauffällige Lithiumpatient,
5. der deutlich depressive, kaum compliante Patient.

Eine negative Einstellung zum Lithium steht offenbar in engem Zusammenhang mit einer depressiven Stimmung. Lithiumpatienten scheinen somit nicht generell verlangsamt oder persönlichkeitsverändert zu sein.

Leistungspsychologische Parameter

An 11 Kindern mit manischen oder depressiven Syndromen fanden Carlson et al. (1992) unter Lithiumbehandlung gegenüber einer Baseline-Messung keine Beeinträchtigung der Aufmerksamkeitsleistung (Continuous Performance Test; CPT), der Impulsivität (Matching Family Figures Test; MFFT) oder des Kurzzeitgedächtnisses (Paired Associate Learning Paradigm (PAL)). Im Gegenteil zeigten sich Tendenzen, daß sich die Gedächtnisleistung und die Impulsivität unter der 8-wöchigen mehr noch als unter der 4-wöchigen Lithiumbehandlung verbesserten. Leider versäumten es die Autoren, eine Kontrollgruppe einzuführen. Aufmerksamkeitsbelastungsaufgaben wie der Zahlensymboltest oder das Liniennachfahren (Huey et al. 1981) und die Flimmerverschmelzungsfrequenz (Jahuar et al. 1993), ein Maß für die Wachheit, werden nicht beeinträchtigt. Demgegenüber sind aber Wahlreaktionszeit, Stimuluserkennungszeit bzw. Bewegungszeiten sowie die Gesamtreaktionszeit durch die Lithiumeinnahmen deutlich beeinträchtigt. Dies zeigt sich letztlich auch in der Untersuchung zur Fahrsimulation, in der die Patienten unter Lithium recht genau fuhren, jedoch größere Aufmerksamkeitsschwankungen und mehr Fehler im Vergleich zu einer Kontrollgruppe erfuhren. Da die Genauigkeitsleistung in der verbalen Gedächtnisaufgabe im Vergleich zur Reaktionszeit dieser Aufgabe nicht abnahm, wurde dieses Ergebnis als Hinweis für eine verringerte Informationsverarbeitungsgeschwindigkeit gewertet (Jahuar et al. 1993). Untersuchungen zum inzidentiellen Lernen unter Lithium zeigen eine negative Korrelation ($r = -0,22$) zwischen dem Serumspiegel und der Gedächtnisfunktion als Ausdruck der reduzierten Informationsverarbeitung (Johnson 1991).

Rapp und Thomas (1979) wiesen unter Lithiumtherapie sowohl ein verringertes Kurzzeit- als auch ein defizitäres Langzeitgedächtnis nach, welche aber keinen Zusammenhang mit der Dauer der Lithiummedikation aufwiesen. Smigan und Perris (1983) stellten weder für die unmittelbare, noch für die verzögerte Gedächtnisleistung oder die Vergessensrate eine signifikante Veränderung gegenüber Baseline-Werten fest. Auch Squire et al. (1980) fanden keine Gedächtnisbeeinträchtigung, sahen aber eine visuomotorische Verlangsamung.

Kjellman et al. (1980) befragten 138 lithiumbehandelte Patienten nach ihren retrospektiven Erfahrungen unter Lithium hinsichtlich kognitiver und affektiver Funktionen. Sie stellten keine klaren Unterscheidungsmerkmale im Vergleich zum Zustand vor der Lithiumeinnahme fest.

Opgenoorth et al. (1980) fanden bei einer faktorenanalytischen Betrachtung der Effekte von manisch-depressiven Patienten unter Lithiumtherapie nur einen Zusammenhang zwischen der Flimmerverschmelzungsfrequenz und dem Lithiumspiegel. Die übrigen Faktoren wie Reaktionsfähigkeit, Fehlreaktionen, Alter und Befindlichkeit waren mit der Lithiumeinnahme nicht korreliert.

Psychophysiologische und chronobiologische Parameter

Während bei Tieren eine Veränderung des Lernverhaltens bezüglich Geschmacks- und Geruchsreizen diskutiert wird, scheint im humanen Bereich ein Zusammenhang zwischen Lithiumeinnahme, depressivem Erleben und der Schwelle für Geschmackserlebnisse bzw. negativem Geruchs- und Geschmackserleben zu bestehen (Clark et al. 1993). Depressive Patienten zeigen dabei eine eingeschränkte subjektive Erlebnisfähigkeit, wie dies klinisch auch für andere Erlebensmodalitäten als allgemeine Anhedonie feststellbar ist. Jedoch scheinen Wiedererkennungsleistungen von Geschmäckern bzw. Gerüchen gegenüber gesunden Kontrollpersonen bei depressiven Patienten nicht beeinträchtigt zu sein (Amsterdam et al. 1987). Clark et al. (1993) fanden im Gegensatz dazu, daß Wiedererkennungsleistungen bei Depressiven in geringem, aber signifikantem Verhältnis ($r = 0,24$, $p = 0,05$ für Lemonöl) zueinander, Wahrnehmungsschwellenveränderungen hingegen nicht mit der Ausprägung der Depression im Zusammenhang stünden. In ihrer Untersuchung zeigte sich kein Zusammenhang zwischen der Einnahme von Lithium und der Ausprägung der Depression bzw. der Fähigkeit zu riechen oder zu schmecken, welche jedoch durch eine Lernvariable, das Alter, moderiert wird. Mit zunehmendem Alter werden verschiedene Geschmacksqualitäten (Methylsalicylat) besser erkannt ($r = 0,44$, $p = 0,002$).

Die visuelle Wahrnehmung als basale psychische Funktion kann durch psychoaktive Substanzen leicht beeinflußt werden und ist deshalb als Parameter zur Messung der psychischen Veränderung unter Substanzeinwirkung gut geeignet (Eysenck 1983), zumal hier eine gut etablierte Methodologie vorliegt. Die theoretische Vorstellung, daß depressive Patienten unter Einwirkung bekannter Reize mit einem „rigiden" und bei unbekannten Reizen mit einem „irregulativen" Verhaltensrepertoire reagieren, verweist auf eine Veränderung psychischer Funktionen im Bereich von Mikro- und Makroeinheiten wie Strukturierungskapazität, Kognitionen, Emotionen, Wahrnehmung u.a.m. unter der Erkrankung. Ob diese Veränderungen nur im akuten Stadium der Erkrankung vorhanden sind oder im Sinne eines, eventuell genetisch determinierten, Markers agieren, bleibt noch umstritten. Kropf und Müller-Oerlinghausen (1986) fanden, daß Lithium die Wahrnehmungsschwelle für einfache, maskierte und gemischte Reize anhebt, also sowohl in komplexen wie einfachen Anforderungen eine Veränderung bewirkt. Während bei den einfachen Stimuli eine Wiedererkennungsleistung gefordert war, war die komplexe Anforderung vom Suchen nach einer innovativen Lösung gekennzeichnet. Erwartungen an nachfolgende Reize werden dann von Lithium am stärksten im Sinne einer Leistungseinbuße beeinflußt, wenn komplexe Aufgaben vorgegeben werden, die eine Einschätzung der Wahrscheinlichkeit nachfolgender Reizqualitäten erschweren (non routine situation). Die Veränderungen sind aber inter- wie intraindividuell sehr unterschiedlich, so daß die Veränderungsbedingungen vermutlich im Sinne unbekannter Persönlichkeitsmerkmale in den einzelnen Personen gesucht werden können.

Visuelle Rückwärtsmaskierung gibt Auskunft darüber, welche Zeitdauer ein Reiz aufrechterhalten werden muß, bevor er abgespeichert wird, indem dem Reiz nachfolgend in unterschiedlichen Zeitabständen Störreize zugesetzt werden. Je kürzer die Zeit zwischen Reiz und Störreiz, ohne daß eine Störung der Reizverarbeitung auftritt, desto geringer ist die Informationsverarbeitungszeit des Testreizes. Die theoretischen Grundlagen beruhen auf einer Zwei-Kanal-Theorie, die eine vorübergehend durch den Reiz geöffneten Kanal postuliert, dessen Aktivation die Reaktion des überdauernden Kanals verzögert. Kropf und Müller-Oerlinghausen (1985b) fanden unter therapeutischen Lithiumkonzentrationen einen reduzierten Maskierungseffekt als Hinweis für eine verkürzte visuelle Persistenz bzw. für eine besser strukturierte Informationsverarbeitung.

Die Lithiumbehandlung führt beim Menschen zu einer Veränderung chronobiologischer Funktionen. Die zirkadiane Periodik der Körpertemperatur verzögert sich in der Erkrankungsphase und die REM-Schlafdauer verringert sich bei einer Verlängerung der REM-Latenz (Campbell et al. 1989). Unter der Hypothese einer Phasenverschiebung chronobiologischer Rhythmen affektiver Erkrankungen wird eine phasensynchronisierende Wirkung als Wirkmechanismus des Lithiums diskutiert (siehe Kap. 2.7).

Psychologische Prädiktoren für das klinische Ergebnis einer Lithiumprophylaxe

Lithium-Responder weisen einen niedrigeren Neurotizismuswert (Bonetti et al. 1977; Maj et al. 1984) sowie höhere Dominanzwerte (Abou-Saleh u. Coppen 1986) auf. Sie haben höhere Werte in den Skalen Hypochondrie und Psychasthenie des MMPI (Ananth et al. 1979) und erleben stärkere habituelle Angst und Stimmungslabilität. Psychomotorische Retardierung (Ananth et al. 1979) wird bei einer guten Lithium-Response gesehen. Abou-Saleh und Coppen (1986) fanden, daß gute Lithium-Responder eine weniger pathologische Persönlichkeit gemessen mit verschiedenen Persönlichkeits-Inventaren haben und bestätigten damit eine Reihe vorausgegangener Studien. Allerdings ergab sich in ihren Ergebnissen auch ein positiver Zusammenhang zwischen der Lügenskala des MMPI und der Lithium-Response, was auf eine mögliche Verfälschung der Ergebnisse durch die Patienten hinweist. Die Patienten reagieren eher im Sinne der erwünschten Antwort (gute Reaktion auf Lithium) als durch ihre Persönlichkeitseigenschaften moduliert. Wichtig scheint jedoch, daß die initiale Wirkung der Substanz in den ersten 6 Monaten eine bedeutende Variable für die Vorhersage der Langzeitreaktion ist.

Bewertung

Die unterschiedslose, wertungsfreie Betrachtungsweise der Wirkungen von Substanzen auf das Verhalten und Erleben von Menschen und Tieren zunächst ohne Zielvariable, damit unter Hintanstellung der Frage der erwünschten vs. unerwünschten Wirkungen, ist für die Sichtweise eines psychiatrisch arbeitenden Klinikers immer noch ungewöhnlich. Sowohl Johnson wie auch Kropf und Müller-Oerlinghausen zeigten jedoch in ihren Darstellungen, daß die Sichtweise, eine „chemische" Substanz könne nur eine „chemische" Wirkung hervorrufen, reduktionistisch genannt werden muß. Der Reduktionismus wird darin deutlich, daß „biochemische" Vorgänge nicht zwangsläufig psychische Erlebensweisen erklären, hierin ein qualitativer Sprung, bzw. ein Wechsel der Beschreibungsebenen der Wirkungsweisen auftritt, der in dem reduktionistischen Ansatz nicht diskutiert, sondern nur bemerkt wird. Die verschiedenen Beschreibungsebenen sind sinnvollerweise untereinander in Beziehung zu setzen und aufeinander abzustimmen. Während das Modell von Johnson weitgehend frei von Vorannahmen bleibt und sich in die Modelle kybernetisch-psychologischer Lerntheorien einreiht, die sinnvoll auch in Tierexperimenten überprüft werden können, wird in dem Modell von Kropf ein erkenntnistheoretischer, logischer Ansatz gewählt, der im Gegensatz zu der konstruktbezogenen Johnsonschen Theorie die genetischen Aspekte und andere Voraussetzungen der Erkrankung und der Wirkung von Lithium stärker betont. Ein ganz wesentlicher Unterschied der beiden Modelle ist darin zu sehen, daß Johnson implizit affektive Erkrankungen als durch äußere Einwirkungen (Angst etc.) erlernt betrachtet, während Kropf eine spezifisch prämorbide Persönlichkeit annimmt, die schon vor der Erkrankung rudimentär in der Person angelegt ist und sich kategorial von Personen mit gesundem, normal-psychischen Erleben abhebt. Solche später erkrankten Menschen hätten somit schon vor Ausbruch ihrer Erkrankung eine gegenüber gesunden Menschen veränderte, in den Freiheitsgraden der Erlebnisfähigkeit reduzierte Verarbeitungskapazität, die unter der Applikation von Lithium erweitert werden sollte. Präpathologisches Verhalten und Erleben verlöre seine Wahrscheinlichkeit, in ein pathologisches Verhalten überzugehen. Hierin gleichen sich beide Modelle, sehen sie doch beide eine Reduktion pathologischer Verhaltenswahrscheinlichkeit als wesentliche Wirkweise des Lithiums an. Johnson sieht hier sowohl die sensorische Analyse der Reizkonstellationen wie auch die Antwortwahrscheinlichkeiten beeinflußt, während Kropf mehr auf die Verhaltensfolgen ($V't_1$ ... $V't_n$) abhebt. Im Gegensatz zu Johnson sieht Kropf jedoch die biochemischen „Randkonstellationen", welche z. B. bei Müller-Oerlinghausen (1993) dargestellt werden, hier vor allem die Serotonin-agonistische, antiaggressive und antisuizidale Wirkung mit ihren Voraussetzungen. Die Komplexität der neuropsychiatrischen Veränderungen erschwert allerdings eine anschauliche Einbindung biochemischer Ansätze via biogener Amine in ein psychologisch-biochemisches Modell. Schon allein wegen der Anschaulichkeit nahm Johnson eine Vereinfachung seines Modells vor (vgl. Abb. 2), während vermutlich die zusätzliche Einbeziehung neuropsychophysiologischer Vorgänge, wie dies bei Kropf teilweise angedeutet ist, erst die Vorgänge adäquat darstellen und damit klinisch relevante Voraussagen ermöglichen würde.

Literatur

Abou-Saleh MT, Coppen A (1986) Who responds to prophylactic lithium therapy? Br J Psychiat 21 (suppl):20–26

Amsterdam JD, Settle RG, Doty RL, Abelman E, Winokur A (1987) Taste and smell perception in depression. Biol Psychiat 22:1481–1485

Ananth J, Engelsmann F, Kiriakis R, Kolivakis T (1979) Prediction of lithium response. Acta Psychiatr Scand 60:279–286

Angst J, Grof P, Schou M (1969) Lithium. Lancet i:1097

Aschayeri H, Becker W, Bockenheimer S (1977) Wirkung von Lithium bei gesunden Probanden im Selbstversuch. Nervenarzt 48:575–577

Baastrup PC, Schou M (1967) Prophylactic lithium: double-blind discontinuation in manic depressive and recurrent depressive disorders. Arch Gen Psychiat 16:162

Baratt ES, Creson DL, Russel G (1968) The effects of lithium salts on brain activity in the cat. Am J Psychiat 125:530–536

Barton CD, Dufer D, Monderer R, Cohen MJ, Fuller HJ, Clark MR, DePaulo JR (1993) Mood variability in normal subjects on lithium. Biol Psychiat 34:878–884

Bonetti U, Johansson F, von Knorring L, Perris C, Strandman E (1977) Prophylactic lithium and personality variables. An international collaborative study. Int Pharmacopsychiat 12:14–19

Bowden CL (1995) Predictors of response to divalproex and lithium. J Clin Psychiat 56 (suppl 3):25–30

Cabrera JF, Körner W, Müller-Oerlinghausen B (1986) Erfolgreiche kombinierte Neuroleptika-Lithium-Behandlung eines chronischen schizophrenen Kranken mit rezidivierendem aggressivem Verhalten. Nervenarzt 57:366–369

Cade JFJ (1949) Lithium salts in the treatment of psychotic excitement. Med J Australia 36:349–352

Calabrese JR, Bowden C, Woyshville M J (1995) Lithium and the anticonvulsants in the treatment of bipolar disorder. In: Bloom FE, Kupfer DJ (eds) Psychopharmacology: the fourth generation of progress. Raven Press, New York, pp. 1099–1111

Calil HM, Zwicker AP, Klepacz S (1990) The effects of lithium carbonate on healthy volunteers: mood stabilization? Biol Psychiat 27:711–722

Campbell M, Small AM, Green WH, Jennings SJ, Perry R, Bennett WG, Anderson L (1984) Behavioral efficacy of haloperidol and lithium carbonate. A comparison in hospitalized aggressive children with conduct disorder. Arch Gen Psychiat 41:650–656

Campbell SS, Gillin JC, Kripke DF, Janowsky DS, Risch SC (1989) Lithium delays circadian phase of temperature and REM sleep in a bipolar depressive: a case report. Psychiatry Res 27:23–29

Carlin AS (1991) Consequences of prescription and nonprescription drug use. In: Doerr HO, Carlin AS (eds) Forensic neuropsychology: legal and scientific bases. New York, Guilford Press, pp. 99–122

Carlson GA, Rapport MD, Pataki CS, Kelly KL (1992) Lithium in hospitalized children at 4 and 8 weeks: mood. J Child Psychol Psychiatry 33(2):411–425

Clark J, Naylor GJ, Irvine E-A (1993) Perception of taste and smell in depressed patients on prophylactic lithium. Med Sci Res 21:543–544

Cooper AF, Fowlie HC (1973) Control of gross self-mutilation with lithium carbonate. Br J Psychiat 122:370–371

Domjan M (1972) CS-pre-exposure in aversion learning: effects of deprivation and pre-exposure duration. Learning and Motivation 3:389–402

Emrich HM, Zihl J, Raptis C, Wendl A (1990) Reduced dark-adaptation: an indication of lithium's neuronal action in humans. Am J Psychiat 147:629–631

Engelsmann F, Katz J, Ghadirian AM, Schachter D (1988) Lithium and memory. A follow-up study. J Clin Psychopharmacol 8:207–212

Engelsmann F, Ghardirian AM, Grof P (1992) Lithium treatment and memory assessment: methodology. Neuropsychobiology 26(3):113–119

Eysenck HJ (1983) Drugs as research tools in psychology: experiments with drugs in personality research. Neuropsychobiology 10:29–43

Folstein MF, DePaulo JR, Trepp K (1982) Unusual mood stability in patients taking lithium. Brit J Psychiat 140:188–191

Gershon ES, Berrettini W, Nurnberger J, Goldin LR (1987) Genetics of affective illness. In: Meltzer HY (ed) Psychopharmacology: the third generation of progress. Raven Press, New York

Grof P, Alda M, Grof E, Fox D, Cameron P (1994) The challenge of predicting response to stabilising lithium treatment. The importance of patient selection. Br J Psychiat 21 (suppl):16–19

Harrison-Read PE (1977) Models of lithium action based on behavioral studies using animals. In: Johnson FN, Johnson S (eds): Lithium in medical practice. University Park Press, Baltimore, pp. 289–303

Harvey NS, Peet M (1991) Lithium maintenance 2. Effects of personality and attitude on health information, acquisition, and compliance. Brit J Psychiat 158:200–204

Heim M, Wunderlich HP (1981) Zur Frage irreversibler neuropsychiatrischer Syndrome nach Lithiumintoxikation. Medicamentum, Berlin 22:79–80

Herrmann WM, Kropf D, Fichte K, Müller-Oerlinghausen B (1980) Elektroenzephalographische und psychoexperimentelle Untersuchungen mit Lithium an gesunden Personen. Pharmacopsychiat 13:200–212

Hines G, Poling TH (1984) Lithium effects on active and passive avoidance behavior in the rat. Psychopharmacol 82:78–82

Huey LY, Janowsky DS, Judd LL, Abrams A, Parker D, Clopton P (1981) Effects of lithium carbonate on methylphenidate-induced mood, behavior, and cognitive processes. Psychopharmacol 73:161–164

Jaeger TV, Mucha RF (1990) A taste aversion model of drug discrimination learning: training drug and condition influence rate of learning, sensitivity and drug specificity. Psychopharmacol 100(2):145–150

Jahuar P, McClure I, Hillary C, Watson A (1993) Psychomotor performance of patients on maintenance lithium therapy. Human Psychopharmacol Clin Exp 8(2):141–144

Johnson FN (1972) Chlorpromazine and lithium: effects on stimulus significance. Dis Nerv Sys 33:235–241

Johnson FN (1979) Effects of lithium chloride on response to salient and nonsalient stimuli in carassius auratus. Int J Neurosci 9:185–190

Johnson FN (ed) (1984) The psychopharmacology of lithium. Macmillan, London

Johnson FN (1991) Effects of lithium information processing: evidence from memory and perceptual field changes in an incidental learning task. Lithium 2:241–246

Judd LL, Hubbard B, Janowsky DS, Huey LY, Attewell PA (1977) The effects of lithium carbonate on affect, mood, and personality of normal subjects. Arch Gen Psychiat 34:346–351

Karniol IG, Dalton J, Lader MH (1978) Acute and chronic effects of lithium chloride on physiological and psychological measures in normals. Psychopharmacol 57:289–294

Katz RJ, Carroll BJ (1977) Effects of chronic lithium and rubidium administration upon experimentally induced conflict behavior. Prog Neuropsychopharmacol 1:285–288

Kennedy JS, Kenny J (1992) Adverse cognitive effects of psychotropic medications. In: Keshavan MS, Kennedy JS (eds) Drug-induced dysfunction in psychiatry. Hemisphere Publish Corpor, New York, pp. 209–218

Kjellman BF, Karlberg BE, Thorell L-H (1980) Cognitive and affective functions in patients with affective disorders treated with lithium. Acta Psychiat Scand 62:32–46

Klein DF (1970) Psychotropic drugs and the regulation of behavioral activation in psychiatric illness. In: Smith WL (ed) Drugs and cerebral function. CC Thomas, Springfield, pp. 69–81

Kolk A, Kathmann N, Greil W (1993) No short-term changes of cognitive performance and mood after single doses of two different lithium retard preparations. Pharmacopsychiat 26:235–239

Kripke D, Wyborney F (1980) Lithium slows rat circadian activity rhythm. Life Sci 26:1319–1321

Kropf D (1986) Der psychologische Zugang zur Prophylaxe akuter affektiver Psychosen mit Lithiumsalzen. In: Müller-Oerlinghausen B, Greil W (Hrsg.) Die Lithiumtherapie. Nutzen, Risiken, Alternativen. Springer, Berlin, S. 60–77

Kropf D, Müller-Oerlinghausen B (1979) Changes in learning, memory, and mood during lithium treatement. Acta Psychiatr Scand 59:97–124

Kropf D, Müller-Oerlinghausen B (1985a) The influence of long-term medication on personality and mood. Pharmacopsychiatry 18:104–105

Kropf D, Müller-Oerlinghausen B (1985b) Assessment of visual perception by means of the signal detection theory in patients under lithium long-term treatment. Pharmacopsychiatry 18:102–103

Kropf D, Müller-Oerlinghausen B (1986) Effects of lithium on visual perception in manic-depressive patients without acute symptomatology. Neuropsychobiology 15:34–42

Lee S (1993) Side effects of chronic lithium therapy in Hong Kong Chinese: an ethnopsychiatric perspective. Cult Med Psychiatry 17(3):301–320

Maj M, Del Vecchio M, Starace F, Pirrozzi R, Kemali D (1984) Prediction of affective psychoses response to lithium prophylaxis. Acta Pychiatr Scand 69:37–44

Mandell J, Knapp S (1975) Current research in the indolamine hypothesis of affective disorders. Psychopharmacol Commun 1:587–597

Meachum CL (1990a) The role of response-contingent incentives in lithium chloride mediated suppression of an operant response. Q J Exp Psychol B 42:175–195

Meachum CL (1990b) Overshadowing of a context aversion by a novel incentive in operant conditioning. Q J Exp Psychol B 42:197–210

Mendlewicz J, Fieve RR, Stallone F (1973) Relationship between the effectiveness of lithium therapy and family history. Am J Psychiat 130:1011–1013

Müller-Oerlinghausen B (1993) Wirkungsmechanismen von Lithium. In: Riederer P, Laux G, Pöldinger W (Hrsg.) Neuropsychopharmaka, Bd. 3: Antidepressiva und Phasenprophylaktika. Springer, Berlin, S. 483–492

Müller-Oerlinghausen B, Bauer H, Girke W, Kanowski SN (1977) Impairments of vigilance and performance under lithium treatment. Studies in patients and normal volunteers. Pharmakopsychiatrie 10:67–78

Nilsson A (1994) Lithium und menschliche Aggression. In: Müller-Oerlinghausen B, Berghöfer A (Hrsg.) Ziele und Ergebnisse der medikamentösen Prophylaxe affektiver Psychosen. Thieme, Stuttgart, S. 27–33

Opgenoorth E, Lenz G, Sperlich S, Wytek R (1980) Multivariate Zusammenhänge im Leistungsverhalten von Lithiumpatienten. Pharmacopsychiat 13:182–199

Pflug B, Hartung M, Klemke W (1980) Die Beeinflussung von Befindlichkeit und Leistungsfähigkeit gesunder Versuchspersonen durch Lithiumcarbonat. Pharmacopsychiat 13:175–181

Rapp M, Thomas MR (1979) Lithium and memory loss. Canad J Psychiatry 24:700–701

Schachter S, Singer JE (1962) Cognitive, social, and physiological determinants of emotional state. Psychol Rev 69:379–399

Schiff HB, Sabin TD, Geller A, Alexander L, Mark V (1982) Lithium in aggressive behavior. Am J Psychiat 139:1346–1348

Schou M (1963) Normothymotics, „mood-normalizers". Are lithium and the imipramine drugs specific for affective disorders? Brit J Psychiat 109:803–809

Schou M, Amdisen A, Thomsen K (1968) The effect of lithium on the normal mind. In: Baudis P, Peterova E, Sedivec V (eds) Psychiatric progredients. Plzen, S. 712–721

Silverstone T, Romans-Clarkson S (1989) Bipolar affective disorder: causes and prevention of relapse. Brit J Psychiat 154:321–335

Smigan L, Perris C (1983) Memory functions and prophylactic treatment with lithium. Psychol Medicine 13:529–536

Squire LR, Judd LL, Janowsky DS, Huey LY (1980) Effects of lithium carbonate on memory and other cognitive functions. Am J Psychiat 137:1042–1046

Staunton DA, Madistretti PJ, Shoemaker WJ, Bloom FE (1982) Effects of chronic lithium treatment on dopamine receptors in the rat corpus striatum. I. Locomotor activity and behavioral supersensitivity. Brain Research 232:391–400

Steinmeyer EM, Czernik A (1986) Lithium-induzierte Veränderung der Intervallpersönlichkeit bei monopolar und bipolar depressiven Subgruppen. Zt Exp Angew Psychol 33:676–689

Stolerman IP, D'Mello GD (1978) Amphetamine-induced taste aversion demonstrated with operant behaviour. Pharmacol Biochem Behav 8:107–112

Syme LA, Syme GJ (1974) The role of sex and novelty in determination of the social response to lithium chloride. Psychopharmacol 40:91–99

White K, Bohart R, Whipple K, Boyd J (1979) Lithium effects on normal subjects. Int Pharmacopsychiat 14:176–183

KAPITEL 2.10

Psychodynamische Prozesse während einer Lithiumlangzeitmedikation

U. Rüger

Synopsis

1. Die Lithiumlangzeitmedikation vermindert die Vulnerabilität gegenüber innerpsychischen Ambivalenzkonflikten. Sie gewährleistet damit den Erhalt eines mittleren (neurotischen) Funktionsniveaus und verhindert unter psychischer Belastung eine Regression auf ein niedriges (psychotisches) Funktionsniveau.
2. Im Verlauf einer Lithiumlangzeitmedikation sind in Familie und sozialem Umfeld nachhaltige dynamische Veränderungen möglich. Diese hängen einmal mit dem Ausbleiben von weiteren Krankheitsphasen zusammen; zum anderen wird durch den Erhalt eines mittleren (neurotischen) Funktionsniveaus ein relativ reiferer Modus der Konfliktverarbeitung erreicht. Hierdurch verändern sich zwangsläufig die Konflikt- und Beziehungsmuster im psychosozialen Feld.
3. Während einer Lithiumlangzeitmedikation kann eine zusätzliche psychotherapeutische Behandlung indiziert sein. Einmal kann diese notwendig werden, um psychosoziale Konflikte zu bearbeiten, die durch die o.g. Veränderungen (2.) entstehen können; zum anderen kann im Einzelfall eine tiefergehende psychotherapeutische Behandlung sinnvoll sein, um die für die Erkrankung mitverantwortlichen intrapsychischen pathogenen Strukturen zu bearbeiten.
4. Familien- oder paartherapeutische Interventionen können bei einer nachhaltigen Störung des gesamten Familiengleichgewichtes indiziert sein, im Einzelfall kann auch die psychotherapeutische Behandlung eines anderen Familienmitgliedes notwendig werden.
5. Alterstypische Schwellensituationen, die wegen der langen Dauer der Behandlung zwangsläufig erreicht werden, entwickeln ihre zusätzliche Dynamik und müssen im Hinblick auf eine Gefährdung eines zunächst erreichten Lebensgleichgewichts berücksichtigt werden.

Vorbemerkungen

Die direkte psychische Wirkung einer Lithiummedikation auf den Menschen wird in Kap. 2.9 dargestellt. Im folgenden dagegen soll eine Übersicht gegeben werden über psychodynamische Prozesse während einer Lithiumlangzeitmedikation. Dabei wird bewußt offengelassen, ob und wieweit es sich bei diesen Beobachtungen um eine direkte ursächliche Wirkung der Lithiummedikation handelt. In der Regel wird es sich hier eher um eine dynamische Interaktion verschiedener intrapsychischer, interaktioneller und familiendynamischer Prozesse – um nur einige zu nennen – handeln, die ohne die Lithiummedikation in dieser Form nicht stattfinden würden. Bei der nachfolgenden Darstellung soll es darum nicht so sehr auf direkte Ursache-Wirkung-Zusammenhänge ankommen, sondern auf beobachtbare Prozesse während einer im psychiatrischen Sinn erfolgreichen pharmakopsychiatrischen Behandlung.

Bei diesen psychodynamischen Prozessen im Verlauf einer Lithiumlangzeitmedikation sind zwei Möglichkeiten zu unterscheiden: zum einen die direkten sozialen und familiären Auswirkungen einer Verminderung von Phasenfrequenz und Intensität. Diese Auswirkungen dürfen keinesfalls unterschätzt werden, führen sie doch nach Ansicht von Schou (1974) „zu einer radikalen Umverteilung von Rollen und Verantwortlichkeiten in der Familie".

Zum anderen ist jedoch möglichen Veränderungen intrapsychischer Art Rechnung zu tragen. Solche intrapsychischen Veränderungen haben Auswirkungen im familiären und sozialen Feld und können so zu nachhaltigen Veränderungen, zum Teil auch Beunruhigungen und bis dahin nicht gekannten Konflikten, führen.

Intrapsychische Prozesse während einer Lithiumlangzeitmedikation

Inwieweit können die Strukturmerkmale, die für diese Patientengruppe typisch sind, unter einer Lithiumlangzeitmedikation verändert werden? Auch wenn nicht alle Patienten mit manisch-depressiver Erkrankung eine rein depressive (prämorbide) Grundstruktur zeigen, läßt sich doch nach Elhard (1981) in dem „frühen Verzicht des Depressiven auf eine expansive Entwicklung" ein gemeinsames Merkmal dieser Menschen sehen, die „aus Angst vor dem Verlust der geliebten Beziehungsperson auf eine gesunde aggressive Entwicklung (verzichten)". Loch (1969) spricht in diesem Zusammenhang von dem „Bedürfnis nach der „Realpräsenz des idealisierten Objekts" dieser Patienten, bei denen es zu keiner ausreichenden Entwicklung tragfähiger innerer Objekte kommt, und damit wesentliche Voraussetzungen für spätere reife Ablösemöglichkeiten vom Primärobjekt fehlen. Hiermit sind triebpsychologische (Verzicht auf expansive Entwicklung) und beziehungspsychologische (symbiotisch-anklammernde Objektbeziehung) Besonderheiten des Depressiven angedeutet. Zu erwähnen ist noch der strukturpsychologische Aspekt: Das sehr strenge Über-Ich des Depressiven schränkt Triebimpulse im allgemeinen unter der Entwicklung von Schuldgefühlen sehr ein. Die äußerst starken, während der Erkrankung zum Teil wahnhaften Schuldgefühle signalisieren dabei nicht nur die Stärke des Über-Ichs, sondern auch die hohe innere Ambivalenz gegenüber Triebimpulsen und den Objekten, auf die diese Impulse gerichtet sind. Strukturelle Veränderungen des Depressiven müßten auf den drei genannten Ebenen erkennbar werden.

Bei einer Untersuchung möglicher struktureller Veränderungen unter einer Lithiumlangzeitmedikation muß allerdings auch folgendes berücksichtigt werden: Eine wirksame Lithiumbehandlung stellt nicht nur für den Patienten einen sehr lebenswichtigen Schutz dar. Aus psychodynamischer Sicht dürfte eine wirksame Lithiumbehandlung die bis dahin mögliche Form regressiver, pathologischer Verarbeitung von intrapsychischen Konflikten verhindern. Die Patienten „können nicht mehr psychotisch werden" (Fitzgerald 1972). Zugleich kann es aber nach Kline (1978) zu einer „Reorganisation von Ich-Funktionen" kommen, wenn durch die Lithiummedikation die Gefahr einer affektiven Überschwemmung gebannt ist. Unter diesem Schutz wird dann eine Nachreifung der Persönlichkeit im Sinne einer „expansiven Weiterentwicklung" (Rüger 1976) bis dahin gehemmter Antriebs- und Impulsbereiche ermöglicht.

Diese hypothetischen Überlegungen waren Ausgangspunkt für eine Reihe von Untersuchungen an einer Patientenstichprobe der Berliner Lithiumkatamnese. Die Untersuchungen wurden zunächst an im Durchschnitt seit drei Jahren unter Lithium stehenden Patienten vorgenommen (Müller-Oerlinghausen et al. 1976; Rüger 1976) und dann an derselben Klientel acht Jahre später mit einem erweiterten Untersuchungsinstrumentarium wiederholt (Gudohr 1985).

Hier ließen sich insgesamt folgende Ergebnisse erheben:
1. Im FPI konnte eine „Normalisierung im Bereich der Depressivität ... bei gleichzeitiger Verdeutlichung anderer Auffälligkeiten und konflikthafter Persönlichkeitsmerkmale" festgestellt werden (Rüger 1976).
2. Dieser FBI-Befund ließ sich bei der genannten Nachuntersuchung bestätigen. Allerdings fanden sich in einem gleichzeitig von den Patienten ausgefüllten Beschwerdefragebogen deutliche Hinweise auf depressive Stimmungszustände mit vermehrter Klagsamkeit und psychosomatischen Beschwerden. Letztere lagen in ihrem Ausmaß zwischen denen von Gesunden und psychosomatisch Kranken im engeren Sinne. Dabei hatten diese Beschwerden einen eindeutig anderen Charakter als ansonsten beschriebene Nebenwirkungen einer Lithiummedikation.
3. In einem Fragebogen zur Depressionsbewältigung zeigten die unter einer Lithiumlangzeitmedikation stehenden Patienten weiterhin gegen-

über einer Durchschnittspopulation ein verstärktes Rückzugsverhalten in Belastungssituationen.
4. Eine Auswertung der bei den einzelnen Patienten durchgeführten halbstrukturierten tiefenpsychologischen Interviews (Gudohr 1985) ergab folgende Ergebnisse: Bei etwa zwei Dritteln der Patienten fand sich eine Akzentverschiebung der Persönlichkeitsstruktur im Sinne einer expansiven Nachreifung mit dem Gewinn neuer Freiheitsgrade. Diese Veränderung zeigte sich im Einzelfall in der Verbesserung von sozialen Kontakten, erhöhter Durchsetzungsfähigkeit im partnerschaftlichen Bereich, erstmaliger Neuaufnahme von Partnerbeziehungen oder auch Beendigung von Partnerbeziehungen mit sehr anklammernd-symbiotischem Charakter. Dabei war aber in Einzelfällen eine Aktualisierung neurotischer Strukturelemente zu beobachten, zum Teil unter Entwicklung von psychischen und psychosomatischen Beschwerden. Schon 1971 hatte Dostal auf entsprechende, von ihm als „pseudoneurotisch" bezeichnete, Beschwerden bei 17 von 59 erfolgreich mit Lithium behandelten Patienten hingewiesen.
5. Die im halbstrukturierten Interview festgestellten Befunde wurden im psychischen und sozial-kommunikativen Befundbogen (Rudolf 1981) dokumentiert. Dabei lag die Gesamtgruppe der untersuchten Patienten zwischen behandlungsbedürftigen Neurotikern und nichtbehandlungsbedürftigen Gesunden.

Um Mißverständnisse auszuräumen, sei noch einmal ausdrücklich betont: Bei den in den tiefenpsychologischen Interviews festgestellten strukturellen Veränderungen der Patienten handelte es sich allenfalls um partielle Veränderungen. Die gegebenenfalls vorhandene depressive Grundstruktur – das ließ sich zum Beispiel auch im Depressionsbewältigungsbogen erkennen – blieb erhalten. Das wird an folgendem Fallbeispiel sehr deutlich:

Es handelte sich um eine zum Zeitpunkt der Nachuntersuchung 38jährige Krankenschwester. Die Patientin war mittleres von drei Kindern eines Sozialarbeiters und einer Kindergärtnerin. Sie stand nach einer im 20. Lebensjahr erfolgten Ersterkrankung und nach mehreren folgenden Rezidiven seit gut 11 Jahren unter einer Lithiumlangzeitmedikation.
Die Patientin hatte sich immer sehr eng an ihre Familie gebunden gefühlt. Darüber hinaus hatte sie sehr starke religiöse und soziale Bindungen entwickelt und für sich auf eine eigenständige Entwicklung verzichtet. Noch als Mittdreißigerin hatte sie keine eigene Wohnung. Einige kurze Partnerbeziehungen waren jeweils nur in Urlaubssituationen zustande gekommen, und meist hatte sich danach eine manische Phase entwickelt. Sicherlich muß offenbleiben, ob es sich hier jeweils um eine krankheitsauslösende Versuchungssituation im psychodynamischen Sinn gehandelt hat oder ob die mit Beginn der Manie einhergehende Triebmobilisierung bei dieser Patientin eine Partnerbeziehung überhaupt erst ermöglichte.
34jährig lernte sie einen körperlich Behinderten kennen, der ein Stück weit auf ihre Hilfe angewiesen war, mit dem sie aber zunehmend stark auch zärtliche und sexuel-

le Bedürfnisse ausleben konnte. Der innere Kompromiß, den die Patientin in dieser Bindung eingegangen war, wird sehr deutlich: Sie gewann auf der einen Seite die Möglichkeit, angstfrei bis dahin nie erlebte Impulse ausleben zu können, auf der anderen Seite geschah dies in einer Bindung, die aufgrund ihres Verpflichtungscharakters einem allzu starken Ausufern innerer Impulse Grenzen setzte. Immerhin war es ihr aber gelungen, diesen Schritt gegen den Widerstand ihrer Eltern zu tun, ohne deren Zustimmung sie bisher keine wesentlichen Lebensentscheidungen getroffen hatte.

6. Die bisher geschilderten Befunde weisen auf Veränderungen auf der triebpsychologischen und der beziehungspsychologischen Ebene der Patienten hin. Schon aus theoretischen Gründen dürften aber Veränderungen auf diesen beiden Ebenen ohne gleichzeitige Änderungen auf der strukturpsychologischen Ebene nicht möglich sein. Hier wurde von Rüger (1977) in einer eingehenden Einzelfallstudie folgendes festgestellt: Eine langfristig mit Lithium behandelte Patientin war in der Wahrnehmung konflikthafter Situationen in ihrer Familie und am Arbeitsplatz sehr deutlich eingeschränkt. Obwohl sich an den objektiven Konflikten nichts geändert hatte, konnten diese nun jetzt nicht mehr die früher zu beobachtenden Krankheitsrezidive auslösen, da die Patientin die Konflikthaftigkeit der betreffenden Situationen gar nicht mehr erlebte. An dem Einzelfall wurde diskutiert, daß möglicherweise durch die Lithiummedikation die zuvor starke Vulnerabilität gegenüber inneren Ambivalenzkonflikten erheblich vermindert wird. Damit werden unter der Wirkung einer Lithiumdauermedikation psychotherapeutische Möglichkeiten eröffnet, die zuvor bei dieser Patientengruppe mit einem erheblichen Risiko verbunden waren; im Rahmen einer psychotherapeutischen Behandlung können so unter der stabilisierenden Wirkung des Lithiums innere Ambivalenzen angesprochen und bearbeitet werden, deren Thematisierung zuvor das psychische Gleichgewicht nachhaltig stören mußte und die Gefahr eines psychotischen Rezidivs heraufbeschwören konnte (Mentzos 1995). Dies wird an folgenden kasuistischen Beispielen deutlich:

Eine 50jährige Patientin war im Rahmen einer zweiten Phase einer endogenen Depression unter der Behandlung weitgehend remittiert; die Medikation war auf eine niedrige Erhaltungsdosis reduziert worden, und die Patientin konnte die bereits vor der Erkrankung begonnene psychotherapeutische Behandlung wieder aufnehmen. Nach einiger Zeit berichtete sie hier von aktuellen Erbschaftsauseinandersetzungen in der Familie, in der sie sich von ihrer Mutter so hintergangen und verlassen fühlen mußte, wie seinerzeit in vielen anderen Situationen seit ihrer Kindheit. Durch eine in diesem Fall ungeschickte Intervention des Therapeuten kam es in dieser Stunde zu einem deutlichen Haßausbruch auf die Mutter, der sich auch durch abmildernde Bemerkungen des Therapeuten nicht mehr entschärfen ließ.
Am nächsten Tag bat die Patientin um einen Notfalltermin; sie wirkte völlig verändert und schilderte mit leiser, monotoner Stimme und sehr viel stockender, als es wiederzugeben ist, wie es ihr nach der letzten Stunde ergangen war: „Als sie das in der letzten Stunde ansprachen (in Wirklichkeit hatte die Patientin es angesprochen!), war es, als bekäme ich einen Schlag in die Knie, ich verlor den Boden unter den Füßen, ... ich war starr – und das Schlimmste war: ich konnte ihnen nichts davon sagen, es hat

mir die Sprache verschlagen! Und ich hatte das Gefühl, da komme ich nie wieder heraus – ich hatte jede Hoffnung verloren! Ich habe meine Mutter einfach schlecht gemacht! Sie ist einfach nicht so, wie ich sie ihnen geschildert habe! Ich weiß nicht, wie ich meine Äußerungen rückgängig machen soll!"

Ihre in der Vorstunde geäußerten Haßgefühle hatten sie völlig überschwemmt und sich in sehr starke Schuldgefühle verwandelt, die die Grenze zu einem wahnhaften Erleben bereits zu überschreiten drohten. Die Patientin wurde stationär aufgenommen, hochdosiert antidepressiv behandelt und war dann bereit, sich auf Lithium einstellen zu lassen.

Während der dann über weitere zwei Jahre fortgeführten psychotherapeutischen Behandlung konnte sie Zugang zu ihren ambivalenten Gefühlen der Mutter gegenüber gewinnen, ohne dies jeweils wieder mit Schuldgefühlen beantworten zu müssen, geschweige denn psychotisch zu dekompensieren: „Sie (Mutter) hat auch ihre guten Seiten, aber eigentlich ist sie ein Aas! Sie kennt meine wunden Stellen und verletzt mich immer wieder dort! Aber sie hat auch ein schweres Leben hinter sich!" Schließlich konnte die Patientin es auch ertragen, Eigenschaften der Mutter in sich selbst zu erkennen („mein boshafter Spott") und diese mit einem gewissen Humor zu akzeptieren. Sie konnte nach über 2jähriger Unterbrechung den Kontakt zu ihrer Mutter wieder aufnehmen und hat sich noch kurz vor deren Tod mit ihr aussöhnen können, was für den nachfolgenden Trauerprozeß sehr wichtig war.

Die Lithiumprophylaxe ermöglicht offensichtlich während einer Psychotherapie die Bearbeitung von innerpsychischen Konflikten unter Erhalt eines mittleren (neurotischen) Funktionsniveaus, ohne dabei einen psychischen Einbruch mit Regression auf ein psychosenahes Funktionsniveau riskieren zu müssen. Diese psychodynamischen Überlegungen stehen in Übereinstimmung mit empirischen Befunden, nach denen eine ausschließliche Psychotherapie bei unipolaren und bipolaren Patienten ein hohes Rückfallrisiko mit sich bringt (Solomon u. Bauer 1993).

Die Auswirkungen einer Lithiumlangzeitmedikation auf das Selbstwertgefühl der Patienten und ihre Rückwirkungen

Die Tatsache einer lebenslänglichen Krankheitsgefährdung und dauerhaften Behandlungsbedürftigkeit ist für jeden Menschen schwer zu verarbeiten. Immer ist dadurch das Selbstwertgefühl betroffen, und häufig macht die Wiedergewinnung einer narzißtischen Homöostase Probleme (Schüßler 1995; Schüßler u. Leibing 1994; Rüger 1996). Diese auch bei körperlichen Erkrankungen anzutreffenden Probleme gehen bei phasischen Depressionen weit über die dort bekannten Schwierigkeiten bei der Krankheitsbewältigung und Krankheitsakzeptanz hinaus; denn hier ist das gestörte Selbstwertgefühl eine basale Komponente der Erkrankung selbst (Pardoen et al. 1993) und unterhält wesentlich die Krankheitsdynamik. Dies muß vor Beginn und während einer Lithiumdauermedikation Berücksichtigung finden (APA Practice Guideline 1994).

Familiendynamische Aspekte einer Lithiumlangzeitmedikation

Bei der Lithiumlangzeitmedikation müssen familiendynamische Gesichtspunkte hinreichend berücksichtigt werden, da depressiv strukturierte Patienten in der Regel sehr starke Bindungen an die Ausgangsfamilie und an ihre Sekundärfamilie zeigen. Ob allerdings eine erfolgreiche Lithiumbehandlung wirklich zu der von Schou (1974) beobachteten „radikalen Umverteilung von Rollen und Verantwortlichkeit in der Familie" führt, kann nur in jedem Einzelfall beurteilt werden. Im Rahmen dieser Übersicht sollen nur einige Möglichkeiten diskutiert werden. Eingehendere Darstellungen finden sich bei Davenport et al. (1977), Demers u. Davies (1971), Fitzgerald (1972), Rüger (1977) und Schou (1980).

Unabhängig vom besonderen Krankheitsbild der endogenen Depression spielt hier sicherlich das allgemeine Problem des „kranken Familienmitglieds" eine Rolle mit der Frage, inwieweit das jeweils kranke Familienmitglied nicht nur objektiv belastende, sondern umgekehrt auch stabilisierende Funktionen für das Familiengefüge haben kann.

Daneben ergeben sich besondere Probleme durch die Art depressiver Beziehungen unserer Patienten, die geschilderten Besonderheiten im Antriebserleben und die zugehörigen Über-Ich-Strukturen. Hat zum Beispiel der gesunde Partner eines Depressiven selbst ein eher brüchiges Selbstwertgefühl, so kann er dies sicherlich durch die subjektiv sehr wichtige Dominanzrolle ausgleichen, zu der er in der Beziehung zu dem von einem ständigen Rückfall bedrohten Partner „gezwungen" wird. Die ausbleibenden Krankheitsrückfälle unter Lithiumtherapie, aber auch ein verändertes Beziehungsverhalten und eine mögliche expansive Weiterentwicklung des Patienten können den Partner im Einzelfall sehr verunsichern.

Darüber hinaus kann es bei depressiven Patienten dann zu besonderen Schwierigkeiten kommen, wenn seine Struktur und die Familienideologie sehr stark aufeinander bezogen sind: Will der Patient hier ein Stück Eigenständigkeit entwickeln, so muß er sich nicht nur innerlich unabhängiger von realen Beziehungspersonen machen, sondern auch von deren Ideologie – ein Schritt, der auch manchem Gesunden schwerfällt.

Wie wir inzwischen wissen, spielen (kritische) Expressed Emotions (EE) nicht nur für den Verlauf und die Rückfallhäufigkeit schizophrener Erkrankungen eine Rolle; die Höhe der kritischen EE zeigt auch einen direkten Zusammenhang zur Rückfallhäufigkeit depressiver Erkrankungen (Hooley et al. 1986; Haas u. Clarkin 1988; Hooley u. Teasdale 1989; Uehara et al. 1996). Allerdings korreliert die Höhe der EE nicht unbedingt mit der Schwere der Depression (vgl. Befunde von Florin et al. 1992 und deren Diskussion durch Goldstein 1992). Vielmehr dürfte der Zustand einer schweren Depression eher einer biologischen Eigengesetzlichkeit unterliegen, während gerade die Remissionsphase mit der beginnenden Abschwächung der Depression durch die Höhe der Expressed Emotion beeinflußt werden dürfte. Insbesondere Belastungen durch Konflikte in der Partnerschaft (marital distress) und eine eskalierende Kritik seitens des Partners stellen hier ein Risiko für Rückfall und ungünstigen Verlauf dar.

Dieser Zusammenhang konnte inzwischen auch für Patienten mit einer bipolaren Erkrankung nachgewiesen werden, die unter einer langjährigen Lithiumprophylaxe standen. Nach Befunden von Priebe et al. (1989) zeigen hier Patienten mit hochkritischen Bezugspersonen sowohl retrospektiv als auch prospektiv eine deutlich geringere „response" auf die Lithiumbehandlung. In diesen Fällen dürfte der an sich unter der Lithiummedikation (s.o.) zu beobachtende Zuwachs an Affekttoleranz in der Situation erhöhter EE wieder eingebüßt werden. Die Autoren unterstreichen für diese Fälle die Notwendigkeit psychotherapeutischer Interventionen in den betreffenden Familien.

Allerdings können allein aus der Höhe der EE nicht ohne weiteres Folgerungen für die Art und Form psychotherapeutischer Interventionen abgeleitet werden; denn nach Goldstein (1992) ist der EE-Begriff nie zu einem umfassenderen theoretischen Konzept ausgebaut worden und führt damit leicht zu simplifizierenden und unüberprüfbaren theoretischen Annahmen über interpersonelle Prozesse. Erhöhte EE sind eher als Ausdruck und Folge partnerschaftlicher und familiärer Konflikte zu verstehen; sie können zum wichtigen Anstoß für eine vertiefte paar- und familiendynamische Diagnostik sein, aus der sich dann eine psychotherapeutische Behandlungsplanung ableiten läßt.

Psychodynamische Auswirkungen von Schwellensituationen, die zwangsläufig im Verlauf der langen Behandlungszeit eintreten

Durch die lange Dauer einer Lithiumlangzeitbehandlung interferieren zwangsläufig verschiedene Einflußvariablen, von denen oft eine wichtige unberücksichtigt bleibt: die Änderung der Lebensumstände und das Erreichen verschiedener Schwellensituationen im Verlauf des Älterwerdens. Das muß sich neben der Lithiummedikation auf den Verlauf auswirken. Was hier gemeint ist, wird an folgendem Beispiel deutlich:

Die bei einer Nachuntersuchung 44jährige Patientin stand seit 13 Jahren, allerdings in der ersten Zeit mit Unterbrechungen und nachfolgenden Phasen, in einer Lithiumbehandlung. 22jährig hatte sie die erste Phase einer endogenen Depression nach ihrer ersten Entbindung. Weitere Phasen schlossen sich nach der nächsten Entbindung und mehreren legalen Schwangerschaftsunterbrechungen an. 29jährig wurde sie auf Lithium eingestellt und war dann 13 Jahre lang rezidivfrei, allerdings mit subjektiv erlebten subdepressiven Stimmungsschwankungen („Aha, jetzt würde ich normalerweise wieder krank werden").

41jährig zeigte sich aber ein Gestaltwandel des Krankheitsverlaufs mit häufigeren schweren, depressiven Zustandsbildern.

Wie viele Depressive hatte die Patientin sehr an ihrem Elternhaus gehangen; und obwohl ihre Mutter sie im Gegensatz zu der geliebteren Schwester nur über gute Schulleistungen akzeptiert hatte, hing sie später sehr viel mehr an ihrer Mutter als jene. Sie hatte einen beruflich recht erfolgreichen Ehemann geheiratet und konnte möglicherweise einen Teil ihrer Ehrgeizimpulse über diesen befriedigen. Zusammen mit der Mutter versorgte sie die beiden Kinder, was in deren ersten Lebensjahren auch wegen ihrer Erkrankung ohne die Mutter gar nicht möglich gewesen wäre. Die über 13 Jahre lang unter Lithium erreichte Lebensbalance hatte, wie das meist der Fall ist, mehrere Ursachen: zweifellos die relative Sicherheit vor einem Rezidiv, aber auch die Akzeptanz der Krankenrolle, die eine Entlastung gegenüber den strengen Über-Ich-Forderungen in einer erlaubten Regression in der Familie mit sich brachte, in der ihre Mutter offiziell wegen der Versorgung der heranwachsenden Kinder ja ihr gleichzeitig auch immer zur Verfügung stand.

Dieses Gleichgewicht wurde zunehmend gestört mit dem anstehenden Studienbeginn der Tochter und der vermehrten Aushäusigkeit des pubertierenden Sohnes. Und schließlich war die Familie in eine kleinere Wohnung umgezogen, da „die Kinder ja nun bald aus dem Haus sind". Die vormals täglichen Besuche der Mutter wurden nun aus Altersgründen und wegen der größeren Entfernung zunehmend seltener. Im zeitlichen Gefolge dieser Veränderungen entwickelte sich noch unter Lithium das schwer beeinflußbare depressive Syndrom.

Im beschriebenen Fall hatte die Patientin über Jahre eine stabile Lebensbalance unter dem Schutz einer Lithiumlangzeitmedikation und in einer ganz bestimmten, ihr sehr zuträglichen familiären Gesamtatmosphäre gefunden. Wie bei vielen Menschen dieser Altersstufe hatte sich ein zuvor sehr stark auf die Familie und Kinder eingestellter Lebenszuschnitt eingehend verändert. So wurde das bis dahin bestehende Gleichgewicht nachhaltig gestört. Gerade bei depressiven Patienten stellen solche Schwellensituationen, in denen sich das Verhältnis zu wichtigen Beziehungspersonen verändert und lockert, im Einzelfall gefährliche Krisen dar. Mindestens ein Teil solcher Schwellensituationen sind voraussehbar und sollten darum in ihrer Bedeutung in die therapeutische Gesamtplanung einer Langzeitbehandlung einbezogen werden.

Therapeutische Folgerungen

Es liegen eine Reihe klinischer Erfahrungen vor, die eine die Lithiumlangzeitmedikation begleitende psychotherapeutische Behandlung sinnvoll erscheinen lassen. Darüber hinaus ist es bereits Benson 1975 gelungen, die Überlegenheit einer solchen kombinierten Behandlung gegenüber einer rein medikamentösen Behandlung nachzuweisen. Die Wahl des psychotherapeutischen Behandlungsverfahrens richtet sich danach, welche Störungen und seelischen Konflikte vorwiegend bearbeitet werden sollten. Im einzelnen werden folgende Möglichkeiten in Erwägung gezogen:
1. Eine die Lithiumbehandlung begleitende psychotherapeutische Einzelbehandlung (Rüger 1976, 1982) kann die Möglichkeit eröffnen, ggf. unter bewußter Außerachtlassung tieferer Störungsanteile Konflikte auf der psychosozialen Ebene zu bearbeiten und damit die Entwicklung des Patienten zu fördern. Darüber hinaus kann aber eine solche Behandlung auch einen Gestaltwandel des ursprünglichen Krankheitsbildes zum Anlaß nehmen, einen zentralen Konflikt des Patienten durchzuarbeiten.

2. Akzeptanz und Compliance der Lithiumprophylaxe hängen stark von der Verarbeitung der „narzißtischen Kränkung" ab, die die Tatsache einer dauernden Behandlungsbedürftigkeit mit sich bringt. Diese Problematik entspricht zwar der bei vielen chronisch kranken Patienten (Rüger 1996) vorhandenen, geht aber weit darüber hinaus; denn bei Patienten mit phasischen Depressionen sind Probleme der Selbstwert- und narzißtischen Regulation zentraler Inhalt der Krankheitsdynamik selbst (Pardoen et al. 1993).
3. Treten im Gefolge einer Lithiumlangzeitmedikation familiäre Konflikte auf, so kann auch eine Familientherapie (Fitzgerald 1972), ggf. sogar die psychotherapeutische Behandlung eines anderen Familienmitglieds (Rüger 1977) sinnvoll sein. Stehen dagegen Partnerschaftskonflikte im Vordergrund, kann eine Paartherapie angezeigt sein (Davenport et al. 1977; Demers u. Davies 1971; v. Gent u. Zwart 1991).
4. Gruppenpsychotherapeutische Erfahrungen nach einem tiefenpsychologischen Konzept liegen inzwischen von v. Gent et al. (1983) sowie von v. Gent und Zwart (1994) vor; über Ergebnisse einer verhaltenstherapeutisch orientierten Gruppenpsychotherapie berichteten Grona et al. bereits 1978. Beide Arbeitsgruppen konnten in homogenen Gruppen, d. h. Gruppen mit ausschließlich unter einer Lithiummedikation stehenden zyklothymen Patienten, für diese Patienten gemeinsame, sinnvolle therapeutische Ziel erreichen.

Die Art der psychotherapeutischen Mitbehandlung ist in Form, Intensität und Zielrichtung im Laufe der Zeit für jeden Patienten anzupassen und ggf. zu verändern (vgl. hier auch die Practice Guideline der American Psychiatric Association 1994).

Literatur

American Psychiatric Association (1994) Practice Guideline for the Treatment of Patients with Bipolar Disorder. APA Press, Washington
Benson R (1975) The forgotten treatment modality in bipolar illness: psychotherapy. Dis Nerv Syst 36:634–638
Davenport YB, Ebert MH, Adland ML, Goodwin FK (1977) Couples group therapy as an adjunct to lithium maintenance of the manic patient. Am J Orthopsychiat 47:495–507
Demers RG, Davies LS (1971) The influence of prophylactic lithium treatment on the marital adjustment of manic-depressives and their spouses. Comp Psychiat 12:348–353
Dostal T (1971) Modification of depressive episodes during prophylactic administration of lithium salts. Activ Nerv Sup (Praha) 13:170–171
Elhard S (1981) Neurotische Depression. Psychother Psychosomat Med Psychol 31:10–14
Fitzgerald RG (1972) Mania as a message. Treatment with family therapy and lithium carbonate. Am J Psychother 26:547–554
Florin I, Nostadt A, Reck C, Franzen U, Jenkins M (1992) Expressed emotion. In: Depressed patients and their partners. Family Proc 31:163–172
Gent EM van, Vina SL, Rijken JM, Zwart FM (1983) Lithium therapy and added short-term group therapy. Vortrag auf dem Weltkongreß für Psychiatrie 1983 in Wien
Gent EM van, Zwart FM (1991) Psychoeducation of partners of bipolar-manic patients. J Affect Disord 21:15–18

Gent EM van, Zwart FM (1994) A long follow-up after group therapy in conjunction with lithium prophylaxis. Nord J Psychiatry 48:9-12

Goldstein MJ (1992) Commentary on "Expressed Emotion in Depressed Patients and their Partners". Family Proc 31:172-174

Grona R, Greil W, Jungkunz G, Engel-Sittenfeld P (1978) Verhaltenstherapie in der Gruppe als psychologische Zusatzbehandlung bei der Lithiumprophylaxe affektiver Psychosen. Arzneim Forsch Drug Res 28:1521-1522

Gudohr C (1985) Langzeitverlauf einer Lithiumprophylaxe bei endogenen Depressionen unter neurosenpsychologischen Gesichtspunkten. Inaugural-Dissertation. Freie Universität Berlin

Haas GL, Clarkin JF (1988) Affective disorders and the family context. In: Clarkin F et al. (eds) Guilford Press, pp. 1-28

Hjorth B (1980) Source derivation simplifies topografic EEG - interpretation. Am J EEG Technol 20:121-132

Hooley JM, Orley J, Teasdale JD (1986) Levels of expressed emotion and relapse. In: Depressed patients. Br J Psychiatry 148:642-647

Hooley JM, Teasdale JD (1989) Predictors of relapse in unipolar depressives: expressed emotion, marital distress, and perceived criticism. J Abn Psychol 93:229-235

Kline NA (1978) Lithium and crisis intervention: damping affective overload. Psychosomat 19:401-405

Loch W (1969) Über zwei mögliche Ansätze psychoanalytischer Therapie bei depressiven Zustandsbildern. In: Schulte W, Mende W (Hrsg.) Melancholie in Forschung, Klinik und Behandlung. Thieme, Stuttgart, S. 133-137

Mentzos S (1995) Depression und Manie - Psychodynamik und Therapie affektiver Störungen. Vandenhoeck und Ruprecht, Göttingen

Müller-Oerlinghausen B, Neumann H, Rüger U (1976) Untersuchung über die Bedeutung neurosenpsychologischer Faktoren für den Erfolg der Lithium-Dauerbehandlung. Arzneim Forsch Drug Res 26:1181-1183

Pardoen D, Bauwens F, Tracy A, Martin F, Mendlewicz J (1993) Self-esteem in recovered bipolar and unipolar out-patients. Br J Psychiatry 163:755-762

Priebe S, Wildgrube C, Müller-Oerlinghausen B (1989) Lithium prophylaxis and expressed emotion. Br J Psychiatry 154:396-399

Rudolf G (1981) Untersuchung und Befund bei Neurosen und psychosomatischen Erkrankungen. Beltz, Weinheim Basel

Rüger U (1976) Tiefpsychologische Aspekte des Verlaufs phasischer Depressionen unter Lithium-Prophylaxe. Nervenarzt 9:538-543

Rüger U (1977) Intrapsychische und familiendynamische Prozesse vor der manifesten Erkrankung und während der Lithium-Therapie einer endogenen Depression. Z Psychosomat Med 23:329-350

Rüger U (1982) Kombination von Psychotherapie und Pharmakotherapie bei endogenen Depressionen. In: Helmchen H, Linden M, Rüger U (Hrsg.) Psychotherapie in der Psychiatrie. Springer, Berlin Heidelberg, S. 172-178

Rüger U (1996) Psychodynamische und Coping-Prozesse bei Patienten mit körperlichen Erkrankungen. Z psychosom Med 41:169-178

Schou M (1974) Heutiger Stand der Lithium-Rezidiv-Prophylaxe bei endogenen affektiven Erkrankungen. Nervenarzt 45:397-408

Schou M (1980) Social and psychological implication of lithium therapy. In: Johnson FN (ed) Handbook of Lithium Therapy. MTP Press, Lancaster, pp. 378-381

Schüßler G (1995) Bewältigung chronischer Erkrankungen. Vandenhoeck und Ruprecht, Göttingen

Schüßler G, Leibing E (Hrsg.) (1994) Coping: Verlaufs- und Therapiestudien chronischer Krankheit. Hogrefe, Göttingen

Solomon DA, Bauer MS (1993) Continuation and maintenance pharmacotherapy for unipolar and bipolar mood disorders. Psychiatr Clin North Am 16:515-540

Uehara T, Yokoyama T, Goto M, Ihda S (1996) Expressed emotion and short-term treatment outcome of outpatients with major depression. Comp Psychiatry 37:299-304

KAPITEL 2.11

Pharmakokinetik von Lithiumsalzen

K. Lehmann

Synopsis

1. Die Kinetik von Lithium wird fast ausschließlich vom Kation bestimmt.
2. Das Anion und/oder die galenische Zubereitung des Fertigarzneimittels beeinflussen in erster Linie die Phase der Resorption. Bei Ein- und/oder Umstellungen sollten diese Faktoren entsprechende Berücksichtigung finden.
3. Lithium wird überwiegend renal ausgeschieden (glomeruläre Filtration und Reabsorption zu 70–80% im proximalen Tubulus). Die Eliminationshalbwertszeit von Lithium beträgt ca. ein Tag.
4. Die exogene fraktionelle Lithiumausscheidung bei Nierengesunden entspricht in etwa der endogenen und beträgt ca. 19–20%.
5. Die renale Ausscheidung von Lithium unterliegt vielfältigen Einflüssen, unter denen Veränderungen des Elektrolythaushalts und der Sekretion von Aldosteron dominieren.
6. Bei eingeschränkter Nierenfunktion und eingeschränkter Clearance im höheren Lebensalter ist mit markanten Erhöhungen der Serumspiegel zu rechnen.
7. Lithium verteilt sich langsam und ungleichmäßig im Organismus. Zirka 12 Stunden nach Einmalgabe ist die Verteilung im Organismus abgeschlossen. Ein Verteilungsgleichgewicht („steady state") wird in der Regel innerhalb von 4–7 Tagen nach wiederholter oraler Applikation bei Nierengesunden erreicht.
8. Ein exaktes Drug monitoring bleibt nach wie vor insbesondere für alle Ein- und Umstellungen sowie für Problemfälle aber auch zur Verlaufskontrolle unerläßlich.

Lithium nimmt in seiner therapeutisch wirksamen Form, als monovalentes Kation, sowohl unter pharmakodynamischen wie auch unter pharmakokinetischen Aspekten eine Sonderstellung innerhalb des Spektrums der übrigen Psychopharmaka ein.

Die dem Lithium in therapeutischen Dosen eigene geringe therapeutische Breite erfordert eine gute Kenntnis der Kinetik des Ions im menschlichen Organismus als essentielle Voraussetzung einer wirksamen und sicheren Lithiumtherapie beziehungsweise -prophylaxe.

Resorption

Die Geschwindigkeit der Resorption von Lithium und die Höhe der maximalen Serumkonzentrationen (c_{max}) werden nicht nur durch die chemischen Eigenschaften des Anions (Art des Salzes) sondern auch durch die galenische Zubereitung des entsprechenden Lithiumsalzes (Tablette, Kapsel, Retardtablette) bestimmt.

Gut wasserlösliche Lithiumsalze (z. B. Azetat, Chlorid, Sulfat, Zitrat, Adipat, Aspartat, Glukonat) werden schnell und nahezu vollständig (90–100%) vom oberen Verdauungstrakt aus resorbiert. Serummaxima treten frühestens nach 30 Minuten (Lithiumchlorid oder -adipinat) bis zu einer bis maximal drei Stunden (Lithiumazetat oder -zitrat) nach oraler Gabe auf. Die vergleichsweise niedrigsten Serummaxima bei verzögertem Auftreten (nach 3–6 Stunden) zeigte Lithiumaspartat.

Prototyp eines schlechter wasserlöslichen Lithiumsalzes ist Lithiumkarbonat. Nach oraler Applikation von nichtretardiertem Lithiumkarbonat sind Serumspiegelmaxima innerhalb von 2–3, maximal 4 Stunden (Lehmann 1974; Hunter 1988; Valecha et al. 1990; Heim et al. 1994) festzustellen (s. Abb. 1).

Eine Erhöhung der Dosis bewirkt höhere Serumkonzentrationen und eine Verzögerung von t_{max} (Zeitpunkt des Auftretens höchster Serumkonzentrationen). Zwischen Dosis und AUC (area under the curve = Flächenmaß für die Bioverfügbarkeit) existiert Proportionalität, weshalb für Lithium eine lineare Kinetik angenommen werden kann.

Das Alter der untersuchten Personen scheint für die Resorption keine Bedeutung zu besitzen. Es existieren bislang keine Hinweise auf eine Einflußnahme veränderter pH-Verhältnisse im Magen-Darm-Trakt für die Lithiumresorption.

Zirka 4 Stunden nach einmaliger oraler Gabe von Lithiumsalzen unterschiedlicher Löslichkeit beginnend verwischen sich die Unterschiede der Serumkonzentrationskurven allmählich und münden nach ca. 10 Stunden in den dem Kation eigenen, langsam abfallenden Serumspiegelverlauf. Die für die Therapiekontrolle wichtigen 12h-Serum-Konzentrationen werden ausschließlich von der Kinetik des Kations bestimmt; die Einflußnahme des Anions beschränkt sich auf die Phase der Resorption.

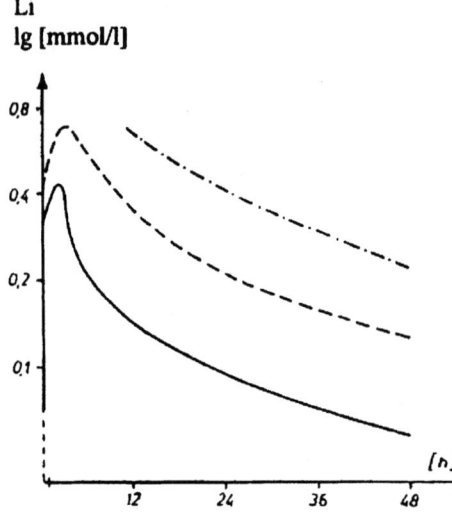

Abb. 1. Konzentrationsverlauf (Mittelwertskurve) im Serum nach oraler Applikation von Lithiumkarbonat (— 0,2 mmol/kg (n=10), - - - 0,4 mmol/kg (n = 5), ----- 12 h nach mehrtägiger Gabe von 0,1–0,4 mmol/kg (n=5))

Die kinetischen Besonderheiten verschieden löslicher Lithiumsalze sind insbesondere für die Einstellung auf Lithium und für Umstellungsphasen von einem Fertigarzneimittel auf ein anderes bis zur Erreichung eines neuen steady state wichtig, aber auch für Patienten, die in zeitlichem Zusammenhang mit der Lithiumeinnahme unerwünschte Begleiterscheinungen erfahren haben.

Retardierte Lithiumfertigarzneimittel

Auf Grund seiner langen Halbwertszeit (ca. 1 Tag) und wegen der zeitlich eng begrenzten Resorption im oberen Magen-Darm-Trakt (Resorptionsfenster von maximal 6–8 Stunden) ist Lithium im Prinzip kein geeigneter Kandidat für Retardierungsversuche. Trotzdem versuchte man durch geeignete galenische Maßnahmen, eine Senkung der Serummaxima bei Aufrechterhaltung des therapeutisch notwendigen Spiegels zu erreichen, um die Compliance zu verbessern und eine risikolosere und einfachere Handhabung von Lithium zu garantieren. Als Nebeneffekt erhoffte man sich auch eine Reduktion unerwünschter Begleiteffekte. Befunde von Amdisen (1975) an einer kleinen Patientenzahl legen in der Tat eine bessere Verträglichkeit von Retardpräparaten nahe.

Für die in Deutschland im Handel befindlichen Retardformen werden, soweit bekannt, verschiedene Verfahren der Retardierung benutzt, z. B. Fetteinbettung (Hypnorex®), Umhüllung der Tablette (Quilonum ret.®) oder Einbettung in eine Plastikmatrix (Lithium Duriles®).

Für gut wasserlösliche Lithiumsalze ließ sich eine Verzögerung der Resorption und eine Annäherung an den Serumspiegelverlauf von nichtretardiertem Lithiumkarbonat nachweisen.

Im wesentlichen blieben nach Gabe retardierter Präparate die 12- und 24-Stunden-Werte der Serumkonzentrationen von Lithium unbeeinflußt. Die beobachteten Unterschiede im Serumspiegelverlauf betrafen ausschließlich die initiale Phase der Resorption.

Zwischen den im Markt verfügbaren Präparaten bestehen aus pharmazeutischer Sicht durchaus Qualitätsunterschiede; die Bezeichnung „retardiert" entspricht nicht immer akzeptierten Kriterien (Heim et al. 1994).

Besonderheiten von Lithiumkarbonat (nichtretardiert)

Lithiumkarbonat weist als galenisch unveränderte Reinsubstanz wegen seiner vergleichsweise günstigen Löslichkeit und Lösungsgeschwindigkeit charakteristische Merkmale eines retardierten Arzneimittels auf (keine initial überhöhten Serumkonzentrationen, hohe Halbwertszeit). Eine zusätzliche Retardierungsmaßnahme ist für Lithiumkarbonat unnötig und dürfte eher zu einer reduzierten und störanfälligeren Bioverfügbarkeit führen. Karbonat verfügt gegenüber anderen Anionen außerdem über den Vorteil des geringsten Äquivalentgewichts, wodurch die Herstellung einer günstigen Tablettengröße erleichtert wird.

Verteilung und Verteilungsgleichgewicht (steady state)

Unter physiologischen Bedingungen befinden sich Aufnahme und Ausscheidung von Lithium unter Aufrechterhaltung konstant niedriger Serumspiegel im Gleichgewicht (s. Kap. 2.6).

Nach systemischer Zufuhr verteilt sich Lithium langsam, ungleichmäßig und in verschiedenen Organen oder Körperteilen entgegen einem Konzentrationsgefälle.

Der Verteilungsvorgang nach Einmalapplikation ist innerhalb von zirka 8–12 Stunden abgeschlossen. Die Halbwertszeit der Verteilung, die den schnell abfallenden Teil der Serumkonzentrationskurve charakterisiert, wurde für Lithium nach Gabe von Karbonat oder Chlorid mit 2,3±0,2 Stunden ermittelt (Lehmann 1974).

Eine Analyse der Serumkonzentrationen nach intravenöser Lithiumgabe (Greil et al. 1974; Greil 1981) ergab eine gute Übereinstimmung im Serumspiegelverlauf nach Eintreten des Verteilungsgleichgewichts. Von diesem Zeitpunkt an wird die Serumspiegelkurve durch die Rückflutung aus den tiefen Kompartimenten und die renale Elimination geprägt. Ein echtes steady state tritt in der Regel erst innerhalb von 4–7 Tagen nach Mehrfachapplikation ein.

Das steady state besitzt für das Drug monitoring eine große Bedeutung. Der Zeitpunkt für die routinemäßigen Bestimmungen der Serumkonzentrationen entspricht diesem und liegt bei 12 Stunden nach letzter Lithiumeinnahme, vorausgesetzt, Lithium wird zweimal oder mehrfach am Tag eingenommen. Kurzzeitig nach Erstbeginn einer Lithiumbehandlung oder nach Umstellung auf eine andere Darreichungsform sollte dieser Zeitpunkt so exakt wie möglich eingehalten werden. Nach Eintreten des steady state sind etwas größere Toleranzen erlaubt. Bei Einmalgabe sollte der 24h-Serumkonzentrationswert zur Kontrolle herangezogen werden. Durch eine mathematische Kalkulation gelingt es (Birch et al. 1996), aus jedem Wert der linear abfallenden Serumspiegelkurve ab dem Zeitpunkt der Verteilung auf den 12h-Serumwert zurückzurechnen (back tracking).

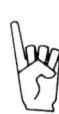

Lithium dringt in das intrazelluläre Kompartiment ein. Übereinstimmend fanden verschiedene Untersucher ein relativ hohes scheinbares Verteilungsvolumen im steady state von mindestens 70% des Körpergewichts oder darüber (Lehmann 1974; Amdisen 1977; Mason et al. 1978; Valecha et al. 1990). Die intrazelluläre Verteilung und/oder Anreicherung liefert die Voraussetzung für das Phänomen der Retention von Lithium und für dessen langsame Ausscheidung (Lehmann 1974).

Im folgenden seien einige Beispiele für die ungleichmäßige Verteilung von Lithium im Organismus angeführt.

Nach Einmalgabe wurde ein verzögertes Anfluten von Lithium im Liquor beobachtet. Im Gegensatz zu Serummaxima, die in der Regel 2-3 Stunden nach oraler Applikation von Lithiumkarbonat auftraten, stiegen die Liquorkonzentrationen erst zwischen 3-6 Stunden deutlich an, um nach 7-10 Stunden ihr Maximum zu erreichen. Die gefundenen Konzentrationen lagen dabei immer unter denen des Serums (Schou et al. 1954; Lehmann et al. 1976; Terhaag et al. 1978). Bis zur 20. Stunde veränderten sich die Liquorkonzentrationen kaum; der sich anschließende Abfall verlief parallel zu gleichzeitig sinkenden Serumkonzentrationen. Einige Befunde wiesen darauf hin, daß möglicherweise die Blut-Liquor-Schranke für jüngere Patienten schneller penetriert werden kann, als für ältere (Lehmann et al. 1976). 18-20 Stunden nach Einmalapplikation nivellierten sich die Unterschiede zwischen Liquor -und Hirngewebekonzentrationen (Terhaag et al. 1978).
Hirngewebebestimmungen an Patienten zeigten prinzipiell ein ähnliches Verhalten wie für den Liquor beschrieben, d. h. die Gewebekonzentrationen lagen in der Regel unter denen des Serums und traten ca. 2 Stunden später als im Serum auf (Komorski et al. 1993; Sachs et al. 1995).
Untersuchungen von Groth et al. (1974) sowie Obach et al. (1988) zeigten, daß Lithium aktiv in den Speichel sezerniert wird. Der individuelle Speichel-Serum-Quotient (zwischen 2,2 und 3,4) wurde für einen sich über zwei Zehnerpotenzen erstreckenden Konzentrationsbereich als relativ konstant und unabhängig von der Speichelflußrate beschrieben.
Der Stoffübertritt in das Augenkammerwasser erfolgt leichter als in den Liquor (Lehmann et al. 1976), wahrscheinlich proportional dem Konzentrationsgradienten.
Das Erscheinen von Lithium in der Galle (Terhaag et al. 1978) ist gegenüber dem Erscheinen im Serum nicht verzögert. Die gemessenen Konzentrationen lagen immer über den dazugehörigen Serumwerten. Nach Kolomaznik et al. (1981) sind die Lithiumkonzentrationen im Sperma höher als im Serum. Zur Kinetik bei Schwangeren und Kindern s. Kap. 4.8.
Höhere Konzentrationen als im Serum fanden sich bei Verstorbenen in der Niere, im Knochen, der Schilddrüse und in einzelnen Hirnregionen (s.o.); in der Muskulatur wurden Lithiumkonzentrationen bis zum 4fachen der Serumwerte gemessen (Clausen et al. 1983). Insbesondere der Knochen scheint eine Speicherfunktion für Lithium zu

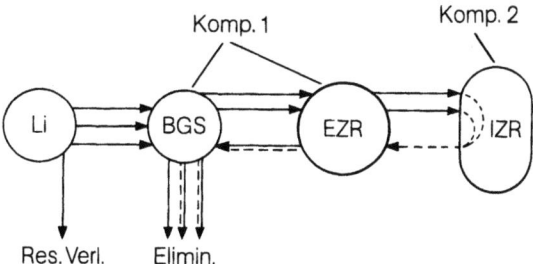

Abb. 2. Vereinfachtes Modell der Lithiumkinetik. Kompartiment 1: Blutgefäßsystem (BGS) + Extrazellulärraum (EZR), Kompartiment 2: Intrazellulärraum (IZR), Res.Verl.= Resorptionsverlust; Elimin.= Elimination über Niere und andere Wege

besitzen. Sowohl im Tierexperiment als auch bei Patienten ließen sich Wochen bis Monate nach Beendigung einer Lithiumdauergabe Konzentrationen nachweisen, die etwa 2-3fach über denen von Kontrollen lagen (Birch u. Hullin 1972). Lithium soll sich auch in den Haaren anreichern (s. Kap. 4.6 und 5.2).

Niedrigere Spiegel als Serum und andere Gewebe zeigten Leber und Fettgewebe (Schou 1958; Birch u. Hullin 1972; Lehmann 1975; Demisch et al. 1978; Thornhill 1981; Clarke 1986).

Die Konzentrationen im Erythrozyten sind ebenfalls niedriger als im Serum; der Verteilungsquotient beträgt ca. 0,4-0,5 oder weniger; ein steady state tritt langsamer als im Serum ein und benötigt zirka 8-15 Tage (Thornhill 1981; Clarke 1986; Swann et al. 1990; Seeger u. Neumann 1991). Interindividuell sind die Unterschiede des Verteilungsquotienten erheblich (0,2-0,9), intraindividuell dagegen über längere Zeit verhältnismäßig konstant (Greil et al. 1974).

Modell der Lithiumkinetik

Die Serumspiegelkinetik von Lithium läßt sich, wie für die meisten Arzneimittel, als Konzentrationsverlauf in einem offenen Zwei-Kompartimenten-Modell beschreiben (Kompartimente sind hypothetische Verteilungsräume des Organismus; s. Abb. 2).

Die Grenzen dieses hypothetischen Modells liegen darin, daß sich intrazellulär gemessene Konzentrationswerte nicht ausreichend gut darstellen lassen. Erst unter Einfügung eines weiteren Kompartiments (Erythrozyt oder Muskel) gelang ein besseres „fitting" (Ehrlich et al. 1980; Swann et al. 1990). Greil (Greil et al. 1974; Greil 1981) postulierte neben der Existenz eines zentralen Kompartiments (Plasma) zwei Gewebe-Kompartimente und einen nicht näher definierten ‚metabolischen Pool', weswegen er zur Vorstellung eines Vier-Kompartimenten-Modells gelangte.

Sofern sich gemessene Lithiumkonzentrationen bereits im gleichmäßig abfallenden Teil der Serumspiegelkurve ab dem Zeitpunkt des steady state, also ca. 12 Stunden nach Mehrfach- oder Langzeitapplikation, befinden, reicht jedoch selbst ein Ein-Kompartimenten-Modell zur Charakterisierung der Lithiumkinetik aus, wie von Jermain et al. (1991) gezeigt wurde.

Die Messung von zwei Serumkonzentrationswerten nach einmaliger Applikation von Lithium kann unter Benutzung eines mathematischen Modells der Kinetik zur Vorhersage von Serumkonzentrationen bei gegebener Dosierung Verwendung finden (Alda 1988). Dieses Modell bezieht die wesentlichsten pharmakokinetischen Charakteristika von Lithium ein, insbesondere die Eliminationsrate und eine Konstante, die vom Verteilungsvolumen und dem Molekulargewicht von Lithium bestimmt wird. Zwischen erwartetem und berechnetem Wert lag Signifikanz vor.

Elimination

Lithium wird überwiegend renal eliminiert. Nach glomerulärer Filtration erfolgt im proximalen Tubulus proportional zu Natrium und Wasser die

Reabsorption von Lithium zu ca. 70–80%. Ein geringerer Anteil wird unter bestimmten Umständen in der Henleschen Schleife oder im distalen Tubulus (bei sehr geringer Natriumelimination) reabsorbiert (Thomsen 1978). Für die Regulation der Serum-Lithium-Spiegel spielt die tubuläre Reabsorption und deren Beeinflußbarkeit eine bedeutende Rolle. Der Eliminationsprozeß entspricht einer Reaktion 1. Ordnung. Die Ausscheidung ist von der Tageszeit abhängig und variiert von Stunde zu Stunde.

Der über die Faeces oder den Schweiß ausgeschiedene Anteil ist vernachlässigbar gering (1–2%).

Nach Applikation therapeutischer Lithiumdosen beträgt die kumulative Gesamtausscheidung über 24 Stunden ca. 40–55%, über 4 Tage 70–99% der verabreichten Dosis (Trautner et al. 1955; Herken et al. 1957; Lehmann u. Merten 1974; Luisier et al. 1987; Swann et al. 1990).

! Die Lithiumausscheidung sinkt, wenn die Natriumzufuhr reduziert wird, bei Vorliegen pathologischer Bedingungen, zum Beispiel bei einer aldosteronabhängigen Oedemkrankheit (Herken et al. 1957) oder durch Interaktionen mit Phenylbutazon, Antirheumatika oder Thiaziden (Klotz 1988; Apselhoff et al. 1995). Die Elimination wird erhöht durch Azetazolamid, Methylxanthin und besonders durch Kochsalzzufuhr.

! Situationen verstärkter Aldosteron-Aktivität, so beispielsweise Streß, erhöhte Angiotensin-II-Spiegel oder niedrige Serum-Natrium-Spiegel unterschiedlichen Ursprungs, lösen eine verstärkte Rückresorption von Natrium und Lithium aus, die konsekutiv ein Ansteigen der Serumspiegel bewirkt. Andererseits wird bei niedriger Aktivität von Aldosteron, beispielsweise bei hohen Serum-Natrium-Spiegeln, Nebenniereninsuffizienz oder Schock, vermehrt Natrium und Lithium ausgeschieden.

Die terminale Halbwertszeit, die eigentliche Eliminationshalbwertszeit, beträgt beim gesunden Erwachsenen etwa einen Tag. Sie ist unabhängig vom verabreichten Lithiumsalz und zeigte weder Veränderungen nach Mehrfachapplikation noch nach Dosisverdopplung. Sie ist der wichtigste Faktor, welcher die Serumkonzentrationen maßgeblich beeinflußt und über die Dosierung entscheidet.

Goodnick et al. (1981) beobachtete an Patienten mit affektiven Erkrankungen (untersucht im symptomfreien Intervall) eine Zunahme der Halbwertszeit mit zunehmender Behandlungsdauer (Tabelle 1). Die beschriebene Erhöhung der Halbwertszeit nach längerer Anwendung von Lithium bedarf jedoch der Bestätigung.

Die renale Clearance beträgt nach systemischer Zufuhr von Lithium bei normaler Nierenfunktion etwa ein Viertel bis ein Drittel der glomerulären Filtrationsrate und ändert sich mit dieser (Lehmann 1974; Schou 1988). Die glomeruläre Filtration wird nicht nur durch eine pathologisch eingeschränkte Nierenfunktion, sondern auch durch physiologische Alterungsprozesse und/oder nutritive Umstellungen, z. B. auf eine eiweißreiche Kost (Solomon et al. 1988), oder durch Veränderungen der Elektrolytbalance, durch metabolische oder hormonelle Einflüsse erheblichen Veränderungen unterworfen. Vor diesem Hintergrund ist es nicht mehr haltbar, davon auszugehen, daß die Lithium-Clearance intraindividuell ein Fixum darstellt. Bei geringer Natriumaufnahme oder erhöhter Natriumausscheidung sinkt die Lithium-Clearance, und die Gefahr einer Intoxikation steigt.

Während der Nacht wird die Lithium-Clearance um ca. 30% eingeschränkt und die Halbwertszeit entsprechend bis zum 2,5 fachen erhöht (Amdisen 1977; Luisier et al. 1987). Bei Übergewichtigen (mittleres Gewicht: 110 kg) wurde die Lithium-Clearance signifikant erhöht, das Verteilungsvolumen reduziert gefunden (Reiss et al. 1994; Taright et al. 1994).

Tabelle 1. Eliminationshalbwertszeit (HWZ) von Lithium (* s_x; ° $s_{\bar{x}}$, sofern angegeben)

Autor	Anzahl (n)	HWZ im Plasma (h)	Besonderheiten
A. Gesunde Erwachsene			
Groth et al. (1974)	3	14,2–24,1	einmalige Gabe v. 10,8–40,6 mäqu
Lehmann (1974)	10	22,4±2,5*	einmalige Gabe v. 0,2 mmol/kg
	5	20,0±3,3*	einmalige Gabe v. 0,4 mmol/kg
	5	22,2±2,7*	wiederholte Gabe v. 0,2 mmol/kg
Amdisen (1977)	177+49	i.M. 10–15	
	11	i.M. 11,7 (8–14)	HWZ am Tag
	11	i.M. 19,5 (13–33.5)	HWZ während der Nacht
Nielsen-Kudsk und Amdisen (1979)	7	19,8	
Thornhill (1981)	40	24	
Luisier et al. (1987)	5	17,8–27,7	20 mmol Li-Karbonat
		19,8–38,5	24 mmol Li-Sulfat ret.
Ku et al. (1987)	8	25,33±8,1* mittl. Alter: 30,9 J.	Einmalgabe v. 1 g Li-Karbonat Chinesen
Obach et al. (1988)	8	17,0±5,5* mittl. Alter: 25,8 J.	Spanier
Valecha et al. (1990)		13,8±2,8	Inder
Hunter (1988)	6	27,6±9,1* Alter: 20–40 J.	steady-state-Bedingungen 21 tägige Gabe v. 22 mmol

Autor	Patient/Proband	HWZ im Plasma (h)	Besonderheiten
B. In Sondergruppen			
Lehmann u. Merten (1974)	ältere Nierengesunde (n=6) i.M. 57,8 Jahre	21,4±2,5*	Einmalgabe
	(n=5)	22,6±2,6*	wiederholte Gabe
	eingeschränkte Nierenfunktion (n=5) i.M. 63,2 Jahre	50,4±6,2*	Einmalgabe
	(n=5)	53,0±5,35*	wiederholte Gabe
Mackay et al. (1976)	Neugeborene	96,0	
Thornhill (1981)	Neugeborene	68,0	

Tabelle 1 (Fortsetzung)

Autor	Art der Erkrankung	HWZ (h)
C. Bei psychotischen Erkrankungen		
Almy u. Taylor (1973)	akute manische Phase (n=10)	>36 h (ges. Kontrolle: 18 h)
Thornhill (1978)	manische Patienten (n=4), leichte manische Phase; 3 Retainer, 1 Excretor	26,8±4,5° 19,7–40 23,8
Mason et al. (1978)	Schizophrene (n=12), 19–62 J.	28,9±7,9*
Goodnick et al. (1981)	affektive Erkrankung im symptomfr. Intervall Erstapplikation Einmalgabe nach bis zu 1jähriger Therapie Einmalgabe nach >1jähriger Therapie	1,1±0.3 Tage 1,9±0.9 (Tage) 2,4±0.9 (Tage)
Goodnick et al. (1982)	bipolare Ps. I (n=12) bipolare Ps. II (n=12) unipolar	1,39±0,7 (Tage) 1,46±0,2 (Tage) 1,0 7±0,3 (Tage)
Ku et al. (1987)	bipolare Ps. (n=22) und schizophrene Ps. (n=6), (Chinesen), mittl. Alter: 28,4 J.	24,9±6,24*
Lehmann et al. (1988)	aff. Erkr.; mittl. Alter: 42±13 J. n=9 (2-Komp.-Modell) n=6 (1-Komp.-Modell)	20,7±9,9* 21,0±12,7*
Valecha et al. (1990)	bipolare Ps. n=60, (Inder), mittl. Alter: 35,6 J.	15,43±6,06*

Als Einflußfaktoren für die Lithium-Clearance wurden in einer populationskinetischen Studie das korrigierte Körpergewicht und die Kreatinin-Clearance ermittelt; Körperoberfläche, Geschlecht und Alter besaßen weit weniger Gewicht (Jermain et al. 1991).

Für gesunde junge Erwachsene (mittleres Alter: 25 Jahre) betrug die körperoberflächenkorrigierte Lithium-Clearance 41,5±5,8 ml/min (s. Tabelle 2). Bei Lithiumintoxikierten fand man deutlich erniedrigte Clearance-Werte.

Besonderheiten der Pharmakokinetik von Lithium

Eine klinisch relevante Einschränkung der Nierenfunktion verzögert die Ausscheidung erheblich. Dabei ist es unerheblich, welcher Art die Nierenfunktionsstörung ist (Merten 1976; Kamper et al. 1989; s. Tabelle 1 und 2).

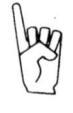
Die Lithium-Clearance und das scheinbare Verteilungsvolumen sinken bei nierengesunden Älteren auf etwa 40% des Wertes jüngerer Nierengesunder (s. Tabelle 2).

Tabelle 2. Lithium-Clearance (*s_x; °$s_{\bar{x}}$, sofern angegeben; • körperoberflächenkorrigiert)

Autor	Probanden/Patienten	Lithium-Clearance (ml/min)
Schou 1967,1971	gesunde Erwachsene (ohne Altersbezug)	15-25
Thomsen u. Schou 1968	gesunde Erwachsene (ohne Altersbezug)	19-25
Sedvall et al. 1970	gesunde Erwachsene (ohne Altersbezug)	9-33
Lauter 1973	ohne nähere Angaben	10-30
Groth et al. 1974	gesunde Erwachsene (n=3)	23-33,7
Lehmann u. Merten 1974	gesunde Probanden (n=10), Alter i. Mittel 25 J.	41,5±5,9*•
	Ältere Nierengesunde (n=6), Alter i. Mittel 58 J.	16,8±1,9*•
	Niereninsuffiziente (n=5), Alter i. Mittel 63 J.	7,7±1,7*•
Petersen et al. 1974	Patienten mit Ödem (n=22)	20,2
Amdisen 1977	Pat. m. normaler Nierenfunktion (versch. Alter)	10-40
Mason et al. 1978	Schizophrene (n=12)	24,4±8,0*
Reimann et al. 1983	gesunde Frauen (n=10)	25
Hetmar u. Rafaelsen 1987	Patienten (n=44)	21,6 n. 8jähriger Li-Therapie
Luisier et al. 1987	Gesunde (n=5)	19,5-26,5 n. Li-Karbonat 21,7-27,5 n. ret. Li-Sulfat
Lehmann et al. 1988	Pat. m. aff. Erkr. (mittl. Alter: 42±13 J.)	
	n=9	24,8±3,7* 2-Komp.-Mod. od.
	n=6	21±7,6* 1-Komp.-Mod.
Obach et al. 1988	gesunde Männer (n=8)	30,6±9,2*
Valecha et al. 1990	bipolare Ps. (n=60) ; Inder	33,2±15,5*
Jermain et al. 1991	psych. Pat. (n=79); 38±13,2 J.	22,7
Atherton et al. 1991	gesunde Freiwillige (n=10)	28,5±2,1° b. Flüssigkeitsbeschränkung 28,2±1,9° b. Wasserbelastung 32,8±1,3° b. rel. niedrigen Li-Konz. 30,2±1,3° n. doppelter Dosis
Clericetti u. Beretta-Piccoli 1991	Patienten mit unterschiedlichen Nierenerkrankungen	25%ige Senkung der Clearance; 35%ige Senkung der GFR

Manische Patienten retinieren erhebliche Mengen an Lithium (Noack u. Trautner 1951; Greenspan et al. 1968; Thornhill 1978; Valecha et al. 1990). Die initiale Lithiumausscheidung betrug lediglich 50–70% der bei Gesunden erwarteten und stieg bei Fortführung der Therapie nicht an (Trautner et al. 1955). Erstaunlicherweise gab es trotzdem in den meisten Fällen keine Probleme mit der Verträglichkeit. Gleichzeitig mit der Besserung der Symptomatik begann in der Regel eine effektive Ausscheidung in den Urin.

Beim Übergang einer manischen in eine depressive Phase kann es vorübergehend zu einem Anstieg der Serumspiegel kommen; der Wechsel von einer depressiven in eine manische Phase ist gelegentlich mit einem Abfall der Serum-Lithium-Konzentrationen verbunden (Kukopulos et al. 1985).

Untersuchungen zur Lithiumkinetik in akuten depressiven Phasen sind nicht bekannt.

Literatur

Alda M (1988) Method for prediction of serum lithium levels. Biol Psychiat 24:218–224
Almy GL, Taylor MA (1973) Lithium retention in mania. Arch Gen Psychiat 29:232–234
Amdisen A (1975) Sustained release preparations of lithium. In: Johnson FN (ed) Lithium research and therapy. Academic Press, New York, pp. 197–210
Amdisen A (1977) Serum level monitoring and clinical pharmacokinetics of lithium. Clin Pharmacokinetics 2:73–92
Apselhoff G, Wilner KD, von Deutsch DA, Gerber N (1995) Tenidap sodium decreases renal clearance and increases steady state concentrations of lithium in healthy volunteers. Br J Clin Pharmacol 39:25S–28S
Atherton JC, Doyle A, Gee A, Green R, Gingell S, Nicholls F, Pempkowiak L, Plange-Rhule J (1991) Lithium-clearance: modification by the loop of henle in man. J Physiol 437:377–391
Birch NJ, Hullin RP (1972) The distribution of lithium following its long-term administration. Life science 11/II:1095–1099
Birch NJ, Arancibia A, Blouquit E, Bonnett F, Nougier E, Planchenot L (1996) Backtracking serum lithium. J Trace Microprobe Techn 14:445–452
Clarke's Isolation and identification of drugs (1986) In: Moffat AC, Jackson JV, Moss Ms, Widdop B (eds) Pharmaceuticals, body fluids and postmortem material. The pharmaceutical press, London
Clausen C, Ehrlich BE, Diamond J (1983) Muscle lithium in manic-depressive patients during lithium therapy. N Eng J Med 308:190
Clericetti N, Beretta-Piccoli C (1991) Lithium-Clearance in patients with chronic renal diseases. Clin Nephrol 36:281–289
Demisch L, Gebhardt P, Bochnik HJ (1978) Zur Verbesserung der Lithiumprophylaxe endogen phasischer Psychosen Einfluß von L-Aspartat auf die Aufnahme und Eliminierung von Lithium. Arzneimittel-Forsch 28(II)9:1517–1518
Ehrlich B, Clausen G, Diamond JM (1980) Lithium pharmacokinetics: single-dose experiments and analysis using a physiological model. J Pharmacokinet Biopharm 8:439–461
Goodnick PJ, Fieve RR, Meltzer HL, Dunner DL (1981) Lithium elimination half-life and duration of therapy. Clin Pharmacol Ther 1:47–50
Goodnick PJ, Meltzer HL, Fieve RR, Dunner DL (1982) Differences in lithium kinetics between bipolar and unipolar patients. J Clin Psychopharm 2:48–50
Greenspan K, Green R, Durell J (1968) Retention and distribution patterns of lithium: a pharmacological tool in studying the pathophysiology of manic depressive psychosis. Am J Psychiat 125:512

Greil W, Schnelle K, Seibold S (1974) Intra/extrazelluläres Lithiumverhältnis. Klinische und experimentelle Untersuchung an Thrombozyten und Erythrozyten. Arzneimittelforsch 24:1079-1084

Greil W (1981) Pharmakokinetik und Toxikologie des Lithiums. Bibliotheca Psychiat 161:69-103

Groth U, Prellwitz W, Jähnchen E (1974) Estimation of pharmacokinetic parameters of lithium from saliva and urine. Clin Pharm Therap 16:490-498

Heim W, Oelschläger H, Kreuter J, Müller-Oerlinghausen B (1994) Liberation of lithium from sustained release preparations. A comparison of seven registered brands. Pharmacopsychiat 27:27-31

Herken H, Senft G, Wilutzki H (1957) Die Retention der Lithiumionen bei Störungen des Salz- und Wasserhaushaltes. Arch Exper Path Pharmak 230:524-537

Hetmar O, Rafaelsen OJ (1987) Lithium: long-term effects on the kidney. IV. Renal lithium clearance. Acta Psychiatr Scand 76:193-198

Hunter R (1988) Steady state pharmacokinetics of lithium carbonate in healthy subjects. Br J Clin Pharmacol 25:375-380

Jermain DM, Crismon M, Martin ES (1991) Population pharmacokinetics of lithium Clin Pharmacy 10:376-381

Kamper AL, Holstein-Rathlou NH, Leyssac PP Strandgaard S (1989) Lithium clearance in chronic nephropathy. Clin Sci 77:311-318

Klotz U (1988) Einführung in die Pharmakokinetik. Govi-Verlag, Frankfurt a. M.

Kolomaznik M, Suva J, Svejnohova D, Janousek I, Sefrna F (1981) Lithium levels in the ejaculate, spermiogram, and adjuvant psychopharmacological therapy. Act Nerv Super 23:275

Komorski RA, Newton JEO, Sprigg JR, Cardwell D, Mohanakrishnan P, Karson CN (1993) In vivo Li Nuclear magnetic resonance study of lithium pharmacokinetics and chemical shift imaging in psychiatric patients. Psych Res Neuroimaging 50:67-76

Ku JS, Wu YZ, Fang YS, Pei YY (1987) Clinical study on the pharmacokinetics of lithium carbonate. Int J Clin Pharmac Ther Toxicol 25:648-650

Koukopoulos A, Minai G, Müller-Oerlinghausen B (1985) The influence of mania and depression on the pharmacokinetics of lithium: a longitudinal single-case study. J Affect Disord 8:159-166

Lauter H (1973) Die Lithiumtherapie. Med Welt 24:90

Lehmann K (1974) Die Kinetik des Lithiums im menschlichen Organismus. Int J Clin Pharmacol 10:283-291

Lehmann K (1975) Die Kinetik von Lithium im Serum, in der Leber und im Gehirn der Ratte. Acta Biol Med Germ 34:1043

Lehmann K (1975) Zum Wirkungsmechanismus und zur Kinetik von Lithium. Psych Neurol Med Psychol 12:705-719

Lehmann K, Merten K (1974) Die Elimination von Lithium in Abhängigkeit vom Lebensalter bei Gesunden und Niereninsuffizienten. Int J Clin Pharmacol 10:292-298

Lehmann K, Scherber A, Graupner K (1976) Konzentrationsverlauf von Lithium im Liquor und Augenkammerwasser nach einmaliger oraler Applikation beim Menschen. Int J Clin Pharmacol 13:22-26

Lehmann W, Kanarkowski R, Matkowski K, Rybakowski J (1988) Studies of lithium pharmacokinetics in patients with affective illness. Pol J Pharmacol Pharm 40:47-54

Luisier PA, Schulz P, Dick P (1987) The pharmacokinetics of lithium in normal humans: expected and unexpected observations in view of basic kinetic principles. Pharmacopsych 20:232-234

Mackay AGP, Loose R, Glen AJM (1976) Labour on lithium. Brit Med J 1:878

Mason RW, McQueen EG, Keary PJ, James NM (1978) Pharmacokinetics of lithium: elimination half-life time, renal clearance and apparent volume of distribution in schizophrenia. Clin Pharmacokinetics 3:241-246

Merten K (1976) Zur Kinetik des Lithium unter besondere Berücksichtigung der Niereninsuffizienz. Dissertation an der Medizin. Akad. Dresden

Nielsen-Kudsk F, Amidsen A (1979) Analysis of the pharmacokinetics of lithium in man. Eur J Clin Pharm Pharmacol 16:271

Noack CH, Trautner EM (1951) The lithium treatment of maniacal psychosis. Med J Aust 38:219-222

Obach R, Borja J, Prunonosa J, Valles JM, Torrent J, Izquierdo I, Jane F (1988) Lack of correlation between lithium pharmacokinetic parameters obtained from plasma and saliva. Ther Drug Monit 10:265-268

Petersen V, Hvid S, Thomsen K, Schou M (1974) Effect of prolonged thiazide treatment on renal lithium clearance. Brit Med J 3:143-145

Reimann IW, Diener U, Frölich JG (1983) Indomethacin but not Aspirin increases plasma lithium ion levels. Arch Gen Psychiat 40:283-286

Reiss RA, Haas CE, Karki S, Gumbiner B, Welle St, Carson StW (1994) Lithium pharmakokinetics in the obese. Clin Pharmacol Ther 55:392-398

Sachs GS, Renshaw PF, Lafer B, Stoll AL, Guimares AR, Rosenbaum JF, Gonzalez RG (1995) Variability of brain lithium levels during maintenance treatment: a magnetic resonance spectroscopy study. Biol Psychiat 38:422-428

Schou M, Juel-Nielsen N, Strömgren E, Voldby H (1954) The treatment of manic psychoses by the administration of lithium salts. J Neurol Neurosurg Psychiat 17:250-260

Schou M (1958) Lithium studies. 3. Distribution between serum and tissues. Acta pharmacol toxicol 15:115-124

Schou M (1967) The metabolism and biochemistry of lithium. Proc First Symp Antidepressant Drugs, Milan, April 1966, Exc Med Found

Schou M (1971) Die Lithiumprophylaxe bei manisch-depressiven Psychosen. Nervenarzt 42:1

Schou M (1988) Serum lithium monitoring of prophylactic treatment critical review and updated recommendations. Clin Pharmacokinetics 15:283-286

Seeger R, Neumann HG (1991) DAZ-Giftlexikon. Dt Apotheker-Zeitung, 131/46:2420

Sedvall G, Petterson U, Fyro B (1970) Individual differences in serum levels of lithium in human subjects receiving fixed doses of lithium carbonate. Pharmacol Clinica 2:231

Solomon LR, Atherton JC, Bobinski H, Cottam SL, Gray C, Green R, Watts HJ (1988) Effect of a meal containing protein on lithium clearance and plasma immunoreactive atrial natriuretic peptide in man. Clin Sci 75/2:151-157

Swann AC, Berman N, Frazer A, Koslow SH, Maas JW, Pandey GN, Secunda S (1990) Lithium distribution in mania: single-dose pharmacokinetics and sympathoadrenal function. Psychiat Res 32:71-84

Taright N, Mentre F, Mallet A, Jouvent R (1994) Nonparametric estimation of population characteristics of the kinetc of lithium from observational and experimental data: individualization of chronic dosing regimen using a new bayesian approach. Ther Drug Mon 16:258-269

Terhaag B, Scherber A, Schaps P, Winkler H (1978) The distribution of lithium into cerebrospinal fluid, brain tissue and bile in man. Int J Clin Pharmacol 16:333-335

Thomsen K, Schou M (1968) Renal lithium excretion in man. Amer J Physiol 215:823

Thomsen K (1978) Renal handling of lithium at non-toxic and toxic serum lithium levels. Dan Med Bull 25:106-115

Thornhill DP (1978) Pharmacokinetics of ordinary and sustained-release lithium carbonate in manic patients after acute dosage. Eur J Clin Pharmacol 14:267-271

Thornhill DP (1981) The biological disposition and kinetics of lithium. Biopharmac Drug Dispos 2:305-332

Trautner EM, Morris R, Noack CH, Gershon S (1955) The excretion and retention of ingested lithium and its effect on the ionic balance of man. Med J Aust 42:280-291

Valecha N, Tayal G, Tripathi KD (1990) Single-dose pharmacokinetics of lithium and prediction of maintenance dose in manic depressive patients. Ind J Med Res 92:409-416

TEIL 3

Klinische Effekte und Indikationen

KAPITEL 3.1

Behandlung der akuten Manie mit Lithium und anderen Pharmaka

H.-P. Volz und H. Sauer

> **Synopsis**
>
> 1. Lithium stellt bei leichten bis mittelschweren Manien die Pharmakotherapie der Wahl dar.
> 2. Bei schweren Manien mit ausgeprägter motorischer Unruhe und psychotischen Symptomen sollte initial mit einem hochpotenten Neuroleptikum behandelt werden, gefolgt von einer Lithiummedikation.
> 3. Im Falle einer Non-Response auf Lithium ist zunächst die Kombination mit Carbamazepin zu erwägen, gefolgt von einer Valproat-Monotherapie. Bei ausbleibender Besserung sollte die Indikation zur Elektrokrampftherapie geprüft werden.
> 4. Bei Rapid-Cycling und gemischten manisch-depressiven Episoden ist die Lithiumwirksamkeit im Vergleich zu rein manischen Syndromen vermindert. Bei organischer Manie ist die therapeutische Effizienz von Lithium ebenfalls geringer.

Einleitung

Die Lithiumbehandlung der Manie gilt als Therapieform der ersten Wahl, nachdem zwischen den Jahren 1949 und 1970 insgesamt 10 offene Studien durchgeführt wurden und sich bei 287 der insgesamt 359 in diese Untersuchungen eingeschlossenen Patienten eine klinische Besserung einstellte; dies entspricht einer mittleren Erfolgsquote von 80%. Diesen Untersuchungen kommt, wie in der ersten Auflage dieses Buches schon aufgeführt wurde, wegen des offenen Charakters nur eine beschränkte Aussagekraft zu, dennoch spricht das Ergebnis insgesamt für eine deutliche Wirksamkeit von Lithium bei dieser Indikation (Stolzenburg u. Greil 1986).

Nach 1963 wurde insgesamt über fünf Crossover-Studien berichtet (Maggs 1963; Bunney et al. 1968; Goodwin et al. 1969; Stokes et al. 1971,

1976), bei denen die Lithiumtherapie mit Placebo verglichen wurde. In allen diesen Untersuchungen war Lithium Placebo statistisch signifikant überlegen. Obwohl solche Studien, bei denen derselbe Kranke zuerst mit Placebo, dann mit Lithium („gekreuzt") oder umgekehrt behandelt wird, im Vergleich zu offenen Studien einen methodischen Fortschritt darstellen, bleibt einschränkend anzumerken, daß dieses Design eine hohe Stabilität des Krankheitsprozesses voraussetzt, d. h. valide Aussagen wären nur dann zu erlangen, wenn die manische Phase keine spontanen Fluktuationen zeigen würde; diese Voraussetzung ist aber nicht gegeben.

In der folgenden Übersicht soll der Versuch unternommen werden, das neuere Datenmaterial aus kontrollierten klinischen Prüfungen kritisch zu bewerten, weiterhin wird angestrebt, Patientensubgruppen, die eine hohe bzw. geringe Ansprechbarkeit auf Lithium zeigen, näher zu charakterisieren.

Kontrollierte Studien mit einem parallelisierten Gruppenvergleich

Die Tabelle 1 enthält nur Studien mit parallelisierten, randomisierten und kontrollierten Gruppenvergleichen. Die früheren Studien (Spring et al. 1970; Platman 1970; Johnson et al. 1971; Prien et al. 1972; Takahashi et al. 1975; Shopsin et al. 1975; Garfinkel et al. 1980) wurden seinerzeit von Stolzenburg und Greil (1986) dahingehend zusammengefaßt, daß Lithium zwar generell Chlorpromazin überlegen sei, Chlorpromazin aber bei motorisch sehr unruhigen Patienten Wirksamkeitsvorteile besäße. Zwischen Lithium und Haloperidol bestünden keine eindeutigen Unterschiede. Eine spezifisch antimanische Wirkung von Lithium (vorrangige Besserung der Affekt- und Denkstörungen) sei nicht einheitlich zu beobachten gewesen.

Generell ist auch bei der Interpretation der im folgenden referierten neueren Untersuchungen zu beachten, daß kontrollierte klinische Studien ein Experiment darstellen, aus dem nur bedingt Rückschlüsse auf die klinische Praxis zu ziehen sind. Zudem findet eine Patientenselektion statt, d. h. es werden nur solche Patienten untersucht, die bestimmte Charakteristika aufweisen. Für weitere Einblicke in die Problematik sei auf Bowden et al. (1995) verwiesen.

Lithium versus Placebo

Eine besonders aussagefähige Studie wurde von Bowden et al. (1994) vorgelegt. Insgesamt wurden 179 nach RDC (Research Diagnostic Criteria) diagnostizierte manische Patienten eingeschlossen, die im Verhältnis 2:1:2 randomisiert auf Valproat, Lithium oder Placebo über 3 Wochen behandelt wurden. Lithium und Valproat waren gleich effektiv und Placebo signifikant überlegen. Die insgesamt niedrige Responderquote von ca. 50% wirft allerdings unter klinischen Gesichtspunkten die Frage auf, ob eine

Monotherapie mit Lithium (oder Valproat) bei schwer erkrankten manischen Patienten ausreichend ist. Diese Untersuchung ist jedoch die erste placebokontrollierte Studie mit einem parallelisierten Gruppendesign, die eindeutig die Wirksamkeit von Lithium (und Valproat) im Vergleich zu Placebo belegt.

Lithium versus Neuroleptika

Johnstone et al. (1988) untersuchten das Ansprechen „funktioneller" Psychosen auf Pimozid, Lithium, Pimozid/Lithium kombiniert versus Placebo. Von den insgesamt eingeschlossenen 120 Patienten wiesen 26 eine deutlich gehobene Stimmungslage auf, waren also am ehesten als manisch zu bezeichnen (wenngleich keine streng operationalisierten Einschlußkriterien zur Anwendung gelangten). Pimozid war nach 4wöchiger Behandlung Lithium überlegen, die Kombination Pimozid/Lithium war nicht wirksamer als Pimozid allein, alle drei Verumgruppen hatten einen höheren therapeutischen Effekt als Placebo. Während sich unter Pimozid vor allem die Positivsymptome dieser Patienten besserten und kein signifikanter Effekt auf die affektiven Symptome bestand, zeigten sich umgekehrte Verhältnisse unter Lithium.

Lithium versus Carbamazepin

Nachdem erste japanische Untersuchungen (Takezaki u. Hanaoka 1971; Okuma et al. 1973) Hinweise ergeben hatten, daß das Antiepileptikum Carbamazepin möglicherweise auch stimmungsstabilisierend wirkt, verglichen Lerer et al. (1987) erstmals in einer prospektiven Studie die Wirkung von Lithium mit der von Carbamazepin bei manischen Episoden im Rahmen bipolarer affektiver Psychosen. Nach einer 7- bis 14tägigen Wash-Out-Periode wurden die Patienten 4 Wochen lang behandelt. Wenngleich kein statistisch signifikanter Unterschied zwischen den beiden Gruppen nach der Behandlungsphase bestand, war Lithium trendmäßig Carbamazepin überlegen (Clinical Global Impression [CGI]-Schweregrad in der Lithiumgruppe zu Beginn: 5,7; nach der 4. Woche: 3,1; die entsprechenden Werte in der Carbamazepin-Gruppe betrugen 5,6 bzw. 4,1). Insgesamt erscheint die Response aber in beiden Gruppen nur mäßig ausgeprägt zu sein.

Ein weiterer Lithium-Carbamazepin-Vergleich wurde von Luznat et al. (1988) vorgenommen. In die 6wöchige Studie ohne vorgeschaltete Wash-Out-Periode wurden 54 Patienten aufgenommen. Beide Behandlungsgruppen besserten sich in vergleichbarem Ausmaß, wobei tendenziell wiederum Wirkvorteile für Lithium bestanden. Allerdings wurden in beiden Gruppen hohe Neuroleptikadosen als Zusatzmedikation gegeben (zu Beginn der 6wöchigen Studienphase um 1000 mg Chlorpromazinäquivalente pro Tag, zum Ende 200 mg), so daß im Grunde ein Vergleich Lithium

Tabelle 1. Kontrollierte Therapiestudien. In diese Tabelle sind alle kontrollierten, randomisierten, doppelblinden Gruppenvergleichsstudien aufgenommen. Im Text sind lediglich die neuen Studien (ab dem Jahr 1986) ausführlich kommentiert. Abkürzungen: CBZ = Carbamazepin, CPZ = Chlorpromazin, d = Tage, DB = doppelblind, DSM = Diagnostic and Statistical Manual of Mental Disorders, GV = Gruppenvergleich, Halo = Haloperidol, L = leicht erkrankt, Li = Lithium, Lora = Lorazepam, NL = Neuroleptikum, rand. = randomisiert, P = Placebo, Pim = Pimozid, RDC = Research Diagnostic Criteria, S = schwer erkrankt, UAW = unerwünschte Arzneimittelwirkung, Val = Valproat, Ver = Verapamil, w = Woche

Autoren Diagnostik	Gruppen (N) Dauer der Therapie	Dosen (Plasmaspiegel)²	Ergebnisse	Kommentar
Li vs. Placebo				
Bowden et al. 1994 RDC: manische Störung	Li: 35 Val: 68 P: 73 3 w nach mindestens 3 d Wash-Out	Li: initial 900 mg/d (um 1,5 mEq/l) Val: Initial 750 mg/d (um 150 mg/mL)	Li = Val > P Drop-Out-Quote: 33:30:51% Responderquote: 48:48:25%	gute Studie mit großem N; placebokontrollierter GV. Pat. mit ausgeprägter Symptomatik eingeschlossen! Nach Bowden (1995) respondieren Patienten mit Mischzuständen besser auf Val als auf Li
Li vs. Neuroleptikum				
Johnson et al. 1971 Manie	Li: 13 CPZ: 8 3 w nach 5 d Wash-Out	Li: 27–95 mmol (1,0–2,5 mmol/l) CPZ: 200–2000 mg	Li ≥ CPZ	unvollständige Daten bei 10 Patienten. Nicht näher bezeichneter Anteil der Patienten aus einer Studie von 1968 übernommen
Johnstone et al. 1988 „functional" psychosis, u.a. Subgruppe mit „elevated mood"	Pim, Li Li&Pim P N (gesamt): 27 4 w	Pim: 16 mg Li: ? (0,5–1,2 mmol/l) Li&Pim: dito	Pim = Li&Pim > Li > P	sehr eigenwilliges Studiendesign: unklarer Ergebnisbericht
Spring et al. 1970 „reine Manie"	Li: 9, CPZ: 5 3 w	Li: ≤48 mmol (≤1,3 mmol/l) CPZ: 1600 mg	Li ≥ CPZ	geringes N, Kriterien der Besserung nicht angegeben
Platman 1970 Manie ≥3 Phasen	Li: 13 CPZ: 10 3 w nach 14 d Wash-Out	Li: 49,2 mmol (≥0,8 mol/l) CPZ: 870 mg	Li ≥ CPZ	Selektion leichter Erkrankter durch langen Wash-out

Behandlung der akuten Manie mit Lithium und anderen Pharmaka

Studie	n	Dosierung/Spiegel	Ergebnis	Bemerkungen
Prien et al. 1972 Manie (DSM II)	S-Gruppe Li: 59, CPZ: 66 L-Gruppe Li: 69, CPZ: 61 3 w nach 3-5 d Wash-Out	S-Gruppe: Li 14–108 mmol (1,4 mmol/l), CPZ: 200-3000 mg L-Gruppe: Li: 14–108 mmol (1,2 mmol/l) CPZ: 200-3000 mg	S-Gruppe: Li < CPZ L-Gruppe Li = CPZ	Bei S-Gruppe signifikant mehr Studienabbrecher unter Li im Vgl. zu CPZ
Takahashi et al 1975 Manie	Li: 38, CPZ: 42 5 w nach 7 d Wash-Out	Li: 16–48 mmol (0,57 mmol/l) CPZ: 150–450 mg	Li > CPZ	niedrige Dosierungen
Shopsin et al. 1975 Manie (DSM II)	Li: 10 CPZ: 10 Halo: 10 3 w	Li: 20–122 mmol/l (1,0–2,0 mmol/l) CPZ: 300–1800 mg Halo: 6–26 mg	Li = CPZ = Halo	unter Li am meisten Patienten entlassen; Halo besitzt frühesten Wirkeintritt; aufgrund des geringen N „Äquivalenz"-Aussage nicht haltbar
Garfinkel et al. 1980 Manie (Feighner-Kriterien)	Li&P: 7 Halo&P: 7 Halo&Li: 7 3 w	Li&P: 24 mmol (1,0 mmol/l) Halo&P: 33 mg Halo&Li: 27 mg & 24 mmol (0,8 mmol/l)	Halo&P = Halo&Li > Li&P Halo&P > Li&P bei schweren Manien	zahlreiche Drop-Outs, „Äquivalenz"-Aussage wegen des geringen N nicht haltbar
Li vs. Carbamazepin				
Lerer et al. 1987 DSM-III: bipolar disorder, manic	Li: 19 CBZ: 15 4 w nach 7-14 d Wash-Out	Li: Minimum 900 mg (ca. 1,0 mEq/L), CBZ: Minimum 600 mg (8-12mg/ml)	Li ≥ CBZ	gute Studie
Lusznat et al. 1988 manisches oder submanisches Syndrom	Li: 27 CBZ: 26 6 w	Li: Minimum 400 mg (0,6–1,4 mmol/l) CBZ: Minimum 200 mg (0,6–1,2 mg/100 ml)	Li ≥ CBZ	sehr hohe Dosen an neuroleptischer Komedikation
Small et al.1991 bipolare Störung mit manischer oder gemischter Phase	Li: 24 CBZ: 24 8 w nach 2 w Wash-Out für Li und CBZ, 1 w für NL	Li: ?, (0,6–1,5 mmol/L) CBZ: ?, (25–50 mmol/L)	Li = CBZ	insgesamte Responderquote mit 1/3 aber niedrig. Monotherapie im klinischen Alltag evtl. nicht ausreichend.

Forts. s. S.168

Tabelle 1 (Fortsetzung)

Autoren Diagnostik	Gruppen (N) Dauer der Therapie	Dosen (Plasmaspiegel)[2]	Ergebnisse	Kommentar
Li vs. Valproat				
Clothier et al. 1992 DSM-III-R: bipolar disorder: pure manic episode oder mixed episode	Li: 13 Val: 14 3 w 4-7 d Placebo-Wash-Out	Li: 0,5 mEq/kg Val: 1500 mg/d (initial)	Li >Val	Val. aber besser bei „mixed episode"; unklare Methodikbeschreibung
Li vs. Verapamil				
Garza-Treviño et al. 1992 DSM-III-R: manische Episode	Li: 8 Ver: 12 4 w	Li: ? (0,75–1,5 meq/l) Ver: 320 mg/die	Li = Ver	da Ausgangswerte deutlich unterschiedlich, schwierige Ergebnisinterpretation
Kombinationen				
Lenzi et al. 1986 „state of psychomotor excitation"	Li&CPZ: 15 CBZ&CPZ: 15 3 w	Li: Minimum 900 mg (0,6–1,2 mEq/l) CBZ: Minimum 1200 mg (7–12 g/ml) CPZ: nach individuellem Schweregrad	Li&CPZ = CBZ&CPZ	unter CBZ signifikant weniger CPZ-Dosis; insgesamt hohe neuroleptische Medikation
Lenox et al. 1992 DSM-III-R: bipolare Störung, manischer Typ	Li&Halo: 9 Li&Lora: 11 2 w nach 3 d NL-Wash-Out	Li: Minimum 900 mg (1,0–1,5 mEq/l) Halo (Mittel): 12,7 mg Lora (Mittel): 8,8	Li&Halo ≥Li&Lora	Li-Add-On-Studie
Small et al. 1995 DSM-III-R: bipolare Störung, manische oder gemischte Phase	Li&CBZ: 17 Li&Halo: 16 8 w nach 2 w Wash-Out für psychotrope Medikation	Li: ?, (0,6–1,0 mmol/L) CBZ: ? (4–12 mg/mL) Halo: mindestens 4 mg	Li&CBZ = Li&Halo	Li-Add-On-Studie; Unter Li&Halo wesentlich mehr UAW, die zu Abbruch führten (7 vs. 0)

[2] wie in den entsprechenden Publikationen angegeben

kombiniert mit Neuroleptika versus Carbamazepin kombiniert mit Neuroleptika vorgenommen wurde. Die mögliche Überlegenheit von Lithium war aber auch daran ablesbar, daß in der Lithiumgruppe weniger Neuroleptika zur Symptomkontrolle benötigt wurden als unter Carbamazepin.

In einer dritten Studie fanden Small et al. (1991) nach 8 Wochen insgesamt keine Wirksamkeitsunterschiede zwischen beiden Behandlungsmodalitäten. Allerdings besserten sich jeweils nur ein Drittel der Patienten deutlich oder zumindest mittelgradig, so daß sich wiederum Zweifel ergeben, ob eine Monotherapie mit Lithium oder Carbamazepin im klinischen Alltag bei ähnlich schwer erkrankten Patienten ausreichend ist. Zudem war in dieser Untersuchung ein Selektionseffekt zugunsten des Einschlusses leichter Erkrankter festzustellen, da die meisten Patienten bereits während der Wash-Out-Periode abbrachen, also nicht randomisiert werden konnten. Dies führte wahrscheinlich zu einem überproportional häufigen Einschluß leichter Erkrankter in die Untersuchung. Unter diesen Umständen hätten die Responderquoten sogar höher liegen müssen.

Lithium versus Valproat

Nach einer Untersuchung von Clothier et al. (1992)[1] war Lithium dem Valproat signifikant überlegen, wobei Response definiert wurde als mindestens 50%ige Abnahme des Manie-Scores und als Score von mindestens 70 auf der Global Assessment Scale (GAS). Das Response-Kriterium erfüllten in der Lithiumgruppe 92% der Patienten, in der Valproatgruppe 64%, allerdings besserten sich Patienten mit einer gemischten Episode unter Valproat deutlicher.

Neben dieser direkten Vergleichsstudie konnten Pope et al. (1991) in einer Studie, in der 36-Lithium-Non-Responder entweder auf Valproat oder auf Placebo randomisiert wurden, zeigen, daß sich die Valproatpatienten (Serumspiegel zwischen 50 und 100 ng/l) deutlich besserten, während die Placebopatienten auf dem Ausgangsniveau verblieben. Diese Befunde haben dazu geführt, daß in den USA die FDA vor kurzem die Zulassung von Valproat zur Behandlung manischer Episoden empfohlen hat.

Lithium versus Verapamil

Die Wirksamkeit des Calciumantagonisten Verapamil auf manische Symptome war in den 80er Jahren in zwei kleineren Untersuchungen mit allerdings deutlichen methodischen Mängeln gezeigt worden (Giannini et al. 1984; Dubovsky et al. 1986). Diese ersten Berichte veranlaßten Garza-Treviño et al. (1992), die Wirkung von Lithium mit der von Verapamil bei 20 akut manischen Patienten in einem randomisierten Gruppenvergleich zu untersuchen. Nach 4wöchiger Behandlung besserten sich die

---
[1] Diese Publikation entspricht der Arbeit von Freeman et al., 1992

Verapamil- und Lithiumpatienten in ähnlichem Ausmaß. Die Autoren folgerten, daß Lithium und Verapamil gleich effektiv in der Behandlung manischer Patienten seien. Wegen der geringen Stichprobengröße ist diese Aussage nicht haltbar. Da eine Placebokontrolle fehlt, kann noch nicht einmal von einem definitiven Wirksamkeitsnachweis gesprochen werden. Weitere Studien zu dieser Thematik liegen unseres Wissens nicht vor.

Kombinationen

Der Aspekt der Sedierung psychomotorisch erregter, manischer Patienten wird in der Studie von Lenzi et al. (1986) stärker berücksichtigt. Die Autoren verglichen die Wirkung der Kombinationen Lithium/Chlorpromazin mit Carbamazepin/Chlorpromazin, wobei die Neuroleptikadosis nach dem Schweregrad der Symptomatologie dosiert werden konnte. In beiden Behandlungsgruppen zeigte sich bezüglich des Hauptzielkriteriums, dem CGI-Schweregrad, ein statistisch signifikanter Abfall unter Lithium/Chlorpromazin von 5,9 auf 2,0, unter Carbamazepin/Chlorpromazin von 5,6 auf 2,1, ohne signifikanten Unterschied zwischen den Gruppen. Allerdings wurde in der Carbamazepin/Chlorpromazin-Gruppe deutlich weniger Chlorpromazin zur Symptomkontrolle benötigt (kumulierte Dosis in der ersten Woche: 2023 vs. 3127 mg in der Lithium/Chlorpromazin-Gruppe [p=0,04], 2. Woche: 3739 vs. 5693 mg [p=0,09], 3. Woche: 6009 vs. 8041 mg [p=0,34]). Dieses Ergebnis wurde von den Autoren in dem Sinne interpretiert, daß Carbamazepin initial stärker sedierende Eigenschaften aufweist als Lithium.

Die Studie von Lenox et al. (1992) erscheint deshalb besonders interessant, da zwei in der Klinik häufig eingesetzte Lithiumkombinationen verglichen wurden: Lithium/Lorazepam oder Lithium/Haloperidol. Ein Gruppenunterschied wurde nicht gefunden, allerdings war die primäre Abbruchursache in der Lithium/Lorazepam-Gruppe Non-Response, in der Lithium/Haloperidol-Gruppe unerwünschte Arzneimittelwirkungen, vor allem extra-pyramidal-motorische Störungen. Die Gruppengrößen waren allerdings bei weitem zu klein, um eine Gleichwirksamkeit beider Behandlungen mit Sicherheit annehmen zu können.

Einen wieder anderen Vergleich führten Small et al. (1995) durch. Sie untersuchten die Kombinationsbehandlung Lithium/Carbamazepin versus Lithium/Haloperidol. Von den 60 Patienten, die einem 2wöchigen Wash-Out unterzogen wurden, konnten wegen der hohen Ausfallquote nur 33 für den 8wöchigen Gruppenvergleich randomisiert werden. Diese Selektion bedingte, daß eher leichter Erkrankte in diese Untersuchung eingeschlossen wurden. Die verwandte Manie-Rating-Skala zeigte eine Besserung unter Lithium/Carbamazepin von 56%, unter Lithium/Haloperidol von 55%, der Punktwert der BPRS (Brief Psychiatric Rating Scale) verminderte sich in beiden Gruppen um 26%. Allerdings war die Kombination Lithium/Carbamazepin besser verträglich, was auf die Häufung extrapyramidal-motorischer Störungen in der Lithium/Haloperidol-Gruppe zurückzuführen ist, ein bereits von Lenox et al. (1992) beschriebener Befund unter der Kombinationsbehandlung Lithium/Haloperidol.

Lithium versus Elektrokrampfbehandlung (EKT)

Der Vergleich einer Lithiumbehandlung mit EKT kann aus offensichtlichen methodischen Gründen nur schwer doppelblind durchgeführt werden, daher sind die hierzu vorliegenden Studien nicht in die Tabelle aufgenommen worden. Insgesamt scheint aber der Akuteffekt einer EKT der Lithiumtherapie überlegen zu sein (z. B. Black et al. 1987; Small et al. 1988).

Spezialfälle
(Übersichten bei Chou 1991; Dilsaver et al. 1993; Bowden 1995)

„Mischzustände"

Mischzustände sind gekennzeichnet durch das gleichzeitige Bestehen einer manischen Episode und einzelner depressiver Symptome. Ihre Behandlung ist in der Regel schwierig, antimanische oder antidepressive Standardtherapien führen selten zum Erfolg (Secunda et al. 1985; Akiskal u. Mallya 1987). Ihre Häufigkeit wird auf 30 bis 40% aller manischen Episoden geschätzt (Goodwin u. Jamison 1990), das Suizidrisiko ist beträchtlich (Jameison 1936; Kotin u. Goodwin 1972). Was die Behandlungsmöglichkeiten mit Lithium betrifft, sind die Arbeiten von Clothier et al. (1992) und Bowden et al. (1994) von Wichtigkeit. In beiden Studien wurde gezeigt, daß Lithium bei Mischzuständen Valproat unterlegen ist (siehe auch Dilsaver et al. 1993).

Rapid Cycling

DSM-IV definiert Rapid Cycling als das Vorkommen von mindestens vier depressiven oder manischen Episoden in einer 12-Monats-Periode. Solche Patienten sprechen sowohl betreffs der Akutbehandlung wie auch der Prophylaxe schlecht auf Lithium an (Dunner u. Fieve 1974; Dunner et al. 1976; Goodnick et al. 1987). Dilsaver et al. (1993) gehen bei reinen Manien von einer Response von 90% unter Lithiummonotherapie aus, bei Patienten mit Rapid Cycling verringere sich dieser Anteil auf 40%. (Siehe auch Kapitel 6.4 „Behandlungsstrategien bei Therapieresistenz".)

Gleichzeitiger Substanzmißbrauch

Patienten mit gleichzeitigem Substanz- oder Alkoholmißbrauch, sprechen schlecht auf Lithium an (Albanese et al. 1994). Dieser Befund ist deshalb von erheblicher praktischer Bedeutung, da nach großen epidemiologischen Studien nahezu die Hälfte der an einer bipolaren Störung des Typs I oder II leidenden Patienten gleichzeitig einen Substanzmißbrauch betreibt (Regier et al. 1988).

Vorherige Response auf Lithium

In der Arbeit von Bowden et al. (1994) konnte gezeigt werden, daß Patienten, die in einer früheren Phase gut auf Lithium angesprochen hatten, wiederum einen guten Therapieeffekt auf diese Substanz zeigten. Umgekehrt sprachen die Patienten, die zuvor eine niedrige Lithiumwirksamkeit hatten erkennen lassen, auch unter den kontrollierten Therapiebedingungen im Rahmen der Studie schlecht an, obwohl ausreichende Plasmaspiegel gesichert waren.

Sekundäre Manie

Ein besonderes therapeutisches Problem stellt die sogenannte sekundäre Manie (Krauthammer u. Klerman 1978) dar, im DSM-IV als „Affektive Störung aufgrund eines medizinischen Krankheitsfaktors" (293.83) bezeichnet. Goodwin und Jamison (1990) nennen als häufigste Ursachen Medikamente, Schädel-Hirn-Traumen, HIV-Infektionen und frühkindliche Hirnschädigungen. Wie Himmelhoch und Garfinkel (1986), Kahn et al. (1988), Sovner (1989) und Evans et al. (1995) ausführen, zeigt auch hier Lithium eine gewisse Wirksamkeit, allerdings deutlich geringer ausgeprägt als bei manischen Episoden im Rahmen funktioneller Störungen. Zudem sei die Anwendbarkeit von Lithium aufgrund seiner neurotoxischen Nebenwirkungen eingeschränkt. Die Autoren empfehlen als Alternative die Gabe von Valproat, das sich in einigen offenen Studien an älteren Patienten sowie an Patienten mit geistiger Behinderung als effektiv erwiesen haben soll.

„Geriatrische Manie"

Manische Syndrome im höheren Lebensalter können in zwei große Gruppen eingeteilt werden: 1. Manische Episoden bei zugrundeliegender bipolarer affektiver Störung, bei denen die Betroffenen schon im jüngeren Lebensalter an Manien erkrankten und lediglich älter werden, und 2. neuauftretende manische Syndrome im Alter (Young 1992). Im zweiten Fall gehen die Inzidenzschätzungen weit auseinander: So hat Clayton (1981) eine Abnahme von Neuerkrankungen im Alter beobachtet, im Gegensatz hierzu beschrieben Spicer et al. (1973) eine Zunahme bei mehr als 60jährigen Männern im Vergleich zu jüngeren. Während die Ätiologie der ersten Subform manischer Erkrankungen keine Unterschiede zu Manien im jüngeren Lebensalter aufweist, setzt sich die zweite Subform aus mehreren Unterformen zusammen, wobei ätiologisch organische Faktoren besonders hervorgehoben werden (Young 1992; Young u. Klerman 1992).

Was die Behandlung betrifft, so liegen bedauerlicherweise nur retrospektive Studien vor (Mirchandani u. Young 1993). Bei beiden Subformen der Manie wird Lithium als Behandlung der Wahl angesehen, wobei die geringere Lithiumwirksamkeit bei sekundären Manien beachtet werden muß. Systematische Untersuchungen über Responseprädiktoren liegen ebenfalls nicht vor (Mirchandani u. Young 1993). Besondere Aufmerksamkeit muß der im Alter veränderten Pharmakokinetik und Pharmakodynamik geschenkt werden. Lithium ist hydrophil; da das Körperwasser im Alter relativ abnimmt, werden bereits mit relativ niedrigen Dosen ausreichende Plasmaspiegel erreicht; zudem nimmt die renale Clearance im Alter ab, dies wirkt sich in gleicher Weise aus. Was die Pharmakodynamik betrifft, fehlen ebenfalls systematische Untersuchungen. Einige Autoren (siehe Young 1992) gehen davon aus, daß im Alter bereits bei Plasmaspiegeln von 1,5 mmol/l toxische Symptome auftreten können, möglicherweise bedingt durch eine erhöhte zerebrale Sensitivität.

Praktische Therapieempfehlungen

Die initialen Behandlungsmodalitäten unterscheiden sich nicht von denen der rezidivprophylaktischen Therapie (siehe dort), allerdings sollte eine rasche Aufdosierung angestrebt werden.

Die Höhe des anzustrebenden Blutspiegels richtet sich nach den vom Patienten angegebenen Nebenwirkungen und nach dem Schweregrad der Erkrankung. Meist wird ein Wert zwischen 0,8 und 1,2 mmol/l angestrebt, solche Werte werden als effektiver im Vergleich zu niedrigeren Werten angesehen (Gelenberg et al. 1989; Gerner 1993). Dennoch wird es immer wieder Patienten geben, die nur niedrigere Spiegel tolerieren (0,6 bis 0,8 mmol/l). Dies ist besonders bei älteren Patienten der Fall, die mitunter bezüglich der neurotoxischen Lithiumeffekte besonders sensibel sind.

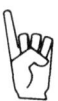

Bewertung

Wenngleich mittlerweile mehrere Substanzen mit gesicherter antimanischer Wirksamkeit zur Verfügung stehen, kann Lithium unverändert als Therapie der ersten Wahl bei Manien bezeichnet werden. Diese Feststellung bedarf allerdings einer erheblichen Einschränkung. Nach den Ausfallraten in den Wash-Out-Perioden verschiedener Studien ist anzunehmen, daß die Ergebnisse der bisherigen Studien für schwererkrankte Patienten nur begrenzte Aussagekraft besitzen. Da der Wirkungseintritt zudem verzögert ist und die sedierenden Eigenschaften von Lithium gering sind, scheint die Substanz als Initialbehandlung von Manien nur begrenzt geeignet. Dies ist offenbar auch die Einschätzung vieler Kliniker: Nach einer retrospektiven Studie von Reetz-Kokott und Müller-Oerlinghausen (1996) erfolgte an der Psychiatrischen Klinik der Freien Universität Berlin in den Jahren 1974 bis 1987 die Maniebehandlung bei 44% mit einem Neuroleptikum, in 41% mit einer Kombination von Neuroleptikum und Lithium und nur in 3% der Fälle allein mit Lithium, wobei die Aufenthaltsdauer der mit Lithium kombiniert behandelten Patienten signifikant kürzer war.

Bei der Mehrzahl akuter Manien, zumindest mit hoher Erregtheit, ist somit eine initiale Neuroleptikabehandlung zur raschen Symptomkontrolle unumgänglich. Die American Psychiatric Association (1994) empfiehlt als weitere Möglichkeit die initiale Gabe eines Benzodiazepines (Clonazepam oder Lorazepam), um den Patienten zu sedieren, bis die spezifisch antimanische Wirkung des Lithium einsetzt. Eine empirisch bisher ungeklärte Frage ist, zu welchem Zeitpunkt Lithium hinzugegeben werden sollte. Gegen den möglichen Vorteil einer Kombinationstherapie sind die eventuell erhöhten Nebenwirkungsraten abzuwägen (siehe Kapitel 4.11).

Ebenfalls ungeklärt ist die Frage, ob die zusätzliche Gabe von Carbamazepin zu Lithium die Neuroleptikabehandlung in einem erheblichen Teil der Fälle ersetzen kann. Dies wäre deshalb von besonderer Bedeutung, da gerade bipolare Patienten ein erhöhtes Risiko haben, nach neuroleptischer Therapie Spätdyskinesien zu entwickeln.

Als Alternative zu hohen Serumkonzentrationen von Lithium ist die Zugabe einer anderen Substanz (z. B. Carbamazepin oder Valproat) zu erwägen, wenn mit Konzentrationen von ca. 0,8 mmol/l kein ausreichender Therapieerfolg erzielt werden kann.

Literatur

Albanese M, Bartel R, Bruno RF, Morgenbesser MW, Schatzberg AF (1994) Comparison of measures used to determine substance abuse in in-patient psychiatric population. Am J Psychiatry 151:1077–1078

Akiskal HS, Mallya G (1987) Criteria for the „soft" bipolar spectrum: treatment implications. Psychopharmacol Bull 23:68–73

American Psychiatric Association (1994) Practice guidelines for the treatment of patients with bipolar disorder. Am J Psychiatry 151 (12, suppl):1–36

Black DW, Winokur G, Nasrallah A (1987) Treatment of mania: a naturalistic study of electroconvulsive therapy versus lithium in 438 patients. J Clin Psychiatry 48:132–139

Bowden CL (1995) Predictors of response to divalproex and lithium. J Clin Psychiatry 56 (suppl 3):25–30

Bowden CL, Brugger AM, Swann AC, Calabrese JR, Janicak PG, Petty F, Dilsaver SC, Davis JM, Rush AJ, Small JG, Garza-Treviño ES, Risch C, Goodnick PJ, Morris DD (1994) Efficacy of divalproex vs lithium and placebo in the treatment of mania. JAMA 271:918–924

Bowden CL, Calabrese JR, Wallin BA, Swann AC, McElroy SL, Rish CR, Hirschfeld R (1995) Who enters therapeutic trials. Illness characteristics of patients in clinical drug studies of mania. Psychopharmacol Bull 31:103-109

Bunney WE, Goodwin FK, Davis JM, Fawcett JA (1968) A behavioral-biochemical study of lithium treatment. Am J Psychiatry 125:499-512

Chou JCY (1991) Recent advances in treatment of acute mania. J Clin Psychopharmacol 11:3-21

Clayton PJ (1981) The epidemiology of bipolar affective disorder. Compr Psychiatry 22:31-43

Clothier J, Swann AC, Freeman T (1992) Dysphoric mania. J Clin Psychopharmacol 12 (suppl):13S-16S

Dilsaver SC, Swann AC, Shoaib AM, Bowers TC (1993) The manic syndrome: factors which may predict a patient's response to lithium, carbamazepine and valproate. J Psychiatr Neurosci 18:61-66

Dubovsky S, Franks RD, Allen S, Murphy J (1986) Calcium antagonists in mania: a double-blind study of verapamil. Psychiatry Res 18:309-320

Dunner DL, Fieve RR (1974) Clinical factors in lithium carbonate prophylaxis failure. Arch Gen Psychiatry 30:229-233

Dunner DL, Fleiss JL, Fieve RR (1976) The course of development of mania in patients with recurrent depression. Am J Psychiatry 133:905-908

Evans DL, Byerly MJ, Greer RA (1995) Secondary mania. Diagnosis and treatment. J Clin Psychiatry 56 (suppl 3):31-37

Freeman TW, Clothier JL, Pazzaglia P, Lesem MD, Swann AC (1992) A double-blind comparison of Valproate and Lithium in the treatment of acute mania. Am J Psychiatry 149:108-111

Garfinkel PE, Stancer HC, Persad E (1980) A comparison of haloperidol, lithium carbonate and their combination in the treatment of mania. J Aff Disord 2:279-288

Garza-Treviño ES, Overall JE, Hollister LE (1992) Verapamil versus Lithium in acute mania. Am J Psychiatry 149:121-122

Gelenberg AJ, Kane JN, Keller MB, Lavori P, Rosenbaum JF, Cole K, Lavelle S (1989) Comparison of the standard and low serum levels of lithium for maintenance treatment of bipolar disorders. N Engl J Med 321:1489-1493

Gerner GH (1993) Treatment of acute mania. Psychiatric Clinics of North America 16:443-459

Giannini AJ, Houser WL Jr, Loiselle RH, Giannini MC, Price WA (1984) Antimanic effects of verapamil. Am J Psychiatry 141:1602-1603

Goodnick AJ, Fieve RR, Schlegel A, Baxter N (1987) Predictors of interepisode symptoms and relapse in affective disorder patients treated with lithium carbonate. Am J Psychiatry 144:367-369

Goodwin FK, Murphy DL, Bunney WE (1969) Lithium-carbonate treatment in depression and mania. Arch Gen Psychiatry 21:486-496

Goodwin FK, Jamison KR (1990) Manic-depressive illness. Oxford University Press, New York, NY

Himmelhoch JM, Garfinkel ME (1986) Sources of lithium resistance in mixed mania. Psychopharmacol Bull 22:613-620

Jameison GR (1936) Suicide and mental disease: a clinical analysis of one hundred cases. Arch Neurol Psychiatry 36:1-12

Johnson G, Gershon S, Burdock EI, Floyd A, Hekimian LJ (1971) Comparative effects of lithium and chlorpromazine in the treatment of acute manic states. Brit J Psychiatry 119:267-276

Johnstone EC, Crow TJ, Frith CD, Owens DGC (1988) The Northwick Park „functional" psychosis study: diagnosis and treatment response. Lancet 2:119-125

Kahn D, Stevenson E, Douglas CJ (1988) Effect of sodium valproate in three patients with organic brain syndromes. Am J Psychiatry 145:1010-1011

Kotin J, Goodwin FK (1972) Depression during mania: clinical observations and theoretical implications. Am J Psychiatry 129:55-62

Krauthammer C, Klerman GL (1978) Secondary mania: manic syndromes associated with antecedent physical illness or drugs. Arch Gen Psychiatry 35:1333–1339

Lenox RH, Newhouse PA, Creelman WL, Whitaker TM (1992) Adjunctive treatment of manic agitation with lorazepam versus haloperidol: a double-blind study. J Clin Psychiatry 53:47–52

Lerer B, Moore N, Meyendorff E, Cho SR, Gershon S (1987) Carbamazpine versus lithium in mania: a double-blind study. J Clin Psychiatry 48:89–93

Lenzi A, Lazzerini F, Grossi E, Massimetti G, Placidi GF (1986) Use of carbamazepine in acute psychosis: a controlled study. J Int Med 14:78–84

Lusznat RM, Murphy DP, Nunn CMH (1988) Carbamazepine vs. lithium in the treatment and prophylaxis of mania. Brit J Psychiatry 153:198–204

Maggs R (1963) Treatment of manic illness with lithium carbonate. Brit J Psychiatry 109:56–65

Mirchandani IC, Young RC (1993) Management of mania in the elderly: an update. Ann Clin Psychiatry 5:67–77

Okuma T, Kishimoto A, Inoue K, Matsumoto H, Ogura A, Matsushita T, Nakao T, Ogura C (1973) Anti-manic and prophylactic effects of carbamazepine (Tegretol) on manic-depressive psychosis: a preliminary report. Folia Psychiatrica et Neurologica Japanica 27:283–297

Platman SR (1970) A comparison of lithium carbonate and chlorpromazine in mania. Am J Psychiatry 127:351–353

Pope HG, McElroy SL, Keck PE, Hudson JI (1991) Valproate in the treatment of acute mania. A placebo-controlled study. Arch Gen Psychiatry 48:62–68

Prien RF, Point P, Caffey EM, Klett CJ (1972) Comparison of lithium carbonate and chlorpromazine in the treatment of mania. Arch Gen Psychiatry 26:146–153

Reetz-Kokott U, Müller-Oerlinghausen B (1996) Hat sich die medikamentöse Behandlung der Manien im klinischen Alltag verändert? Eine retrospektive Analyse der Behandlungsmodalitäten und -ergebnisse in einer psychiatrischen Universitätsklinik. Nervenarzt 67:229–234

Regier DA, Boyd JH, Burke JD Jr, Rae DS, Myers JK, Kramer M, Robins LN, George LK, Karno M, Locke BZ (1988) One-month prevalence of mental disorders in the United States based on five Epidemiologic Catchment Area sites. Arch Gen Psychiatry 45:977–986

Secunda SK, Katz MM, Swann AC, Koslow SH, Maas JW, Chuang S, Croughan J (1985) Mania: diagnosis, state measurement and prediction of treatment response. J Aff Disord 8:113–121

Shopsin B, Gershon S, Thompson H, Collins P (1975) Psychoactive drugs in mania. Arch Gen Psychiatry 32:34–42

Small JG, Klapper MH, Kelams JJ, Miller MJ, Milstein V, Sharpley PH, Small IF (1988) Electroconvulsive treatment compared with lithium in the management of acute manic states. Arch Gen Psychiatry 45:727–732

Small JC, Klapper MH, Milstein V, Kellams JJ, Miller MJ, Marhenke JD, Small IF (1991) Carbamazepine compared with lithium in the treatment of mania. Arch Gen Psychiatry 48:915–921

Small JG, Klapper MH, Marhenke JD, Milstein V, Woodham GC, Kellams JJ (1995) Lithium combined with carbamazepine or haloperidol in the treatment of mania. Psychopharmacol Bull 31:265–272

Sovner R (1989) The use of valproate in the treatment of mentally retarded persons with typical and atypical bipolar disorders. J Clin Psychiatry 50 (3, suppl):40–43

Spicer CC, Hare EH, Slater E (1973) Neurotic and psychotic forms of depressive illness: evidence from age incidence in a national sample. Br J Psychiatry 123:535–541

Spring G, Schweid D, Gray C, Steinberg J, Horwitz M (1970) A double-blind comparison of lithium and chlorpromazine in the treatment of manic states. Am J Psychiatry 126:1306–1310

Stokes PE, Shamoian CA, Stoll PM, Patton MJ (1971) Efficacy of lithium as acute treatment of manic-depressive illness. Lancet 1:1319–1325

Stokes PE, Kocsis JH, Arcumi OJ (1976) Relationship of lithium chloride dose to treatment response in acute mania. Arch Gen Psychiatry 33:1080–1084

Stolzenburg MC, Greil W (1986) Behandlung der Manie mit Lithiumsalzen. In: Müller-Oerlinghausen B, Greil W (Hrsg.) Die Lithiumtherapie. Springer, Berlin, S. 116–129

Takahashi R, Sakuma A, Itoh K, Itoh H, Kurihara M, Saito M, Watanabe M (1975) Comparison of efficacy of lithium carbonate and chlorpromazine in mania. Arch Gen Psychiatry 32:1310–1318

Takezaki M, Hanaoka M (1971) The use of carbamazepine in the control of manic-depressive psychosis and other manic depressive states (in Japanese). Sheiskin-igaku 13:173–183

Young RC (1992) Geriatric mania. Clin Ger Med 8:387–399

Young RC, Klerman GL (1992) Mania in late life: focus on age of onset. Am J Psychiatry 149:867–876

KAPITEL 3.2

Behandlung der akuten Depression mit Lithium

M. Bauer

Synopsis

1. Die Mehrheit der offenen und kontrollierten Studien belegt einen eindeutigen akut antidepressiven Effekt von Lithium, insbesondere bei depressiven Patienten mit bipolarem Verlaufstyp.
2. Dennoch gilt Lithium als Substanz mit nur „mäßiger antidepressiver" Wirksamkeit und ist nicht Mittel der ersten Wahl bei der Akutbehandlung depressiver Erkrankungen. Hierfür mag seine geringe therapeutische Breite eine Rolle spielen.
3. Es gibt jedoch verschiedene klinische Situationen, in denen Lithium einen wichtigen Stellenwert in der Akutbehandlung der Depression besitzt:
   - bei bipolaren Patienten mit einer leichten bis mittelschweren depressiven Episode, da der bipolare Verlaufstypus ein guter Prädiktor für ein Ansprechen auf Lithium darstellt und das Risiko des Umschlagens in eine Manie im Gegensatz zur Behandlung mit Antidepressiva geringer ist
   - bei depressiven Patienten, die auf eine Monotherapie mit einem Antidepressivum nicht ansprechen (Lithiumaugmentation)
   - bei Patienten, die während einer Behandlung mit einem Antidepressivum manisch werden
   - bei unipolar depressiven Patienten, bei denen ohnehin wegen des rezidivierenden Verlaufs eine Phasenprophylaxe mit Lithium indiziert ist
   - bei Patienten, bei denen sich eine Antidepressivatherapie aus medizinischen Gründen verbietet (z. B. Unverträglichkeit).
4. Insbesondere das Verfahren der Lithiumzugabe zu einem Antidepressivum (Lithiumaugmentation) besitzt heute einen gesicherten Stellenwert in der Behandlung therapieresistenter Depressionen, da etwa 50–60% der therapieresistenten depressiven Patienten auf die Lithiumzugabe innerhalb von 2–6 Wochen ansprechen.

Der antidepressive Akuteffekt von Lithium ist aufgrund einiger negativer Studienergebnisse in der Literatur umstritten. Lithium gilt in der klinischen Praxis nur als ein mäßig wirksames „Antidepressivum" und ist daher in der Akuttherapie depressiver Erkrankungen nicht Mittel der ersten Wahl (Übersichten: Mendels 1976; Katona 1988). Der zurückhaltende Einsatz von Lithium alleine als Antidepressivum zu Beginn einer depressiven Phase liegt vermutlich auch an seiner geringen therapeutischen Breite und an der scheinbar besseren Steuerbarkeit der heute zur Verfügung stehenden Antidepressiva.

Lithium alleine als Antidepressivum

Klinische Studien

Seit den 60er Jahren wurde in einer Vielzahl von offenen, unkontrollierten und kontrollierten Studien die antidepressive Wirkung von Lithium untersucht. Die Studien verglichen Lithium mit Placebo und/oder einem Antidepressivum, wobei ausschließlich Trizyklika geprüft wurden.

Unkontrollierte Studien

Von bislang acht veröffentlichten unkontrollierten Studien kommen sechs zu dem Ergebnis, daß Lithium ein antidepressives Wirkprofil besitzt (Übersichten: Schou 1968; Mendels 1976; Souza u. Goodwin 1991). Zwei Studien waren negativ: Fieve et al. (1968) fanden eine Überlegenheit von Imipramin gegenüber Lithium, und in der Studie von Stokes et al. (1971) war Lithium nicht besser als Placebo. Obwohl einige der Studien auf eine „Kontrollgruppe" (Antidepressivum oder Placebo) Bezug nehmen, erfüllten sie nicht die verschiedenen Kriterien für „kontrollierte Studien", wie sie im folgenden Abschnitt beschrieben sind.

Kontrollierte Studien

Die günstigen Ergebnisse der offenen Studien konnten in den kontrollierten Doppelblindstudien bestätigt werden. Wie der Tabelle 1 zu entnehmen ist, schnitt Lithium in keiner der sieben kontrollierten Studien schlechter als die jeweilige Vergleichssubstanz ab. Lithium zeigte in zwei Studien eine bessere Wirksamkeit als Placebo (Arieli u. Lepkifker 1981; Khan et al. 1987), in einer Studie war Lithium Imipramin überlegen (Worral et al. 1979). In den übrigen Studien war die Wirksamkeit von Lithium mit derjenigen der Kontrollsubstanz vergleichbar, wie z. B. Desipramin (Mendels et al. 1972), Clomipramin (Arieli u. Lepkifker 1981; Linder et al. 1989), Imipramin (Watanabe et al. 1975) und Amitriptylin (Khan 1981). Souza und Goodwin (1991) führten eine Metaanalyse der kontrollierten Studien durch. Auswahlkriterien für die Aufnahme in die

Tabelle 1. Kontrollierte Doppelblindstudien mit Lithium als alleinigem Antidepressivum (prospektive Studien mit Randomisierung)

Autoren	Vergleichs-substanz	Patienten-zahl	Studien-dauer (Wochen)	Ergebnis
Mendels et al. (1972)	Desipramin	24	3	Lithium = Desipramin
Watanabe et al. (1975)	Imipramin	45	3	Lithium = Imipramin
Worrall et al. (1979)	Imipramin	29	3	Lithium > Imipramin
Khan (1981)	Amitriptylin	25	3	Lithium = Amitriptylin
Arieli u. Lepkifker (1981)	Clomipramin, Placebo	33	3	Lithium = Clomipramin > Placebo
Khan et al. (1987)	Placebo	31	6	Lithium > Placebo
Linder et al. (1989)	Clomipramin	22	4	Lithium = Clomipramin

Metaanalyse waren: prospektive Studie, Randomisierung der Behandlungsgruppen, Ergebnis-Evaluation unter Doppelblindbedingungen und ein Lithium-Serum-Spiegel zwischen 0,4–1,5 mmol/l (für diese Metaanalyse wurden die Studien 1–6 aus Tabelle 1 berücksichtigt). Die Metaanalyse ergab, daß Lithium signifikant wirksamer als Placebo ist (zusammengefaßte Odds-Ratio 0,5 bei einem 95%-Konfidenzintervall von 0,2–1,0; $p = 0,05$), und daß Lithium sogar einen geringen Vorteil gegenüber den trizyklischen Substanzen besitzt (Souza u. Goodwin 1991).

Es kann nur vermutet werden, warum Lithium in der Praxis nicht häufiger in dieser Indikation eingesetzt wird. Vielleicht spielen die relativ geringe therapeutische Breite, aber auch kommerzielle Interessen pharmazeutischer Unternehmen diesbezüglich eine Rolle.

Prädiktion des Behandlungserfolges

Zahlreiche Studien zur Prognostik des Ansprechens auf eine antidepressive Akutbehandlung mit Lithium wurden auf der Basis von anamnestischen, psychopathologischen und biologischen Merkmalen durchgeführt. Der wesentliche und klinisch relevante Befund aus diesen Studien besagt, daß bipolar depressive Patienten besser als Patienten mit unipolarer Depression auf eine Behandlung mit Lithium ansprechen (Goodwin et al. 1972; Noyes et al. 1974; Baron et al. 1975; Mendels 1976; Arieli u. Lepkifker 1981). Bei den Patienten mit ausschließlich depressiven (unipolaren) Episoden scheint nur eine bestimmte Subgruppe auf Lithium anzusprechen: Bipolare Störungen in der Familienanamnese, Stimmungsschwankungen oder leichte Hypomanie (die die Diagnose einer Zyklothymie noch nicht rechtfertigen), eine zyklothyme Persönlichkeitsstruktur, sogenannter „endogener" Typus, Hypersomnie und Hyperphagie während der depressiven Episode, früher Behandlungsbeginn und postpartale Depressionen sind klinisch-anamnestische Merkmale, die bei bipolaren Patienten häufiger zu finden sind und bei unipolar depressiven Patienten einen Therapieerfolg mit Lithium wahrscheinlicher machen (Kupfer et al. 1975; Mendels 1976). Es wurde postuliert, daß diese unipolaren Lithium-Responder möglicherweise „pseudounipolar" sind, d. h. genotypisch mag eine Anlage zum bipolaren Typus vorliegen, die sich jedoch aufgrund von geringer Expressivität nicht durchsetzt, so daß phänotypisch ein unipolarer Typus imponiert (Mendels 1976).

Die Forschungsergebnisse zur Frage biologischer Merkmale als Prädiktoren für ein gutes Ansprechen lieferten widersprüchliche bzw. negative Ergebnisse. Verschiedene biologische Variablen wurden untersucht, u.a. neuropsychologische Parameter (z. B. visuell evozierte Potentiale), die Aktivität von am Neurotransmitterstoffwechsel beteiligten Enzymen (z. B. COMT = Katecholamin-O-Methyltransferase) sowie die Metaboliten von depressionsrelevanten Neurotransmittern (MHPG = Methoxy-Hydroxy-Phenylglykol, 5-Hydroxyindolessigsäure) (Mendels 1976; Marini 1980; Mendlewicz 1981). Zusammenfassend läßt sich sagen, daß biologische Merkmale derzeit noch keinen Stellenwert in der Prädiktion des Behandlungserfolges besitzen.

Lithium in Kombination mit Antidepressiva: Lithiumaugmentation bei therapieresistenten Depressionen

Nachweis der Wirksamkeit in offenen Studien

Eine relativ neue Anwendung von Lithium in der akuten Depressionsbehandlung ist das Verfahren der Lithiumaugmentation. Darunter versteht man die Addition von Lithium zu einem Antidepressivum in der Akuttherapie depressiver Patienten nach Non-Response auf eine antidepressive Monotherapie. Dieses Verfahren wurde seit der ersten offenen Studie von de Montigny et al. (1981) in einer Vielzahl von offenen und kontrollierten Studien untersucht (Übersicht: Bauer 1997). Das große Interesse an der Lithiumaugmentation lag daran, daß alle acht Patienten innerhalb von 48 Stunden nach Lithiumzugabe remittierten (de Montigny et al. 1981). In den späteren Studien konnten solch positive Ergebnisse allerdings nicht repliziert werden (de Montigny 1994). In der überwiegenden Zahl der Studien mit positivem Ergebnis wird der Eintritt der Response innerhalb von 2–6 Wochen beschrieben. Es wurde geschätzt, daß es bei ca. 20% der Responder bereits innerhalb der ersten zwei bis vier Tage nach Lithiumzugabe zu einer klinisch relevanten Symptomreduktion bis hin zur Vollremission kommt (Katona 1988). Die Lithiumaugmentation wurde mit allen wichtigen Antidepressivaklassen durchgeführt (Übersicht: Bauer 1997). Baxter et al. (1986) konnten außerdem zeigen, daß eine Lithiumzugabe auch den antidepressiven Effekt eines Schlafentzuges verlängern kann. Die offenen, unkontrollierten Studien zeigten mit ca. 60% insgesamt etwas bessere Responseraten als die placebokontrollierten Studien (Übersichten: Katona 1988; de Montigny 1994; Bauer 1997).

Placebokontrollierte Studien

Seit 1983 wurden neun placebokontrollierte Doppelblindstudien zur Lithiumaugmentation publiziert; 6 Studien fanden einen signifikanten Vorteil für Lithium gegenüber Placebo (Tabelle 2). Einige der Studien weisen z.T. methodische Mängel auf, insbesondere war in den Studien von Heninger et al. (1983), Cournoyer et al. (1984), Kantor et al. (1986) und Schöpf et al. (1989) die Beobachtungsdauer sehr kurz (zwischen 48 Stunden und 12 Tagen). In der Studie von Stein und Bernadt (1993) wurde nur in der 1. Woche eine niedrige Lithiumdosis (250 mg Lithiumkarbonat) mit Placebo verglichen; in der 2. und 3. Woche gab es keine Placebogruppe, statt dessen wurde eine niedrige (250 mg) mit einer hohen (750 mg) Lithiumdosis verglichen. Für eine kürzlich durchgeführte Metaanalyse wurden deshalb nur die drei methodisch ausgereiftesten Studien von Zusky et al. (1988), Joffe et al. (1993b) und Katona et al. (1995) berücksichtigt. Kriterien für die Auswahl waren z. B. klare Responsekriterien (Senkung des HAMD-Summenscores um >50% und ein Endwert von <10), randomisierte Zuordnung und eine mindestens 2wöchige Beobachtungsdauer mit Placebo. Insgesamt respondierten in diesen 3 Studien 27 von 54 Patienten (50%) aus der Lithiumgruppe, während es nur 13 von 43 Patienten (30%) aus der Placebogruppe taten. Werden die einzelnen Studien entsprechend ihrer Varianz gewichtet, ergibt sich über alle 3 Studien eine zusammengefaßte Odds-Ratio von 3,31, mit einem 95%-Konfidenzintervall von 1,45–7,53. Dies bedeutet, daß Lithium in dieser Metaanalyse signifikant besser als Placebo mit einem Verhältnis von 3,32 zu 1 abschneidet (Bauer u. Döpfmer, Manuskript in Vorbereitung).

Hypothesen zum Wirkmechanismus der Lithiumaugmentation

De Montigny und Aghajanian konnten durch elektrophysiologische Studien an der Ratte zeigen, daß es bei längerer Verabreichung von trizyklischen Antidepressiva zu einer Sensibilisierung postsynaptischer 5-HT-Rezeptoren im Frontalhirn kommt (de Montigny u. Aghajanian 1978). Ausgehend von diesem Befund und entsprechend der Serotoninhypothese der Depression wurde postuliert, daß eine nicht ausreichende Antidepressivawirkung durch eine Stimulierung der serotonergen Neurotransmission „augmentiert" werden könnte (de Montigny et al. 1983; Blier et al. 1987). De Montigny wählte Lithium zur Augmentation, da tierexperimentell gut belegt ist, daß Lithium eine vor allem präsynaptisch lokalisierte serotoninagonistische Wirkung besitzt (vgl. Kapitel 2.3).

Tabelle 2. Placebokontrollierte Doppelblindstudien der Lithiumaugmentation nach Antidepressiva-Non-Response

Autoren	Patientenzahl (unipolar)	Patienten Lithium/Placebo (N)	Antidepressivum	Beobachtungsdauer	Lithiumdosis (Lithium-Serum-Spiegel)	Ergebnis
Heninger et al. (1983)	15 (14)	8/7	Amitriptylin, Desipramin, Mianserin	24–36 Tage, nur 12 Tage davon doppelblind + placebokontrolliert	900–1200 mg	Lithium signifikant besser als Placebo
Cournoyer et al. (1984)	12 (12)	12/-	verschiedene Trizyklika	48 Stunden, Crossover-Design	900 mg	Lithium signifikant besser als Placebo
Kantor et al. (1986)[1]	7 (7)	4/3	verschiedene Trizyklika	48 Stunden	900 mg	nur 1 Pat. unter Lithium gebessert
Zusky et al. (1988)	16 (16)	8/8	Tri- und Tetrazyklika, Trazodon, MAO-Hemmer	2 Wochen	1. Woche 300 mg, dann Erhöhung möglich	kein Unterschied zwischen den Gruppen
Schöpf et al. (1989)	27 (27)	14/13	Tri- und Tetrazyklika, Fluvoxamin	3 Wochen (nur 1 Woche placebokontrolliert)	800 mg	Lithium signifikant besser als Placebo
Joffe et al. (1993b)	33 (33)	17/16	Desipramin, Imipramin	2 Wochen	900–1200 mg	Lithium signifikant besser als Placebo
Stein u. Bernadt (1993)	34 (34)	16/18	verschiedene Trizyklika	9 Wochen, davon nur 3 Wochen placebokontrolliert	1.–3. Woche: 250 mg vs. Placebo; 4.–9. Woche: 250 vs. 750 mg	1.–3. Woche kein Unterschied; 4.–9. Woche: hohe Lithiumdosis signifikant besser als niedere Dosis
Katona et al. (1995)	61 (35)	29/32	Fluoxetin, Lofepramin	6 Wochen	400–800 mg (0,6–1,0 mmol/l)	Lithium signifikant besser als Placebo
Baumann et al. (1996)	24 (23)	10/14	Citalopram	1 Woche doppelblind, danach 1 Woche offen	800 mg (0,5–0,8 mmol/l)	Lithium signifikant besser als Placebo

[1] keine Randomisierung

Prädiktoren für ein gutes Ansprechen auf die Lithiumaugmentation

Bislang gibt es keine publizierte Studie, die die Frage nach möglichen Prädiktoren für ein gutes Ansprechen auf die Lithiumaugmentation prospektiv untersucht hat. Joffe et al. (1993a) untersuchten bei 51 Patienten allerdings retrospektiv eine Reihe klinischer und endokrinologischer (Schilddrüsenhormone, TSH) Variablen mit der Frage, ob sich Lithiumaugmentations-Responder von -Non-Respondern unterscheiden. Lediglich in einigen klinischen Variablen unterschieden sich die beiden Gruppen voneinander: Lithium-Non-Responder waren im Durchschnitt depressiver und litten unter stärkerer Schlaflosigkeit sowie Gewichtsverlust.

Vergleichende Studien mit anderen antidepressiven Therapieformen

Dinan und Barry (1989) verglichen in einer randomisierten Studie die Elektrokrampftherapie (EKT) mit der Lithiumaugmentation bei einer Gruppe von 30 schwer depressiven Patienten, die auf eine Trizyklikabehandlung nicht angesprochen hatten. Nach 3 Wochen hatten sich insgesamt 21 Patienten signifikant gebessert, wobei es keinen Unterschied zwischen EKT und Lithiumaugmentation gab. Allerdings zeigten die mit der Kombination aus Trizyklikum und Lithium behandelten Patienten nach 1 Woche eine signifikant raschere Besserung. Garbutt et al. (1986) berichteten über 4 auf Trizyklika refraktäre depressive Patienten, die nach erfolgloser Augmentation mit dem Schilddrüsenhormon T_3 (25 µg/die) unter einer anschließenden Lithiumaugmentation innerhalb von 2–3 Wochen voll remittierten. Joffe et al. (1993b) verglichen in einer placebokontrollierten, doppelblinden Studie die Lithiumaugmentation mit der T_3-Augmentation bei 50 unipolaren Patienten, die zuvor auf eine Behandlung mit Desipramin oder Imipramin nicht angesprochen hatten. Nach 2 Wochen war bei Patienten beider Gruppen eine vergleichbare, signifikante Besserung gegenüber Placebo eingetreten. In einer doppelblinden, dreiarmigen Studie verglichen Fava et al. (1994) die Lithiumaugmentation (300–600 mg Lithiumkarbonat/die) mit einer Augmentation durch Desipramin (25–50 mg/die) und einer höheren Dosis von Fluoxetin (40–60 mg/die) bei 41 depressiven Patienten, die zuvor auf eine 8wöchige Behandlung mit 20 mg Fluoxetin nicht (Non-Responder) oder nur teilweise (Partial-Responder) angesprochen hatten. Unter den Partial-Respondern verbesserten sich Patienten, die die hohe Fluoxetindosis erhielten, am deutlichsten; unter den Non-Respondern war die Lithiumaugmentation gleich effektiv wie die hohe Fluoxetindosierung und effektiver als die Augmentation durch Desipramin.

Zusammenfassend liefert die Lithiumaugmentation mit anderen antidepressiven Therapieformen wie EKT, T_3-Augmentation und Antidepressivahochdosierung vergleichbare Ergebnisse bei bislang refraktären Patienten.

Praktische Durchführung der Lithiumaugmentation und Nebenwirkungen

Im allgemeinen ist die Kombinationsbehandlung mit Lithium ein nebenwirkungsarmes Verfahren mit einem relativ geringen Risiko an Arzneimittelinteraktionen. Die Dosis des Antidepressivums kann auch bei hoher Dosis, z. B. 300 mg eines nicht-selektiven Monoamin-Rückaufnahme-Hemmers (=NSMRI), beibehalten werden, wobei die meisten Studien die Lithiumaugmentation in mittlerer Antidepressivadosis (150 mg eines NSMRI) geprüft haben. Begonnen wird mit einer Lithiumdosis von 12 mmol am 1. Tag, am 2.–3. Tag kann die Dosis auf 18–24 mmol/die gesteigert werden; in den folgenden Tagen erfolgt die Dosisanpassung, um den angestrebten Serumspiegel von 0,5–0,8 mmol/l zu erreichen. Wird Lithium mit einem selektiven Serotonin-Wiederaufnahme-Hemmer (SSRI) kombiniert, sollte vor allem auf die Symptome des Serotoninsyndroms geachtet werden. Dieses Syndrom kann bei der Kombination serotonerg wirksamer Substanzen auftreten und mit u.a. Tremor, Hyperthermie, Myoklonien, Krampfanfällen, Unruhe und Desorientierung einhergehen (Sternbach 1991). „Serotonerge Nebenwirkungen", wie z. B. Nervosität, Übelkeit und Agitation, treten bei der Kombination Fluoxetin/Lithium etwas häufiger auf als mit Fluoxetin alleine (Bauer et al. 1996). Da vereinzelt über eine Lithiumintoxikation unter der Kombination Lithium/SSRI berichtet wurde, sollte der Lithium-Serum-Spiegel initial häufiger als gewöhnlich bestimmt werden (Übersicht: Bauer 1995). Aufgrund der guten Verträglichkeit kann die Lithiumaugmentation auch bei älteren Patienten empfohlen werden, wobei lediglich der verminderten Clearance durch etwas niedrigere Lithium-Serum-Spiegel (0,4–0,6 mmol/l) Rechnung getragen werden sollte (Katona u. Finch 1991).

Nach der Lithiumzugabe sollte 4–6 Wochen abgewartet werden, bevor ihre Wirksamkeit beurteilt werden kann. Die Frage, wie lange eine Lithiumaugmentation nach erfolgter Response weitergeführt werden soll, ist bislang nicht in kontrollierten Studien untersucht worden.

Initiale Akutbehandlung der Depression mit einer Antidepressiva-Lithium-Kombination

Zwei kontrollierte Studien haben untersucht, ob eine initiale Akutbehandlung der Depression mit einer Kombination aus Antidepressivum und Lithium günstiger als die alleinige Gabe des Antidepressivums ist. Lingjaerde et al. (1974) fanden in einer placebokontrollierten Studie nur einen leichten Vorteil für die Gruppe der unipolaren/bipolaren Patienten, die mit der Kombination aus Antidepressivum und Lithium behandelt wurden. Ebenfalls in einer placebokontrollierten Doppelblindstudie zeigten Ebert und Mitarbeiter (1995) an 40 depressiven bipolaren Patienten, daß die depressive Symptomatik mit einer Kombination aus Trizyklikum und Lithium im

Vergleich zur alleinigen Trizyklikabehandlung nach 5 Wochen signifikant stärker vermindert wurde. Bei bipolaren Patienten, bei denen ohnehin eine Lithiumprophylaxe indiziert ist, kann den Autoren zufolge bereits zu Behandlungsbeginn der depressiven Episode mit einer Kombination aus Antidepressivum und Lithium begonnen werden (Ebert et al. 1995).

Schlußfolgerungen

Zusammenfassend weisen eine Reihe von Untersuchungen an verschiedenen depressiven Patientenkollektiven darauf hin, daß Lithium bei akuten depressiven Störungen wirksam sein kann und eine Alternative zu den herkömmlichen Antidepressivagruppen wie z. B. NSMRI, SSRI und MAO-Inhibitoren darstellt. In folgenden klinischen Situationen ist die Gabe von Lithium in der Behandlung der akuten Depression gerechtfertigt:
1. bei bipolaren Patienten mit einer leichten bis mittelschweren depressiven Episode, da der bipolare Typus einen guten Prädiktor für ein Ansprechen auf Lithium darstellt. Entsprechende Patienten können in der Regel alleine mit Lithium ausreichend behandelt werden. Ein Vorteil dieses Vorgehens besteht darin, daß die Gefahr eines „Umschlagens" in die Manie unter Lithium wesentlich geringer ist als unter einer Behandlung mit Antidepressiva (Bauer u. Ahrens 1996). Falls dieses Vorgehen nicht zum Erfolg führt, kann problemlos ein Antidepressivum hinzugegeben werden (Himmelhoch et al. 1972; Ebert et al. 1995)
2. bei depressiven Patienten, die auf eine Monotherapie mit einem Antidepressivum nicht ansprechen (Lithiumaugmentation). Studien mit therapieresistenten Patienten haben gezeigt, daß die Lithiumzugabe auch bei schweren Depressionen wirksam ist
3. bei Patienten, die während einer Behandlung mit einem Antidepressivum (hypo-) manisch werden. Insbesondere NSMRI und weniger die SSRI besitzen ein nicht zu unterschätzendes Potential, manische Syndrome bei bislang unipolaren Patienten zu verursachen (Peet 1994)
4. bei unipolar depressiven Patienten, bei denen ohnehin wegen des rezidivierenden Verlaufs eine Phasenprophylaxe mit Lithium indiziert ist (Leitlinie: mehr als 2 Episoden innerhalb von 5 Jahren oder insgesamt >3–4 Episoden)
5. bei Patienten, bei denen sich eine Antidepressivatherapie verbietet (z. B. Unverträglichkeit gegenüber eingeführten Antidepressiva, schwere Lebererkrankungen).

Darüber hinaus sollte Lithium in der akuten Depression spätestens dann in Betracht gezogen werden, wenn der Patient auf die konventionellen Therapieversuche nicht anspricht. Die Kombination aus Lithium und den verschiedenen Antidepressivasubstanzgruppen ist, unabhängig von der Reihenfolge der Verabreichung, sicher und mit relativ wenigen Nebenwirkungen verbunden. Pharmakokinetische Arzneimittelinteraktionen sind nicht zu erwarten, da sich die Metabolisierungs- bzw. Exkretionswege von Lithium und den Antidepressiva gegenseitig nicht beeinflussen.

Literatur

Arieli A, Lepkifker E (1981) The antidepressant effect of lithium. Curr Dev Psychopharmacol 6:165–190
Baron M, Gershon ES, Rudy V, Jonas WZ, Buchsbaum M (1975) Lithium carbonate response in depression: prediction by unipolar/bipolar illness, average-evoked response, catechol-O-methyltransferase, and family history. Arch Gen Psychiat 32:1107–1111
Bauer M (1995) The combined use of lithium and SSRIs. J Serotonin Res 2:69–76
Bauer M (1997) Lithiumaugmentation. In: Bauer M, Berghöfer A (Hrsg.) Therapieresistente Depressionen. Springer, Berlin Heidelberg New York, S. 128–137
Bauer M, Ahrens B (1996) Bipolar disorder. A practical guide to drug treatment. CNS Drugs 6(1):35–52
Bauer M, Döpfmer S. Lithiumaugmentation in refractory depression: meta-analysis of placebo-controlled studies. Manuskript in Vorbereitung.
Bauer M, Linden M, Schaaf B, Weber HJ (1996) Adverse events and tolerability of the combination of fluoxetine/lithium compared with fluoxetine. J Clin Psychopharmacol 16:130–134
Baumann P, Nil R, Souche A, Montaldi S, Baettig D, Lambert S, Uehlinger C, Kasas A, Amey M, Jonzier-Perey M (1996) A double-blind, placebo-controlled study of citalopram with and without lithium in the treatment of therapy-resistant depressive patients: a clinical, pharmacokinetic, and pharmacogenetic investigation. J Clin Psychopharmacol 16:307–314
Baxter LR, Liston EH, Schwartz JM, Altshuler LL, Wilkins JN, Richeimer S, Guze BH (1986) Prolongation of the antidepressant response to partial sleep deprivation by lithium. Psychiatry Res 19:17–23
Blier P, de Montigny C, Chaput Y (1987) Modifications of the serotonin system by antidepressant treatments: implications for the therapeutic response in major depression. J Clin Psychopharmacol 7:24–35
Cournoyer G, de Montigny C, Ouellette J, Leblanc G, Langlois R, Elie R (1984) Lithium addition in tricyclic-resistant unipolar depression: a placebo-controlled study. Abstracts of Collegium Internationale Neuropsychopharmacologicum, Florence, Italy, June 19–23, p. 179
Dinan TG, Barry S (1989) A comparison of electroconvulsive therapy with a combined lithium and tricyclic combination among depressed tricyclic nonresponders. Acta Psychiatr Scand 80:97–100
Ebert D, Jaspert A, Murata H, Kaschka WP (1995) Initial lithium augmentation improves the antidepressant effects of standard TCA treatment in non-resistant depressed patients. Psychopharmacology 118:223–225
Fava M, Rosenbaum JF, McCrath PJ, Stewart JW, Amsterdam JD, Quitkin FM (1994) Lithium and tricyclic augmentation of fluoxetine treatment for resistant major depression: a double-blind, controlled study. Am J Psychiatry 151:1372–1374
Fieve RR, Platman RS, Plutchik RR (1968) The use of lithium in affective disorders. I. Acute endogenous depression. Am J Psychiat 125:487–491
Garbutt JC, Mayo JP, Gilette GM, Little KY, Mason GA (1986) Lithium potentiation of tricyclic antidepressants following lack of T3 potentiation. Am J Psychiat 143:1038–1039
Goodwin FK, Murphy DL, Dunner DL, Bunney WE Jr (1972) Lithium response in unipolar versus bipolar depression. Am J Psychiat 129:44–47
Heninger GR, Charney DS, Sternberg DE (1983) Lithium carbonate augmentation of antidepressant treatment. Arch Gen Psychiatry 40:1335–1342

Himmelhoch JM, Detre T, Kupfer DJ, Swartzburg M, Byck R (1972) Treatment of previously intractable depressions with tranylcypromine and lithium. J Nerv Ment Dis 155:216-220

Joffe RT, Levitt AJ, Bagby RM, MacDonald C, Singer W (1993a) Predictors of response to lithium and triiodothyronine augmentation of antidepressants in tricyclic non-responders. Br J Psychiatry 163:574-578

Joffe RT, Singer W, Levitt AJ, MacDonald C (1993b) A placebo-controlled comparison of lithium and triiodothyronine augmentation of tricyclic antidepressants in unipolar refractory depression. Arch Gen Psychiatry 50:387-393

Kantor D, McNevin S, Leichner P, Harper D, Krenn M (1986) The benefit of lithium carbonate adjunct in refractory depression - fact or fiction? Can J Psychiatry 31:416-418

Katona CLE (1988) Lithium augmentation in refractory depression. Psychiatr Dev 2:153-171

Katona CLE, Abou-Saleh MT, Harrison DA, Nairac BA, Edwards DRL, Lock T, Burns RA, Robertson MM (1995) Placebo-controlled trial of lithium augmentation of fluoxetine and lofepramine. Br J Psychiatry 166:80-86

Katona CLE, Finch EJL (1991) Lithium augmentation for refractory depression in old age. In: Amsterdam JD (ed) Advances in Neuropsychiatry and Psychopharmacology, Vol 2: Refractory Depression. Raven Press, New York, pp. 177-184

Khan MC (1981) Lithium carbonate in the treatment of acute depressive illness. Bibl Psychiat 161:244-248

Khan MC, Wickham EA, Reed JV (1987) Lithium versus placebo in acute depression: a clinical trial. Int Clin Psychopharmacology 2:47-54

Kupfer DJ, Pickar D, Himmelhoch JM, Detre TP (1975) Are there two types of unipolar depression? Arch Gen Psychiat 32:866-871

Linder J, Fyrö B, Pettersson U, Werner S (1989) Acute antidepressant effect of lithium is associated with fluctuation of calcium and magnesium in plasma. Acta Psychiatr Scand 80:27-36

Lingjaerde O, Edlund AH, Gormsen CA, Gottfries CG, Haugstad A, Hermann IL, Hollnagel P, Mäkimattila A, Rasmussen KE, Remvig J, Robak OH (1974) The effect of lithium carbonate in combination with tricyclic antidepressants in endogenous depression. A double-blind, multicenter trial. Acta Psychiat Scand 50:233-242

Marini JL (1980) Predicting lithium responders and non-responders: physiological indicators. In: Johnson FN (ed) Handbook of lithium therapy. MTP Press, Lancaster, pp. 118-125

Mendels J, Secunda SK, Dyson WL (1972) A controlled study of the antidepressant effects of lithium. Arch Gen Psychiat 26:154-157

Mendels J (1976) Lithium in the treatment of depression. Am J Psychiatry 133:373-378

Mendlewicz J (1981) Responders and non-responders to lithium therapy: some potential biological indicators. Bibl Psychiat 161:63-68

Montigny de C (1994) Lithium addition in refractory depression. In: Nolen WA, Zohar J, Roose SP, Amsterdam JD (eds) Refractory depression: current strategies and future directions, John Wiley u. Sonds, Chichester, pp. 47-57

Montigny de C, Aghajanian GK (1978) Tricyclic antidepressants: long-term treatment increases responsivity of rat forebrain neurons to serotonin. Science 202:1303-1306

Montigny de C, Cournoyer G, Morissette R (1983) Lithium carbonate addition in tricyclic antidepressant resistant unipolar depression. Correlations with the neurobiologic actions of tricyclic antidepressant drug and lithium action on the serotonin system. Arch Gen Psychiatry 40:1327-1334

Montigny de C, Grunberg F, Mayer A, Deschenes JP (1981) Lithium induces rapid relief of depression in tricyclic antidepressant drug non-responders. Br J Psychiatry 138:252-256

Noyes R Jr, Demsey GM, Blum A, Cavanaugh GL (1974) Lithium treatment of depression. Compr Psychiat 15:187-193

Peet M (1994) Induction of mania with selective serotonin re-uptake inhibitors and tricyclic antidepressants. Br J Psychiatry 164:549-550

Schöpf J, Baumann P, Lemarchand T, Rey M (1989) Treatment of endogenous depressions resistant to tricyclic antidepressants or related drugs by lithium addition. Results of a placebo-controlled double-blind study. Pharmacopsychiatry 22:183–187

Schou M (1968) Lithium in psychiatric therapy and prophylaxis. J Psychiat Res 6:67–95

Souza FGM, Goodwin GM (1991) Lithium treatment and prophylaxis in unipolar depression: a meta-analysis. Br J Psychiatry 158:666–675

Stein G, Bernadt M (1993) Lithium augmentation therapy in tricyclic-resistant depression. A controlled trial using lithium in low and normal doses. Br J Psychiatry 162:634–640

Sternbach H (1991) The serotonin syndrome. Am J Psychiatry 148:705–713

Stokes PE, Shamoian CA, Stoll PM, Patton MJ (1971) Efficacy of lithium as acute treatment of manic-depressive illness. Lancet 1:1319–1325

Watanabe S, Ishino H, Otsuki S (1975) Double-blind comparison of lithium carbonate and imipramine in the treatment of depression. Arch Gen Psychiat 32:659–668

Worrall EP, Moody JP, Peet M, Dick P, Smith A, Chambers C, Adams M, Naylor GJ (1979) Controlled studies of the acute antidepressant effects of lithium. Brit J Psychiat 135:255–262

Zusky PM, Biederman J, Rosenbaum JF, Manschreck TC, Gross CC, Weilberg JB, Gastfriend DR (1988) Adjunct low dose lithium carbonate in treatment-resistant depression: a placebo-controlled study. J Clin Psychopharmacol 8:120–124

KAPITEL 3.3

Rezidivprophylaxe affektiver Störungen mit Lithium

W. Greil und N. Kleindienst

Synopsis

1. Bei der Langzeitbehandlung affektiver Störungen wird zwischen Erhaltungstherapie (Verhinderung eines Rückfalls während der noch nicht vollständig abgeklungenen Krankheitsepisode) und Rezidivprophylaxe (Verhinderung von zukünftigen Phasen/Rezidiven) unterschieden. Zur Erhaltungstherapie wird die in der depressiven bzw. manischen Verstimmung verabreichte Medikation für vier bis sechs Monate weitergeführt. Zur Rezidivprophylaxe werden als stimmungsstabilisierende Substanzen vorwiegend Lithium und Antidepressiva sowie neuerdings auch Antikonvulsiva eingesetzt.
2. Eine Indikation zu einer medikamentösen Rezidivprophylaxe ergibt sich, wenn eine hohe Rezidivfrequenz zu erwarten ist. Bei den bipolaren affektiven Störungen (mit manischen und depressiven Phasen) besteht eine höhere Rezidivfrequenz als bei unipolaren Depressionen (mit ausschließlich depressiven Phasen). Außerdem steigt die Rezidivfrequenz mit Anzahl und Frequenz der bereits abgelaufenen Phasen.
3. Kontrollierte Studien zur rezidivprophylaktischen Wirksamkeit von Lithium im Vergleich zu Placebo bzw. zu keiner Medikation zeigen, daß die Wirksamkeit von Lithium bei bipolaren Störungen gegenüber manischen Rezidiven als nachgewiesen, gegenüber depressiven Rezidiven als gut belegt und bei unipolaren Depressionen als ausreichend geprüft gelten kann.
4. Bei unipolaren Depressionen sind die Befunde zur rezidivprophylaktischen Wirksamkeit von Lithium im Vergleich zu tri- und tetrazyklischen Antidepressiva widersprüchlich: In den meisten Studien wird eine stärkere oder zumindest gleiche, in einer Studie geringere Wirksamkeit von Lithium beschrieben. Bei bipolaren Störungen liegen noch nicht genügend Befunde vor, ob Antikonvulsiva eine gleich gute rezidivprophylaktische Wirksamkeit wie Lithium aufweisen.

> 5. In Studien, die in Lithium-Spezialambulanzen bei adäquater Therapiekontrolle durchgeführt wurden, und in denen der Krankheitsverlauf vor oder unter Lithium intraindividuell verglichen wurde, fand sich in ca. 65%–80% der behandelten Fälle ein Therapieerfolg. Dieser zeigte sich in völliger Rezidivfreiheit („Response") oder in einer Verminderung der Häufigkeit, des Schweregrades bzw. der Dauer der Rezidive („partielle Response"). Ein Therapieversagen („Non-Response") lag bei 20% bis 35% der Patienten vor. „Naturalistische" Studien zeigen, daß unter Routinebedingungen die rezidivverhütende Effektivität von Lithium geringer ausgeprägt ist. „Effektivität" darf dabei nicht mit „Wirksamkeit" verwechselt werden.

Einleitung

Der Bericht von Cade (1949) über die erfolgreiche Behandlung manischer Zustandsbilder mit Lithium veranlaßte eine Reihe von Forschern dazu, die Wirksamkeit von Lithium bei Manien zu überprüfen. Dabei wurde beobachtet, daß unter fortgesetzter Lithiumbehandlung erwartete weitere manische und depressive Phasen nicht auftraten (Noack u. Trautner 1951; Schou et al. 1954; Hartigan 1963; Baastrup 1964). Inzwischen ist die Rezidivverhütung bei affektiven Störungen die bedeutendste Indikation von Lithium. Nach erfolgreicher Therapie der akuten Symptomatik einer affektiven Störung besteht das weitere Ziel der Behandlung darin, das Wiederauftreten der Symptomatik zu verhindern. Hierbei hat es sich als sinnvoll erwiesen, zwischen Erhaltungstherapie und Rezidivprophylaxe zu unterscheiden (Klein et al. 1980; Greil u. Schmidt 1985; Frank et al. 1991; Kasper u. Kasper 1994; Prien u. Kocsis 1995). Abb. 1 zeigt den natürlichen Krankheitsverlauf (durchgezogene Linie) und den Verlauf unter Akut-, Erhaltungs- und rezidivprophylaktischer Therapie (gepunktete Linie).

Erhaltungstherapie und Rezidivprophylaxe

Die Erhaltungstherapie (englisch: continuation treatment) beginnt, wenn die akute Symptomatik abgeklungen ist (Remission, englisch: remission). Dabei wird von der Vorstellung ausgegangen, daß unter antidepressiver oder antimanischer Medikation die manifeste Symptomatik unterdrückt wird, der zugrundeliegende Krankheitsprozeß dagegen unbeeinflußt bleibt. Wenn nach Remission der Symptome die Behandlung abgebrochen wird – noch bevor der natürliche Krankheitsverlauf zum vollständigen

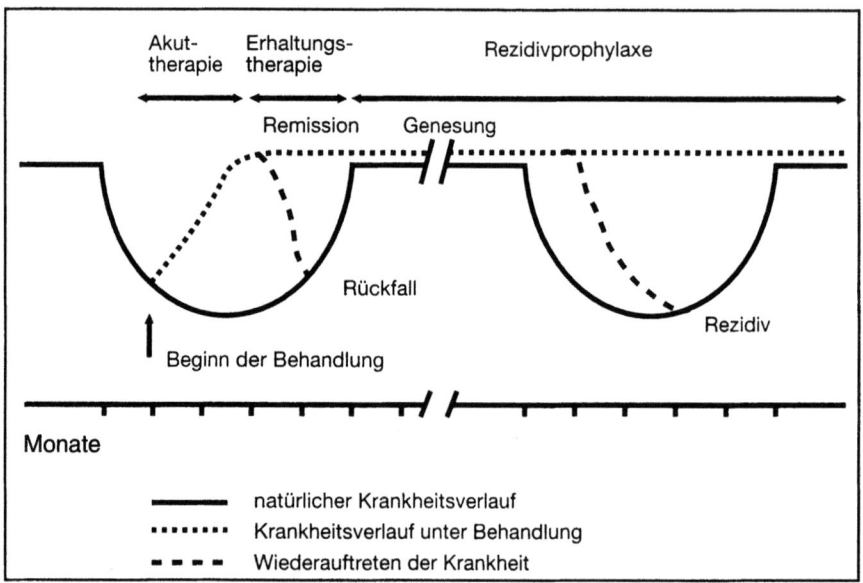

Abb. 1. Akuttherapie, Erhaltungstherapie und Rezidivprophylaxe bei affektiven Störungen (modifiziert nach Greil u. Schmidt 1985)

Abklingen der Krankheitsphase geführt hat – kann es zum Wiederauftreten der Symptomatik (Rückfall, englisch: relapse) kommen (siehe Abb. 1).

In Studien, in denen die Patienten nach einer erfolgreichen medikamentösen Behandlung einer depressiven Phase entweder auf Placebo umgesetzt oder weiter antidepressiv behandelt wurden, ergab sich eine deutlich höhere Rückfallquote bei Patienten, die Placebo erhielten (56% versus 24%; Tabelle 1). Bei der Interpretation der Befunde muß allerdings berücksichtigt werden, daß in der Placebogruppe durch das abruptes Absetzen der bisher gegebenen wirksamen Medikation Absetzeffekte (Greil u. Schmidt 1988) aufgetreten sein könnten, die als depressive Zustände gewertet wurden.

In den Studien zur Erhaltungstherapie werden die Antidepressiva, die in der Akuttherapie gegeben wurden, in unveränderter Dosierung weiterverabreicht (s. Tabelle 1). Für die Praxis wird aber auch vorgeschlagen, die Dosis der Antidepressiva während der vier- bis sechsmonatigen Erhaltungstherapie zu reduzieren, insbesondere wenn beeinträchtigende unerwünschte Wirkungen bestehen, und gegebenenfalls bei Wiederauftreten depressiver Symptome die Dosierung erneut rasch zu erhöhen (Solomon u. Bauer 1993; Prien u. Kocsis 1995). Nach Abklingen manischer Episoden wird ebenfalls eine mehrmonatige Erhaltungstherapie (z. B. mit Lithium) empfohlen.

Die Rezidivprophylaxe (maintenance treatment) schließt an die Erhaltungstherapie an. Sie setzt im krankheitsfreien Intervall („Genesung",

Tabelle 1. Studien zur Erhaltungstherapie: Antidepressiva versus Placebo (Fisher-Test)

Autoren	Substanz	Dosis (mg)	Dauer (Monate)	n	Rückfälle (%)	Signifikanz
Seagar u. Bird (1962)	Imipramin	75	6	12	17	$p<0{,}01$
	Placebo			16	67	
Mindham et al. (1973)	Amitriptylin oder Imipramin	75–100	6	50	22	$p<0{,}01$
	Placebo			42	50	
Prien et al. (1973b)	Imipramin	50–200	4	38	37	$p<0{,}05$
	Placebo			39	67	
Coppen et al. (1978a)	Amitriptylin	150	12	13	0	$p<0{,}05$
	Placebo			16	31	
Gesamt	Antidepressiva			113	24	$p<0{,}01$
	Placebo			113	56	

englisch: recovery) ein und dient dazu, das Auftreten zukünftiger Krankheitsphasen (Rezidive, englisch: recurrences) zu verhüten (siehe Abb. 1). Die Wirksamkeit von Lithium bei der Rezidivprophylaxe affektiver Störungen wurde in Studien mit Kontrollgruppen (Lithium im Vergleich zu Placebo oder Antidepressiva) und in Studien mit intraindividuellem Vergleich (Krankheitverlauf vor und unter Lithium) untersucht. Neuerdings wird auch die rezidivverhütende Wirksamkeit von Antikonvulsiva intensiv geprüft (vgl. Kap. 6.2).

Nicht in all diesen Studien wurde der Unterschied zwischen einer symptomsuppressiven Erhaltungstherapie und einer rezidivprophylaktischen Langzeitbehandlung beachtet. Dies erklärt sich teilweise aus der Schwierigkeit, zuverlässig festzustellen, wann die Krankheitsphase tatsächlich abgeklungen ist (vgl. methodische Überlegungen in Kap. 6.1).

Spontanverlauf affektiver Störungen

Die Notwendigkeit einer Rezidivprophylaxe affektiver Psychosen ergibt sich aus Untersuchungen zum Spontanverlauf (Kraepelin 1909; Lundquist 1945; Stenstedt 1952; Perris 1966; Angst 1980, 1981a, b; Übersichten bei Zis et al. 1979; Goodwin u. Jamison 1990). Die Studien zeigen übereinstimmend, daß affektive Störungen rezidivierende Krankheiten sind.

Bipolare affektive Störungen (mit depressiven und manischen Phasen) weisen eine wesentlich höhere Rezidivfrequenz auf als unipolare Depressionen (mit ausschließlich depressiven Phasen) (Stenstedt 1952; Perris 1966, 1968; Zis u. Goodwin 1979; Angst 1980). Innerhalb eines Beobachtungszeitraumes von ca. 20 Jahren hatten 92% der bipolaren, aber nur 51% der unipolaren Patienten vier oder mehr Phasen durchgemacht (Angst 1980).

Die Phasenfrequenz wird auch von der Anzahl der vorausgehenden Phasen beeinflußt: mit zunehmender Phasenzahl nimmt die Zyklusdauer (Abstand zwischen dem Beginn einer Phase bis zum Beginn der nächsten Phase) ab, d. h. die freien Intervalle werden im Verlauf der Erkrankung immer kürzer. Die mittlere Zyklusdauer reduziert sich vom ersten zum dritten Zyklus bereits auf die Hälfte (Angst 1980; Prien 1983). Die Länge eines Zyklus steht außerdem mit der Dauer des vorausgehenden Zyklus in Beziehung: je kürzer der Abstand zwischen den beiden letzten Phasen, desto rascher folgt die nächste Phase, wie Zis et al. (1980) für bipolare Störungen zeigten.

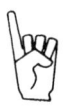

Zusammenfassend ergibt sich, daß ein hohes Rezidivrisiko insbesondere bei Patienten mit bipolaren affektiven Störungen besteht. Weiterhin scheint die Rezidivfrequenz bei affektiven Störungen um so höher zu sein, je mehr Krankheitsphasen bereits abgelaufen sind, und je kürzer die Abstände zwischen den beiden letzten Phasen waren.

Indikationskriterien für eine Rezidivprophylaxe

Eine medikamentöse Rezidivprophylaxe ist nur dann erforderlich, wenn eine hohe Rezidivfrequenz zu erwarten ist. Um Kriterien zur Indikationsstellung zu erarbeiten, hat Angst (1981a, b) aus einer 20jährigen Verlaufsuntersuchung an insgesamt 404 Patienten mit unipolaren und bipolaren affektiven Psychosen sowie mit schizoaffektiven Psychosen statistische Analysen zum Rezidivrisiko durchgeführt. Bei den Berechnungen wurde angenommen, daß eine medikamentöse Dauerbehandlung zur Rezidivprophylaxe gerechtfertigt ist, wenn in den folgenden fünf Jahren mindestens zwei weitere Krankheitsphasen auftreten („Katamnesekriterium").

Bei den bipolaren Störungen wird dieses Katamnesekriterium – zwei Phasen in den folgenden fünf Jahren – nach der zweiten Krankheitsphase in 60% der Fälle erfüllt, bei den unipolaren Depressionen nach der dritten Phase in 50%. Zum Erkennen besonders rezidivgefährdeter Patienten hat es sich als günstiger erwiesen, nicht von der absoluten Zahl der vorausgegangenen Phasen auszugehen, sondern von der Phasenfrequenz, d. h. von der Anzahl der Phasen während eines bestimmten Zeitraumes.

Tabelle 2 gibt die Wertigkeit verschiedener Selektionskriterien wieder. Bei den bipolaren Psychosen werden mit dem Auswahlkriterium, daß mindestens zwei Phasen innerhalb von vier Jahren aufgetreten sein müssen, 65% aller Patienten erkannt, die in fünf Jahren zwei weitere Phasen erleiden werden. Der Prozentsatz an „Überbehandlung" (21% „falsch positive Indikationen"; rechte Spalte von Tabelle 2) kann in Kauf genommen werden, da auch diese Patienten höchstwahrscheinlich weitere Rezidive, wenn auch in größerem zeitlichen Abstand, erleiden werden.

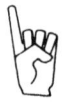

Tabelle 2. Statistische Analyse zur Wertigkeit verschiedener Indikationskriterien für eine Rezidivprophylaxe (nach Angst 1981b, modifiziert) Katamnesekriterium: 2 Phasen/5 Jahren, unterstrichen: Ergebnisse der empfohlenen Selektionskriterien
[a] = (Patienten, die sowohl Selektions- wie auch Katamnesekriterium erfüllen, ×100):(alle Patienten, die Katamnesekriterium erfüllen)
[b] = (Patienten, die Selektions-, aber nicht Katamnesekriterium erfüllen, ×100):(alle Patienten, die Katamnesekriterium nicht erfüllen)

	Richtig erkannte Fälle[a] (Relativprozent)			Falsch positive Indikationen[b] (Relativprozent)		
	Selektionskriterium: ≥2 Phasen in			Selektionskriterium: ≥2 Phasen in		
	3 Jahren	4 Jahren	5 Jahren	3 Jahren	4 Jahren	5 Jahren
Unipolare Depression (n=128)	42	45	_50_	13	16	_19_
Bipolare Psychose (n=89)	56	_65_	67	15	_21_	27
Schizoaffektive Psychose (n=139)	_43_	54	61	_20_	34	38

Für die unipolaren Depressionen erwies sich das Selektionskriterium „mindestens zwei Phasen in fünf Jahren" als besonders günstig (50 Relativprozent richtig erkannter Fälle bei 19 Relativprozent falsch positiver Indikationen). Mit dem Kriterium für die schizoaffektiven Psychosen „zwei Phasen in drei Jahren" werden 43% richtig erkannt (Angst 1981a, b; zur Indikationsstellung und Patientenselektion vgl. auch Kap. 3.5).

In die kontrollierten Studien zur Wirksamkeit einer Lithiumprophylaxe wurden meist Patienten mit einer wesentlich höheren Phasenfrequenz aufgenommen, z. B. mit mindestens zwei Phasen in den zurückliegenden zwei Jahren oder mindestens drei Phasen in drei Jahren. Patienten, welche diese Auswahlkriterien erfüllen, haben ein sehr hohes Rezidivrisiko, und der Erfolg einer medikamentösen Rezidivverhütung kann bereits nach einer Beobachtungszeit von ein bis zwei Jahren hinlänglich beurteilt werden. Andererseits sind die Ergebnisse dieser Studien nicht ohne weiteres auf Patienten mit einer niedrigeren Phasenfrequenz und einer längeren Behandlungszeit übertragbar.

In die nicht kontrollierten, katamnestischen Untersuchungen dagegen, wurden auch Patienten einbezogen, bei denen seltener Phasen aufgetreten waren und bei denen nach klinischen Kriterien die Indikation zu einer Lithiumprophylaxe gestellt wurde. Dabei wurden die Krankheitsverläufe vor und unter langjähriger Lithiumprophylaxe vergleichend ausgewertet. Diese Studien genügen methodisch nicht den gleichen hohen Ansprüchen wie kontrollierte Untersuchungen, ihre Ergebnisse können aber besser auf die klinische Praxis einer Lithiumdauerbehandlung übertragen werden. In „naturalistischen" Studien wird der Wert, d.h. die Effektivität (englisch:

effectiveness) einer Lithiumprophylaxe unter den üblichen Bedingungen der ärztlichen Praxis geprüft, nicht dagegen die Wirksamkeit der Therapie.

Wirksamkeit einer Lithiumprophylaxe: kontrollierte Studien

Lithium versus Placebo

In neun kontrollierten Studien wurde die phasenprophylaktische Wirksamkeit (englisch: efficacy) von Lithium im Vergleich zu Placebo (bzw. zu keiner Medikation) bei uni- und bipolaren affektiven Psychosen untersucht (Baastrup et al. 1970; Melia 1970; Coppen et al. 1971; Cundall et al. 1972; Hullin et al. 1972; Persson 1972; Prien et al. 1973a; Stallone et al. 1973, Dunner et al. 1976). Acht dieser Studien wurden unter Doppelblindbedingungen durchgeführt (Lithium- im Vergleich zu Placebogruppen), bei einer Studie (Persson 1972) wurden sogenannte historische Kontrollen verwendet, d. h. Lithiumpatienten wurden Kontrollpatienten, die einige Jahre zuvor keine Lithiumprophylaxe erhalten hatten, zugeordnet und mit diesen verglichen („matched design"). Einzelheiten der Methodik und der Ergebnisse der Studien sind in Tabelle 3 dargestellt.

In den Untersuchungen zeigte sich, daß während der Beobachtungsperioden von bis zu 28 Monaten statistisch signifikant weniger Patienten unter Lithium Rezidive erlitten als Patienten der Vergleichsgruppen. In der Studie von Melia (1970) konnten keine statistisch gesicherten Unterschiede (zugunsten von Lithium) nachgewiesen werden, was möglicherweise auf die geringen Fallzahlen (jeweils n=9) zurückgeführt werden kann. Aber auch in dieser Studie fand sich als deutlicher Hinweis auf die Wirksamkeit eine längere rückfallfreie Zeit in der Lithiumgruppe (433 versus 224 Tage; Melia 1970). In der Studie von Dunner et al. (1976) fand sich in einer Re-Analyse kein signifikanter Unterschied. In dieser Studie wurden bipolar II-Patienten ausgeschlossen (siehe Tabelle 3, S. 199).

Für bipolare affektive Psychosen stellt sich die Frage, ob Lithium manische und depressive Rezidive mit gleicher Wirksamkeit verhindern kann. Die Verhütung manischer Rezidive wurde in den meisten Studien nachgewiesen, in denen eine Differenzierung in manische und depressive Rezidive vorgenommen wurde (Baastrup et al. 1970; Cundall et al. 1972; Prien et al. 1973a; Stallone et al. 1973). Dagegen ist die rezidivprophylaktische Wirksamkeit von Lithium für die depressiven Rezidive der manisch-depressiven Erkrankung weniger eindrucksvoll belegt. In allen Studien war die Häufigkeit depressiver Rezidive unter Lithium zwar geringer als unter Placebo, in einigen Untersuchungen konnte dieser Unterschied aber statistisch nicht gesichert werden (Cundall et al. 1972; Prien et al. 1973a; Stallone et al. 1973; Dunner et al. 1976).

Für unipolare Depressionen erwies sich in drei Studien Lithium im Vergleich zu Placebo (bzw. zu keiner Medikation) als signifikant überle-

Tabelle 3. Lithiumprophylaxe bei affektiven Psychosen: Lithium versus Placebo (Signifikanzwerte (einseitige p-Werte) nach Fisher-Test bzw. Chi-Quadrat-Test; k.A.=keine Angabe)

Autoren, Studienart	Auswahlkriterien RK: Rückfallkriterien	Dauer (Monate)	Lithium-serum-konzentrationen (mmol/l)	Diagnostische Gruppen	Medikation	n	Rückfälle gesamt	p	depressiv	p	manisch	p
Melia (1970) Therapieabbruch, doppelblind	beschwerdefreie Intervalle in den vergangenen 2 Jahren stets kürzer als 9 Monate	24	–	bipolar und unipolar	Lithium Placebo	9 9	5 (56%) 7 (78%)	n.s.	–		–	
Baastrup et al. (1970) Therapie-RK: Zusatzmed. abbruch, oder stat. Aufnahme doppelblind	≥2 Phasen/2 Jahre Lithium seit mindestens 1 Jahr	5	0,6–1,5	bipolar unipolar	Lithium Placebo Lithium Placebo	28 22 17 17	0 (0%) 12 (55%)	<0,001	0 (0%) 6 (27%) 0 (0%) 9 (53%)	<0,01 <0,001	0 (0%) 7 (32%)	<0,01
Coppen et al. (1971) Therapiebeginn, doppelblind	≥3 Phasen/3 Jahre, ≥3 Phasen/2 Jahre, ≥2 Phasen/1 Jahr, bisher noch keine Lithiumbehandlung RK: amb. oder stat. Krankheitsepisode (nicht näher defin.)	–28 (im Mittel 74,8 Wochen)	0,7–1,2	bipolar unipolar	Lithium Placebo Lithium Placebo	16 22 11 14	3 (19%) 21 (95%)	<0,001	– 2 (18%) 11 (79%)	<0,01	–	

Forts. s. S. 198

Tabelle 3 (Fortsetzung)

Autoren, Studienart	Auswahlkriterien RK: Rückfallkriterien	Dauer (Monate)	Lithium-serumkonzentrationen (mmol/l)	Diagnostische Gruppen	Medikation	n	Rückfälle gesamt	p	depressiv	p	manisch	p
Hullin et al. (1972) Therapieabbruch, Crossover nach 6 Monaten, doppelblind	≥5 Phasen/5 Jahren Lithium mindestens seit 2 Jahren ohne stat. Krankheitsphase. RK: k.A.	6	0,6–1,4	bipolar und unipolar	Lithium Placebo	18 18	1 (6%) 6 (33%)	<0,05	–		–	
Cundall et al. (1972) Therapieabbruch, Crossover nach 6 Monaten, doppelblind	≥2 Phasen/3 Jahre Lithium seit 1–3 Jahren (im Mittel 2 Jahre u. 5 Monate) RK: Zusatzmed. oder stat. Aufnahme	12	0,5–1,2	bipolar unipolar	Lithium Placebo Lithium Placebo	12 12 4 4	4 (33%) 10 (83%)	<0,05	3 (25%) 5 (42%) 2 (50%) 2 (50%)	n.s. n.s. n.s.	1 (8%) 9 (75%)	<0,01
Persson (1972) Therapiebeginn, Lithiumbeh. RK: Zusatzmed. „matched oder beträchtliche Stimmungsschwankungen design"	≥1 Phase/2 Jahre bisher noch keine	24	>0,6	bipolar unipolar	Lithium keine Lithium keine	12 12 21 21	5 (42%) 11 (92%)	<0,05	4 (33%) 8 (67%) 6 (29%) 15 (71%)	n.s. n.s. <0,01	5 (42%) 6 (50%)	n.s.

Rezidivprophylaxe affektiver Störungen mit Lithium

Studie	Kriterien	Dauer (Monate)	Li-Spiegel	Diagnose	Gruppe	N	Rezidive gesamt	p	Rezidive (Depression)	p	Rezidive (Manie)	p
Stallone et al. (1973) Therapieabbruch oder Therapiebeginn, doppelblind	≥2 Phasen/2 Jahre Pat. teilweise bereits auf Lithium eingestellt (Dauer k.A.) RK: Zusatzmed.	24–28	0,8–1,3	bipolar	Lithium Placebo	25 27	11 (44%) 25 (93%)	<0,001	7 (28%) 13 (48%)	n.s.	5 (20%) 15 (56%)	<0,01
Prien et al. (1973a) Therapieabbruch, doppelblind	nach Hospitalisation wegen manischer Phase bereits auf Lithium eingestellt (Dauer k.A.) RK: Zusatzmed. oder stat. Aufnahme	24	0,5–1,4	bipolar I	Lithium Placebo	101 104	43 (43%) 84 (80%)	<0,001	16 (16%) 27 (26%)	n.s.	32 (32%) 71 (68%)	<0,001
Dunner et al. (1976) Therapiebeginn, doppelblind	≥2 Phasen/2 Jahre bisher noch keine Lithiumbehandlung RK: k.A.	–	0,8–1,2	bipolar II und „bipolar other" (bisher nicht in stat. Behandlung)	Lithium Placebo	16 24			9 (56%) 12 (50%)	n.s.	1 (6%) 6 (25%)	n.s.

gen (Baastrup et al. 1970; Coppen et al. 1971; Persson 1972). In einer Untersuchung, in die allerdings nur vier Patienten pro Gruppe einbezogen wurden, konnte kein Unterschied zwischen Lithium und dem Placebopräparat nachgewiesen werden (Cundall et al. 1972).

Bei einer zusammenfassenden Auswertung der genannten neun kontrollierten Studien (s. Tabelle 3) berechnete Schou (1978) die Rückfallquote bei uni- und bipolaren Psychosen bezogen auf einen Behandlungszeitraum von einem Jahr. Für beide diagnostische Untergruppen ergab sich eine gleich gute prophylaktische Wirksamkeit von Lithium. Die Rezidivhäufigkeit betrug bei Patienten mit unipolaren Depressionen unter Lithium (n=76) 22% und unter Placebo (n=77) 65%; bei Patienten mit bipolaren Verläufen unter Lithium (n=180) 20% und unter Placebo (n=187) 73%.

Diese Zahlen belegen, daß Lithium bei der Rezidivverhütung affektiver Psychosen einer Placebo- bzw. einer Nichtbehandlung überlegen ist. Die angegebenen Häufigkeiten rezidivierender Patienten geben sogar eher ein zu ungünstiges Bild über die Wirksamkeit einer Lithiumprophylaxe. Denn die unter Lithium als „rückfällig" klassifizierten Patienten zeigten meist weniger und mildere Rezidive als die rezidivierenden Patienten der Kontrollgruppen (Coppen et al. 1971; Cundall et al. 1972; Persson 1972; Prien et al. 1973a; Stallone et al. 1973; Dunner et al. 1976). Andererseits wird an den Studien kritisiert, daß es sich bei ihnen teilweise um Absetzstudien handelt, wodurch in den Placebogruppen der ungünstigere Verlauf nach abruptem Absetzen von Lithium durch „rebound"-Psychosen mitbedingt sein könnte (Moncrieff 1995). Eine Häufung vor allem manischer Zustände nach abruptem Absetzen von Lithium ist in mehreren kontrollierten Studien nachgewiesen worden (Übersicht: Suppes et al. 1991), unter anderem in einer Studie der eigenen Arbeitsgruppe (Klein et al. 1981; Greil et al. 1982). (Zum Phänomen des Absetzeffekts siehe auch Kap. 3.7).

Lithium versus Antidepressiva

In insgesamt sieben kontrollierten Studien (z.T. mit Placebogruppen) wurde die rezidivprophylaktische Wirksamkeit von Lithium im Vergleich zu Antidepressiva untersucht (Prien et al. 1973b; Coppen et al. 1976, 1978b; Quitkin et al. 1981; Kane et al. 1982; Glen et al. 1984; Prien et al. 1984; Tabelle 4; vgl. Kap. 6.1).

Prien et al. (1973b) zeigten, daß bei bipolaren Störungen depressive Rezidive durch Lithium und Imipramin günstig beeinflußt wurden, daß aber unter Imipramin vermehrt manische Rezidive im Vergleich zu Lithium auftraten. Die Beobachtung, daß in der Imipramingruppe nicht mehr manische Rezidive auftraten als unter Placebo, spricht gegen die Annahme einer durch Imipramin induzierten Provokation manischer Rezidive (Bunney 1978; Lewis u. Winokur 1982) und weist eher auf einen fehlenden prophylaktischen Schutz gegenüber manischen Episoden durch das

Tabelle 4. Lithiumprophylaxe bei affektiven Psychosen: Lithium versus Antidepressiva (k.A.=keine Angabe)

Autoren, Studienart	Auswahlkriterien RK: Rückfallkriterien	Dauer (Monate)	Lithium-serum-konzentrationen (mmol/l)	Diagnostische Gruppen	Medikation	n	Rückfälle gesamt	p[a]	depressiv	p	manisch	p
Prien et al. (1973b) doppelblind	≥2 Phasen/2 Jahre ≥3 Phasen/5 Jahre nach Hospitalisation wegen depr. Phase bereits auf Lithium oder Imipramin eingestellt (Dauer k.A.) RK: Zusatzmed. oder stat. Aufnahme	24	0,5–1,4 150–200	bipolar	Lithium Imipramin Placebo	18 13 13	9 (50%) 11 (85%) 12 (92%)	b	4 (22%) 4 (31%) 8 (62%)	b	2 (11%) 7 (54%) 5 (38%)	b
				unipolar	Lithium Imipramin Placebo	27 25 26			17 (63%) 14 (56%) 24 (92%)			
Coppen et al (1976) doppelblind	≥3 Phasen Lithium seit mindestens 1 Jahr RK: Erhöhung des „affective morbidity index"	12	0,8–1,2	bipolar	Lithium Maprotilin	4 1			1 (25%) 1 (100%)	n.s.		
				unipolar	Lithium Maprotilin	12 8			3 (25%) 6 (75%)	n.s.		
Coppen et al (1978b) doppelblind	≥3 Phasen Pat. größtenteils auf Lithium eingestellt (Dauer k.A.) RK: Erhöhung des „affective morbidity index"	18	0,8–1,2 60–90	unipolar	Lithium Mianserin	15 13			0 (0%) 7 (54%)	<0,01		

Forts. s. S. 202

Tabelle 4 (Fortsetzung)

Autoren, Studienart	Auswahlkriterien RK: Rückfallkriterien	Dauer (Monate)	Lithiumserumkonzentrationen (mmol/l)	Diagnostische Gruppen	Medikation	n	Rückfälle gesamt	p^a	depressiv	p	manisch	p
Quitkin et al. (1981) doppelblind	Euthymie seit mind. 6 Wochen RK[c]: „major depressive disorder" ≥1 Woche, „minor depressive disorder" ≥4 Wochen, „mania", „hypomania" ≥1 Woche	19 (im Mittel)	0,8–1,2 100–150	bipolar I	Lithium+ Imipramin	37	12 (32%)	n.s.	3 (8%)	n.s.	9 (24%)	n.s.
					Lithium	38	8 (21%)		4 (11%)		4 (11%)	
Kane et al. (1982) doppelblind	≥2 Phasen/7 Jahre Euthymie von 6 Monaten RK[d]: „major depressive disorder" ≥1 Woche, „minor depressive disorder" ≥4 Wochen, „mania", „hypomania" ≥1 Woche	11 (im Mittel)	0,8–1,2 100–150	bipolar II	Lithium+ Imipramin	6	1 (17%)	e	1 (17%)	e	0 (0%)	e
					Lithium	4	1 (25%)		1 (25%)		0 (0%)	
					Imipramin	5	3 (60%)		2 (40%)		1 (20%)	
					Placebo	7	5 (71%)		4 (57%)		1 (14%)	
				unipolar	Lithium+ Imipramin	8	1 (13%)		1 (13%)		0 (0%)	
					Lithium	7	2 (29%)		2 (29%)		0 (0%)	
					Imipramin	6	5 (83%)		4 (67%)		1 (17%)	
					Placebo	6	6 (100%)		6 (100%)		0 (0%)	

Rezidivprophylaxe affektiver Störungen mit Lithium

Studie	Dauer	Dosis	Diagnose	Gruppen (n)	Rückfälle		
Glen et al. (1984) doppelblind	I: ≥1 Phase/5 Jahre II: 1 Phase/5 Jahre zusätzlich abgeklungene Indexphase RK: Zusatzmed. (mit Ausnahme von Benzodiazepinen zur Nacht)	-36 -1,2 150	unipolar	I: Lithium 57 Amitriptylin 50 II: Lithium 12 Amitriptylin 8 Placebo 9	39 (68%) 32 (64%) 5 (42%) 4 (50%) 8 (89%)	n.s. f	69 depressive Phasen 16 depressive Phasen	2 manische Phasen 1 manische Phase
Prien et al. (1984) doppelblind	>1 Phase/2½ Jahre derzeitige Indexphase[d] „major depressive disorder", „manic disorder" RK: wie Auswahlkriterien	26 0,45–1,1 (im Mittel 0,75) 75–150 (im Mittel 132)	bipolar unipolar	Lithium+ Imipramin 36 Lithium 42 Imipramin 36 Lithium+ Imipramin 38 Lithium 37 Imipramin 39 Placebo 34	(67%) (67%) (92%) (53%) (73%) (49%) (79%)	g g	(22%) (29%) (28%) (26%) (57%) (33%) (65%)	(28%) (26%) (53%) (5%) (0%) (8%) (6%)

[a] Die statistischen Signifikanzen (zweiseitige p-Werte) beziehen sich, wenn nicht anders angegeben, auf den Fisher-Test bzw. Chi-Quadrat-Test
[b] Wirksamkeit: bipolar: Rückfälle gesamt: Lithium vs Imipramin: n.s.; Lithium vs Placebo: p=0,02; Imipramin vs Placebo: n.s.; Rückfälle depressiv: n.s.; Rückfälle manisch: Lithium vs Imipramin: p=0,02; Lithium vs Placebo: n.s.; Imipramin vs Placebo: n.s.; unipolar: Lithium vs Placebo: p<0,02; Lithium vs Imipramin: n.s.; Imipramin vs Placebo: p<0,05
[c] Nach DSM III, Diagnostisches und statistisches Manual psychischer Störungen
[d] Nach RDC, Research Diagnostic Criteria
[e] Wirksamkeit: Lithium>Placebo; Lithium>Imipramin; Lithium=Lithium+Imipramin; Lithium+Imipramin=Placebo; Effekt von Lithium, Varianzanalyse: bipolar II: Rückfälle gesamt: <0,05, Rückfälle depressiv: n.s.; unipolar: Rückfälle gesamt: <0,001; Rückfälle depressiv: <0,001
[f] Wirksamkeit: Lithium=Amitriptylin; Lithium, Amitriptylin vs Placebo: p=0,025 (logarithmic rank test)
[g] Wirksamkeit: bipolar: Rückfälle depressiv: Lithium=Imipramin; Rückfälle manisch: Lithium>Imipramin: p<0,05; insgesamt Lithium=Lithium+Imipramin; unipolar: Imipramin>Lithium: p<0,05; Imipramin=Imipramin+Lithium

Antidepressivum hin. Die Ergebnisse der Studie zeigen, daß Imipramin zur Phasenprophylaxe bipolarer Störungen nicht empfohlen werden kann.

Bei den unipolaren Depressionen dagegen war Imipramin in dieser Studie ebenso wirksam wie Lithium und deutlich wirksamer als Placebo (Prien et al. 1973b). Kane et al. (1982) dagegen fanden sowohl für bipolare wie auch für unipolar depressive Störungen nur Lithium prophylaktisch wirksam, Imipramin dagegen unterschied sich nicht wesentlich von Placebo. Im Gegensatz dazu war in einer neueren Untersuchung Imipramin bei unipolaren Depressionen wirksam, Lithium dagegen einer Placebobehandlung nicht überlegen (Prien et al. 1984).

Diese widersprüchlichen Ergebnisse sind vermutlich durch unterschiedliche Patientenauswahl und unterschiedlichen Studienablauf bedingt. Kane et al. (1982) schlossen nur solche Patienten in ihre Untersuchung ein, die eine vollständige Remission der Erkrankung zeigten. Diese mußten vor Studienbeginn ein beschwerdefreies Intervall von mindestens sechs Monaten aufweisen. In dieser Studie wurde somit eindeutig die rezidivprophylaktische Wirksamkeit der untersuchten Medikamente (Lithium, Imipramin, Placebo) verglichen. Prien et al. (1984) dagegen nahmen in ihre Untersuchung möglicherweise auch Patienten auf, deren depressive Phase („Indexepisode") noch nicht abgeklungen war, und die teilweise eine vollständige Remission nicht erreichten. In dieser Untersuchung sind daher symptomsuppressive Erhaltungstherapie und Rezidivprophylaxe nicht klar zu trennen. Außerdem zeigte eine statistische Re-Analyse der Ergebnisse der Studie von Prien et al. (1984), daß in der Lithium- und Placebogruppe durch abruptes Absetzen der vorausgehenden Imipraminbehandlung Absetzphänomene und eine hohe Drop-out-Rate die Ergebnisse verfälscht haben könnten (Greenhouse et al. 1991).

Lithium ist entsprechend den Befunden der dargestellten Studien bei der Rezidivprophylaxe unipolarer Depressionen mit guter Remission wirksamer als Placebo (Kane et al. 1982) und weist vermutlich eine stärkere oder zumindest gleich starke Wirksamkeit wie Imipramin auf (Prien et al. 1973b; Kane et al. 1982). Wenn dagegen eine sehr schwere Indexepisode vorausgegangen war, zeigte Lithium nach Befunden von Prien et al. (1984) keine bessere phasenprophylaktische Wirksamkeit als Placebo und war Imipramin deutlich unterlegen.

Im Vergleich mit dem trizyklischen Antidepressivum Amitriptylin erwies sich Lithium bei unipolaren Depressionen gleich wirksam, beide Medikamente verhinderten signifikant besser depressive Rezidive als das Placebopräparat (Glen et al. 1984). Die Ergebnisse der M.A.P.-Studie (Greil et al. 1996a), in der sich Hinweise für eine Überlegenheit von Lithium über Amitriptylin ergaben, sind in Kap. 6.3 dargestellt. Maprotilin und Mianserin waren in je einer Studie ohne Placebovergleichsgruppe bei der Prophylaxe unipolarer Depressionen weniger wirksam als Lithium (Coppen et al. 1976, 1978b). Zu den neueren Antidepressiva, wie den selektiven Serotonin-Reuptake-Inhibitoren (SSRI) liegen keine Studien zum Vergleich mit der Lithiumprophylaxe vor.

Eine Kombination von Lithium und Imipramin wurde in drei Doppelblindstudien mit den Einzelsubstanzen verglichen (Quitkin et al. 1981; Kane et al. 1982; Prien et al. 1984). Diesen Untersuchungen liegt die Überlegung zugrunde, daß Lithium manische Rezidive verhindern und Imipramin die Wirksamkeit von Lithium bei der Verhütung depressiver Rezidive verstärken könne. Die Kombinationsbehandlung erbrachte aber – sowohl für unipolare wie auch für bipolare Psychosen – in keiner der drei Untersuchungen signifikant bessere Ergebnisse als die Einzelsubstanzen.

Lithium und Antidepressiva: Beurteilung der Studien

Zusammenfassend zeigen die kontrollierten Studien, daß die rezidivprophylaktische Wirksamkeit von Lithium bei bipolaren affektiven Psychosen gegenüber manischen Rezidiven als nachgewiesen gelten kann und gegenüber depressiven Rezidiven sehr gut belegt ist (Davis 1976). Trotz einiger widersprüchlicher Ergebnisse ist auch die Wirksamkeit von Lithium bei der Prophylaxe unipolarer Depressionen ausreichend geprüft.

Im Vergleich zu einer antidepressiven Dauerbehandlung wurde bei bipolaren Störungen eine eindeutige Überlegenheit einer Lithiumprophylaxe festgestellt. Bei unipolaren Depressionen liegen zur rezidivprophylaktischen Wirksamkeit von Lithium im Vergleich zu tri- und tetrazyklischen Antidepressiva widersprüchliche Befunde vor: In den meisten Studien wird stärkere oder zumindest gleiche, in einer Studie geringere Wirksamkeit von Lithium beschrieben.

Neuere Metaanalysen der kontrollierten Studien kommen ebenfalls zu dem Schluß, daß Lithium bei unipolaren Depressionen rezidivprophylaktisch wirksam, d. h. einer Placebogabe überlegen ist und eine den Antidepressiva vergleichbare Wirksamkeit aufweist (Souza u. Goodwin 1991; Dang 1995). Höhere Lithium-Serum-Spiegel (0,7 mmol/l und höher) und vor allem höhere Dosierungen der trizyklischen Antidepressiva (über 125 mg/Tag) gehen mit einer besseren Wirksamkeit einher (Dang 1995; siehe auch Gelenberg et al. 1989; Kasper u. Kasper 1994).

Bei der Bewertung der teilweise widersprüchlichen Studienergebnisse müssen die vielfältigen methodischen Probleme von Langzeitstudien zur Rezidivprophylaxe berücksichtigt werden. Die Ergebnisse werden von der Patientenauswahl, den Rezidivkriterien und von der Dauer der Beobachtungsperioden beeinflußt (zur Bedeutung des Rekrutierungsprozesses siehe Greil et al. 1993 und Kap. 6.3). Außerdem können beim Absetzen von Medikamenten depressive oder manische Zustände provoziert werden, welche die Ergebnisse zugunsten der Gruppe mit unveränderter Medikation verzerren.

Lithium im Vergleich zu Antikonvulsiva und Neuroleptika

Als Alternative zu Lithium insbesondere für bipolare Störungen wurden Antikonvulsiva (insbesondere Carbamazepin und Valproat) in einer Reihe kontrollierter und offener Studien intensiv untersucht (siehe Kap. 6.2). Wie auch eine Metaanalyse ergab (Dardennes et al. 1995), ist es noch nicht ausreichend geklärt, ob diese Substanzen eine dem Lithium vergleichbare rezidivprophylaktische Wirksamkeit aufweisen (siehe auch Solomon et al. 1995). In der M.A.P-Studie (siehe Kap. 6.3) war die Wirksamkeit von Carbamazepin bei bipolaren Störungen während eines Beobachtungszeitraumes von 2½ Jahren geringer als die von Lithium; außerdem sind suizidale Handlungen nur in der Gruppe unter Carbamazepin aufgetreten (Greil et al. 1997b).

Zum Vergleich von Lithium mit Neuroleptika bei bipolaren Psychosen liegt bislang nur eine kontrollierte Studie vor. Ahlfors et al. (1981) konnten weder für Lithium noch für Flupentixol (als Depotpräparat) eine Wirksamkeit nachweisen, was die Autoren auf die Selektion prognostisch besonders ungünstiger Fälle zurückführten. In einer, in dieser Arbeit ebenfalls dargestellten, offenen Untersuchung (ohne Kontrollgruppe) mit 93 bipolaren Patienten, bewirkte Flupentixol eine Abnahme der manischen Morbidität und eine Zunahme depressiver Verstimmungen. Flupentixol könnte somit bestenfalls für Patienten, die vorwiegend an manischen Phasen erkranken, eine Alternative zu Lithium darstellen. Das atypische Neuroleptikum Clozapin dagegen weist möglicherweise deutliche stimmungsstabilisierende Wirkung auf, wie sich aus einer offenen Studie ergibt (Zarate et al. 1995; siehe auch APA 1994).

Katamnestische und naturalistische Untersuchungen

In einer großen Zahl von Studien wurden die Krankheitsverläufe intraindividuell vor und unter einer Lithiumprophylaxe verglichen („Spiegelmethode"). Diese Untersuchungen geben Aufschluß über die Wirkungen langjähriger Lithiumtherapie in breiter klinischer Anwendung und zeigen, daß in der Wirksamkeit einer Lithiumprophylaxe ausgeprägte Unterschiede zwischen verschiedenen Patienten bestehen. Im folgenden werden frühere, z.T. „klassische" Studien ausführlich dargestellt, da in ihnen bereits die wichtigsten Erkenntnisse zum Krankheitsverlauf während einer Lithiumprophylaxe beschrieben worden sind.

Baastrup und Schou (1967) veröffentlichten die erste große Untersuchung, in der im intraindividuellen Vergleich die Wirksamkeit von Lithium ermittelt wurde (siehe Kap. 1). Bei 88 Patienten, die ein bis fünf Jahre mit Lithium behandelt wurden, kam es zu einem statistisch hochsignifikanten Abfall der durchschnittlichen Phasenfrequenz von 1,55 auf 0,20 Phasen pro Jahr. Dies bedeutet, daß die Patienten während der Kontrollperiode vor Lithium durchschnittlich alle acht Monate, während der Lithiumperiode dagegen durchschnittlich nur alle 60 Monate ein Rezidiv erlitten (vgl. Abb. 3, S. 9 des Buches).

In einigen Fällen wurde die prophylaktische Wirksamkeit von Lithium erst innerhalb einer ein- bis zweijährigen Therapie erzielt (zur Wirklatenz von Lithium siehe auch Müller-Oerlinghausen et al. 1994). Weiterhin berichteten viele Patienten im ersten Jahr der Lithiumbehandlung – meist zum Zeitpunkt erwarteter Krankheitsphasen – noch über Prodromalsymptome der Erkrankung, z. B. über innere Unruhe oder gedrückte Stimmungslage, ohne daß es dann zum Ausbruch der Krankheitsphase kam.

Die Studie von Baastrup und Schou wurde aus methodischen Gründen (nicht-blinde Untersuchung, keine Kontrollgruppe) kritisiert (Blackwell u. Shepherd 1968; Editorial 1969). Dennoch belegen die Ergebnisse der Untersuchung eindeutig einen günstigen Einfluß von Lithium auf den Krankheitsverlauf affektiver Psychosen, wobei der Behandlungserfolg bei manisch-depressiven Psychosen und bei rezidivierenden unipolaren Depressionen gleich stark ausgeprägt war. Bei den schizoaffektiven Psychosen war der therapeutische Effekt deutlich geringer (siehe auch Befunde der M.A.P.-Studie, Kap. 6.3; Greil et al. 1997a).

Angst et al. (1970) verglichen ebenfalls die Krankheitsverläufe während einer Lithiumtherapie und während einer gleich langen Kontrollperiode vor Einsetzen der Behandlung (siehe Kap. 1, Abb. 4, S. 10 des Buches). Die Studie wurde in drei Kliniken in der Schweiz, in der Tschechoslowakei und in Dänemark an insgesamt 244 Patienten durchgeführt. Die durchschnittliche Dauer der Kontroll- und Behandlungsperiode betrug jeweils ca. 1, 1½ und 4 Jahre. Bei Patienten mit manisch-depressiven Psychosen (n=114), mit rezidivierenden unipolaren Depressionen (n=58) und mit schizoaffektiven Psychosen (n= 72) verringerte sich unter Lithium die Anzahl der Krankheitsphasen und die der stationären Aufnahmen (um 63%, 73%, 39% bzw. um 64%, 71%, 31%), während sich die Zyklen, d. h. die Abstände zwischen den Phasen verlängerten (um 61%, 71%, 30%). Eine Verkürzung der Phasendauer konnte nur für Patienten mit bipolaren affektiven Störungen statistisch nachgewiesen werden.

Felber (1981, 1993) berichtete über die Behandlungsergebnisse bei 623 Patienten, die in der ehemaligen DDR zwischen sechs Monaten und acht Jahren (Mittelwert: 23 Monate) mit Lithium behandelt wurden. Die besondere Bedeutung dieser Studie liegt darin, daß praktisch alle Patienten eingeschlossen worden sind, die in der DDR zwischen 1968 und 1973 Lithium zur Rezidivprophylaxe affektiver und schizoaffektiver Psychosen erhielten.

Tabelle 5 zeigt die wichtigsten Ergebnisse, die bei den Patienten mit bipolaren (n=345) bzw. unipolar-manischen (n=29), mit unipolar-depressiven (n=209) und mit schizoaffektiven (n=40) Psychosen gewonnen wurden.

Tabelle 5. Klinische und soziale Parameter bei 623 Patienten vor und während einer Lithiumbehandlung (nach Felber 1981)

	Kontrollperiode	Therapieperiode
Gesamtzahl der Krankheitsphasen	993	157
bezogen auf einen Patienten	1,59	0,25
subklinische Phasen	378	410
bezogen auf einen Patienten	0,61	0,66
Rezidivfreiheit (%)	1,3	56,9
Episodendauer (Wochen)	16,48	8,25
Stationäre Behandlung (Wochen/Patient/Jahr)	5,4	2,0
Arbeitsunfähigkeit bei ambulanter Behandlung (Wochen/Patient/Jahr)	2,6	1,3

Während der Lithiumbehandlungsperioden ging die Gesamtzahl der Krankheitsphasen im Vergleich zu den jeweils gleich langen Kontrollperioden (vor Lithium) um 84% zurück. Als Phasen wurden manische oder depressive Zustände bezeichnet, die meist zur stationären Aufnahme oder zumindest zur Arbeitsunfähigkeit führten. Dagegen zeigte sich in dieser Studie ein leichter (statistisch nicht signifikanter) Anstieg der Häufigkeit von subklinischen Phasen in der Therapie- im Vergleich zur Kontrollperiode. Das bedeutet, daß bei einzelnen Patienten, bei denen unter einer Lithiumtherapie das Auftreten von Krankheitphasen nicht vollständig verhindert werden konnte, zumindest eine Abschwächung der Symptomatik auf hypomanische bzw. subdepressive Zustandsbilder erreicht werden konnte. Die mittlere Episodendauer, d. h. die Dauer der Krankheitsphasen bzw. der subklinischen Phasen, verringerte sich unter Lithium um 50%, die Dauer der stationären Behandlungen um 63%. Die durchschnittliche Dauer der Arbeitsunfähigkeit während ambulanter Behandlungen wurde unter Lithium um 50% vermindert. Der Einfluß von Lithium auf die untersuchten Parameter war bei Patienten mit uni- und bipolaren Störungen gleich günstig, bei Patienten mit schizoaffektiven Psychosen dagegen weniger stark ausgeprägt.

In der Studie, in der neben medizinischen auch soziale und ökonomische Parameter erfaßt wurden, konnte Felber zeigen, daß einer Lithiumprophylaxe große sozial-rehabilitative Bedeutung zukommt (z. B. für Ausbildung, Beruf, Familie). Die Kosten, die sich aus einer rezidivierenden Erkrankung ergeben (Kosten für Medikamente, ambulante und stationäre Behandlungen, für Arbeitsunfähigkeit und Invalidität; Verlust an produziertem Nationaleinkommen), wurden nach seinen Berechnungen durch Lithium im Vergleich zur Kontrollperiode um 60% gesenkt (Felber 1993; Felber et al. 1981, vgl. auch Kap. 5).

Aus den Angaben von Felber (1981, 1993) läßt sich ableiten, in welchem Prozentsatz der Patienten ein Therapieerfolg erzielt wurde (Tabelle

Tabelle 6. Effektivität einer Lithiumprophylaxe: Katamnestische Untersuchungen (uni = unipolare Depression, bip = bipolare Psychose, sa = schizoaffektive Psychose; ^{a} = bei „poor response" >0,80 mmol/l, sonst beliebig; ^{b} = Mittelwert für Patienten mit sehr gutem Behandlungserfolg)

	n	Diagnosen bip/uni/sa	Dauer der Behandlung	mittlerer Lithium-serumspiegel (mmol/l)	Behandlungserfolg (%)		
					sehr gut	partiell	gesamt
Felber (1981, 1993)	623	374/209/40	23 Monate (6 Monate bis 8 Jahre)	0,81	57	15	72
Koukopoulos u. Reginaldi (1980)	301	213/88/–	3½ Jahre (1–9 Jahre)	–^{a}	46	33	79
Sarantidis u. Waters (1981)	46	37/–/9	50,9 Monate (2–8½ Jahre)	0,75^b	67	13	80
Smigan (1985)	63	23/27/13	Median: 27,3 Monate (12–24 Monate)	0,63	43	21	64
Lithium-ambulanz der Psychiatr. Univ.-Klinik München	102	48/26/28	5,4 Jahre (1–13 Jahre)	0,69	24	52	76

6). 57% der Patienten waren während der Lithiumbehandlung rezidivfrei, d. h. es traten weder Krankheitsphasen noch subklinische Phasen auf. Bei 15% der Patienten, bei denen in der Kontrollperiode voll ausgeprägte Krankheitsphasen bestanden, wurden subklinische Phasen beobachtet. Hieraus ergibt sich ein deutlicher Behandlungserfolg bei 72% der Fälle.

Ähnliche Ergebnisse über die Effektivität von Lithium berichteten Koukopoulos und Reginaldi (1980). Es wurden retrospektiv die Krankheitsverläufe von 301 Patienten mit affektiven Psychosen untersucht, die mindestens ein Jahr mit Lithium zur Rezidivprophylaxe behandelt worden waren.

46% der Patienten sprachen innerhalb eines Jahres auf Lithium an, d. h. nach diesem Zeitraum traten keine Rezidive mehr auf (guter Therapieerfolg). Bei 33% wurden auch nach Ablauf eines Jahres noch Rezidive beobachtet, die einzelnen Phasen waren aber in ihrer Intensität abgeschwächt und/oder verkürzt (partieller Behandlungserfolg). 21% erlitten unter Lithium weiterhin Rezidive mit gleichem Schweregrad wie vor Beginn der Lithiumbehandlung. Dies wurde als ungenügendes Therapieansprechen („poor response") gewertet. Ungenügender Behandlungserfolg zeigte sich bei Patienten mit unipolaren Depressionen in 2%, bei Patienten mit bipolaren Psychosen dagegen in 28%.

Eine Auswertung der Krankenunterlagen der Lithiumambulanz der Psychiatrischen Klinik der Universität München erbrachte bei 102 Patienten (26 mit unipolaren, 48 mit bipolaren und 28 mit schizoaffektiven Psychosen) einen Behandlungserfolg in 76% der Fälle. (Ein Teil der Auswertung ist in Haag et al. 1984 dargestellt.) Die Patienten waren mindestens seit einem Jahr mit Lithium behandelt, im Mittel seit 5½ Jahren. Die Krankheitsverläufe vor Lithium (seit Erstmanifestation der Erkrankung) und unter Lithium wurden verglichen. Bei 24% der Patienten konnte ein sehr gutes Therapieansprechen festgestellt werden: Es waren keine stationären Behandlungen unter Lithium erforderlich, und in den letzten 12 Monaten vor dem Untersuchungszeitpunkt wurden zusätzlich zu Lithium keine Antidepressiva oder Neuroleptika gegeben. Bei 52% lag ein partieller Behandlungserfolg vor: Im letzten Jahr vor Untersuchung mußten Zusatzmedikamente verordnet werden. Stationäre Behandlungen waren in dieser Gruppe ebenfalls nicht mehr notwendig (bei 40 der 53 Patienten) bzw. die Häufigkeit stationärer Aufnahmen pro Jahr konnte unter Lithium deutlich vermindert werden (im Mittel um mehr als 90%). Mangelnder Therapieerfolg zeigte sich bei Patienten mit bipolaren und schizoaffektiven Psychosen häufiger als bei solchen mit unipolaren Depressionen (39%, 32% bzw. 3%).

Sarantidis u. Waters (1981) und Smigan (1985) fanden einen therapeutischen Erfolg einer Lithiumprophylaxe bei 80% bzw. 64% ihrer Patienten.

Die katamnestischen Untersuchungen (siehe Tab. 6) zeigen, daß ein Behandlungserfolg bei einer Lithiumprophylaxe bei ca. 65–80% der Patienten beobachtet wird. Die mittleren Lithiumserumspiegel liegen bei diesen neueren Studien niedriger als bei den früher durchgeführten, kontrollierten Untersuchungen (vgl. Tabelle 3 und 4). Die Ergebnisse werden auch durch die Untersuchung von Müller-Oerlinghausen (1977) bestätigt, der in 70% von n=79 Fällen einen deutlichen Prophylaxeerfolg verzeichnen konnte. Bei genauerer Analyse der Phasenstruktur zeigte sich insbesondere eine Abnahme der Schwere manischer Phasen und eine deutliche Verkürzung depressiver Phasen (Berghöfer et al. 1996). Eine neuere, naturalistische Katamnese-Studie berichtete für 248 bipolare Patienten von gutem Erfolg bei 40% und partiellem Erfolg bei 41% der Fälle (O'Connell et al. 1991).

Die rezidivverhütende Wirksamkeit von Lithium scheint mit der Dauer der Behandlung zuzunehmen. Baastrup und Schou (1967) stellten in ihrer Untersuchung fest, daß sich der volle prophylaktische Effekt von Lithium in der Regel erst nach einigen Monaten bis zu einem Jahr einstellt. In anderen Studien wurde auch nach mehr als zweijähriger Behandlung noch eine weitere Steigerung des Behandlungserfolges beobachtet (Felber 1993). Andererseits wird in Einzelfällen auch vom Nachlassen der Wirkung von Lithium nach mehrjähriger Therapie berichtet („späte Non-Response", Maj et al. 1989).

Neuere naturalistische Studien (Dickson u. Kendell 1986; Markar u. Mander 1989; Aagaard u. Vestergaard 1990; Harrow et al. 1990; Bouman et al. 1992; Peselow et al. 1994; Coryell et al. 1995) zeigten unter den üblichen Praxisbedingungen wesentlich niedrigere Erfolgsraten als die bisherigen kontrollierten und katamnestischen Untersuchungen und ließen Zweifel an der Wirksamkeit einer Lithiumprophylaxe aufkommen (Moncrieff 1995). Die geringe Effektivität von Lithium unter Routinebedingungen dürfte verschiedene Ursachen haben (Schou 1993b; Guscott u. Taylor 1994; Gershon u. Soares 1997). Besonders wichtig erscheint, daß in der Praxis die Indikation auch auf Fälle ausgeweitet wird, in denen eine Lithium-Behandlung weniger aussichtsreich ist (z. B. chronische Zustände, „rapid cycler", Zusatzerkrankungen wie Alkoholismus und Persönlichkeitsstörungen, Calabrese et al. 1995). Die Indikationsausweitung ist auch Folge der Veränderung in der Diagnostik, wonach die engen klassischen Indikationsgebiete für Lithium „endogene Depression" und „manisch-depressive Psychose" in den neueren Klassifikationssystemen, ICD-10 und DSM-IV, durch die weitergefaßten Begriffe „depressive Episode" bzw. „major depression" und „bipolare affektive Störung" abgelöst wurden. Diese Begriffe umfassen auch diagnostische Gruppen, für die die rezidivverhütende Wirksamkeit von Lithium nicht gut belegt ist (z. B. atypische Verläufe mit Mischzuständen, stimmungsinkongruente Psychosen, sowie „bipolar spectrum disorders", d.h. Verlaufsformen mit geringer ausgeprägter Symptomatik wie bipolar II und zyklothyme Störung). Ein weiterer wichtiger Aspekt ist, daß außerhalb der Spezialeinrichtungen die intensive Aufklärung und kontinuierliche Therapieüberwachung weniger gewährleistet ist, was zu mangelnder Compliance führen kann. Dosisänderungen und Unterbrechungen der Lithiumbehandlung können aber möglicherweise bei bestimmten Verlaufsformen die stabilisierende Wirkung von Lithium gefährden, ja sogar Absetzmanien auslösen (vgl. Kap. 3.7). Von einigen Autoren wurde außerdem die Entwicklung von Therapieresistenz auf Lithium nach einer Unterbrechung berichtet (Post et al. 1992; Maj et al. 1995; Tondo et al. 1997[1]). Von anderen Autoren konnte aber ein solcher Wirksamkeitsverlust nach Absetzen und Wiederansetzen einer Lithiumprophylaxe nicht bestätigt werden (Berghöfer u. Müller-Oerlinghausen 1996).

Als weiterer ungünstiger Einflußfaktor auf die Krankheitsverläufe muß der heute weitverbreitete Gebrauch psychotroper Substanzen zusätzlich zu Lithium diskutiert werden, z. B. die langfristige Gabe von Benzodiazepinen, Neuroleptika und Antidepressiva.

---

[1] Dies ergibt sich zwar nicht aus der Gruppenstatistik, wohl aber aus einer Analyse der Einzelfälle

Klinische Schlußfolgerung

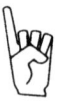

Bei der Behandlung affektiver Störungen sollte nach Abklingen der akuten Symptomatik die antidepressive oder antimanische Medikation noch für einige Monate fortgesetzt werden, um das Wiederauftreten der Symptomatik (einen Rückfall) zu verhindern (Erhaltungstherapie). Außerdem muß entschieden werden, ob eine medikamentöse Langzeitbehandlung zur Verhütung von zukünftigen Krankheitsphasen (von Rezidiven) indiziert ist (Rezidivprophylaxe).

Bei der Indikationsstellung zur Rezidivprophylaxe muß das individuelle Rezidivrisiko abgeschätzt werden. Dieses ist bei bipolaren affektiven Störungen deutlich höher als bei unipolaren Depressionen. In der Regel ist bei den bipolaren nach zwei und bei den unipolaren Störungen nach drei Phasen der Beginn einer medikamentösen Rezidivverhütung gerechtfertigt. Dabei sollte der Abstand zwischen den beiden letzten Phasen höchstens vier Jahre (bei bipolaren) und höchstens fünf Jahre (bei unipolaren Störungen) betragen. Vor allem aber sind bei der Entscheidung zu einer Rezidivprophylaxe Schweregrad und Dauer der Krankheitsphasen, deren soziale Auswirkungen und die Bereitschaft der Patienten zu einer medikamentösen Langzeitbehandlung zu bewerten.

Für die Rezidivprophylaxe bipolarer affektiver Störungen gilt weiterhin Lithium als Mittel der ersten Wahl. Alternativ – wenn eine Lithium-Prophylaxe nicht ausreichend wirksam ist, nicht tolerable Nebenwirkungen auftreten oder eine Lithiumtherapie dem Patientenwunsch widerspricht – kommen Antikonvulsiva, insbesondere Carbamazepin oder Valproat – allein oder in Kombination mit Lithium (vgl. Kap. 6.4) – in Frage. Bei einigen Untergruppen scheinen Antikonvulsiva geeigneter zu sein als Lithium (z. B. „rapid cycler", Patienten mit hirnorganischen Veränderungen, vgl. Kap. 6.2), für andere Untergruppen liegen zum Vergleich der rezidivprophylaktischen Wirksamkeit der Medikamente noch keine ausreichenden Befunde vor (z. B. für atypische Verläufe mit Mischzuständen und für „bipolar spectrum disorders", wie bipolar II und zyklothyme Störungen). Dagegen scheint Lithium für bestimmte Patientengruppen als Prophylaxe besonders empfehlenswert („klassische" manisch-depressive Psychose, hohes Suizidrisiko).

Bei den unipolaren Depressionen können zur Rezidivverhütung Lithium oder Antidepressiva verwendet werden (vgl. Kap. 6.1). Lithium kommt vor allem für Patienten in Frage, bei denen Prädiktoren für ein gutes Ansprechen einer Lithiumprophylaxe vorliegen: eindeutige Diagnose einer rezidivierenden unipolaren Depression, vollständiger Remission mit Symptomfreiheit im krankheitsfreien Intervall, nicht zu häufige Krankheitsphasen (nicht mehr als zwei bis drei im Jahr) und genetische Belastung mit affektiven Störungen (Carroll 1979; Pétursson 1979; Grof et al. 1983) sowie bei Patienten, bei denen der Verdacht besteht, es könnte sich um eine noch nicht erkannte bipolare Verlaufsform handeln (hypomane Nachschwankungen, familiäre Belastung mit bipolarer Störung).

Patienten mit depressiven Restsymptomen im Intervall benötigen ständig eine symptomsuppressive Therapie und sprechen vielleicht besser auf eine Dauerbehandlung mit Antidepressiva an. Der Vorteil einer Antidepressivadauerbehandlung liegt darin, daß dasjenige Medikament weitergegeben werden kann, welches sich in der Akutbehandlung als wirksam und gut verträglich erwiesen hat.

In den kontrollierten Studien zur Wirksamkeit einer Lithiumprophylaxe liegen die Lithiumserumspiegel meist über 0,8 mmol/l (vgl. Tabelle 3 und 4). Gegenwärtig werden die Patienten aber im allgemeinen auf niedrigere Spiegel, zwischen 0,5 und 0,8 mmol/l, eingestellt. Für jeden Patienten individuell den niedrigsten wirksamen Lithiumserumspiegel herauszufinden, bringt den Vorteil mit sich, daß die unerwünschten Wirkungen von Lithium und das Risiko einer Lithiumintoxikation auf ein Minimum reduziert werden. Andererseits ist die stimmungstabilisierende Wirkung von Lithium bei höherer Dosierung ausgeprägter (Gelenberg et al. 1989; Solomon et al. 1996). Eine Dosisreduktion während einer Lithiumlangzeitbehandlung sollte in möglichst kleinen Schritten erfolgen, da bereits bei Verminderungen des Lithiumserumspiegels um mehr als 0,2 mmol/l Rückfälle beobachtet wurden (Waters et al. 1982; Tyrer et al. 1983).

Bei mangelhaftem oder fehlendem Therapieerfolg sollte zunächst eine regelmäßige Tabletteneinnahme gesichert werden. Durch Dosiserhöhung und Einstellen auf einen höheren Lithiumserumspiegel kann versucht werden, die Wirksamkeit einer Lithiumprophylaxe zu verbessern (zu Fragen der Optimierung der Behandlung siehe Kap. 7.1). Weiterhin können Zusatz- oder Alternativbehandlungen erprobt werden (siehe Kap. 6.4, 6.5, 6.6). Bei Umsetzen auf eine Alternativtherapie mit Antidepressiva oder Antikonvulsiva sollte ein abruptes Absetzen von Lithium vermieden werden. **!**

Eine Rezidivprophylaxe mit Lithium stellt keinen therapeutischen „Mythos" dar, wie bereits 1968 und auch jüngst diskutiert wurde (Blackwell u. Shepherd 1968; Moncrieff 1995). Lithium ist aber auch kein „Wundermittel". Durch eine Lithiumprophylaxe können manische und depressive Phasen affektiver Störungen verhütet werden, abgeschwächte Phasen können aber trotz wirksamer Lithiumbehandlung weiter auftreten, ebenso können interepisodische Störungen (Restsymptome, psychosoziale Beeinträchtigungen) bestehen bleiben.

Eine erfolgreiche Prophylaxe affektiver Störungen mit Lithium oder einem anderen Medikament setzt in jedem Fall ein gutes psychiatrisches Management voraus, wie es auch in den Richtlinien der American Psychiatric Association dargestellt ist (APA 1994). Insbesondere bedeutet dies:
- eine therapeutische Allianz mit dem Patienten aufbauen,
- den psychischen Status des Patienten regelmäßig überprüfen,

- Aufklärung als fortlaufende Aufgabe betrachten,
- auch schriftliche Informationen zur Krankheit und zur Therapie geben (z. B. Schou 1993a, 1997; Greil et al. 1996b, c) und gemeinsam durchsprechen,
- dadurch den Patienten als eigenverantwortlichen Partner gewinnen, der zum Experten seiner Krankheit wird und schließlich
- die Angehörige in Aufklärung und Therapie mit einbeziehen.

Bei klarer Indikationsstellung und kunstgerechter Therapie bleibt Lithium in der Rezidivprophylaxe affektiver Störungen unentbehrlich (Schou 1993b).

Literatur

Aagaard J, Vestergaard P (1990) Predictors of outcome in prophylactic lithium treatment: a 2-year prospective study. J Affect Disord 18:259-266

Ahlfors UG, Baastrup PC, Dencker SJ et al. (1981) Flupenthixol decanoate in recurrent manic-depressive illness. A comparison with lithium. Acta Psychiatr Scand 64:226-237

American Psychiatric Association (1994) Practice guideline for the treatment of patients with bipolar disorder. Am J Psychiatry, 151 (suppl)

Angst J (1980) Verlauf unipolar depressiver, bipolar manisch-depressiver und schizoaffektiver Erkrankungen und Psychosen. Ergebnis einer prospektiven Studie. Fortschr Neurol Psychiatr 48:3-30

Angst J (1981a) Ungelöste Probleme bei der Indikationsstellung zur Lithiumprophylaxe affektiver und schizoaffektiver Erkrankungen. Bibl Psychiatr 161:34-44

Angst J (1981b) Clinical indications for a prophylactic treatment of depression. Adv Biol Psychiatr 7:218-229

Angst J, Weis P, Grof P, Baastrup C, Schou M (1970) Lithium prophylaxis in recurrent affective disorders. Br J Psychiatry 116:604-614

Baastrup PC (1964) The use of lithium in manic-depressive psychosis. Compr Psychiatry 5:396-408

Baastrup PC, Poulsen JC, Schou M, Thomsen K, Amdisen A (1970) Prophylactic lithium: double-blind discontinuation in manic-depressive and recurrent-depressive disorders. Lancet 2:326-330

Baastrup PC, Schou M (1967) Lithium as a prophylactic agent. Its effect against recurrent depressions and manic-depressive psychosis. Arch Gen Psychiatry 16:162-172

Berghöfer A, Kossmann B, Müller-Oerlinghausen B (1996) Course of illness and pattern of recurrences in patients with affective disorders during long-term lithium prophylaxis: a retrospective analysis over 15 years. Acta Psychiatr Scand 93:349-354

Berghöfer A, Müller-Oerlinghausen B (1996) No loss of efficacy after discontinuation and reinstitution of long-term lithium treatment? In: Gallicchio VS, Birch NJ (eds) Lithium: biochemical and clinical advances. Weidner Publishing Group, Cheshire, 39-46

Blackwell B, Shepherd M (1968) Prophylactic lithium: another therapeutic myth? Lancet 1:968-971

Bouman TK, de Vries J, Koopmans IH (1992) Lithium prophylaxis and interepisode mood. A prospective longitudinal comparison of euthymic bipolars and non-patient controls. J Affect Disord 24:199-206

Bunney WE (1978) Psychopharmacology of the switch process in affective illness. In: Lipton MA, DiMascio A, Killam KF (eds) Psychopharmacology: a generation of progress. Raven, New York, pp. 1249-1259

Cade JFJ (1949) Lithium salts in the treatment of psychotic excitement. Med J Aust 36:349-352

Calabrese JR, Wayshville MJ (1995) Lithium therapy: limitations and alternatives in the treatment of bipolar disorders. Ann Clin Psychiatry 7:103–112

Carroll BJ (1979) Prediction of treatment outcome with lithium. Arch Gen Psychiatry 36:870–878

Coppen A, Ghose K, Montgomery S, Rama Rao VA, Bailey J, Jorgensen A (1978a) Continuation therapy with amitriptyline in depression. Br J Psychiatry 133:28–33

Coppen A, Ghose K, Rao R, Bailey J, Peet M (1978b) Mianserin and lithium in the prophylaxis of depression. Br J Psychiatry 133:206–210

Coppen A, Montgomery SA, Gupta RK, Bailey JE (1976) A double-blind comparison of lithium carbonate and maprotiline in the prophylaxis of the affective disorders. Br J Psychiatry 128:479–485

Coppen A, Noguera R, Bailey J et al. (1971) Prophylactic lithium in affective disorders. Lancet 2:275–279

Coryell W, Endicott J, Maser JD, Mueller T, Lavori P, Keller M (1995) The likelihood of recurrence in bipolar affective disorder: the importance of episode recency. J Affect Disord 33:201–206

Cundall RL, Brooks PW, Murray LG (1972) A controlled evaluation of lithium prophylaxis in affective disorders. Psychol Med 2:308–311

Dang T (1995) Die Langzeittherapie und Rezidivprophylaxe mit Lithium, Carbamazepin oder Antidepressiva bei Patienten mit affektiven und schizoaffektiven Erkrankungen: eine Metaanalyse. Dissertation, Ludwig-Maximilians-Universität, München

Dardennes R, Even C, Bange F, Heim, A (1995) Comparison of carbamazepine and lithium in the prophylaxis of bipolar disorder. Br J Psychiatry 166:378–381

Davis JM (1976) Overview: Maintenance therapy in psychiatry: II. Affective disorders. Am J Psychiatry 133:1–13

Dickson WE, Kendell RE (1986) Does maintenance lithium therapy prevent recurrences of mania under ordinary clinical conditions? Psychol Med 16:521–530

Dunner DL, Stallone F, Fieve RR (1976) Lithium carbonate and affective disorders V. A double-blind study of prophylaxis of depression in bipolar illness. Arch Gen Psychiatry 33:117–120

Editorial (1969) Lithium. Lancet 1:709–710

Felber W (1981) Rezidivprophylaxe affektiver Erkrankungen mit Lithium und ihre Auswirkungen. Psychiatria Clin 14:161–166

Felber W (1993) Rezidivprophylaxe affektiver Erkrankungen mit Lithium. Multicenter-Studie Lithiumtherapie bei 850 Patienten. Roderer, Regensburg

Felber W, König L, Lange E (1981) Rehabilitative Ziele in der Psychiatrie – Die Lithiumbehandlung affektiver Psychosen. Dt Gesundh Wesen 36:289–293

Frank E, Prien RF, Jarrett RB, Keller MB, Kupfer DJ, Lavori PW, Rush AJ, Weissman MM (1991) Conceptualization and rationale for consensus definitions of terms in major depressive disorder: remission, recovery, relapse, and recurrence. Arch Gen Psychiatry 48:851–855

Gelenberg AJ, Kane JM, Keller MB, Lavori P, Rosenbaum JF, Cole K, Lavelle J (1989) Comparison of standard and low serum levels of lithium for maintenance treatment of bipolar disorder. N Engl J Med 321:1489–1493

Gershon S, Soares JC (1997) Current therapeutic profile of lithium. Arch Gen Psychiatry 54:16–20

Glen AIM, Johnson AL, Shepherd M (1984) Continuation therapy with lithium and amitriptyline in unipolar depressive illness: a randomized, double-blind, controlled trial. Psychol Med 14:37–50

Goodwin FK, Jamison KR (1990) Manic-depressive illness. Oxford University Press, New York

Greenhouse JB, Stangl D, Kupfer DJ, Prien RF (1991) Methodologic issues in maintenance therapy clinical trials. Arch Gen Psychiatry 48:313–318

Greil W, Broucek B, Klein HE, Engel-Sittenfeld P (1982) Discontinuation of lithium maintenance therapy: Reversibility of clinical, psychological and neuroendocrinological changes. In: Emrich HM, Aldenhoff JB, Lux HD (eds) Basic mechanisms in the action of lithium. Excerpta Medica, Amsterdam, Oxford, Princeton, 235–248

Greil W, Ludwig-Mayerhofer W, Erazo N, Engel RR, Czernik A, Giedke H, Müller-Oerlinghausen B, Osterheider M, Rudolf GAE, Sauer H, Tegeler J, Wetterling T (1996a) Comparative efficacy of lithium and amitriptyline in the maintenance treatment of recurrent unipolar depression: a randomised study. J Affect Disord 40:179–190

Greil W, Ludwig-Mayerhofer W, Erazo N, Engel RR, Czernik A, Giedke H, Müller-Oerlinghausen B, Osterheider M, Rudolf GAE, Sauer H, Tegeler J, Wetterling, T (1997a) Lithium versus carbamazepine in the maintenance treatment of schizoaffective disorder: a randomised study. Eur Arch Psychiatr Neurol Sci 247:42–50

Greil W, Ludwig-Mayerhofer W, Erazo N, Schöchlin C, Schmidt S, Engel RR, Czernik A, Giedke H, Müller-Oerlinghausen B, Osterheider M, Rudolf GAE, Sauer H, Tegeler J, Wetterling T (1997b) Lithium versus carbamazepine in the maintenance treatment of bipolar disorders – a randomized study. J Affect Disord 43:151–161

Greil W, Ludwig-Mayerhofer W, Steller B, Czernik A, Giedke H, Müller-Oerlinghausen B, Osterheider M, Rudolf GAE, Sauer H, Tegeler J, Wetterling T (1993) The recruitment process for a multicenter study on the long-term prophylactic treatment of affective disorders. J Affect Disord 28:257–265

Greil W, Sassim N, Ströbel-Sassim, C (1996b) Die manisch-depressive Krankheit: Therapie mit Carbamazepin. 2. Aufl., Thieme, Stuttgart, New York

Greil W, Sassim N, Ströbel-Sassim, C (1996c) Manic depressive illness: therapy with carbamazepine. Thieme, Stuttgart, New York

Greil W, Schmidt S (1985) Medikamentöse Rezidivverhütung von affektiven Psychosen. In: Hippius H, Greil W (Hrsg.) Psychiatrie für die Praxis 2. Diagnostik und Therapie depressiver Störungen. MMV Medizin Verlag, München, 54–71

Greil W, Schmidt S (1988) Absetzsyndrome bei Antidepressiva, Neuroleptika und Lithium. Münsch med Wschr 130:704–707

Grof P, Hux M, Grof E, Arato M (1983) Prediction of response to stabilizing lithium treatment. Pharmacopsychiatria 16:195–200

Guscott R, Taylor L (1994) Lithium prophylaxis in recurrent affective illness. Br J Psychiatry 164:741–746

Haag M, Haag H, Eisenried F, Greil W (1984) RBC-choline: changes by lithium and relation to prophylactic response. Acta Psychiatr Scand 70:389–399

Harrow M, Goldberg JF, Grossman LS, Meltzer HY (1990) Outcome in manic disorders. Arch Gen Psychiatry 47:665–671

Hartigan GP (1963) The use of lithium salts in affective disorders. Br J Psychiatry 109:810–814

Hullin RP, McDonald R, Allsopp MNE (1972) Prophylactic lithium in recurrent affective disorders. Lancet 1:1044–1046

Kane JM, Quitkin FM, Rifkin A, Ramos-Lorenzi JR, Nayak DD, Howard A (1982) Lithium carbonate and imipramine in the prophylaxis of unipolar and bipolar II illness. A prospektive, placebo-controlled comparison. Arch Gen Psychiatry 39: 1065–1069

Kasper S, Kaspar A (1994) Langzeitbehandlung affektiver Störungen. Nervenarzt 65:577–589

Klein F, Gittelman R, Quitkin F, Riskin A (1980) Diagnosis and treatment of psychiatric disorders. 2nd edition, Williams u. Wilkins, Baltimore, London

Klein HE, Broucek B, Greil W (1981) Lithium withdrawal triggers psychotic states. Br J Psychiatry 139:255–256

Kraepelin E (Hrsg.) (1909) Allgemeine Psychiatrie. Barth, Leipzig

Koukopoulos A, Reginaldi D (1980) Recurrences of manic-depressive episodes during lithium treatment. In: Johnson FN (ed) Handbook of lithium therapy. MTP Press, Lancaster, 109–117

Lewis JL, Winokur G (1982) The induction of mania. Arch Gen Psychiatry 39:303–306

Lundquist G (1945) Prognosis and course in manic-depressive psychoses. Acta Psychiatr Neurol (suppl) 35:1–96

Maj M, Pirozzi R, Kemali D (1989) Long-term outcome of lithium prophylaxis in patients initially classified as complete responders. Psychopharmacol 98:535–538

Maj M, Pirozzi R, Magliano L (1995) Nonresponse to reinstituted lithium prophylaxis in prevoiusly responsive bipolar patients: prevalence and predictors. Am J Psychiatry 152:1810–1811

Markar HR, Mander AJ (1989) Efficacy of lithium prophylaxis in clinical prophylaxis. Br J Psychiatry 155:496–500

Melia PI (1970) Prophylactic lithium: a double-blind trial in recurrent affective disorders. Br J Psychiatry 116:621–624

Mindham RHS, Howland C, Shepherd M (1973) An evaluation of continuation therapy with tricyclic antidepressants in depressive illness. Psychol Med 3:5–17

Moncrieff J (1995) Lithium revisited: a re-examination of the placebo-controlled trials of lithium prophylaxis in manic depressive disorder. Br J Psychiatry 167:569–574

Müller-Oerlinghausen B (1977) 10 Jahre Lithium-Katamnese. Nervenarzt 48:483–493

Müller-Oerlinghausen B, Wolf T, Ahrens B, Schou M, Grof E, Grof P, Lenz G, Simhandl C, Thau K, Wolf R (1994) Mortality during initial and during later lithium treatment. A collaborative study by the International Group for the Study of Lithium-treated Patients. Acta Psychiatr Scand 90:295–297

Noack CH, Trautner EM (1951) The lithium treatment of maniacal psychosis. Med J Aust 38:219–222

O'Connell RA, Mayo JA, Flatow L, Cuthbertson B, O'Brien BE (1991) Outcome of bipolar disorder on long-term treatment with lithium. Br J Psychiatry 159:123–129

Perris C (1966) A study of bipolar (manic-depressive) and unipolar depressive psychoses. Acta Psychiatr Scand (suppl) 194:1–88

Perris C (1968) The course of depressive psychoses. Acta Psychiatr Scand 44:238–248

Persson G (1972) Lithium prophylaxis in affective disorders. An open trial with matched controls. Acta Psychiatr Scand 48:462–479

Peselow ED, Fieve RR, Difiglia C, Sanfilipo MP (1994) Lithium prophylaxis of bipolar treatment: the value of combination treatment. Br J Psychiatry 164:208–214

Pétursson H (1979) Prediction of lithium response. Compr Psychiatry 20:226–241

Post RM, Leverich GS, Altshuler L, Mikalauskas K (1992) Lithium-discontinuation-induced refractoriness: preliminary observations. Am J Psychiatry 149:1727–1729

Prien RF (1983) Long-term maintenance therapy in affective disorders. In: Rifkin A (ed) Schizophrenia and affective disorders. Wright, Boston, Bristol, London, 95–115

Prien RF, Caffey EM Jr, Klett J (1973a) Prophylactic efficacy of lithium carbonate in manic depressive illness. Arch Gen Psychiatry 28:337–341

Prien RF, Klett J, Caffey EM Jr (1973b) Lithium carbonate and imipramine in prevention of affective episodes. A comparison in recurrent affective illness. Arch Gen Psychiatry 29:420–425

Prien RF, Kocsis JH (1995) Long-term treatment of mood disorders In: Bloom F, Kupfer DJ (eds) Psychopharmacology: the fourth generation of progress. Raven Press, New York, 1067–1079

Prien RF, Kupfer DJ, Mansky PA, Small JG, Tuason VB, Voss CB, Johnson WE (1984) Drug therapy in the prevention of recurrences in unipolar and bipolar affective disorders. Arch Gen Psychiatry 41:1096–1104

Quitkin FM, Kane J, Rifkin A, Ramos-Lorenzi JR, Nayak DV (1981) Prophylactic lithium carbonate with and without imipramine for bipolar I patients. A double-blind study. Arch Gen Psychiatry 38:902–907

Sarantidis D, Waters B (1981) Predictors of lithium prophylaxis effectiveness. Prog Neuro Psychopharmacol 5:507–510

Schou M (1978) Lithium for affective disorders: cost and benefit. In: Ayd FJ Jr, Taylor IJ (eds) Mood disorders: the world's major public health problem. Ayd Medical, Baltimore, 117–137

Schou M (1993a) Lithium treatment of manic-depressive illness: a practical guide. 5th ed., S. Karger, New York

Schou M (1993b) Lithium Prophylaxis: about 'Naturalistic' or 'Clinical Practice' Studies. Lithium 4:77–81

Schou M (1997) Lithium-Behandlung der manisch-depressiven Krankheit: Informationen für Arzt, Patient und Angehörige. 4. Aufl., Thieme, Stuttgart, New York

Schou M, Juel-Nielsen N, Strömgren E, Voldby H (1954) The treatment of manic psychoses by the administration of lithium salts. J Neurol Neurosurg Psychiatry 17:250–260

Seagar CP, Bird RL (1962) Imipramine with electrical treatment in depression – a controlled trial. J Ment Sci 108:704–707

Smigan L (1985) Long-term lithium treatment. Some clinical, psychological and biological aspects. Acta Psychiatr Scand 71:160–170

Solomon DA, Bauer MS (1993) Continuation and maintenance pharmacotherapy for unipolar and bipolar mood disorders. Psychiatr Clin North Am 16:515–540

Solomon DA, Keitner GI, Miller IW, Shea MT, Keller MB (1995) Course of illness and maintenance treatments for patients with bipolar disorder. J Clin Psychiatry 56:5–13

Solomon DA, Ristow WR, Keller MB, Kane JM, Gelenberg AJ, Rosenbaum JF, Warshaw MG (1996) Serum lithium levels and psychosocial function in patients with bipolar I disorder. Am J Psychiatry 153:1301–1307

Souza FGM, Goodwin GM (1991) Lithium treatment and prophylaxis in unipolar depression: a meta-analysis. Br J Psychiatry 158:666–675

Stallone F, Shelley E, Mendlewicz J, Fieve RR (1973) The use of lithium in affective disorders. III. A double-blind study of prophylaxis in bipolar illness. Am J Psychiatry 130:1006–1010

Stenstedt AC (1952) A study in manic-depressive psychosis. Acta Psychiatr Scand (suppl) 79:1–111

Suppes T, Baldessarini RJ, Faedda GL, Tohen M (1991) Risk of recurrence following discontinuation of lithium treatment in bipolar disorder. Arch Gen Psychiatry 48:1082–1088

Tondo L, Baldessarini RJ, Floris G, Rudas N (1997) Effectiveness of restarting lithium treatment after its discontinuation in bipolar I and bipolar II disorders. Am J Psychiatry 154:548–550

Tyrer SP, Shopsin B, Aronson M (1983) Dangers of reducing lithium. Br J Psychiatry 143:427 (letter)

Waters B, Lapierre Y, Gagnon A, Cahudry R, Tremblay A, Sarantidis D, Gray R (1982) Determination of the optimal concentration of lithium for the prophylaxis of manic-depressive disorder. Biol. Psychiatry 17:1323–1329

Zarate CA Jr, Tohen M, Banov M, Weiss MK, Cole JO (1995) Is clozapine a mood stabilizer? J Clin Psychiatry 56:108–112

Zis AP, Goodwin FK (1979) Major affective disorders as a recurrent illness. Arch Gen Psychiatry 36:835–839

Zis AP, Grof P, Goodwin FK (1979) The natural course of affective disorders: Implications for lithium prophylaxis. In: Cooper TB, Gershon S, Kline NS, Schou M (eds) Lithium: controversies and unresolved issues. Excerpta Medica, Amsterdam, Oxford, Princeton, 381–398

Zis AP, Grof P, Webster MA, Goodwin FK (1980) Prediction of relapse in recurrent affective disorder. Psychopharmacol Bull 16:47–49

KAPITEL 3.4

Prophylaxe der schizoaffektiven Psychosen

G. Lenz und B. Bankier

> **Synopsis**
>
> 1. Mit der Einführung sowohl von ICD-10 als auch DSM IV hat die Diagnose schizoaffektive Störung eine bessere Operationalisierung aber auch eine deutliche Einengung des Begriffs gegenüber früheren diagnostischen Auffassungen erfahren.
> 2. Studien zur Lithiumprophylaxe zeigen eine gute Therapieansprechbarkeit beim schizomanischen bzw. affektiven Subtyp (nach RDC) und eine schlechtere Ansprechbarkeit beim schizodepressiven bzw. schizophrenen Subtyp.
> 3. Die Carbamazepinprophylaxe ist beim schizomanischen Subtyp (nach RDC) genauso wirksam wie Lithium, beim schizodepressiven Subtyp zeigt sich eine deutliche Überlegenheit von Carbamazepin gegenüber Lithium für das Kriterium Hospitalisierung (und eine Tendenz für das Kriterium Rückfallhäufigkeit).
> 4. Beim schizophrenen Subtyp nach RDC erweist sich die Langzeitbehandlung mit Neuroleptika einer Lithiumprophylaxe als klar überlegen.
> 5. Aus offenen Studien zur Phasenprophylaxe mit Valproinsäure ergeben sich Hinweise, daß auch damit die Frequenz und Intensität weiterer Phasen gesenkt werden kann.

Die gegenwärtige Klassifikation schizoaffektiver Störungen nach ICD-10 und DSM-IV

Mit der Einführung sowohl von ICD-10 als auch DSM-IV hat die Diagnose schizoaffektive Störung eine bessere Operationalisierung aber auch eine deutliche Einengung des Begriffs gegenüber früheren diagnostischen Auffassungen erfahren.

Sowohl im Querschnitt als auch im Längsschnitt zeichnet sich die Diagnose nun durch eine relative Balance zwischen Zahl, Schwere und Dauer schizophrener und affektiver Symptome aus.

Die Differentialdiagnose geht erstens in Richtung schizophrener Erkrankung: einzelne kurzdauernde affektive Episoden bei langjähriger schizophrener Erkrankung würden die Langzeitdiagnose Schizophrenie nicht ändern, die affektive Episode könnte im Querschnitt dann zusätzlich kodiert werden (z. B. postschizophrene Depression oder „andere" oder „nicht näher bezeichnete" affektive Störungen).

Eine weitere Differentialdiagnose ist in Richtung affektiver Störungen zu stellen: das Auftreten einer gelegentlichen schizoaffektiven Episode stellt die Diagnose einer sonst typischen bipolaren oder unipolaren affektiven Störung nicht in Frage. Nicht zu vergessen ist, daß eine psychotische Symptomatik, die nicht den jeweiligen Kriterien einer schizophrenen Symptomatik entspricht und die im Rahmen affektiver Syndrome auftritt, mit der Diagnose einer affektiven Störung mit psychotischer Symptomatik kompatibel ist!

Nach DSM-IV sollten bei einer schizoaffektiven Störung dann Symptome nicht einer affektiven Episode zugerechnet werden, wenn sie eindeutig die Folgen von schizophrenen Symptomen sind (z. B. Schlafstörungen wegen störender akustischer Halluzinationen, Gewichtsverlust, weil die Nahrung für vergiftet gehalten wird, etc.).

Die dritte Differentialdiagnose stellt sich in Richtung der wahnhaften Störung: Depressionen kommen häufig im Verlauf einer wahnhaften Störung vor, derartige Zustandsbilder erfüllen aber nicht die Kriterien für eine schizoaffektive Störung, weil die psychotischen Symptome bei der wahnhaften Störung auf nichtbizarre Wahnphänomene beschränkt sind und somit nach DSM-IV nicht das Kriterium A für die schizoaffektive Störung erfüllen.

Reicht die Information nicht aus, um das Verhältnis psychotischer und affektiver Symptome zu bestimmen, kann nach DSM-IV „Nicht näher bezeichnete psychotische Störung" die angemessenste Diagnose sein.

Einige wichtige Literaturübersichten waren dem Thema der pharmakologischen Behandlung bei schizoaffektiven Psychosen gewidmet (Delva u. Letemendia 1982; Goodnick u. Meltzer 1984; McElroy u. Keck 1993; Keck et al. 1994).

Klinische Studien zur Lithiumprophylaxe bei schizoaffektiven Psychosen

Im folgenden soll auf offene Studien, die eine größere Fallzahl beinhalten (siehe auch Tabelle 1) und auf 6 kontrollierte Studien (siehe auch Tabelle 2) zum Thema Lithiumprophylaxe bei schizoaffektiven Psychosen eingegangen werden.

Offene Studien zur Lithiumprophylaxe

Hier handelt es sich größtenteils um ältere Studien meist natürlich noch ohne operationalisierte Diagnostik (manchmal aber auch nur mit einer „Diagnose nach Beschreibung des Autors"), die insgesamt eine Wirksamkeit der Lithiumprophylaxe gut belegen, wobei in manchen Studien die insgesamt doch schlechtere Wirkung verglichen mit den rein affektiv Erkrankten betont wird (z. B. Angst et al. 1970; Hofmann et al. 1970), andererseits auf die bessere Wirkung bei affektivem Subtyp gegenüber schizophrenem Subtyp hingewiesen wird (Küfferle u. Lenz 1983; Maj 1988) oder die für die Therapieansprechbarkeit günstige Bedeutung des bipolaren Subtyps angesprochen wird (Rosenthal et al. 1980; Maj 1988).

Tress u. Haag (1979) stellten die Verläufe schizoaffektiver (22 Patienten, mittlere Beobachtungszeit unter Lithium 2,4 Jahre) und zyklothymer Psychosen (21 Patienten, mittlere Beobachtungszeit unter Lithium 2,8 Jahre) einander gegenüber, wie sie poliklinisch vor und nach der Verordnung rezidiv-prophylaktischer Lithiumeinnahmen zu beobachten und retrospektiv zu rekonstruieren waren. Die Rezidivquote der schizoaffektiven Gruppe sank stärker ab als die der zyklothymen, die Tendenz zur Besserung fiel in beiden Stichproben sehr deutlich auf. Die Autoren kamen zu dem Schluß, daß unabhängig von jedem nosologischen Disput über die Stellung schizoaffektiver Psychosen die Lithiumprophylaxe dann erfolgreich sei, wenn neben eindeutig schizophrenen Symptomen die Merkmale einer affektiven Psychose vorliegen.

Rosenthal et al. (1980) verglichen die Wahrscheinlichkeit der Rückfallfreiheit in einer Gruppe von 71 Patienten mit der klinischen Diagnose „Bipolar I Disorder". Sie unterteilten ihre Patienten in solche, die die Kriterien für RDC-schizoaffektive Erkrankung (Spitzer et al. 1982) erfüllten, und in solche, die dies nicht taten. Nach 1 Jahr unter Lithium waren 68% der RDC-schizoaffektiv-positiven Patienten noch rückfallsfrei (verglichen mit 55% bei den RDC-negativen Patienten), nach 2 Jahren waren es immerhin noch 49% der RDC-positiven Patienten (weiterhin 55% bei den RDC-negativen Patienten).

Küfferle und Lenz (1983) konnten an 68 Patienten, die während ihres Krankheitsverlaufes (mittlere Krankheitsdauer 10 Jahre) je einmal die ICD-Diagnose einer schizoaffektiven Psychose erhalten hatten, zeigen, daß der Großteil der Patienten (84%) den bipolaren, schizoaffektiven Psychosen zuzurechnen war. Der prophylaktische Effekt des Lithiums (signifikante Abnahme von Phasenfrequenz und Hospitalisierungsfrequenz) war nur bei solchen Patienten deutlich, die niemals während ihres Krankheitsverlaufes eine typische, schizophrene Denkstörung aufwiesen, während bei solchen mit einer formalen Denkstörung Lithium kaum einen Effekt aufwies.

Tabelle 1. Offene Studien zur prophylaktischen Wirksamkeit von Lithium bei schizoaffektiven Psychosen

Autor	Jahr	Anzahl der Patienten	Diagnostische Kriterien	Dauer der Beobachtung unter Lithium	Erfolgsbeurteilung	Ergebnis
Angst et al.	1970	72	Schizoaffektive Psychose (ICD)	Im Mittel 28 Monate	Phasenzahl Hospitalisierungsfrequenz	In 49% der Patienten Abnahme der Phasenzahl; insgesamt signifikante Abnahme von Phasenzahl ($p<0,02$) und Zahl der Krankenhausaufenthalte ($p<0,01$)
Hofmann et al.	1970	19	Legierungspsychosen	Mindestens 6 Monate	Globale Erfolgsbeurteilung, Phasenzahl, Hospitalisierungsfrequenz	In 6 von 19 Patienten (32%) keine weiteren Phasen
Egli	1971	25	Schizoaffektive Psychosen und wellenförmige Schizophrenien (Diagnose des Autors)	Mindestens 6 Monate	Phasenzahl Phasendauer Hospitalisierungsfrequenz	Signifikante Abnahme der Phasenzahl (Wilcoxon $p<0,01$) 16 von 25 Patienten (64%) hatten unter Lithium eine geringere Phasenzahl
Smulevitch et al.	1974	49	Schizoaffektive Psychosen (Diagnose nach Beschreibung des Autors)	1 Jahr	Phasenzahl Hospitalisierungsfrequenz	In 32 Patienten (65%) Erfolg (Abnahme der Phasenzahl)
Perris	1978	30	Zykloide Psychosen	1-8,5 Jahre (im Mittel 4 Jahre)	Phasenzahl	In 76% Abnahme der Phasenzahl
Tress u. Haag	1979	22	Schizoaffektive Psychose nach K. Schneider	Im Mittel 2,4 Jahre	Rezidivquote	Rezidivquote sank um 73% ab

Rosenthal et al.	1980	25	Schizoaffektiv (RDC)	2 Jahre	Rückfallsfrei	Nach 2 Jahren waren noch 49% der Patienten ohne Rückfall
Küfferle u. Lenz	1983	68	Schizoaffektive Psychose (ICD)	Im Mittel 5,1 Jahre (SD 3,6 Jahre)	Phasenzahl Hospitalisierungsfrequenz	Patienten ohne schizophrenes Achsensyndrom hatten eine signifikante Abnahme (Wilcoxon p<0,01) von Phasenzahl und Anzahl der Hospitalisierung unter Lithium
Maj	1988	48	Schizoaffektiv ICD-9	2 Jahre	Phasenzahl	Signifikante Abnahme der Phasenzahl für ICD-9 (p<0,01) RDC (p<0,001) Kendell (p<0,001) Kasanin (p<0,001) Abnahme für Welner und Perris-Kriterien nicht signifikant!
		33	RDC			
		39	Kendell			
		19	Kasanin			
		18	Welner			
		14	Perris			

Tabelle 2. Kontrollierte Studien zur prophylaktischen Wirksamkeit von Lithium bei schizoaffektiven Psychosen

Autor	Jahr	Anzahl der Patienten	Diagnostische Kriterien	Studiendesign	Dauer der Beobachtung unter Lithium	Erfolgsbeurteilung	Ergebnis
Prien et al.	1973	6	DSM-II	Lithium vs. Placebo	bis 24 Monate	Rückfallhäufigkeit	60% Rückfall unter Lithium
Mattes und Nayak	1984	14	RDC-SA Schizophrener Subtyp	Lithium vs. Fluphenazin	bis 12 Monate	Rückfallhäufigkeit	Unter Lithium bei 6 von 7 Pat. Rückfälle. Unter Fluphenazin nur in 1 von 7 Pat. Rückfall innerhalb eines Jahres (bei 2 Pat. Drop-out)
Placidi et al.	1986	29	DSM-III Schizoaffektiv	Lithium vs. Carbamazepin	2–36 Monate	Rückfallhäufigkeit	Lithium > Carbamazepin bei klassischen affektiven Psychosen. Carbamazepin > Lithium bei Pat. mit schizoaffektiven und schizophreniformen Psychosen
Lenz et al.	1987	6	RDC-SA Schizomanischer Subtyp	Doppelblinde placebo kontrollierte Absetzstudie mit Crossover-Design	4 Monate Lithium 4 Monate Placebo	Rückfallhäufigkeit	Bei 5 von 6 Patienten Rückfall in der Placebo Phase, kein Rückfall unter Lithium
Bellaire et al.	1990	17	DSM III Schizoaffektiv	Lithium vs. Carbamazepin	bis 24 Monate	Rückfallhäufigkeit und globaler Behandlungserfolg	Lithium und Carbamazepin gleich wirksam Verträglichkeitsvorteile für Carbamazepin
Greil et al.	1997	90	ICD-9 (82% davon auch RDC-SA)	Lithium vs. Carbamazepin	2,5 Jahre	Rückfallhäufigkeit	Lithium = Carbamazepin bei RDC schizoaffektiv-manischem Subtyp. Bei RDC SA – Depressiver Subtyp Carbamazepin tendenziell überlegen (p=0,055)

Die Frage, inwieweit verschiedene diagnostische Systeme für schizoaffektive Erkrankungen eine Unterscheidung in Richtung Therapieansprechbarkeit erlauben, untersuchte Maj (1988) in einer weiteren offenen Studie, bei der 48 Patienten mit einer ICD-9-Diagnose schizoaffektive Psychose über einen Zeitraum von 2 Jahren auf Lithiumprophylaxe eingestellt wurden. Im Sinne eines polydiagnostischen Ansatzes wurden diese Patienten gleichzeitig auch nach anderen Kriterien beurteilt, wobei 33 die RDC-Kriterien erfüllten, 39 die Kendell-Kriterien, 19 die Kasanin-Kriterien, 18 die Welner-Kriterien und 14 die Perris-Kriterien. Eine signifikante Abnahme der Phasenzahl fand sich sowohl für die Patienten, die als schizoaffektiv nach ICD-9 eingestuft worden waren ($p<0,01$), als auch für solche nach RDC ($p<0,001$), Kendell ($p<0,001$) und Kasanin ($p<0,001$), nicht aber für Patienten, die die Welner- oder die Perris-Kriterien erfüllten.

Bei einer weiteren Subtypisierung der RDC-Kriterien nach der Polarität (schizomanisch/schizodepressiv) bzw. nach affektivem bzw. schizophrenem Subtyp zeigte sich eine signifikante Abnahme der Phasenzahl nur beim schizomanischen Subtyp ($p<0,001$) und beim affektiven Subtyp ($p<0,001$) nicht aber beim schizophrenen und beim schizodepressiven Subtyp.

Kontrollierte Studien zur Lithiumprophylaxe

Derzeit liegen zum Thema 6 kontrollierte Studien vor aus unterschiedlichen Zeiträumen (von 1974 bis zur Gegenwart) und mit entsprechend unterschiedlichen diagnostischen Kriterien.

Die Studie von Prien et al. (1974) muß noch ohne operationalisierte Diagnosekriterien (und damit mit Problemen unklarer Reliabilität) auskommen.

Die in der Studie von Placidi et al. (1986) und von Bellaire et al. (1990) verwendeten DSM-III-Kriterien weisen bekanntermaßen für die schizoaffektiven Störungen auch keine operationalisierten Kriterien auf.

Nur die in den Studien von Mattes und Nayak (1984), Lenz et al. (1987) und Greil et al. (Greil et al. 1997) verwendeten RDC-Kriterien können als zufriedenstellend in Bezug auf eine Operationalisierung und damit auch Reliabilität angesehen werden.

Prien et al. (1974) fanden, daß Lithium verglichen mit Placebo in der Rückfallsprophylaxe schizoaffektiver Erkrankungen nicht sehr erfolgreich wäre (60% Rückfälle unter Lithium innerhalb 2 Jahre).

Zu einem ebenso pessimistischen Ergebnis kommen Mattes und Nayak (1984) in ihrer Untersuchung an Patienten mit schizophrenem Subtyp nach RDC-schizoaffektiv: In einer über 1 Jahr gehenden Doppelblindstudie (Lithium gegen Fluphenazin) kam es von den 7 Patienten unter Lithium bei 6 bereits innerhalb eines Jahres zum Rückfall (während es von den 7 Patienten unter Fluphenazin nur bei einem zu einem Rückfall gekommen war, bei 2 zu einem Drop-out).

Diese Mißerfolge von Lithium förderten auch die Suche nach alternativen Substanzen wie Carbamazepin.

In der Studie von Placidi et al. (1986) wurde die prophylaktische Wirkung von Lithium gegenüber Carbamazepin bei 83 Patienten verglichen, 29 davon wurden als schizoaffektiv eingestuft. Leider wurden in dieser Untersuchung die Ergebnisse nicht getrennt für die schizoaffektiven und anderen Patienten ausgewertet, die Daten zeigen aber, daß Lithium bei Patienten mit klassischen affektiven Erkrankungen wirksamer ist, während Carbamazepin bei Patienten mit schizoaffektiver Erkrankung der Vorzug zu geben wäre.

In einer doppelblinden placebokontrollierten Absetzstudie mit Crossover-Design an RDC-schizoaffektiv-bipolaren Patienten (Lenz et al. 1987), die zum Teil unter Lithium durch viele Jahre hindurch völlig phasenfrei gewesen waren, kam es in der Placebophase bei 5 von 6 Patienten innerhalb von 10 Tagen bis 6 Wochen nach Absetzen des Lithiums zu schweren manischen Rückfällen, während bei den Patienten, die vorerst noch auf Lithium eingestellt blieben, keine Rückfälle auftraten. Die Studie mußte aus ethischen Gründen vorzeitig abgebrochen werden; die hohe Rückfallrate unter Placebo wurde als weiterer Hinweis dafür aufgefaßt, daß schizoaffektiv-bipolare Patienten den Patienten mit bipolarem MDK in bezug auf die Wirksamkeit einer Phasenprophylaxe mit Lithium sehr ähnlich sind.

In der Studie von Bellaire et al. (1990) wurden Patienten mit uni- und bipolaren affektiven Störungen sowie schizoaffektiven Psychosen randomisiert der Prophylaxe mit Lithium oder Carbamazepin zugeordnet und der Erfolg bis zu 2 Jahren beobachtet. Die Verteilung der Erfolgsbewertungen nach dem 1. Jahr unterschieden sich nicht statistisch signifikant; auch ergaben sich keine als überzufällig zu wertende Unterschiede im Erfolg bei den 3 diagnostischen Gruppen (17 Patienten mit schizoaffektiver Erkrankung).

Tendenziell waren die als sehr gut bezeichneten Erfolge bei den bipolar affektiven Störungen unter Lithium minimal häufiger als bei Carbamazepin, während die Unterschiede zugunsten von Carbamazepin bei den unipolaren affektiven und schizoaffektiven Störungen deutlicher waren.

Bezüglich des Nebenwirkungsspektrums wurde Carbamazepin bereits nach 1 Jahr deutlich günstiger beurteilt als Lithium.

Die wohl wichtigste Studie zur Phasenprophylaxe schizoaffektiver Psychosen ist ein Teil der M.A.P.-Studie von Greil et al. (1997, vgl. Kap. 6.3). Hier wurden im Rahmen einer größeren Multicenter-Studie 90 Patienten mit der ICD-9-Diagnose schizoaffektive Psychose randomisiert auf eine Lithium- oder Carbamazepinprophylaxe eingestellt und der weitere Verlauf über 2,5 Jahre beobachtet. 82% der Patienten erfüllten auch die RDC-Kriterien (Spitzer et al. 1982) für schizoaffektive Störung (53% mit manischem Subtyp und 38% mit depressivem Subtyp zum Zeitpunkt der

Index-Episode, außerdem entsprachen 84% der RDC-schizoaffektiven Patienten dem vorwiegend affektiven und 16% dem vorwiegend schizophrenen Subtyp). Zusätzlich wurde auch noch eine Beurteilung nach DSM-III-R (American Psychiatric Association 1989) durchgeführt.

Die Ergebnisse zeigten keinen Unterschied in der prophylaktischen Wirksamkeit zwischen Carbamazepin und Lithium beim RDC-schizoaffektiv-manischen Subtyp; beim RDC-schizoaffektiv-depressiven Subtyp fand sich eine statistisch signifikante Überlegenheit von Carbamazepin für das Kriterium „Hospitalisierung" ($p=0{,}019$) und eine Tendenz für „Rückfallhäufigkeit" ($p=0{,}055$) sowie „Begleitmedikation" ($p=0{,}053$).

Nebenwirkungen, die zum Absetzen der Behandlung führten, traten innerhalb der ersten Monate etwas öfter unter Carbamazepin auf (meist Hautmanifestationen). Andererseits fühlten sich nach 2,5 Jahren 41,7% der Lithiumpatienten durch geringe oder mäßige Nebenwirkungen beeinträchtigt, verglichen mit 27,3% der Patienten unter Carbamazepin.

Von den 90 Patienten verübten 4 Selbstmordversuche (alle unter Carbamazepin; vgl. Kap. 3.8), es kam aber zu keinem Selbstmord.

Die ersten Ergebnisse dieser umfangreichen Studie bestätigen also die Bedeutung der Unterscheidung nach der Polarität und auch nach affektiv/schizophrenem Subtyp (diesbezügliche genauere Ergebnisse sind allerdings in dieser Publikation noch nicht enthalten) und zeigen aber auch auf, daß schizoaffektive Patienten insgesamt doch schlechter ansprechen (Mißerfolge in dieser Studie – abhängig vom verwendeten Kriterium – zwischen 53% und 68%) als Patienten mit rein affektiven Erkrankungen.

Alternativen zu Lithium in der Prophylaxe schizoaffektiver Psychosen

Carbamazepin

Außer den drei bereits genannten kontrollierten Studien zur Carbamazepinprophylaxe (Placidi et al. 1986; Bellaire et al. 1990; Greil et al. 1997) soll hier noch auf eine Umfrage bei 1715 amerikanischen Psychiatern (Denicoff et al. 1994) zur Wirksamkeit von Carbamazepin in der Praxis hingewiesen werden: Zwar wurde hier nicht zwischen Akuttherapie und prophylaktischer Behandlung differenziert, aber für die Gruppe der schizoaffektiven Patienten wurde Carbamazepin in der Wirksamkeit an 4. Stelle nach Neuroleptika (Akutbehandlung!), Lithium und Elektrokrampftherapie (Akutbehandlung!) genannt, erst mit großem Abstand folgten Clonazepam und Valproinsäure.

Valproinsäure

Es gibt keine kontrollierten Studien zur Frage der Phasenprophylaxe bei schizoaffektiven Psychosen mit Valproinsäure. Aus einigen offenen Studien gibt es allerdings Hinweise, daß damit die Frequenz und Intensität weiterer Phasen gesenkt werden konnte (Puzynski u. Klosiewicz 1984; Lambert 1984), wobei in einer Studie von McElroy et al. (1987) schizoaffektive Patienten zwar in 45% ansprachen, dieses Ergebnis aber deutlich schlechter war als bei den Patienten mit bipolarer affektiver Störung (Response in 66%).

Ein deutlich besseres Abschneiden (Response in 58%) konnte in der Multicenter-Studie von Brown (1989) bei 66 schizoaffektiven Patienten gezeigt werden.

Antidepressiva

In einer bereits 1969 durchgeführten Studie mit Imipramin bei 11 Patienten mit schizoaffektiver Psychose (nach ICD) konnten Angst et al. (1969) bei einem Vergleich der Phasenhäufigkeit in gleichen Zeiträumen vor und unter Imipramin keinen statistisch signifikanten Unterschied finden (trendmäßig zeigte sich sogar eine Zunahme der Phasenzahl unter Imipramin!). Dies stand ganz im Gegensatz zu einer ebenso in dieser Publikation berichteten signifikanten Abnahme ($p < 0,001$) der Phasenzahl unter Lithium bei 24 Patienten mit schizoaffektiver Psychose.

Neuroleptika

Neuroleptika sind insgesamt wirksam in der Behandlung schizoaffektiver Psychosen, wie es auch von den klassischen Untersuchungen über die Langzeitbehandlung schizophrener einschließlich schizoaffektiver Patienten bekannt ist (Möller 1987). Überraschenderweise gibt es aber keine kontrollierten Studien zur Phasenprophylaxe mit modernen operationalisierten Diagnosekriterien außer der bereits genannten Studie von Mattes und Nayak (1984), in der die prophylaktische Wirksamkeit von Neuroleptika mit Lithium verglichen wurde.

Die Indikation zur Langzeitbehandlung mit Neuroleptika sollte wegen des Nebenwirkungsrisikos (neuroleptikainduzierte Depression, Spätdyskinesie) für die Patienten vorbehalten bleiben, die auch im Intervall eine langdauernde schizophrene Symptomatik zeigen (wobei nach den derzeitigen Diagnosekriterien ICD-10 bzw. DSM-IV hier ja bereits eher an eine schizophrene Erkrankung zu denken ist!).

Obwohl auch hier noch keine kontrollierten Studien zur Prophylaxe vorliegen, gibt es Hinweise, daß Clozapin nicht nur antipsychotisch wirkt, sondern auch Einfluß auf affektive Syndrome hat:

In 3 retrospektiven Langzeitstudien (Naber u. Hippius 1980; McElroy et al. 1991; Banov et al. 1993) konnten Responseraten von im Mittel 74% gefunden werden. In einer Untersuchung von Zarate et al. (1995) an 6 Patienten mit schizoaffektiver Psychose, die über 5 Jahre auf Clozapin eingestellt waren (2 davon zusätzlich auf Valproinsäure bzw. Valproinsäure und Lithium) konnten alle als Responder eingestuft werden.

Schlußfolgerungen für die Praxis

Die Richtlinien für die Prophylaxe bei schizoaffektiven Psychosen basieren auf Studien, in denen vor allem RDC-Kriterien (Spitzer et al. 1982) und ICD-9-Kriterien verwendet wurden. Der Begriff der schizoaffektiven Erkrankung ist in diesen beiden Diagnosekriterien weiter gefaßt als in den gegenwärtigen ICD-10- (WHO 1991) und DSM-IV-Kriterien (APA 1996).

So konnten in RDC und in ICD-9 noch Patienten als schizoaffektiv diagnostiziert werden, bei denen die schizophrenen Symptome im Langzeitverlauf im Vergleich zu den affektiven nur von kurzer Dauer waren (bzw. auch umgekehrt), während jetzt sowohl in DSM-IV als auch in ICD-10 eine relative Balance zwischen Zahl, Schwere und Dauer schizophrener und affektiver Symptomatik auch im Langzeitverlauf gefordert wird.

DSM-IV beinhaltet insofern einen noch engeren Begriff für schizoaffektive Erkrankung als ICD-10, als hier eine psychotische Symptomatik (Wahn oder Halluzinationen) für mindestens 2 Wochen die affektive Symptomatik überdauern muß, während ein solches Persistieren der schizophrenen Symptomatik über die affektive Symptomatik hinaus in der ICD-10 nicht gefordert wird.

Das in den RDC-Kriterien entwickelte Konzept der Subtypisierung nach der Polarität hat sich als sehr therapierelevant herausgestellt und auch in den DSM- und ICD-Konzepten Eingang gefunden.

Beim bipolaren (oder schizomanischen) Subtyp zeigt sich eine gute Ansprechbarkeit sowohl auf Lithiumsalze als auch auf Carbamazepin, während beim unipolaren (oder schizodepressiven) Subtyp eindeutig Carbamazepin der Vorzug zu geben ist.

Für den schizophrenen Subtyp nach RDC mit längerdauernder schizophrener Symptomatik außerhalb affektiver Phasen gibt es nur eine kontrollierte Studie mit einer geringen Fallzahl (Mattes u. Nayak 1984), die auf die klare Überlegenheit einer Langzeitbehandlung mit Neuroleptika gegenüber einer Lithiumprophylaxe hinweist. In eine ähnliche Richtung gehen auch neuere offene Studien zur Clozapinprophylaxe, allerdings mit Hinweisen, daß Clozapin auch Einfluß auf affektive Syndrome hat.

Bei mangelnder Wirksamkeit oder Unverträglichkeit von Carbamazepin oder Lithium sollte man schließlich auch den Einsatz von Valproinsäure in Betracht ziehen.

Literatur

American Psychiatric Association (1989) Diagnostisches und Statistisches Manual Psychischer Störungen DSM-III-R. Beltz, Weinheim

American Psychiatric Association (1996) Diagnostisches und Statistisches Manual Psychischer Störungen DSM-IV. Hogrefe, Göttingen
Angst J, Dittrich A, Grof P (1969) The course of endogenous affective psychoses and its modification by prophylactic administration of imipramine and lithium. Int Pharmacopsychiatr 2:1-11
Angst J, Weiss P, Grof P, Baastrup PC, Schou M (1970) Lithium prophylaxis in recurrent affective disorders. Brit J Psychiat 116:604-619
Banov MD, Zarate CA, Scialabba BA, Tohen M, Wines J (1993) Clozapine therapy in refractory affective disorders: polarity predicts response in long-term follow-up. American Psychiatric Association Annual Meeting, San Francisco, Abstract 163
Bellaire W, Demisch K, Stoll KD (1990) Carbamazepin versus Lithium. M Med Wschr 132:82-86
Brown R (1989) US experience with valproate in manic depressive illness. A multicenter trial. J Clin Psychiatr 50 (suppl):3
Delva NJ, Letemendia FJJ (1982) Lithium treatment in schizophrenia and schizoaffective disorders. Br J Psychiat 141:387-400
Denicoff KD, Meglathery SB, Post RM, Tandeciarz SI (1994) Efficacy of carbamazepine compared with other agents: a clinical practice survey. J Clin Psychiatry 55:70-76
Egli H (1971) Erfahrungen mit der Lithiumprophylaxe phasischer affektiver Erkrankungen in einer psychiatrischen Poliklinik. Schweiz Med Wschr 101:157-164
Goodnick PJ, Meltzer HY (1984) Treatment of schizoaffective disorders. Schiz Bull 10:30-48
Greil W, Ludwig-Mayerhofer W, Erazo N, Engel RR, Czernik A, Giedke H, Müller-Oerlinghausen B, Osterheider M, Rudolf GAE, Sauer H, Tegeler J, Wetterling T (1997) Lithium vs carbamazepine in the maintenance treatment of schizoaffective disorder: a randomised study. Eur Arch Psychiatry Clin Neurosci 247:42-50
Hofmann G, Kremser M, Katschnig H (1970) Prophylaktische Lithiumtherapie bei manisch-depressivem Krankheitsgeschehen und bei Legierungspsychosen. Int Pharmacopsychiat 4:187-193
Keck PE, jr, McElroy SL, Strakowski SM, West SA (1994) Pharmacologic treatment of schizoaffective disorder. Psychopharmacology 114:529-538
Küfferle B, Lenz G (1983) Classification and course of schizoaffective psychoses Follow-up of patients treated with lithium. Psychiat Clin 16:169-177
Lambert PA (1984) Acute and prophylactic therapies of patients with affective disorders using valpromide (dipropylacetamide). In: Emrich HM, Okuma T, Müller AA (eds) Anticonvulsants in affective disorders. Excerpta Medica, Amsterdam, pp. 33-44
Lenz G, Lovrek A, Thau K, Topitz A, Denk E, Simhandl C, Wancata J, Wolf R (1987) Zur Lithiumprophylaxe schizoaffektiver Störungen. Wiener Med Wschr 137:5-6
Maj M (1988) Lithium prophylaxis of schizoaffective disorders: a prospective study. J Aff Disord 14:129-135
Mattes JA, Nayak D (1984) Lithium versus fluphenazine for prophylaxis in mainly schizophrenic schizoaffectives. Biol Psychiat 19:445-449
McElroy SL, Keck PE, Jr, Pope HG Jr (1987) Sodium valproate: its use in primary psychiatric disorders. J Clin Psychopharmacol 7:16-24
McElroy SL, Dessain EC, Pope HG, jr, Cole JO, Keck PE, jr, Frankenberg FR, Aizley HG, O'Brien S (1991) Clozapine in the treatment of psychotic mood disorders, schizoaffective disorder and schizophrenia. J Clin Psychiatr 52:411-414
McElroy SL, Keck PE (1993) Treatment guidelines for valproate in bipolar and schizoaffective disorders. Can J Psychiatr 38 (suppl 2):62-66
Möller HJ (1987) Indikation und Differentialindikation der neuroleptischen Langzeitmedikation. In: Pichot P, Möller HJ (eds) Neuroleptika, Rückschau 1952-1986 – Künftige Entwicklungen. Springer, Berlin Heidelberg New York, 63-79
Naber D, Hippius H (1980) The European experience with use of clozapine. Hosp Commun Psychiatry 41:886-890
Perris C (1978) Morbidity suppressive effect of lithium carbonate in cycloid psychosis. Arch Gen Psychiat 35:328-331

Placidi GF, Lenzi A, Lazzerini F, Cassano GB, Akiskal HS (1986) The comparative efficacy and safety of carbamazepine versus lithium: a randomized, double-blind 3-year trial in 83 patients. J Clin Psychiatr 47:490–494

Prien RF, Caffey EM Klett CJ (1974) Factors associated with treatment success in lithium carbonate prophylaxis. Arch Gen Psychiatr 31:189–192

Puzynski S, Klosiewicz L (1984) Valproic acid amide as a prophylactic agent in affective and schizoaffective disorders. Psychopharmacol Bull 20:151–159

Rosenthal NE, Rosenthal LN, Stallone F, Dunner DL, Fieve RR (1980) Toward the validation of RDC schizoaffective disorder. Ach Gen Psychiat 37:804–810

Smulevitch AB, Zavidovskaya GI, Igonin AK, Mikhailova M (1974) The effectiveness of lithium in affective and schizoaffective psychoses. Brit J Psychiat 125:65–72

Spitzer RK, Endicott J, Robins E (1982) Forschungs-Diagnose-Kriterien (RDC) Beltz, Weinheim Basel

Tress W, Haag H (1979) Vergleichende Erfahrungen mit der rezidivprophylaktischen Lithium-Langzeitmedikation bei schizoaffektiven Psychosen. Nervenarzt 50:524–526

Weltgesundheitsorganisation (1991) Internationale Klassifikation psychischer Störungen, ICD-10, Kapitel V. Klinisch-diagnostische Leitlinien, Huber, Bern

Zarate CA, Tohen M, Banov MD, Weiss MK, Cole JO (1995) Is clozapine a mood stabilizer? J Clin Psychiatry 56:108–112

KAPITEL 3.5

Selektionskriterien für kurative und prophylaktische Lithiumbehandlung

P. Grof

Synopsis

1. Die Auswahl von Patienten für eine prophylaktische Lithiumlangzeitbehandlung basiert auf der Einschätzung des Rezidivrisikos, der krankheitsbedingten psychosozialen Folgen für den Patienten sowie des allgemeinmedizinischen Risikos der Therapie.
2. Das Risiko eines Rezidivs steigt mit der Frequenz und Anzahl der bislang erlebten Phasen an. Der Krankheitsverlauf ist für Patientengruppen vorhersagbar, für den individuellen Patienten jedoch kapriziös. Das Rezidivrisiko gilt als hoch, wenn folgende Kriterien erfüllt sind: bipolarer Krankheitsverlauf mit 2 Phasen innerhalb von 4 Jahren oder einer Gesamtzahl von 3 Phasen, unipolarer Krankheitsverlauf mit 2 Phasen innerhalb von 5 Jahren oder einer Gesamtzahl von 4 Phasen.
3. Es ist wichtig, zwischen einer Langzeittherapie der Wahl und einem zeitlich limitierten therapeutischen Versuch zu unterscheiden. Lithium ist Langzeittherapie der Wahl bei Patienten mit dem typischen Verlauf einer bipolaren oder unipolaren affektiven Störung mit Intervallen vollständiger Remission und frei von jeglichen psychopathologischen Symptomen (dokumentiert z. B. mit normalem Profil im MMPI[1]).
4. Das Vorkommen einer bipolaren affektiven Erkrankung in der Familie erhöht die Chance eines positiven Ansprechens auf die Lithiumprophylaxe, das Auftreten von 4 oder mehr Phasen im Jahr senkt diese Chance, schließt sie aber nicht aus. Patienten mit periodischem Verlauf bei schizoaffektiver oder schizophreniformer Störung können unter Lithiumtherapie ebenfalls rezidivfrei werden, Prädiktoren hierfür sind jedoch nicht bekannt.
5. Die Entscheidung für eine Langzeittherapie muß aufgrund sorgfältiger Abwägung des Pro und Kontra einer Lithiumtherapie gegenüber den anderen zur Verfügung stehenden Alternativen erfolgen.
6. Manische Patienten, die von einer Lithiumakutbehandlung profitieren, zeigen gewöhnlich eine klassische, typische Manie. Lithium kann als Therapie der Wahl angesehen werden, wenn anamnestisch ein gutes Ansprechen auf akute oder prophylaktische Lithiumbehandlung bekannt ist.

---

[1] Minnesota Multiphasic Personality Inventory

Indikation für eine Langzeitbehandlung mit Lithium

Die Einstellung eines Patienten auf eine Langzeitbehandlung mit Lithium ist eine bedeutsame Entscheidung, da sie das Leben eines Patienten mit einer rezidivierenden affektiven Erkrankung dramatisch verbessern kann. Diese Entscheidung sollte folgende Schritte beinhalten:
1. die vorsichtige, umfassende Diagnosestellung, um festzustellen, ob bei einem Patienten eine affektive Störung vorliegt, und von welcher Art sie ist. Lithium ist als Langzeittherapie der Wahl anzusehen bei primärer rezidivierender affektiver Erkrankung
2. die Einschätzung des Rezidivrisikos, um die Wahrscheinlichkeit des Auftretens weiterer Rezidive ohne wirksame Therapie beurteilen zu können
3. die Erörterung der möglichen psychosozialen Auswirkungen eines Rezidivs mit dem Patienten und seinen Angehörigen, um die Notwendigkeit einer prophylaktischen Behandlung zur erkennen und ihre Akzeptanz zu unterstützen
4. die Berücksichtigung möglicher Nebenwirkungen und allgemeinmedizinischer Risiken der Langzeittherapie.

Für die Auswahl eines Patienten für eine Langzeittherapie müssen alle 4 Aspekte vorsichtig berücksichtigt werden.

Beurteilung des Rezidivrisikos

Lange Zeit hielt man den Verlauf affektiver Psychosen für nicht voraussehbar (Lader 1968). Mit der Etablierung wirksamer, präventiver pharmakologischer Therapieverfahren und dem zunehmenden Interesse am Spontanverlauf affektiver Psychosen wurde jedoch klar, daß die *Bestimmung des Rezidivrisikos bei bestimmten Patientenpopulationen durchaus möglich* ist. Heutzutage sollte man davon ausgehen, daß die Rezidivgefahr groß ist, wenn in der Vergangenheit mindestens vier Phasen insgesamt oder aber zwei Phasen innerhalb von fünf Jahren aufgetreten sind. Zu beachten ist, daß dem ersten Kriterium die Gesamtzahl aller vom Patienten durchgemachten früheren Phasen zugrundeliegt, während sich das zweite Kriterium auf die Phasenfrequenz bezieht.

Es besteht darüber hinaus eine gesicherte Beziehung zwischen dem Rezidivrisiko und dem Lebensalter bei Erkrankungsbeginn, d. h. dem erstmaligen Auftreten einer Krankheitsphase. *Aus diesem Grunde ist die Indikation für eine Lithiumbehandlung besonders sicher, wenn es zum Auftreten einer ersten Phase im höheren Lebensalter gekommen ist. Auf der anderen Seite sollte man sich bei Patienten mit früher Erstmanifestation der Erkrankung eher abwartend verhalten.* Manchmal ist es schwierig, das Alter der Ersterkrankung mit hinreichender Genauigkeit zu bestimmen, so daß es zur Beurteilung der Therapieindikation günstiger wäre, das gegenwärtige Lebensalter des Patienten diesen Überlegungen zugrunde zu legen. Da dieser Altersfaktor jedoch signifikant mit der Gesamtzahl früherer Phasen korreliert, ist er nicht von großem zusätzlichem Nutzen. Man kann auch die wahrscheinliche Länge des zukünftigen Krankheitszyklus abschätzen, indem man sowohl das Ersterkrankungsalter des Patienten als auch die Gesamtzahl früherer Phasen mit Hilfe eines Nomogramms abschätzt (Karasek 1977; Grof et al. 1979b). Man hat unter Berücksichtigung der Phasenfrequenz und der Gesamtzahl der Krankheitsphasen verschiedenste Kriterien mit dem Ziel geprüft, die Rezidivgefahr genauer abschätzen zu können (Angst u. Grof 1979). Einige dieser Kriterien erhöhen die Spezifizität, reduzieren aber die Sensitivität bei der Patientenselektion, während andere zu einem entgegengesetzten Ergebnis führen. Zusammenfassend läßt sich jedoch sagen, daß man bei maximal 75% der Fälle das Rezidivrisiko einigermaßen sicher bestimmen kann, wenn jeweils individuelle Patientendaten berücksichtigt werden. Korrekte Bestimmung der Rezidivgefahr bedeutet hierbei sowohl die Erkennung der Patienten, die der Therapie bedürfen, als auch derer, bei denen der klinische Verlauf affektiver Erkrankungen auf der Basis individueller Patientendaten (Anzahl vorausgegangener Phasen, Phasenfrequenz vor Therapiebeginn und bestimmte Altersvariablen) bestimmt werden kann.

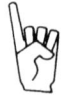

Der Zweck dieser Überlegungen bezüglich des weiteren Krankheitsverlaufes ist die korrekte Auswahl aller Patienten, die ohne wirksame Langzeitbehandlung in Zukunft ein hohes Morbiditäts- und Rezidivrisiko hätten. Baastrup u. Schou (1967) benutzten in ihren frühen Untersuchungen zur Lithiumprophylaxe als Selektionskriterium das Auftreten von mindestens zwei Phasen während der vorausgegangenen 24 Monate. Ähnliche Kriterien wurden in späteren Studien verwandt und fanden deshalb Eingang in die klinische Praxis. Es besteht kein Zweifel, daß solche Kriterien bei wissenschaftlichen Untersuchungen gerechtfertigt waren, man muß sich jedoch auch klarmachen, daß Baastrup u. Schou eine sehr spezielle Patientenpopulation, die durch eine hohe Anzahl früherer Phasen (bis zu 28) charakterisiert war, untersucht hatten. Zur Bestimmung des hohen Rezidivrisikos dieser Patienten hatte man nicht nur ihre Phasenfrequenz, sondern auch alle vorangegangenen Phasen in die Beurteilung miteinbezogen. Heutzutage erwägt man eine Langzeitbehandlung auch bei Patienten, deren Krankheitsanamnese noch relativ kurz ist. *Bei der Auswahl von Patienten mit hohem Rezidivrisiko, die für eine Lithiumprophylaxe in Frage kommen, sollte man also sowohl die Gesamtzahl früherer Phasen als auch die Phasenfrequenz berücksichtigen.*

Einige von Angst u. Grof (1979) und Angst (1981) durchgeführten Untersuchungen haben zu nützlichen Empfehlungen geführt. Danach sind als Risikofälle einzustufen:

a) Patienten mit bipolaren affektiven Psychosen, die entweder insgesamt drei oder mehr klar abgrenzbare Phasen oder aber zwei Phasen innerhalb von vier Jahren durchgemacht haben
b) Patienten mit unipolaren depressiven Psychosen (endogene Depression), die entweder insgesamt vier oder zwei Phasen innerhalb von 5 Jahren erlitten haben.

Aufgrund neuerer Studien scheint man davon ausgehen zu können, daß unter Berücksichtigung bestimmter neuroendokrinologischer und klinischer Parameter eine sichere Voraussage des weiteren Krankheitsverlaufes getroffen werden kann. Unabhängig von der zweifelhaften diagnostischen Validität einiger dieser Indikatoren (etwa des Dexamethasonsuppressionstests) scheint eine *persistierende, neuroendokrinologische Dysregulation ein wertvolles prognostisches Kriterium für ein bevorstehendes erneutes Rezidiv* zu sein. Man konnte zeigen, daß dann einige der zur Verfügung stehenden Tests bei einem signifikanten Prozentsatz von Patienten mit akuten, affektiven Psychosen pathologische Ergebnisse zeigen. Normalerweise kommt es im Verlauf der klinischen Remission zu einer Normalisierung dieser Befunde. Patienten, deren pathologische, neuroendokrinologische Testbefunde jedoch auch während einer klinischen Remission persistieren, neigen zu Rückfällen innerhalb kurzer Zeit. Findet sich während des symptomfreien Intervalls ein pathologischer Dexamethasonsuppressionstest (Greden et al. 1983; Targum 1984), eine erhöhte Prolaktinsekretion während der Hypoglykämie (Grof et al. 1982) oder eine verminderte TSH-Konzentration nach TRH-Stimulation (Targum 1984), so kann all dies ein Hinweis darauf sein, daß es trotz der Nützlichkeit der beschriebenen, spezifischen Rezidivkriterien wichtig ist, diese individuell auf den einzelnen Patienten und seine gegenwärtige Situation zu beziehen und lediglich als eine Art Faustregel zu betrachten.

Problemerörterung mit Patienten und ihren Angehörigen

Die notwendige Bestimmung des individuellen Rezidivrisikos sollte lediglich der Beginn weiterer Überlegungen sein, ob ein Patient schließlich mit Lithium behandelt wird oder nicht. Der nächste Schritt muß darin bestehen, mit Patienten und Angehörigen zu besprechen, welchen Einfluß die Erkrankung auf das bisherige Leben des Patienten gehabt hat und wie man sich eine Behandlung in Zukunft vorstellt. Eine solche globale Beurteilung sollte stattfinden, wenn es beim Patienten zum vollständigen Abklingen der akuten Phase gekommen ist. In einigen Fällen empfiehlt es sich jedoch, nicht so lange zu warten: Dann kann ein mit dem Patienten ausgehandeltes, kurzfristiges Übereinkommen über das weitere Prozedere hilfreich sein, und man verschiebt eine endgültige Diskussion über Einverständnis und Motivation für die Langzeitbehandlung auf einen späteren Zeitpunkt. Während im Falle einer Akutbehandlung die Entscheidungslast eindeutig vom behandelnden Arzt zu tragen ist, wäre es dagegen ungeschickt, Patienten und Angehörige nicht aktiv in den Entscheidungsprozeß für eine Langzeitbehandlung mit einzubeziehen. Die Erfahrung zeigt, daß der Patient oder seine Familie bewußt oder unbewußt einen Behandlungsplan sabotieren werden, wenn sie nicht an der Entscheidung aktiv mitarbeiten. Der beste Therapieplan nützt überhaupt nichts, wenn der Patient ihn nicht versteht oder sich nicht damit einverstanden erklärt. In einer dem Beteiligten verständlichen Weise müssen „Für und Wider" einer Therapie mit Lithiumsalzen erklärt werden. Ergebnis einer solchen Diskussion soll dann nämlich eine gültige Entscheidung sein.

In jedem Fall ist eine rationale Einschätzung der Rückfallgefährdung ein unerläßlicher Schritt im Rahmen dieses Entscheidungsprozesses. Darüber hinaus wird man eine endgültige Entscheidung jedoch von der spezifischen Lebenssituation eines Patienten und den psychosozialen Einflüssen abhängig machen müssen (Grof et al. 1979b). Wenn frühere Krankheitsphasen von sehr disruptivem Einfluß waren, wird man sich genötigt sehen, den Beginn einer prophylaktischen Behandlung nicht weiter aufzuschieben. Bei Beschäftigungslosen oder Patienten, die bereits im Ruhestand sind, wird man diesem Druck auf der anderen Seite wesentlich weniger ausgesetzt sein. Je mehr die Erkrankung das Leben des Patienten gefährdet hat, desto mehr wird er sich von seiner Familie zu einer stabilisierenden Langzeitbehandlung gedrängt sehen.

Allgemeinmedizinische Voruntersuchungen

Eine medizinische Untersuchung soll zur Abschätzung der Sicherheit einer Langzeitbehandlung mit Lithium dienen. Es empfehlen sich auf alle Fälle eine gründliche Anamneseerhebung, eine körperliche Untersuchung und regelmäßige Laboruntersuchungen. Genauere Angaben dazu werden an anderer Stelle in diesem Buch gemacht.

Auswahl von Patienten für eine kurative Akutbehandlung mit Lithium

Die Selektionskriterien für eine kurzfristige Behandlung mit Lithium sind weniger strikt, da eine solche Behandlung nur einige Wochen oder Monate dauert. Die Hauptindikation stellt die akute Manie dar, obwohl die Behandlung gewisser akuter, depressiver Zustände (in erster Linie bei Patienten mit bipolaren affektiven Psychosen) zunehmend Verbreitung findet.

Gesichert ist zur Zeit der Einsatz von Lithium bei der Behandlung der akuten, primären Manie; die Patientenselektion sollte sich also auf diese Diagnose konzentrieren. Die Auswahlkriterien von manischen Patienten, die Lithium oder andere Medikamente wie z. B. Neuroleptika erhalten sollen, sind nicht eindeutig. Bei der Entscheidung, welche Maßnahmen man schließlich einsetzt, scheinen folgende Überlegungen nützlich. Unter optimalen Bedingungen kann eine Lithiumtherapie in 80–90% der Fälle innerhalb einiger Wochen zur Normalisierung einer akuten, manischen Phase führen. Die Behandlung hat jedoch auch Nachteile: Der Wirkungsbeginn setzt verzögert ein, in der Regel nach etwa 10-14 Tagen, und Patienten mit schweren Manien befinden sich häufig in schlechtem Allgemeinzustand, so daß Lithium zu gefährlichen Komplikationen wie z. B. einer Anurie führen kann. Aus diesem Grunde gibt es bei den Klinikern unterschiedliche Auffassungen bezüglich dieser Behandlungsform (vgl. hierzu Kap. 3.1).

Kriterien zur Erfolgsbeurteilung einer Lithiumprophylaxe

Es dauert Wochen oder Monate, bis durch Lithium eine Stabilisierung erreicht ist. Obgleich eine kontrollierte Lithiumbehandlung von den meisten Patienten gut vertragen wird, lassen sich jedoch – wie bei jeder medikamentösen Behandlung – potentielle Risiken und Nebenwirkungen nicht ausschließen. Aus diesen Gründen ist es wichtig, gerade diejenigen Patienten zu erfassen, die wahrscheinlich auf die Therapie ansprechen. Man kann natürlich auch einen Behandlungsversuch machen; dieser muß jedoch zeitlich begrenzt sein und klar definierte therapeutische Ziele verfolgen. Patienten, die trotz fehlenden Therapieerfolges weiterhin langfristig mit Lithium behandelt werden, sind nicht nur den Behandlungsrisiken und Nebenwirkungen ausgesetzt, sondern werden unter Umständen auch um die Vorzüge einer alternativen Behandlungsmethode gebracht.

Eine Reihe mehr oder weniger gut gesicherter, prädiktiver Kriterien für ein Ansprechen auf Lithium ist in der Literatur vorgeschlagen worden, wobei es allgemeiner Erfahrung zu entsprechen scheint, daß Patienten mit typischen bipolaren affektiven Psychosen vermutlich am meisten von einer Lithiumbehandlung profitieren. Die bisher fehlende Übereinkunft bei der Bewertung von Prädiktoren für eine erfolgreiche Lithiumbehandlung spiegelt sich in einigen Übersichtsartikeln wider (Ananth u. Pecknold 1978; Carroll 1979; Petursson 1979; Sarantidis u. Waters 1981) und ist auf erhebliche, methodologische Probleme zurückzuführen, die man bei der Bearbeitung dieser Frage zu lösen hat, wie z. B. eine klare Definition von Therapieerfolgen und -mißerfolgen, die Anwendung reliabler und sensitiver Untersuchungsinstrumente zur Messung des psychopathologischen Befundes während der Behandlung sowie die Berücksichtigung differenzierender Variablen und angemessener Verfahren der Datenanalyse. Wir möchten in diesem Zusammenhang kurz auf unsere eigenen Untersuchungen zur Prädiktion des Lithiumeffektes hinweisen (Grof et al. 1979a, 1984; Grof 1983). Diese Studien waren darauf angelegt, die erwähnten, methodologischen Probleme zu bewältigen, und eine Optimierung des therapeutischen Erfolgs zu erreichen. Eine Verminderung der Rezidivhäufigkeit wurde als Kriterium einer erfolgreichen Therapie gewertet. *Die Studien zeigten, daß eine erfolgreiche Stabilisierung der Affektivität in erster Linie in Beziehung zu setzen ist zu der Diagnose, der Qualität des freien Intervalls sowie der Phasenfrequenz vor Behandlungsbeginn.*

Mit einem Therapieerfolg war die Diagnose einer primären, affektiven Psychose (bipolarer und unipolarer Verlauf) korreliert. In Übereinstimmung mit der allgemeinen klinischen Erfahrung fand sich auch eine gute Stabilisierung bei anderen diagnostischen Gruppen, z. B. den schizoaffektiven Psychosen; dabei kamen aber andere Kriterien für den Therapieerfolg zur Anwendung, wie z. B. die Qualität einer Remission.

Es stellte sich heraus, daß insbesondere die Qualität des freien Intervalls ein bedeutsamer Prädikator einer erfolgreichen Stabilisierung unter Lithium ist, wobei als Kriterien für ein optimales, freies Intervall das Fehlen von affektiven oder anderen psychopathologischen Symptomen, eine gute Integration im Arbeits- und Familienleben, Krankheitseinsicht sowie ein adäquates Distanzierungsvermögen von den in früheren, akuten Phasen erlebten Symptomen anzusehen ist. Das Vorhandensein einer solchen Vollremission ohne psychopathologische Symptomatik korreliert signifikant mit einem erfolgreichen Ansprechen auf die Lithiumprophylaxe.

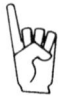
Eine weitere *Möglichkeit der Evaluierung des phasenfreien Intervalls besteht in der Anwendung psychologischer Tests*, die psychopathologische Veränderungen messen, wie z. B. das MMPI. Um ein aussagekräftiges, sinnvolles Ergebnis zu erzielen, muß der Test zu einem „optimalen" Zeitpunkt durchgeführt werden, nämlich dann, wenn es dem Patienten seiner subjektiven Einschätzung nach am besten geht, und mindestens einen Monat nach der Remission von der letzten Krankheitsphase. Damit soll ein Erfassen von Restsymptomen durch das Testverfahren vermieden werden. Ein auf irgendeiner der Skalen vom Normalwert abweichender Befund weist auf eine inkomplette Remission hin, und muß als Ausdruck eines nur beschränkten Therapieerfolges unter Lithium gewertet werden (Lane et al. 1983). Eine multivariate Datenanalyse zeigte, daß zum Zeitpunkt des optimalen Befindens erhobene MMPI-Profile der auch nach klinischen Kriterien definierten Qualität des freien Intervalls entsprechen. Dabei muß wohl offen bleiben, ob pathologische Abweichungen im MMPI-Profil mit dem Vorhandensein neurotischer Störungen (vgl. Kap. 2.10) oder eher mit dem häufigen Auftreten „subklinischer" depressiver Symptome in Verbindung zu setzen sind.

Eine hohe Rezidivhäufigkeit während der zwei Jahre vor Beginn der Lithiumbehandlung, also mehr als 3 Phasen pro Jahr, ist mit vermindertem Ansprechen auf Lithium verbunden. Daß sogenannte *Rapid Cycler* weniger von einer Lithiumbehandlung profitieren, ist allgemein anerkannt

(Dunner u. Fieve 1974). Eine für primäre, affektive Erkrankungen positive Familienanamnese und gewisse Blutgruppen sind ebenfalls hilfreich bei der Identifizierung von Patienten, bei denen durch Lithium eine Stabilisierung zu erreichen ist. Der prädiktive Wert dieser sechs Kriterien für eine erfolgreiche Lithiumbehandlung konnte im Rahmen einer prospektiven Untersuchung gezeigt werden.

Eine Lithiumprophylaxe kann also unter zwei Bedingungen eingeleitet werden:
a) als Therapie der Wahl, d. h. als optimales Verfahren für einen bestimmten Patienten
b) im Rahmen eines Therapieversuches.

Benötigt ein Patient eine effektive prophylaktische Medikation und erfüllt er alle charakteristischen Merkmale für einen Lithium-Responder, so ist eine Langzeitbehandlung mit Lithium die Therapie der Wahl. Diese Therapie sollte so lange fortgesetzt werden, wie ein Rezidivrisiko besteht. Wenn hingegen ein Patient eine Langzeittherapie benötigt, diese Merkmale jedoch nicht erfüllt (z. B. eine schizoaffektive Erkrankung mit unvollständiger Remission ohne Familienanamnese einer bipolaren Erkrankung), sollte der behandelnde Arzt zunächst Therapiealternativen wie Carbamazepin, Valproat (siehe Kap. 6.2) oder Neuroleptika prüfen. Wenn der Patient jedoch trotz hinsichtlich Dosis und Dauer adäquater Therapie auf diese Substanzen nicht respondiert, ist ein Therapieversuch mit Lithium indiziert. Dann muß bereits im voraus klar festgelegt werden, was mit dem Therapieversuch erzielt werden soll, welche Verfahren zur Messung psychopathologischer Veränderung anzuwenden sind und wie lange der Versuch dauern soll. Falls innerhalb dieser Zeit kein Erfolg erzielt wird, sollten die Behandlung überdacht und weitere Schritte eingeleitet werden. Die Anzahl der Alternativen wächst jährlich, aber bis heute sind die charakteristischen Merkmale der jeweiligen Therapie-Responder nicht wissenschaftlich untersucht.

Literatur

Ananth J, Pecknold JC (1978) Prediction of lithium response in affective disorders. J Clin Psychiat 39:95–199

Angst J (1981) Clinical indications for a prophylactic treatment of depression. Adv Biol Psychiat 7:218–229

Angst J, Grof P (1979) Selection of patients with recurrent affective illness for a long-term study: Testing research criteria on prospective follow-up data. In: Cooper TB, Gershon S, Kline NS, Schou M (eds) Lithium, controversies and unresolved issues. Excerpta Medica, Amsterdam, pp. 355–369

Baastrup PC, Schou M (1967) Lithium as a prophylactic agent: its effect against recurrent depression and manic-depressive psychosis. Arch Gen Psychiat 16:162–172

Carroll BJ (1979) Prediction of treatment outcome with lithium. In: Cooper TB, Gershon S, Kline NS, Schou M (eds) Lithium, controversies and unresolved issues. Excerpta Medica, Amsterdam, pp. 171–197

Dunner DL, Fieve RR (1974) Clinical factors in lithium carbonate prophylaxis failure. Arch Gen Psychiat 30:229–233

Greden JF, DeVigne JP, Ariavalbala A, Tarika J, Buttenheim M, Eiser A, Carroll BJ (1983) Post-dexamethasone plasma cortisol levels among lithium-treated rapid cycling bipolar patients. In: Dufour H, Pringuey D, Milech T (eds) The prediction of lithium response. University of Marseille. pp. 105–112

Grof P (1983) Response to long-term lithium treatment: Research studies and clinical implications. In: Davis JM, Maas JW (eds) Affective disorders. American Press, Washington, pp. 357–366

Grof P, Lane J, MacCrimmon D, Werstiuk E, Blajchman M, Daigle L, Varma R (1979a) Clinical and laboratory correlates of the response to long-term lithium treatment. In: Schou M, Strömgren E (eds) Origin, prevention and treatment of affective disorders. Academic Press, London, pp. 27–40

Grof P, Angst J, Karasek M, Keitner G (1979b) Patient selection for long-term lithium treatment in clinical practice. Arch Gen Psychiat 36:894–897

Grof E, Brown GM, Grof P (1982) Neuroendocrine responses as an indicator of recurrence liability in primary affective illness. Brit J Psychiat 140:320–334

Grof P, Hux M, Grof E, Arato M (1984) Prediction of response to stabilizing lithium treatment. Pharmacopsychiat 16:195–200

Karasek M (1977) Nomographic approach to the modelling of certain cyclical diseases. In: Avula X (ed) Proceedings of the First International Conference of Mathematical Modelling. University of Missouri 2, Rolla, pp. 889–898

Lader MH (1968) Prophylactic lithium? Lancet II:103

Lane J, Grof P, Daigle L, Varma R (1983) The Minnesota multiphasic personality inventory in the prediction of response to lithium stabilization. In: Dufour H, Pringuey D, Milech T (eds) The prediction of lithium response. University of Marseille, pp. 215–220

Petursson H (1979) Prediction of lithium response. Compr Psychiat 20:226–241

Sarantidis D, Waters B (1981) Predictors of lithium prophylaxis effectiveness. Prog Neuro-Psychopharmacolog 5:507–510

Targum S (1984) Persistent neuroendocrine dysregulation in major depressive disorder: a marker for early relapse. Biol Psychiat 19:305–318

Aus dem Englischen übersetzt von Dr. med. Jochen Albrecht.

KAPITEL 3.6

Prädiktive Bedeutung evozierter kortikaler Potentiale

U. Hegerl und P. Mavrogiorgou

Synopsis

1. Patienten mit rezidivierenden affektiven Störungen, die gut auf eine rückfallverhütende Lithiumbehandlung ansprechen, weisen eine sehr deutliche Abhängigkeit der Reizantwort des akustischen Kortex von der Lautstärke auf.
2. Dieser Zusammenhang ist plausibel, da eine ausgeprägte Beziehung zwischen der Amplitude akustisch evozierter Potentiale und der Lautstärke nach neueren Befunden Patienten mit einer niedrigen serotonergen Neurotransmission charakterisieren dürfte und damit eine Patientengruppe, die möglicherweise gut auf die serotoninagonistischen Lithiumwirkungen anspricht.
3. Die Dipolquellenanalyse der akustisch evozierten Potentiale stellt in diesem Zusammenhang einen wichtigen methodischen Fortschritt dar, da die Reizantwort des primären akustischen Kortex, der eine besonders hohe serotonerge Innervation aufweist, zumindest teilweise getrennt von derjenigen sekundärer akustischer Areale untersucht werden kann.

Einleitung

Prädiktoren für die symptomsuppressive und rückfallverhütende Lithiumwirkung bei Patienten mit affektiven Störungen werden dringend benötigt. Dies gilt insbesondere hinsichtlich der rückfallverhütenden Lithiumwirkung, da nicht alle Patienten ausreichend auf eine Lithiumprophylaxe ansprechen, die klinische Wirkung erst nach ein- oder mehrjähriger Behandlung sicher beurteilbar ist und die Lithiummedikation nicht risikolos ist. Die Abhängigkeit sensorisch evozierter Potentiale von der Stimulusintensität ist ein biologischer Parameter, der als möglicher klinisch relevanter Prädiktor in Frage kommt.

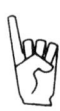
Es gibt einige Evidenz dafür, daß eine ausgeprägte Intensitätsabhängigkeit ein gutes Ansprechen auf eine Lithiumprophylaxe prädiziert. Dies erscheint plausibel, da eine deutliche Abhängigkeit der Amplitude evozierter Potentiale von der Stimulusintensität mit einer niedrigen serotonergen Neurotransmission in Verbindung steht und damit eine Patientengruppe charakterisiert, die möglicherweise besonders gut auf die serotoninagonistischen Lithiumeffekte reagiert (siehe Kap. 2.3). Am ausführlichsten wurde in diesem Zusammenhang die Lautstärkeabhängigkeit der akustisch evozierten Potentiale (LAAEP) untersucht. Im folgenden wird zunächst der Zusammenhang zwischen LAAEP und serotonerger Neurotransmission und dann der Zusammenhang zwischen LAAEP und klinischem Ansprechen auf eine rückfallverhütende Lithiummedikation bei Patienten mit affektiven Psychosen dargestellt.

LAAEP und zentrales serotonerges System

Die akustisch evozierte N1/P2-Komponente ist eine stabile, kortikal generierte Komponente der akustisch evozierten Potentiale. Diese Komponente tritt mit einer Latenz von ca. 100 msec. nach dem Stimulus auf und weist eine deutliche Abhängigkeit von der Lautstärke des Stimulus auf. Hierbei ist jedoch eine ausgeprägte interindividuelle Variabilität zu beobachten. Während bei einigen Probanden eine Zunahme der Lautstärke zu einer deutlichen Amplitudenzunahme dieser Komponente führt, ist dies bei anderen Personen nicht oder nur weniger der Fall. Um diese Lautstärkeabhängigkeit zu parametrisieren, werden die Amplitudenwerte zu den verschiedenen Lautstärken aufgetragen und eine Regressionsgerade angepaßt. Die Steilheit dieser Regressionsgeraden hat die Einheit µV/10dB und kann als Parameter für die Lautstärkeabhängigkeit verwendet werden. Generiert wird die N1/P2-Komponente von kortikalen Strukturen, wobei überwiegend der primäre akustische Kortex im oberen Temporalbereich sowie sekundäre akustische Areale im oberen Temporalbereich sowie im lateralen temporalen Kortex beteiligt sind.

Als methodischer Fortschritt hat sich die Dipolquellenanalyse erwiesen, da hiermit sich überlappende Subkomponenten der N1/P2-Komponente getrennt und zumindest teilweise ihren generierenden kortikalen Strukturen zugeordnet werden können (Hegerl et al. 1994). So ist es möglich geworden, die Lautstärkeabhängigkeit des primären akustischen Kortex zumindest teilweise getrennt von der sekundärer akustischer Areale zu untersuchen. Dies ist bedeutsam, da sich die Lautstärkeabhängigkeit der Reizantwort primärer und sekundärer akustischer Kortices unterscheiden (Pineda et al. 1991). Zudem weist nur der primäre akustische Kortex eine sehr hohe serotonerge Innervation auf, nicht dagegen sekundäre akustische Kortices (Lewis et al. 1987). Ein enger Zusammenhang

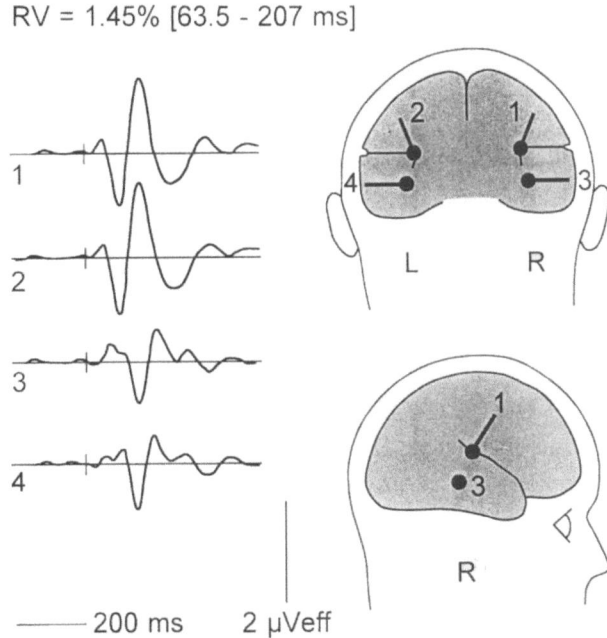

Abb. 1. Die Dipolquellenanalyse versucht im Rahmen einer Modellrechnung, die an der Kopfhaut mit Vielkanalableitung bestimmte Potentialverteilung durch die Aktivität zugrundeliegender Stromdipole zu erklären. Für die akustisch evozierte N1/P2-Komponente kann mehr als 98% der Varianz der Skalp-Potentiale durch dieses Modell erklärt werden (RV = residual variance). Die tangentialen Dipole (1 und 2) bilden überwiegend Aktivitäten im oberen Temporalbereich und damit auch des primären akustischen Kortex ab. Die Aktivität der radialen Dipole (3 und 4) bilden Aktivität sekundärer akustischer Areale im lateralen Temporalbereich ab

zur serotonergen Neurotransmission ist deshalb nur für die LAAEP des tangentialen Dipols, welcher die Aktivität vor allem des primären akustischen Kortex abbildet, anzunehmen (siehe Abb. 1).

Eine Vielzahl von theoretischen und empirischen Argumenten weisen nun darauf hin, daß die sensorische kortikale Verarbeitung durch das serotonerge System moduliert wird, wobei eine niedrige serotonerge Neurotransmission, z. B. in Folge einer geringen Feuerrate der serotonergen Neurone im Hirnstamm, mit einer deutlichen Lautstärkeabhängigkeit der Reizantwort des primären akustischen Kortex einhergeht und umgekehrt (siehe Abb. 2).

Einige dieser Argumente seien kurz aufgeführt:
- Das serotonerge System ist aufgrund seiner stabilen und regelmäßigen Feuerrate und seines intrakortikalen Innervationsmusters sehr gut zu einer tonischen Voraktivierung und Modulierung der sensorischen kortikalen Verarbeitung geeignet (Jacobs u. Azmitia 1992).

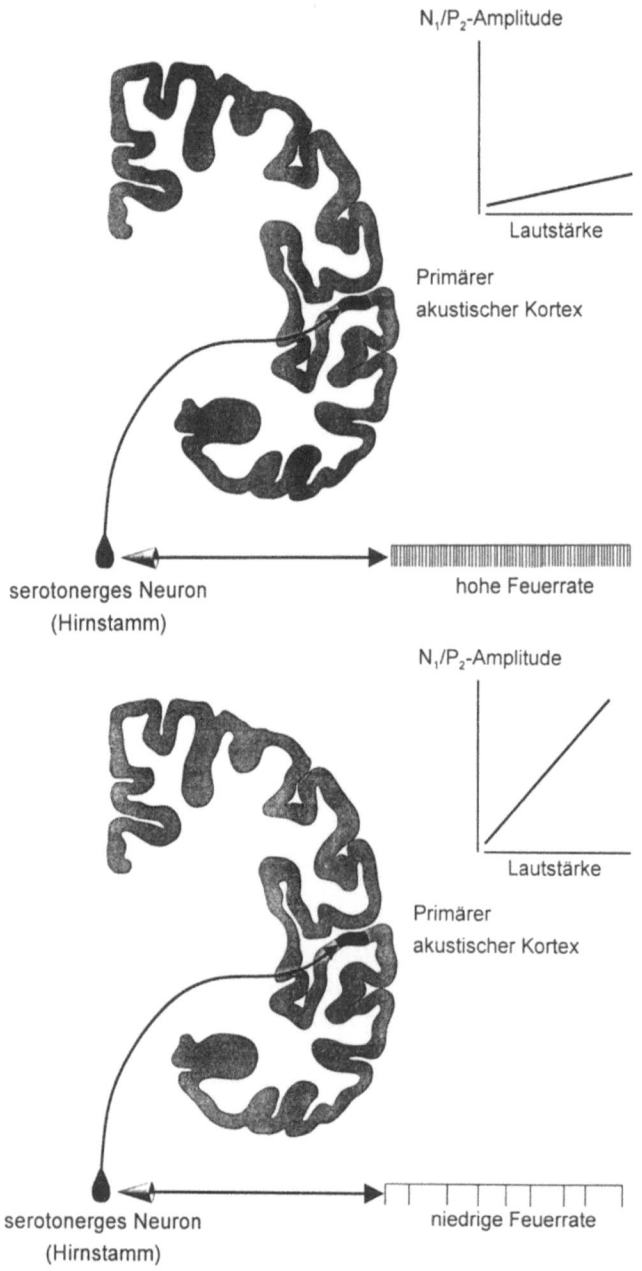

Abb. 2. Schematische Darstellung des postulierten Zusammenhangs zwischen serotonerger Neurotransmission und Lautstärkeabhängigkeit der Reizantwort des akustischen Kortex: eine hohe serotonerge Neurotransmission, z. B. infolge einer hohen Feuerrate der serotonergen Neurone im Hirnstamm, geht mit einer geringen Lautstärkeabhängigkeit der Reizantwort einher und umgekehrt

- Für visuell evozierte Potentiale wurde gefunden, daß eine ausgeprägte Intensitätsabhängigkeit mit niedrigen Serotonin-Metaboliten-Konzentrationen im Liquor einhergeht (von Knorring et al. 1980; von Knorring u. Perris 1981).
- Selektive Serotoninwiederaufnahmehemmer (Zimelidin) und andere Substanzen mit serotoninagonistischer Wirkung (Alkohol, Lithium) reduzieren die Intensitätsabhängigkeit sensorisch evozierter Potentiale (Buchsbaum et al. 1971; Hubbard et al. 1980; von Knorring 1982; Hegerl et al. 1996).
- Intraindividuelle Änderungen der Serotoninkonzentration im Vollblut weisen eine negative Korrelation mit entsprechenden Änderungen der LAAEP auf (Hegerl et al. 1991).
- Persönlichkeitsmerkmale wie Sensation Seeking[1], Impulsivität und antisoziale Tendenzen, die mit einer niedrigen zentralen serotonergen Funktion in Verbindung gebracht werden, weisen in konsistenter Weise eine positive Beziehung zur LAAEP auf (Carrillo-de-la-Pena 1992; Hegerl et al. 1995a, 1995b; Juckel et al. 1995).
- In Untersuchungen an freibeweglichen Katzen konnte gezeigt werden, daß die systemische Applikation des Serotoninantagonisten Ketanserin (5-HT_2-Rezeptor-Antagonist) zu einer Zunahme der Lautstärkeabhängigkeit der über dem primären akustischen Kortex epidural abgeleiteten akustisch evozierten Potentiale führt, während das Gegenteil nach 8-OH-DPAT (5-HT_{1A}-Agonist) zu beobachten ist (Juckel et al. 1997).

Diese und weitere Argumente sind anderweitig ausführlich publiziert worden (Hegerl u. Juckel 1993). Auch wenn wegen der Komplexität des serotonergen Systems und der Interaktionen zwischen den verschiedenen neuromodulatorischen Systemen keine sehr hohe Spezifität für den Zusammenhang zwischen LAAEP und serotonerger Neurotransmission angenommen werden kann, so weisen diese Argumente doch darauf hin, daß die LAAEP ein zumindest relativ spezifischer und möglicherweise klinisch relevanter Indikator der zentralen serotonergen Funktion ist.

LAAEP und Ansprechen auf eine rückfallverhütende Lithiummedikation bei Patienten mit rezidivierenden affektiven Störungen

Daß die LAAEP als Prädiktor des Ansprechens auf Serotoninagonisten geeignet ist, wird in der Literatur bestätigt: Sowohl bei Kindern mit autistischen Störungen (Bruneau et al. 1989) als auch in einer Studie an depressiven Patienten (Paige et al. 1994) wurde gefunden, daß Patienten mit

---

[1] entspricht einem Verhalten, das verknüpft ist mit Bevorzugung einer reizintensiven Umgebung und Suche nach neuen Stimuli und das Verwandtschaft aufweist mit extrovertiertem Verhalten.

einer starken LAAEP gut auf Serotoninagonisten (Fenfluramin, Fluoxetin) respondieren.

Bezüglich der akuten antimanischen bzw. antidepressiven Wirkung von Lithium, das neben anderen Wirkungen serotoninagonistische Effekte besitzt, wurde in älteren Arbeiten ebenfalls in konsistenter Weise gefunden, daß eine starke Intensitätsabhängigkeit der visuellen oder somatosensorisch evozierten Potentiale ein gutes Ansprechen prädiziert (Buchsbaum et al. 1971; Baron et al. 1975; Buchsbaum et al. 1979; Nurnberger et al. 1979; McKnew et al. 1981; Zerbi et al. 1984). Diese Arbeiten waren Anlaß, der klinisch wichtigeren Frage nach dem Zusammenhang zwischen der LAAEP und der rückfallverhütenden Lithiumwirkung bei Patienten mit rezidivierenden affektiven Störungen nachzugehen.

In einer ersten Studie wurden 28 remittierte Patienten mit unipolaren und schizoaffektiven Psychosen untersucht und retrospektiv in Responder und Non-Responder eingeteilt. Responder waren definiert als Patienten, die im Gegensatz zu den Non-Respondern in den vorhergehenden 5 Jahren unter einer kontinuierlichen Lithiumprophylaxe kein stationäres Rezidiv aufwiesen. Übereinstimmend mit der Hypothese wiesen die Lithium-Responder eine signifikant stärkere LAAEP als die Non-Responder auf (Hegerl et al. 1987).

Dieses Ergebnis konnte in einer zweiten Studie an 34 Patienten repliziert werden (Hegerl et al. 1992). Das Kriterium für Non-Response war mindestens ein stationäres oder ambulantes Rezidiv unter Lithium in den hervorgehenden drei Jahren, während Responder kein Rezidiv aufwiesen. Auch in dieser Studie wurden nur euthyme Patienten eingeschlossen. Erneut ergab sich eine signifikant stärkere LAAEP für die Responder-Gruppe. Da sechs der sieben Patienten mit einer LAAEP kleiner als 0,8 µV/10dB Non-Responder waren, wurde dies als Cut-Off-Wert für eine erste prospektive Studie festgelegt. Wie der Abbildung 3 zu entnehmen, trat in der Untergruppe (n=8), die vor Beginn der Lithiumprophylaxe oberhalb dieses Wertes lag, im ersten Jahr kein Rezidiv auf, in der Gruppe unterhalb diese Wertes (n=6) dagegen drei Rezidive. Dieses Ergebnis ist jedoch als sehr vorläufig zu bewerten, da die Zahl der eingeschlossenen Patienten und der Rezidive gering und die Beobachtungszeiten für einen Großteil der Patienten nur kurz waren.

In den bisher erwähnten älteren Studien stand das Verfahren der Dipolquellenanalyse noch nicht zur Verfügung. Durch Verwendung der Dipolquellenanalyse kann sowohl die Reliabilität als auch – durch Trennung funktionell unterschiedlicher Subkomponenten – die Validität der LAAEP verbessert werden. Zur Zeit wird von uns mit neuer Methodik eine prospektive Untersuchung der prädiktiven Qualität der LAAEP hinsichtlich der Lithiumprophylaxe und parallel dazu eine dritte retrospektive Untersuchung über den Zusammenhang zwischen LAAEP und dem Ansprechen auf Lithium durchgeführt. Hinsichtlich des retrospektiven Teils die-

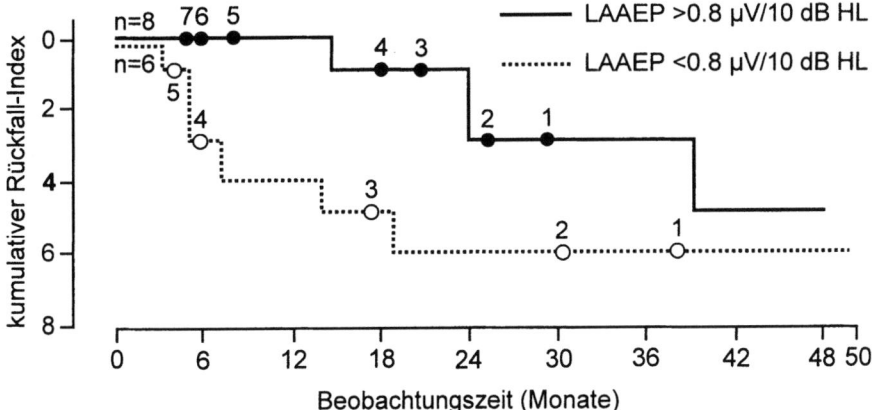

Abb. 3. Patienten mit einer unterhalb des Cut-Off-Wertes liegenden Lautstärkeabhängigkeit vor Beginn der Lithiummedikation weisen unter Lithium früher und häufiger Rezidive auf als die Patienten mit einer höheren Lautstärkeabhängigkeit. Stationäre Rezidive wurden mit dem Wert 2 und ambulante Rezidive mit dem Wert 1 nach unten aufgetragen. Die Ziffern geben die in der Studie verbliebenen Patienten in Abhängigkeit von der Beobachtungszeit an

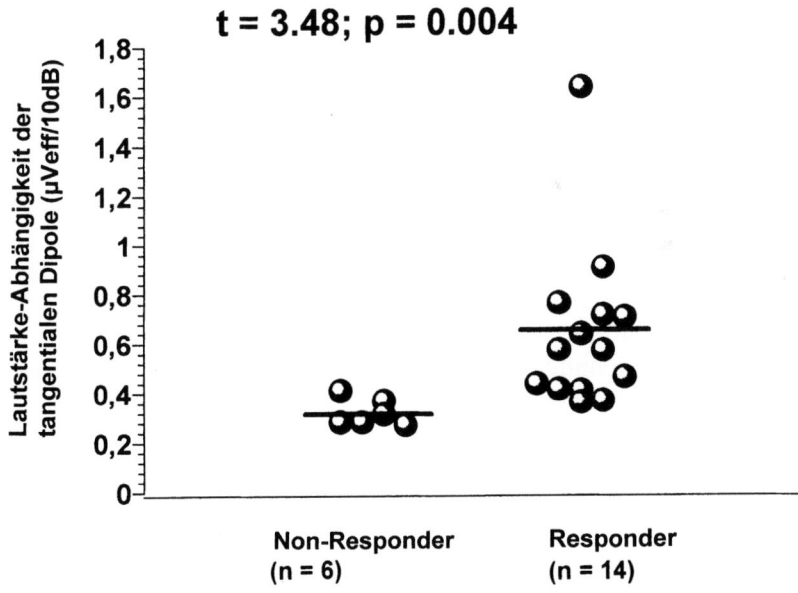

Abb. 4. Retrospektiv als Responder klassizifierte Patienten weisen eine signifikant stärkere Lautstärkeabhängigkeit ihrer tangentialen Dipolaktivität auf als Non-Responder

Tabelle 1. Charakteristika von Respondern und Non-Respondern auf eine Lithiumprophylaxe (*p<0,01; **p<0,005 im Mann-Whitney-Test, BRMES=Bech-Rafaelsen-Melancholie-Skala, BRMAS=Bech-Rafaelsen-Manie-Skala, CGI=Clinical Global Impression)

	Responder (n=14)	Non-Responder (n=6)
Männer	6	2
Frauen	8	4
Alter (MW ± Std.)	51,0 ± 14,1	47,5 ± 9,3
Lithium-Serum-Konzentration (MW±Std., mmol/l)	0,61 ± 0,1	0,73 ± 0,1*
Patienten mit Zusatzmedikation		
Neuroleptika	0	3
Antidepressiva	3	0
Benzodiazepine	0	0
Diagnosen		
Rezidivierende depressive Störung	3	2
Bipolare affektive Störung	10	4
Manie	1	0
BRMES-Score>3	1	4
BRMAS-Score>3	2	1
CGI (MW±Std.)	2,5 ± 1,0	3,8 ± 1,5*
Lautstärkeabhängigkeit (MW±Std.; µVeff/10dB[2])		
tangentialer Dipol	0,64 ± 0,33	0,32 ± 0,06**
radialer Dipol	0,20 ± 0,10	0,12 ± 0,13

[2] Amplitudengröße der Dipolaktivität in Mikrovolt effektiv pro 10 Dezibel (Sound Pressure Level)

ser Untersuchung werden im folgenden kurz Ergebnisse einer Zwischenauswertung dargelegt.

20 Patienten mit mindestens 3jähriger kontinuierlicher Lithiumprophylaxe wurden bisher in die Studie eingeschlossen (siehe Tabelle 1).

Die Patienten mit stationärem Rezidiv in den vorhergehenden 3 Jahren werden als Responder, die ohne stationäres Rezidiv als Non-Responder klassifiziert. Aus Abbildung 4 ist die Verteilung der LAAEP des tangentialen Dipols für die Responder- und Non-Responder-Gruppe ersichtlich. Erneut ergibt sich eine signifikant stärkere LAAEP für Responder.

Ausblick

Die Belege dafür, daß eine starke LAAEP auf eine niedrige zentrale serotonerge Aktivität und eine hohe Response-Wahrscheinlichkeit bei rezidivprophylaktischer oder symptomsuppressiver Lithiumbehandlung hinweist, lassen bereits im jetzigen Stadium die versuchsweise Einführung dieses Parameters in die Klinik als gerechtfertigt erscheinen. Dieser Parameter könnte dem Kliniker bedeutsame Zusatzinformation für die Therapieplanung liefern. Für die weitere Beurteilung der prädiktiven Qualität dieses Parameters sind die Ergebnisse der zur Zeit laufenden prospektiven Studie wichtig. Forschungsbedarf besteht weiter zu der Frage, ob Patienten mit einer geringen LAAEP, die auf eine Lithiumprophylaxe eher nicht ansprechen, auf andere rückfallverhütende Medikationen (z. B. Carbamazepin) ansprechen oder generell von rückfallverhütenden Medikationen nicht profitieren.

Literatur

Baron M, Gershon ER, Rudy V, Jonas W, Buchsbaum MS (1975) Lithium carbonate response in depression. Arch Gen Psychiat 32:1107-1111

Bruneau N, Barthelemy C, Roux S, Jouve J, Lelord G (1989) Auditory evoked potential modifications according to clinical and biochemical responsiveness to fenfluramine treatment in children with autistic behavior. Neuropsychobiology 21:48-52

Buchsbaum MS, Goodwin F, Murphy D, Borge G (1971) AER in affective disorders. Am J Psychiatry 128:19-25

Buchsbaum MS, Lavine R, Davis G, Goodwin F, Murphy DL, Post R (1979) Effects of lithium on somatosensory evoked potentials and prediction of clinical response in patients with affective illness. In: Cooper TB, Gershon S, Kline NS, Schou M (eds) Lithium controversies and unresolved issues. Excerpta Medica, Amsterdam, pp. 685-702

Carrillo-de-la-Pena MT (1992) ERP augmenting/reducing and sensation seeking: a critical review. Int J Psychophysiol 12:211-220

Hegerl U, Ulrich G, Müller-Oerlinghausen B (1987) Auditory evoked potentials and response to lithium prophylaxis. Pharmacopsychiat 20:213-216

Hegerl U, Juckel G, Rao ML, Müller-Oerlinghausen B (1991) Blood serotonin and auditory evoked potentials under fluvoxamine challenge and phototherapy. In: Cassano GB, Akiskal HS (eds) Serotonin-related psychiatric syndromes: clinical and therapeutic links. Royal Society of Medicine Services Limited, London, pp. 163-170

Hegerl U, Wulff H, Müller-Oerlinghausen B (1992) Intensity dependence of auditory evoked potentials and clinical response to prophylactic lithium medication: a replication study. Psychiatry Res 44:181-191

Hegerl U, Juckel G (1993) Intensity dependence of auditory evoked potentials as indicator of central serotonergic neurotransmission - a new hypothesis. Biol Psychiat 33:173-187

Hegerl U, Gallinat J, Mrowinski D (1994) Intensity dependence of auditory evoked dipole source activity. Int J Psychophysiol 17:1-13

Hegerl U, Gallinat J, Mrowinski D (1995a) Sensory cortical processing and the biological basis of personality. Biol Psychiat 37:467-472

Hegerl U, Lipperheide K, Juckel G, Schmidt LG, Rommelspacher H (1995b) Antisocial tendencies and cortical sensory evoked responses in alcoholism. Alcohol Clin Exp Res 19:31-36

Hegerl U, Juckel G, Schmidt LG, Rommelspacher H (1996) Serotonergic ethanol effects and auditory evoked dipole activity in alcoholics and healthy subjects. Psychiatry Res 63:47-55

Hubbard R, Judd L, Huey L, Kripke D, Janowsky D, Lewis A (1980) Visual cortical evoked potentials in alcoholics and normals maintained on lithium carbonate: augmentation and reduction phenomena. Adv Exp Med Bio 126:573-577

Jacobs BL, Azmitia EC (1992) Structure and function of the brain serotonin system. Physiol Rev 72:165-229

Juckel G, Molnár M, Hegerl U, Csèpe V, Karmos G (1997) Auditory evoked potentials as indicator of brain serotonergic activity – first evidence in behaving cats. Biol Psychiat (in press)

Juckel G, Schmidt LG, Rommelspacher H, Hegerl U (1995) The tridimensional personality questionnaire and the intensity dependence of auditory evoked dipole source activity. Biol Psychiat 37:311–317

Knorring L von (1982) Effect of imipramine and zimelidine on the augmenting-reducing response of visual-evoked potentials in healthy volunteers. Adv Biol Psychiat 9:81–86

Knorring L von, Johansson F, Almay B (1980) Augmenting/reducing response in visual evoked potentials with chronic pain syndromes. Adv Biol Psychiat 4:55–62

Knorring L von, Perris C (1981) Biochemistry of the augmenting/ reducing response in visual evoked potentials. Neuropsychobiology 7:1–8

Lewis DA, Campbell MJ, Foote SL, Goldstein M, Morrison JH (1987) The distribution of tyrosine hydroxylase-immunoreactive fibers in primate neocortex is widespread but regionally specific. J Neurosci 7:279–290

McKnew D, Cytryn L, Buchsbaum MS, Hamovit J, Lamour M, Rapoport J, Gershon E (1981) Lithium in children of lithium-responding parents. Psychiatry Res 4:171–180

Nurnberger J, Gershon E, Murphy DL, Buchsbaum MS, Goodwin F, Post R, Lake C, Guroff J, Mc Guiness M (1979) Biological and clinical predictors of lithium response in depression. In: Cooper TB, Gershon S, Kline NS, Schou M (eds) Lithium – controversies and unresolved issues. Excerpta Medica, Amsterdam, pp. 241–256

Paige SR, Fitzpatrick DF, Kline JP, Balogh SE, Hendricks SE (1994) Event-related potential amplitude/intensity slopes predict response to antidepressants. Neuropsychobiology 30:197–201

Pineda JA, Holmes TC, Foote SL (1991) Intensity-amplitude relationships in monkey event-related potentials: parallels to human augmenting-reducing responses. Electroenceph Clin Neurophysiol 78:456–465

Zerbi F, Bezzi G, Tosca P, Fenoglio L, Romani A, Spagliardi R (1984) Potenziali evocati visivi: Un possibile marker neurofiologico predittivit della resposta ai sali di litio. Riv Sper Freniatr 106:1718–1725

KAPITEL 3.7

Differentielle Wirkungen von Lithium und ihre Bedeutung für den Abbruch einer Lithiumlangzeittherapie

P. Grof

> **Synopsis**
>
> 1. Die Literatur über die Konsequenzen des Abbruchs einer Lithiumbehandlung ist widersprüchlich, hauptsächlich weil bis heute bei den angestellten Überlegungen zur Risikoabschätzung vor einem geplanten Abbruch zwischen den interindividuell verschiedenen Wirkungen der Lithiumbehandlung nicht unterschieden wird.
> 2. Bei Patienten, die von der prophylaktischen Wirkung sehr profitiert haben und unter Lithiummedikation völlig symptomfrei waren, kann Lithium sofort abgesetzt werden. Rückfälle entwickeln sich allmählich über einen Zeitraum, der zwischen einigen Wochen und einigen Jahren variieren kann, entsprechend dem natürlichen Krankheitsverlauf vor der Lithiumbehandlung. Die Stabilisierung kann normalerweise durch eine erneute Lithiumtherapie wiederhergestellt werden.
> 3. Wenn eine primär (unspezifisch) antipsychotisch wirksame Lithiumtherapie abgesetzt wird, kommt es erheblich schneller zu Rückfällen, häufig als „Rebound". Die Wiederaufnahme der Lithiumbehandlung führt nicht in allen Fällen zu einer erneuten Stabilisierung. Bei solchen Patienten sollte Lithium schrittweise abgesetzt werden.
> 4. Oft unterbrechen oder beenden Patienten die Lithiumbehandlung selbst, und zwar häufig zu einem Zeitpunkt, zu dem ein hohes Rückfallrisiko besteht.
> 5. Aus medizinischen Gründen sollte die Lithiumtherapie bei mangelnder Wirkung, Anzeichen für Toxizität, schweren Nebenwirkungen, vor speziellen Untersuchungen und vor einer geplanten Schwangerschaft abgesetzt werden. Vor einem geplanten Therapieabbruch sollten die Patienten sorgfältig untersucht und hinsichtlich der Risiken des Abbruchs im Hinblick auf ihre spezielle Situation beraten werden.

Überblick über die relevante Literatur zum Abbruch einer Lithiumtherapie

Die verfügbaren Ergebnisse aus der vorliegenden Literatur können thematisch in 5 Teile gegliedert werden:
1. Frühe Studien, die zeigen, daß nach Abbruch der Lithiumtherapie der natürliche Verlauf der affektiven Erkrankung allmählich wieder auftritt
2. Spätere Untersuchungen über Abbruch einer Lithiumtherapie, in denen einige Patienten einen „Rebound" entwickelten oder schnelle Rückfälle erlitten
3. Neuere Beobachtungen, die so interpretiert wurden, daß es nach dem Abbruch der Lithiumtherapie zu einem Verlust der prophylaktischen Wirkung kommt
4. Nachuntersuchungen von Patienten nach schlagartigem oder schrittweisem Abbruch der Lithiumtherapie
5. Ergebnisse, die auf den Verlust der antisuizidalen Wirkung nach Abbruch einer Lithiumtherapie hinweisen

Wiederauftreten des natürlichen Krankheitsverlaufs

Anfängliche Beobachtungen (Baastrup et al. 1970; Grof et al. 1970; Schou et al. 1970) zeigten, daß Patienten nach Therapieabbruch allmählich Rückfälle erleiden, die dem Krankheitsverlauf vor dem Beginn der Lithiumtherapie ähnlich sind. Für die Beurteilung des Rückfallrisikos nach Abbruch der Lithiumtherapie war sowohl die Diagnose als auch die Tatsache entscheidend, daß es sich um einen ärztlich angeordneten Therapieabbruch handelte. Patienten, die in diese Untersuchungen aufgenommen wurden, litten an der klassischen „endogenen" Form der affektiven Erkrankung. Die meisten durchlebten vor Beginn der Lithiumbehandlung eine große Anzahl von Krankheitsphasen und behielten deshalb auch weiterhin ein hohes Rückfallrisiko. Patienten, die heutzutage als „atypisch" diagnostiziert werden, wurden nicht in die Studie mit eingeschlossen. Die Tatsache, daß es bei diesen Patienten nach Abbruch der Lithiumtherapie zu einem natürlichen Weiterverlauf der Erkrankung kam, wurde auch durch andere Untersucher bestätigt (Ayd 1981; Sashidharan u. McGuire 1983). Heute sind diese Ergebnisse schwer zu replizieren, da Patienten normalerweise bereits früh mit Lithium behandelt werden, bevor sich ein typisches Muster von Rückfällen entwickelt.

„Rebound" und schnell auftretende Rückfälle

Ungefähr 10 Jahre nach den anfänglichen Beobachtungen wiesen Berichte darauf hin, daß es nach Abbruch der Therapie bei manchen Patienten zu sehr schnell auftretenden Rückfällen kommt, die in manchen Fällen mit größerer Intensität auftraten und deshalb einem „Rebound" ähnelten

(Lapierre et al. 1980; Greil et al. 1981; Klein et al. 1981). Diese Berichte erbrachten Hinweise darauf, daß diese Patienten mit meistens „atypischer" Form der Psychose mit Lithium nur schlecht stabilisiert werden konnten und häufig schon vor Abbruch der Lithiumtherapie zusätzlicher neuroleptischer Behandlung bedurften. Nach Therapieabbruch kam es bei diesen Patienten zu einer „Rebound"-ähnlichen Dekompensation. Weitere ähnliche Beobachtungen folgten. In einer Untersuchung, bei der schizoaffektive Patienten hinsichtlich eines Therapieabbruches untersucht wurden, waren Lenz et al. (1988) bereits nach den ersten sechs Patienten zu einem Studienabbruch gezwungen, da das Absetzen von Lithium bei diesen Patienten sehr schnell zu schweren Krankheitszuständen führte. Während Balon et al. (1988) in einem Literaturüberblick über Abbruchstudien die Existenz von echten Entzugserscheinungen als nicht belegt ansahen, waren Verdoux und Bourgeois (1993) der Meinung, daß der „Rebound"-Effekt nach Abbruch der Lithiumtherapie in der Literatur „unwiderlegbar" dokumentiert sei. Auf der anderen Seite fand Schou (1993), nachdem er sorgfältig alle experimentellen Untersuchungen überprüft hatte, keinen überzeugenden Hinweis für einen „Rebound" nach Therapieabbruch und kam so zu dem Schluß, daß die Existenz eines speziellen Lithiumentzugssyndroms bisher nicht bewiesen worden sei. Frühe manische und depressive Rückfälle nach Abbruch der Lithiumtherapie könnten auf das Vorhandensein eines „Rebound" hinweisen, aber methodisch sinnvolle Untersuchungen hätten sein Vorhandensein bisher nicht bestätigen können.

Zusammenfassend läßt sich sagen, daß Patienten mit einer voll remittierten, typischen, primär affektiven Erkrankung im klinischen Alltag nach Abbruch nur sehr selten einen „Rebound" entwickeln. Bei atypischen, schizoaffektiven und schlecht stabilisierten Patienten erscheint ein „Rebound"-Effekt jedoch unbestreitbar möglich zu sein. Während über die Frage des „Rebound" nach Therapieabbruch weiter debattiert wird, finden sich in der Literatur zahlreiche Berichte über Rückfälle, die schneller auftreten, als es dem natürlichen Verlauf einer typischen bipolaren Erkrankung entsprechen würde. In der von Greil et al. (1981; 1982) durchgeführten Untersuchung, in der zu Forschungszwecken die Lithiumtherapie abgebrochen wurde, erkrankten ungefähr 50% der Patienten innerhalb von wenigen Wochen. Ucok et al. (1995) beendeten die Lithiumlangzeitbehandlung bei 21 Patienten mit einer bipolaren Erkrankung. Sie behandelten diese Patienten für mindestens 5 Jahre in der Abteilung für bipolare Erkrankungen in Istanbul mit vollständiger Response. Während des ersten Monats nach Abbruch der Lithiumtherapie kam es zu 10 Rückfällen, hauptsächlich bei manischen Patienten. Nach durchschnittlich 4,2 Monaten seit Abbruch der Lithiumtherapie entwickelten sich manische und depressive Krankheitsphasen, und nach einem Jahr war nur noch ein Viertel der Patienten gesund.

Zwei Metaanalysen über Untersuchungen, die sich mit dem Abbruch der Lithiumtherapie beschäftigen und die nach bestimmten Kriterien ausgewählt wurden, zeigten, daß insgesamt eine Tendenz zu früh auftretenden Rückfällen besteht. In der Metaanalyse von Suppes et al. (1991) über Ergebnisse aus zwölf publizierten und zwei nichtpublizierten Arbeiten waren insgesamt 178 Patienten mit einer Bipolar-I-Erkrankung aufgenommen worden. Nach dem Abbruch der Lithiumbehandlung war das Risiko eines Rückfalls, besonders einer Manie, deutlich erhöht. Die Rückfälle waren fast siebenmal häufiger als während des Krankheitsverlaufs vor Beginn der Lithiumtherapie. Das Rückfallrisiko nach Absetzen des Lithiums war 28mal höher als während der Lithiumtherapie. Baker (1994) führte eine Metaanalyse von 19 Untersuchungen über den Abbruch der Lithiumtherapie durch, in denen Daten von 546 untersuchten Patienten zusammengefaßt waren. Obwohl Baker zu dem Schluß kommt, daß es keinen schlüssigen Hinweis für einen „Rebound" gebe, erlitten doch 50% der Patienten nach Therapieabbruch einen Rückfall nach nur drei Monaten. Diese Rückfälle waren mit einem schnellen Absetzen assoziiert und kamen am häufigsten bei Patienten mit einer Bipolar-I-Erkrankung vor. Beide Metaanalysen konnten also zeigen, daß die Hälfte der Patienten schon drei Monate nach Therapieabbruch einen Rückfall erlitten, was in deutlichem Gegensatz zu den früheren Ergebnissen aus den 70er Jahren steht. Das Problem beider Metaanalysen besteht jedoch darin, daß sie die Daten eines heterogenen Patientenkollektivs zusammenfassen und der Therapieabbruch unter variierenden Umständen bei typischen, atypischen und schizoaffektiven Erkrankungen durchgeführt wurde. Deshalb sind diese Schlußfolgerungen nicht auf die klinische Praxis übertragbar.

Bei dem Versuch, die Diskrepanz der Ergebnisse aus früheren und späteren Untersuchungen zu verstehen, muß zunächst auf die deutlich unterschiedliche Patientenselektion hingewiesen werden. Die anfänglichen Untersuchungen fanden statt, bevor Lithium als wirkungsvolles prophylaktisches Medikament akzeptiert war, weshalb die Kriterien für die Patientenauswahl sehr streng waren und hauptsächlich Patienten mit typischem Krankheitsbild in die Untersuchungen aufgenommen wurden. Nachdem die prophylaktische Lithiumgabe bei vielen Patienten zu einem dramatischen Erfolg führte, wurde die Indikation zur Lithiumgabe erheblich erweitert; in späteren Untersuchungen wurden deshalb viele atypische Fälle mit eingeschlossen. Basierend auf der nichtgeprüften Annahme, daß die Lithiumbehandlung spezifisch für die manisch-depressive Erkrankung ist, wurde in der klinischen Praxis bei Patienten, die von der Therapie profitierten, häufig „ex juvantibus" eine bipolare Erkrankung diagnostiziert. Es sollte nicht automatisch angenommen werden, daß die Wirkung des Lithiums und die Auswirkung des Therapieabbruchs in solch verschiedenen Patientenkollektiven identisch ist.

Wirkungsverlust nach Therapieabbruch

Kürzlich veröffentlichten Post et al. (1992a, b) einige Fallbeispiele, die dahingehend gedeutet wurden, daß nach Abbruch der Lithiumtherapie bei diesen Patienten die Wiederaufnahme der gleichen Therapie nicht mehr funktioniere, es also nach Wiederansetzen von Lithium zu einer deutlich verminderten Ansprechbarkeit gegenüber Lithium kam. Diese Patienten mit hauptsächlich kurzer prämedikamentöser Vorgeschichte waren unter Lithium rezidivfrei. Unglücklicherweise ist nicht klar, wie hoch das Rückfallrisiko aufgrund des natürlichen Krankheitsverlaufs gewesen wäre, und ob sie tatsächlich aufgrund der Lithiumtherapie rückfallfrei geblieben wären. Bei diesen Patienten wurde, wie es heute üblich ist, schon sehr früh, nach ein oder zwei Krankheitsphasen, mit der Lithiumtherapie begonnen. Etwas später berichtete Post, daß er diesen Wirkungsverlust nach Abbruch der Lithiumtherapie bei fast der Hälfte der Patienten seines Instituts fand. Angeregt durch Posts Beobachtungen wurde nachfolgend über ähnliche Fälle berichtet (Terao u. Terao 1993; Bauer 1994). Bauer berichtete über einen Patienten, der anfangs gut auf die Therapie ansprach, dann aber nach Abbruch und Wiederaufnahme der Lithiumtherapie trotz adäquater Dosierung keinen Behandlungserfolg zeigte.

Die Idee des Wirkungsverlustes basiert auf der Annahme, daß die Langzeitbehandlung mit Lithium nur *einen* Nutzen hat, nämlich die reproduzierbare prophylaktische Wirkung bei bipolaren Patienten. Es gibt jedoch Daten aus systematischen Untersuchungen, die dieser Annahme deutlich widersprechen. Die Forschergruppe um Garver (Garver et al. 1986; Garver u. Hutchinson 1988) führte an einem großen Kollektiv von Patienten, die entsprechend dem DSM-III-System mit einer schizophreniformen oder schizoaffektiven Erkrankung diagnostiziert waren, eine systematische Untersuchung durch. Fast ein Drittel dieser Patienten mit einer psychotischen, nicht primär affektiven Erkrankung konnten mit Lithium alleine ohne zusätzliche Neuroleptika-Gabe vollständig stabilisiert werden (vgl. Kap. 3.4). Nach Abbruch der Lithiumtherapie sprach die Hälfte dieser Patienten auf einen zweiten Therapieversuch nicht mehr an. Diese Beobachtungen weisen darauf hin, daß diese psychotischen Erkrankungen eine Pathophysiologie aufweisen, die sich von den bipolaren Erkrankungen unterscheidet, und hier der Nutzen einer Lithiumbehandlung limitiert ist. Veröffentlichungen zu dieser Problematik sind somit nur interpretierbar, wenn die Charakteristika der analysierten Patienten klar erkennbar sind.

Schrittweiser oder sofortiger Abbruch

Verschiedene Autoren haben ein schrittweises Absetzen der Lithiumbehandlung empfohlen (Christodoulou u. Lykouras 1982; Mander u. Loudon 1988). Verdoux und Bourgeois (1993) meinten z. B., daß in der klinischen Praxis der Abbruch einer Lithiumtherapie, wenn immer möglich, allmählich erfolgen sollte, da ein abrupter Abbruch mit einem Rückfallrisiko assoziiert ist. Ähnlich empfahlen Vanelle und Feline (1994), daß Lithium und andere Medikamente, die bei affektiven Erkrankungen eingesetzt werden, schrittweise abgesetzt werden sollten. Sie betonten, daß die Frage nach der Methode des Absetzens einer Erhaltungstherapie noch nicht adäquat untersucht wurde. Bei keinem dieser Autoren spielt jedoch die Erwägung eine Rolle, ob der betroffene Patient an einer typischen oder atypischen affektiven Erkrankung leidet und ob Lithium wegen seiner prophylaktischen oder wegen seiner antipsychotischen Wirkung gegeben wurde.

Verlust der antisuizidalen Wirkung nach dem Absetzen

Müller-Oerlinghausen et al. (z. B. 1992) untersuchten bei einer großen Patientengruppe systematisch das suizidale Verhalten bei Patienten mit affektiven Erkrankungen (siehe Kap. 3.8). Ein Drittel der Patienten, die Lithium absetzten, starben später durch Selbstmord. Im Vergleich dazu starb in der Gruppe, die regelmäßig und ausreichend mit Lithium behandelt wurde, nur ein Patient durch Selbstmord. Diese Entdeckung wird durch klinische Beobachtungen gestützt. Lithium hat über seine prophylaktische Wirkung hinaus also möglicherweise auch eine eigenständige antisuizidale Wirkung (Ahrens u. Linden 1996). Diese Ergebnisse eröffneten eine neue Dimension und bedürfen wegen ihrer immensen praktischen Implikationen weiterer Untersuchung.

Auf psychobiologische Folgen des Absetzens, die in verschiedenen Arbeiten untersucht wurden, soll hier nicht eingegangen werden (Shaw et al. 1986; Goodnick et al. 1987; Mander 1989, 1990; Souza et al. 1991; Klein et al. 1991, 1992; Kocsis et al. 1993).

Die bisherige Literatur zum Abbruch einer Lithiumtherapie ist also widersprüchlich, was teilweise seinen Grund in einer unzureichenden Differenzierung der untersuchten Stichproben und einem nicht ausreichend differenzierten Verständnis der Komplexität der Lithiumwirkung hat. Um Empfehlungen für den praktischen Gebrauch zu geben, sollen hier auch die eigenen klinischen Untersuchungen und Erfahrungen mit dem Abbruch der Lithiumtherapie aus den letzten 30 Jahren herangezogen werden.

Differentielle Wirkungen von Lithium und ihre Bedeutung für die Praxis
Klinische Beobachtungen der Affective Disorders Unit, Ottawa

Als die Lithiumtherapie anfänglich als effektive prophylaktische Behandlung eingeführt wurde, fand man, daß diese Behandlung spezifischer als die anderen verfügbaren psychopharmakologischen Behandlungen, wie z. B. die trizyklischen Antidepressiva, war. Trizyklische Antidepressiva können nicht nur wirkungsvoll zur Behandlung der akuten Depression eingesetzt werden, sondern auch zur Therapie chronischer Schmerzzustände, nächtlichen Einnässens, Schlafstörungen und anderer Erkrankungen. Spätere Untersuchungen haben jedoch auch für Lithium gezeigt, daß sein Nutzen nicht nur auf die Prophylaxe der manisch-depressiven Erkrankung beschränkt ist. Es wurden auch antiaggressive, antidepressive und mortalitätssenkende Wirkungen festgestellt sowie eine unabhängig antisuizidale Wirkung, eine Verstärkung der antidepressiven Therapie und eine antipsychotische Komponente diskutiert. Es ist deshalb sehr wichtig, die Folgen eines Therapieabbruchs gemessen am langfristigen Nutzen während der Therapie differenziert zu betrachten, besonders aber den wahren prophylaktischen Nutzen von der antipsychotischen Wirkung zu trennen.

Patienten, die von der prophylaktischen Wirkung des Lithiums profitieren, könnten entsprechend spezifischer Merkmale vor, während und nach der Lithiumbehandlung von solchen Patienten unterschieden werden, bei denen Lithium eine antipsychotische Wirkung entfaltet.

Krankheitsverlauf vor der Lithiumtherapie

Patienten, die an einer typischen affektiven Erkrankung mit abwechselnden manischen und depressiven Phasen und kompletten Remissionen leiden, haben die größte Wahrscheinlichkeit, eine erfolgreiche prophylaktische Behandlung zu erfahren. Es treten normalerweise häufiger depressive als manische Phasen auf. Die depressiven Phasen sind durch typische Symptome, wie z. B. ein starkes Gefühl der Traurigkeit und Hoffnungslosigkeit sowie neurovegetative Symptome gekennzeichnet. Sowohl in klinischen Interviews als auch durch psychologische Tests läßt sich zeigen, daß bei Remissionen keine affektiven und nichtaffektiven psychopathologischen Symptome auftreten. Der Patient sieht die Krankheitsphasen rückblickend als Ich-fremde Störung. Das trifft besonders zu, wenn während der akuten Phasen Halluzinationen oder Denkstörungen auftraten. Der Patient betrachtet sie rückblickend als Teil einer Erkrankung und sieht sie nicht im Zusammenhang mit seiner Persönlichkeitsstruktur.
Patienten, die von der antipsychotischen Lithiumwirkung profitieren, weisen häufig vor der Behandlung mit Lithium der Manie ähnliche Phasen der Erregung auf, welche Wahnsymptomatik oder Halluzinationen, gelegentlich auch Verwirrtheit und formale Denkstörungen wie Inkohärenz implizieren. Es treten häufiger manische als depressive Phasen auf. Manche Patienten zeigen sogar ausschließlich Phasen mit manieartiger Erregung. Wenn diese Patienten eine Beschreibung ihrer depressiven Zustände geben, so sind die dominierenden Kennzeichen Verlangsamung, Ein-

schränkung der kognitiven Leistungsfähigkeit, Apathie, Lustlosigkeit und Desinteresse. Traurigkeit ist nicht vorhanden oder erscheint nur gelegentlich, ausgelöst durch äußere Ereignisse. Die Zeiträume, in denen keine abnormale Stimmungslage besteht, können durchaus andere psychopathologische oder Persönlichkeitsveränderungen, wie z. B. schizoide Kennzeichen, aufweisen.

Verlaufsmerkmale unter Lithiumtherapie

Während der Lithiumbehandlung kommt es bei solchen Patienten, die auf die prophylaktische Wirkung ansprechen, zu einer deutlichen Verbesserung oder einer vollständigen Remission sowohl manischer als auch depressiver Zustände. Patienten, die von der unspezifischen antipsychotischen Wirkung profitieren, haben keine oder deutlich mildere hyperaktive Perioden, sind aber nicht vor depressiven Phasen geschützt.

Verlaufsmerkmale nach Abbruch der Lithiumtherapie

Nach Abbruch der Lithiumtherapie verhalten sich diese Gruppen unterschiedlich. Die Entscheidung, ob der Patient von der prophylaktischen oder antipsychotischen Wirkung profitiert, muß nach sorgfältiger Erwägung aller erwähnten Aspekte getroffen werden. Aus praktischer Sicht ist es besonders relevant, zwischen den Konsequenzen einer Unterbrechung des primär prophylaktischen und des primär antipsychotischen Effekts zu unterscheiden. Ähnlich wie die Unterbrechung der Lithiumbehandlung während der Akutbehandlung kann der Abbruch einer antipsychotischen Lithiumlangzeitbehandlung bei einem Großteil der Patienten zu einer schnellen Verschlechterung der Symptomatik und zu „Rebound"-ähnlichen Rückfällen führen, die in der Intensität vorhergegangene Krankheitsepisoden übertreffen können. Auf der anderen Seite führt der Abbruch der Lithiumbehandlung bei einem Patienten, der an einer episodischen Erkrankung leidet und der sich zum Zeitpunkt des Therapieabbruches in voller Remission befindet, gewöhnlich nicht zu sofortigem Auftreten von Symptomen, auch dann nicht, wenn Lithium schlagartig abgesetzt wird. Während sich die Phasen bei der typischen affektiven Erkrankung allmählich entwickeln, wie man es auch beim natürlichen Verlauf der Erkrankung erwarten würde, kommt es bei Patienten mit atypischen affektiven Erkrankungen, die hauptsächlich einen antipsychotischen Nutzen erfahren, häufig schnell zu Rückfällen. Die durchschnittliche Zeit bis zum Auftreten des Rückfalls beträgt dann oft weniger als drei Monate (Grof 1994).

Häufig setzen Patienten das Lithium selbst ab, oft zu einem Zeitpunkt, an dem das Rückfallrisiko besonders hoch ist. Aus ärztlicher Sicht wird das Lithium wegen mangelnder Wirkung, Anzeichen von Toxizität, schweren Nebenwirkungen, vor speziellen Untersuchungen und vor geplanten

Schwangerschaften abgesetzt. Der Abbruch während einer akuten affektiven Erkrankung führt wahrscheinlich zu einer sofortigen Verschlechterung der Manie oder Depression. Nach Abbruch der Lithiumtherapie erfahren die Patienten, die von einer prophylaktischen Behandlung profitieren, ein allmähliches Wiederauftreten des vorangegangenen Krankheitsverlaufs, wohingegen diejenigen, denen der antipsychotische Lithiumeffekt genommen wurde, schneller erkranken, nicht selten innerhalb von Tagen oder Wochen und gelegentlich mit schwereren Phasen als zuvor. Die Beendigung einer prophylaktischen Behandlung eines in Remission befindlichen Patienten führt zu einem Wiederaufleben des natürlichen Krankheitsverlaufs, nur selten mit einem sofortigen Rückfall, vorwiegend aber mit einer weiteren Krankheitsphase erst nach einigen Monaten. Die antipsychotische Lithiumwirkung klingt sehr schnell ab, und deshalb kann es zu einem „Rebound" oder einem schnell auftretenden Rückfall kommen, häufig innerhalb von Monaten. Die Unterbrechung der antipsychotischen Behandlung kann in einigen Fällen sogar dazu führen, daß die Wiederaufnahme der Lithiumbehandlung wirkungslos bleibt. Sowohl der Grad der Stabilisierung als auch die Notwendigkeit für zusätzliche Medikamente muß in Erwägung gezogen werden. Patienten, die mit Lithium nur schlecht stabilisiert werden konnten und die zusätzliche Medikamente benötigen, haben ein erhöhtes Risiko für das Auftreten von Prophylaxeresistenz.

Das Ausmaß der Stabilisierung mit Lithium sollte nicht nur mit dem Patienten, sondern auch mit den wichtigen Bezugspersonen diskutiert werden. Häufig spielen Patienten, die von der Lithiumbehandlung profitieren, aus verschiedenen Gründen die verbliebenen Symptome herunter, um den behandelnden Psychiater zufriedenzustellen oder sich selbst zu täuschen. In solchen Situationen kann es sehr hilfreich sein, im Gespräch mit Verwandten detailliertere Informationen über die Stabilität der Patienten zu gewinnen.

Praktische Empfehlungen

Aus der obigen Abhandlung sollte klargeworden sein, daß der Abbruch der Lithiumtherapie eine wichtige klinische Entscheidung mit möglicherweise ernsten klinischen Folgen ist. Medizinische und juristische Implikationen sind möglich. In den USA wurden Psychiater wegen der Folgen eines Lithiumabbruchs verklagt. Nach Auftreten einer Überdosierung oder Intoxikation mit Lithium oder bei ernsthaften Nebenwirkungen ist die Entscheidung zum Abbruch leicht zu treffen. In allen anderen Umständen jedoch ist es wichtig, alle zur Verfügung stehenden klinischen Informationen über den Patienten gründlich auszuwerten (Vanelle u. Feline 1994), insbesondere Informationen der Diagnose, des Krankheitsverlaufs vor der Lithiumbehandlung, der Stabilität des Patienten und der aktuellen und zukünftigen psychosozialen Belastung. Streßsituationen könnten das Rückfallrisiko erhöhen. Dabei muß auch das Suizidrisiko neu beurteilt werden. Einige Patienten profitieren hinsichtlich ihres klinischen Verlaufs möglicherweise nur wenig von der Lithiumbehandlung, aufgrund der antisuizidalen Wirkung kann aber ein Suizid erfolgreich vermieden werden.

Literatur

Ahrens B, Linden M (1996) Is there a suicidality syndrome independent of psychiatric diagnoses? Acta Psychiat Scand 94:79–86

Ayd FJ Jr (1981) Lithium holidays. International Drug Therapy Newsletter 16:17–20

Baastrup PC, Poulsen JC, Schou M (1970) Prophylactic lithium: double-blind discontinuation in manic-depressive and recurrent-depressive disorders. Lancet 2:326

Baker JP (1994) Outcomes of lithium discontinuation: a meta-analysis. Lithium 5:187–192

Balon R, Yeragani VK, Pohl RB, Gershon S (1988) Lithium discontinuation: withdrawal or relapse? Compr Psychiatry 29:330–334

Bauer M (1994) Refractoriness induced by lithium discontinuation despite adequate serum lithium levels. Am J Psychiat 151:1522

Christodoulou GN, Lykouras EP (1982) Abrupt discontinuation of lithium in manic depressive patients. Acta Psychiatr Scand 65:310–314

Garver DL, Kelly K, Fried KA, Magnusson M, Hirschowitz J (1986) Drug response patterns as a basis of nosology for the mood-incongruent psychoses (schizophrenias). Psychol Med 18:873–885

Garver DL, Hutchinson LJ (1988) Psychosis, lithium-induced antipsychotic response and seasonality. Psychiatry Res 26:279–286

Goodnick PJ, Fieve RR, Schlegel A (1987) Clinical, biochemical, and neuroendocrine effects of lithium discontinuation. Psychopharmacol Bull 23:510–513

Greil W, Broucek B, Klein HE (1981) Interruption of lithium therapy: clinical and biological effects. Third World Congress of Biological Psychiatry, 1981, Abstracts

Greil W, Broucek B, Klein HE, Engel-Sittenfeld P (1982) Discontinuation of lithium maintenance therapy: Reversibility of clinical, psychological and neuroendocrinological changes. In: Emrich HM, Aldenhoff JB, Lux HD (eds) Basic mechanisms in the action of lithium. Excerpta Medica, Amsterdam, Oxford, Princeton, 235–248

Grof P (1994) What happens after the discontinuation of long-term lithium treatment? 19th CINP Congress, June 1994, Washington, Abstracts.

Grof P, Cakuls P, Dostal T (1970) Lithium drop-outs: a follow-up study of the patients who discontinued prophylactic lithium. Int J Pharmacopsychiatry 5:162–169

Klein HE, Broucek B, Greil W (1981) Lithium withdrawal triggers psychotic states. Br J Psychiat 139:255–256

Klein E, Mairaz R, Pascal M, Hefez A, Lavie P (1991) Discontinuation of lithium treatment in remitted bipolar patients: relationship between clinical outcome and changes in sleep-wake cycles. J Nerv Ment Dis 179:499–501

Klein E, Lavie P, Meiraz R, Sadeh A, Lenox RH (1992) Increased motor activity and recurrent manic episodes: predictors of rapid relapse in remitted bipolar disorder patients after lithium discontinuation. Biol Psychiat 31:279–284

Kocsis J, Shaw ED, Stokes PE, Wiener P, Elliot AS, Sakes C, Myers B, Manevitz A, Parides M (1993) Neuropsychologic effects of lithium discontinuation. J Clin Psychopharmacol 13:268–276

Lapierre YD, Gagnon A, Kokkinidis L (1980) Rapid recurrence of mania following lithium treatment. Biol Psychiat 15:859–864

Lenz G, Lovrek A, Thau K, Topitz A, Denk E, Simhandl C, Wancata J, Wolf R (1988) Lithium withdrawal study in schizoaffective patients. In: Birch NJ (ed) Lithium:

inorganic Pharmacology and Psychiatric Use. IRL Press, Oxford Washington, pp. 161-162

Mander AJ (1989) Prediction of rapid relapse following lithium discontinuation. Ir J Psychol Med 6:23-25

Mander AJ (1990) The early signs of manic relapse after lithium discontinuation and their clinical implications. Ir J Psychol Med 7:42-44

Mander AJ, Loudon JB (1988) Rapid recurrence of mania following abrupt discontinuation of lithium. Lancet i:15-17

Müller-Oerlinghausen B, Müser-Causemann B, Volk J (1992) Suicides and parasuicides in a high-risk patient group on and off lithium long-term medication. J Affect Disord 25:261-270

Post RM, Leverich GS, Altshuler L, Mikalauskas K (1992a) Lithium-discontinuation-induced refractoriness: preliminary observations. Am J Psychiat 149:1727-1729

Post RM, Leverich GS, Pazzaglia PJ, Mikalauskas K, Denicoff K (1992b) Lithium tolerance and discontinuation as pathways to refractoriness. In: Birch NJ, Padgham C, Hughes MS (eds) Lithium in Medicine and Biology. Marius Press, Carnforth, pp. 71-84

Sashidharan SP, McGuire RJ (1983) Recurrence of affective illness after withdrawal of long-term lithium treatment. Acta Psychiat Scand 68:126-133

Schou M (1993) Is there a lithium withdrawal syndrome? An examination of the evidence. Br J Psychiatry 163:514-518

Schou M, Thomsen K, Baastrup PC (1970) Studies on the course of recurrent endogenous affective disorders. Int J Pharmacopsychiat 5:100-106

Shaw ED, Mann JJ, Stokes PE, Manevitz AZA (1986) Effects of lithium carbonate on associative productivity and idiosyncrasy in bipolar outpatients. Am J Psychiat 143:1166-1169

Souza FGM, Mander AJ, Foggo M, Dick H, Shearing CH, Goodwin GM (1991) The effects of lithium discontinuation and the non-effect of oral inositol upon thyroid hormones and cortisol in patients with bipolar affective disorder. J Affect Disord 22:165-170

Suppes T, Baldessarini R, Faedda G, Tohen M (1991) Risk of recurrence following discontinuation of lithium treatment in bipolar disorder. Arch Gen Psychiat 48:1082-1088

Terao T, Terao M (1993) Refractoriness induced by lithium discontinuation. Am J Psychiat 150:1756

Ucok A, Sen D, Gok S, Yazici O (1995) Lithium discontinuation in patients with bipolar disorder: results of one year follow-up. Noropsikiyatri-Arsivi 32:66-69

Vanelle JM, Feline A (1994) Drug discontinuation in depression. Encephale 20:223-229

Verdoux H, Bourgeois M (1993) Short-term consequences of lithium discontinuation. Encephale 19:645-650

Aus dem Englischen übersetzt von Dr. med. Martin Esser von Enckevort.

KAPITEL 3.8

Die antisuizidale und mortalitätssenkende Wirkung von Lithium

B. Ahrens und B. Müller-Oerlinghausen

Synopsis

1. Die suizidbedingte Mortalität von Patienten mit affektiven Störungen ist um das 20–30fache und die Gesamtsterblichkeit um das 2–3fache höher als die der Allgemeinbevölkerung.
2. Lithium hat eine mortalitätsnormalisierende Wirkung und – zumindest partiell unabhängig von der Phasenprophylaxe – einen spezifisch antisuizidalen Effekt.
3. Bei der Indikationsstellung für eine Lithiumbehandlung sollte Suizidalität in der Vorgeschichte oder Suizidalität in der Familie berücksichtigt werden.
4. Bei Suizidversuchen in der Vorgeschichte kann trotz ungenügender phasenprophylaktischer Wirksamkeit von Lithium dieses als Suizidprotektion zusätzlich zu einer alternativen Prophylaxestrategie indiziert sein.
5. Durch die Lithiumprophylaxe werden derzeit pro Jahr in Deutschland schätzungsweise 200 Suizide verhindert, obgleich die Verordnungshäufigkeit mit ca. 0,06% der Bevölkerung extrem niedrig ist und vermutlich mindestens um das 10fache höher sein müßte.

Einleitung

In Deutschland sterben jährlich etwa 20 pro 100.000 Einwohner durch einen Suizid, wobei die Anzahl der Suizidversuche mindestens um das Zehnfache höher liegt, also etwa bei 200/100.000. Schätzungen auf der Basis von psychologischen und psychiatrischen Obduktionen gehen davon aus, daß mindestens 60% aller Suizide eine affektive Erkrankung als Ursache haben (Stoudemire et al. 1986). Bei 35% derjenigen, die einen Suizidversuch begangen haben, erfolgt in den darauffolgenden zwei Jahren erneut eine suizidale Handlung.

Von den verschiedenen Kriterien zur Beurteilung des Behandlungserfolgs, wie z. B. Verbesserung der psychopathologischen Symptomatik, Verringerung der Anzahl von Krankheitsphasen sowie stationärer Aufnahmen oder Verbesserung der individuellen Lebensqualität, ist sicher das härteste Erfolgskriterium, ob die Patienten nach einer bestimmten Zeit noch am Leben sind.

Das Mortalitätsrisiko von Patienten mit affektiven Störungen ist im Vergleich zur Allgemeinbevölkerung um das 2-3fache erhöht (Lundquist 1945; Kay u. Petterson 1977; Tsuang u. Woolson 1978; Weeke 1979; Norton u. Whalley 1984).

Was insbesondere bei psychisch Kranken zu erhöhten Sterblichkeitsziffern führt, sind nichtnatürliche Todesursachen, wie Suizide und Unfälle. Daher ist auch das Suizidrisiko bei psychisch Kranken 30-40fach höher im Vergleich zur Allgemeinbevölkerung (Guze u. Robins 1970). Hagnell et al. (1981) fanden eine 78fach erhöhte suizidbedingte Mortalität bei depressiven Patienten im Vergleich zur Allgemeinbevölkerung. Pokorny (1983) berichtet von 695 Suiziden auf 100.000 Patienten mit affektiven Erkrankungen. Etwa 15% aller Patienten mit affektiven Störungen sterben an den Folgen eines Suizids. Goodwin und Jamison (1983) haben 21 Studien analysiert, um den Zusammenhang zwischen affektiven Erkrankungen einerseits und Suizid andererseits zu untersuchen. Von den etwa 6000 Patienten der 21 Studien starben 30% an einem Suizid. In Verlaufsuntersuchungen wurden jedoch auch höhere Werte bis zu 52% angegeben (Helgason 1964). Bis zu 56% aller depressiven Patienten verüben einen Suizidversuch in ihrem Leben (Jamison 1990). Ein Suizidversuch in der Vorgeschichte ist einer der verläßlichsten Prädiktoren für das Wiederauftreten von Suizidversuchen und Suiziden, so daß bei diesen Patienten das suizidbedingte Mortalitätsrisiko 100-140mal höher als das der Allgemeinbevölkerung ist (Motto 1965; Tuckman u. Youngman 1963).

Aber auch unter Nichtberücksichtigung von Suiziden und Unfällen haben Patienten mit affektiven Störungen eine erhöhte Mortalität bezüglich natürlicher Todesursachen, insbesondere kardiovaskuläre Erkrankungen, Pneumonien und Infektionskrankheiten.

Beeinflußbarkeit des Suizidrisikos affektiver Störungen durch psychiatrische Therapie

Bei den o.g. Befunden drängt sich die Frage auf, ob sich durch psychiatrische Therapie die Exzeßmortalität psychisch kranker Menschen senken läßt. Während in der Inneren Medizin und der Chirurgie die Änderung der Mortalität zur Überprüfung der Effektivität von Behandlungsstrategien ein anerkanntes Kriterium darstellt, hat sich diese Betrachtungsweise in der Psychiatrie bislang noch nicht etabliert.

Der Einfluß von medikamentöser Therapie auf die Mortalität von Patienten mit affektiven Störungen wurde von Avery und Winokur (1976) metaanalytisch untersucht, mit dem Ergebnis, daß sich durch eine adäquate Therapie das Mortalitätsrisiko senken läßt.

Diese Untersuchung ist richtungsweisend, obgleich sie einige methodische Schwächen aufweist wie z. B., daß das Datenmaterial sich auf verschiedene, zum Teil retrospektive Studien bezieht, die keine eindeutige Antwort auf diese Frage erlauben.

Für bipolare Störungen kann die Notwendigkeit einer adäquaten Behandlung wie folgt zusammengefaßt werden:

Ohne adäquate Behandlung muß eine 25jährige Patientin mit einer bipolaren affektiven Störung mit folgenden Einbußen rechnen:
- Verlust von 14 Jahren produktiver Aktivität (z. B. Arbeit, Ausbildung, Familie)
- Verlust von 12 Jahren „normaler" Gesundheit
- Verlust von 9 Lebensjahren

Da affektive Erkrankungen Langzeiterkrankungen sind, und somit auch Langzeitbehandlungen benötigen, ist insbesondere bei den phasisch verlaufenden Erkrankungen die Frage von Relevanz, ob eine Rezidivprophylaxe auch das Suizidrisiko verändern kann.

Zum Einfluß der Lithiumbehandlung auf das Mortalitäts- und Suizidrisiko depressiver Patienten

Die wichtige Frage, inwieweit eine konsequente Phasenprophylaxe die Sterblichkeit von Patienten mit rezidivierenden affektiven Störungen senken kann, wurde in den 70er Jahren vereinzelt aufgegriffen, systematisch jedoch erst in den letzten Jahren untersucht. Barraclough (1972) war einer der ersten, der einen Zusammenhang zwischen der Lithiumbehandlung und dem Schutz vor Suiziden postulierte. Er untersuchte die Krankengeschichten von 100 Suizidanten: 64 Patienten hatten eine „major depression" und von diesen wiederum 44 phasenhaft verlaufende Depressionen. Barraclough schlußfolgerte, daß etwa 20% der Suizide durch eine konsequente Lithiumbehandlung hätten verhindert werden können. Kline (1978) berichtete von 3 Fällen, in denen eine Lithiumbehandlung als Krisenintervention suizidale Gedanken oder suizidales Verhalten eindrucksvoll veränderte. Müller-Oerlinghausen et al. (1992b) belegten erstmals in einer systematischen retrospektiven Analyse den hochsignifikanten Rückgang von Suizidversuchen in einer Stichprobe von Hochrisikopatienten unter einer konsequent durchgeführten Lithiumlangzeittherapie: alle diese Patienten hatten mindestens einen Suizidversuch in der Zeit vor der Lithiumprophylaxe begangen. Die Autoren zeigten außerdem, daß suizidale und parasuizidale Handlungen sich fast ausschließlich in einer Gruppe

Tabelle 1. Zusammenstellung relevanter Studien zum Verlauf affektiver Störungen (nach Coppen 1994)
Langzeitstudien von Patienten mit depressiven Störungen (Suizide pro 1000 Patientenjahre)

Lithiumstudie	Studiendauer (Jahre)	Patientenjahre	Suizide pro 1000 Patientenjahre
Langzeitlithiumprophylaxe			
Coppen (1994)	16	1519	0,7
Nilsson (1995)	20	3911	1,5
Müller-Oerlinghausen et al. (1992a)	7	5603	1,3
Keine Langzeitbehandlung			
Lee und Murray (1988)	16	1296[a]	6,9
Kiloh et al. (1988)	15	1785[a]	5,1
Lehman et al. (1988)	11	948[a]	11,6
Coppen (1994)	16	330	9,1
Nach Entlassung			
Goldacre et al. (1993)	1	6050	10,4

[a] berechnet nach den Angaben der Autoren

Langzeitstudien von Patienten mit depressiven Störungen; Zusammenfassung verschiedener Studien

Studie	Patientenjahre	Suizide pro 1000 Patientenjahre
Behandlungsgruppe mit Lithiumlangzeitbehandlung	11033	1,3
Behandlungsgruppe ohne Lithiumlangzeitbehandlung	4359	7,3

von 13 Patienten fanden, die Lithium unregelmäßig eingenommen oder abgesetzt hatten.

Felber und Kyber (1994) berichteten von einer Untersuchung parasuizidaler Handlungen, in der kumulierte Perioden mit und ohne Lithiumbehandlung verglichen wurden. 90% der Suizidversuche traten in der nichtlithiumbehandelten Zeit auf im Vergleich zu 10% während der Lithiumbehandlung.

In mehreren Untersuchungen zur Mortalität affektiver Erkrankungen unter Lithiumlangzeitbehandlung von Coppen et al. (1991) und von IGSLi (The International Group for the Study of Lithium treated Patients; vgl. Müller-Oerlinghausen et al. 1992a; Ahrens et al. 1995) konnte mittlerweile gezeigt werden, daß sich die Mortalität von Patienten mit affektiven Psychosen unter einer langfristigen Lithiumbehandlung nicht von der der Allgemeinbevölkerung unterscheidet.

Coppen (1994) hat in einer Zusammenstellung relevanter Untersuchungen zum Langzeitverlauf depressiver Störungen die Suizidraten für Patienten unter Langzeitlithiumprophylaxe im Vergleich zu Langzeituntersuchungen ohne Lithiumprophylaxe zusammengestellt (siehe Tabelle 1).

Insgesamt liegen die Suizidraten von Patienten unter Lithium bei 1,3 vs. Patienten ohne Lithiumlangzeitbehandlung bei 7,3 pro 1000 Patientenjahre. Coppen schlußfolgert, daß die Reduktion der suizidbedingten Mortalität unter Lithiumbehandlung bei 82% liegt.

In diesen Untersuchungen besteht ein methodisches Problem darin abzuschätzen, wieviele Todesfälle bei den lithiumbehandelten Patienten im Untersuchungszeitraum zu erwarten sind, um dann beurteilen zu können, ob eine kontinuierliche Lithiumbehandlung zu einer gleichbleibenden oder zu einer erniedrigten Mortalität führt.

Bei dieser Fragestellung ist es nicht möglich, eine Kontrollgruppe zu untersuchen, da diese eine Gruppe von Patienten mit monopolaren und bipolaren affektiven Störungen darstellen müßte, die über Jahre mit Placebo behandelt wird, was wegen der nachgewiesenen phasenprophylaktischen Wirkung von Lithium nicht zu vertreten ist. In den Untersuchungen von IGSLi wurde daher als Referenzgruppe die Allgemeinbevölkerung der einzelnen Länder herangezogen.

Ergebnis der IGSLi-Studien

In der IGSLi-Hauptstudie wurden 827 Patienten aus Lithiumambulanzen in Berlin (Deutschland), Wien (Österreich), Aarhus (Dänemark) und Ottawa (Canada) aufgenommen, die mindestens 6 Monate mit Lithium behandelt wurden (Müller-Oerlinghausen et al. 1992a; Ahrens et al. 1995). 55% hatten bipolare Verläufe, 25% unipolar depressive, 2% unipolar manische Verläufe, 16% der Patienten wurden als schizoaffektive Psychosen diagnostiziert und 2% hatten andere Diagnosen. Die Patienten waren zu Beginn der Lithiummedikation im Schnitt 41 Jahre alt. Die Lithiummedikation dauerte durchschnittlich 81 Monate und lag zwischen 6 Monaten und 21 Jahren, das sind insgesamt 5600 Patientenzeitjahre. Das Ergebnis der Untersuchung ist in Tabelle 2 zusammengefaßt. Der Quotient aus 44 beobachteten und 38 erwar-

Tabelle 2. Ergebnisse der IGSLi-Mortalitätsstudie. Die Erwartungswerte ergeben sich aus der Summe der individuellen Mortalitätsrisiken der untersuchten Patienten anhand des Sterblichkeitsrisikos der jeweiligen Altersgruppe und des gleichen Geschlechts in den Ländern, in denen die Studie durchgeführt wurde (Ahrens et al. 1995)

	Frauen (n=473) (Patientenjahre =3393,48)	Männer (n=354) (Patientenjahre =2222,93)	Total (n=827) (Patientenjahre =5616,41)
Beobachtete Todesfälle	23	21	44
Erwartete Todesfälle	18,74	19,69	38,43
beob./erw.	1,23	1,07	1,14
95%-Konfidenzintervall	0,75–1,90	0,65–1,65	0,74–1,69

teten Todesfällen ist statistisch nicht von 1 – der Sterblichkeit der Allgemeinbevölkerung – verschieden. Entgegen der ansonsten bei Patienten mit affektiven Erkrankungen beobachteten Exzeßmortalität des 2-3 fachen der Allgemeinbevölkerung unterscheiden sich somit die lithiumbehandelten Patienten in ihrem Sterblichkeitsrisiko nicht von dem der Gesamtbevölkerung. Die standardisierten Mortalitätsquotienten für die einzelnen diagnostischen Gruppen unterschieden sich statistisch nicht von 1.

Initiale Mortalität

Ob Patienten, die eine Langzeitbehandlung akzeptieren, nicht vielleicht von vornherein eine bessere Prognose quo ad vitam haben, war Gegenstand einer weiteren Untersuchung. In diesem Falle wäre eher diese Selektion als die Lithiummedikation für die Normalisierung der Mortalität verantwortlich. Auf der anderen Seite haben freilich gerade solche Patienten, die üblicherweise für eine Lithiumbehandlung vorgesehen werden, ein höheres Suizidrisiko aufgrund der höheren Morbidität.

In einer deutsch-dänischen Studie von IGSLi an 471 Patienten mit affektiven Störungen wurde daher das initiale und das Mortalitätsrisiko im Behandlungszeitraum von mehr als einem Jahr untersucht (Müller-Oerlinghausen et al. 1994). Während des ersten Behandlungsjahres war die Gesamtmortalität um das 2fache und die suizidbedingte Mortalität um das 17fache im Vergleich zur Allgemeinbevölkerung erhöht. Bei Langzeitbehandlung bestand eine normalisierte Mortalität.

Die Ergebnisse unterstreichen die Hypothese, daß es sich auch bei Patienten mit bestehender Indikation für eine Phasenprophylaxe um Risikopatienten handelt, deren Exzeßmortalität sich während der Behandlung als Folge einer suizidpräventiven Wirkung von Lithium normalisiert.

Mortalität nach Absetzen von Lithium

Eine weitere wichtige Frage in diesem Zusammenhang ist, ob die Mortalität nach Absetzen einer Lithiumbehandlung wieder ansteigt.

Bei 695 Patienten der Lithiumambulanz der Universitätsklinik für Psychiatrie in Wien, die zwischen 1972 und 1984 auf Lithium eingestellt worden waren, wurde von der Wiener Arbeitsgruppe von IGSLi durch einen entsprechenden Vergleich mit der Allgemeinbevölkerung festgestellt, daß die Sterblichkeitsrate derjenigen Patienten, die die Lithiumambulanz regelmäßig besuchten, der der Allgemeinbevölkerung entsprach. Bei den Patienten, die aus der Lithiumambulanz ausgeschieden waren, war das Sterblichkeitsrisiko nahezu auf das 1,8 fache im Vergleich zur Allgemeinbevölkerung angestiegen. Die Suizidrate stieg von 1,9 Suiziden pro 1000 Patientenjahre während der Zeit in der Lithiumambulanz auf 8,6 Suizide pro 1000 Patientenjahre nach Ausscheiden (Lenz et al. 1994).

Eine weitere Untersuchung in den Lithiumambulanzen der Universitäten Aarhus (Dänemark), Wien und Berlin konnte diese Ergebnisse mit verbesserter Methodik bestätigen (Müller-Oerlinghausen et al. 1996).

Methodische Probleme

Ein Kritikpunkt an Mortalitätsuntersuchungen ist, daß bei langen Beobachtungszeiträumen die Risiken bei kurz- und langzeitbehandelten Patienten gemeinsam analysiert werden.

Einer der Gründe, warum, wie in Tabelle 1 bereits dargestellt wurde, Mortalitätsstudien verschiedene Sterblichkeitsrisiken bei Patienten unter Lithiumbehandlung gefunden haben, könnte u.a. durch einen solchen methodischen Artefakt begründet sein. Zudem liegt es in der Natur der Sache, daß Langzeituntersuchungen nur an Patienten möglich sind, die sich in früheren Behandlungsjahren nicht suizidiert haben. Aus diesem Grunde sind die Überlebenswahrscheinlichkeiten in den einzelnen Behandlungszeiträumen nicht unabhängig voneinander. Dieser Frage ist kürzlich die Arbeitsgruppe IGSLi nachgegangen, indem verschiedene methodische Herangehensweisen an die Analyse der Sterblichkeit verglichen wurden (Wolf et al. 1996).

In der Untersuchung wurde in einer vergrößerten IGSLi-Stichprobe unter Hinzunahme von n = 165 Patienten aus einem Zentrum in Dresden und n = 64 Patienten aus dem IGSLi-Zentrum in Göteborg so vorgegangen, daß zunächst für alle Patienten im ersten Behandlungsjahr die Sterblichkeitswahrscheinlichkeit berechnet wurde und unter Ausschluß von Patienten mit kürzeren Behandlungszeiten die Berechnung der Überlebenswahrscheinlichkeit für die jeweils folgenden Behandlungsjahre durchgeführt wurde. Das Ergebnis der Untersuchung zeigt, daß sich der Effekt einer Normalisierung der Mortalität auch unter Berücksichtigung der jeweils unterschiedlichen Behandlungsdauer nachweisen läßt.

Der Einfluß der Behandlungsdauer

Von großem Interesse ist, inwieweit die Länge der Behandlung einen Einfluß auf das Sterblichkeitsrisiko hat. Dazu konnte in Reanalysen des IGSLi-Datenmaterials gezeigt werden, daß eine Mindestbehandlungszeit von 2-3 Jahren notwendig ist, um gruppenstatistisch eine Normalisierung der Mortalität zu erreichen, die sich nicht mehr von der der Allgemeinbevölkerung unterscheidet (Ahrens et al. 1993). Bei dem einzelnen Patienten jedoch kann eine möglicherweise speziell antisuizidale Protektion schon sehr viel früher einsetzen. Dieser Aspekt ist gerade für die Behandlungspraxis von besonderer Bedeutung.

Werden kurzzeitbehandelte, d. h. solche Patienten, die nicht länger als 2 Jahre behandelt werden konnten, und langzeitbehandelte Patienten hinsichtlich ihrer Mortalitätsraten verglichen, so haben kurzzeitbehandelte Patienten ein signifikant höheres Mortalitätsrisiko.

Das Problem in der Praxis ist freilich, daß es keine eindeutigen Prädiktoren hinsichtlich eines eventuellen Abbruchs der Lithiumbehandlung innerhalb der nächsten 2 Jahre gibt.

Effektivität der Lithiumbehandlung unter Routinebedingungen

Während die bisher genannten Untersuchungen in spezialisierten Ambulanzen durchgeführt wurden, ist in einer schwedischen Studie an 362 unselektierten Patienten untersucht worden, ob eine Behandlung mit Lithium auch unter weniger spezifischen Behandlungsbedingungen das Sterblichkeitsrisiko von Patienten mit affektiven Störungen reduzieren kann (Nilsson 1995). Die Patienten (DSM III R-Diagnose für affektive oder schizoaffektive Störungen) waren mindestens einmal zwischen 1970 und 1977 hospitalisiert und für mindestens 1 Jahr mit Lithium behandelt worden. Die Beobachtungszeit dauerte bis 1991. Die abschließende Analyse umfaßte insgesamt 3911 Patientenjahre mit und, wegen zeitlich begrenzter oder andauernder Unterbrechung, 1274 Patientenjahre ohne Lithiumprophylaxe. Das Mortalitätsrisiko in den Zeiten ohne Lithiumbehandlung lag bei 3,1 und unter Lithium bei 1,8. Die Exzeßmortalität dieser Patienten mit affektiven Störungen war also unter Routinebedingungen signifikant reduziert, wenn auch nicht – wie bei den zuvor untersuchten Patienten aus Spezialambulanzen – normalisiert.

Prospektive Untersuchung: die M.A.P.-Studie

Während alle vorgenannten Ergebnisse auf retrospektiven Analysen beruhen, die zwar häufig, z. B. in den Studien von IGSLi, an Patienten durchgeführt wurden, deren Verläufe systematisch und in großer Regelmäßigkeit standardisiert erfaßt wurden, ist der endgültige Beweis eines antisuizidalen Effekts von Lithium natürlich nur über prospektive kontrollierte Studien möglich. Einen Schritt in diese Richtung stellt die Post-hoc-Auswertung der suizidalen Handlungen bei den Patienten der M.A.P.-Studie dar (siehe Kap. 6.3), obwohl diese nicht im ursprünglichen Protokoll enthalten war. In dieser großen Studie waren über 2 1/2 Jahre Patienten mit afffektiven Störungen randomisiert entweder einer Lithium-, Carbamazepin- oder Amitriptylin-Prophylaxe zugeteilt worden. Suizidale Handlungen waren darunter ausschließlich in der Nicht-Lithium-Behandlungsgruppe beobachtet worden (Thies-Flechtner et al. 1996; siehe Tabelle 3).

Tabelle 3. Patienten mit suizidalen Handlungen innerhalb der prospektiven, randomisierten M.A.P-Studie (Thies-Flechtner et al. 1996)

Medikation	Suizidversuche	Suizide
Lithium	0	0
Carbamazepin	5	4
andere Pharmaka (Antidepressiva, Neuroleptika, keine)	0	5

Wieviele Suizide werden in der Bevölkerung durch Lithiumprophylaxe verhindert?

Da es in der IGSLi-Hauptstudie aus schon genannten Gründen nicht möglich war und auch in Zukunft nicht möglich sein wird, eine Kontrollgruppe von Patienten zu untersuchen, die über lange Zeiträume mit Placebo behandelt werden, wurde die Allgemeinbevölkerung als Vergleichsstichprobe herangezogen. Eine der interessantesten Fragen jedoch ist, wieviele Suizide in einer Population von Patienten mit affektiven Störungen durch eine konsequente Lithiumlangzeitbehandlung verhindert werden können. Aus diesem Grunde wurde versucht, realistischere Erwartungswerte zu errechnen. Grundlage für diese Berechnungen waren die Untersuchungen, die im Rahmen der ECA, der Epidemiological Catchment Area Study (Weissman et al. 1991) sowie in einer Untersuchung von Weeke (1979) durchgeführt wurden. Unter Zugrundelegung von 1-Jahr-Prävalenzraten für depressive Störungen und unter der Annahme, daß 60% aller Suizide in der Allgemeinbevölkerung von Patienten mit affektiven Störungen durchgeführt werden, wurde ein Modell erstellt, mit dessen Hilfe entsprechende Erwartungswerte berechnet werden können. Wie in Tabelle 4 deutlich wird, zeigt sich, daß für eine Patientenpopulation von 827 lithiumbehandelten Patienten in der korrespondierenden Allgemeinbevölkerung im entsprechenden Beobachtungszeitraum 1,3 Suizide erwartet werden würden.

Unter Berücksichtigung obengenannter Datenquellen wären es jedoch etwa 34 Suizide für eine entsprechende Population affektiv Erkrankter. In diesem Schätzwert liegt eine gewisse Evidenz, da die suizidbedingte Mortalität von Patienten mit depressiven Störungen im Vergleich zur Allgemeinbevölkerung nach publizierten Untersuchungen etwa 30fach höher liegt, so daß dieser empirisch gefundene Wert die bisherigen Befunde stützt. In der IGSLi-Untersuchung wurden nur 7 Suizide beobachtet, so daß für die entsprechende Population 27 Suizide nicht auftraten bzw. durch die Lithiumbehandlung verhindert werden konnten. Unter Berücksichtigung dieser Zahlen kann man davon ausgehen, daß pro 1000 behandelte Patienten pro Jahr etwa 5 Suizide verhindert werden können.

Tabelle 4. Erwartete und beobachtete Todesfälle und Suizide für die 827 Patienten der IGSLi-Studie mit 5600 Behandlungszeitjahren. Grundlage dieser Berechnungen sind die Prävalenzerhebungen aus der ECA-Studie und die Grundannahme, daß 60% aller Suizide von Patienten mit affektiven Störungen begangen werden, sowie Langzeituntersuchungen von Weeke (1979). Im Vergleich zur Allgemeinbevölkerung liegen diese Werte deutlich höher

	Erwartete Todesfälle (n = 827)			Erwartete Suizide (n = 827)		
	Männer	Frauen	total	Männer	Frauen	total
Allgemeinbevölkerung	19,69	18,74	38,43	0,80	0,54	1,34
Affektive Störungen (ECA-Daten)	42,40	25,69	68,09	23,50	7,50	31,00
Affektive Störungen (Weeke-Daten)	39,85	34,35	74,20	20,96	16,16	37,12
	Beobachtete Todesfälle (n = 827)			Beobachtete Suizide (n = 827)		
	Männer	Frauen	total	Männer	Frauen	total
Mit Lithium behandelte affektive Störungen (IGSLi-Daten)	21	23	44	2	5	7

Übertragen auf die Bundesrepublik Deutschland sind das etwa 200 Suizide pro Jahr.

Das durchschnittliche Alter der Patienten aus der IGSLi-Studie betrug 44 Jahre bei Suizid, was dem generell erhöhten Suizidrisiko in mittleren und jüngeren Jahren bei Patienten mit affektiven Störungen entspricht. Wie aus Abbildung 1 ersichtlich wird, war die Differenz zwischen beobachteten und erwarteten Suiziden in der Altersgruppe der 40–49jährigen Patienten am größten, d. h. im mittleren Altersbereich konnten die meisten Suizide verhindert werden; mit anderen Worten, diese Patientenlebensjahre vor dem 65. Lebensjahr gingen nicht für das Bruttosozialprodukt verloren. (Vgl. dazu die pharmakoökonomischen Berechnungen in Kap. 5).

Spezifität der suizidpräventiven Wirksamkeit von Lithium

Traditionellerweise würde man davon ausgehen, daß eine Verminderung des Suizidrisikos bei rezidivierenden affektiven Störungen allein darauf zurückzuführen ist, daß durch eine wirksame Prophylaxe das Wiederauftreten von depressiven Phasen verhindert wird.

In einer neueren Untersuchung von IGSLi (Ahrens 1995) an einer Risikogruppe von 167 Patienten, die mindestens einen Suizidversuch in der

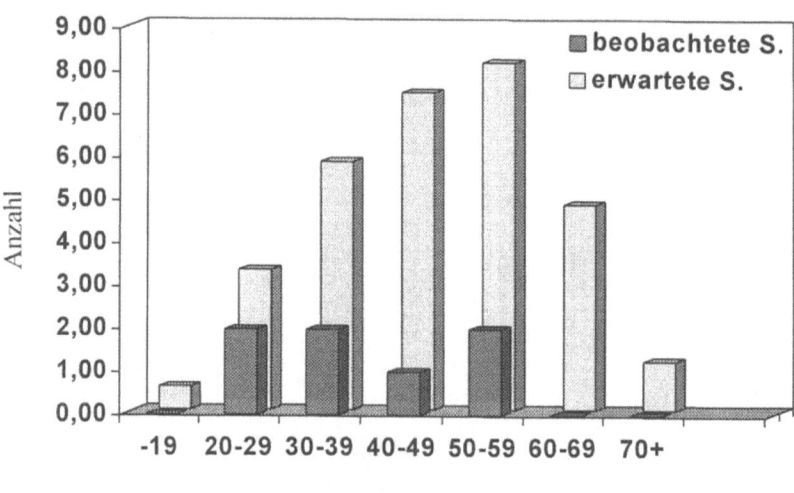

Abb. 1. Darstellung von beobachteten Suiziden bei lithiumbehandelten Patienten mit rezidivierenden affektiven Störungen in den einzelnen Altersgruppen. Im Vergleich dazu sind die Erwartungswerte für eine Population nicht adäquat behandelter affektiv Erkrankter dargestellt. Während bei Mortalitätsuntersuchungen normalerweise die Allgemeinbevölkerung als Vergleichsgruppe herangezogen wird, sind die hier dargestellten Zahlen Schätzwerte, die sich auf Daten der ECA-Studie (Weissman et al. 1991) und Weeke (1979) beziehen

Vorgeschichte vor Lithiumeinstellung hatten, zeigte sich, daß bei Respondern auf die phasenprophylaktische Wirkung von Lithium auch die Zahl der Suizidversuche signifikant vermindert war. Jedoch stellte sich, wie schon in der oben erwähnten Studie von Müller-Oerlinghausen et al. (1992b), wiederum heraus, daß auch bei den Patienten mit geringerer phasenverhindernder Wirkung von Lithium eine deutliche und signifikante Reduktion suizidalen Verhaltens beobachtet werden konnte. Diese Daten lassen den vorsichtigen Schluß auf einen – zumindest partiell unabhängig von seiner phasenprophylaktischen Wirkung existierenden – suizidverhindernden Effekt von Lithium zu.

Auch die Ergebnisse der M.A.P.-Studie (s.o.) sprechen für eine spezifische suizidpräventive Wirkung von Lithiumsalzen, da sich die phasenprophylaktische Wirksamkeit der einzelnen Behandlungsarme bei weitem nicht so stark unterschied wie die Verteilung der Suizide (Tabelle 3).

In einer epidemiologischen Studie (Isacsson et al. 1992) wurde anhand der Analyse von 80 Suiziden der Frage nachgegangen, welche medikamentöse Behandlung unmittelbar vor einem Suizid verordnet wurde. Aus den Ergebnissen der Untersuchung wird deutlich, daß nur 10% der Suizidenten eine antidepressive Medikation und nur wenige diese Medikation in einer ausreichenden Dosierung erhalten hatten. Nur 1 Patient war mit Lithium behandelt worden.

Erklärungsansätze für eine antisuizidale Wirkung von Lithiumsalzen

Die Annahme einer möglichen suizid- und damit mortalitätssenkenden Wirkung von Lithiumsalzen resultiert aus den Ergebnissen von Untersuchungen zur serotoninagonistischen Wirkung von Lithium (siehe Kap. 2.3). Ausgehend von Befunden in Tierversuchen wird ein Zusammenhang zwischen aggressivem Verhalten und erniedrigten Serotoninwerten diskutiert. Liquoruntersuchungen an Menschen mit aggressivem, impulsivem Verhalten konnten diese These stützen (Brown et al. 1979; Linnoila et al. 1983). Zudem haben sich schon seit längerem Hinweise für einen Zusammenhang von vor allem brutal-suizidalem Verhalten und erniedrigter Konzentration des Serotoninmetaboliten 5-HIAA im Liquor depressiver Patienten ergeben (Asberg et al. 1976; Asberg u. Nordström 1988; van Praag u. Korf 1971; Träskman et al. 1981). Die meisten Befunde deuten darauf hin, daß eine Erniedrigung der Konzentration von 5-Hydroxyindolessigsäure nicht nur bei akuter Suizidalität vorliegt, sondern auch davon abhängt, ob jemals ein Suizidversuch unternommen wurde. Diese Befunde sprechen dafür, daß es sich bei dieser Störung des serotonergen Systems eher um ein Vulnerabilitäts- als ein Zustandsmerkmal handelt. Interessanterweise fanden sich diesbezügliche Unterschiede nicht nur bei depressiven Patienten, sondern auch bei nichtdepressiven, aggressiven Suizidenten, aber auch bei Patienten mit Persönlichkeitsstörungen, Alkoholismus und Schizophrenie (als Überblick vgl. Asberg u. Nordström 1988).

Obwohl ein bedeutsamer Zusammenhang zwischen einer erniedrigten 5-Hydroxyindolessigsäure-Konzentration im Liquor und Suizidalität bzw. Aggressivität besteht, läßt sich daraus noch nicht ein stringentes Erklärungsmodell ableiten. Vieles spricht dafür, daß in einem solchen Modell auch Veränderungen der Impulskontrolle, des Ärgerausdrucks und der Ärgerkontrolle integriert werden müssen. An Tier und Mensch konnte gezeigt werden, daß Lithium eine antiaggressive Wirkung hat (siehe Kap. 3.9). Subsumiert man suizidales Verhalten, insbesondere in seiner aggressiven Ausprägung, unter aggressiven Akten und berücksichtigt zudem die eingangs erwähnten Befunde der IGSLi-Studien, so ist Lithium als ein Pharmakon mit einer antiaggressiven und einer antisuizidalen Wirkkomponente einzustufen.

Resümee

Unter Berücksichtigung der Tatsache, daß derzeit nur bei etwa 0,06% der Bevölkerung eine Lithiumbehandlung durchgeführt wird und man schätzungsweise davon ausgehen kann, daß eine Behandlungsbedürftigkeit von bis zu 1% besteht, könnte durch eine konsequente phasenprophylaktische Behandlung von rezidivierenden Depressionen mit Lithium die Suizidhäufigkeit in Deutschland erheblich gesenkt werden mit den entsprechenden sozioökonomischen und familiären Konsequenzen.

Wichtig ist, daß der mortalitäts- und insbesondere suizidverhindernde Effekt von Lithium sich nicht nur auf Patienten bezieht, die in einer Spezialambulanz behandelt werden, sondern prinzipiell auch auf die Verhältnisse in der psychiatrischen Praxis übertragbar ist. Allerdings unterscheidet sich möglicherweise der Grad der mortalitätsreduzierenden Wirkung der Lithiumlangzeitbehandlung in Abhängigkeit vom Behandlungsumfeld.

Ein entscheidender therapielimitierender Faktor ist eine unzureichende Compliance von Patienten. Non-Compliance-Raten für die Lithiumbehandlung liegen zwischen 18% und 47% (Frank et al. 1985). Gerade im ersten Behandlungsjahr ist das Absetzen einer Rezidivprophylaxe am häufigsten (Schumann et al. 1994; Schumann u. Lenz 1996).

Die größte Herausforderung in der täglichen Praxis ist, die Erkenntnisse zur suizidprotektiven Wirkung von Lithium für den Patienten nutzbar zu machen, d. h. im Einzelfall bei bestehender Suizidgefahr die Indikation einer Lithiumbehandlung entsprechend auszuweiten (siehe Kap. 7.1).

In den Jahren 1983–1984 hat das Swedish Committee for the Prevention and Treatment of Depression (PTD) ein Fortbildungsprogramm für alle Allgemeinärzte auf der Insel Gotland angeboten. Die Evaluation dieser Kampagne ergab, daß die Aufnahmeraten in psychiatrischen Krankenhäusern um 50% sanken und die Suizidrate auf unter 10 Suizide pro 100.000 Einwohner, d. h. das niedrigste Niveau, das jemals auf Gotland beobachtet wurde, gesenkt werden konnte (Rutz et al. 1992).

Dabei sollte Suizidalität nicht als ausschließlich den depressiven Störungen zugehörig gesehen werden. Denn es gibt mehr und mehr Hinweise auf ein suizidales Syndrom, das partiell unabhängig von einer zugrundeliegenden psychiatrischen Erkrankung gesehen und zielsyndromatisch behandelt werden kann (Ahrens u. Linden 1996). Da mindestens 80% der Patienten mit Depression keinen Suizid begehen, muß angenommen werden, daß neben der Erkrankung noch zusätzliche Faktoren von Bedeutung für ein erhöhtes Suizidrisiko sind. Beispiele hierfür sind ein Suizid oder Suizidversuch in der Familie. Von Zwillings- und Adoptionsstudien sowie von Familienuntersuchungen kommt zudem der Hinweis auf eine genetische Disposition zu suizidalem Verhalten (Maier 1995).

Ein umfassendes Störungsmodell bestünde beispielsweise darin, daß eine genetisch und/oder biologisch bedingte Störung der Aggressions- und Impulskontrolle zusätzlich durch externe Stressoren (biografische Momente, psychosoziale Gegebenheiten) und interne Stressoren (affektive Störung) realisiert wird und ihren Ausdruck in einem suizidalen Verhalten findet.

Literatur

Ahrens B (1995) Lithium treatment and suicide prevention in affective disorders. European Neuropsychopharmacology 5:301

Ahrens B, Müller-Oerlinghausen B, Grof P (1993) Length of lithium treatment needed to eliminate high mortality of affective disorders. Brit J Psychiat 163 (suppl 21):27–29

Ahrens B, Müller-Oerlinghausen B, Schou M, Wolf T, Alda M, Grof E, Grof P, Lenz G, Simhandl C, Thau K, Wolf R, Möller HJ (1995) Excess cardiovascular and suicide mortality of affective disorders may be reduced by lithium-prophylaxis. J Aff Disord 33:67–75

Ahrens B, Linden M (1996) Is there a suicidality syndrome independent of specific major psychiatric disorder? Results of a split half multiple regression analysis. Acta Psychiatr Scand 94:79–86

Asberg M, Träskman L, Thoren P (1976) 5-HIAA in the cerebrospinal fluid: a biochemical suicide predictor? Arch Gen Psychiat 33:1193–1197

Asberg M, Nordström (1988) Biological correlates of suicidal behavior. In: Möller HJ, Schmidtke A, Welz R (eds) Current Issues of Suicidology. Springer, Berlin, pp. 221–241

Avery D, Winokur G (1976) Mortality in depressed patients treated with electroconvulsive therapy and antidepressants. Arch Gen Psychiatry 33:1029–1037

Barraclough B (1972) Suicide prevention, recurrent affective disorder and lithium. Br J Psychiatry 121:391–392

Brown GL, Goodwin FK, Ballenger JC, Goyer PF, Major LF (1979) Aggression in humans correlates with cerebrospinal fluid amine metabolite. Psychiatr Res 1:139

Coppen A (1994) Depression as a lethal disease: prevention strategies. J Clin Psychiatry 55 (4, suppl):37–45

Coppen A, Standish-Barry H, Bailey J, Houston G, Silcocks P, Hermon C (1991) Does lithium reduce the mortality of recurrent mood disorders? J Affective Disord 23:1–7

Felber W, Kyber A (1994) Suizide und Parasuizide während und außerhalb einer Lithiumprophylaxe. In: Müller-Oerlinghausen B, Berghöfer A (Hrsg.) Ziele und Ergebnisse der medikamentösen Prophylaxe affektiver Psychosen. Thieme, Stuttgart, S. 53–59

Frank E, Prien R, Kupfer DJ, Alberts L (1985) Implication of non-compliance on research in affective disorders. Psychopharmacol Bull 21:37–42

Goldacre M, Seagroatt V, Hawton K (1993) Suicide after discharge from psychiatric inpatient care. Lancet 342:283–286

Goodwin FK, Jamison KR (eds) (1983) Manic depressive illness. Oxford University Press, Oxford

Guze SB, Robins E (1970) Suicide in primary affective disorders. Br J Psychiatry 117:437–338

Hagnell O, Lanke J, Rorsman B (1981) Suicide rates in the Lundby study: mental illness as a risk factor for suicide. Neuropsychobiology 7:248–253

Helgason T (1964) Epidemiology of mental disorders in Iceland. Acta Psychiatr Scand 40 (suppl 173)

Isacsson G, Boethius G, Bergman U (1992) Low level of antidepressant prescription for people who later commit suicide: 15 years of experience from a population-based drug database in Sweden. Acta Psychiatr Scand 85:444–448

Jamison KR (1990) Suicide in manic depressive illness. In: Goodwin FK, Jamison KR (eds) Manic-Depressive Illness. Oxford University Press, London, UK

Kay DWK, Petterson U (1977) Mortality. In: Petterson U (ed) Manic depressive illness: a clinical, social and genetic study. Acta Psychiatr Scand (suppl 269):55–60

Kiloh LG, Andrews G, Neilson M (1988) The long-term outcome of depressive illness. Br J Psychiatry 153:752–757

Kline NA (1978) Lithium and crisis intervention; damping affective overload. Psychosomatics 19:401–405

Lee AS, Murray RM (1988) The long-term outcome of Maudsley depressives. Br J Psychiatry 153:741–751

Lehman HE, Fenton FR, Deutsch M. et al. (1988) An 11-year follow-up study of 110 depressed patients. Acta Psychiatr Scand 78:57–65

Lenz G, Ahrens B, Denk E, Müller-Oerlinghausen B, Schratzberger-Topitz A, Simhandl C, Wancata J (1994) Mortalität nach Ausscheiden aus der Lithiumambulanz. In: Müller-Oerlinghausen B, Berghöfer A (Hrsg.) Ziele und Ergebnisse der medikamentösen Prophylaxe affektiver Psychosen. Thieme, Stuttgart New York, 49–52

Linnoila M, Virkkunen M, Scheinin M, Nuutila A, Rimon R, Goodwin FK (1983) Low cerebrospinal fluid 5-hydroxyindoleacetic acid concentration differentiates impulsive from nonimpulsive violent behavior. Life Sci 33:2609

Lundquist G (1945) Prognosis and cause of manic depressive psychosis. Acta Psychiat et Neurol Scand 35:1–96

Maier W (1995) Genetik suizidalen Verhaltens. In: Wolfersdorf M, Kaschka WP (Hrsg.) Suizidalität – die biologische Dimension. Springer, Berlin Heidelberg New York, S. 85–95

Motto I (1965) Suicide attempts: a longitudinal view. Arch Gen Psychiatry 13:516–520

Müller-Oerlinghausen B, Ahrens B, Grof E, Grof P, Lenz G, Schou M, Simhandl C, Thau K, Volk J, Wolf R, Wolf T (1992a) The effect of long-term lithium treatment on the mortality of patients with manic-depressive and schizo-affective illness. Acta Psychiatr Scand 86:218–222

Müller-Oerlinghausen B, Müser-Causemann B, Volk J (1992b) Suicides and parasuicides in a high-risk patient group on and off lithium long-term medication. J Affective Disord 25:261-270

Müller-Oerlinghausen B, Wolf T, Ahrens B, Schou M, Grof E, Grof P, Lenz G, Simhandl C, Thau K, Wolf R (1994) Mortality during initial and during later lithium treatment: a collaborative study by IGSLi. Acta Psychiatr Scand 90:295–297

Müller-Oerlinghausen B, Wolf T, Ahrens B, Glaenz T, Schou M, Grof E, Grof P, Lenz G, Simhandl C, Thau K, Vestergaard P, Wolf R (1996) Mortality of patients who dropped out from regular lithium prophylaxis: a collaborative study by the International Group for the Study of Lithium-Treated patients (IGSLi). Acta Psychiatr Scand 94:344–347

Nilsson A (1995) Mortality in recurrent mood disorders during periods on and off lithium. A complete population study in 362 patients. Pharmacopsychiat 28:8–13

Norton B, Whalley LJ (1984) Mortality of a lithium-treated population. Brit J Psychiatr 145:277–282

Pokorny AD (1983) Prediction of suicide in psychiatric patients. Arch Gen Psychiatry 40:249–257

Praag J van, Korf J (1971) Endogenous depressions with and without disturbances in the 5-hydroxytryptamine metabolism: a biochemical classification. Psychopharmacology 19:148–152

Rutz, W., Knorring, L von, Walinder, J (1992) Long-term effects of an educational program for general practitioners given by the Swedish Committee for the Prevention and Treatment of Depression. Acta Psychiatr Scand 85:83–88

Schumann C, Lenz G, Müller-Oerlinghausen B, Berghöfer A (1994) Drop-out study in patients of the lithium-outpatient clinic. Neuropsychopharmacol 10:136

Schumann C, Lenz G (1996) Zur Compliance bei Rezidivprophylaxe von affektiven Störungen. Psycho 22:282–287

Stoudemire A, Frank R, Hedemark N (1986) The economic burden of depression. Gen Hosp Psychiatry 8:387–394

Thies-Flechtner K, Müller-Oerlinghausen B, Seibert W, Walther A, Greil W (1996) Effect of prophylactic treatment on suicide risk in patients with major affective disorders. Data from a randomized prospective trial. Pharmacopsychiat 29:103-107

Träskman L, Asberg M, Bertilsson L, Sjostrand L (1981) Monoamine metabolites in CSF and suicidal behavior. Arch Gen Psychiatry 38:631-636

Tsuang MT, Woolson RF (1978) Excess mortality in schizophrenia and affective disorders. Do suicides and accidental deaths solely account for this excess? Arch Gen Psychiatry 35:1181-1185

Tuckman J, Youngman W (1963) Identifying suicide with groups among attempted suicide. Public Health Rep. 78:763-766

Weeke A (1979) Causes of death in manic depressives. In: Schou M, Strömgren E (eds) Origin, prevention and treatment of affective disorders. Academic Press, London, pp. 289-299

Weissman MM, Bruce ML, Leaf PJ et al. (1991) Affective disorders. In: Robins LN, Regier DA (eds) Psychiatric Disorders in America. The Free Press, New York

Wolf T, Müller-Oerlinghausen B, Ahrens B, Grof P, Schou M, Felber W, Grof E, Lenz G, Nilsson A, Simhandl C, Thau K, Vestergaard P, Wolf R (1996) How to interpret findings on mortality of long-term lithium treated manic-depressive patients? Critique of different methodological approaches. J Aff Disord 39:127-132

Lithium in der Therapie und Prophylaxe pathologischer Aggression

A. Nilsson

> **Synopsis**
>
> 1. Befunde aus verschiedenen Bereichen systematischer Forschung über Lithium und pathologische menschliche Aggression (z. B. Erwachsenenpsychiatrie, Kinder und Jugendliche mit Verhaltensauffälligkeiten, geistig Behinderte und isolierte Impulskontrollstörungen bei Inhaftierten) zeigen einstimmig, daß Lithium bei Serumspiegeln, die im Bereich der Langzeittherapie bipolarer Störungen üblich sind, impulsive Aggression reduziert.
> 2. Bislang fehlt eine adäquate und einheitliche Definition der Aggression. Von klinischem Interesse ist die krankhafte Überreaktion mit hauptsächlich zerstörerischer Zielrichtung. Darüber hinaus sind wissenschaftliche Untersuchungen immer noch durch eine Vielzahl methodischer Probleme erschwert.
> 3. Der Großteil der Studien wurde in geschlossenen Institutionen durchgeführt. Daher ist wenig über optimale Behandlungsstrategien im ambulanten Bereich bekannt.
> 4. Die geringe klinische Bedeutung von Lithium in dieser Indikation mag weitgehend auf die ethischen Vorbehalte zurückzuführen sein, die gegenüber der Verordnung von Medikamenten zur Kontrolle aggressiven Verhaltens bestehen, möglicherweise aber auch in Compliance-Problemen gerade dieser Patienten.

In den vergangenen 25 Jahren sind zunehmend Belege für eine antiaggressive Wirkung von Lithium publiziert worden, jedoch ist vielen Klinikern noch immer unbekannt, daß Lithium ein wertvolles Therapeutikum in der Behandlung pathologischer menschlicher Aggression ist.

Was ist pathologische Aggression?

Die Untersuchungen der menschlichen Aggression werden durch methodische Probleme, vor allem aber durch das Fehlen einer einheitlichen und tauglichen Definition dessen, was Aggression eigentlich ist, verkompliziert. Aggression ist beispielsweise beschrieben worden als „ein Konzept, das zwischen etwas höchst Wünschenswertem einerseits und etwas Verabscheuenswürdigem andererseits rangiert, und das die Gesellschaft durch ihre juristischen Regeln zu kontrollieren versucht" (Gunn 1979). Dieses Zitat faßt das Dilemma äußerst treffend zusammen. – Aggression ist anscheinend am besten entlang einem Kontinuum zwischen „Durchsetzungskraft" (ein eher nützlicher Aspekt der Aggression und wahrscheinlich unverzichtbar für Überleben und Errungenschaften des Menschen) und „pathologischer Aggression" (inadäquates gewaltsames und zerstörerisches Verhalten auf jegliche erkennbare Provokation hin) beschreibbar. – Jegliche Klassifikation der Aggression muß sowohl die vielfältigen Situationen, innerhalb derer Aggression auftritt, als auch das Wertsystem, das Aggression angreift oder verteidigt, berücksichtigen.

Vielfach ist in der Forschung die Aggression als „jede Form von Verhalten mit der Zielrichtung, ein anderes Lebewesen zu schädigen oder zu verletzen, das motiviert ist, sich solchem Verhalten zu entziehen" (Baron 1977) definiert worden. Eine andere Definition besagt, daß „aggressives Verhalten physische Angriffe auf andere Personen, auf Eigentum oder auf die eigene Person (Selbstbeschädigung) mit vorsätzlicher destruktiver Wirkung beinhaltet" (Campbell et al. 1982), eine Definition, die das Konzept auf selbstbeschädigende Handlungen wie auch auf Angriffe gegen Eigentum ausdehnt. Beide Definitionen sind im Zusammenhang mit Forschungsprojekten gebräuchlich und dienlich, aber eine Definition, die Durchsetzungskraft von pathologischer Aggression deutlicher abgrenzt, steht noch aus.

Frühe Fallberichte

J. F. Cade, der als erster die antimanischen Eigenschaften von Lithium beschrieb, scheint auch als erster den Verdacht geäußert zu haben, daß Lithium einen antiaggressiven Effekt besitzt. In seiner Veröffentlichung über die ersten Versuche mit Lithium bemerkte er: „Präfrontale Leukotomie wurde in letzter Zeit bei ruhelosen und psychopathischen Geistesgestörten als ein Versuch, ihren ruhelosen Antrieb und ihre unlenkbaren Stimmungen zu kontrollieren, durchgeführt. Es ist anzunehmen, daß eine Lithiummedikation in solchen Fällen effektiv sein würde und einer Leukotomie bei weitem vorzuziehen ist" (Cade 1949). Dieser Hinweis hatte wenig klinische Auswirkungen, bis 20 Jahre später in skandinavischen Fallberichten das gleiche Phänomen beschrieben wurde.

Baastrup (1969) berichtete den Fall einer 36jährigen Frau mit „schwerer soziopathischer Persönlichkeitsstörung", gefährlich für sich und andere. Sie hatte alle möglichen Arten von Behandlungen erhalten, aber erst nach Einstellung auf Lithium verbesserte sich ihr Zustand dramatisch, und sie blieb stabil und sozial gut angepaßt. „Es ist mir völlig unverständlich", bemerkte Baastrup, „sie ist sicherlich keine manisch-depressive Patientin".

Forssman und Walinder (1969) beschrieben ihre Erfahrungen mit Lithium bei verschiedenen atypischen Indikationen, insbesondere bei Fällen von Aggression. Besonders beeindruckende Ergebnisse wurden bei einer 43jährigen Frau mit Symptomen „extremer Unruhe, Aggression, Überaktivität und lautem Schreien" gesehen. Ihr Verhalten hatte „Frakturen verursacht", sie war seit mehr als 2 Jahrzehnten hospitalisiert. Eine Vielzahl von Therapieversuchen einschließlich Psychochirurgie und „massive Pharmakotherapie" waren wenig erfolgreich. Lithium hingegen bewirkte eine sensationelle Verbesserung ihres Zustandes, praktisch alle aggressiven Handlungen hörten auf.

Eine Vielzahl weiterer Fallberichte über vorteilhafte Lithiumeffekte bei Menschen mit pathologischer Aggression erschienen seitdem. Die folgenden Literaturangaben sind eine kleine Auswahl von allen bisher erschienen Fallberichten:

Anell	1969	Mastorano	1972
Cooper u. Fowlie	1973	Shader et al.	1974
Lena u. O'Brian	1975	Lion et al.	1975
Goetze et al.	1977	Panter	1977
Sovner u. Hurley	1981	Cabrera et al.	1986
Haas u. Cope	1985	Glenn et al.	1989

Systematische Studien

Systematische Untersuchungen von Lithium bei pathologischer menschlicher Aggression umfassen vier Hauptgebiete:
- Aggression bei psychiatrischen Störungen Erwachsener
- Aggression bei Verhaltens- und emotionalen Störungen mit Beginn in der Kindheit und Jugend
- Aggression bei geistigen Behinderungen
- isolierte Impulskontrollstörungen[1]

Einige der hier präsentierten Studien mögen zu mehr als einer Kategorie gehören, im Zweifelsfall wurde einer systematischen Präsentation der Vorzug vor absoluter Stringenz hinsichtlich der Einschlußkriterien gegeben.

---

[1] Diese entsprechen im wesentlichen der Diagnose der emotional instabilen Persönlichkeit vom impulsiven Typus, auch reizbare explosible Persönlichkeitsstörung, nach ICD 10 (F60.30) wie auch der Störung mit intermittierender Reizbarkeit (andere abnorme Gewohnheiten und Störungen der Impulskontrolle, F63.8)

Aggression bei psychiatrischen Störungen Erwachsener

In den Untersuchungen in diesem Bereich war die Lithiumtherapie immer ein letzter Ausweg bei gegenüber konventionellen Therapiemethoden refraktären Patienten. Diese Studien wurden nicht mit dem primären Ziel durchgeführt, antiaggressive Eigenschaften von Lithium zu untersuchen, daher ist ihr Aussagewert diesbezüglich eingeschränkt. Klinisches Leitsymptom aller hier eingeschlossenen Patienten war Aggression, daher konnten interessante Beobachtungen gemacht werden.

Van Putten und Sanders (1975) verabreichten Lithium an 35 nicht manisch-depressive Patienten mit „chronischer und einschränkender psychiatrischer Störung, die auf übliche pharmakologische und interpersonelle Therapien nicht respondiert hatten". Rifkin et al. (1972) untersuchten Patienten mit der Diagnose einer „emotional instabilen Persönlichkeitsstörung". Beide Untersuchungen wiesen eine vorteilhafte Veränderung des aggressiven Verhaltens während der Lithiumtherapie nach. Die Schlußfolgerung der Autoren in beiden Studien war, daß bei den Respondern wahrscheinlich eine bislang nicht bekannte manisch-depressive Erkrankung oder ein hiermit nahe verwandtes klinisches Bild vorlag, d. h. hier wurde, vielleicht fälschlicherweise, ex adjuvantibus eine Vermutungsdiagnose gestellt.

Verhaltens- und emotionale Störungen mit Beginn in der Kindheit und Jugend

Auch in den Untersuchungen über die Lithiumbehandlung von Aggression bei Kindern mit Verhaltensstörungen führten methodische Probleme zu Schwierigkeiten. Verhaltensgestörte Kinder mit vorherrschend aggressiven Symptomen wären eine sinnvolle diagnostische Gruppe für Untersuchungen in diesem Bereich. Jedoch wurden in den meisten Studien an Kindern mit aggressivem Verhalten extrem heterogene Gruppen eingeschlossen. Das Vorhandensein geistiger Behinderungen in einigen Fällen verkompliziert zusätzlich diagnostische und andere klassifikatorische Aspekte. Im folgenden werden daher Studien dargestellt, in denen die Mehrzahl der Teilnehmer sehr jung waren, gewöhnlich unter 16 Jahren, und therapierefraktäres aggressives Verhalten aufwiesen. Ein weiteres methodisches Problem ist das Fehlen von für die jeweiligen Altersgruppen spezifischen Rating-Skalen, was die Evaluation des Therapieeffektes problematisch macht.

Die folgende Liste relevanter Publikationen zeigt, daß es ein wachsendes Interesse an der Untersuchung der Lithiumtherapie bei Kindern mit aggressivem Verhalten gibt:

Gram u. Rafaelsen	1972	Lena et al.	1978
DeLong	1978	Siassi	1982
Campbell et al.	1984a	Carlson et al.	1992
Campbell et al.	1995		

Umfassende Beiträge auf diesem Gebiet stammen von Campbell und Mitarbeitern, die mit der Entwicklung neuer Rating-Skalen die Methodik grundlegend verbesserten. In der ersten Studie (Campbell et al. 1984a) wurden 61 therapieresistente Kinder mit der Diagnose einer Verhaltensstörung mit Sozialisierungsmängeln, aggressiver Typ (DSM III 312.00), eingeschlossen, die auf diverse psychosoziale Therapieprogramme nicht respondierten. In einem doppelblinden Versuchsansatz wurden Lithium und Haloperidol vs. Placebo über 4 Wochen verglichen. In der Reduktion der Zielsymptome Hyperaktivität, Aggression und Feindseligkeit waren Lithium und Haloperidol dem Placebo überlegen. Während sich Lithium und Haloperidol in der Wirksamkeit nicht unterschieden, traten bei Haloperidol signifikant mehr Nebenwirkungen auf als bei der Lithiumbehandlung.

Die in den 90er Jahren durchgeführten Studien konnten diesen vorteilhaften Effekt von Lithium nicht replizieren. Carlson et al. (1992) behandelten 11 hospitalisierte Kinder (7 Kinder erhielten Lithium in einem doppelblinden Crossover-Design) über 8 Wochen. Obwohl die Kinder sich in Bereichen wie Selbstkontrolle, Aggression und Reizbarkeit besserten – 8 Wochen Behandlung waren hier 4 Wochen überlegen – konnten nur 3 von 11 Kindern mit Lithium entlassen werden. Die unter Lithium erreichte Verbesserung wurde auch unter Placebo gesehen, was ein Hinweis auf andere, nichtmedikamentöse Faktoren zur Verbesserung der Aggression ist.

Campbell et al. (1995) versuchten, die früheren Befunde an einer Gruppe von 50 Kindern mit therapierefraktärer schwerer Aggression und Impulsivität im Rahmen einer Verhaltensstörung zu replizieren. Die doppelblinde, placebokontrollierte Studie lief über 6 Wochen unter Verum, gefolgt von zwei Wochen unter Placebo. Lithium war Placebo in der Reduktion der Aggression überlegen, jedoch weniger deutlich als in der früheren Studie. Campbell et al. (1984b) folgerten, daß „Lithium eine effektive Behandlung für einen Teil der schwer aggressiven Kinder mit Verhaltensstörungen zu sein scheint".

Geistige Behinderungen

Bei der Behandlung geistig behinderter Patienten kann der Kliniker in äußerst schwierige Situationen geraten. Aggressive Durchbrüche können das Leben geistig Behinderter und ihrer Familien derart belasten, daß eine Hospitalisierung nicht zu vermeiden ist. Selbstbeschädigung (wie z. B. Kopfanschlagen, Beißen und Kratzen) ist nicht ungewöhnlich bei hospitalisierten geistig behinderten Patienten. Lithium wurde vergleichsweise häufig zur Verbesserung schwerer Begleitsymptome bei Intelligenzminderung eingesetzt. Im folgenden werden nur Studien dargestellt, in denen eine klare diagnostische Einordnung als geistige Behinderung auf der Basis von klinischer Beurteilung oder psychometrischer Tests erfolgte und in denen die Indikation für eine Lithiumtherapie durch aggressives oder selbstbeschädigendes Verhalten gegeben war.

Pionierarbeit auf diesem Gebiet leisteten Dostal und Zvolský (1970), die in einer offenen Studie an 14 schwer geistig behinderten Patienten mit aggressivem Verhalten einen günstigen Effekt von Lithium nachwiesen. Die Mehrzahl der Patienten wiesen jedoch Zeichen einer Lithiumintoxikation auf, wie z. B. schwere Polyurie und Polydipsie.

Der Untersuchung von Dostal und Zvolský folgten eine Anzahl von prospektiven klinischen Untersuchungen über die Wirkung von Lithium bei geistig Behinderten mit aggressivem Verhalten:

Micev u. Lynch	1974	Worall et al.	1975
Tyrer et al.	1984	Craft et al.	1987

Die Untersuchung von Micev und Lynch (1974) war eine offene Studie, in der Lithium vorteilhafte antiaggressive Wirkung zeigte. Höchst bemerkenswert war die komplette Remission der Symptomatik bei 6 von 8 Patienten mit Selbstbeschädigung. Die anderen drei Studien mit doppelblindem, placebokontrolliertem Versuchsplan wiesen eine signifikante und klinisch bedeutsame Reduktion der aggressiven Symptomatik nach. Toxische Lithiumeffekte wurden in der Studie von Worall et al. registriert (1975); derartige Probleme traten in den jüngeren Untersuchungen nicht mehr auf (Tyrer et al. 1984; Craft et al. 1987).

Sehr interessant ist der Befund sowohl von Micev u. Lynch als auch von Worall und Mitarbeitern, daß trotz der verringerten Aggression in der Gesamtgruppe einzelne Patienten eine Zunahme der Aggression unter der Lithiummedikation zeigten. Dennoch kann die Schlußfolgerung von Craft et al. (1987) als gesichert gelten: „Bei allen geistig behinderten Patienten, deren wiederholte aggressive Durchbrüche und autoaggressive Handlungen schwer zu kontrollieren sind, lohnt sich ein Therapieversuch mit Lithium über zwei Monate".

Isolierte Impulskontrollstörungen

Bei dem Versuch, einen antiaggressiven Effekt von Lithium per se nachzuweisen, ist das methodische Hauptproblem die klare Definition des Zielsymptoms. Die Interpretation der Untersuchungsergebnisse wird durch die ständige Ungewißheit darüber begleitet, was durch die Lithiumbehandlung eigentlich beeinflußt wird – ist es die Aggression als solche oder eine bislang unentdeckte manisch-depressive Krankheit? Ein interessanter Ansatz in diese Richtung ist die Untersuchung von Personen, bei denen „unkontrollierte aggressive Durchbrüche" das vorrangige klinische Merkmal sind, d. h. gut dokumentierte Verhaltensanalysen von aggressivem Verhalten und nicht eine spezifische psychiatrische Diagnose. Die Teilnehmer sollten idealerweise wenig oder keine Zeichen einer psychiatrischen Störung über die Impulskontrollstörung hinaus aufweisen. Diese Kriterien wurden selten erfüllt. Dieser Forschungsansatz zu Impulskontrollstörungen wurde in einer Anzahl von klassischen „Gefängnisstudien" in den 70er Jahren verfolgt.

Sheard 1971 Tupin et al. 1973
Sheard 1975 Sheard et al. 1976

Sheard präsentierte 1971 als erster die Ergebnisse einer solchen Studie mit einfachblindem Crossover-Design zum Vergleich von Lithium versus Placebo bei 12 Insassen einer Haftanstalt mit maximalem Sicherheitsgrad in den USA. Die Untersuchung wies eine Senkung der in Selbstbeurteilungsskalen abgebildeten aggressiven Reaktionen unter Lithiumtherapie nach, parallel dazu sank die Notwendigkeit für disziplinarische Maßnahmen. In einer späteren Publikation beschrieb Sheard (1984) die diagnostischen Charakteristika dieser Haftinsassen als „aggressive, soziopathische und schizoide Persönlichkeitsstörungen".

Tupin et al. versuchten 1973 eine Replikation der Befunde von Sheard. An der ebenfalls in einer Haftanstalt in den USA durchgeführten Untersuchung nahmen 27 Insassen mit wiederholtem gewalttätigem Verhalten teil. Bei nahezu der Hälfte der Teilnehmer wurde die Diagnose einer Schizophrenie gestellt, die für diese Fragestellung idealen diagnostischen Kriterien waren offensichtlich nicht erfüllt. Die Untersuchung, eine offene Studie mit einer durchschnittlichen Beobachtungszeit von 10 Monaten, bestätigte den antiaggressiven Effekt von Lithium. Die Berichte der Teilnehmer über die Erfahrung mit der Lithiumtherapie waren bemerkenswert konsistent hinsichtlich einer erhöhten Fähigkeit, Handlungskonsequenzen zu reflektieren und provozierte aggressive Durchbrüche zu kontrollieren.

Sheard (1975) führte die einzige Studie über Lithium und Aggression an ambulanten Patienten mit Impulskontrollstörungen durch. Die 12 Patienten wurde als eine „ziemlich gemischte Gruppe diagnostischer Kategorien, deren hauptsächliches gemeinsames Merkmal wiederholtes aggressives Verhalten, das sie häufig in Konflikt mit dem Gesetz bringt, ist". Die Studie umfaßte eine 4monatige Lithiumbehandlung in der Haftanstalt und eine 1- bis 2monatige ambulante Behandlung nach der Haftentlassung. Der ambulante Teil der Studie gestaltete sich schwierig aufgrund der Unzuverlässigkeit der Teilnehmer. Sowohl innerhalb der Haftanstalt als auch außerhalb war eine verringerte Anzahl von schweren aggressiven Episoden zu verzeichnen. Die Beobachtung, daß schwere Zwischenfälle unter Lithium verringert wurden, jedoch nicht alle antisozialen Handlungen, deckt sich mit den Befunden von Tupin (1973).

Ein Jahr später publizierten Sheard et al. (1976) die bekannteste dieser Gefängnisstudien, doppelblind, placebokontrolliert, mit der weitaus besten Methodik. An der über 3 Monate dauernden Studie nahmen 66 Häftlinge aus einer Haftanstalt mittleren Sicherheitsgrades teil. Das primäre Einschlußkriterium war das Vorliegen von chronisch impulsiv-aggressivem Verhalten in der Vorgeschichte. Erneut traten in der Lithiumgruppe signifikant weniger schwere aggressive Zwischenfälle auf, im letzten Monat des Beobachtungszeitraums traten keinerlei Zwischenfälle mehr auf. In der Placebogruppe war keine signifikante Abnahme schwerer aggressiver Handlungen zu verzeichnen. Nach Sheard ist diese Studie ein „weiterer Hinweis darauf, daß Lithium eine hemmende Wirkung auf impulsiv-aggressives Verhalten haben kann" (Sheard et al. 1976).

Möglicher antiagressiver Wirkmechanismus

Bei dem Versuch, einen spezifischen antiaggressiven Effekt von Lithium herauszukristallisieren, analysierte Sheard eine Vielzahl potentiell involvierter Faktoren. Er kam zu dem Schluß, daß „der antiaggressive Effekt von Lithium nicht durch Toxizität erklärlich ist, noch durch eine Veränderung von motorischer und sensorischer Aktivität, oder durch Veränderungen von Reaktionszeit oder kognitiven Funktionen zustande kommt. Er ist weder einer Placebo-Response, noch endokrinen Veränderungen zuzuschreiben" (Sheard 1978). McElroy und Mitarbeiter diskutierten in einer Literaturübersicht, die das häufige gemeinsame Auftreten von Impulskontrollstörungen und bipolaren Störungen zeigte, daß eine Beziehung zwischen beiden Störungen nahe liege, zumindest aber ein gemeinsamer pathophysiologischer Mechanismus zugrunde liegen müsse (McElroy et al. 1996). Die Möglichkeit einer auf einer unerkannt gebliebenen manisch-depressiven Erkrankung basierenden isolierten Impulskontrollstörung kann nie völlig von der Hand gewiesen werden. Andererseits würde jede Vermutung einer zugrundeliegenden bipolaren Erkrankung implizieren, daß ein hoher Prozentsatz derer, die Gewaltverbrechen begehen, eine atypische manisch-depressive Erkrankung haben, was die Indikation einer Lithiumtherapie bei derartigen Fällen nur erhärtet.

Sowohl in Tierversuchen als auch in Untersuchungen am Menschen konnte nachgewiesen werden, daß das zentrale serotoninerge System (5-HT) in der Regulation aggressiver Impulse eine wichtige Rolle spielt. Eine umgekehrte Beziehung wurde zwischen peripheren Markern der zentralen 5-HT-Funktionen und impulsivem aggressivem Verhalten gezeigt (Coccaro 1989; Coccaro et al. 1989). Jüngste Befunde von Coccaro et al. (1996) weisen daraufhin, daß eine reduzierte Anzahl von thrombozytären 5-HT-Transporter-Plätzen mit der Vorgeschichte aggressiven Verhaltens bei Patienten mit Persönlichkeitsstörungen korreliert. Die Tatsache, daß

Lithium serotoninerge Eigenschaften besitzt, paßt zu diesen Befunden und bietet eine Erklärung für einen möglichen Wirkmechanismus in der Reduktion aggressiven Verhaltens. Da Lithium jedoch auch katecholaminerge Funktionen reduziert (Linnoila et al. 1983a, b), könnten auch andere Mechanismen hier involviert sein (Coccaro 1989). Befunde von Brown et al. (1979) weisen daraufhin, daß eine erhöhte noradrenerge und/oder dopaminerge Funktion mit Aggression verbunden ist. Es besteht daher noch keine Klarheit darüber, ob die antiaggressiven Eigenschaften von Lithium auf der Erhöhung serotoninerger Funktion oder der Abnahme katecholaminerger Funktion beruht.

Schlußfolgerungen

Trotz der methodischen Probleme stimmen die Schlußfolgerungen aus den systematischen Untersuchungen in allen vier Forschungsbereichen über Lithium und Aggression dahingehend überein, daß Lithium impulsiv-aggressives Verhalten abmildern kann, auch wenn keine affektive Erkrankung vorliegt, d. h. impulsiv-aggressives Verhalten isoliert und ohne Vorliegen anderer psychiatrischer Erkrankungen auftritt. Eine Wirkung auf das aggressive Verhalten wurde bei Serumspiegeln zwischen 0,5 und 1,5 mmol/l gezeigt. Im unteren Bereich trat keine Toxizität auf, Nebenwirkungen waren gewöhnlich gering. Der Wirkungseintritt wurde oft bereits nach 2 Wochen, manchmal jedoch erst nach 6–8 Wochen nach Behandlungsbeginn bemerkt. Diese Erfahrungen entsprechen weitestgehend denen aus der Akut- und Langzeitbehandlung bipolarer Störungen (Nilsson 1993).

Nach 25 Jahren Forschungstätigkeit im Bereich der antiaggressiven Eigenschaften von Lithium besteht Einstimmigkeit darüber, daß Lithium hier effektiv ist. Warum wird Lithium dann aber in dieser Indikation so selten genutzt? Hierzu gibt es mehrere Erklärungsmöglichkeiten:
1. Ist der Effekt klinisch bedeutsam?

Ein statistisch signifikanter Effekt in Studien bedeutet nicht notwendigerweise, daß der Effekt auch klinisch bedeutsam ist. Carlson et al. (1992) wiesen daraufhin, daß, auch wenn eine Verbesserung aggressiven Verhaltens unter Lithium vorlag, dies nur in einer Minderzahl der Fälle eine Entlassung aus stationärer Behandlung erlaubte. Sheard et al. (1976) berichteten, daß keinerlei schwere aggressive Zwischenfälle im letzten Monat der Studienbehandlung mit Lithium auftraten, was von immenser Bedeutung für Häftlinge ist, die wegen ihrer aggressiven Durchbrüche inhaftiert sind. Diese Diskrepanz kann möglicherweise dadurch erklärt werden, daß die Teilnehmer in der Studie von Carlson et al. stärker psychiatrisch beeinträchtigt waren (einige hatten psychotische Symptome einschließlich bizarrer Halluzinationen), die Haftinsassen in der Studie von Sheard et al. jedoch gerade auf der Basis des Fehlens jeglicher psychiatrischer Störungen ausgewählt wurden. Es ist naheliegend, daß der antiaggressive Effekt von Lithium klinisch bedeutsamer ist bei Personen ohne begleitende psychotische Symptome. Berichte über gesteigerte Aggressivität bei einigen mit Lithium behandelten Patienten werden bei weitem überwogen durch die Fälle mit dramatischer Verbesserung. – Es wäre auch ausgesprochen ungewöhnlich für ein Therapieverfahren, höchst erfolgreich in jedem einzelnen Fall zu sein!

2. Compliance

Sheard (1978) beschrieb den guten Responder auf die antiaggressive Lithiumwirkung als charakterisierbar durch „Stimmungslabilität vermischt mit erheblicher Reizbarkeit und Feindseligkeit. Die Person ist ruhelos, impulsiv und überaktiv. Die Aufmerksamkeit ist ermüdbar und das Verhalten deutlich impulsiv. Die Sprache ist oft gepreßt. Das Verhalten ist manipulativ und oft laut und provokativ. Verbale und physische Aggressivität tritt bei geringer oder fehlender Provokation auf". Compliance ist in dieser Situation ein beträchtliches Problem. Es ist nicht verwunderlich, wenn manche Kliniker bereits aufgeben, bevor sie es versucht haben. Nur wenige Studien wurden in ambulantem Umfeld durchgeführt, daher ist wenig darüber bekannt, wie optimale Strategien zur Behandlung ambulanter Patienten auszusehen haben. Hier besteht weiterer Forschungsbedarf.

3. Ethische Bedenken

Die zögerliche Erkundung des Einsatzes von Lithium bei Fällen von Aggression wurzelt zum Teil in der Kontroverse bezüglich des Wesens von Aggression und der ethischen Bedenken, hiergegen Medikamente zu geben. Die ethischen Bedenken beziehen sich nicht auf Lithium allein, sondern auch auf die Tatsache, daß die meisten Studien in geschlossenen Institutionen durchgeführt wurden, in denen der Einzelne praktisch keinerlei Einfluß auf das ihn umgebende Milieu hat. Solange Strategien zur Etablierung psychosozialer Anpassung grundlegende Aspekte eines soliden psychiatrischen Handwerks sind und die uneingeschränkte Freiheit des Patienten zur Mitarbeit unverzichtbar für den Erfolg jeglicher psychiatrischer Intervention ist, entstehen substantielle Probleme, zieht man die ethischen Aspekte der Verordnung von Medikamenten zur Kontrolle von Aggression beispielsweise in einem Gefängnis in Betracht, wo die Umgebung als solche möglicherweise der eigentliche Verursacher aggressiver Durchbrüche ist.

Es muß jedoch auch die Kehrseite des ethischen Aspekts in Betracht gezogen werden: Verhaltensstörungen, wie z. B. leicht provozierbare aggressive Durchbrüche, sind häufig gerade der Grund dafür, weshalb unzählige Patienten und Häftlinge dazu verurteilt sind, einen großen Teil ihres Lebens in geschlossenen Institutionen zu verbringen und sich Restriktionen zu unterwerfen, die der Kontrolle und dem Schutz vor Gewalt dienen.

Literatur

Anell AL (1969) Lithium in the treatment of children and adolescents. Acta Psychiatr Scand (suppl) 207:19-30
Baastrup P (1969) Practical clinical viewpoints regarding treatment with lithium. Acta Psychiatr Scand (suppl) 207:12-18
Baron RA (1977) Human aggression. Plenum Press, New York, S. 7
Brown WA, Laughren TP, Mueller B (1979) Endocrine effects of lithium in manic depressive patients. In: Obiols, Ballus, Gonzales-Monclus, Pujol (eds) Biological Psychiatry Today. Elsevier, Amsterdam, pp. 759-763
Cabrera JF, Körner W, Müller-Oerlinghausen B (1986) Erfolgreich kombinierte Neuroleptika-Lithium-Behandlung eines chronisch schizophrenen Kranken mit rezidivierendem aggressivem Verhalten. Nervenarzt 57:366-369
Cade JF (1949) Lithium salts in the treatment of psychotic excitement. Med J Aust 36:349-352
Campbell M, Cohen IL, Small AM (1982) Drugs in aggressive behavior. J Am Acad Child Psychiatry 21:107-117
Campbell M, Small AM, Green WH, Jennings SJ, Perry R, Bennett WG, Andersson L (1984a) Behavioral efficacy of haloperidol and lithium carbonate. A comparison in hospitalized aggressive children with conduct disorder. Arch Gen Psychiat 41:650-656
Campbell M, Perry R, Green WH (1984b) Use of lithium in children and adolescents. Psychosomatics 25:95-106
Campbell M, Adams PB, Small AM, Kafantaris V, Solva RR, Shell J, Perry R, Overall JE (1995) Lithium in hospitalized aggressive children with conduct disorder: a double-blind and placebo controlled study. J Am Acad Child Adolesc Psychiatry 34: 445-453
Carlson GA, Rapport MD, Pataki CS, Kelley KK (1992) Lithium in hospitalized children at 4 and 8 weeks: Mood, behavior and cognitive effects. J Child Psychol Psychiat 33:411-425
Coccaro EF (1989) Central serotonin and impulsive aggression. Br J Psychiat (suppl) 8:52-62
Coccaro EF, Siever LJ, Klar HM, Maurer G, Cochrane K, Cooper TB, Mohs RC, Davis KL (1989) Serotonergic studies in affective and personality disorder patients: correlates with suicidal and impulsive aggressive behavior. Arch Gen Psychiat 46:587-599
Coccaro EF, Kavoussi RJ, Sheline YI, Lish JD, Csernansky JG (1996) Impulsive aggression in personality disorder correlates with tritiated paroxetine binding in the platelet. Arch Gen Psychiat 53:531-536
Cooper AF, Fowlie HC (1973) Control of gross self-mutilation with lithium carbonate. Br J Psychiat 122:370-371
Craft M, Ismail IA, Regan A, Seth RV, North PM (1987) Lithium in the treatment of aggression in mentally handicapped patients: a double-blind trial. Br J Psychiat 150:685-689
DeLong RG (1978) Lithium carbonate treatment of select behaviour disorders in children suggesting manic-depressive illness. J Pediatr 93:689-694
Dostal T, Zvolský P (1970) Anti-aggressive effect of lithium salts in severely mentally retarded adolescents. Int Pharmacopsychiatr 5:203-207
Forssman H, Walinder J (1969) Lithium treatment on atypical indications. Acta Psychiatr Scand (suppl) 207:34-40
Goetze U, Grunberg F, Berkowitz B (1977) Lithium carbonate in the management of hyperactive aggressive behaviour of the mentally retarded. Compr Psychiatry 18: 599-606

Glenn MB, Wroblewski B, Parizale J, Levine L, Whyte J, Rosenthal M (1989) Lithium carbonate for aggressive behavior or affective instability in ten brain-injured patients. Am J Med Rehabil 61:221–226

Gram LF, Rafaelsen OJ (1972) Lithium treatment of psychotic children and adolescents. A controlled trial. Acta Psychiatr Scand 48:253–260

Gunn J (1979) Drugs in the violence clinic. In: Sandler M (ed) Psychopharmacology of aggression. Raven Press, New York, pp. 183–196

Haas JF, Cope N (1985) Neuropharmacologic management of behaviour sequelae in head injury: a case report. Arch Phys Med Rehabil 66:472–474

Lena B, O'Brian EM (1975) Success with lithium in a disturbed child. Lancet ii:1307

Lena B, Surtees SJ, Magg R (1978) The efficacy of lithium in the treatment of emotional disturbance in children and adolescents. In: Johnson FN, Johnson S (eds) Lithium in medical practice. University Park Press, Baltimore, pp. 79–83

Linnoila M, Karoum F, Rosenthal N, Potter WZ (1983a) Electroconvulsive treatment and lithium carbonate. Their effects on norepinephrine metabolism in patients with primary major depression. Arch Gen Psychiat 40:677–680

Linnoila M, Karoum F, Potter WZ (1983b) Effects of antidepressant treatment on dopamine turnover in depressed patients. Arch Gen Psychiat 40:1015–1017

Lion JR, Hill J, Madden DJ (1975) Lithium carbonate and aggression: a case report. Dis Nerv Syst 36:97–98

Mastorano JT (1972) Target symptoms in lithium carbonate therapy. Compr Psychiat 13:533–537

McElroy SL, Pope HG Jr, Kede PE, Hudson JI, Phillips KA, Strakowski SM (1996) Are impulse-control disorders related to bipolar disorder? Compr Psychiatr 37:229–240

Micev V, Lynch DM (1974) Effects of lithium on disturbed severely mentally retarded patients. Br J Psychiat 125:111

Nilsson A (1993) The anti-aggressive actions of lithium. Rev Comtemp Pharmacother 4:269–285

Panter BM (1977) Lithium in treatment of a child abuser. Am J Psychiat 134:1436–1437

Rifkin A, Quitkin F, Carillo C, Blumberg AG, Klein DF (1972) Lithium carbonate in emotionally unstable character disorder. Arch Gen Psychiat 27:519–523

Shader RI, Jackson AJ, Dodes LM (1974) The antiaggressive effects of lithium in man. Psychopharmacol 40:17–24

Sheard MH (1971) Effect of lithium in human aggression. Nature 230:113–114

Sheard MH (1975) Lithium in the treatment of aggression. J Nerv Ment Dis 160:108–118

Sheard MH (1978) The effect of lithium and other ions on aggressive behavior. Mod Probl Psychopharmacol 13:53–68

Sheard MH (1984) Clinical pharmacology of aggressive behavior. Clin Neuropharmacol 7:173–183

Sheard MH, Marini JL, Bridges CI, Wagner E (1976) The effect of lithium on impulsive aggressive behavior in man. Am J Psychiat 133:1409–1413

Siassi I (1982) Lithium treatment of impulsive behavior in children. J Clin Psychiat 43:482–484

Sovner R, Hurley A (1981) The management of chronic behaviour disorders in mentally retarded adults with lithium carbonate. J Nerv Ment Dis 169:191–195

Tupin JP, Smith DB, Clanon TL, Kim LI, Nuget A (1973) The long-term use of lithium in aggressive prisoners. Compr Psychiat 14:311–317

Tyrer SP, Walsh A, Edwards DE, Berney TP, Stephens DA (1984) Factors associated with a good response to lithium in aggressive mentally handicapped subjects. Prog Neuropsychopharmacol 8:751–755

Van Putten T, Sanders DG (1975) Lithium in treatment failures. J Nerv Ment Dis 161:255–264

Worall EP, Moody JP, Naylor GJ (1975) Lithium in non-manic-depressive illness: anti-aggressive effect and red blood cell lithium values. Br J Psychiat 126:464–468

Aus dem Englischen übersetzt von Anne Berghöfer.

KAPITEL 3.10

Lithiumsalze in der Kinder- und Jugendpsychiatrie

G. H. Moll und A. Rothenberger

Synopsis

1. Lithiumsalze sind – neben Neuroleptika – die Mittel der Wahl zur Behandlung einer manischen Episode im Kindes- und Jugendalter. Eine Kombinationsmedikation mit Neuroleptika ist möglich, bedarf aber einer besonders sorgfältigen Überwachung.
2. In der Behandlung unipolarer depressiver Episoden ist bei ungenügendem Ansprechen auf eine Antidepressivamedikation schon während der depressiven Episode die zusätzliche Gabe von Lithiumsalzen – zur Wirkungsverstärkung – und dann die Fortführung der Lithiummedikation zur Rezidivprophylaxe (Überprüfung der Notwendigkeit nach etwa 3 Jahren) sinnvoll.
3. Lithiumsalze gelten auch im Jugendalter als Mittel erster Wahl zur Rezidivprophylaxe bipolarer affektiver Störungen. Im Gegensatz zur Indikationsstellung im Erwachsenenbereich ist aufgrund der besonderen Entwicklungsbedingungen des Jugendalters ein frühzeitiger Einsatz, d. h. schon während der ersten Episode empfehlenswert. Bei ausbleibender Wirkung kann als Alternative Carbamazepin eingesetzt werden.
4. Bei stark ausgeprägten explosibel auftretenden aggressiven Verhaltensstörungen kann eine Medikation mit Lithiumsalzen Verbesserungen erbringen, ebenso bei impulshaft vorkommenden selbstverletzenden Verhaltensweisen (Autoaggression). Der Beginn einer solchen Medikation ist mindestens in den ersten sechs bis acht Wochen unter stationären Bedingungen durchzuführen. Auch hier ist – wie bei den o.g. affektiven Störungen – ein möglicher positiver Effekt von Carbamazepin vergleichsweise wenig belegt.
5. Auch bei Kindern und Jugendlichen mit Intelligenzminderung und explosiblem fremdaggressiven und/oder autoaggressiven selbstverletzenden Verhalten ist eine Lithiumsalzeinstellung unter stationären Bedingungen bei bisher erfolglosen pädagogischen und verhaltenstherapeutischen Bemühungen gerechtfertigt.

> 6. Dosierung und Serumkonzentration der Lithiumsalze wie auch Nebenwirkungen und Kontraindikationen entsprechen der Erwachsenentherapie. Bei Kindern unter 12 Jahren kann eine Lithiumsalzmedikation zur Zeit – außer unter stationären Bedingungen – nicht empfohlen werden.
> 7. Auch bei Vorliegen einer Indikation ist eine Medikation mit Lithiumsalzen in der Kinder- und Jugendpsychiatrie immer nur als ein Baustein eines umfassenden, der Symptomatik, dem Entwicklungs- und Funktionsniveau sowie den psychosozialen Umständen gerecht werdenden multimodalen Therapiekonzeptes einzusetzen.

Einsatzbereiche für eine Lithiumsalzmedikation in der Kinder- und Jugendpsychiatrie

Während es im Bereich der Erwachsenenpsychiatrie eine umfangreiche Literatur über die Wirkungen einer Lithiumsalzmedikation gibt, betreffen nur weniger als 0,5% (etwa 60) der gesamten Veröffentlichungen den Bereich des Kindes- und Jugendalters (Alessi et al. 1994). Dennoch werden aus diesen Studien – davon nur etwa ein Dutzend im doppelblinden und placebokontrollierten Design – Einsatzmöglichkeiten einer Lithiumsalzmedikation deutlich. So ist in der Kinder- und Jugendpsychiatrie bei zwei Zielbereichen die Frage nach der Indikation einer Lithiumsalzmedikation zu stellen:
- Affektivität/Emotionalität (Manie, Depression)
- Impulsivität (i.S. aufbrausenden, explosiblen Verhaltens)/Aggressivität (v.a. selbstverletzendes Verhalten).

Diese Zielbereiche sind nicht einfach im Sinne einzelner psychopathologischer Merkmale oder Merkmalsgruppen aufzufassen, sondern müssen bei Kindern und Jugendlichen in einen größeren sowohl entwicklungsbezogenen als auch differentialdiagnostischen Zusammenhang eingeordnet werden. Hierbei sind evtl. auch komorbid vorliegende Störungen zu berücksichtigen. Entscheidend sind nicht nur das Vorliegen bestimmter Zielsymptome bzw. deren Ausprägung und Verlauf, sondern auch der Entwicklungsstand des Kindes oder Jugendlichen, das Intelligenzniveau, die Leistungs- und Adaptationsmöglichkeiten sowie die psychosozialen Bedingungen (z. B. Familie, Gleichaltrige, Kindergarten, Schule bzw. Beruf).

Affektivität/Emotionalität

Affektive bzw. emotionale Auffälligkeiten sind der häufigste Anlaß für die Vorstellung von Kindern und Jugendlichen in kinder- und jugendpsychiatrischen Einrichtungen (Steinhausen 1993). Diesbezügliche psychopathologische Merkmale können im Rahmen verschiedener Störungen auftreten. Nur bei einem Teil dieser Störungsbilder, die im Kapitel F3 der ICD 10 (1993) aufgeführt sind, stellt sich die Frage nach einer Indikation für eine Lithiumsalzmedikation. Emotionale Auffälligkeiten im Rahmen spezifischer emotionaler Störungen des Kindes- und Jugendalters (ICD 10: F93, F94, F43) stellen dagegen keine Indikation für eine Lithiumsalzmedikation dar, denn diese Störungen sind übermäßige Ausprägungen emotionaler Zustände und Reaktionen, die in einer leichteren Form im entsprechenden Altersbereich als normal gelten. Im Mittelpunkt der therapeutischen Bemühungen stehen hier psychotherapeutische Verfahren u.a. zum Erlernen neuer bzw. adäquaterer Adaptations- und Bewältigungsstrategien.

Impulsivität/Aggressivität

Neben emotionalen Störungen sind Störungen des Sozialverhaltens die zweithäufigste diagnostische Kategorie in der Kinder- und Jugendpsychiatrie. Hierbei besteht ein sich wiederholendes und andauerndes Muster dissozialen, aggressiven oder aufsässigen Verhaltens, das bei einem Teil der Patienten mit einer starken körperlichen und emotionalen Erregtheit bzw. Erregbarkeit verbunden ist. Wenn dissoziale und/oder aggressive Verhaltensweisen ohne stärkere affektive Komponente bzw. ohne deutliche emotionale Anteilnahme durchgeführt werden, ist eine Lithiumsalzmedikation nicht erfolgversprechend.

Eine weitere nosologische Zuordnung können impulshaft auftretende aggressive Verhaltensweisen im Rahmen der emotional instabilen Persönlichkeitsstörung finden. Hier bestehen als kennzeichnende Charakterzüge eine mangelnde emotionale Impulskontrolle ohne Berücksichtigung von Konsequenzen sowie eine emotionale Instabilität. Ausbrüche intensiven Ärgers können dabei leicht zu gewalttätigem, explosiblem und bedrohlichem Verhalten führen, insbesondere bei Kritik oder Behinderung impulsiver Handlungen durch andere [F60.30, impulsiver Typus (aggressive oder reizbare bzw. explosible Persönlichkeitsstörung)].

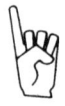
Sind expansive (externalisierende) Verhaltensweisen wie Impulsivität und/oder Aggressivität im Rahmen einer hyperkinetischen Störung zu sehen – also bei gleichzeitig deutlich beeinträchtigter Aufmerksamkeit und motorischer Überaktivität –, so wird medikamentös eine Behandlung mit Amphetaminpräparaten wie Methylphenidat in bis zu 70% der Fälle entscheidende Verbesserungen erwarten lassen. Auch bei ausgeprägten impulsiven (und aggressiven) Verhaltensweisen besteht hier keine Indikation für eine Lithiumsalzmedikation (DeLong u. Aldershof 1987; Carlson et al. 1992a).

Bei Vorliegen einer Intelligenzminderung (geistige Behinderung) können ausgeprägte impulshaft auftretende aggressive Verhaltensweisen vorkommen, wobei gerade autoaggressives, selbstverletzendes Verhalten (Automutilation) ein großes, therapeutisch oft nur schwer angehbares Problem darstellt (Luchins 1990; Buitelaar 1993; Rothenberger 1993a). Auch bei Kindern mit tiefgreifenden Entwicklungsstörungen, meist frühkindlichem Autismus, spielen neben den Verhaltensdefiziten im sozialen und kommunikativen Bereich oft ausgeprägte Verhaltensexzesse (selbstverletzendes Verhalten) eine wesentliche, die Förderung und mögliche weitere Entwicklung dieser Kinder häufig stark behindernde Rolle. Nach den bisher durchgeführten Untersuchungen scheint das Vorliegen einer Intelligenzminderung und/oder einer Entwicklungsstörung bei sonst bestehender Indikation keine Einschränkung für den Einsatz einer Lithiumsalzmedikation zu sein.

Übersicht über klinische Studien

Im Gegensatz zum Erwachsenenalter können zu den im folgenden aufgeführten Indikationsbereichen in der Kinder- und Jugendpsychiatrie keine entsprechend umfangreichen Untersuchungsergebnisse vorgelegt werden. Viele der bisherigen Medikamentenstudien zur Anwendung von Lithiumsalzen im Kindes- und Jugendalter zeichnen sich zudem durch methodische Schwächen aus, die übersichtsweise schon von Campbell et al. (1984) aufgeführt wurden, nämlich kleine Stichprobengröße mit zudem meist noch heterogenen Diagnosen bei unzureichenden diagnostischen Kriterien, fehlende Ein- und Ausschlußkriterien, fehlende adäquate Kontrollgruppen, inadäquates Studiendesign, insuffiziente Baseline-Bestimmungen sowie Rating-Instrumente, lückenhafte Beschreibung klinischer wie Laborparameter und nicht angegebene oder ungenügend definierte Behandlungsziele. Zudem sind die Beobachtungszeiträume, insbesondere auch zur Beurteilung einer möglichen rezidivprophylaktischen Wirkung, meist viel zu kurz. Hier kann aber gerade für Jugendliche auf die umfangreichen Ergebnisse bei erwachsenen Patienten zurückgegriffen werden. Zur Frage des Einsatzes von Lithiumsalzen bei impulsiv-aggressiven Kindern und Jugendlichen können mehrere doppelblinde und placebokontrollierte Vergleichsstudien mit einem als wirksam erwiesenen Neuroleptikum (Haloperidol) aufgeführt werden. Interpretationsschwierigkeiten bereiten aber auch hier die heterogenen Untersuchungsgruppen, das Vorkommen in unterschiedlichem Umfang von Kindern mit Intelligenzminderung sowie das Fehlen von für die unterschiedlichen Altersgruppen angepaßten Rating-Skalen. Auch hier ist der Beobachtungszeitraum von meist nur wenigen Wochen als zu kurz anzusehen.

Eine Übersicht der Studien zum Einsatz von Lithiumsalzen bei der Behandlung affektiver Störungen im Kindes- und Jugendalter zeigt Tabelle 1.

Gefolgert werden muß aus den vorliegenden Untersuchungsergebnissen, daß nur ein Teil der Kinder und Jugendlichen mit bipolarer affektiver Störung positiv auf eine Lithiumsalzmedikation anspricht (Hassanyeh u. Davison 1980; DeLong u. Nieman 1983; Younes et al. 1986). Die besten Ergebnisse sind dabei bei akuten manischen Erstepisoden oder nur manischen Episoden in der Vorgeschichte zu erwarten, ungünstiger scheint das Vorkommen depressiver Episoden im bisherigen Verlauf der bipolaren affektiven Störung zu sein. An möglichen Faktoren zur Vorhersage eines sog. Non-Responder werden eine größere genetische Diathese bei Jugendlichen, das Vorliegen von Entwicklungsverzögerungen und neurologischen Störungen sowie das Bestehen von psychopathologischen oder Ver- 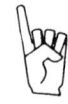 haltensauffälligkeiten in der Kindheit, wobei es sich nicht nur um affektive, sondern auch z. B. um hyperkinetische Syndrome oder Störungen des Sozialverhaltens handeln kann, diskutiert. Besonders bei Jugendlichen mit einer sog. gemischten Manie – hier sind über eine Zeitspanne von mindestens einer Woche sowohl die Kriterien für eine manische Episode als auch für eine depressive Episode (major depression) erfüllt – wird im Vergleich zur „reinen" Form über ein häufigeres Nichtansprechen einer Lithiumsalzmedikation berichtet (McKnew et al. 1981; Himmelhoch u. Garfinkel 1986; Strober et al. 1988).

Bei Nicht- oder ungenügendem Ansprechen auf eine Antidepressivamedikation kann schon während der depressiven Episode die zusätzliche Gabe von Lithiumsalzen (zur Wirkungsverstärkung des Antidepressivums) verordnet werden. Bei Erfolg ist dann die Fortführung der Lithiumsalzmedikation zur Rezidivprophylaxe (Überprüfung der Notwendigkeit nach etwa 3 Jahren) möglich. Bei Nichtansprechen dieser Kombinationsmedikation ist ein Wechsel von Lithiumsalz auf Carbamazepin zu diskutieren (DeLong u. Aldershof 1987; Ryan et al. 1988; Strober et al. 1992).

Bei einer schweren depressiven Episode mit psychotischer Symptomatik (F32.3 nach ICD 10) ist zu einem Antidepressivum nicht die zusätzliche Gabe eines Lithiumsalzes, sondern die eines Neuroleptikums anzuraten, da dem Lithiumsalz zwar eine „antimanische", jedoch keine „antipsychotische" Wirkung zugeschrieben werden kann. Wird bei einem Jugendlichen mit depressiver Episode schon eine Kombinationsbehandlung mit einem Antidepressivum und einem Lithiumsalz durchgeführt, so sollte beim Auftreten einer psychotischen Symptomatik keineswegs zusätzlich noch als drittes Medikament ein Neuroleptikum angesetzt werden, da schon eine Doppelmedikation erhöhte Vorsicht und Überwachung (cave Kardiotoxizität) verlangt und die Risiken einer „Dreifachmedikation" bei Jugendlichen nicht abzuschätzen sind (Absetzen des Antidepressivums, dafür z. B. Sulpirid oder Thioridazin).

Tabelle 1. Lithiumsalzmedikation bei affektiven Störungen im Kindes- und Jugendalter

Autoren	N	Alter	Diagnosen	Wirkungen
Hassanyeh u. Davison (1980)	10	12–15	bipolare Störung	bei 6 Kindern (3 mit manischer, 3 mit depressiver Episode) klinische Besserung der affektiven Symptomatik; bei depressiven Kindern deutliche Verminderung der Dauer der depressiven Episoden
McKnew et al. (1981)	6	6–12	bipolare Störung (und hyperkinetische oder Angststörung)	nur bei den 2 Kindern mit der Monodiagnose gemischte bipolare Störung positive Wirkungen, sonst keine deutlichen Verbesserungen
Poustka u. Lehmkuhl (1982)	11	14–18	manische Episode	gute Wirkung bei manischen Episoden (zusätzlich Neuroleptikagabe in den ersten Wochen), eingeschränkte Wirkung, falls depressive Episoden in Vorgeschichte
DeLong u. Nieman (1983)	16	6–14	bipolare Störung	Verbesserungen von ausgeprägten manischen und depressiven Stimmungsauslenkungen und -wechseln, ruheloser Überaktivität sowie aggressiven und explosiblen gewalttätigen Verhaltensexzessen
Hsu u. Starzynski (1986)	14	16–18	erste manische Episode	bei 11 Jugendlichen deutliches Abklingen der manischen Symptome nach etwa sechs Wochen (Lithiummonomedikation oder Kombination mit Neuroleptika); bei 2 Jugendlichen Verbesserungen erst unter Carbamazepin bzw. Lithium- und Carbamazepingabe; insgesamt günstiger Verlauf über 3 Jahre unter Medikation
Younes et al. (1986)	27	7–15	bipolare Störung	Verbesserungen von manischen und depressiven Verstimmungen sowie aggressiven und sozialen Verhaltensweisen

Forts. s. S. 296

Tabelle 1 (Fortsetzung)

Autoren	N	Alter	Diagnosen	Wirkungen
DeLong u. Aldershof (1987)	59	meist <14	bipolare Störung	bei 39 Kindern über einen Zeitraum von 12–48 Monaten Verbesserungen der affektiven Symptomatik; bei 16 Kindern keine positiven Effekte nachweisbar
DeLong u. Aldershof (1987)	29	6–18	depressive Episode	nur bei 5 Kindern und Jugendlichen Verbesserungen der klinischen Symptomatik
Strober et al. (1988)	50	13–17	bipolare Störung	klinische Verbesserungen nach sechs Wochen bei 80%, wenn psychiatrische Auffälligkeit erst nach dem 12. Lebensjahr; falls psychiatrisch auffällig schon vor dem 12. Lebensjahr, nur bei 40%; (falls keine Verbesserung unter Lithiumsalz, zusätzliche Carbamazepingabe, bei psychotischer Symptomatik auch Neuroleptikagabe)
Varanka et al. (1988)	10	6–13	manische Episode mit psychotischer Symptomatik	nach durchschnittlich 11 Tagen deutliches Abklingen der manischen und psychotischen Symptome
Ryan et al. (1988)	14		unipolare Depression	bei 6 Jugendlichen erst nach Zugabe eines Lithiumsalzes zu einem Antidepressivum deutliche Verbesserung der Stimmung und des psychosozialen Funktionsniveaus
Strober et al. (1992)	24		depressive Episode	keine Besserung nach 6 Wochen Imipraminmedikation, durch zusätzliche Lithiumsalzmedikation aber bei 2 Jugendlichen deutliche, bei 8 noch leichte Verbesserungen der klinischen Symptomatik

Eine Übersicht der Studien zum Einsatz von Lithiumsalzen im Kindes- und Jugendalter bei der Zielsymptomatik Impulsivität im Sinne aufbrausenden, explosiblen Verhaltens sowie Aggressivität v.a. bei selbstverletzendem Verhalten zeigt Tabelle 2.

Nachdem in einer Reihe von Studien Anhaltspunkte für positive Wirkungen der Lithiumsalze bei Erwachsenen mit ausgeprägten aggressiven

Tabelle 2. Lithiumsalzmedikation bei Impulsivität/Aggressivität im Kindes- und Jugendalter

Autoren	N	Alter	Syndrom/Diagnose	Wirkungen
Siassi (1982)	14	7–13	impulsives, aggressives Verhalten	Abnahme der Anzahl aggressiver Ausbrüche
Campbell et al. (1982)	21	5–13	Störung des Sozialverhaltens vom aggressiven Einzelgänger-Typus	bei 10 Kindern deutliche Verringerung des Ausmaßes aggressiver Verhaltensweisen, die mit deutlicher Impulsivität einhergehen; keine Unterschiede gegenüber Haloperidolmedikation, aber geringere Nebenwirkungsrate
Platt et al. (1984)	wie Campbell et al. 1982			keine negativen Auswirkungen einer Lithiumsalzmedikation auf kognitive Funktionen
Vetro et al. (1985)	17	3–12	stark aggressiv/ emotional labil/ erhöht irritierbar	bei 16 Kindern deutliche Abnahme des aggressiven Verhaltens, bei 13 deutliche Verbesserung der sozialen Adaptationsfähigkeit
DeLong u. Aldershof (1987)	9	7–16	affektiv/ aggressiv/ explosiv	bei 5 Kindern/Jugendlichen deutliche Verhaltensbesserung
	33	5–17	Störung des Sozialverhaltens	nur bei 5 Kindern/Jugendlichen Verbesserungen im Sozialverhalten
Rifkin et al. (1989)	14	12–17	Verhaltensstörung mit stark ausgeprägter Aggressivität	nur bei 3 Jugendlichen Verbesserung der aggressiven Verhaltensweisen
Klein (1991)	35	6–15	„Aggressivität" (hyperkinetische Störung?)	keine Überlegenheit gegenüber Placebo; deutliche Abnahme der Aggressivität unter Methylphenidat
Silva et al. (1991)	9		aggressives Verhalten	deutliche Verbesserungen bei 3 Kindern, keine deutlichen Verbesserungen in Placebogruppe (Langzeitstudie, 3 Monate)
Carlson et al. (1992)	11	6–13	aggressive Störung des Sozialverhaltens mit affektiver Symptomatik	Verbesserungen von Selbstkontrolle, Aggressivität und Reizbarkeit
Malone et al. (1994)	8	9–17	aggressive Störung des Sozialverhaltens	deutliche Abnahme aggressiven Verhaltens, insb. der Anzahl aggressiver Verhaltensexzesse
Campbell et al. (1995)	25	5–12	Störung des Sozialverhaltens mit aggressiven und explosiblen Verhaltensexzessen	bei 10 Kindern deutliche Verbesserungen von Aggressivität und Explosivität

Verhaltensweisen – auch bei Nichtvorliegen einer bipolaren affektiven Störung –, wie auch tierexperimentelle Belege für eine „antiaggressive Wirkung" der Lithiumsalze bei verschiedenen Tierarten zusammengetragen werden konnten (siehe Kap. 3.9), wurde eine mögliche Wirksamkeit bei Kindern und Jugendlichen mit impulsivem und aggressivem Verhalten untersucht (Siassi 1982; Campbell et al. 1982; Platt et al. 1984a, b; Vetro et al. 1985; DeLong u. Aldershof 1987; Silva et al. 1991; Carlson et al. 1992b; Malone et al. 1994; Campbell et al. 1995a). Obgleich dabei nicht in allen doppelblinden und placebokontrollierten Studien positive Wirkungen festgestellt werden konnten (Rifkin et al. 1989; Klein 1991), kann zusammenfassend beim heutigen Kenntnisstand – bei Ausbleiben hinreichender therapeutischer Effekte von pädagogischen, psychotherapeutischen und psychosozialen Maßnahmen – bei ausgeprägten aggressiven Verhaltensstörungen, die eine affektive Komponente i.S. von Impulsivität bzw. Explosivität einschließen, die Anwendung einer Lithiumsalzmedikation zur Verminderung des Zielsymptoms „aggressive Durchbrüche" als indiziert angesehen werden (Campbell u. Cueva 1995). Hingegen ist festzuhalten, daß keine positiven Ergebnisse bei solchen Kindern und Jugendlichen vorliegen, bei denen eine Störung des Sozialverhaltens mit einer sog. „raubtierhaften" („predatory") Aggressivität besteht. Diese Form der Aggressivität ist dadurch gekennzeichnet, daß aggressive Handlungen versteckt durchgeführt werden, im aggressiven Ausbruch das eigene Verhalten kognitiv und emotional gesteuert werden kann, aggressive Handlungen gezielt geplant werden, bei aggressiven Auseinandersetzungen der eigene Körper sorgfältig geschützt wird und Stehlen zum dissozialen Verhaltensrepertoire gehört (Vitiello et al. 1990).

Zu betonen ist, daß intensiv sowohl die therapeutischen Wirkungen als auch die möglichen Nebenwirkungen zu beobachten sind, da bisher keine sicheren Ergebnisse über die Langzeiteinnahme von Lithiumsalzen bei Kindern mit explosiblen und aggressiven Verhaltensweisen vorliegen. Dennoch sollte vermerkt werden, daß die Medikation von Lithiumsalzen trotz der o.g. Einschränkungen im Vergleich zu anderen pharmakologischen Interventionen als die wohl am besten untersuchte anzusehen ist (Malone et al. 1994; Campbell et al. 1995b). Hinsichtlich der Dosierung stellte sich als oberer Grenzbereich eine Lithium-Serum-Konzentration von 1,0 bis 1,2 mmol/l heraus, da bei höheren Konzentrationen – außer einer Zunahme der Nebenwirkungen – keine weiteren klinischen Verbesserungen zu erzielen waren (Campbell et al. 1995a).

Da bei diesen schwer ausgeprägten explosiblen und aggressiven Verhaltensexzessen meist langfristige, d. h. monate- bis sogar jahrelange psychopharmakologische Interventionen nötig werden können, bestehen als Vorteile einer Lithiumsalzmedikation nicht die Begrenzungen einer Neuroleptikamedikation (der selbst keine „antiaggressive" Wirkung zugeschrieben werden kann), insbesondere nicht die Gefahr der Entwicklung von irreversiblen tardiven Dyskinesien (Campbell et al. 1988) und mögliche negative Folgen für das Lernverhalten (Platt et al. 1984a, b).

Als Alternative zu Lithiumsalzen wird untersucht, ob der Substanz Carbamazepin auch eine „antiaggressive Wirkung" zugeschrieben werden kann. So berichteten Kafantaris et al. (1992) in einer offenen Studie mit Carbamazepin bei fünf von neun Kindern im Alter zwischen 5 und 10 Jahren von einer Abnahme aggressiver Verhaltensweisen (bestimmt mittels der Overt Aggression Scale). Weitere Studien sind aber noch nötig, bevor nähere Empfehlungen zu einem diesbezüglichen Einsatz von Carbamazepin gegeben werden können. Gleiches gilt für die Gabe von Sulpirid bei selbstverletzendem Verhalten (Rothenberger 1993b).

Auch bei Vorliegen einer Intelligenzminderung (geistige Behinderung) oder einer Entwicklungsstörung wurde der größte Teil der Untersuchungen bei Erwachsenen durchgeführt. Diejenigen Studien, die sich mit den Wirkungen der Lithiumsalze im Kindes- und Jugendalter befassen – meist nur Einzelfallberichte – betrafen überwiegend intelligenzgeminderte Kinder und Jugendliche mit bipolaren affektiven Störungen, aggressiven Verhaltensexzessen und selbstverletzendem Verhalten.

In einer doppelblinden Studie verglichen Campbell et al. (1972) die Wirkungen einer Lithiumsalz- und einer Chlorpromazinmedikation an einer Gruppe von 10 Kindern (davon zwei mit einem IQ<70) mit frühkindlichem Autismus, die eine Anzahl stark störender (disruptiver) Verhaltensweisen aufwiesen. Durch keine der beiden Substanzen waren signifikante Verbesserungen im Verhalten zu erreichen. Nur bei einem Kind konnte unter der Lithiumsalzmedikation eine Abnahme selbstverletzender Handlungen und aggressiver Wutausbrüche erzielt werden. Kelly et al. (1976) berichteten von Lithiumsalzmedikationen bei Jugendlichen mit manisch-depressiver Störung. Chandler et al. (1988) teilten mit, daß bei intelligenzgeminderten Patienten eine familiäre Belastung mit einer bipolaren affektiven Störung ein Grund für den Einsatz einer Lithiumsalzmedikation darstellen kann, insbesondere, wenn die Verhaltensprobleme nicht durchgängig, sondern episodenhaft auftreten. Linter (1987) beschrieb die Lithiumsalzmedikation bei einer short-cycle bipolaren affektiven Störung eines Kindes mit Intelligenzminderung. Fukuda et al. (1986) behandelten einen 17jährigen Jungen und eine 20jährige Patientin mit bipolarer affektiver Störung und leichter Intelligenzminderung über fünf bzw. neun Jahre mit Lithiumsalzen. Während Lithiumsalze eine positive Wirkung auf die Ausprägung der jeweiligen Symptomatik hatten, konnte kein phasenprophylaktischer Effekt aufgezeigt werden. Über zwei Fallberichte einer Verbesserung manieähnlicher Symptome unter einer Lithiumsalzmedikation bei Kindern mit Autismus und Intelligenzminderung berichteten auch Steingard und Biederman (1987). Winchel und Stanley (1991) zogen aus ihren Untersuchungen den Schluß, daß Patienten mit Intelligenzminderung oder Entwicklungsstörungen und selbstverletzenden Handlungen (Automutilation) von einer Lithiumsalzmedikation profitieren könnten.

Weitere Studien sind übersichtsweise in Tabelle 3 aufgeführt.

Insgesamt liegen also nur begrenzte Erfahrungen mit einer Lithiumsalzmedikation bei Kindern mit Intelligenzminderung oder Entwicklungsstörungen vor. Außer bei Kindern mit frühkindlichem Autismus, bei denen bei etwa drei Viertel auch eine Intelligenzminderung besteht, sind zudem keine Studien über den Einsatz von Lithiumsalzen bei verschiedenen Untergruppen der Intelligenzminderung, wie z. B. Down-Syndrom oder Fragiles X-Syndrom, bekannt (Alessi et al. 1994).

Tabelle 3. Lithiumsalzmedikation bei Patienten mit Intelligenzminderung/Entwicklungsstörungen

Autoren	N	Alter	Syndrom/Diagnose	Wirkungen
Naylor et al. (1974)	14	19–58	affektive Störung und Intelligenzminderung	Verkürzung der affektiven Episoden (aber keine Abnahme der Häufigkeit)
Tyrer et al. (1984)	26	14–50	Entwicklungsstörungen/aggressive Ausbrüche	nur bei 17 Patienten Abnahme des aggressiven Verhaltens
DeLong u. Aldershof (1987)	21	5–18	umschriebene (sprachlich) und tiefgreifende Entwicklungsstörungen	bei 6 Kindern/Jugendlichen Verbesserungen (überwiegend autistische Kinder/Jugendliche mit deutlich ausgeprägter zyklisch verlaufender affektiver Symptomatik); bei 7 Verschlechterung der Symptomatik
Kerbeshian et al. (1987)	2	4–5	frühkindlicher Autismus und atypische bipolare Symptomatik/Intelligenzminderung	deutliche Verbesserungen von Stimmung und Verhalten

Auf der anderen Seite kann aus den Ergebnissen der bisherigen Studien aber der Schluß gezogen werden, daß bei Vorliegen der Zielsymptome/-syndrome Affektivität/Emotionalität und Impulsivität/Aggressivität das gleichzeitige Vorliegen einer umschriebenen oder tiefgreifenden Entwicklungsstörung sowie einer Intelligenzminderung keine Einschränkungen für eine Lithiumsalzmedikation darstellen, vorausgesetzt, daß eine sichere Überwachung der Medikation gewährleistet ist.

Weitere Einsatzbereiche

- Kleine-Levin Syndrom:
  Hierbei handelt es sich um männliche Jugendliche betreffende periodische Hypersomnien mit tage- bis wochenlangen Schlafzuständen, Heißhungerattacken mit mangelndem Sättigungsgefühl (Polyphagie), Hypersexualität sowie reizbar-dysthymen und apathischen Syndromen (Enzephalitiden oder Tumoren im Bereich von Hirnstamm und Mittelhirn müssen ausgeschlossen werden) (Cawthorne 1990). In mehreren Fallstudien wurde von positiven Effekten einer Lithiumsalzmedikation berichtet, die sich in einer Abnahme der Häufigkeit und des Ausprägungsgrades der Attacken zeigten (Goldberg 1983; Hart 1985; Will et al. 1988).
- Eßstörungen:
  In einer doppelblinden und placebokontrollierten Studie an 16 stationär behandelten Patienten mit Anorexia nervosa (Altersbereich 12 bis 32 Jahre) konnten Gross et al. (1981) bei den mit Lithiumsalzen behandelten eine gegenüber Placebo signifi-

kant höhere Gewichtszunahme erreichen. Bei Patienten mit Bulimia nervosa waren laut der Untersuchung von Hsu et al. (1991) unter einer Lithiumsalzmedikation gegenüber Placebo keine Unterschiede bezüglich des Eßverhaltens und der Eß- bzw. Brechattacken festzustellen. Allerdings hatten diejenigen auch depressiv verstimmten Patienten unter der Lithiumsalzmedikation eine von der Serumkonzentration abhängige Abnahme der Brechfrequenz. Trotzdem ist eine Lithiumsalzmedikation bei Patienten mit Eßstörung, auch bei depressiver Symptomatik (hier sind Antidepressiva, nach ausreichender Erhöhung eines evtl. bestehenden Untergewichtes, angesagt), in der Regel nicht indiziert. Denn hierbei kann durch die Lithiumsalzgabe bei den hypokalorischen Patienten der Verlust an intrazellulärem Natrium so verstärkt werden, daß eine durch Erbrechen herbeigeführte Hypokaliämie zu einem lebensgefährlichen kardiotoxischen Zustand führen kann (Kolata 1980).
- Periodische Psychose der Adoleszenz:
Bei der u.a. von Martinius beschriebenen periodischen Psychose der Adoleszenz, die von der Symptomatik her eine Zwischenstellung zwischen affektiver und paranoider Psychose einnimmt, wird außer einer Progesteronmedikation bei fehlender Wirksamkeit von Neuroleptika und Antidepressiva ein erfolgreicher Einsatz von Lithiumsalzen sowie Carbamazepin beschrieben (Martinius 1992).
- Zwanghaftes Verhalten:
Auch bei der zur Gruppe von abnormen Gewohnheiten und Störungen der Impulskontrolle (F63) gerechneten Trichotillomanie [sichtbarer Haarverlust infolge einer Unfähigkeit, ständigen Impulsen zum Haareausreißen zu widerstehen (ICD 10)] sowie zwanghaften sexuellen Verhaltensweisen (z. B. Exhibitionismus) wird in Einzelfallberichten über den nützlichen Einsatz von Lithiumsalzen berichtet (Veenhuizen et al. 1992).

Rezidivprophylaxe affektiver Störungen

Die als eine der wesentlichen therapeutischen Fortschritte der Pharmakotherapie affektiver Störungen anzusehende „phasenverhütende" Wirkung der Lithiumsalze (siehe Kap. 3.3) kann gerade im Jugend- und jungen Erwachsenenalter, in dem eine möglichst störungsfreie Entwicklung gewährleistet sein sollte, von eminenter Bedeutung sein. Denn in diesem Zeitraum bildet sich die persönliche Identität heraus, die Schulzeit wird abgeschlossen und die Berufs- oder Studienlaufbahn aufgenommen. Auf sozialer Ebene entstehen dauerhaftere und engere Freundschaften einschließlich sexueller Beziehungen. Die Ablösung von den Eltern sowie das Erarbeiten neuer Freiräume stellen weitere wesentliche Aufgaben dar. Jugendliche mit manischen und/oder depressiven Episoden können auf allen Entwicklungsbereichen Beeinträchtigungen erfahren, nicht nur in ihrer Persönlichkeitsentwicklung (Selbstbild, Selbstvertrauen und -sicherheit) sondern auch im Gelingen ihrer Schul-/Berufsausbildung und im Bereich zwischenmenschlicher Beziehungen.

Als maßgebliche Kriterien für die Indikation einer Lithiumsalzmedikation gelten Häufigkeit, Schwere und Dauer der bisher aufgetretenen Episoden. Aufgrund der o.g. Gesichtspunkte ist bezüglich des Kriteriums Häufigkeit der Episoden kritisch zu diskutieren, ob die für den Erwachsenenbereich angegebenen Indikationen für eine Rezidivprophylaxe – zwei Phasen innerhalb von vier Jahren oder insgesamt drei Phasen bei bipolaren Störungen bzw. zwei Phasen innerhalb von fünf Jahren oder insgesamt vier Phasen bei monopolaren depressiven Störungen – für den Bereich des Jugendalters nicht zu hoch gegriffen sind. Besonders auch, da nach den Ergebnissen der Erwachsenenliteratur in etwa 65 bis 80% der behandelten Fälle mit einem Erfolg, d. h. Rezidivfreiheit oder wenigstens Verminderung von Häufigkeit, Schweregrad und/oder Dauer der Rezidive, gerechnet werden kann (siehe Kap. 3.3). Andererseits ist gerade bei Jugendlichen zu bedenken, ob die „Lebensqualität" nicht durch unerwünschte Wirkungen der Medikation bzw. die dadurch evtl. notwendigen Einschränkungen (z. B. regelmäßige Medikamenteneinnahme, kalorische Einschränkung bes. bei Getränken) vermindert wird.

Wie im Bereich der Erwachsenenpsychiatrie besteht in der Kinder- und Jugendpsychiatrie für folgende Störungen eine Indikation für eine Medikation mit Lithiumsalzen (Benkert u. Hippius 1996): Bipolare affektive Störung (F31 nach ICD 10), unipolare depressive Störung (F33), rezidivierende manische Episoden (F31.xx1 nach ICD 10-Forschungskriterien) und schizoaffektive Störungen (F25).

Bipolare affektive Störung (manische und depressive Episoden)

In Erweiterung der Indikationsstellung im Erwachsenenalter empfiehlt sich aufgrund der aufgeführten Entwicklungsbedingungen des Jugendalters schon bei einer ersten manischen Episode der Beginn einer Lithiumsalzmedikation. Besonders indiziert erscheint eine solche Rezidivprophylaxe bei Vorliegen einer familiären Belastung mit einer bipolaren affektiven Störung. Auch bei einer ersten depressiven Episode und entsprechender familiärer Belastung ist eine phasenprophylaktische Medikation entweder mit einem sich als wirksam erwiesenen Antidepressivum oder mit einem Lithiumsalz mitunter zu empfehlen.

Wissenschaftliche Belege für die Effektivität einer Lithiumsalzmedikation in der Rezidivprophylaxe affektiver Störungen bei Jugendlichen lieferten DeLong und Aldershof (1987) in ihrer Langzeitstudie von 4 Jahren und Strober et al. (1988) in einer prospektiven naturalistischen Follow-up-Studie über 18 Monate.

(Rezidivierende) manische Störung

Aufgrund der schon o.g. besonderen Entwicklungsbedingungen des Jugendalters ist die Fortführung einer zur „antimanischen" Behandlung begonnenen Lithiumsalzmedikation bzw. der zusätzliche Einsatz bei anfangs neuroleptischer Medikation sehr empfehlenswert. Ob bezüglich einer Rezidivprophylaxe bei manischen Episoden durch eine Lithiumsalzmedikation im Vergleich zu Neuroleptika bessere Langzeitverläufe erwartet werden können, ist nicht sicher. Allerdings können durch eine Lithiumsalzmedikation die als Komplikation einer Neuroleptikabehandlung gefürchteten Spätdyskinesien vermieden werden. Einzelne positive Erfahrungen mit Carbamazepin bedürfen noch der weiteren Prüfung.

Unipolare depressive Störung

Aufgrund der geringen therapeutischen Breite von Lithiumsalzen kann bei Jugendlichen mit unipolarer depressiver Störung einer Fortführung der sich während der depressiven Episode als wirksam erwiesenen Antidepressivamedikation u.U. der Vorzug gegeben werden. Allerdings zeigt sich gerade bei weiblichen Jugendlichen die unter trizyklischen Antidepressiva häufig zu beobachtende Gewichtszunahme als Hinderungsgrund, die Zustimmung für eine längerfristige Einnahme zu erzielen. Da für die Antidepressiva mit selektiver Serotoninwiederaufnahmehemmung (SSRI), die eine solche Nebenwirkung nicht zeigen, noch keine Langzeitergebnisse vorliegen, bleibt der Einsatz von Lithiumsalzen weiterhin diskussionswürdig. Allerdings kann es auch unter einer Lithiumsalzmedikation zu einer geringen Gewichtszunahme kommen.

Schizoaffektive Störungen

Im Gegensatz zu den affektiven Störungen (F3 nach ICD 10) ist bei schizoaffektiven Störungen (F25) eine rezidivprophylaktische Wirkung von Lithiumsalzen sowohl bei Erwachsenen als auch bei Jugendlichen weniger gut belegt. Auch hier kann, wie bei der Medikation stark ausgeprägter manischer Episoden, eine Kombination von Neuroleptika und Lithiumsalzen erfolgreich sein. Allerdings gibt es Anhaltspunkte dafür, daß im Vergleich zu Lithiumsalzen Carbamazepin bei schizoaffektiven Störungen eine günstigere Wirkung ausübt (Greil et al. 1994).

Praktische Aspekte einer Lithiumsalzmedikation

Selbstverständlich ist mit den Eltern ein ausführliches Aufklärungsgespräch zu führen. Dabei wird man sie insbesondere auch auf die möglichen somatischen Effekte wie Leukozytose, leichte TSH-Erhöhung etc. hinweisen, damit diese nicht bei mitbehandelnden Kollegen zu übertriebener Besorgnis und eventuell zum eigenmächtigen Absetzen der Lithiumsalzmedikation führen. Ebenso ist die Ableitung eines EEG vor Beginn der Medikation besonders wichtig.

Zu den auch im Erwachsenenalter bekannten Kontraindikationen und Nebenwirkungen sind in der praktischen Durchführung einer Lithiumsalzmedikation im Kindes- und Jugendalter Besonderheiten zu beachten. Bei vorliegender Indikation ist dabei die Einstellung mit Lithiumsalzen nur unter stationären Bedingungen anzuraten, wobei über mindestens sechs Wochen sorgfältige Beobachtungen und Kontrollen sowohl klinischer Wirkungen als auch unerwünschter Nebenwirkungen durchzuführen sind.

Die Compliance ist deshalb oft nur gering, weil Jugendliche „einfach gesund sein" und keine Tabletten einnehmen wollen, schon gar nicht solche, die mit Nebenwirkungen und „Auflagen" – regelmäßige Kontrolluntersuchungen, Intoxikationsgefahr – verbunden sind. Die Sicherstellung einer sorgfältigen und regelmäßigen Einnahme ist besonders problematisch bei intelligenzgeminderten sowie dissozialen Kindern und Jugendlichen. Hier ist nur bei Überwachung durch die Eltern – oder, falls die Kinder und Jugendlichen in einer therapeutischen Einrichtung betreut werden, durch die Mitarbeiter – eine Lithiumsalzmedikation durchführbar. Immer wieder ist bei solchen Patienten und ihren Eltern bzw. Bezugspersonen eine genaue Aufklärung, insbesondere über Nebenwirkungen und mögliche Anzeichen einer beginnenden Intoxikation, erforderlich.

Besonders abzuklären ist bei weiblichen Jugendlichen neben der Sicherstellung einer sorgfältigen Kontrazeption, ob zum Ziele einer angestrebten Gewichtsreduktion nicht übermäßige Diäten durchgeführt oder Diuretika bzw. Laxantien eingenommen werden. Denn dadurch kann es, ebenso wie durch wiederholtes Erbrechen, zu den wichtigsten Ursachen einer Lithiumsalzintoxikation, Dehydratation und Natriummangel, kommen. Aus diesem Grunde sollte von Behandlungen mit Lithiumsalzen bei Patientinnen mit sowohl affektiver Störung als auch Eßstörung (Anorexia nervosa, Bulimia nervosa), einer ja nicht seltenen Komorbidität, eher abgeraten werden (siehe auch unter „Weitere Einsatzbereiche"). Andererseits können unter einer Lithiumsalzmedikation auch Nebenwirkungen des Magen-Darm-Systems wie „Anorexie", Übelkeit, Erbrechen, Durchfall oder Gastritis auftreten und mit einer „Eßstörung" interferieren.

Wie bei Erwachsenen ist auf ein sorgfältiges Führen eines Lithiumpasses sowie auf eine ausreichende Flüssigkeitszufuhr vor allem während der Sommermonate und während sportlicher Betätigungen zu achten.

Zur phasenverhütenden Wirkung werden wie im Bereich des Erwachsenenalters Serumspiegel sowohl bei bi- als auch monopolaren Störungen zwischen 0,6 und 0,8 mmol/l angestrebt. Falls kein Ansprechen der rezidivprophylaktischen Wirkung festzustellen ist, kann eine auch mehrmonatige Erhöhung auf 0,8 bis 1,0 mmol/l durchgeführt werden, allerdings dann unter noch sorgfältigerer Kontrolle der stärker zu erwartenden Nebenwirkungen und der ebenfalls höheren Gefahr einer Intoxikation (siehe Kap. 7.1). Zur Behandlung aggressiver Verhaltensexzesse sind Lithium-Serum-Konzentrationen zwischen 0,6 und 1,2 mmol/l, auch abhängig von evtl. auftretenden Nebenwirkungen, zu empfehlen. Um diese o.g. Lithium-Serum-Konzentrationen zu erreichen, sind oft kaum niedrigere Tagesdosen als bei Erwachsenen zu verabreichen (Schou 1972). Zu beachten ist auch hier, daß von ausgeprägten intraindividuellen Schwankungen der Serumkonzentration ausgegangen werden muß.

Falls – nur unter kontrollierten stationären Bedingungen – bei Kindern jünger als zwölf Jahre Lithiumsalze angesetzt werden sollten, ist auf das Auftreten von Nebenwirkungen – besonders in den ersten beiden Behandlungswochen – ganz besonders streng zu achten (Birtch 1980; Campbell et al. 1991; Silva et al. 1992; Geenens et al. 1994). Bei Vorliegen einer Infektionserkrankung muß mit einem verstärkten Auftreten von unerwünschten Wirkungen gerechnet werden (Hagino et al. 1995).

Bei Vorliegen von Ausschlußkriterien oder stärkerem Auftreten unerwünschter Wirkungen ist als Alternative zu einer Lithiumsalzmedikation sowohl zur Rezidivprophylaxe als auch zur Behandlung explosibler und aggressiver Verhaltensweisen die Indikation für eine Carbamazepinmedikation zu diskutieren.

Da eine Kombinationsmedikation gerade bei intelligenzgeminderten explosibel-aggressiven Kindern und Jugendlichen sowie Jugendlichen mit affektiven Störungen häufiger überlegt werden muß, soll betont werden, daß hierbei eine gegenseitige Wirkungsverstärkung mit Neuroleptika und Antidepressiva zu erwarten und besonders sorgfältig und engmaschig auf Nebenwirkungen zu achten ist.

Auch bei Vorliegen einer der o.g. Indikationen ist im Kindes- und Jugendalter eine Medikation mit Lithiumsalzen immer nur als ein Baustein eines umfassenden, der Symptomatik, dem Entwicklungs- und Funktionsniveau, den Adaptationsfähigkeiten, den Bewältigungsstrategien sowie den psychosozialen Umständen gerecht werdenden multimodalen Therapiekonzeptes einzusetzen. Andererseits sollte man aber nicht von vornherein auf die Gabe von Lithiumsalzen [wie auch von Carbamazepin (Müller-Oerlinghausen et al. 1989; Simhandl u. Denk 1994) oder Valproat (van Calker u. Walden 1994)] verzichten, sondern sich die Studienergebnisse der Erwachsenenpsychiatrie sowie bereits vorliegende klinische Einzelerfahrungen bei Kindern und Jugendlichen für den pharmakologischen Bereich einer multimodalen Behandlung zu Nutzen machen.

Literatur

Alessi N, Naylor MW, Ghaziuddin M, Zubieta JK (1994) Update on lithium carbonate therapy in children and adolescents. J Am Acad Child Adolesc Psychiatry 33:291–304

Benkert O, Hippius H (1996) Psychiatrische Pharmakotherapie. Springer, Berlin Heidelberg New York

Birtch R (1980) Bone side-effects of lithium. In: Johnson FN (ed) Handbook of Lithium therapy. MTP Press Lancester, pp. 120–126

Buitelaar JK (1993) Self-injurious behavior in retarded children: clinical phenomena and biological mechanisms. Acta Paedopsychiatrica 56:105–112

Calker D van, Walden J (1994) Valproat in der Psychiatrie. Zuckschwerdt Verlag, München Bern Wien New York

Campbell M, Fish B, Shapiro T, Collins P, Koh C (1972) Lithium and chlorpromazine: a controlled crossover study of hyperactive severely disturbed children. J Autism Child Schizophr 2:234–263

Campbell M, Small AM, Green WH, Jennings SJ, Perry R, Bennett WG, Padron-Gayol M, Anderson L (1982) Lithium and haloperidol in hospitalised aggressive children. Psychopharmacol Bull 18:126–130

Campbell M, Perry R, Green WH (1984) Use of lithium in children and adolescents. Psychosomatics 25:95–106

Campbell M, Adams P, Perry R, Spencer EK, Overall JE (1988) Tardive and withdrawal dyskinesia in autistic children: a prospective study. Psychopharmacol Bull 24:251–255

Campbell M, Silva RR, Kafantaris V, Locascio JJ, Gonzalez NM, Lee D, Lynch N (1991) Predictors of side effects associated with lithium administration in children. Psychopharmacol Bull 27:373–380

Campbell M, Cueva JE (1995) Psychopharmacology in child and adolescent psychiatry: a review of the past seven years. Part II. J Am Acad Child Adolesc Psychiatry 34:1262–1272

Campbell M, Adams PB, Small AM, Kafantaris V, Solva RR, Shell J, Perry R, Overall JE (1995a) Lithium in hospitalized aggressive children with conduct disorder: a double-blind and placebo controlled study. J Am Acad Child Adolesc Psychiatry 34:445–453

Campbell M, Kafantaris V, Cueva JE (1995b) An update on the use of lithium carbonate in aggressive children and adolescents with conduct disorder. Psychopharmacol Bull 31:93–102

Carlson GA, Rapport MD, Kelly KL, Patako CS (1992a) The effects of methylphenidate and lithium on attention and activity level. J Am Acad Child Adolesc Psychiatry 31:262–270

Carlson GA, Rapport MD, Pataki CS, Kelly KL (1992b) Lithium in hospitalized children at 4 and 8 weeks: mood, behavior and cognitive effects. J Child Psychol Psychiat 33:411–425

Chandler M, Gualtieri CT, Fahs J (1988) Other psychotropic drugs: stimulants, antidepressants, and lithium carbonate. In: Aman MG, Singh NN (eds) Psychopharmacology of the developmental disabilities. Springer, New York

Cawthorne P (1990) A disorder unique to adolescence? The Kleine-Levin syndrome. J Adolesc 13:401–406

DeLong GR, Nieman GW (1983) Lithium-induced behavior changes in children with symptoms suggesting manic-depressive illness. Psychopharmacol Bull 19:258–265

DeLong GR, Aldershof AL (1987) Long-term experience with lithium treatment in childhood: correlation with clinical diagnosis. J Am Acad Child Adolesc Psychiatry 26:389–394

Fukuda K, Etoh T, Okuma T (1986) Affective disorders in mentally retarded adolescents: report of two cases with lithium treatment. Jpn J Psychiatry Neurol 40:551–557

Geenens DL, Kirubakaran V, Chen K (1994) Benign intracranial hypertension in a child following short-term lithium therapy. J Child Adolesc Psychopharm 4:209–210

Goldberg MA (1983) The treatment of Kleine-Levin syndrome with lithium. Can J Psychiatry 28:491–493

Greil W, Ludwig-Mayerhofer W, Czernik A, Giedke H, Müller-Oerlinghausen B, Osterheider M, Rudolf GAE, Sauer H, Tegeler J, Wetterling T (1994) Lithium- oder Carbamazepinprophylaxe bei affektiven Psychosen? In: Müller-Oerlinghausen B, Berghöfer A (Hrsg.) Ziele und Ergebnisse der medikamentösen Prophylaxe affektiver Psychosen. Thieme, Stuttgart New York, S. 113–120

Gross HA, Ebert MH, Faden VB, Goldberg SC, Nee LE, Kaye WH (1981) A double-blind controlled trial of lithium carbonate in primary anorexia nervosa. J Clin Psychopharmacol 1:376–381

Hagino OR, Weller EB, Weller RA, Washing D, Fristad MA, Kontras SB (1995) Untoward effects of Lithium treatment in children aged four through six years. J Am Acad Child Adolesc Psychiatry 34:1584–1590
Hart EJ (1985) Kleine-Levin syndrome: normal CSF monoamines and response to lithium therapy (letter). Neurology 35:1395–1396
Hassanyeh F, Davison K (1980) Bipolar affective psychosis with onset before age 16 years: report of 10 cases. Br J Psychiatry 137:530–539
Himmelhoch JM, Garfinkel ME (1986) Mixed mania: diagnosis and treatment. Psychopharmacol Bull 22:613–620
Hsu LKG, Starzynski MSW (1986) Mania in adolescence. J Clin Psychiatry 47:596–599
Hsu LKG, Starzynski J, Ju ESY (1991) Treatment of bulimia nervosa with lithium carbonate: a controlled study. J Nerv Ment Dis 179:351–355
ICD 10: Dilling H, Mombour W, Schmidt MH (Hrsg.) Internationale Klassifikation psychischer Störungen. Kapitel V (F), Klinisch-diagnostische Leitlinien. 2. Auflage 1993. Huber, Bern Göttingen Toronto Seattle
Kafantaris V, Campbell M, Padron-Gayol MV, Small AM, Locascio JJ, Rosenberg CR (1992) Carbamazepin in hospitalized aggressive conduct disorder children: an open pilot study. Psychopharmacol Bull 28:193–199
Kelly J, Kock M, Buegel D (1976) Lithium carbonate in juvenile manic depressive illness. Dis Nerv Syst 37:90–92
Kerbeshian J, Burd L, Fisher W (1987) Lithium carbonate in the treatment of two patients with infantile autism and atypical bipolar symptomatology. J Clin Psychopharmacol 7:401–405
Klein RG (1991) Preliminary results: lithium effects in conduct disorders. CME Syllabus and Proceedings Summary, Symposium 2. The 144th Annual Meeting of the American Psychiatric Association, New Orleans, LA, pp. 119–120
Kolata GB (1980) NIH shaken by death of research volunteer. Science 209:475–479
Linter CM (1987) Short-cycle manic-depressive psychosis in a mentally handicapped child without family history: a case report. Br J Psychiatry 151:554–555
Luchins DJ (1990) A review of pharmacological agents for self-injurious behavior. Prog Neuro-Psychopharmacol Biol Psychiat 14:169–179
Malone RP, Luebbert J, Pena-Ariet M, Biesecker K, Delaney MA (1994) The overt aggression scale in a study of lithium in aggressive conduct disorder. Psychopharmacol Bull 30:215–218
Martinius J (1992) Die periodische Psychose der Adoleszenz. In: Rothenberger A (Hrsg.) Behandlung von affektiven Psychosen bei Jugendlichen. Zuckschwerdt Verlag, München Bern Wien New York, S. 61–69
McKnew DH, Cytryn L, Buchsbaum MS, Hamovit J, Lamour M, Rapoport JL, Gershon ES (1981) Lithium in children of lithium-responding parents. Psychiatry Res 4:171–180
Müller-Oerlinghausen B, Haas S, Stoll KD (1989) Carbamazepin in der Psychiatrie. Thieme, Stuttgart
Naylor GJ, Donald JM, Le Poidevin D, Reid AH (1974) A double-blind trial of long-term lithium therapy in mental defectives. Br J Psychiatry 124:52–57
Platt JE, Campbell M, Green WH, Grega DM (1984a) Cognitive effects of lithium carbonate and haloperidol in treatment-resistant aggressive children. Arch Gen Psychiatry 41:657–662
Platt JE, Campbell M, Grega DM, Green WH (1984b) Cognitive effects of haloperidol and lithium in aggressive conduct-disorder children. Psychopharmacol Bull 20:93–97
Poustka F, Lehmkuhl G (1982) Lithium-Therapie bei manisch-depressiven Psychosen im Jugendalter. Z Kinder-Jugendpsychiat 10:230–241
Rifkin A, Karajgi B, Perl E, Dicker R, Boppana V, Hasan N (1989) Lithium in adolescents with conduct disorder. Paper presented at the Annual New Clinical Drug Evaluation Unit Meeting, Key Biscayne, FL
Rothenberger A (1993a) Self-injurious behavior (SIB) – from definition to human rights. Acta Paedopsychiatrica 56:65–67

Rothenberger A (1993b) Psychopharmacological treatment of self-injurious behavior in individuals with autism. Acta Paedopsychiatrica 56:99–104
Ryan N, Meyer V, Dachville S, Mazzie D, Puig-Andrich J (1988) Lithium antidepressant augmentation in TCA-refractory depression in adolescents. J Am Acad Child Adolesc Psychiatry 27:371–376
Schou M (1972) Lithium in psychiatric therapy and prophylaxis: a review with special regard for its use in children. In: Union of European Pedo-Psychiatrists (eds) Depressive states in childhood and adolescence. Almqvist u. Wiksell, Stockholm, pp. 479–490
Siassi J (1982) Lithium treatment of impulsive behavior in children. J Clin Psychiatry 43:482–484
Silva RR, Gonzalez N, Kafantaris V, Campbell M (1991) Long-term use of lithium in aggressive conduct disorder children. Scientific proceedings of the 38th annual meeting of the American Academy of Child and Adolescent Psychiatry, San Francisco, p. 74
Silva RR, Campbell M, Golden RR, Small AM, Pataki CS, Rosenberg CR (1992) Side effects associated with lithium and placebo administration in aggressive children. Psychopharmacol Bull 28:319–326
Simhandl C, Denk E (1994) Carbamazepin in der Rezidivprophylaxe unipolarer und bipolarer affektiver Erkrankungen. In: Müller-Oerlinghausen B, Berghöfer A (Hrsg.) Ziele und Ergebnisse der medikamentösen Prophylaxe affektiver Psychosen. Thieme, Stuttgart New York, S. 121–126
Steingard R, Biederman J (1987) Lithium responsive manic-like symptoms on two individuals with autism and mental retardation. J Am Acad Child Adolesc Psychiatry 26:932–935
Steinhausen H-Ch (1996) Psychische Störungen bei Kindern und Jugendlichen. Urban u. Schwarzenberg, München Wien Baltimore
Strober M, Morrel W, Burroughs J, Lampert C, Danforth H, Freenan R (1988) Family study of bipolar I disorder in adolescence. J Affect Disord 15:255–268
Strober M, Freenan R, Rigali J, Schmidt S, Diamond R (1992) The pharmacotherapy of depressive illness in adolescence, II: effects of lithium augmentation in non-responders to imipramine. J Am Acad Child Adolesc Psychiatry 31:16–20
Tyrer SP, Walsh A, Edwards DE, Berney TP, Stephens DA (1984) Factors associated with a good response to lithium in aggressive mentally handicapped subjects. Prog Neuropsychopharmacol Biol Psychiatry 8:751–755
Varanka TM, Weller RA, Weller EB, Fristad MA (1988) Lithium treatment of manic episodes with psychotic features in prepubertal children. Am J Psychiatry 145:1557–1559
Veenhuizen AM, Van Strien DC, Cohen-Kettenis PT (1992) The combined psychotherapeutic and lithium carbonate treatment of an adolescent with exhibitionism and indecent assault. J Psychol Hum Sex 5:53–64
Vetro A, Szentistvanyi I, Pallag L, Vargha M, Szilard J (1985) Therapeutic experience with lithium in childhood aggressivity. Neuropsychobiology 14:121–127
Vitiello B, Behar D, Hunt J, Stoff D, Ricciuti A (1990) Subtyping aggression in children and adolescents. J Neuropsychiatry Clin Neurosci 2:189–192
Winchel RM, Stanley M (1991) Self-injurious behavior: a review of the behavior and biology of self-mutilation. Am J Psychiatry 148:306–317
Will RG, Young JPR, Thomas DJ (1988) Kleine-Levin syndrome: report of two cases with onset symptoms precipitated by head trauma. Br J Psychiatry 152:410–412
Younes RP, DeLong GR, Neiman G, Rosner B (1986) Manic-depressive illness in children: treatment with lithium carbonate. J Child Neurol 1:364–368

KAPITEL 3.11

Neurologische Indikationen von Lithium

A. Berghöfer, M. Schestag und W. Greil

> **Synopsis**
>
> 1. Das Haupteinsatzgebiet für Lithium in der Neurologie ist die Therapie des chronischen Cluster-Kopfschmerzes.
> 2. Aufgrund widersprüchlicher Befunde über die Wirksamkeit in der Migräneprophylaxe hat Lithium hier heute keine Bedeutung mehr.
> 3. Eine Wirksamkeit von Lithium bei anderen neurologischen Störungen (Morbus Menière, Epilepsie, Chorea Huntington, Morbus Parkinson, Spätdyskinesien, periodische Hypersomnie, Gilles-de-la-Tourette-Syndrom, Torticollis spasticus, hypokaliämische, periodische Lähmung) konnte bislang nicht nachgewiesen werden.
> 4. Bei symptomatischen affektiven Psychosen, die im Rahmen einer neurologischen Erkrankung auftreten, wurden Therapieerfolge mit Lithium beschrieben.

Ausgehend von der Überlegung, daß Lithium möglicherweise vor allem zyklisch, episodisch und periodisch auftretende Krankheitsbilder günstig beeinflußt, versprach man sich auch bei neurologischen Krankheitsbildern mit derartigen Verlaufscharakteristika eine gute Wirksamkeit von Lithium. Erfolge konnten v.a. in der Behandlung von Cluster-Kopfschmerz erzielt werden (Kudrow 1980). Dagegen zeigte eine Lithiumtherapie bei anderen neurologischen Erkrankungen (Migräne, Morbus Menière, Epilepsie, hypokaliämische periodische Lähmung u.a.) keine überzeugenden Ergebnisse (Schou 1980; Jefferson et al. 1983). Im folgenden wird auf einzelne neurologische Krankheitsbilder eingegangen.

Cluster-Kopfschmerz

Der Cluster-Kopfschmerz ist durch heftige, einseitige Kopfschmerzattakken, begleitet von gleichseitigen autonomen Symptomen wie v.a. Rhinorrhö und Tränenfluß, gekennzeichnet. Attacken treten täglich über einen Zeitraum von Wochen bis Monaten (periodisch) oder über länger als 1 Jahr (chronisch) auf. Als Ursache wird neben einem vaskulären und neurogenen Mechanismus auch eine zentrale Dysregulation des Hypothalamus diskutiert (Kudrow 1983). Die Wirksamkeit von Lithium ist auf der Ebene des Hypothalamus möglicherweise durch seine Modifikation biologischer Rhythmen erklärbar (Ferrari et al. 1983).

Ekbom (1974) beschrieb erstmals bei fünf Patienten mit Cluster-Kopfschmerz eine sofortige Besserung unter Lithiumtherapie, bei chronischem Verlaufstyp zeigte sich eine deutlichere Verbesserung als bei periodischem Verlaufstyp. Ekbom konnte diese Befunde 1981 an einer größeren Patientenzahl replizieren.

Kudrow (1977) beschrieb ähnliche Erfolge bei 26 Patienten mit chronischem Cluster-Kopfschmerz und Therapieresistenz oder Unverträglichkeit gegen Methysergid, Prednison und Ergotamin. In einer weiteren Untersuchung an 15 Patienten mit chronischem Cluster-Kopfschmerz, die in aufeinanderfolgenden Behandlungsperioden Methysergid, Prednison und Lithiumkarbonat erhielten, erwies sich Lithium wirksamer als die beiden anderen Substanzen (Kudrow 1978). Auch Manzoni et al. (1983) hoben die bessere Wirksamkeit von Lithiumkarbonat bei chronischem gegenüber episodischem Verlaufstyp hervor (deutliche Besserung bei 82% versus 38%).

Hingegen konnten Mathew (1978) wie auch Damasio und Lion (1980) für beide Verlaufsformen eine Response-Rate von ca. 80% unter Lithiumtherapie erzielen. Peatfield (1981) beobachtete bei 31 Patienten in 77% der Fälle eine Befundbesserung, wobei 45% nach einer Woche ganz oder weitgehend beschwerdefrei waren.

In fünf weiteren, älteren, offenen Untersuchungen an insgesamt 23 Patienten mit chronischem und 15 mit episodischem Cluster-Kopfschmerz wurde über gute und sehr gute Ergebnisse mit Lithium berichtet, wobei der Behandlungserfolg meist bereits nach 1–2 Wochen eintrat (Lieb u. Zeff 1978; Medina et al. 1978; Szulc-Kuberska u. Klimek 1978; Wyant u. Ashenhurst 1979).

Zusammenfassend ergibt sich, daß in zahlreichen offenen Untersuchungen übereinstimmend eine gute Wirksamkeit von Lithium bei Cluster-Kopfschmerz beschrieben wurde.

In einer neueren, kontrollierten, Doppelblindstudie verglichen Bussone et al. (1990) Lithium mit dem Antiarrhythmicum und Calciumantagonisten Verapamil in der Prophylaxe des Cluster-Kopfschmerzes. Beide Substanzen zeigten vergleichbare Wirksamkeit, Verapamil erwies sich jedoch als nebenwirkungsärmer und zeigte kürzere Latenz bis zum Wirkungseintritt. In den letzten Jahren ist daher Verapamil in der Langzeittherapie des Cluster-Kopfschmerzes als wirksame Alternative anerkannt (Lewis u. Solomon 1996).

Das Therapieschema von Kudrow (1980), jungen Patienten und nach Erstmanifestation Methysergid, bei Patienten mittleren Alters bei sowohl periodischem als auch chronischem Verlaufstyp Kortikoide und älteren und therapieresistenten Patienten Lithium zu verabreichen, muß heute modifiziert werden. Beim episodischen Cluster-Kopfschmerz gelten Kortikoide (z. B. Prednison) oder Kalzium-Antagonisten (z. B. Verapamil) als Mittel der 1. Wahl. Lithium ist aufgrund seiner im Vergleich zu alternativen Medikamenten wie Verapamil schwierigeren Überwachbarkeit auf den Bereich des chronischen Cluster-Kopfschmerzes beschränkt. Hier gelten Lithium oder Verapamil gleichermaßen als Mittel der 1. Wahl (Brandt 1994; Brandt et al. 1991). Üblich ist ein Lithium-Serum-Spiegel von 0,4–0,8 mmol/l. Hinsichtlich der Therapieüberwachung und der Risiken und Nebenwirkungen sei auf Kap. 7.1 verwiesen.

Migräne

In der Migränetherapie hat Lithium heute keinen Stellenwert mehr. Als pathophysiologischer Mechanismus wird bei der Migräne eine erbliche Disposition postuliert, auf deren Boden interne und externe Faktoren (Änderungen von Schlaf-Wach-Rhythmus oder Hormonspiegeln, Neurotransmitterveränderungen unter „Streß") Anfälle auslösen können, bei dem u.a. die Freisetzung von Serotonin, Noradrenalin und Prostaglandinen eine Rolle spielt. Vor diesem Hintergrund sind nichtsteroidale Antirheumatika (z. B. Acetylsalizylsäure), Beta-Rezeptoren-Blocker und neuerdings auch Serotonin-Antagonisten vorrangig eingesetzte Substanzen (Diener 1994).

Der Wirkmechanismus von Lithium könnte in der Stabilisierung interner Zeitgeber und damit einer Modifikation der Reaktionsbereitschaft auf externe Trigger liegen (Diener 1994). Die wenigen vorliegenden Untersuchungen zur Lithiumprophylaxe bei Migräne seien hier kurz dargestellt.

Chazot et al. (1979) wiesen unter Lithium eine signifikante Abnahme der Anfallshäufigkeit in einer placebokontrollierten Doppelblind-Crossover-Untersuchung an 25 Patienten nach.

Im Gegensatz dazu beobachteten Peatfield und Rose (1981) bei fünf Patienten mit Migräne bereits in der ersten Woche nach Therapiebeginn mit Lithiumkarbonat in jedem einzelnen Fall eine erhebliche Verschlechterung der Kopfschmerzsymptomatik bezüglich Frequenz und Intensität der Anfälle und postulierten, daß Lithium Migräneanfälle möglicherweise sogar provozieren kann.

Medina und Diamond (1981) berichteten über 22 Patienten mit „cyclical migraine", bei denen Phasen von Migräneattacken (tägliche Anfälle über zwei Wochen oder länger) mit beschwerdefreien Intervallen (Wochen bis Monate) abwechselten. 19 Patienten sprachen bereits in der ersten oder zweiten Woche auf einen Therapieversuch mit Lithium an.

Der Einsatz von Lithium in der Migräneprophylaxe ist heute nicht mehr üblich, da nach bisherigen Ergebnissen die Erfolgsquote den Placeboeffekt nicht nennenswert übersteigt (Soyka et al. 1994).

Andere neurologische Erkrankungen

Morbus Menière

Erste Ergebnisse von Thomsen et al. (1974) zur Therapie des M. Menière mit Lithium waren erfolgversprechend. In einer Doppelblind-Crossover-Studie konnten Thomsen et al. (1976) diese günstigen Resultate allerdings nicht replizieren. Weitere Arbeiten hierzu liegen nicht vor. Medikamente der ersten Wahl sind heute Antihistaminika. Für eine Operation kommt nur noch ein sehr geringer Teil der Patienten in Frage (Thomsen et al. 1981). In Einzelfällen, wenn andere Behandlungen versagen und ein chirurgisches Vorgehen abgelehnt wird, ist ein Therapieversuch mit Lithium wohl gerechtfertigt (Jefferson et al. 1983).

Epilepsie

Einige ältere Arbeiten beschrieben einen Rückgang der Anfallshäufigkeit bei Epilepsiepatienten unter Lithiumbehandlung (Gershon 1968; Erwin et al. 1973; Morrison et al. 1973). Bei anderen Patienten – vor allem mit Temporallappenepilepsie – wurde jedoch eine deutliche EEG-Verschlechterung und eine vermehrte Anfallsfrequenz beschrieben (Demers et al. 1970; Jus et al. 1973).

Chorea Huntington

Behandlungsversuche mit Lithium bei Chorea Huntington wurden in der Literatur sehr widersprüchlich interpretiert. Günstige Resultate wurden ausnahmslos in offenen Untersuchungen gefunden (Übersicht bei Yung 1984), während in vier Doppelblindstudien negative Ergebnisse beschrieben wurden (Aminoff u. Marshall 1974; Carman 1974; Leonard et al. 1974; Vestergaard et al. 1977).

Morbus Parkinson

Vereinzelte Untersuchungen über die Wirksamkeit von Lithium bei Morbus Parkinson waren wenig ermutigend (Schou 1980; Jefferson et al. 1983).

Bei neurologischen Störungen jedoch, die eine Folge der L-Dopa-Therapie darstellen, wurden teilweise günstige Ergebnisse gefunden. Das sogenannte On-off-Phänomen (abrupter Übergang eines hyperkinetischen Zustandes in Hypokinese bzw. Akinese), das durch L-Dopa induziert wird, scheint sich gut durch Lithium beeinflussen zu lassen, nicht dagegen die durch L-Dopa ausgelösten Hyperkinesen (Übersicht bei Yung 1984).

Spätdyskinesien

In sechs von sieben offenen Studien wurde eine gute Wirksamkeit von Lithium bei der Behandlung von Spätdyskinesien beschrieben (Übersicht bei Yung 1984). Mehrere Doppelblinduntersuchungen konnten diese Erfahrungen jedoch nicht objektivieren: Signifikante Besserungen wurden nicht nachgewiesen (Prange et al. 1973; Gerlach et al. 1975; Simpson et al. 1976; Jus et al. 1978; MacKay et al. 1980), allenfalls bei vereinzelten Patienten wurde ein Behandlungserfolg gesehen (Prange et al. 1973; Gerlach et al. 1975; Jus et al. 1978).

Weitere neurologische Erkrankungen

Bei periodischer Hypersomnie wurde in vier Kasuistiken ein guter Behandlungserfolg mit Lithium beschrieben, bei Torticollis spasticus und bei hypokaliämischer periodischer Lähmung dagegen wurden bisher nur negative Ergebnisse berichtet (Übersicht bei Yung 1984). Über die Wirksamkeit von Lithium beim Gilles-de-la-Tourette-Syndrom liegen widersprüchliche Befunde vor (Messiha u. Carlson 1983; Borison et al. 1983).

Organische und symptomatische psychische Störungen

Eine organische psychische Störung als Folge verschiedener Grunderkrankungen (u.a. Schädel-Hirn-Trauma, Hirntumor, Aneurysma, Multiple Sklerose) kann mit Affektstörungen im Sinne eines hypomanischen oder manischen Syndroms verbunden sein. In acht Studien an insgesamt 23 Patienten mit organischem Psychosyndrom ließ sich eine gute Wirksamkeit von Lithium bezüglich der affektiven Begleitsymptomatik beobachten (Young et al. 1977; Williams u. Goldstein 1979; Hale u. Donaldson 1982; Übersicht bei Yung 1984). Auch symptomatische Psychosen, die bei der Therapie der Multiplen Sklerose mit ACTH bzw. Kortison auftreten können, wurden sowohl prophylaktisch als auch therapeutisch erfolgreich mit Lithium behandelt (Yung 1984).

Literatur

Aminoff MJ, Marshall J (1974) Treatment of Huntington's chorea with lithium carbonate: a double-blind trial. Lancet 1:107

Borison RL, Ang L, Hamilton WJ, Diamond BI, Davis JM (1983) Treatment approaches in Gilles-de-la-Tourette-syndrome. Brain Res Bull 11:205–208

Brandt T, Paulus W, Pollmann W (1991) Cluster-Kopfschmerz und chronisch paroxysmale Hemikranie: aktuelle Therapie. Nervenarzt 62:329–339

Brandt T (1994) Cluster-Kopfschmerz und chronisch paroxysmale Hemikranie. In: Brandt T, Dichgans J, Diener HC (Hrsg.) Therapie und Verlauf neurologischer

Erkrankungen. 2. Überarbeitete und erweiterte Auflage. Kohlhammer, Stuttgart, Berlin, Köln, S. 23-36

Bussone G, Leone M, Peccarisi C, Micieli G, Granella F, Magri M, Manzoni GC, Nappi G (1990) Double-blind comparison of lithium and verapamil in cluster headache prophylaxis. Headache 30:411-417

Carman JS (1974) Huntington's chorea treated with lithium carbonate. Lancet 1:811

Chazot G, Chauplannaz G, Biron A, Schott B (1979) Migraines: Traitement par lithium. Nouv Press Med 8:2836-2837

Damasio H, Lyon L (1980) Lithium carbonate in the treatment of cluster headaches. J Neurol 224:1-8

Demers R, Lukesh R, Pritchard J (1970) Convulsions during lithium therapy. Lancet 2:315-316

Diener HC (1994) Migräne. In: Brandt T, Dichgans J, Diener HC (Hrsg.) Therapie und Verlauf neurologischer Erkrankungen. 2. Überarbeitete und erweiterte Auflage. Kohlhammer, Stuttgart, Berlin, Köln, S. 3-22

Ekbom K (1974) Lithium bei chronischem Cluster-Kopfschmerz. Vorläufige Mitteilung (in Schwedisch). Pousc Med 19:148-156

Ekbom K (1981) Lithium for cluster headache: Review of the literature and preliminary results of long-term treatment. Headache 21:132-139

Erwin CW, Gerber CJ, Morrison SD, James JF (1973) Lithium carbonate and convulsive disorders. Arch Gen Psychiat 28:646-648

Ferrari E, Canepari C, Bossolo PA, Vailati A, Martignoni E, Micieli G, Nappi G (1983) Changes of biological rhythms in primary headache syndromes. Cephalalgia 3 (suppl 1):58-68

Gerlach J, Thorsen K, Munkvad I (1975) Effect of lithium on neuroleptic-induced tardive dyskinesia compared with placebo in a double-blind crossover trial. Pharmakopsychiat Neuropsychopharmakol 8:51-56

Gershon S (1968) Use of lithium salts in psychiatric disorders. Dis Nerv Syst 29:51-58

Hale MS, Donaldson JO (1982) Lithium carbonate in the treatment of organic brain syndrome. J Nerv Ment Dis 170:362-365

Jefferson JW, Greist JH, Ackerman DL (1983) Lithium encyclopedia for clinical practice. American Psychiatric Press Inc., Washington

Jus A, Villeneuve A, Gautier J (1973) Some remarks on the influence of lithium carbonate on patients with temporal epilepsy. Int J Clin Pharmacol 7:67-74

Jus A, Villeneuve A, Gautier J, Jus K, Villeneuve C, Pires P, Villeneuve R (1978) Deanol, lithium, and placebo in treatment of tardive dyskinesia. A double-blind crossover study. Neuropsychobiology 4:140-149

Kudrow L (1977) Lithium prophylaxis for chronic cluster headache. Headache 17:15-18

Kudrow L (1978) Comparative results of prednisone, methysergide, and lithium therapy in cluster headache. In: Green R (ed) Current concepts in migraine research. Raven, New York, pp. 159-163

Kudrow L (1980) Cluster headache. Mechanisms and management. Oxford University Press, Oxford New York Toronto, pp. 135-141, 150-151

Kudrow L (1983) A possible role of the carotid body in the pathogenesis of cluster headache. Cephalalgia 3:241-247

Leonard DP, Kidson MA, Shannon PJ, Brown J (1974) Double-blind trial of lithium carbonate and haloperidol in Huntington's chorea. Lancet 2:1208-1209

Lewis TA, Solomon GD (1996) Advances in cluster headache management. Cleve Clin J Med 63:237-244

Lieb J, Zeff A (1978) Lithium treatment of chronic cluster headaches. Brit J Psychiat 133:556-558

MacKay AVP, Sheppard GP, Saha BK, Motley B, Johnson AL, Marsden CD (1980) Failure of lithium treatment in established tardive dyskinesia. Psychol Med 10:583-587

Manzoni GC, Bono G, Lanfranchi M, Micieli G, Terzano MG, Nappi G (1983) Lithium carbonate in cluster headache: assessment of its short- and long-term therapeutic efficacy. Cephalalgia 3:109-114

Mathew NT (1978) Clinical subtypes of cluster headache and response to lithium therapy. Headache 18:26-30

Medina JL, Fareed J, Diamond S (1978) Blood amines and platelet changes during treatment of cluster headache with lithium and other drugs. Headache 18:112

Medina JL, Diamond S (1981) Cyclical migraine. Arch Neurol 38:343-344

Messiha ES, Carlson JC (1983) Behavioral and clinical profiles of Tourette's disease: a comprehensive overview. Brain Res Bull 11:195-204

Morrison SD, Erwin CW, Gianturco DT (1973) Effect of lithium carbonate on combative behaviour in humans. Dis Nerv Syst 34:186-189

Peatfield RC (1981) Lithium in migraine and cluster headache: a review. J R Soc Med 74:432-436

Peatfield RC, Rose FC (1981) Exacerbation of migraine by treatment with lithium. Headache 21:140-142

Prange AJ, Wilson IC, Morris CE, Hall CD (1973) Preliminary experience with tryptophan and lithium in the treatment of tardive dyskinesia. Psychopharmacol Bull 9:36-37

Schou M (1980) The range of non-psychiatric uses of lithium. In: Johnson FN (ed) Handbook of lithium therapy. MTP Press, Lancaster, pp 73-79

Simpson GM, Branchey MH, Lee JH, Voitashevsky A, Zoubok B (1976) Lithium in tardive dyskinesia. Pharmakopsychiat Neuropsychopharmakol 9:76-80

Soyka D, Diener HC, Pfaffenrath V, Gerber WD, Ziegler A (1994) Therapie und Prophylaxe der Migräne. Aktualisierte Empfehlungen der Deutschen Migräne- und Kopfschmerzgesellschaft. Nervenheilkunde 13:304-313

Szulc-Kuberska J, Klimek A (1978) Lithium treatment of chronic Horton's headaches. Neur Neurochir Pol 12:409-411

Thomsen J, Bech P, Geisler A, Jorgensen MB, Rafaelsen OJ, Terkildsen K, Udsen J (1974) Menière's disease: preliminary report of lithium treatment. Acta Oto-Laryngol 78:59-64

Thomsen J, Bech P, Geisler A, Prytz S, Rafaelsen OJ, Vendsborg P, Zilstorff K (1976) Lithium treatment of Menière's disease. Acta Oto-Laryngol 83:294-296

Thomsen J, Bretlau P, Tos M, Johnson NJ (1981) Placebo effect in surgery for Menière's disease. Arch Otolaryngol 107:271-277

Vestergaard P, Baastrup PC, Petersson H (1977) Lithium treatment of Huntington's chorea. A placebo-controlled clinical trial. Acta Psychiat Scand 56:183-188

Williams KH, Goldstein G (1979) Cognitive and affective responses to lithium in patients with organic brain syndrome. Am J Psychiat 136:800-803

Wyant GM, Ashenhurst EM (1979) Chronic pain syndromes and their treatment. I. Cluster headache. Canad Anaesth Soc J 26:38-41

Young LD, Taylor I, Holmstrom V (1977) Lithium therapy of patients with affective illness associated with organic brain syndromes. Am J Psychiat 134:1405-1407

Yung CY (1984) A review of clinical trials of lithium in neurology. Pharmacol Biochem Behav 21:57-64

KAPITEL 3.12

Antivirale Wirkung von Lithium in der Behandlung von Herpes-simplex-Infektionen

J. K. Rybakowski

> **Synopsis**
>
> 1. Unter experimentellen Bedingungen verhindert Lithium in einer Konzentration von 5–30 mmol/l die Replikation von Herpes-simplex-Virus (HSV) Typ 1 und Typ 2. Dies geschieht höchstwahrscheinlich durch eine Störung der viralen DNS-Synthese.
> 2. Durch Lithiumlangzeitbehandlungen in zur Phasenprophylaxe affektiver Erkrankungen üblichen Dosierungen wird die Reaktivierung einer labialen oder genitalen Herpesinfektion sowohl bei Patienten mit affektiven Psychosen wie auch bei nicht psychiatrisch Erkrankten verhindert oder abgeschwächt.
> 3. Durch lokale Anwendung einer 8%igen Lithiumsukzinatsalbe können labiale und genitale Herpeseffloreszenzen therapeutisch beeinflußt werden.
> 4. Die gegen Herpesinfektionen gerichtete Lithiumwirkung wird möglicherweise neben der Unterbindung der DNS-Synthese auch durch die streßreduzierenden sowie immunmodulatorischen und antiinflammatorischen Effekte von Lithium vermittelt.

Experimentelle Untersuchungen zur antiviralen Wirksamkeit von Lithium

Nachdem sich Lithium über 3 Jahrzehnte in der modernen Psychopharmakologie etabliert hatte, machten zu Beginn der 80er Jahre klinische und experimentelle Untersuchungen auf eine mögliche antivirale Wirkung dieser Substanz aufmerksam. Skinner et al. (1980) von der University of Birmingham zeigten, daß Lithiumchlorid in Konzentrationen von 5–30 mmol/l die Replikation von Herpes-simplex-Virus (HSV) Typ 1 und Typ 2 in Babyhamsternierenzellen unterbindet. In weiteren Untersuchungen konnte die Birminghamer Gruppe demonstrieren, daß durch Lithium die Replikation der gesamten Gruppe von DNS-Viren, die überwiegend zur Herpesfamilie gehören (Vacciniavirus, Adenovirus, HSV Typ 1, HSV Typ 2, Rinderherpesvirus 2, Pferdeherpesvirus 1, Pseudorabiesvirus, Hundeherpesvirus, Zytomegalievirus und Epstein-Barr-Virus) unterbunden wird. RNS-Viren wie Influenza-A oder Encephalomyocarditisvirus werden durch Lithium nicht beeinträchtigt (Randall et al. 1991), wenngleich rumänische Autoren eine Hemmung der RNS-Masernvirusreplikation durch Lithium berichten (Cernescu et al. 1988).

Die durch Lithium in vitro beobachtbare Unterdrückung der Virusreplikation wird höchstwahrscheinlich durch eine Beeinflussung der viralen DNS-Synthese vermittelt (Buchan et al. 1988). Bach und Specter (1988) äußerten die Hypothese, daß hierfür eine kompetitive Hemmung von Magnesiumionen, die enzymatische Stoffwechselvorgänge im Virus katalysieren, durch Lithium zugrundeliegt. Die Ergebnisse der Birminghamer Gruppe weisen auf eine Kaliumabhängigkeit des molekularen Mechanismus hin. Kaliumentzug unterdrückte die Virusreplikation, die durch Kaliumsubstitution im Nährmedium wieder in Gang kam (Randall et al. 1991). Ziaie und Kefalidis (1989) bestimmten die Proteinsynthese HSV-infizierter Endothelzellen in Abhängigkeit von der Gegenwart von Lithiumchlorid. Die Hinzugabe von Lithium führte zu einer Wiederherstellung der Wirtszellproteinsynthese, während die Produktion viralen Proteins deutlich reduziert wurde. Kürzlich zeigten Ziaie et al. (1994), daß die HSV-Replikation dosisabhängig durch die Zugabe von Lithium zur Zellkultur bis zu 3 Stunden nach der Infektion unterdrückt werden kann. Während die Synthese von Protein und mRNS der Wirtszellen anhielt, konnten Herpes-mRNS und DNS-Polymerase nicht nachgewiesen werden, was auf eine Störung der viralen DNS-Synthese durch Lithium hinweist.

Lithiumwirkung auf Herpesinfektionen bei langzeitbehandelten Patienten mit affektiven Psychosen

Herpesinfektionen beim Menschen sind weit verbreitet. Die häufigste klinische Form ist die überwiegend durch HSV Typ 1 verursachte orale, labiale und periorale Manifestation, die bei ca. einem Drittel der Bevölkerung auftritt. Nach der Neuinfektion ist der Verlauf von Rezidiven, die durch verschiedene Faktoren (Streß, andere Infektionen usw.) ausgelöst werden können, gekennzeichnet. Zur selben Zeit, als die antivirale Wirksamkeit von Lithium gegen Herpes unter experimentellen Bedingungen entdeckt wurde, beobachteten Lieb (1979) und Gilis (1983) einen Rückgang von Herpes labialis bei Patienten, die zur Phasenprophylaxe bei einer affektiven Psychose eine Lithiumlangzeitbehandlung durchführten. Ausgehend von diesen Beobachtungen wurden 2 Patientenpopulationen, eine polnische und eine US-amerikanische, in einer systematischen, retrospektiven Studie zum möglichen Effekt einer Lithiumlangzeitbehandlung auf Herpes-labialis-Rezidive untersucht (Rybakowski u. Amsterdam 1991).

Das polnische Kollektiv umfaßte 69 ambulante Patienten (24 männliche, 45 weibliche) der Abteilung für Psychiatrie der Medizinischen Akademie Posen, die aufgrund einer affektiven Psychose seit mindestens einem Jahr eine Lithiummedikation durchführten. Das amerikanische Kollektiv umfaßte 104 Patienten mit einer affektiven Psychose, die seit mindestens einem Jahr mit Lithiumcarbonat oder Antidepressiva (Trizyklika, MAO-Hemmer, Trazodon, Fluoxetin) in der Depression Research Unit der Abteilung für Psychiatrie der Universität von Pennsylvania, Philadelphia, behandelt wurden. Die amerikanischen Patienten, die mit Lithium und Antidepressiva behandelt wurden, wurden nach Geschlecht (21 männliche und 31 weibliche pro Gruppe), Alter und Dauer der psychotropen Medikation gematcht. Der Anteil der Patienten mit rezidivierendem Herpes labialis unterschied sich nicht zwischen den polnischen und amerikanischen Patienten, Männern und Frauen oder der Lithium- und Antidepressivagruppe und lag zwischen 38 und 48% (Tabelle 1). Mit jedem Studienteilnehmer wurde ein strukturiertes Interview zur Erfassung der Rezidivrate von Herpes labialis vor und während der psychopharmakologischen Behandlung durchgeführt. Auch die Häufigkeit von Grippe und Erkältungskrankheiten vor und während der psychopharmakologischen Behandlung wurde erfaßt.

Die Unterschiede der Perioden vor und nach Beginn der pharmakologischen Behandlung in den 3 Patientengruppen zeigt Tabelle 2. Unter Lithiumprophylaxe war die Häufigkeit von Herpes-labialis-Rezidiven sowohl in der polnischen als auch in der amerikanischen Patientengruppe signifikant reduziert. Im polnischen Kollektiv ging die durchschnittliche Rezidivrate unter der Lithiummedikation auf ein Drittel zurück. In der amerikanischen Gruppe zeigte eine geschlechtsgetrennte Analyse einen hochsignifikanten Unterschied zwischen der Zeit vor und nach Beginn der Lithiumbehandlung für weibliche Patienten, während sich für die männlichen Studienteilnehmer nur ein Trend von grenzwertiger statistischer Signifikanz ergab $(0,05 < p < 0,1)$. In der Gruppe der ausschließlich mit

Tabelle 1. Merkmale polnischer und amerikanischer Patienten unter Behandlung mit Lithium oder Antidepressiva (Mittelwert und Standardabweichung)

Merkmal	Polnische Pat.	Amerikanische Pat.	
	Lithium	Lithium	Antidepressiva
Männer, n	24	21	21
Alter (Jahre)	46 ± 12	43 ± 13	46 ± 12
Dauer der Behandlung (Jahre)	8,0 ± 5,4	4,8 ± 3,6	4,9 ± 3,2
Anzahl der Pat. mit Herpes labialis	9 (38%)	8 (38%)	10 (48%)
Frauen, n	45	31	31
Alter (Jahre)	47 ± 12	45 ± 15	45 ± 16
Dauer der Behandlung (Jahre)	9,3 ± 5,0	5,2 ± 4,0	5,3 ± 5,0
Anzahl der Pat. mit Herpes labialis	19 (42%)	12 (39%)	12 (39%)

Tabelle 2. Prozentsatz von Patienten mit jährlichen Herpes-labialis-Rezidiven unter pharmakologischer Behandlung, die zuvor an rezidivierendem Herpes labialis gelitten hatten (* = signifikant gegenüber Zeitraum vor Behandlungsbeginn p < 0,05; ** = signifikant gegenüber Zeitraum vor Behandlungsbeginn p < 0,01)

	Polnische Patienten	Amerikanische	Patienten
	(n = 28) Lithium	(n = 20) Lithium	(n = 22) Antidepressiva
Gesamt	35,8%**	27,0%**	92,3%
Männer	32,0%**	60,2%	66,0%
Frauen	39,1%*	15,6%**	114,4%

Antidepressiva behandelten amerikanischen Patienten zeigte sich weder für die Gesamtgruppe noch für die getrennten Geschlechter ein signifikanter Unterschied zwischen der Periode vor und nach Behandlungsbeginn.

Die Häufigkeitsberechnung für Grippe und gewöhnliche Erkältungserkrankungen ergab für die amerikanischen Patienten eine signifikante Reduktion unter der medikamentösen Behandlung im Vergleich zum Vorzeitraum sowohl für die mit Lithium wie auch für die antidepressivabehandelten Patienten. Unter den polnischen mit Lithium behandelten Studienteilnehmern ergab sich eine Tendenz in gleicher Richtung.

In der Gruppe der polnischen Patienten wurde auch der Zusammenhang zwischen dem Ausmaß der Lithiumwirkung auf die Herpesrezidive und der durchschnittlichen Lithiumkonzentration im Serum und Erythrozyten bestimmt. Hierbei ergab sich ein stärkerer Rückgang der Herpesrezidive bei Patienten mit einer mittleren Lithium-Serum-Konzentration von mindestens 0,65 mmol/l (Reduktion um 70%) als in der Restgruppe (Reduktion um 45%). Entsprechend konnte bei Patienten mit einer Lithium-Erythrozyten-Konzentration von mindestens 0,35 mmol/l ein stärkerer Rückgang der Rezidivhäufigkeit (um 81%) festgestellt werden, als bei den Patienten mit niedrigeren Erythrozytenkonzentrationen (um 49%).

Alle 28 Patienten des polnischen Untersuchungskollektives mit rezidivierendem Herpes labialis vor Lithiumbehandlungsbeginn konnten über einen 7-Jahres-Beobachtungszeitraum von 1987 bis 1994 weiter beobachtet werden. Im Jahre 1987 handelte es sich um 9 männliche und 19 weibliche Patienten im Alter von 31 bis 67 Jahren (Durchschnitt: 47 Jahre), die alle wegen einer bipolaren affektiven Psychose seit 2-17 Jahren (Durchschnitt: 9 Jahre) eine Lithiumbehandlung durchführten. Neben dem Einfluß der Lithiumbehandlung auf die Herpes-labialis-Rezidive wurde auch die Lithiumwirkung bezüglich der psychiatrischen Grunderkrankung bei den Patienten beurteilt. Die Beurteilung erfolgte getrennt für 2 Zeitabschnitte: a) vor 1987 und b) 1987 bis 1994.

Tabelle 3. Lithiumwirkung auf Rezidive von affektiver Erkrankung und Herpes labialis in zwei Studienperioden: Einfluß der Behandlungsdauer (* = signifikanter Unterschied zwischen den Studienperioden)

Lithiumwirkung	vor 1987 (n = 28)	1987–1994 (n = 26)
Affektive Erkrankung		
gut	10 (35,7%)	10 (38,5%)
partiell	10 (35,7%)	11 (42,3%)
unzureichend	8 (28,6%)	5 (19,2%)
Mittelwert ± Standardabw. (Skala 0–2)	1,1 ± 0,8	1,2 ± 0,8
Herpes labialis		
gut	13 (46,4%)	21 (80,8%)*
partiell	7 (25,0%)	3 (11,5%)
unzureichend	8 (28,6%)	2 (7,7%)
Mittelwert ± Standardabw. (Skala 0–2)	1,3 ± 0,8	1,7 ± 0,6*

Gute Lithium-Response wurde als Ausbleiben eines Rezidivs der affektiven Erkrankung in der Studienperiode definiert, als Partial-Response wurde eine Abnahme von Frequenz und/oder Schwere der Rezidive bezeichnet. 1992 schieden 2 Patientinnen aus der Studie aus. Eine Patientin verstarb 70jährig an Kreislaufversagen, bei der anderen (67 Jahre) wurde die Lithiummedikation wegen einer schweren Polyurie unterbrochen.

Tabelle 3 zeigt den Patientenanteil mit einem nachweisbaren Lithiumeffekt. Die Ergebnisse zeigen, daß die Lithiumwirkung auf die affektiven Rezidive in beiden Zeiträumen unverändert war. Der Lithiumeinfluß auf die Herpes-labialis-Manifestationen hingegen nahm mit einer längeren Dauer der Lithiumbehandlung signifikant zu.

Es bestand ein statistisch signifikanter Zusammenhang zwischen Ausmaß von Lithiumwirkung auf Rezidive der affektiven Erkrankung und der Häufigkeit von Herpes labialis in diesem Patientenkollektiv (Rybakowski u. Amsterdam 1995).

Lithium als Therapeutikum bei Herpesinfektionen

In einigen wenigen Studien wurde Lithium auch therapeutisch bei Herpes genitalis eingesetzt. Dieser weniger häufig als die labiale Manifestation vorkommende Infektionstyp wird in der Regel durch HSV Typ 2 verursacht. Amsterdam et al. (1991) führten eine randomisierte und placebokontrollierte Untersuchung oraler Lithiumgabe bei 10 gesunden Frauen mit rezidivierendem Herpes genitalis durch. Die Studiendauer betrug 18 Monate mit einem 12monatigen Lithiumintervall und 6monatiger Placebogabe entweder vor oder nach der Lithiumbehandlung. Während der einjährigen Lithiumbehandlung mit einem durchschnittlichen Lithium-Serum-Spiegel von 0,51 mmol/l wurde ein monatlicher Rückgang der Anzahl der Herpesmanifestationen von 3,2% beobachtet ($p = 0{,}09$). Darüber hinaus nahmen die monatliche Dauer der einzelnen Infektionsepisode ($p < 0{,}01$), die monatliche Gesamtdauer aller Herpesinfektionen ($p < 0{,}01$), die maximale Schwere der Symptomatik ($p < 0{,}01$) und der klinische Schwereindex ($p < 0{,}004$) ab.

Eine jüngere Studie umfaßt 11 gesunde, nicht psychiatrisch kranke Personen mit rezidivierenden HSV-Typ-2-Infektionen. Bei allen hatten Vorbehandlungen der HSV-Infektion keinen oder keinen befriedigenden Effekt gezeigt. Studiendesign und -dauer entsprachen der oben beschriebenen Untersuchung. Während der Lithiumphase wurde ein mäßiger Rückgang bei 4 von 5 Krankheitsparametern festgestellt. Im Gegensatz hierzu führte jedoch die Placebobehandlung zu einer Zunahme bei 3 der 5 Parameter (Amsterdam et al. 1995).

Skinner (1993) setzte als erster eine 8%ige Lithiumsukzinatsalbe zur Behandlung von rezidivierendem Herpes genitalis ein. Bei 73 Frauen verglich er während eines Herpes-genitalis-Rezidivs die Lithiumsalbe mit Placebo und beobachtete einen stärkeren Rückgang von Symptomschwere und Ausmaß der Virusausbreitung in der Lithiumgruppe. Die ausführlichen und anderweitig veröffentlichten (Horrobin 1985) Ergebnisse der Studie zeigen einen signifikanten Unterschied zwischen Lithium und Placebo für spezifische Parameter wie Rückgang der Schmerzdauer und Patientenanteil mit Virusausscheidung am Tag 4.

Unsere Gruppe untersuchte in einer offenen Studie 42 Patienten (38 weibliche, 4 männliche) im Alter von 19 bis 48 Jahren mit rezidivierendem Herpes simplex labial oder perioral. In den ersten 4 Tagen des Auftretens der Hautveränderungen wurde eine Lithiumsukzinatsalbe (Efalith®, Scotia Pharmaceutical Products, Glasgow, bestehend aus 8% Lithiumsukzinat und 0,05% Zinksulfat) lokal angewandt. Bei allen Patienten konnte ein vollständiger Rückgang der Symptome erreicht werden. Die Zeit bis zum Rückgang der herpetiformen Hautveränderungen betrug 2–7 Tage (Durchschnitt 4 Tage). Die subjektiven Beschwerden waren nach den ersten 1–3 Anwendungen der Salbe signifikant gelindert und waren nach 1–3 Tagen der Behandlung (Durchschnitt: 2 Tage) vollständig abgeklungen. Die Wirksamkeit war unabhängig von der zwischen Auftreten der Hautveränderungen und Beginn der Behandlung vergangenen Zeitspanne. Bei 6 Patienten kam es nach 4–12 Monaten zu einem Herpes-Rezidiv, jedoch war in keinem Fall die Lokalisation des Rezidivs identisch mit dem Ort der vorausgegangenen Manifestation. Bei einer Patientin mit regelmäßiger monatlicher, multifokaler Herpesexazerbation in Zusammenhang mit der Menses konnte durch eine prophylaktische Anwendung der Lithiumsalbe (einmal täglich) über mehrere Monate nach Beobachtung eine Rezidivfreiheit erzielt werden (Rybakowski et al. 1991).

Wirkmechanismus des antiviralen Lithiumeffekts unter klinischen Bedingungen

Klinische Daten legen nahe, daß bei der Mehrzahl der Patienten mit affektiven Psychosen und rezidivierendem Herpes labialis, die zur Phasenprophylaxe manischer oder depressiver Rezidive Lithium erhalten, die Anzahl der Herpes-Rezidive deutlich gesenkt wird. Gleiches konnte für die Lithiumlangzeitbehandlung bei nicht psychiatrisch Erkrankten mit Herpes genitalis gezeigt werden. Dies weist darauf hin, daß Lithium möglicherweise unter klinischen Bedingungen und bei Plasmaspiegeln, wie sie zur Phasenprophylaxe affektiver Psychosen üblich sind, eine gegen Herpesviren gerichtete Wirkung entfaltet. Auch die lokale Anwendung einer 8%igen Lithiumsukzinatsalbe ist therapeutisch wirksam.

Es kann vermutet werden, daß wie unter in-vitro-Bedingungen die therapeutische Wirkung von Lithium gegen Herpesviren unter klinischen Umständen durch eine direkte Beeinflussung der viralen DNS-Synthese erfolgt. Dies scheint insbesondere als Hauptwirkungsmechanismus für die Lithiumsalbenbehandlung wahrscheinlich, bei der vermutlich lokal Lithiumkonzentrationen erzielt werden, die in vitro die Virusreplikation hemmen. Ein weiterer Wirkmechanismus der topischen Lithiumanwendung könnte die Abschwächung der mit einer Virusreaktivierung verbundenen lokalen Entzündungsreaktion, vermittelt durch eine lithiuminduzierte Blockierung der Freisetzung freier Fettsäuren, sein (Horrobin 1991).

Bei oraler Lithiumbehandlung sind die Serum- und Erythrozytenkonzentrationen von Lithium unter Langzeitanwendung mehr als 10mal niedriger als die in vitro zur Hemmung der Virusreplikation erforderlichen Konzentrationen (Skinner et al. 1980). Die Ergebnisse bei unseren polnischen Patienten, bei denen Serum- und Erythrozyten-Lithium-Spiegel bestimmt wurden, lassen vermuten, daß die Lithiumwirkung von der Lithiumkonzentration abhängig ist und höhere Spiegel mit einer größeren Wirksamkeit einhergehen (Rybakowski u. Amsterdam 1991). Darüber hinaus wird die durch Lithium erreichbare Unterdrückung der Reaktivierung einer latenten Herpes-Infektion möglicherweise über weitere indi-
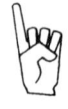
rekte Mechanismen vermittelt. Derartige Reaktivierungen wurden oft mit biologischem oder psychologischem Streß in Verbindung gesetzt (Glaser et al. 1985). Die stimmungsstabilisierende Wirkung von Lithium bei Patienten mit affektiven Psychosen kann zu einem Rückgang des subjektiven Streßerlebens und zu einem besseren Schutz vor Streßfolgen führen.

Ein weiterer wichtiger Faktor der antiviralen Wirksamkeit einer oralen Lithiumbehandlung liegt möglicherweise in den immunmodulatorischen
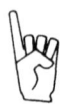
und antiinflammatorischen Wirkungen dieser Substanz. Es konnte gezeigt werden, daß eine Lithiumlangzeitbehandlung bei affektiv erkrankten Patienten zu günstigen Veränderungen von Granulozyten, natürlichen Killerzellen (NK-Zellen) und B-Lymphozyten führt (Rybakowski et al. 1993;

siehe auch Kap. 2.4 u. 2.5). Auch eine Stimulation des humoralen Immunsystems durch Lithium wurde beobachtet (Kucharz et al. 1988). Diese immunmodulatorischen Lithiumeffekte können möglicherweise für die beobachtete Abnahme anderer viraler Infektionen, welche durch RNS-Viren, die in vitro nicht durch Lithium gehemmt werden, verantwortlich gemacht werden. Unsere Beobachtungen bei psychiatrischen Patienten weisen auch darauf hin, daß Lithiumkarbonat bei Kurzzeit- und auch bei Langzeitbehandlung eine akute-Phase-Reaktion, wie sie für verschiedene Entzündungsarten typisch ist, abschwächt (Służewska et al. 1994, 1995).

Die spannendste Frage in diesem Zusammenhang ist jedoch der mögliche Zusammenhang zwischen der antiviralen und der stimmungsstabilisierenden Wirkung von Lithium. So gab es Spekulationen über eine Mitbeteiligung viraler Infektionen (insbesondere von Herpesviren) an der Pathogenese affektiver Psychosen. In den 70er Jahren berichteten verschiedene Forschergruppen über erhöhte Antikörpertiter gegen Herpes-simplex-Viren bei Patienten mit unipolaren und bipolaren affektiven Psychosen (Rimon et al. 1971; Lycke et al. 1974; Cappel et al. 1978). Das latente Vorkommen von Herpesviren im limbischen System paßt gut zu der Vorstellung einer Beteiligung dieser Viren an der Pathogenese affektiver Rezidive (Stroop 1986). Später wurde die Hypothese dahingehend weiterentwickelt, daß das Epstein-Barr-Virus, ein Mitglied der Herpes-Familie, eine chronisch-rezidivierende, mit affektiven Symptomen assoziierte Erkrankung hervorrufe; die Ergebnisse nachfolgender Studien waren jedoch widersprüchlich (Amsterdam et al. 1986). Kürzlich fanden Zorzenon et al. (1996) bei 41% von Patienten mit einer „major depression" einen Hinweis auf aktive Virusvermehrung und erhöhte Antikörpertiter gegen Herpesviren. Australische Autoren berichten von einer bipolaren affektiven Psychose einer adoleszenten Patientin, die durch eine Epstein-Barr-Infektion ausgelöst und erfolgreich mit Lithium behandelt wurde, wodurch eine vorbestehende immunologische Dysfunktion effektiv kontrolliert werden konnte (Pavuluri et al. 1996).

Ein weiterer möglicher Kandidat für eine virale Beteiligung an der Pathogenese affektiver Psychosen ist das Borna-Virus, ein RNS-Virus (Amsterdam et al. 1985). Kürzlich gelang in Deutschland erstmals die Isolierung dieses Virus aus peripheren mononukleären Blutzellen von Patienten zum Zeitpunkt einer akuten Depression (Bode et al. 1996).

Denkbar ist, daß bei einer Untergruppe von Patienten die Reaktivierung einer viralen Infektion durch den Beginn eines Rezidivs der affektiven Psychose angestoßen wird und daß der prophylaktische Lithiumeffekt auf die Viruserkrankung über den phasenprophylaktischen Effekt von Lithium auf die affektive Erkrankung entsteht. Diese Vorstellung wird durch unsere jüngsten Ergebnisse unterstützt, die eine Parallelität zwischen dem prophylaktischen Lithiumeffekt auf die Rezidive der affektiven Erkrankung und der Herpes-Infektion zeigen (Rybakowski u. Amsterdam 1995).

Literatur

Amsterdam JD, Winokur A, Dyson W, Herzog S, Gonzalez F, Rott R, Koprowski H (1985) Borna disease virus. A possible etiologic factor in human affective disorders? Arch Gen Psychiat 42:1093-1096.

Amsterdam JD, Henle W, Winokur A, Wolkowitz OM, Pickar D, Paul SM (1986) Serum antibodies to Epstein-Barr virus in patients with major depressive disorder. Am J Psychiat 143:1593-1596.

Amsterdam JD, Maislin G, Potter L, Giountoli R, Koprowski H (1991) Suppression of recurrent genital herpes infections with lithium carbonate: a randomized, placebo-controlled trial. Lithium 2:17-25.

Amsterdam JD, Maislin G, Rybakowski JK (1995) Possible suppression of herpes simplex virus infections with oral lithium carbonate. Malta Lithium Symposium Abstracts. J Trace Microprobe Techniques 13:492

Bach RO, Specter S (1988) Antiviral activity of the lithium ion with adjuvant agents. In: Birch NJ (ed) Lithium: inorganic pharmacology and psychiatric use. IRL Press, Oxford, pp. 91-92.

Bode L, Dürnwald R, Rantam FA, Ferszt R, Ludwig H (1996) First isolates of infectious human Borna disease virus from patients with mood disorders. Molecular Psychiat 1:200-212.

Buchan A, Randall S, Hartley CE, Skinner GRB, Fuller A (1988) Effect of lithium salts on the replication of viruses and non-viral microorganisms. In: Birch NJ (ed) Lithium: inorganic pharmacology and psychiatric use. IRL Press, Oxford, pp. 83-90.

Cappel R, Gregoire F, Thiry L, Sprecher S (1978) Antibody and cell-mediated immunity to herpes simplex virus in psychotic depression. J Clin Psychiat 39:266-268.

Cernescu C, Popescu L, Constantnesui ST, Cernescu S (1988) Antiviral effect of lithium chloride. Rev Roum Med Virol 99:93-101.

Gilis A (1983) Lithium in herpes simplex. Lancet ii:516.

Glaser R, Kielcolt-Glaser JK, Speicher CE, Holiday JE (1985) Stress, loneliness and changes in herpes virus latency. J Behav Med 8:249-260.

Horrobin DF (1985) Lithium in the control of herpesvirus infections. In: Bach RO (ed) Lithium. Current applications in science, medicine and technology. John Wiley & Sons, New York, pp. 397-406.

Horrobin DF (1991) Lithium and essential fatty acid metabolism in psychiatric disorders, herpes virus infections and seborrhoeic dermatitis. In: Birch NJ (ed) Lithium and the cell: pharmacology and biochemistry. Academic Press, London, pp. 273-288.

Kucharz EJ, Sierakowski S, Staite ND, Goodwin JS (1988) Mechanism of lithium-induced augmentation of T-cell proliferation. Int J Immunopharmacol 10:253-259.

Lieb J (1979) Remission of recurrent herpes infection during therapy with lithium. N Eng J Med 301:942.

Lycke E, Norrby R, Roos B-E (1974) A serological study on mentally ill patients with particular reference to the prevalence of herpes virus infections. Br J Psychiat 124:273-279.

Pavuluri MN, Smith M, Luk SL (1996) A neuroimmune hypothesis for the aetiopathology of viral illness and manic depression: a case report of an adolescent. J Affect Disord 39:7-11.

Randall S, Hartley CE, Buchan A, Lancaster S, Skinner GRB (1991) Effect of lithium on viral replication. In: Birch NJ (ed) Lithium and the cell: pharmacology and biochemistry. Academic Press, London, pp. 99-112.

Rimon R, Halonen P, Anttinen E, Evola K (1971) Complement fixing antibody to herpes simplex virus in patients with psychotic depression. Dis Nerv Syst 32:822-824.

Rybakowski JK, Amsterdam JD (1991) Lithium prophylaxis and recurrent labial herpes infections. Lithium 2:43-47.

Rybakowski J, Gwieździński Z, Urbanowski S (1991) Lithium succinate ointment in topical treatment of herpes simplex infections. Lithium 2:117-118.

Rybakowski JK, Amsterdam JD, Prystowsky MB (1993) Blood cell indices in affective patients during lithium prophylaxis. Lithium 4:205-209.

Rybakowski JK, Amsterdam JD (1995) A 7-year prospective study of long-term lithium effect on affective and labial herpes recurrences in bipolar patients. Presented at the First Symposium on the Neurovirology and Immunology of Schizophrenia and Bipolar Disorder, Baltimore, 6-9 November 1995.

Skinner GRB, Hartley C, Buchan A, Harper L, Gallimore P (1980) The effect of lithium chloride on the replication of Herpes simplex virus. Med Microbiol Immunol 168:258-265.

Skinner GRB (1983) Lithium ointment for genital herpes. Lancet ii:288.

Służewska A, Rybakowski JK, Sobieska M, Wiktorowicz K (1994) The effect of lithium, carbamazepine and fluoxetine on alpha-1-acid glycoprotein concentration and microheterogeneity in depressed patients. Neuropsychopharmacol 10:302.

Służewska A, Sobieska M, Chłopocka-Woźniak M, Suwalska A, Rybakowski J (1995) Białka ostrej fazy w przebiegu długoterminowego leczenia solami litu (Acute phase proteins in the course of long-term treatment with lithium salts) (in Polish). Farmakoterapia w Psychiatrii i Neurologii 2-3:82-86.

Stroop WG (1986) Herpes simplex virus encephalitis of the human adult: reactivation of latent brain infection. Pathol Immunopathol Res 5:156-169.

Ziaie Z, Kefalides NA (1989) Lithium chloride restores host protein synthesis in herpes simplex virus infected endothelial cells. Bioch Biophys Res Commun 160:1073-1078.

Ziaie Z, Briinker JM, Kefalides NA (1994) Lithium chloride suppressed the synthesis of messenger RNA for infected cell protein-4 and viral deoxyribonucleis acid polymerase in herpes simplex virus infected endothelial cells. Lab Invest 70:29-38.

Zorzenon M, Colle R, Vecchio D, Bertoli M, Giavedoni A, Degrassi A, Lavaroni S, Aguglia E (1996) Major depression, viral reactivation and immune system. Eur Psychiatry 11 (suppl 4):332s-333s.

Aus dem Englischen übersetzt von Dr. med. Tom Bschor.

TEIL 4

Unerwünschte Wirkungen und Risiken

KAPITEL 4.1

Neurologische, neuromuskuläre und neurotoxische Effekte der Lithiumbehandlung

P. Mavrogiorgou und U. Hegerl

Synopsis

1. Unerwünschte Wirkungen von Lithium auf das zentrale und periphere Nervensystem können bereits unter therapeutischen Lithium-Serum-Spiegeln auftreten.
2. Hierzu zählen die häufigen eher harmlosen unerwünschten Wirkungen wie der lithiuminduzierte Tremor oder unspezifische EEG-Veränderungen, aber auch seltene schwerere neurotoxische Lithiumwirkungen wie z. B. Rigor, Nystagmus oder kognitive Beeinträchtigungen.
3. Risikofaktoren für diese schwereren neurotoxischen Wirkungen sind vor allem präexistierende zerebrale Auffälligkeiten, höheres Lebensalter sowie eine Kombination insbesondere mit Neuroleptika.
4. Die neurotoxischen Wirkungen sind in der Regel reversibel und müssen symptomatisch behandelt werden. Für den lithiuminduzierten Tremor gilt heute, sofern eine Absenkung des Lithiumspiegels nicht möglich oder nicht ausreichend ist, Propranolol (10–40 mg/die) als Therapie der Wahl.

Einleitung

Die über Jahrzehnte gehende Erfahrung mit einer Lithiumdauerbehandlung erlaubt uns heute, die damit verbundenen Risiken mit größerer Sicherheit abzuschätzen, als dies in den ersten Jahren nach Lithiumeinführung der Fall war. In dieser Arbeit werden unerwünschte Wirkungen von Lithium auf das zentrale und periphere Nervensystem dargestellt, soweit sie unter therapeutischen Lithium-Serum-Spiegeln auftreten. Hierzu zählt sowohl der häufige lithiuminduzierte Tremor als auch seltenere, schwerere neurotoxische Lithiumwirkungen, wie sie im Rahmen von Kasuistiken diskutiert werden. Auf neurotoxische Effekte, wie sie bei deutlich erhöhten Lithium-Serum-Spiegeln beobachtet werden (Lithiumintoxikation), wird nur kurz eingegangen (siehe dazu Kapitel 4.9.)

Häufige, harmlose neurologische unerwünschte Lithiumwirkungen

Tremor

Eine der häufigsten unerwünschten Wirkungen, die bei therapeutischen Lithiumspiegeln sowohl initial als auch im Verlauf einer Langzeitbehandlung auftreten kann, ist der feinschlägige Fingertremor. Klinisch ist der lithiumbedingte Tremor durch eine Frequenz von 8–12 Hz charakterisiert und läßt sich gut von einem Parkinson-Tremor oder einem neuroleptikainduzierten Tremor (Frequenz 4–7 Hz) abgrenzen.

Die Häufigkeit seines Auftretens wird in der Literatur mit 4% bei langzeitbehandelten Patienten (Schou et al. 1970) und bis zu 65% bei gesunden Probanden (Bech et al. 1979) angegeben. Eine Tremorprävalenz von ca. 20% wurde sowohl zu Beginn einer Lithiumbehandlung als auch in einer Nachuntersuchung von 124 Patienten, die Lithium länger als acht Jahre eingenommen hatten, gefunden (Koufen u. Consbruch 1989). Vestergaard et al. (1988) beschrieben bei 16% der Lithiumpatienten einen Tremor, jedoch beklagten dies 6 der 77 Patienten bereits vor Lithiumeinnahme. Insgesamt gibt es hinsichtlich der Abnahme der Tremorhäufigkeit im Behandlungsverlauf widersprüchliche Auffassungen. Während Lyskowski et al. (1982) sowie Müller-Oerlinghausen (persönliche Mitteilung) in ihren katamnestischen Untersuchungen keine Reduktion der Tremorhäufigkeit verzeichnen konnten, fanden Jefferson (1983) und auch Vestergaard et al. (1988) eine deutliche Abnahme der Tremorprävalenz im Verlauf einer Lithiumdauerbehandlung ohne Änderungen des Lithiumspiegels. Letztgenannte Autoren diskutieren als Gründe hierfür eine allmähliche Anpassung und Gewöhnung des Organismus an Lithium sowie Coping-Strategien, die es dem Patienten erleichtern, besser mit dieser Begleitwirkung umzugehen.

Eine einheitliche Meinung herrscht darüber, daß das Auftreten des Tremors intraindividuell dosisabhängig und mit der Lithium-Serum-Konzentration korreliert ist (Schou 1974; Müller-Oerlinghausen et al. 1977; Abou-Saleh u. Coppen 1989). Bei älteren Patienten (über 60 Jahre) scheint diese Nebenwirkung bereits bei Serumspiegeln im unteren therapeutischen Bereich gehäuft aufzutreten (Bech et al. 1979; Salzman 1982).

Darüber hinaus scheinen Patienten, die bereits vor Beginn einer Lithiumbehandlung einen Tremor aufweisen bzw. bei denen eine positive Familienanamnese bezüglich eines essentiellen Tremors besteht, eine Disposition für die Entwicklung eines Tremors unter Lithium zu haben (van Putten 1978; Gelenberg u. Jefferson 1995). Weitere Faktoren, die das Auftreten des lithiuminduzierten Tremors begünstigen bzw. verstärken, sind exzessiver Koffeingenuß, innere Anspannung und Angst (Jefferson 1988).

Eine Intensitätssteigerung des Lithiumtremors wird auch unter gleichzeitiger Gabe anderer psychotroper Substanzen beobachtet. Bedeutsam sind hier die nicht seltenen Komedikationen mit Antidepressiva und/oder Neuroleptika. Perenyi et al. (1983), die in ihrer Untersuchung hinsichtlich des Tremors zwischen den Patienten, die Lithium als Monotherapie erhielten (25%), und den Patienten, die mit Lithium und Antidepressiva behandelt wurden (48,1%), einen signifikanten Unterschied fanden, diskutieren, ob es sich hierbei um einen Potenzierungseffekt handelt bzw. um die Folge einer durch die Trizyklika bedingten Erhöhung des intrazellulären Lithiumspiegels. Auch die Kombination von Lithium mit Neuroleptika scheint das Auftreten von Tremor zu begünstigen. Während die allgemeine Tremorprävalenz der 130 von Ghadirian et al. (1996) untersuchten lithiumbehandelten Patienten bei 20,8% lag, wiesen 42,1% der zusätzlich mit Neuroleptika behandelten Patienten einen Tremor auf.

Wenn der Tremor unter Gabe von Lithium für den Patienten eine Belastung darstellt, ist therapeutisch neben einer Dosisreduktion der Lithiummedikation ein Wechsel auf ein Retardpräparat oder eine medikamentöse Behandlung mit β-Blockern in niedriger oder mittlerer Dosierung möglich. Die dabei am besten untersuchte Substanz ist Propranolol, welches die Blut-Hirn-Schranke sehr gut passiert. Erstmals berichtete Floru (1971) über den erfolgreichen Einsatz von 80 mg Propranolol bei der Behandlung des Lithiumtremors. Kirk et al. (1973) berichteten über eine positive Wirkung von 30–80 mg Propranolol bei 10 Lithiumpatienten, die durch ihren Tremor beruflich oder sozial behindert waren. In einer placebokontrollierten Studie bei 15 Patienten mit Lithiumtremor konnte die gute Wirksamkeit von Propranolol bestätigt werden (Kellett et al. 1975).

Einen ähnlich günstigen Einfluß auf den Lithiumtremor fanden Floru et al. (1974) für Pindolol (3 x 5 mg/die), welches sich im Vergleich zu Practolol (2 x 100 mg/die) als effektiver erwies. Da Practolol die Blut-Hirn-Schranke nicht passiert, kann dies die unterschiedliche Antitremorwirksamkeit dieser beiden β-Rezeptorenblocker erklären.

Bei zwei Patienten, die unter der Lithiumtherapie einen Tremor entwickelt hatten und in der Anamnese über Bronchospasmen berichteten, konnte durch die Gabe von Metoprolol (ein β_1-selektiver-Rezeptorenblokker) bis zu 100 mg/die eine deutliche Besserung der Tremorsymptomatik erzielt werden (Gaby et al. 1983). Ein guter Antitremoreffekt von Metoprolol in höherer Dosierung bis zu 400 mg/die wurde auch von Zubenko (1984) gefunden.

Des weiteren wurde über erfolgreiche Behandlungsversuche mit Kaliumsalzen (Cummings et al. 1988) sowie Primidon (Goumentouk et al. 1989) berichtet.

Anhand der referierten Literatur erscheint also die Gabe von Propranolol in einer niedrigen Dosierung von 10–40 mg/die, evtl. 80 mg/die empfehlenswert, falls keine Kontraindikationen für die Behandlung mit β-

Blockern vorliegen und keine Lithiumdosisreduktion mehr möglich ist. In einzelnen Fällen kann sogar die Einnahme eines β-Blockers bei Bedarf, d. h. ohne ständige Einnahme, für den Patienten hilfreich sein.

! Unserer Erfahrung nach ist der lithiuminduzierte Tremor eine unerwünschte Wirkung, die über Jahre bestehen bleiben kann und für den Patienten eine Beeinträchtigung im beruflichen und sozialen Bereich darstellen kann. Die Entscheidung hinsichtlich einer medikamentösen Behandlung des Tremors sollte individuell im Gespräch mit dem Patienten getroffen werden. Dabei sollte man bedenken, daß es zahlreiche Lithiumpatienten gibt, die diese unerwünschte Wirkung auch unbehandelt gut tolerieren, insbesondere wenn die Behandlung und Prophylaxe mit Lithium insgesamt als erfolgreich eingestuft wird.

EEG-Veränderungen

Unter therapeutischen Lithium-Serum-Spiegeln kann es zu vielfältigen EEG-Veränderungen kommen, die eine Abhängigkeit vom Ausgangsbefund zeigen und zumindest teilweise vom Lithium-Serum-Spiegel abhängig sind (siehe Kap. 2.8).

Häufig beschrieben ist eine Verlangsamung der Alpha-Grundaktivität von 1–3 Hz (Mayfield u. Brown 1966; Platman u. Fieve 1969; Small et al. 1971; Zakowska-Dabrowska u. Rybakowski 1973; Müller-Oerlinghausen et al. 1977; Heninger 1978).

Weiter wurde über das vermehrte Auftreten bilateraler gruppierter langsamer Aktivität mit frontaler Betonung berichtet. Hierbei ist von mehreren Autoren auch eine intermittierende links-anteriore Betonung langsamerer Wellen unter einer Lithiummedikation beschrieben worden (Andreani et al. 1958; Mayfield u. Brown 1966; Platman u. Fieve 1969; Johnson 1969; Johnson et al. 1970; Ulrich et al. 1986, 1990; Thau et al. 1988). Für diese fokalen Veränderungen findet sich in den seltensten Fällen ein strukturelles Korrelat. Von Ulrich (1994) werden diese fokalen Veränderungen als lokaler Ausdruck einer globalen Funktionsstörung interpretiert (vgl. Kap. 2.8).

Über das vermehrte Auftreten steiler Potentiale und von SW-Komplexen zu Beginn einer Lithiumbehandlung wurde von Helmchen und Kanowski (1971) sowie Czernik (1978) berichtet.

Eine erhöhte Synchronisationstendenz mit Zunahme der Alpha-Amplitude wurde ebenfalls bei einem Teil der Patienten beobachtet (Passouant u. Maurel 1953; Andreani et al. 1958; Heninger 1969; Johnson 1969; Johnson et al. 1970).

! Kommt unter einer Lithiummedikation eine deutliche Verlangsamung der Grundaktivität mit erhöhtem Dysrhythmiegrad und dem Auftreten irregulärer langsamer Aktivität zur Darstellung, so muß an eine Lithiumintoxikation, z. B. infolge einer Lithiumüberdosierung, gedacht werden.

Bezüglich des Einflusses von Lithium auf die sensorisch evozierten kortikalen Potentiale wurde eine Amplitudenzunahme der frühen somatosensibel und akustisch evozierten Potentiale beschrieben (Hegerl 1986), die zu der von anderen Autoren berichteten Zunahme der Synchronisationstendenz des Ruhe-EEGs paßt. Des weiteren wurden Einflüsse des Lithiums auf die Intensitätsabhängigkeit sensorisch evozierter Potentiale beschrieben, die möglicherweise Ausdruck der serotoninagonistischen Lithiumwirkung sind (siehe auch Kapitel 3.6.)

Seltene, schwerwiegende neurotoxische Lithiumeffekte

Über das Auftreten neurotoxischer Symptome sowohl isoliert als auch in Form eines neurotoxischen Syndroms bei therapeutischen Lithium-Serum-Spiegeln gibt es bisher hauptsächlich kasuistische Berichte. Solche neurotoxischen Symptome können initial oder aber auch im Verlauf einer Lithiumlangzeitbehandlung auftreten, gelten allgemein als reversibel und sind u.a. extrapyramidal-motorische Störungen, kognitive Beeinträchtigungen, Downbeat-Nystagmus sowie ein Pseudotumor cerebri. Darüber hinaus werden neurotoxische Effekte von Lithium auf das periphere Nervensystem in Form von Neuro- und Myopathien berichtet. Bevor diese neurotoxischen Lithiumeffekte im Einzelnen abgehandelt werden, erfolgen zunächst einige allgemeine Bemerkungen zur Neurotoxizität bei therapeutischen Lithium-Serum-Spiegeln.

Folgende Risikofaktoren, die das Auftreten neurotoxischer Symptome bei therapeutischen Lithium-Serum-Spiegeln begünstigen, werden in der Literatur diskutiert:
- präexistente zerebrale Auffälligkeiten (Kelwala et al. 1984; Coffey et al. 1984)
- höheres Lebensalter (Asnis et al. 1979; Himmelhoch et al. 1980; Miller et al. 1986; Austin et al. 1990; Flint u. Rifat 1994)

So berichten Vredeveld und Morre (1983) über zwei ältere Patientinnen (77 und 82 Jahre), die bei im therapeutischen Bereich liegenden Lithiumspiegeln ein reversibles neurotoxisches Syndrom mit Tonuserhöhung der Muskulatur, diffusem Tremor, zerebellärer Standataxie, Gangunsicherheit sowie im zweiten Fall zusätzlicher Dysarthrie, motorischer Aphasie und Apraxie entwickelt hatten. Die Symptomatik remittierte nach Absetzen der Lithiumbehandlung nahezu vollständig.
- auch die Kombination von Lithium mit trizyklischen Antidepressiva scheint nach Abou-Saleh und Coppen (1983) sowie Flint und Rifat (1994) vor allem bei älteren Patienten das Risiko neurotoxischer Wirkungen zu erhöhen
- neurotoxische Effekte von Lithium im Zusammenhang mit einer zusätzlichen Neuroleptikamedikation in Form von Akathisie, Dyskinesien

und Gedächtnisstörungen sind häufig beschrieben worden (Cohen u. Cohen 1974; Spring 1979; Prakash et al. 1982; Addonizio 1985; Addonizio et al. 1988; vgl. Kap. 4.11).

Addonizio et al. (1988) diskutieren mögliche pathogenetische Mechanismen, welche die neurotoxische Wirkung einer Lithium-Neuroleptika-Kombination hervorrufen könnten, so z. B. eine durch die Neuroleptika bedingte Erhöhung der intrazellulären Lithiumkonzentration oder eine Verstärkung der dopaminantagonistischen Wirkung der Neuroleptika durch Lithium, welches eine Hemmung der striatalen Dopaminsynthese bewirken soll. Letztendlich bleibt jedoch der genaue Mechanismus der Ausbildung von extrapyramidal-motorischen Störungen (EPS) unter Lithium mit oder ohne zusätzlicher Gabe von Neuroleptika unklar.

Insgesamt erscheint eine neurotoxische Wirkung des Lithiums durch neuropathologische und tierexperimentelle Arbeiten wenig belegt.

Peiffer (1981) fand bei der neuropathologischen Untersuchung einer mit 61 Jahren verstorbenen Patientin, welche unter einer längeren Lithiumtherapie gestanden hatte, eine ausgedehnte Kleinhirnschädigung sowie geringgradige Veränderungen in der Substantia nigra und im Neostriatum. Seine Annahme einer direkten Schädigung des Hirngewebes durch Lithium schienen durch einige tierexperimentelle Untersuchungen gestützt zu werden, wobei freilich die eingesetzten Dosen kritisch diskutiert werden müssen (Roizin et al. 1970; Janka u. Jones 1982; Dixit u. Smithberg 1988). Die Autopsieergebnisse von Francis und Traill (1970), die die höchsten Lithiumkonzentrationen in der Pons bzw. im Hirnstamm und der weißen Substanz nachweisen konnten, veranlaßten Sansone und Ziegler (1985) zu der Auffassung, daß das Auftreten neurotoxischer Wirkungen trotz therapeutischer Lithium-Serum-Spiegel möglich ist. Tierexperimentelle Untersuchungen von Scelsi et al. (1981) sowie von Janka et al. (1981) konnten dagegen keine morphologischen Veränderungen unter Lithiumgabe beobachten. Auch führte eine 30wöchige Verabreichung von Lithium bei 25 Ratten, wobei ein Teil zusätzlich auch Haloperidol erhielt, zu keiner neokortikalen Schädigung (Licht et al. 1994).

Trotz der geringen Evidenz werden in der Literatur neurotoxische Symptome im Zusammenhang mit Lithium diskutiert. Solche neurotoxischen Symptome werden im folgenden einzeln dargestellt.

Extrapyramidal-motorische Störungen

EPS wie Muskelrigidität und Zahnradphänomen kommen unter Lithium eher selten vor und sprechen auf die Gabe von Antiparkinsonmittel eher schlecht an. Solche Störungen im Zusammenhang mit Lithium wurden erstmals von Shopsin und Gershon (1975) berichtet, freilich in diesem Ausmaß auch nie repliziert. Bei der Untersuchung von insgesamt 27 ambulanten, mit Lithium behandelten Patienten fanden sie bei 15(!) eine Muskelrigidität und ein Zahnradphänomen. Keiner dieser Patienten wies angeblich eine zusätzliche neuroleptische Medikation auf. Es handelte sich dabei um Patienten, die eine mindestens ein- bis zweijährige Lithiumeinnahme aufwiesen. Bei den Patienten mit einer kürzeren Lithiumbehandlung (unter 8 Monaten) konnten oben dargestellte Störungen nicht beobachtet werden. Ein weiteres interessantes Ergebnis dieser Untersuchung war, daß die intravenöse Gabe von 4 mg Benztropin (einem Antiparkinsonmittel) lediglich bei 2 von 9 Patienten zu einer Verminderung des Rigors führte. Branchey et al. (1976) untersuchten 36 ambulante Lithiumpatienten mit einer Behandlungsdauer zwischen 6 Monaten und 7 Jahren und fanden eine geringe Prävalenz von EPS. Lediglich 6 Patienten mit einer Behandlungsdauer von mehr als 2 Jahren wiesen einen Rigor auf. Zu erwähnen ist, daß die in dieser Untersuchung eingeschlossenen Patienten ein 6monatiges neuroleptikafreies Intervall aufwiesen. Auch Kane et al. (1978) fanden lediglich bei 2 von insgesamt 38 Lithiumpatienten einen Rigor, während Asnis et al. (1979) bei 6 von 79 Patienten einen Rigor schwerer Ausprägung und bei 22 dieser Patienten einen leichten Rigor fanden.

Lediglich zwei Fälle einer lithiuminduzierten Akathisie sind in der Literatur beschrieben worden (Channabasavanna u. Goswami 1984; Price u. Zimmer 1987). Eine solche Akathisie scheint serumspiegelabhängig zu sein und spricht gut auf Antiparkinsonmittel an.

Über das Auftreten von Spätdyskinesien unter Lithium gibt es widersprüchliche Berichte. Zum einen wurde mehrfach über die z.T. erfolgreichen Therapieversuche mit Lithium bei Erkrankungen des extrapyramidal-motorischen Systems wie z. B. Chorea Huntington oder auch neuroleptikainduzierten Spätdyskinesien berichtet (siehe Übersicht von Foerster u. Regli 1977). Zum anderen gibt es Berichte darüber, daß Lithium bestehende Spätdyskinesien verstärkt oder die Entwicklung dieser begünstigt (Crews u. Carpenter 1977; Beitman 1978). In der Querschnittsstudie von Ghadirian et al. (1996), die eine Untersuchung von 130 ambulanten Lithiumpatienten umfaßte, zeigten 12 Patienten (9,2%) diskrete Spätdyskinesien vor allem im orofazialen Bereich. Weitere extrapyramidal-motorische Störungen waren Akathisie (4,6%), Hypokinesie (7,7%) sowie dystone Syndrome (3,8%). Insgesamt war hierbei die EPS-Häufigkeit bei den Patienten, die zu Lithium zusätzlich ein Neuroleptikum erhielten, deutlich höher als bei den Patienten mit einer Lithiummonotherapie. Jedoch bleibt die Bedeutung dieses Ergebnisses ohne eine entsprechende Kontrollgruppe unklar.

Kognitive Störungen

Über die Entwicklung lithiumbedingter kognitiver Störungen in Form von Merkfähigkeits-, Konzentrations- und Auffassungsstörungen, Beeinträchtigung des Alt- und Neugedächtnisses, Kritikminderung oder Abnahme der Kreativität liegen inkonsistente und kontroverse Ergebnisse vor.

Auch die Untersuchungen an gesunden Versuchspersonen haben je nach methodischem Ansatz und zugrundeliegender Konstruktvariablen unterschiedliche Ergebnisse gezeigt (vgl. Kap. 2.9).

Nystagmus

Coppeto et al. (1983) berichten über den Fall einer 67jährigen Patientin, die unter therapeutischen Lithium-Serum-Spiegeln einen vertikalen Spontannystagmus (auch als Downbeat-Nystagmus bezeichnet) zeigte. Allerdings lag bei dieser Patientin gleichzeitig eine Hypomagnesiämie vor, die ebenfalls einen Downbeat-Nystagmus erzeugen kann. Die Autoren ziehen den Schluß, daß durch den Magnesiummangel der toxische Lithiumeffekt auf das zerebelläre System lediglich verstärkt wurde. Unter einer Dosisreduktion von Lithium bildete sich der Nystagmus in diesem Fall zurück. Gracia et al. (1985) beschreiben den Fall eines 58jährigen Mannes, welcher über 4 Jahre Lithiumkarbonat in der Dosierung von 1200 mg/die (Serumspiegel zwischen 0,96 und 1,4 mmol/l) genommen hatte und dabei einen Downbeat-Nystagmus ohne weitere Symptomatik entwickelte. Der Nystagmus verringerte sich stets bei Reduktion der Lithiumdosis und Erniedrigung des Serumspiegels.

Die Ursachen, die zu einem vertikalen Nystagmus führen können, sind vielfältig. Neben z. B. einer hereditären oder erworbenen Kleinhirnatrophie (Halmagyi et al. 1983), Hirnstamminfarkten, Anomalien im kraniozervikalen Übergangsbereich (Arnold-Chiari-Mißbildung) sowie anderen Ursachen (Magnesiummangel, Phenytoin- und/oder Carbamazepinüberdosierung) vermutet man eine lithiumbedingte toxische Wirkung im spino-vestibulären und/oder zerebellär-vestibulären Bereich, wobei der pathophysiologische Mechanismus hierfür unklar blieb. Weitere kasuistische Berichte hinsichtlich eines Downbeat-Nystagmus bei therapeutischen Lithium-Serum-Spiegeln wurden auch durch Williams et al. (1988), Engelhardt und Neundörfer (1988), Corbett et al. (1989) sowie Rosenberg (1989) übermittelt. Im allgemeinen ist diese unerwünschte Wirkung nach Dosisreduktion bzw. Absetzen der Lithiummedikation reversibel. Die Rückbildung dauerte zwischen mehreren Monaten und 2 Jahren.

Pseudotumor cerebri

Ein Zusammenhang zwischen der Lithiummedikation und der Entwicklung eines Pseudotumor cerebri, charakterisiert durch chronische Kopfschmerzen, bilaterales Papillenödem und Zunahme des intrakraniellen Drucks ohne weitere neurologische Ausfälle, wurde erstmals von Lobo et al. (1978) geäußert. Hierbei wurde der Fall einer 29jährigen Patientin beschrieben, die nach 9monatiger Lithiumeinnahme unter therapeutischen

Lithiumspiegeln neben Kopfschmerzen ein beidseitiges Papillenödem entwickelt hatte. Die dabei festgestellten fundoskopischen Veränderungen bildeten sich erst 1,5 Jahre nach Absetzen von Lithium wieder zurück.

Es folgten weitere kasuistische Berichte über das Auftreten eines Pseudotumor cerebri bei therapeutischen Lithiumspiegeln (Saul et al. 1985; Levine u. Puchalski 1990; Dommisse 1991; Ames et al. 1994). Da jedoch die Ursachen eines Pseudotumor cerebri vielfältiger Natur sein können (z. B. Hypo- oder Hyperthyreoidismus, Vitamin-A-Intoxikation, chronische Kortisoneinnahme, Carbamazepingabe usw.), erscheint uns anhand der gegenwärtigen Literaturlage und weitestgehenden Unkenntnis des Pathomechanismus die Forderung nach routinemäßig durchzuführenden fundoskopischen Untersuchungen nicht gerechtfertigt. Bei unklaren, länger bestehenden Kopfschmerzen sollte jedoch an diese unerwünschte Wirkung gedacht werden und eine ophtalmologische Untersuchung erfolgen.

Periphere neuromuskuläre Effekte

Über periphere neuromuskuläre Lithiumeffekte ist nur vereinzelt berichtet worden. Helmchen et al. (1969) beschrieben das Auftreten einer paroxysmalen Muskelschwäche, die bei einer 30jährigen Frau erstmals nach einer 7wöchigen Lithiumtherapie (bei therapeutischen Lithium-Serum-Spiegeln, aber erniedrigten Kaliumspiegeln) zweimal kurz hintereinander aufgetreten war. Als mögliche Ursache hierfür wurde von den Autoren eine lithiuminduzierte Störung des Kaliumstoffwechsels diskutiert. Neil et al. (1976) berichteten über eine 25jährige Patientin, die über einen Zeitraum von 6 Jahren mehrere manische Phasen erlitten hatte, und bei der es unter der dann notwendigen Lithiummedikation zur Manifestation und Verschlechterung einer bestehenden Myasthenia gravis kam.

Podnar et al. (1993) konnten durch den Vergleich von 20 manisch-depressiven Patienten, die im Mittel einen Lithiumspiegel von 0,69 ± 0,15 mmol/l hatten, mit 20 manisch-depressiven Patienten ohne Lithium und 20 gesunden Probanden zeigen, daß die mit Lithium behandelten Patienten deutlich niedrigere Amplituden der Muskelaktionspotentiale als die Gesunden aufwiesen. Da der Unterschied zwischen den beiden Patientengruppen sehr gering ausfiel, kamen die Autoren zu dem Schluß, daß bei Patienten mit einer bipolar-affektiven Störung subklinische neuromuskuläre Auffälligkeiten vorliegen, die durch Lithium in ihrer Ausprägung verstärkt werden. Bezüglich der Nervenleitgeschwindigkeit fanden die gleichen Autoren zwischen den manisch-depessiven Patienten unter Lithium, denen ohne Lithium und den gesunden Probanden keine signifikante Unterschiede.

Eine geringe Verlangsamung der motorischen Nervenleitgeschwindigkeit wurde hingegen von Girke et al. (1975) sowohl bei manisch-depressiven Patientinnen unter einer Lithiumlangzeitbehandlung als auch bei gesunden Probanden nach einwöchiger Lithiumeinnahme gefunden. Presslich et al. (1981) untersuchten 10 Patienten mit einer langjährigen Lithiumeinnahme und 10 Patienten mit einer 3monatigen Lithiumbehandlung und fanden bei beiden Gruppen eine deutliche Abnahme der Nervenleitgeschwindigkeit. Auch Chang et al. (1990) untersuchten 28 manisch-depressive Patienten mit Lithiumspiegeln zwischen 0,32 und 0,98 mmol/l und fanden eine verlangsamte Nervenleitgeschwindigkeit.

Letztlich lassen die Ergebnisse der referierten Untersuchungen die Schlußfolgerung einer lithiumbedingten Schädigung des peripheren Nervensystems bislang nicht zu. Sansone und Ziegler (1985) empfehlen dennoch eine vorsichtige Lithiumeinstellung bei Patienten mit bekannten Muskelerkrankungen oder peripheren Neuropathien.

Lithiumintoxikation

Die hier dargestellten eher harmlosen neurologischen unerwünschten Lithiumwirkungen sowie die neurotoxischen Effekte finden sich schon bei therapeutischen Lithiumspiegeln. In wesentlich ausgeprägterer Form treten sie dann bei der Lithiumintoxikation auf, deren Symptomatik in Kap. 4.9 beschrieben wird.

Literatur

Abou-Saleh MT, Coppen A (1983) Subjective side effects of amitriptyline and lithium in affective disorders. Br J Psychiat 142:391–397
Abou-Saleh MT, Coppen A (1989) The efficacy of low-dose lithium: clinical, psychological and biological correlates. J Psychiat Res 23:157–162
Addonizio G (1985) Rapid induction of extrapyramidal side effects with combined use of lithium and neuroleptics. J Clin Psychopharmacol 5:296–298
Addonizio G, Roth SD, Stokes PE, Stoll PM (1988) Increased extrapyramidal symptoms with addition of lithium to neuroleptics. J Nerv Ment Dis 176:682–685
Ames D, Wirshing WC, Cokely HT, Leland L (1994) The natural course of pseudotumor cerebri in lithium-treated patients. J Clin Psychopharmacol 14:286–287
Andreani G, Caselli GE, Martelli G (1958) Rilievi clinici ed elettroencefalografici durante il trattamento con sali di litio in malati psichiatrici. G Psichiat Neuropatol 86:273–328
Asnis GM, Asnis D, Dunner DL, Fieve RR (1979) Cogwheel rigidity during chronic lithium therapy. Am J Psychiat 136:1225–1226
Austin LS, Arana GW, Melvin JA (1990) Toxicity resulting from lithium augmentation of antidepressant treatment in elderly patients. J Clin Psychiat 51:344–345
Bech P, Thomsen J, Prytz S, Vendsborg K, Zilstorff K, Rafaelsen OJ (1979) The profile and severity of lithium-induced side effects in mentally healthy subjects. Neuropsychobiol 5:160–166
Beitman BD (1978) Tardive Dyskinesia reinduced by lithium carbonate. Am J Psychiat 135:1229–1230
Branchey MH, Charles J, Simpson GM (1976) Extrapyramidal side effects in lithium maintenance therapy. Am J Psychiat 133:444–445
Chang YC, Lin HN, Deng HC (1990) Subclinical lithium neurotoxicity: correlation of neural conduction abnormalities and serum lithium level in manic-depressive patients with lithium treatment. Acta Neurol Scand 82:82–86

Channabasavanna SM, Goswami U (1984) Akathisia during lithium prophylaxis. Br J Psychiat 144:555
Coffey CE, Ross DR, Massey EW, Olanow CW (1984) Dyskinesias associated with lithium therapy in parkinsonism. Clin Neuropharmacol 7:223-229
Cohen WJ, Cohen NH (1974) Lithium carbonate, haloperidol and irreversible brain damage. JAMA 230:1283-1287
Coppeto JR, Monteiro LR, Lessell S, Bear L, Martinez-Maldonato M (1983) Downbeat nystagmus. Long-term therapy with moderate-dose lithium carbonate. Arch Neurol 40:754-755
Corbett JJ, Jacobson DM, Thompson HS, Hart MN, Albert DW (1989) Downbeating nystagmus and other ocular motor defects caused by lithium toxicity. Neurology 39:481-487
Crews EL, Carpenter AE (1977) Lithium-induced aggravation of tardive dyskinesia. Am J Psychiat 134:933
Cummings MA, Cummings KL, Haviland MG (1988) Use of potassium to treat lithium's side effects. Am J Psychiat 145:895
Czernik A (1978) EEG-Veränderungen unter langjähriger Lithiumbehandlung. Psychiatr Clin 11:189-197
Dixit PK, Smithberg M (1988) Toxic effect of lithium in mouse brain. Proc Soc Exp Biol Med 187:2-6
Dommisse J (1991) Pseudotumor cerebri associated with lithium therapy in two patients. J Clin Psychiat 52:239
Engelhardt A, Neundörfer B (1988) Downbeat-Nystagmus bei Lithiummedikation. Nervenarzt 59:624-627
Flint AJ, Rifat SL (1994) A prospective study of lithium augmentation in antidepressant-resistant geriatric depression. J Clin Psychopharmacol 14:353-356
Floru L (1971) Klinische Behandlungsversuche des lithiumbedingten Tremors durch Betarezeptorenantagonisten (Propranolol). Int Pharmacopsychiat 6:197-222
Floru L, Floru L, Tegeler J (1974) Wirkung von ß-Rezeptorenblockern (Pindolol und Practolol) auf den lithiumbedingten Tremor: Klinischer Versuch und theoretische Erwägungen. Arzneim-Forsch 24:1122-1125
Foerster K, Regli F (1977) Therapieversuch mit Lithium bei extrapyramidal-motorischen Störungen. Nervenarzt 48:228-232
Francis RI, Traill MA (1970) Lithium distribution in the brains of two manic patients. Lancet I:523-524
Gaby NS, Lefkowitz DS, Israel JR (1983) Treatment of lithium tremor with metoprolol. Am J Psychiat 140:593-595
Gelenberg AJ, Jefferson JW (1995) Lithium tremor. J Clin Psychiat 56:283-287
Ghadirian AM, Annable L, Belanger MC, Chouinard G (1996) A cross-sectional study of parkinsonism and tardive dyskinesia in lithium-treated affective disordered patients. J Clin Psychiat 57:22-28
Girke W, Krebs FA, Müller-Oerlinghausen B (1975) Effects of lithium on electromyographic recording in man. Int Pharmacopsychiat 10:24-36
Goumentouk AD, Hurwitz TA, Zis AP (1989) Primidone in drug-induced tremor. J Clin Psychopharmacol 9:451
Gracia F, Koch J, Aziz N (1985) Downbeat nystagmus as a side effect of lithium-carbonate: case report. J Clin Psychiat 46:292-293
Halmagyi GM, Rudge P, Gresty MA, Sanders MD (1983) Downbeating Nystagmus. Arch Neurol 40:777-784
Hegerl U (1986) Einfluß von Lithium auf die evozierten kortikalen Potentiale. In: Müller-Oerlinghausen B, Greil W (Hrsg.) Die Lithiumtherapie: Nutzen, Risiken, Alternativen. Springer, Berlin Heidelberg, S. 97-105
Helmchen H, Hoffmann I, Kanowski S (1969) Paroxysmale Muskelschwäche bei Lithiumtherapie. Pharmakopsychiat 4:269-273
Helmchen H, Kanowski S (1971) EEG-Veränderungen unter Lithium-Therapie. Nervenarzt 42:144-148

Heninger GR (1969) Lithium effects on cerebral cortical function in manic depressive patients. Electroencephalogr Clin Neurophysiol 27:670
Heninger GR (1978) Lithium carbonate and brain function. Arch Gen Psychiat 35:228–233
Himmelhoch JM, Neil JF, May SJ, Fuchs CZ, Licata SM (1980) Age, dementia, dyskinesias, and lithium response. Am J Psychiat 137:941–945
Janka Z, Szentistvanyi I, Kiraly E, Parducz A, Juhasz A, Joo F (1981) Preferential vulnerability of dendrites to lithium ion in rat brain and in nerve cell culture. Acta Neuropathol Berl 7:44–47
Janka Z, Jones DG (1982) Lithium entry into neural cells via sodium channels: a morphometric approach. Neuroscience 11:2849–2857
Jefferson JW (1983) Lithium and affective disorder in the elderly. Compr Psychiat 24:166–178
Jefferson JW (1988) Lithium tremor and caffeine intake: two cases of drinking less and shaking more. J Clin Psychiat 49:72–73
Johnson G (1969) Lithium and the EEG: an analysis of behavioral, biochemical and electrographic changes. Electroenceph Clin Neurophysiol 27:656–657
Johnson G, Maccario M, Gershon S, Korein J (1970) The effects of lithium on electroencephalogram, behavior and serum electrolytes. J Nerv Ment Dis 151:273–289
Kane J, Rifkin A, Quitkin F, Klein DF (1978) Extrapyramidal side effects with lithium treatment. Am J Psychiat 135:851–853
Kellett JM, Metcalfe M, Bailey J, Coppen AJ (1975) Beta blockade in lithium tremor. J Neurol Neurosurg Psychiat 38:719–721
Kelwala S, Pomara N, Stanley M, Sitaram N, Gershon S (1984) Lithium-induced accentuation of extrapyramidal symptoms in individuals with Alzheimer's disease. J Clin Psychiat 45:342–344
Kirk L, Baastrup PC, Schou M (1973) Propanololbehandlung bei Lithiumtremor. Nervenarzt 44:657–658
Koufen H, Consbruch U (1989) Langzeitkatamnese zur Frage von Nutzen und Nebenwirkungen der Lithiumprophylaxe der phasischen Psychosen. Fortsch Neurol Psychiat 57:374–382
Levine SH, Puchalski C (1990) Pseudotumor cerebri associated with lithium therapy in two Patients. J Clin Psychiat 51:251–253
Licht RW, Larsen JO, Smith D, Braendgaard H (1994) Effect of chronic lithium treatment with or without haloperidol on number and sizes of neurons in rat neocortex. Psychopharmacol 115:371–374
Lobo A, Pilek E, Stokes PE (1978) Papilledema following therapeutic dosages of lithium carbonate. J Nerv Ment Dis 166:526–529
Lyskowski J, Narsrallah HA, Dunner FJ, Bucher K (1982) A longitudinal survey of side effects in a lithium clinic. J Clin Psychiat 43:284–286
Mayfield D, Brown RG (1966) The clinical laboratory and electroencephalographic effects of lithium. J Psychiat Res 4:207–219
Miller F, Menninger J, Whitcup SM (1986) Lithium-neuroleptic neurotoxicity in the elderly bipolar patient. J Clin Psychopharmacol 6:176–178
Müller-Oerlinghausen B, Bauer H, Girke W, Kanowski S, Goncalves N (1977) Impairment of vigilance and performance under lithium-treatment. Studies in patients and normal volunteers. Pharmakopsychiat 10:67–78
Neil JF, Himmelhoch JM, Licata SM (1976) Emergence of myasthenia gravis during treatment with lithium carbonate. Arch Gen Psychiat 33:1090–1092
Passouant D, Maurel H (1953) L'électroencéphalographic en cours du traitement par le carbonate de lithium. Montpell Med 43:38
Peiffer J (1981) Clinical and neuropathological aspects of long-term damage to the central nervous system after lithium medication. Arch Psychiatr Nervenkr 231:41–60
Perenyi A, Rihmer Z, Banki CM (1983) Parkinsonian symptoms with lithium, lithium-neuroleptic, and lithium-antidepressant treatment. J Aff Disord 5:171–177
Platman SR, Fieve RR (1969) The effects of lithium carbonate on the electroencephalogram of patients with affective disorders. Br J Psychiat 115:1185–1188

Podnar S, Vodusek DB, Zvan V (1993) Lithium and peripheral nervous system function in manic-depressive patients. Acta Neurol Scand 88:417–421
Prakash R, Kelwala S, Ban TA (1982) Neurotoxicity in patients with schizophrenia during lithium therapy. Compr Psychiat 23:271–273
Presslich O, Mairhofer ML, Opgenoorth E, Schuster P (1981) Maximale motorische Nervenleitungsgeschwindigkeit unter Lithium. Biblthca Psychiat 161:121–128
Price WA, Zimmer B (1987) Lithium-induced Akathisia. J Clin Psychiat 48:81
Putten T van (1978) Lithium-induced disabling tremor. Psychosomatics 19:27–31
Roizin L, Akai K, Lawler HC, Lin J (1970) Lithium neurotoxicologic effects. 1. Acute phase (preliminary observations). Dis Nerv Syst 31:38–44
Rosenberg ML (1989) Permanent Lithium-induced downbeating nystagmus. Arch Neurol 46:839
Salzman C (1982) A primer on geriatric psychopharmacology. Am J Psychiat 139:67–74
Sansone ME, Ziegler DK (1985) Lithium toxicity: a review of neurologic complications. Clin Neuropharmacol 8:242–248
Saul RF, Hamburger HA, Selhorst JB (1985) Pseudotumor cerebri secondary to lithium carbonate. JAMA 253:2869–2870
Scelsi R, Arrigoni E, Moglia A, Poggi P, Tosca P, Zerbi F (1981) Effects of lithium administration on central and peripheral nervous system in rats. Biochemical and morphological findings. Pharmacopsychiat 14:213–216
Schou M (1974) Heutiger Stand der Lithium-Rezidivprophylaxe bei endogenen affektiven Erkrankungen (Übersicht). Nervenarzt 45:397–418
Schou M, Baastrup PC, Grof P, Weis P, Angst J (1970) Pharmacological and clinical problems of lithium prophylaxis. Br J Psychiat 116:615–619
Shopsin B, Gershon S (1975) Cogwheel rigidity related to lithium maintenance. Am J Psychiat 132:536–538
Small JG, Small IF, Perez HC (1971) EEG, evoked potential, and contingent negative variations with lithium in manic depressive disease. Biol Psychiat 3:47–58
Spring GK (1979) Neurotoxicity with combined use of lithium and thioridazine. J Clin Psychiat 40:135–138
Thau K, Rappelsberger P, Lovrek A, Petsche H, Simhandl Ch, Topitz A (1988) Effect of lithium on the EEG of healthy males and females. Neuropsychobiol 20:158–163
Ulrich G (1994) Electroencephalographic response prediction of antipsychotic drug treatment in acutely ill patients and of long-term prophylactic treatment with lithium salts. Pharmacopsychiat 27 (suppl 1):24–26
Ulrich G, Frick K, Stieglitz RD, Müller-Oerlinghausen B (1986) Interindividual variability of lithium-induced EEG changes in healthy volunteers. Psychiat Res 20:117–127
Ulrich G, Herrmann WM, Hegerl U, Müller-Oerlinghausen B (1990) Effect of lithium on the dynamics of electroencephalographic vigilance in healthy subjects. J Aff Disord 20:19–25
Vestergaard P, Poulstrup I, Schou M (1988) Prospective studies on a lithium cohort. 3. Tremor, weight gain, diarrhea, psychological complaints. Acta Psychiatr Scand 78:434–441
Vredeveld CJM, Morre HHE (1983) Lithiumneurotoxizität im höheren Lebensalter. Zwei kasuistische Berichte mit einer Literaturübersicht. Nervenarzt 54:377–380
Williams DP, Troost BT, Rogers J (1988) Lithium-induced downbeat-nystagmus. Arch Neurol 45:1022–1023
Zakowska-Dabrowska T, Rybakowski J (1973) Lithium-induced EEG changes: relation to lithium levels in serum and red blood cells. Acta Psychiat Scand 49:457–465
Zubenko GS (1984) Comparison of metoprolol and propanolol in the treatment of lithium tremor. Psychiat Res 11:163–164

KAPITEL 4.2

Lithium und das Herz-Kreislauf-System

J. Albrecht

> **Synopsis**
> 1. Repolarisationsveränderungen im EKG während einer Lithiumbehandlung sind dosisabhängig, reversibel und ohne klinische Bedeutung.
> 2. Arrhythmien sind bei therapeutischen Lithiumkonzentrationen im Serum selten.
> Es handelt sich überwiegend um Sinusknotendysfunktionen und Reizleitungsverzögerungen im Bereich der Vorhöfe und des AV-Knotens (supra-His) mit sekundärem Auftreten von Ersatzrhythmen bzw. Extrasystolen.
> 3. Pathophysiologisch scheint diesen Störungen eine Zunahme der Dauer des Aktionspotentials mit Verlängerung der funktionellen Refraktärzeit sowie eine Abnahme der Depolarisationsgeschwindigkeit (Phase 4–Depolarisation) zugrunde zu liegen.
> 4. Relative Kontraindikationen für die Behandlung mit Lithium sind dementsprechend Erkrankungen mit gehäuften Sinusknotendysfunktionen und Bradyarrhythmien wegen der Gefahr synkopaler Anfälle.

Prävalenz und Typologie unerwünschter Wirkungen von psychotropen Substanzen, einschließlich Lithiumsalzen auf die Herzfunktion sind in einigen Übersichtsarbeiten dargestellt worden (z. B. Cassem 1982; Hollister 1995); Befunde bei gerontopsychiatrischen Patienten werden von Foster (1992) beschrieben. Die bisher bekanntgewordenen Nebenwirkungen von Lithium auf das kardiovaskuläre System lassen folgende, besonders für klinische Belange praktikable Unterteilung zu:
1. unspezifische Veränderungen der Repolarisationsphase im Elektrokardiogramm ohne klinische bedeutsame Begleitphänomene
2. Störungen der Reizbildung oder Reizleitung
3. organische Herzmuskelschädigungen degenerativer und (oder) entzündlicher Art (Myokardiopathien, Myokarditiden, Myokardinsuffizienz)
4. Blutdruckveränderungen.

Die Reihenfolge dieser Einteilung bezeichnet gleichzeitig die Häufigkeit der genannten unerwünschten Wirkungen.

Lithiumeffekte am Herzen

Unspezifische Veränderungen der Repolarisation

Veränderungen der Kammernachschwankung im Elektrokardiogramm mit reversibler T-Abflachung bis hin zur Isoelektrizität und gelegentlicher Negativierung sind das einzige mit einer gewissen Wahrscheinlichkeit vorauszusagende Phänomen eines sichtbaren Lithiumeinflusses auf das Herz. Im europäischen und englischsprachigen Schrifttum (Schou 1962; Demers u. Heninger 1970, 1971) wird über die Häufigkeit dieser EKG-Repolarisationsveränderungen von 13% bis zu 100% der Fälle berichtet. T-Depression mit gelegentlichem Auftreten prominenter U-Wellen, meist ohne Verlagerung der ST-Strecke, scheint eine dosisabhängige Lithiumwirkung zu sein (Albrecht u. Müller-Oerlinghausen 1977), die durch die zusätzliche Gabe von trizyklischen Antidepressiva oder Neuroleptika noch verstärkt wird. Bei einer eigenen Untersuchung an 32 Versuchspersonen war bei Serumkonzentrationen >0,8 mmol/l eine mittlere Abflachung der T-Welle um etwa 50% des Ausgangswertes vor Lithiumapplikation zu verzeichnen. Derartige Repolarisationsveränderungen sind offenbar ohne klinische Bedeutung, verschwinden häufig bei Fortsetzung der Therapie von selbst und sind nach Absetzen voll reversibel; sie sind keinesfalls als Zeichen einer koronaren Herzkrankheit oder deren Vorboten anzusehen und deshalb auch kein Anlaß für eine Therapieunterbrechung. Obwohl bis heute nicht präzise auf elektrophysiologischer Ebene erklärbar, lassen sich diese Veränderungen mit Elektrolytstoffwechselstörungen in Verbindung bringen, wobei aufgrund der biochemischen Eigenschaften von Lithium auch mit Interferenzen zum extra-/intrazellulären Kaliumquotienten zu rechnen ist.

Ein anhand von Tierversuchen und In-vitro-Experimenten gewonnenes Erklärungsmodell deutet die Veränderungen des ST-Stücks als Folge eines veränderten Kaliumquotienten an der Zellmembran: Das für die Entwicklung eines Aktionspotentials erforderliche Natrium kann durch Lithium ersetzt werden und wandert in einem ähnlichen Verhältnis in die Zelle ein. Lithium hat allerdings die Tendenz zur Akkumulation in der Zelle und wird nur erheblich langsamer aus der Zelle transportiert. Außerdem ist ein Lithiumefflux nicht von einem gleichzeitigen Kaliuminflux begleitet wie im Falle eines Natriumausstroms. Die Folge ist im Endeffekt eine intrazelluläre Anreicherung mit Verdrängung von Kalium und Natrium in etwa gleichem Verhältnis (McKusick 1954; Carmeliet 1964).

Störungen der Reizbildung und Reizleitung

Arrhythmien während Lithiumtherapie beim Menschen sind fast nur kasuistisch mitgeteilt worden (Tabelle 1). Gefunden wurden:

Tabelle 1. Rhythmusstörungen während Lithiumtherapie

Fall	Alter, Geschlecht	Klinische Symptome	Serum Li$^+$ (mmol/l)	K$^+$	EKG	Verlauf	Zusatzmedikation (mg/d)	Bestehende relevante Erkrankungen	Literatur
1	44, ♀	keine	1,0	normal	sinuatrialer Block, Ersatzrhythmus	Symptomfreiheit nach Absetzen von Lithium – Wiederauftreten nach Reexposition	Levomepromazin 100, Clopentixol 20, Imipramin 60	Struma	Liem u. Van der Does de Willebois (1975)
2	56, ♀	Schwindel, Müdigkeit – Synkopen	0,9–1,0	normal	Sinusarrhythmie, sinuatrialer Block	Symptomfreiheit nach Absetzen von Lithium – Wiederauftreten nach Reexposition	Flurazepam 30	Diphterie im Alter von 15 J.	Wellens et al. (1975)
3	64, ♂	paroxysmale Tachykardie u. Dyspnoe nach Belastung	(„normal")?	?	sinuaurikulärer Block II°; T-Negativierung	Symptomfreiheit nach Absetzen von Lithium – Wiederauftreten nach Reexposition	?	keine	Eliasen u. Andersen (1975)
4	75, ♀	Synkopen	0,3, 48 h nach letzter Dosis	?	Sinusbradykardie → Perioden der Asystolie → langsamer Knotenrhythmus, supraventrikuläre Tachykardie	nach Absetzen von Lithium → regelmäßiger Sinusrhythmus	keine	Herzinsuffizienz, 1 Synkope in der Anamnese	Hagman et al. (1979)

Nr.	Alter, Geschlecht	Symptome	Li-Spiegel		EKG/Rhythmusstörung	Verlauf	Therapie	Begleiterkrankungen	Autor
5	63, ♂	Synkopen	1,1	normal	Sinustachybradykardie (20/Min) → Perioden der Asystolie	nach Absetzen von Lithium → regelmäßiger Sinusrhythmus, Auftreten pathologischer Sinusknotenerholungszeiten nach Reexposition → Schrittmacherimplantation	?	unklare Bewußtlosigkeit in der Anamnese	Hagman et al. (1979)
6	53, ♀	keine	0,71	normal	Sinusarrhythmie → einzelne Knotenersatzschläge	nach Absetzen von Lithium → regelmäßiger Sinusrhythmus	keine	keine	Roose et al. (1979)
7	69, ♀	Dyspnoe bei Belastung	1,1	normal	Sinusarrhythmie → Knotenersatzrhythmus	nach Absetzen von Lithium → regelmäßiger Sinusrhythmus, Wiederauftreten nach Reexposition → Schrittmacherimplantation	50 μg Trijodthyronin/d	leichte Hypothyreose	Roose et al. (1979)
8	46, ♂	„Thoraxschmerz"	0,60	4,8	multiple ventrikuläre Extrasystolen	Symptomfreiheit nach Absetzen von Lithium – Wiederauftreten nach Reexposition	keine	keine	Tangedahl u. Gau (1972)

Forts. s. S. 346

Tabelle 1 (Fortsetzung)

Fall	Alter, Geschlecht	Klinische Symptome	Serum Li$^+$ (mmol/l)	K$^+$	EKG	Verlauf	Zusatzmedikation (mg/d)	Bestehende relevante Erkrankungen	Literatur
9	21, ♀	keine	1,3–1,7	normal	dosisabhängige PQ-Verlängerung bis AV-Block I°, T-Negativierung	nach Absetzen von Li-Verkürzung der PQ-Zeit, aber weiterhin AV-Block I°	Trifluoperazin 20	keine	Jaffe (1977)
10	57, ♂	Synkopen	1,46	?	Sinusbradykardie → Vorhofflimmern mit schneller ventrikulärer Überleitung, Perioden der Asystolie	nach Absetzen von Lithium → regelmäßiger Sinusrhythmus, Wiederauftreten nach Reexposition	keine	akuter Hinterwandinfarkt, Diabetes mellitus	Wong (1981)
11	64, ♀	leichte Ataxie	1,5–1,6	?	Sinusarrhythmie Linkshypertrophie; alter Hinterwandinfarkt?	Symptomfreiheit nach Absetzen von Lithium – Wiederauftreten nach Reexposition	?	koronare Herzkrankheit	Wilson et al. (1976)
12	75, ♂	Ataxie, choreiforme Hyperkinesen	1,8	normal	Sinusbradykardie → Knotenersatzrhythmus, li. präkordial T-Negativierung	nach Absetzen von Lithium und forcierter Diurese → regelmäßiger Sinusrhythmus	keine	alter anterolateraler Infarkt mit Linksschenkelblock	Roose et al. (1979)

Lithium und das Herz-Kreislauf-System

Nr	Alter, Geschl.	Symptome	Li-Spiegel	EKG-Befund	Therapie/Verlauf	Begleitmedikation	Begleiterkrankung	Autor
13	61, ♀	Verwirrtheit, neurologische Herdsymptome → Koma	„schwere Intoxikation"	8,1	Sinusbradykardie → Kammerflimmern	intensiv-med. Therapie und Absetzen von Lithium → Normalisierung des EKGs	?	?	Humbert et al. (1974)
14	49, ♀	Synkope	2,5	?	sinuatrialer Block	Symptomfreiheit nach Absetzen von Lithium – Wiederauftreten nach Reexposition	Thioridazin	keine	Tobin et al. (1974)
15	70, ♀	Bewußtseinseintrübung, Myklonien	2,8	4	Knotenrhythmus 35/Min.	Detoxikation → regelmäßiger Sinusrhythmus	?	keine	Doumeix et al. (1981)
16	52, ♀	Herzstillstand	3,0	4,1	Kammerflimmern	Symptomfreiheit nach Absetzen von Li$^+$ und Mg^{++}-Infusion	?	Hypothyreose	Worthley (1974)
17	30, ♂	schwere Intoxikation ohne neurologische Symptome	3,0 → 0,66 12 h nach Klinikaufnahme	2,4	Sinusbradykardie → Knotenrhythmus	Symptomfreiheit nach Absetzen von Lithium und Kaliuminfusion	keine	keine	Habibzadeh u. Zeller (1977)

Forts. s. S. 348

Tabelle 1 (Fortsetzung)

Fall	Alter, Geschlecht	Klinische Symptome	Serum Li$^+$ (mmol/l)	K$^+$	EKG	Verlauf	Zusatzmedikation (mg/d)	Bestehende relevante Erkrankungen	Literatur
18	61, ♂	Synkope	0,75	?	Sinusbradykardie → Knotenrhythmus	nach Absetzen von Li$^+$ → regelmäßiger Sinusgrundrhythmus mit Weiterbestehen frequenter Sinusknotenpausen bzw. atrialer bzw. atrioventrikulärer Ersatzrhythmen	keine	keine kardiovaskulären Erkrankungen	Palileo et al. (1983)
19	55, ♀	Sinusbradykardie, Synkope	0,5–0,7	?	Sinusbradykardie, Asystolie → multiple ventrikuläre Extrasystolen	nach Absetzen von Lithium → keine Befundänderung Schrittmacherimplantation	Flunitrazepam 2	„subklinische Hypothyreose"	Terao et al. (1996)

a) *Sinusknotenabnormitäten, sinuatriale Blockierungen und atrioventrikuläre Blockierungen 1. Grades.* In 7 Fällen entwickelten sich während einer Langzeittherapie mit Lithium unter therapeutischen Serumkonzentrationen bradykarde Sinusarrhythmien mit Zeichen der sinuatrialen Blockierung (Fälle 1-7). Im Gegensatz zu diesen Patienten wiesen 9 Fälle Lithiumkonzentrationen von >1,5 mmol/l – erhöhtes Auftreten von Nebenwirkungen – oder von >2,0 mmol/l – toxischer Bereich – auf (Fälle 9-17).
Sinusknotendysfunktionen und atrioventrikuläre Leitungsverzögerungen (supra-HIS) sind als häufigste Form der Rhythmusstörung während Lithiumbehandlung anzusehen, ganz im Gegensatz zu den bei Intoxikationen mit trizyklischen Antidepressiva beobachteten Störungen, die schwerpunktmäßig das HV-Intervall, also die Zeit zwischen der Erregung distal des AV-Knotens im His-Bündel bis zur Erregung des Arbeitsmyokards betreffen. Diese lithiuminduzierten Störungen sind in der Regel reversibel; es sind aber zwei Fälle bekannt geworden (18, 19; Tabelle 1), bei denen noch Wochen nach Behandlungsende häufige Episoden von Sinusknotenpausen mit Auftreten von Ersatzrhythmen auch ohne relevante Begleiterkrankungen auftraten. Die Grundlage dieser persistierenden Sinusknotendysfunktion bleibt unklar.

b) *Ventrikuläre und supraventrikuläre Arrhythmien.* Es existiert lediglich eine Mitteilung (Fall 8) über multiple ventrikuläre Extrasystolen bei einem vorher herzgesunden 46jährigen Mann während kontrollierter Therapie bei Lithiumspiegeln von 0,6 bzw. 0,9 mmol/l. Zwei weitere Fälle (16, 17), bei denen ventrikuläre Extrasystolen, teilweise auf der Grundlage einer Sinusbradyarrhythmie beobachtet wurden, waren durch verschiedene komplizierende Faktoren gekennzeichnet, insbesondere bestand bei beiden Patienten eine Intoxikation (Lithium 3,0 mmol/l bzw. 2,3 mmol/l im Serum).
Arbeiten, die über eine größere Anzahl von Patienten bzw. Probanden berichten, kommen zu teilweise widersprüchlichen Ergebnissen:
Ausgehend von der Beobachtung eines lebensbedrohlichen Zustands mit Linksherzversagen, Lungenödem und einer absoluten Tachyarrhythmie im Elektrokardiogramm einer 67jährigen Patientin, die 12 Tage lang lediglich 25 mmol Lithium pro Tag eingenommen hatte, untersuchten Middelhoff u. Paschen (1974) Elektrokardiogramme von 31 Patienten und 10 Gesunden, die 3 Wochen Lithium einnahmen. 30 Patienten wurden vor und 2 Wochen nach Beginn der Lithiumbehandlung untersucht (A), 18 Patienten erhielten eine Dauerbehandlung mit Lithium (B). Die mittlere Lithiumkonzentration im Serum betrug 0,96 ± 0,24 mmol/l. Bei den gesunden Versuchspersonen kam es zu einer diskreten Verlängerung der PQ-Zeit von 0,15 s auf 0,16 s. Extrasystolen traten in 2 Fällen auf.
Bei den Patienten (A) verlängerte sich die PQ-Zeit von 0,16 s auf 0,19 s. In der Gruppe der Dauertherapiepatienten (B) fand sich bei neun

ein atrioventrikulärer Block I⁰. Einschränkend muß allerdings erwähnt werden, daß über die Hälfte der Patienten eine nicht näher erläuterte Zusatzmedikation erhielt. Im Gegensatz dazu konnten wir selbst in einer Studie an 12 gesunden Probanden und 20 langfristig mit Lithium behandelten Patienten keine ins Gewicht fallenden Reizbildungs- oder Reizleitungsstörungen feststellen (Albrecht u. Müller-Oerlinghausen 1977).

Hagmann et al. (1979) untersuchten prospektiv die Prävalenz von Sinusknotendysfunktionen an 97 Patienten unter kontrollierter Dauertherapie mit Lithium. Das Testprogramm bestand neben einer Anamneseerhebung aus einem EKG unter Ruhebedingungen und während Karotismassage. Lediglich bei 2 Patienten konnte Lithium als Ursache einer Sinusknotendepression und bei einem Patienten als Ursache eines kompletten AV-Blocks nicht ausgeschlossen werden. Sämtliche untersuchten Fälle waren ohne klinische Symptomatik und hatten Lithiumkonzentrationen innerhalb des therapeutischen Bereichs.

Tilkian et al. (1976) kommen in ihrer sehr detaillierten Untersuchung an 12 Patienten, von denen einige schon Herzerkrankungen bzw. Rhythmusstörungen aufwiesen, zu dem Schluß, daß Lithium die Häufigkeit supraventrikulärer Extrasystolen oder paroxysmaler supraventrikulärer Tachyarrhythmien vermindern kann. Ferner beeinflusse Lithium unter Belastungsbedingungen die Herzfunktion nicht negativ. Lediglich ventrikuläre Arrhythmien könnten sich unter Lithiumtherapie entweder erstmals bemerkbar machen oder verschlimmern.

Organische Herzmuskelschädigungen, Herzinsuffizienz

Systematische Untersuchungen, die irreversible organische Schäden unter Lithiumtherapie entdeckt hätten, gibt es nicht. In einigen Kasuistiken werden jedoch Lithium und kardiale Dekompensation in Verbindung gebracht (Tabelle 2). Eine kausale Beziehung erscheint zweifelhaft. Der von Dietrich et al. (1993) publizierte Fall eines Jugendlichen, der 6 Monate nach Beginn einer Kombinationsbehandlung mit Lithium und Imipramin Zeichen einer Myokardiopathie entwickelte, scheint eher für eine reversible Herzmuskelschädigung aufgrund medikationsinduzierter Hypothyreose zu sprechen als ausschließlich für einen kardiotoxischen Lithiumeffekt.

Shopsin et al. (1978) beschrieben vier Fälle von „sudden death" unter 105 ambulanten Patienten einer Lithiumambulanz. Weitere Untersuchungen zeigten jedoch, daß die kardiale Mortalität bei den Verwandten der lebenden Patienten hoch war und die vergleichbare Mortalitätsrate der allgemeinen Bevölkerung in New York überschritt.

Beurteilung

Insgesamt treten Arrhythmien bei gut kontrollierter Lithiumtherapie selten auf. Den mitgeteilten Fällen gemeinsam ist im allgemeinen die Tatsa-

Lithium und das Herz-Kreislauf-System

Tabelle 2. Myokardiopathie und /oder Herzinsuffizienz während Lithiumtherapie

Fall	Alter, Geschlecht	Klinische Symptome	Serum Li$^+$ (mmol/l)	K$^+$	EKG	Verlauf	Zusatz-medikation (mg/d)	Bestehende relevante Erkrankungen	Autopsie	Literatur
1	57, ♀	„Herzattacken", Synkopen, Herzdilatation	2,15	2,5	1. AV-Dissoziation, Knotenrhythmus → 2. Sinusbradyarrhythmie, SA-Block, ST-Senkung, T-Negativierung	nach Kaliuminfusion und Schrittmacherimpl. Befundbesserung, weiterhin Bradyarrhythmie	?	?	–	Kleinert (1974)
2	67, ♂	Herzinsuffizienz, Lungenödem	im Normbereich	?	absolute Tachyarrhythmie	nach Absetzen von Lithium und Digitalisierung geringere Ausprägung der absoluten Arrhythmie	?	keine (?)	–	Middelhoff u. Paschen (1974)
3	46, ♀	Gewichtszunahme, Obstipation, Inaktivität, periorbitale Ödeme, Pleuraerguß	im Normbereich	?	Sinustachykardie (100/min), T-Abflachung	Thyroxin- und Digitalis-Medikation → kardiale Dekompensation und Exitus nach 8 Wochen	Amitriptylin 75	Hypothyreose, leichtes Asthma	idiopathische Kardiomyopathie; mäßige Myokarditis	Swedberg u. Winnblad (1974)
4	65, ♀	Herzinsuffizienz	toxisch	?	AV-Dissoziation, Kammereigenrhythmus, ventrikuläre Extrasystolen	nach 3 Wochen Exitus	?	?	idiopathische Myokarditis	Tseng (1971)
5	13, ♂	Herzinsuffizienz, Lungenödem Hypothyreose	2,2	„normal"	Niedervoltage T-Negativierung	nach Absetzen von Lithium und internistischer Behandlung → Remission	Imipramin 225	keine		Dietrich et al. (1993)

che, daß die Veränderungen bei Absetzen der Medikation reversibel und nach erneutem Therapiebeginn wiederum zu provozieren waren, was zweifellos für eine Auslösung durch Lithium spricht. Bei kritischer Durchsicht bleibt jedoch in einigen Fällen durchaus offen, inwieweit Lithium als kausaler oder lediglich sensibilisierender Faktor für das Auftreten von Rhythmusstörungen anzusehen ist. Andere Variablen, nämlich bereits bestehende Herzkrankheiten, das Herz beteiligende Erkrankungen oder zusätzliche Pharmaka, insbesondere Antidepressiva und Neuroleptika, von denen ähnliche Einflüsse auf die Herzfunktion oder das Elektrokardiogramm bekannt sind, müssen in die pathogenetischen Überlegungen einbezogen werden.

Der Mechanismus kardialer Effekte von Lithium ist bis heute nicht eindeutig geklärt. Tierversuche sind wegen weitgehend unterschiedlicher Versuchsanordnungen und der angewandten Dosierungen – die häufig extrem hoch, therapeutische Spiegel weit übersteigend waren – kaum vergleichbar und nur schwer auf den Menschen übertragbar.

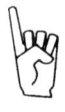

Versucht man dennoch aus der Fülle der anhand von In-vitro-Experimenten gefundenen Lithiumeffekte am Herzmuskelpräparat eine Wirkung zu beschreiben, die mit den Befunden am Menschen in Einklang zu bringen ist, so scheint Lithium am Reizleitungssystem wie an der Herzmuskelfaser eine konzentrationsabhängige, jedoch erst oberhalb therapeutischer Konzentrationen signifikante Zunahme der Dauer des Aktionspotentials mit entsprechender Verlängerung der funktionellen Refraktärzeit sowie eine Abnahme der Depolarisationsgeschwindigkeit zu bewirken (Naumann D'Alnoncourt et al. 1976).

Klinisch kann sich dies offenbar in Form von geringfügigen einfachen Erregungsverzögerungen über Blockbildungen bis hin zum sekundären Auftreten nachgeordneter Reizformationen mit Extrasystolen manifestieren.

Als weiteres Indiz im Sinne dieser Hypothese könnte die Tatsache zu werten sein, daß in einer elektrophysiologischen Untersuchung an 17 Patienten während Dauertherapie eine Reduktion der maximalen Leitungsgeschwindigkeit des motorischen Nervs gefunden wurde (Girke et al. 1975).

Wirkungen auf den Blutdruck

Systematische Untersuchungen über den Effekt von Lithium auf den Blutdruck liegen nicht vor. Innerhalb des therapeutischen Bereiches scheint Lithium keinen nennenswerten Einfluß auf den Blutdruck des Menschen zu haben. Wir selbst haben im Rahmen unserer seit über 10 Jahren bestehenden Lithiumambulanz nie entsprechende Auffälligkeiten beobachten können. Vestergaard und Schou (1986) berichteten, daß saisonale Schwankungen des Blutdrucks bei manisch-depressiven Patienten vor Lithiumbehandlung, d. h. niedrigerer Blutdruck im Frühjahr und Herbst, höherer Blutdruck im Sommer und Winter, unter Lithiumtherapie sistieren.

Interaktion mit trizyklischen Antidepressiva und Neuroleptika

Obwohl auch bezüglich des Einflusses von Antidepressiva und Neuroleptika auf das Herz noch viele Fragen der Klärung bedürfen, ist heute eine Reihe von Wirkungen gesichert, die sich auf den anticholinergen, sympathikomimetischen und chinidinähnlichen Wirkungsmechanismus zurückführen lassen: Sinustachykardie, atrioventrikuläre Überleitungsstörungen, intraventrikuläre Leitungsverzögerungen, eventuell in Kombination mit ventrikulären Tachyarrhythmien und wahrscheinlich auch eine verminderte Kontraktionskraft des Myokards. Ferner sind, wie auch bei Lithium, Repolarisationsveränderungen unspezifischer Art nicht selten. Additive Effekte bei einer Kombination beider Substanzen wären somit denkbar. Systematische prospektive Untersuchungen liegen zwar nicht vor, kasuistisch ist jedoch über das Auftreten einer Sinusbradyarrhythmie unter gleichzeitiger Gabe von Haloperidol (Rix u. Gless 1981) und eines paroxysmalen Linksschenkelblocks bei Anästhesieeinleitung (Azar u. Turndorf 1977) berichtet worden.

Folgerungen für die Praxis

Bei klinisch herzgesunden Patienten wird man im allgemeinen nicht mit Zwischenfällen zu rechnen haben, wenn folgende Regeln beachtet werden:

> 1. Eine gründliche klinische Untersuchung mit besonderer Berücksichtigung der kardialen Situation sowie eine EKG-Ableitung müssen vor Beginn einer Neueinstellung erfolgen, um Risikopatienten zu erkennen.
> 2. Routinemäßig sollten EKG-Ableitungen zweimal im Jahr zur Verlaufskontrolle erfolgen, klinisch-chemische Untersuchungen etwa alle drei Monate nach einem Standardprogramm.

Werden im Elektrokardiogramm Erregungsrückbildungsstörungen wie T-Depression oder T-Negativierungen bemerkt, so ist dies kein Grund zur Unterbrechung der Therapie. Horizontale Senkungen der ST-Strecke $\geq 0,2$ mV in Verbindung mit T-Depression sollten allerdings Anlaß sein, nach Zeichen einer koronaren Herzkrankheit oder möglicherweise einer noch latenten kompensierten Herzinsuffizienz zu suchen, wenn klinische Symptome diesen Verdacht nahelegen.

Welche Patienten sind als Risikopatienten anzusehen?

1. Patienten mit bekannten, dauernd oder gehäuft auftretenden Arrhythmien mit oder ohne Beschwerden; das gilt besonders für Sinusknotendysfunktionen, alle Formen der Überleitungsverzögerungen und Bradyarrhythmien sowie ventrikuläre Extrasystolen
2. Patienten mit manifester Herzinsuffizienz, da eine Verminderung der glomerulären Filtrationsrate, langfristige Einnahme von Diuretika oder Nat Intoxikationsgefahr erhöht
3. Patienten mit Herzvitien, bei denen Insuffizienzerscheinungen und (oder) Arrhythmien gehäuft auftreten.

Wie sollte der Risikopatient behandelt werden?

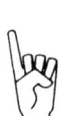

Da es trotz einiger ernst zu nehmender Befunde keinen Grund für die Annahme einer sicheren oder voraussehbaren Kardiotoxizität gibt, können auch keine absoluten Kontraindikationen angegeben werden. Man wird also in Risikofällen für jeden Patienten individuell zu entscheiden haben, inwieweit das Unterlassen einer Lithiumtherapie oder die Anwendung anderer Psychopharmaka mit noch ernsteren kardiovaskulären Nebenwirkungen ein größeres Risiko für den Patienten darstellt. Ein manisches Rezidiv beispielsweise mit schwerer Antriebssteigerung, motorischer Unruhe und Rastlosigkeit, verbunden mit Krankheitsuneinsichtigkeit, kann durchaus für einen Herzkranken die größere Gefahr als eine engmaschig kontrollierte Lithiumtherapie bedeuten. Beispielhafte Fälle haben McKnelly et al. (1970) und Levenson et al. (1986) geschildert. Im Falle bradykarder Arrhythmien mit gehäuften Synkopen muß auch die Implantation eines Schrittmachers diskutiert werden, wenn bei strenger Indikationsstellung eine Lithiumbehandlung unverzichtbar erscheint (Terao et al. 1996).

Bei Risikopatienten sollte die initiale Lithiumeinstellung unter stationären Bedingungen erfolgen. Sollten sich im Verlauf der Therapie Rhythmusstörungen einstellen, die gegebenenfalls durch Dosisanpassung nicht zu beheben sind, so sollte ein Kardiologe bezüglich antiarrhythmischer Maßnahmen zu Rate gezogen werden. Eine generelle Empfehlung, welche antiarrhythmische Substanz anzuwenden ist, kann deshalb nicht gegeben werden, weil die Indikation nach dem jeweiligen Typ der Rhythmusstörung zu stellen ist. Mit der additiven Verabreichung von Digitalispräparaten haben wir im Rahmen unserer Lithiumambulanz bisher keine Probleme gesehen, obwohl von einem theoretischen Standpunkt aus diese Kombination bei Reizleitungsverlängerungen nicht gänzlich unbedenklich erscheint (Winters u. Ralph 1977). Grundsätzlich sollte unseres Erachtens folgende Regel gelten:

Je ausgeprägter die kardiale klinische Symptomatik und Neigung zur Dekompensation, je deutlicher der Anschein einer Mitverursachung durch Lithium, desto eher sollte die Lithiumtherapie abgebrochen werden, um nicht einer Verstärkung oder Manifestation der negativ-inotropen Wirkung antiarrhythmischer Substanzen Vorschub zu leisten.

Literatur

Albrecht J, Müller-Oerlinghausen B (1977) EKG-Veränderungen unter akuter und chronischer Applikation von Lithium. Pharmacopsychiat 10:325-333

Azar I, Turndorf H (1977) Paroxysmal left bundle branch block during nitrous oxide anesthesia in a patient on lithium carbonate: a case report. Anesth Analg 56:868-870

Carmeliet EE (1964) Influence of lithium ions on the transmembrane potential and cation content of cardiac cells. J Gen Physiol 47:501

Cassem N (1982) Cardiovascular effects of antidepressants. J Clin Psychiatry 43:22-28

Demers RG, Heninger GR (1970) Electrocardiographic changes during lithium treatment. Dis Nerv Syst 31:674

Demers RG, Heninger GR (1971) Electrocardiographic T-wave changes during lithium carbonate treatment. J Amer Med Assoc 218:381

Dietrich A, Mortensen ME, Wheller J (1993) Cardiac toxicity in an adolescent following chronic lithium and imipramine therapy. Journal of Adolescent Health 14:394-397

Doumeix JJ, Virot P, Blanc P, Bensaid J, Blanc G (1981) Dysfonctionnement sinusal grave au cours d'une intoxication par le lithium. Therapie 36:327-331

Eliasen P, Andersen M (1975) Sinoatrial block during lithium treatment. Eur J Cardiol 3/2:97

Foster JR (1992) Use of lithium in elderly psychiatric patients: a review of the Literature. Lithium 3:77-93

Girke W, Krebs FA, Müller-Oerlinghausen B (1975) Effects of lithium on electromyographic recordings in man. Int Pharmacopsychiat 10:24

Habibzadeh MA, Zeller NH (1977) Cardiac arrhythmia and hypopotassemia in association with lithium carbonate overdose. South Med J 70:628

Hagman A, Arnman K, Rydén L (1979) Syncope caused by lithium treatment. Acta Med Scand 205:467-471

Hollister LE (1995) Electrocardiographic screening in psychiatric patients. J Clin Psychiatry 56(1):26-29

Humbert G, Fillastre JP, Leroy J (1974) Intoxication par le lithium. Sem Hop Paris 50:509

Jaffe CM (1977) First-degree atrioventricular block during lithium carbonate treatment. Am J Psychiat 134:88

Kleinert M (1974) Myokardiopathie unter Lithiumtherapie. Med Klein 69:494

Levenson JL, Mishra A, Bauernfein RA, Rea RF (1986) Lithium treatment of mania in a patient with recurrent ventricular tachycardia. Psychosomatics 27(8):594-596

Liem KS, Van der Does de Willebois JA (1975) Elektrocardiographische veranderingen tijdens lithium-carbonaa-therapie. Ned T Geneesk 119:1509

McKnelly WV, Tupin JP, Dumm M (1970) Lithium in hazardous circumstances with one case of lithium toxicity. Compr Psychiat 11:279

McKusick Va (1954) The effect of lithium on the electrocardiogram of animals and relation of this effect to the ratio of the intracellular and extracellular concentrations of potassium. J Clin Invest 33:598

Middelhoff HD, Paschen K (1974) Lithiumwirkungen auf das EKG. Pharmakopsychiat Neuropsychopharmacol 7:242

Naumann D'Alnoncourt C, Delhaes R, Steinbeck G, Lüderitz B (1976) Elektrophysiologische Untersuchungen über die kardiale Wirkung von Lithium. Verh Dt Ges Kreisl Forsch 42:217

Palileo EV, Coelho A, Westveer D, Dhingra R, Rosen KM (1983) Persistent sinus node dysfunction secondary to lithium therapy. Am Heart J 106:1443–1444

Rix E, Gless KH (1981) Bradyarrhythmie unter kombinierter Lithium-Neuroleptika-Therapie. DMW 106:629–630

Roose SP, Nurnberger JI, Dunner DL, Blood DK, Fieve RR (1979) Am J Psychiatry 136:804–806

Schou M (1962) Electrocardiographic changes during treatment with lithium and with drugs of the imipramine-type. Acta Psychiat Scand 38:331

Shopsin B, Temple H, Ingwer M (1978) Sudden death during lithium carbonate maintenance. Internationale Lithium-Konferenz, New York, 1978

Swedberg k, Winblad B (1974) Heart failure as complication of lithium treatment. Acta Med Scand 196:279

Tangedahl TN, Gau GT (1972) Myocardial irritability associated with lithium carbonate therapy. N Engl J Med 287:867

Terao T, Abe H, Abe K (1996) Irreversible sinus node dysfunction induced by resumption of lithium therapy. Acta Psychiatr Scand 93:407–408

Tilkian AG, Schroeder JS, Kao J, Hultgren H (1976) Effect of lithium on cardiovascular performance. Report on extended ambulatory monitoring and exercise testing before and during lithium therapy. Am J Cardiol 38:701

Tobin JR, Nemickas R, Scanlon PJ (1974) ECG of the month. Ill Med J 146:45

Tseng HL (1971) Interstinal myocarditis probably related to lithium carbonate intoxication. Arch Pathol 92:444

Vestergaard P, Schou M (1986) Lithium treatment and blood pressure. Pharmacopsychiatry 19:73–74

Wellens HJ, Cats VM, Düren DR (1975) Symptomatic sinus-node abnormalities following lithium carbonate therapy. Am J Med 59:285

Wilson JR, Kraus ES, Bailas MM, Rakita L (1976) Reversible sinus-node abnormalities due to lithium carbonate therapy. N Engl J Med 294:1223

Winters WD, Ralph DD (1977) Digoxin-lithium drug interaction. Clin Toxicol 10:487

Wong KC (1981) Tachy-bradycardia syndrome related to lithium therapy. Canad Med Assoc J 124:1324

Worthley LIG (1974) Lithium toxicity and refractory cardiac arrhythmia treated with intravenous magnesium. Anaesth Intensive Care 2:357

KAPITEL 4.3
Beeinflussung der Schilddrüsenfunktion durch Lithium

T. Bschor, M. Bauer und J. Albrecht

> **Synopsis**
> 1. Lithium ist eine thyreostatische Substanz, die eine verminderte Freisetzung von Schilddrüsenhormonen bewirkt. Die konsekutiv erhöhte TSH-Sekretion führt in der Regel zur Kompensation des Hormondefizits, begünstigt freilich auch die Entstehung euthyreoter Strumen.
> 2. Bislang gibt es in Deutschland keine sonographische Untersuchung zur Strumahäufigkeit unter Lithium. Die Prävalenz ist vermutlich wesentlich höher als bisher angenommen (über 50%). Die lithiuminduzierten Strumen haben jedoch in der Regel nur eine mäßige Größe (Grad I).
> 3. Bei ca. 10 bis 20% der lithiumbehandelten Patienten besteht eine latente (subklinische) Hypothyreose, d. h. eine TSH-Erhöhung über den Normbereich hinaus.
> 4. Deutlich seltener kommt es insbesondere bei Frauen zu klinisch manifesten Hypothyreosen. Diese sind häufig Folge eines Autoimmungeschehens, das durch die Lithiumtherapie induziert sein kann. Autoantikörper gegen Schilddrüsengewebe (TAK, MAK) finden sich bei lithiumbehandelten Patienten mit affektiven Störungen in erhöhter Prävalenz, ohne daß dies zwingend Ausdruck einer klinischen Thyreoiditis ist.
> 5. Einzelfälle von Hyperthyreosen unter Lithiummedikation wurden berichtet.

Lithium beeinflußt durch verschiedene Mechanismen die Schilddrüse und ihre Funktionen. Die Gewebskonzentration des Lithiums in der Schilddrüse beträgt das 2,5 bis 5fache der Serumkonzentration (Berens et al. 1970). Seitdem Schou et al. 1968 erstmals über gehäuftes Auftreten von Strumen unter Lithiumbehandlung berichteten, sind die Auswirkungen einer Lithiummedikation auf dieses Organ in vieler Hinsicht näher erforscht worden. Einige Aspekte, insbesondere Fragen zur Häufigkeit und zum Pathomechanismus lithiuminduzierter Nebenwirkungen auf die Schilddrüse sind aber noch nicht ausreichend widerspruchsfrei geklärt.

Aus klinischer Sicht sind folgende mögliche Veränderungen der Schilddrüse und ihres Stoffwechsels unter einer Lithiumbehandlung zu diskutieren:
- Strumaentwicklung
- Hypothyreose, latent oder manifest
- Hyperthyreose, latent oder manifest
- Thyreoiditis und Autoantikörperbildung.

Wegen der deutlich höheren Inzidenz spielen die beiden erstgenannten Störungen in der Patientenbehandlung die größere Rolle gegenüber den nur selten oder nur bei bereits bestehender Schilddrüsenvorerkrankung auftretenden beiden letztgenannten Störungen.

Lithium und Struma

Lithium hat eine strumigene Potenz. Ursächlich hierfür ist die thyreostatische Wirkung des Lithiums mit kompensatorischer TSH-Erhöhung und hieraus resultierender Zunahme des Schilddrüsenvolumens.

Die thyreostatische Wirkung des Lithiums wird über verschiedene, z.T. noch nicht restlos geklärte Mechanismen vermittelt (siehe Abb. 1): Lithium vermindert die Jodaufnahme (J^-) in die Schilddrüse, reduziert die Hormonsynthese durch Blockieren der Kopplung zweier Dijodtyrosine zum Thyroxin (T_4) und hemmt die Freisetzung der in den Schilddrüsenfollikeln gespeicherten Schilddrüsenhormone Thyroxin und Trijodthyronin (T_3), indem es die enzymatisch vermittelte Entkopplung (Proteolyse) der Schilddrüsenhormone von ihrem Speicherprotein Thyreoglobulin blockiert. Darüber hinaus wird der sekundäre Botenstoff des TSH, die TSH-sensitive Adenylatzyklase, durch Lithium gehemmt und hierdurch die TSH-Wirkung abgeschwächt (Lazarus 1993; Bernstein 1995; Green 1996). Aufgrund seines thyreostatischen Effekts wurde Lithium zeitweise sogar zur Behandlung der Thyreotoxikose eingesetzt (Gerdes et al. 1973; Lazarus et al. 1974). Die Strumagenese unter Lithiumtherapie ist letztlich analog der Entwicklung einer Jodmangelstruma als eine – vermutlich durch TSH induzierte – kompensatorische Vergrößerung des Organs zur Aufrechterhaltung einer euthyreoten Stoffwechsellage zu verstehen.

Strumaprävalenz unter Lithium

Die Angaben zur Häufigkeit einer Strumaentwicklung unter Lithiummedikation schwanken zwischen 0% (Myers et al. 1985; Yassa et al. 1988)

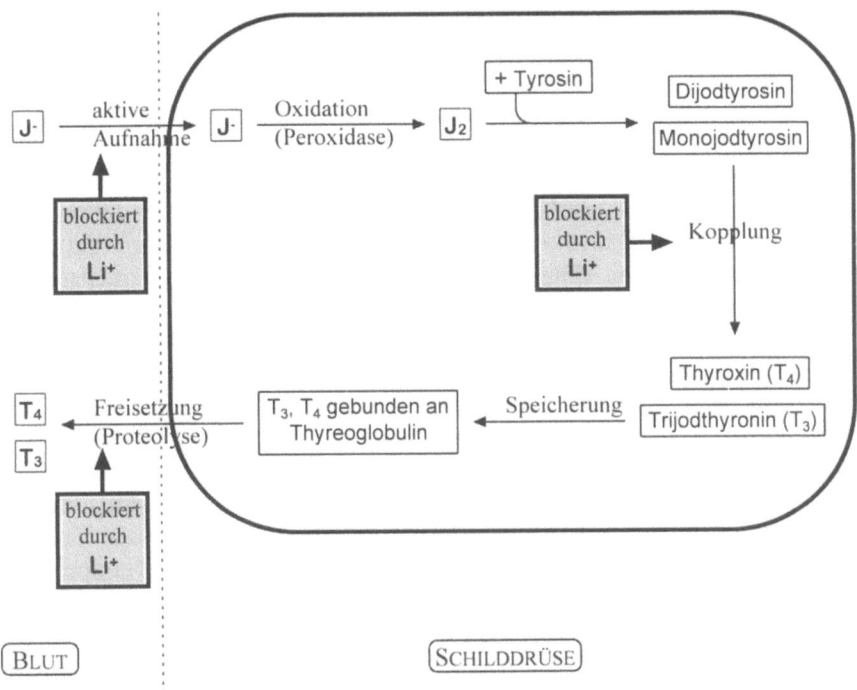

Abb. 1. Veränderung von Synthese und Sekretion der Schilddrüsenhormone durch Lithium (Abkürzungen siehe Text)

und 87% (Martino et al. 1982). Diese enorme Variabilität ist neben den unterschiedlichen Untersuchungsmethoden (z. B. inspektorisch, palpatorisch, sonographisch) und ungleichen Patientenkollektiven auch auf die in Abhängigkeit von der jeweiligen Jodversorgung regional sehr unterschiedliche Strumaprävalenz in der Allgemeinbevölkerung zurückzuführen. Seit Einführung der sonographischen Volumetrie ist die Schilddrüsengröße zuverlässiger bestimmbar und Strumaprävalenzzahlen mußten in der Regel nach oben korrigiert werden.

Für Deutschland berichten Koufen und Consbruch (1989) eine Strumaprävalenz von 19,5% unter 124 baden-württembergischen Patienten mit mindestens acht Jahren Lithiumprophylaxe, die katamnestisch ausgewertet wurden. Die Methodik der Schilddrüsenuntersuchung wird nicht mitgeteilt. Felber und König (1988) kommen anhand einer Stichprobe von 787 lithiumbehandelten Patienten aus dem gesamten Gebiet der früheren DDR zu einer ganz ähnlichen, „klinisch" ermittelten Strumaprävalenz von 21,9%.

Perrild et al. (1990) stellten sonographisch bei 48% von 75 dänischen lithiumbehandelten Patienten eine Struma fest, bei den 19 Kontrollpatienten mit bipolarer affektiver Psychose ohne aktuelle oder anamnestische Lithiumbehandlung wurde nur bei 16% eine Vergrößerung der Schilddrüse beobachtet. Bocchetta et al. (1996) kamen mit vergleichbarer Diagnostik auf eine Strumaprävalenz von 39% unter 67 italienischen Patienten (Sardinien). Lombardi et al. (1993) registrierten in einer methodisch anspruchsvollen, prospektiven Untersuchung sonographisch die Ausbildung einer Struma innerhalb eines Jahres nach Beginn einer Lithiummedikation bei der Hälfte von freilich nur zwölf beobachteten Patienten. Mehrere der zitierten Untersucher weisen auf das deutlich vermehrte Auftreten von Strumen bei Rauchern hin.

Eine Ultraschalluntersuchung deutscher Lithiumpatienten auf Strumahäufigkeit existiert bislang nicht. Vermutlich würden sonographische Studien eine deutlich höhere Strumaprävalenz unter Lithiumpatienten ergeben, nachdem auch das Vorkommen von Strumen in der Allgemeinbevölkerung Deutschlands nach neueren Ultraschalluntersuchungen sehr viel häufiger zu sein scheint als bisher angenommen. In einer großen, methodisch aufwendigen und alle Regionen Deutschlands erfassenden Untersuchung an 5036 erwachsenen Untersuchungspersonen kamen Hampel et al. (1995) sonographisch zu einer Strumaprävalenz von 50% ohne signifikanten Geschlechtsunterschied. Das bisher angenommene Nord-Süd-Gefälle ließ sich nicht mit Signifikanz nachweisen. Als Normwerte wurden die von der Sektion Schilddrüse der Deutschen Gesellschaft für Endokrinologie (Gutekunst et al. 1988) empfohlenen und sich an der Schilddrüsengröße ausreichend jodversorgter Bevölkerungsgruppen orientierenden Schilddrüsenvolumina herangezogen (Männer bis 25 ml, Frauen bis 18 ml). Wenn bei jedem zweiten Erwachsenen im Jodmangelgebiet Deutschland eine Struma vorhanden ist, muß davon ausgegangen werden, daß die zitierten Prävalenzzahlen für Lithiumpatienten von ca. 20% die tatsächliche Strumahäufigkeit zu niedrig wiedergeben.

Bei dem Großteil der Lithiumstrumen kommt es nur zu einer mäßigen Vergrößerung der Schilddrüse, so wird der Anteil der Struma Grad I (WHO-Definition: nur bei extendiertem Hals sichtbar) an den Lithiumkröpfen mit 83% (Lombardi et al. 1993), 80% (Lee et al. 1992) bzw. 70% (Wasilewski et al. 1978) berichtet. Strumen Grad III (WHO-Definition: lokale Symptome wie Tracheaeinengung, auf Distanz sichtbar) wurden nur in Einzelfällen beobachtet. Nur wenige Angaben sind zu fokalen Veränderungen der Lithiumstrumen (Knoten, Zysten, Verkalkungen) erhältlich. Lombardi et al. (1993) fanden bei zwei ihrer sechs Strumapatienten einen solitären Knoten. Auch in der Allgemeinbevölkerung stellten Hampel et al. (1995) in 61% der weiblichen und 41% der männlichen Strumen Knoten fest. Die Lithiumstruma entwickelt sich in der Regel bereits in den ersten Monaten der Behandlung (Felber u. König 1988; Lombardi et al. 1993).

Therapie der Lithiumstruma

Die Behandlung der Lithiumstruma erfolgt entsprechend der Behandlung der Jodmangelstruma. Zur Therapie der euthyreoten, diffusen Struma gilt heutzutage entweder eine Jodbehandlung oder eine Thyroxinsuppressionstherapie als indiziert. Bei den lithiuminduzierten euthyreoten Strumen wird mit L-Thyroxin supprimiert. Das Absetzen einer aus psychiatrischer Sicht sinnvollen Lithiumbehandlung ist nicht angezeigt (vgl. Kap. 7.1; Schou 1991, 1993). Wegen der Effektivität und des geringen Risikos sollte die Indikation für eine Thyroxinbehandlung großzügig gestellt werden. Freilich ist die benötigte L-Thyroxin-Dosis immer wieder anhand des TSH i.S. und der klinischen Symptomatik zu überprüfen, um eine Unterdosierung ebenso wie eine Hyperthyreosis factitia zu vermeiden. Kallner und Petterson (1995) fanden bei 16 von 63 mit L-Thyroxin substituierten Patienten unter Lithiumtherapie Hinweise auf entweder eine Schilddrüsenautonomie oder eine Übermedikation mit L-Thyroxin. Auch die Diagnostik und die medikamentöse Behandlung einer euthyreoten Knotenstruma richtet sich zunächst nach allgemeinen internistischen Richtlinien; vor einer möglichen operativen Behandlung sollte die Lithiummedikation mit der erforderlichen psychiatrischen Vorsicht ausgesetzt werden.

Latente und manifeste Hypothyreose bei Lithiumbehandlung

Wirkung und Häufigkeit

Wegen der thyreostatischen Wirkung des Lithiums werden nach Beginn einer Lithiumbehandlung fast regelhaft eine kompensatorische Erhöhung des basalen Thyreotropins (TSH basal) und ein verstärkter Anstieg des TSH im TRH-Stimulationstest beobachtet. Lombardi et al. (1993) konnten bei zehn der zwölf Patienten ihrer prospektiven Studie einen zum Teil sprunghaften Anstieg des basalen TSH i.S. und bei elf Patienten eine verstärkte Stimulation von TSH im TRH-Stimulationstest nach Beginn der Lithiummedikation messen. Die Veränderungen bewegen sich in der Regel aber innerhalb des Normbereiches, und es zeigt sich im Verlauf der Behandlung eine Tendenz zur Normalisierung der Hormonwerte (Bocchetta et al. 1991; Leutgeb 1995).

Dennoch kommen nicht selten über den Normbereich hinaus erhöhte TSH-Werte bei normwertigen peripheren Schilddrüsenhormonen (T_3 und T_4) im Sinne einer subklinischen oder latenten Hypothyreose unter einer Lithiummedikation vor. Eine Übersicht über die in aktuelleren Studien ermittelten Häufigkeiten gibt Tabelle 1.

Die Frage, ob unter Lithiumbehandlung auch klinisch manifeste Schilddrüsenunterfunktionen vermehrt auftreten, wird kontrovers diskutiert. In

Tabelle 1. TSH-Werte und Häufigkeit von latenter (subklinischer) Hypothyreose unter Lithiummedikation

Autoren, Jahr	Fallzahl (n)	Ergebnis	Kontrollpatienten mit affektiven Psychosen, ohne Lithiumgabe	Bemerkungen
Myers et al. 1985	133	9% latente Hypothyreosen	keine	prospektive Studie; keine Definition von „Hypothyreose"
Coppen u. Abou-Saleh 1988	125	15% latente Hypothyreosen	keine	–
Yassa et al. 1988	116	1,7% latente Hypothyreosen	keine	–
Perrild et al. 1990	81	7% latente Hypothyreosen	n=19: 5% latente Hypothyreosen	Langzeitpat. haben höhere Prävalenz
Bocchetta et al. 1991	129	19% latente Hypothyreosen	n=21: 9,5% latente Hypothyreosen	–
Lee et al. 1992	50	mittleres TSH (1,95 mU/l) sign. höher als bei Kontrollen (1,24 mU/l)	n=50	–
Bocchetta et al. 1992	75	17% latente Hypothyreosen	–	Follow-up der Pat. von 1991
Lombardi et al. 1993	12	bei 10 Pat. (83%) Anstieg des TSH nach Beginn der Lithiummedikation	keine	prospektive Studie
Vincent et al. 1994	154	27% latente oder manifeste Hypothyreosen	keine	–
Kallner u. Petterson 1995	207	36% latente Hypothyreosen	keine	Messung mit ultrasensitiver S-TSH-Methode
Bocchetta et al. 1996	79	10% latente Hypothyreosen	–	Follow-up der Pat. von 1991

Übersichtsarbeiten wird die Häufigkeit mit 2–3% angegeben (Leutgeb 1995), was nur fraglich über der Prävalenz in der Allgemeinbevölkerung liegt. Insbesondere wird darauf hingewiesen, daß eine Häufung unter der Lithiumprophylaxe möglicherweise auf einer Überrepräsentation der Risikogruppe für Hypothyreosen (Frauen in der zweiten Lebenshälfte) beruht. Eine Übersicht zeigt Tabelle 2. Die Hypothyreose kann mit oder ohne Struma einhergehen. Auch unter Lithiumbehandlung handelt es sich bei Schilddrüsenunterfunktionen häufig um Immunhypothyreosen (Hashimoto-Typ, siehe unten). Von vielen Untersuchern wurde gefunden, daß – wie auch in der allgemeinen Bevölkerung – unter den lithiumbehandel-

Tabelle 2. Häufigkeit klinisch manifester Hypothyreosen unter Lithiummedikation

Autoren, Jahr	Fallzahl (n)	Ergebnis	Kontrollpatienten: mit affektiven Psychosen, ohne Lithiumgabe	Bemerkungen
Cho et al. 1979	195	6,4% manifeste Hypothyreosen	n=62: 3% manifeste Hypothyreosen	unklare Definition von „Hypothyreose"
Maarbjerg et al. 1987	202	3,9% manifeste Hypothyreosen	keine	–
Yassa et al. 1988	116	7,8% manifeste Hypothyreosen	keine	–
Bocchetta et al. 1991, Bocchetta et al. 1996	129	keine manifesten Hypothyreosen	–	–

ten Patienten die Frauen deutlich häufiger eine hypothyreote Stoffwechsellage oder Symptomatik zeigen (z. B. Cho et al. 1979; Yassa et al. 1988). Cho et al. (1979) fanden Hypothyreosen hochsignifikant gehäuft bei Patientinnen mit der Diagnose eines Rapid Cycling. Sehr selten dürfte die Manifestation einer Hypothyreose als Karpaltunnelsyndrom sein (Wood u. Jacoby 1986; Deahl 1988).

Therapie der Hypothyreose

Die Behandlung der Hypothyreose unter einer Lithiummedikation orientiert sich an den geschilderten Erkenntnissen. Wegen der häufigen spontanen Normalisierungstendenz erfordert eine *latente* Hypothyreose (d. h. TSH-Erhöhung bei euthyreoten peripheren Hormonen) in der *Anfangsphase* einer Lithiumbehandlung (ca. erstes Jahr) nicht zwingend therapeutische Maßnahmen. Da diese Hormonkonstellation eine Strumaentwicklung begünstigt, kann L-Thyroxin aufgrund seiner guten Verträglichkeit aber bereits frühzeitig in einer Dosis von ca. 50 µg bis 150 µg zur Strumaprophylaxe gegeben werden. In jedem Fall sollten bei einer derartigen Stoffwechsellage die Schilddrüsenlaborparameter und die Größe des Organs engmaschiger kontrolliert werden.

Sofern eine latente Hypothyreose unter Lithiumgabe *länger* persistiert, ist eine L-Thyroxinmedikation in strumaprophylaktischer Dosierung klar indiziert. Die *klinisch manifeste* Hypothyreose wird nach internistischen Richtlinien, d. h. hormonsubstituierend behandelt. Alleiniges Absetzen der Lithiummedikation ist zur Besserung einer manifesten Hypothyreose nicht geeignet, vielmehr ist die Unterbrechung einer psychiatrisch sinnvollen Lithiumbehandlung nicht indiziert, unter anderem auch, weil der pathologische Schilddrüsenstoffwechsel selbst die affektive Stabilität des Patienten ungünstig beeinflußt (vgl. Kap. 6.4).

Wie wichtig jedoch bei der Substitutionsbehandlung die regelmäßige Kontrolle der Schilddrüsenwerte und Anpassung der L-Thyroxin-Dosis ist, zeigen die Ergebnisse von Kallner und Petterson (1995): In einer Gruppe von 207 schwedischen Patienten unter Lithiumtherapie waren 16 der 63 bereits substituierten Patienten übersubstituiert, 12 dieser 63 Patienten waren laborchemisch untersubstituiert, ein Patient hatte sogar eine klinische manifeste Hypothyreose.

Hyperthyreose und Lithiumbehandlung

Trotz der thyreostatischen Wirkung berichten mehrere kasuistische Mitteilungen auch von Hyperthyreosen unter Lithiumbehandlung (z. B. McLaren u. Toft 1981, Yassa et al. 1988, Persad et al. 1993 [vier Fälle]), jedoch besteht Übereinstimmung, daß es sich hierbei um seltene Einzelfälle handelt. Lee et al. (1992) allerdings fanden unter den 50 Patienten ihrer Untersuchung in Hong Kong fünf (10%) mit Episoden einer Hyperthyreose seit Beginn der Lithiummedikation, aber keinen unter den 50 Kontrollpatienten. Barclay et al. (1994) fanden in Neuseeland unter den Patienten der Abteilung für Schilddrüsenkrankheiten zwischen 1973 und 1991 18 Lithiumpatienten mit Hyperthyreose und berechneten hieraus anhand der regionalen Hyperthyreoseinzidenz und der Lithiumverordnungszahlen ein erhöhtes Hyperthyreoserisiko für Lithiumpatienten. Als Mechanismus sind – möglicherweise durch Lithium geförderte (siehe unten) – autoimmunologische Prozesse, z. B. ein M. Basedow oder Veränderungen des Jodstoffwechsels mit vergrößertem intrathyreoidalem Jodpool wahrscheinlich (Lee et al. 1992, Persad et al. 1993, Barclay et al. 1994).

! Wiederholt wird auf die Gefahr hingewiesen, daß sich eine (bis dahin maskierte) Hyperthyreose nach Absetzen einer länger bestehenden Lithiummedikation manifestiert. Durch die hemmende Wirkung des Lithiums auf die Hormonfreisetzung wird vermehrt Schilddrüsenhormon in der Drüse gespeichert und möglicherweise nach Ende der Lithiumgabe im Übermaß freigesetzt (Barclay et al. 1994, Leutgeb 1995). Aus diesem Grund sollte eine Lithiumbehandlung nach Auftreten einer hyperthyreoten Stoffwechsellage auch nicht beendet werden. Ansonsten erfolgt die Therapie der Schilddrüsenüberfunktion gemäß den allgemeinen internistischen und chirurgischen Prinzipien mit Thyreostatika, Radiojodtherapie oder operativ.

Thyreoiditis und Autoantikörperbildung bei Lithiumbehandlung

Auch in einem relevanten Anteil der Normalbevölkerung sind Autoantikörper gegen Schilddrüsengewebe nachweisbar. Autoantikörper gegen TSH-Rezeptoren der Schilddrüse mit intrinsischer Aktivität (TRAK, früher

TSI) finden sich vor allem beim (hyperthyreoten) M. Basedow. Autoantikörper gegen Schilddrüsenmikrosomen (MAK) und gegen das Speicherprotein Thyreoglobulin (TAK) hingegen sind zwar für die – zumeist hypothyreote – chronisch-atrophische Thyreoiditis vom Typ Hashimoto charakteristisch, aber auch bei Personen ohne oder mit lediglich latenter Hypothyreose vergleichsweise häufig feststellbar. Insbesondere bei Frauen nach dem 40. Lebensjahr sind sie gehäuft anzutreffen, z. B. positive MAK bei 13,7% aus einer Gruppe 45 bis 64 Jahre alter Frauen (Tunbridge et al. 1977). So verwundert es nicht, daß auch bei Lithiumpatienten in ca. 10% oder mehr Fällen MAK oder TAK nachgewiesen werden, zumal Frauen in der zweiten Lebenshälfte gehäuft Lithium einnehmen. Nach den Ergebnissen der meisten Untersuchungen ist die Autoantikörperprävalenz unter einer Lithiumprophylaxe erhöht. Albrecht und Hopf (1982) fanden bei den Patienten der Berliner Lithiumkatamnese in 33% der Fälle humorale Autoimmunphänomene unter Lithium. Ähnliche Befunde wurden von Lee et al. (1992) mitgeteilt, die bei 12% der Lithium- aber nur bei 2% der Kontrollpatienten (Gruppengröße je 50) MAK oder TAK positiv fanden, wie auch von Wilson et al. (1991) die bei 20% der Lithiumgruppe, bei 7,5% der Patienten ohne Lithium und bei 0% der gesunden Kontrollen (Gruppengröße je 40) über positive MAK oder TAK berichteten.

Eine immunmodulatorische, insbesondere eine immunstimulatorische Wirkung von Lithium konnte wiederholt, u.a. in vitro gezeigt werden (Weetman et al. 1982, Wilson et al. 1991), so daß die Ergebnisse auch aus pathophysiologischer Sicht nachvollziehbar sind. Aufgrund dieser Befunde kommen die meisten Untersucher zu der Schlußfolgerung, daß Lithium die Manifestation einer Schilddrüsenautoimmunerkrankung bei prädisponierten Personen fördert.

Vielfach wurde gezeigt, daß sich Schilddrüsenautoantikörper vor allem unter den Patienten mit erhöhtem basalem TSH, also unter Patienten mit einer latenten oder auch manifesten Hypothyreose nachweisen lassen (Myers et al. 1985; Bocchetta et al. 1991), so daß hier der Pathomechanismus der Hashimoto-Thyreoiditis vorliegt.

Für die *Behandlung* bedeuten positive Schilddrüsenautoantikörper eines Patienten ein erhöhtes Hypothyreoserisiko und damit eine Indikation für engmaschigere Kontrollen der Schilddrüsenhormone. Nicht nur für die Risikogruppe der Frauen ab dem ca. 40. Lebensjahr empfiehlt sich die Bestimmung des Schilddrüsenantikörperstatus vor Beginn einer Lithiumbehandlung.

Die sich aus den hier dargestellten Beeinträchtigungen der Schilddrüsenfunktion ergebenden Empfehlungen für die Praxis der Lithiumtherapie sind in Kap. 7.1 dargestellt.

Bei (vermeintlichen) affektiven Rezidiven unter einer Lithiumprophylaxe muß die Möglichkeit bedacht werden, daß ein gestörter Schilddrüsenstoffwechsel die Ursache sein kann (vgl. Kap. 6.4).

Literatur

Albrecht J, Hopf U (1982) Humorale Autoimmunphänomene unter Langzeittherapie mit Lithium unter besonderer Berücksichtigung schilddrüsenspezifischer Autoantikörper. Klin Wschr 60:1501-1504

Barclay ML, Brownlie BEW, Turner JG, Wells JE (1994) Lithium associated thyrotoxicosis: a report of 14 cases, with statistical analysis of incidence. Clin Endocrin 40:759-764

Berens SC, Wolff J, Murphy DL (1970) Lithium concentration by the thyroid. Endocrinol 87:1085

Bernstein JG (1995) Drug therapy in psychiatry. Mosby, St. Louis, pp.211-224

Bocchetta A, Bernardi F, Pedditzi M, Loviselli A, Velluzzi F, Martino E, Del Zompo M (1991) Thyroid abnormalities during lithium treatment. Acta Psychiat Scand 83:193-198

Bocchetta A, Bernardi F, Burrai C, Pedditzi M, Loviselli A, Velluzzi F, Martino E, Del Zompo M (1992) The course of thyroid abnormalities during lithium treatment: a two-year follow-up study. Acta Psychiat Scand 86:38-41

Bocchetta A, Cherchi A, Loviselli A, Mossa P, Velluzzi F, Derai R, Del Zompo M (1996) Six-year follow-up of thyroid function during lithium treatment. Acta Psychiat Scand 94:45-48

Cho JT, Bone S, Dunner DL, Colt E, Fieve RR (1979) The effect of lithium treatment on thyroid function in patients with primary affective disorder. Am J Psychiat 136:115-116

Coppen A, Abou-Saleh MT (1988) Lithium therapy: from clinical trials to practical management. Acta Psychiat Scand 78:754-762

Deahl MP (1988) Lithium - induced carpaltunnel syndrome. Br J Psychiat 153:250-251

Felber W, König L (1988) Die Lithiumstruma und ihre psychiatrische Relevanz. Psychiat Prax 15:57-61

Gerdes H, Littmann KJ, Mahlstedt J (1973) Die Behandlung der Thyreotoxikose mit Lithium. Dtsch med Wschr 98:1551-1554

Green WL (1996) Antithyroid compounds. In: Braverman LE, Utiger RD (eds) Werner and Ingbar's the Thyroid. Seventh Edition. Lippincott-Raven, Philadelphia New York, pp.266-276

Gutekunst R, Becker W, Hehrmann R, Olbricht T, Pfannenstiel P (1988) Ultraschalldiagnostik der Schilddrüse. Dtsch med Wschr 113:1109-1112

Hampel R, Kühlberg T, Klein K, Jerichow JU, Pichmann EG, Clausen V, Schmidt I (1995) Strumaprävalenz in Deutschland größer als bisher angenommen. Med Klin 90:324-329

Kallner G, Petterson U (1995) Renal, thyroid and parathyroid function during lithium treatment: laboratory tests in 207 patients treated for 1-30 years. Acta Psychiat Scand 91:48-51

Koufen H, Consbruch U (1989) Langzeitkatamnese zur Frage von Nutzen und Nebenwirkungen der Lithiumprophylaxe der phasischen Psychosen. Fortschr Neurol Psychiat 57:374-382

Lazarus JH (1993) The endocrinological effects of lithium. In: Birch NJ, Padgham C, Hughes MS (eds) Lithium in Medicine and Biology. Marius Press, Lancashire, pp.127-131

Lazarus JH, Addison GM, Richards AR, Owen GM (1974) Treatment of thyrotoxicosis with lithium carbonate. Lancet II:1160

Lee S, Chow CC, Wing YK, Shek CC (1992) Thyroid abnormalities during chronic lithium treatment in Hong Kong Chinese: a controlled study. J Affect Disord 26:173-178

Leutgeb U (1995) Lithium und seine Wirkungen auf das Endokrinium, den Knochen und den peripheren Nerv - eine aktuelle Übersicht. Fortschr Neurol Psychiat 63:149-161

Lombardi G, Panza N, Biondi B, Di Lorenzo L, Lupoli G, Muscettola G, Carella C, Bellastella A (1993) Effects of lithium treatment on hypothalamic-pituitary-thyroid axis: a longitudinal study. J Endocrinol Invest 16:259–263

Maarbjerg K, Vestergaard P, Schou M (1987) Changes in serum thyroxine (T4) and serum thyroid stimulating hormone (TSH) during prolonged lithium treatment. Acta Psychiat Scand 75:217–221

Martino E, Placidi GF, Sardano G, Mariotti S, Fornaro P, Pinchera A, Baschieri L (1982) High incidence of goiter in patients treated with lithium carbonate. Ann Endocrinol 43:269–276

McLaren KM, Toft ADD (1981) Morphological studies in a case of thyrotoxicosis complicated by lithium therapy for bipolar depression. Scott Med J 26:235–239

Myers DH, Carter RA, Burns BH, Armond A, Hussain SB, Chengapa VK (1985) A prospective study of the effects of lithium on thyroid function and on the prevalence of antithyroid antibodies. Psychol Med 15:55–61

Perrild H, Hegedüs L, Baastrup PC, Kayser L, Kastberg S (1990) Thyroid function and ultrasonically determined thyroid size in patients receiving long-term lithium treatment. Am J Psychiat 147:1518–1521

Persad E, Forbath N, Merskey H (1993) Hyperthyroidism after treatment with lithium. Can J Psychiat 38:599–602

Schou M (1991) Relapse prevention in manic-depressive illness: important and unimportant factors. Can J Psychiat 36:502–506

Schou M (1993) Lithium treatment of manic-depressive illness: a practical guide. 5th ed. S Karger, New York

Schou M, Amdisen A, Jensen SE, Olsen T (1968) Occurrence of goiter during lithium treatment. Brit Med J 3:710–713

Tunbridge WMG, Evered DC, Hall R, Appleton D, Brewis M, Clark F, Grimley Evans J, Young E, Bird T, Smith PA (1977) The spectrum of thyroid disease in a community: the Whickham survey. Clin Endocrinol 7:481–493

Vincent A, Baruch P, Vincent P (1994) Lithium-associated hypothyroidism: a practical review. Lithium 5:73–74

Wasilewski B, Steinböck H, Kohl R, Greil W, Bottermann P (1978) Schilddrüsenfunktion bei der Lithiumprophylaxe. Arzneim Forsch/Drug Res 28:1297–1298

Weetman AP, McGregor AM, Lazarus JH, Rees Smith B, Hall R (1982) The enhancement of immunoglobulin synthesis by human lymphocytes with lithium. Clin Immunol Immunopathol 22:400–407

Wilson R, McKillop JH, Crocket GT, Pearson C, Jenkins C, Burns F, Burnett AK, Thomson JA (1991) The effect of lithium therapy on parameters thought to be involved in the development of autoimmune thyroid disease. Clin Endocrinol 34:357–361

Wood KA, Jacoby RJ (1986) Lithium induced hypothyroidism presenting with carpaltunnel syndrome. Br J Psychiat 149:386–387

Yassa R, Saunders A, Nastase C, Camille Y (1988) Lithium-induced thyroid disorders: a prevalence study. J Clin Psychiat 49:14–16

Lithium und Nierenfunktion

D. Kampf

> **Synopsis**
>
> 1. Die renalen unerwünschten Effekte von Lithium betreffen vor allem den tubulo-interstitiellen, gelegentlich auch den glomerulären Apparat. Grundsätzlich muß strikt unterschieden werden zwischen den Effekten einer adäquat kontrollierten Lithiumtherapie und denen einer Lithiumintoxikation. Viele Publikationen lassen diesbezügliche Sorgfalt vermissen.
> 2. Etwa 25% der Patienten unter einer mittelfristigen (<15 Jahre) und vermutlich die meisten Patienten unter einer langfristigen Lithiummedikation (>15 Jahre) entwickeln eine chronische Lithiumnephropathie. Klinisch steht die Einschränkung der renalen Konzentrationsleistung mit oder ohne Polyurie im Vordergrund. Eine wesentliche klinische Bedeutung kommt dieser Funktionseinbuße nicht zu. Patienten mit ausgeprägter Polyurie besitzen aber ein erhöhtes Risiko der Lithiumintoxikation bei Schwankungen der Natriumbilanz. Die glomeruläre Filtrationsrate bleibt bei den meisten Patienten auch langfristig erhalten. Morphologisch besteht eine weitgehend unspezifische, chronische interstitielle Nephropathie.
> 3. Die Lithiumintoxikation kann dagegen mit einem Abfall der glomerulären Filtrationsrate bis zur Entwicklung eines akuten oligoanurischen Nierenversagens einhergehen. Morphologisch reicht das Bild von nur geringfügigen Tubulusveränderungen bis hin zur akuten Tubulusnekrose. Der Beseitigung der Intoxikation folgt in der Regel eine völlige Restitution. Insbesondere rezidivierende Lithiumintoxikationen scheinen jedoch die Entwicklung einer progredienten Lithiumnephropathie zu fördern. Deshalb kommt der regelmäßigen Kontrolle des Lithium-Serum-Spiegels eminente Bedeutung zu. Auch Lithiumsubintoxikationen müssen vermieden werden.

> 4. Sehr selten tritt unter einer Lithiumprophylaxe ein nephrotisches Syndrom auf, dem morphologisch eine Minimalläsion, seltener eine fokal-segmentale Glomerulosklerose zugrunde liegt. Nach Absetzen der Medikation erfolgt in der Regel eine völlige Remission der Minimalläsion, nach Reexposition ein rasches Rezidiv.
> 5. Vereinzelt tritt unter Lithium eine Störung der tubulären Azidifikation im Sinne einer inkompletten, renalen distalen tubulären Azidose auf. Da sie ohne systemische Azidoseentwicklung einhergeht, ist sie ohne klinische Relevanz.

Einleitung

Die unter der Lithiumprophylaxe auftretenden Nierenveränderungen können unter dem Begriff der toxischen Nephropathie zusammengefaßt werden. Hierunter werden nach Schreiner und Maher (1965) alle funktionellen und strukturellen Veränderungen der Niere durch inkorporierte chemische Noxen unabhängig von dem Pathomechanismus oder der Einwirkungsdauer verstanden. Nach dem klinisch-morphologischen Reaktionsmuster können unter Bezugnahme auf die jeweils primäre Strukturveränderung vier Formen differenziert werden:
1. primär glomeruläre Veränderungen
2. primär tubuläre Veränderungen
3. primär interstitielle Veränderungen
4. primär vaskuläre Veränderungen.

Primär vaskuläre Nierenveränderungen wurden im Zusammenhang mit Lithium bisher nicht beobachtet. Die unerwünschten Wirkungen betreffen den glomerulären und vor allem den tubulo-interstitiellen Apparat, die im folgenden näher dargestellt werden. Grundsätzlich ist strikt zu unterscheiden zwischen den Effekten einer adäquat kontrollierten Lithiumprophylaxe und einer Lithiumintoxikation. Diesbezüglich wird in vielen Publikationen nicht sorgfältig verfahren.

Primär glomeruläre Veränderungen

Klinisches Bild

Gemessen an der Zahl der weltweit mit Lithium behandelten Patienten handelt es sich bei den primär glomerulären Veränderungen um ein sehr seltenes Ereignis (Santella et al. 1988; Tam et al. 1996). Bisher wurden 17 Patienten mit dieser unerwünschten Reaktion beschrieben. In allen Fällen trat innerhalb weniger Monate nach Therapiebeginn (1,5–10 Monate) unabhängig von Geschlecht, Alter oder Lithium-Serum-Konzentration ein nephrotisches Syndrom auf. Dem Absetzen von Lithium folgte in den meisten Fällen innerhalb von 2–16 Wochen eine vollständige Remission. Bei der vereinzelt durchgeführten Reexposition trat jedoch stets ein identisches Rezidiv nach einem zumeist kürzeren Zeitintervall von 4–5 Wochen auf.

Jensen et al. (1992) beschrieben bei einer über 2 Jahre beobachteten Gruppe von 22 Lithiumpatienten eine deutlich erhöhte Albumin-/Kreatininrate im Urin gegenüber Kontrollpatienten als Ausdruck einer klinisch nicht bedeutsamen und nicht progressiven Zunahme der glomerulären Permeabilität.

Morphologie

Morphologisch lag dem nephrotischen Syndrom überwiegend eine sog. Minimalläsion zugrunde (unauffällige Lichtmikroskopie, negative Immunhistologie, lediglich elektronenmikroskopisch nachweisbare epitheliale Fußfortsatzverschmelzung). Erst in den letzten Jahren wurde bei drei Patienten unter Lithiumeinnahme auch eine fokal-segmentale Glomerulosklerose beobachtet (Santella et al. 1988). Dies steht im Gegensatz zu der häufigeren membranösen Immunkomplexglomerulonephritis nach D-Penicillamin-, Gold- oder Captoprileinnahme. Eine solche membranöse Nephropathie wurde im Zusammenhang mit Lithium bislang nur einmal beschrieben (Phan et al. 1991).

Pathogenese

Bei der spontan auftretenden (primären) Minimalläsion führt eine Abnahme der negativen elektrischen Ladung der glomerulären Basalmembran zur Proteinurie. Insofern lag es nahe, das nephrotische Syndrom im Gefolge von Lithium auf die direkte Einwirkung des Kations auf die negative Basalmembranladung zurückzuführen. Hiergegen sprechen jedoch mehrere Befunde wie:
1. die fehlende vergleichbare Wirkung verwandter Alkalimetalle
2. die ganz überwiegend fehlende Proteinurie auch unter einer Lithiumlangzeittherapie
3. die relativ lange Latenzzeit bis zur Entwicklung des nephrotischen Syndroms und
4. die fehlende Dosisabhängigkeit.

Auf der anderen Seite sind die immunhistologischen und die elektronenmikroskopischen Befunde nicht mit einer humoralen Immunpathogenese in Einklang zu bringen (mit Ausnahme der einmalig beschriebenen membranösen Nephropathie). Für die Pathogenese der primären Minimalläsion bzw. fokal-segmentalen Glomerulosklerose wird die Bildung eines sog. Permeabilitätsfaktors durch aktivierte T-Lymphozyten (Zytokin?, Lymphokin ?) diskutiert. Auf diesem Hintergrund sind die autoimmunologischen, stammzellstimulierenden und immunmodulierenden Effekte von Lithium (s. Kap. 2.4) von besonderem Interesse. Tam et al. (1996) diskutieren eine lithiumbedingte Modulation des Phosphoinositolstoffwechsels mit Zunahme des zytosolischen Kalziums und nachfolgender T-Lymphozytenaktivierung.

Prognose, Therapie und Prophylaxe

Die Minimalläsion hat eine sehr gute Prognose. In den meisten Fällen folgte dem Absetzen von Lithium eine komplette Remission. Nach den bisherigen Erfahrungen ist jedoch bei Wiederaufnahme der Lithiumprophylaxe auch nach langfristigem lithiumfreien Intervall mit einem sofortigen Rezidiv zu rechnen. Kann auf die Lithiummedikation unter keinen Umständen verzichtet werden, ist ein Therapieversuch mit Glukokortikoiden zu erwägen. Die Prognose bei der fokal-segmentalen Glomerulosklerose scheint ungünstiger zu sein (Santella et al. 1988). In diesen Fällen sollte bei Ausbleiben einer Remission nach Absetzen der Lithiummedikation ein Therapieversuch mit Glukokortikoiden vorgenommen werden. Eine Prophylaxe ist bei der unklaren Pathogenese nicht bekannt.

Primär tubulo-interstitielle Veränderungen

Akute Lithiumintoxikation

Klinisches Bild

Etwa 2/3 der Patienten mit einer Lithiumintoxikation weisen eine mehr oder weniger starke Einschränkung der glomerulären Filtrationsleistung auf (Hansen 1981). Diese häufige Nierenbeteiligung beruht auf einer wechselseitigen Beziehung zwischen der Lithium-Serum-Konzentration und der Nierenfunktion. Das klinische Bild (zur extrarenalen Symptomatologie s. Kap. 4.9) reicht von einer verminderten renalen Konzentrationsleistung bis hin zum voll ausgebildeten akuten, oligo-anurischen Nierenversagen. In den meisten Fällen besteht eine hypertone bis normotone, seltener eine hypotone Dehydratation (Hansen u. Amdisen 1978). Der Urin weist bis auf eine gelegentliche, leichte Proteinurie keinen pathologischen Befund auf. Das Urinvolumen kann je nach Hydratations- und Nierenfunktionszustand erhöht, normal oder erniedrigt sein. Die Konzentrationsleistung ist stark eingeschränkt und die glomeruläre Filtrationsrate in unterschiedlichem Maße vermindert (Lavender et al. 1973; Hansen u. Amdisen 1978). Bei schweren Verläufen kann die Urämie das klinische Bild der Lithiumintoxikation überlagern.

Morphologie

Die morphologischen Veränderungen im Gefolge einer Lithiumintoxikation betreffen im wesentlichen den tubulären Apparat. Sie umfassen ein breites Spektrum von minimalen Veränderungen (Olsen 1976), über eine Abflachung distaler Tubulusepithelien bis hin zu proximalen Tubuluszellnekrosen mit interstitieller mononukleärer Begleitreaktion (Lavender et al. 1973; Hansen u. Amdisen 1978).

Pathogenese

In den meisten Fällen geht der Lithiumintoxikation ein Wasser- und Natriumverlust voraus (Hansen u. Amdisen 1978). Infolge der Dehydrierung kommt es zu einer Abnahme der renalen Perfusion und glomerulären Filtration mit einer vermehrten Lithiumrückresorption im proximalen Tubulus. Der hieraus resultierende Anstieg der Lithium-Serum-Konzentration führt über eine Hemmung der Natriumrückresorption im proximalen und distalen Tubulus (Forrest 1979) zu einer weiteren Verschärfung des Natrium- und Volumendefizits und setzt somit einen Circulus vitiosus in Gang. Neben dieser prärenalen Genese werden zusätzlich direkte tubulotoxische Lithiumeffekte für die Pathogenese des lithiuminduzierten akuten Nierenversagens diskutiert (Fenves et al. 1984; Rose et al. 1988).

Prognose, Therapie und Prophylaxe

!   Bezogen auf die Niere ist die kurzfristige Prognose der Lithiumintoxikation günstig. In der Regel folgt ihrer Beseitigung eine völlige renale Restitution (Hansen u. Amdisen 1978). Andererseits scheinen jedoch auch leichtere Lithiumintoxikationen die Entwicklung einer chronischen Lithiumnephropathie zu fördern (Schou et al. 1989; Hetmar et al. 1991; siehe Kap. 4.9 und 4.10). Somit kommt der Vermeidung einer Lithiumintoxikation die entscheidende Bedeutung zu. Unter diesem Gesichtspunkt ist auf möglichst niedrige Lithiumspiegel, die Vermeidung von natriumarmen Kostformen (Hypertonusbehandlung, Reduktionsdiäten) und ein reichliches Natriumangebot bei Verlustsyndromen (Diarrhöe, starke Schweißverluste) zu achten. Aufgrund von Interaktionen mit Lithium sollten Thiaziddiuretika, nichtsteroidale Antiphlogistika (außer Acetylsalicylsäure) und vermutlich auch ACE-Hemmer (Lehmann u. Ritz 1995; Mignat u. Unger 1995) gemieden bzw. nur unter strikter Kontrolle von Lithiumspiegel und Serumkreatinin eingesetzt werden.

Chronische Lithiumnephropathie

Klinisches Bild

Der klinische Befund ist unauffällig. Allenfalls besteht eine Polyurie, die aber auch rein funktionell bedingt sein kann (s. Wasserhaushalt). Der

Urin weist weder pathologische zelluläre Elemente noch eine signifikante glomeruläre oder tubuläre Proteinurie auf (Albrecht et al. 1980; Coppen et al. 1980; Walker et al. 1982). In der Regel bestehen keine Veränderungen des Elektrolyt- oder Säure-Basen-Haushaltes. Die glomeruläre Perfusion (effektiver renaler Plasmafluß) und die glomeruläre Filtration sind normal (Albrecht et al. 1980; Schou et al. 1989; Kallner u. Petterson 1995). Allenfalls nach langfristiger Lithiumprophylaxe über 10–15 Jahre kann bei einzelnen Patienten eine leichte, altersunabhängige Abnahme der glomerulären Filtrationsrate beobachtet werden (s. Prognose). Demgegenüber findet sich häufig eine Abnahme der maximalen Konzentrationsleistung der Niere, was als einziger charakteristischer Befund der Lithiumnephropathie angesehen werden kann. Das i.v. Urogramm weist keine sichtbaren Veränderungen auf (Albrecht et al. 1980).

Die Angaben zur Häufigkeit der verminderten Konzentrationsleistung als Hinweis auf eine chronische Lithiumnephropathie sind sehr divergent und reichen von 16,4–100% (Boton et al. 1987; Bendz et al. 1996). Dies ist auf eine ganze Reihe von Faktoren wie unterschiedliche Lithiumdosis, Dosierungsschema, Therapiedauer, Komedikation, Patientenselektion, Testverfahren oder Normgrenzen zurückzuführen. Darüber hinaus wurden die meisten Untersuchungen unter Fortführung der Therapie (Lithium u. evtl. Neuroleptika) vorgenommen, so daß auch medikamentös bedingte funktionelle Störungen mit erfaßt wurden. Nur wenige Untersuchungen wurden nach Absetzen von Lithium durchgeführt. Hierbei zeigten frühere Studien bei Patienten mit einer Therapiedauer von im Mittel sieben Jahren nach einem lithiumfreien Intervall alle einen Anstieg der renalen Konzentrationsleistung (Albrecht et al. 1980; Bucht u. Wahlin 1980; Vestergaard u. Amdisen 1981; Bendz 1985). Albrecht et al. (1980) fanden nach 10tägiger Lithiumpause lediglich bei 26% der untersuchten Patienten eine eingeschränkte renale Konzentrationsleistung, was gut mit der von Hansen et al. (1979) beschriebenen Häufigkeit morphologischer Nierenveränderungen bei Patienten mit einer Lithiumtherapie von über zwei Jahren übereinstimmt. Kürzlich berichteten jedoch Bendz et al. (1996), daß nach einer Lithiumlangzeittherapie von im Mittel 18 Jahren alle 13 untersuchten Patienten, auch nach einer Lithiumpause, eine irreversibel eingeschränkte Konzentrationsleistung aufwiesen. Harte morphologische Daten, die diese klinische Annahme einer langfristig nahezu regelhaft auftretenden chronischen Lithiumnephropathie stützen, fehlen bisher.

Morphologie

Das morphologische Bild wird beherrscht von fokal akzentuierten Tubulusveränderungen mit Zellabflachungen, Tubulusdilatationen und -atrophien. Zum Teil sind die zugehörigen Glomeruli sklerosiert, die Mehrzahl weist jedoch keine charakteristischen Veränderungen auf. Im benachbarten Interstitium besteht eine fokale Fibrose mit mäßiger mononukleärer Zellinfiltration. Der immunhistologische Befund ist stets negativ. Insgesamt entsprechen diese Befunde einer unspezifischen, chronisch interstitiellen Nephropathie. Als weitgehend lithiumspezifisch gelten lediglich mikrozystische Veränderungen in der Nierenrinde, die umgewandelten distalen Tubuli entsprechen und in etwa der Hälfte der Biopsate nachweisbar sind (Hestbech et al. 1977; Rafaelsen et al. 1979; Walker et al. 1983). Als Besonderheit wurden eine Schwellung und Vakuolisierung distaler Tubulus- und Sammelrohrzellen mit Ablagerung von PAS-positivem Glykogen beschrieben. Die Veränderungen treten akut innerhalb von Tagen nach Therapiebeginn auf und verschwinden mit Beendigung der Lithiumgabe (Burrows et al. 1978; Walker et al. 1983).

Pathogenese

Der kausale Zusammenhang zwischen den beschriebenen Nierenveränderungen und der Lithiumtherapie ist nicht eindeutig geklärt. Aufgrund tierexperimenteller Befunde besteht kein Zweifel an der potentiellen Nephrotoxizität von Lithium. So konnten bei Ratten und insbesondere Kaninchen bereits nach einer 4–7wöchigen Lithiumzufuhr die gleichen morphologischen Veränderungen wie beim Menschen nachgewiesen werden (McAuliffe u. Olesen 1983; Christensen u. Ottosen 1986; Walker et al. 1986). In klinischer Hinsicht zeigte eine Metaanalyse von Boton et al. (1987), daß in mehr als der Hälfte aller Studien eine Korrelation zwischen der verminderten Konzentrationsleistung der Nieren und der Therapiedauer und/oder der Gesamtdosis von Lithium bestand. Darüber hinaus wurde bei nierenbiopsierten Lithiumpatienten eine signifikante Beziehung zwischen der renalen Konzentrationsleistung und dem Grad der histologischen Nierenveränderungen gefunden (Bucht et al. 1980; Hetmar et al. 1989). Andererseits wurden gleichartige klinische und morphologische Befunde auch bei manisch-depressiven Patienten, die niemals Lithium erhalten hatten, erhoben (Coppen et al. 1980; Walker et al. 1982). Dies läßt 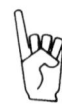 vermuten, daß Patienten mit manisch-depressiver Grunderkrankung eine besondere Disposition und/oder Exposition gegenüber verschiedenen Substanzen aufweisen, die zur Entwicklung einer interstitiellen Nephropathie beitragen. In diesem Zusammenhang ist besonders auf *Neuroleptika* hinzuweisen, die ebenfalls zu einer Einschränkung der renalen Konzentrationsleistung führen (Waller et al. 1985). Inwieweit eine kombinierte Gabe von Lithium mit anderen psychotropen Substanzen das Risiko zur Entwicklung einer interstitiellen Nephropathie erhöht, wird kontrovers diskutiert (Nilsson u. Axelsson 1989).

Der pathogenetische Ablauf ist unbekannt. Die fehlenden Zeichen einer Überempfindlichkeitsreaktion, die negative Immunhistologie und die geringe Progressionstendenz trotz Fortführung der Medikation sprechen gegen eine Hypersensitivitätsreaktion. Andererseits liegt aufgrund der Eliminationscharakteristik von Lithium eine toxische Tubulusschädigung nahe. Im Fließgleichgewicht werden über 95% der verabreichten Dosis renal eliminiert. In Abhängigkeit von der Diuresengröße steigt die Lithiumkonzentration im distalen Tubulus bzw. Sammelrohr auf das 20–60fache der therapeutischen und auf das 10000fache der physiologischen Serumkonzentration an. Diese Konzentrationssteigerung und die physiko-chemische Verwandtschaft mit den Alkalimetallen (Natrium, Kalium, Magnesium) bewirken möglicherweise über eine Beeinflussung verschiedener enzymatischer Reaktionen und subzellulärer Strukturen (Übersicht: Chan et al. 1981) eine Tubuluszellschädigung. Inwieweit hierbei dem im Tagesablauf stark schwankenden (Einmaldosierung) oder dem ausgeglichenen Serumkonzentrationsverlauf (Mehrfachdosierung) die größere Bedeutung zukommt ist unklar. In Analogie zu den Aminoglykosiden sprechen tierexperimentelle und klinische Untersuchungen für eine geringere Toxizität hoher maximaler und niedriger minimaler Serumkonzentrationen, wie sie nach einmaliger täglicher Gabe konventioneller Lithiumpräparate auftreten (Plenge et al. 1981; Schou et al. 1982; Hetmar et al. 1989, 1991). Diese Annahme ist jedoch nicht unwidersprochen geblieben (Abraham et al. 1995).

Prognose, Therapie und Prophylaxe

Die Prognose der chronischen Lithiumnephropathie im Hinblick auf die Ausscheidungsfunktion ist gut. Selbst unter einer langfristigen Lithiumprophylaxe tritt nur bei etwa 15% der Patienten eine leichte Abnahme der glomerulären Filtrationsrate auf, die mit dem Alter, nicht jedoch mit der Therapiedauer oder der Lithiumdosis korreliert (Boton et al. 1987; Schou et al. 1989; Kallner u. Petterson 1995). Nur selten entwickelt sich eine vom Alter unabhängige Funktionseinschränkung, die aber kaum 50 ml/min unterschreitet (Boton et al. 1987). In der Literatur sind bisher nur wenige Einzelfälle beschrieben, bei denen ein kausaler Zusammenhang zwischen einer terminalen Niereninsuffizienz und einer Lithiumprophylaxe diskutiert wurde (Übersicht: Bendz et al. 1996). Neben dem Alter scheinen eine präexistente Nierenerkrankung, das Dosierungsschema (Mehrfachdosierungen) und vor allem Episoden von Lithiumintoxikationen mit dem Auftreten einer Niereninsuffizienz im Zusammenhang zu stehen.

Im Gegensatz zu der glomerulären Filtrationsrate nimmt die renale Konzentrationsleistung progredient ab. In mehreren Untersuchungen zeigte sich eine signifikante Korrelation dieser Funktionsstörung mit der Therapiedauer und/oder der Lithiumdosis (Boton et al. 1987). Daneben ist jedoch der gleichsinnige Effekt einer etwaigen neuroleptischen Komedikation zu berücksichtigen. Primär kommt dieser Funktionseinbuße keine wesentliche klinische Bedeutung zu. Allerdings kann sie zu einer Erhöhung des Intoxikationsrisikos und damit indirekt auch der Morbidität und Letalität führen.

Eine Therapie der chronischen Lithiumnephropathie ist nicht bekannt. In prophylaktischer Hinsicht kommt der Vermeidung von Lithiumintoxikationen die größte Bedeutung zu. Daneben sind möglichst niedrige mittlere und insbesondere minimale Lithium-Serum-Konzentrationen, eine große Diurese und darüber eine Abnahme der Lithiumkonzentration im distalen Tubulus und Sammelrohr anzustreben. Inwieweit eine Verminderung der intrazellulären Lithiumaufnahme im distalen Nephron z. B. mit Amilorid der Entwicklung einer chronischen Lithiumnephropathie entgegenwirken kann, bedarf noch weiterer Klärung. Zur Überwachung der Nierenfunktion sind neben den routinemäßigen Lithiumspiegelkontrollen eine jährliche Überprüfung der Urinmenge und des Serumkreatinins ausreichend. Die mitunter empfohlene Bestimmung der endogenen Kreatinin-Clearance sollte durch die Clearance-Schätzung mittels der sog. „Cockcroft-Formel" (Cockcroft u. Gault 1976) ersetzt werden:

$Cl_{Krea} = (140 - Alter) \times Körpergewicht (kg) / 72 \times S\text{-}Krea (mg/dl)$
(Frauen: $Cl_{Krea} \times 0{,}85$)

Tubulusfunktionsstörungen

Wasserhaushalt

Unter therapeutischen Lithium-Serum-Konzentrationen kann eine Polyurie zumeist innerhalb von zwei Wochen bis sieben Monaten nach Therapiebeginn auftreten (Forrest 1979). Die Häufigkeit dieser Funktionsstörung (definiert als Diurese >3 l/24 h) wird mit 2–37% (durchschnittlich um 19%, Boton et al. 1987) angegeben, wobei ein gewisser Zusammenhang mit der Höhe der mittleren und der minimalen Lithium-Serum-Konzentration zu bestehen scheint (Schou et al. 1982; Hetmar et al. 1991). In einer dänischen Kohortenstudie fand sich unter Lithiumtherapie eine Zunahme des Urinvolumens um 10–20% und eine Abnahme der renalen Konzentrationsfähigkeit um 7–10% (Schou u. Vestergaard 1988; Vestergaard u. Schou 1988). *Klinisch* besteht eine Zwangsdiurese von zumeist 3–6 l (selten 6–10 l) mit entsprechender Reduktion der renalen Konzentrationsleistung. Die glomeruläre Filtration ist bei entsprechend angepaßter Trinkmenge nicht eingeschränkt.

Ursächlich wird die verminderte Wasserrückresorption im Tubulusapparat auf mehrere unerwünschte Lithiumwirkungen zurückgeführt (Tabelle 1). Hierunter kommt den intrarenalen Mechanismen, insbesondere den Störungen proximal und distal der vasopressinabhängigen cAMP-Bil-

Tabelle 1. Mögliche Ursachen der lithiuminduzierten Polyurie. (Forrest 1979, Sugawara et al. 1988, Hensen et al. 1996)

Zentral
1. Direkte Stimulation des Durstes (primäre Polydipsie)
2. Verminderte Vasopressinsekretion

Renal
1. Verminderte Filtratrückresorption im proximalen Tubulus
2. Verminderte Nierenmarktonizität
3. Abnahme der Vasopressin$_2$-Rezeptoren im Sammelrohr
4. Vermehrte Prostaglandin E$_2$-Synthese
5. Hemmung der vasopressinsensiblen Adenylatzyklase
6. Hemmung der zyklischen AMP-Wirkung
7. Abnahme der Aquaporin-2 Kanäle im Sammelrohr
8. Chronische interstitielle Nephropathie

dung im distalen Tubulus und Sammelrohr die größte Bedeutung zu (nephrogener Diabetes insipidus). Tierexperimentelle Untersuchungen der letzten Jahre zeigten, daß insbesondere die Vasopressin$_2$-Rezeptorendichte und die Expression von Aquaporin-2-Wasserkanälen im Sammelrohr drastisch vermindert sind und vermutlich entscheidend zu der lithiuminduzierten Polyurie beitragen (Übersicht: Hensen et al. 1996). Der verminderten Ansprechbarkeit der Sammelrohre gegenüber endogenem und exogenem Vasopressin entsprechend sind die Vasopressin-Serum-Konzentrationen trotz manifester Polyurie zumeist normal oder sogar bis auf das 5fache erhöht (Cox u. Singer 1975; Forrest 1979).

Durch hohe Dosen ADH bzw. DDAVP kann die lithiumbedingte Polyurie vermindert werden, was auf einen kompetitiven Mechanismus zwischen Lithium und ADH schließen läßt. Beim Syndrom der inadäquaten ADH-Sekretion (SIADH) kann Lithium zur Reduzierung der inadäquaten Wasserretention therapeutisch genutzt werden. Aufgrund der Nebenwirkungen ist Lithium hier nicht die Therapie der ersten Wahl.

Kasuistisch wurde über einen ADH-sensitiven zentralen Diabetes insipidus unter Lithiumtherapie berichtet. Singer et al. 1972 fanden bei einem von drei lithiumbehandelten polyurischen Patienten eine unvollständige Antwort auf ADH, weshalb sie schlußfolgerten, daß es sich um einen nephrogenen Diabetes insipidus handeln müsse, der durch die lithiumbedingte Hemmung des ADH-stimulierten Wasserrückflusses entsteht. Baylis und Heath (1978) untersuchten 48 mit Lithium behandelte Patienten hinsichtlich Häufigkeit und Ursachen der Polyurie. Siebzehn Patienten, alle unter therapeutischen Lithium-Serum-Spiegeln, zeigten mangelnde Urinkonzentrationsfähigkeit im Durstversuch, 10 aufgrund eines nephrogenen Diabetes insipidus, ein Patient aufgrund eines zentralen Diabetes insipidus. Hinweise auf eine primäre Polyurie ergaben sich nicht. Da keine Elektrolytstörungen auftraten und die Patienten nur mäßig beeinträchtigt waren, bestand keine Notwendigkeit zum Absetzen der Lithiumtherapie.

Penney und Hampton (1990) verglichen das Durstempfinden nach osmotischer Stimulation bei 7 nicht polyurischen Patientinnen unter Lithiumtherapie und 7 weiblichen Kontrollpersonen. Das Durstempfinden wurde bei den Lithiumpatientinnen bereits bei signifikant niedrigerer Serumosmolalität ausgelöst.

Neben diesen primär funktionellen Störungen können im Rahmen einer chronischen Lithiumnephropathie auch sekundäre pathoanatomische Tubulusveränderungen zur Polyurie beitragen bzw. diese nach Absetzen von Lithium weiter unterhalten.

Die *Prognose* der Polyurie ist zumindest initial gut. So folgt in den ersten Jahren der Lithiumtherapie dem Absetzen der Medikation zumeist innerhalb weniger Wochen eine vollständige Remission. Jüngste Daten deuten jedoch darauf hin, daß sich nach langfristiger Lithiumeinnahme über mehr als 10–15 Jahre eine Persistenz der Polyurie infolge einer chronischen Lithiumnephropathie entwickelt (Bendz et al. 1996). Darüber hinaus ist zu berücksichtigen, daß die Polyurie infolge der zwanghaften Wasser- und Natriumverluste zu einer beträchtlichen Erhöhung des Intoxikationsrisikos führt.

Die sinnvollste Therapie bzw. Prophylaxe der Polyurie, sofern andere Ursachen ausgeschlossen wurden, besteht in einer Einstellung auf die niedrigsten, noch ausreichend prophylaktisch wirksamen Lithium-Serum-Konzentrationen. Aufgrund der Korrelation zwischen der Urinmenge und der minimalen Lithium-Serum-Konzentration ist auch durch Umstellung einer Mehrfach- auf eine Einmaldosierung pro Tag ein günstiger Effekt zu erwarten. Darüber hinaus besteht prinzipiell die Möglichkeit, die Urinmenge medikamentös mit Amilorid (Batlle et al. 1985), Thiaziden (Jacobsson u. Berg 1994) oder Indometacin (Martinez et al. 1993) zu verringern. 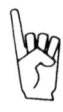 Während das kaliumsparende Diuretikum Amilorid direkt über eine Hemmung der zellulären Lithiumaufnahme im distalen Tubulus und Sammelrohr die Urinmenge vermindert, erfolgt dies bei Thiaziddiuretika indirekt über eine Abnahme des Extrazellulärvolumens und konsekutiv vermehrter proximal-tubulärer Filtratrückresorption. Das nichtsteroidale Antiphlogistikum Indometacin führt vermutlich über eine Hemmung der renalen Prostaglandinsynthese zu einem Rückgang der Diurese. Sowohl Thiazide als auch Indometacin gehen jedoch mit einer Abnahme der Lithium- und z.T. auch der Kreatinin-Clearance einher, was das Intoxikationsrisiko erhöht und eine strikte Überwachung der S-Lithium- und S-Kreatininkonzentration erforderlich macht. Insofern sollten beide Substanzklassen bei Lithiumpatienten generell nur mit großer Vorsicht eingesetzt werden. Im Gegensatz dazu führt Amilorid weder zu einer Abnahme der Lithium- oder Kreatinin-Clearance noch der Serum-Kalium-Konzentration (Batlle et al. 1985), so daß bei einer etwaigen Indikation zur Polyuriebehandlung in erster Linie Amilorid in Betracht gezogen werden sollte.

Säure-Basen-Haushalt

Bei einigen Patienten werden unter der Lithiumprophylaxe ein alkalischer Urin und eine unzureichende Urinansäuerung nach einer Säurebelastung beobachtet (Perez et al. 1975; Donker et al. 1979). Da weder ein Bikarbonatverlust noch eine systemische Azidose vorliegen, entspricht diese Konstellation einer inkompletten renalen tubulären Azidose vom distalen Typ. Ursächlich liegt der Störung vermutlich eine Interaktion des Lithiums mit der aktiven tubulären H-Ionen-Sekretion zugrunde (Bank et al. 1982; Dafnis et al. 1992). In klinischer Hinsicht ist diese unerwünschte Wirkung von untergeordneter Bedeutung. Allerdings könnte sie bei bestimmten Krankheitszuständen zu einer rascheren und ausgeprägteren Azidoseentwicklung beitragen.

Elektrolythaushalt

Zu Beginn der Lithiummedikation kommt es zu einer akuten Mehrausscheidung verschiedener Elektrolyte im Harn (Na, K, Ca, P, Cl, Bikarbonat). Unter einer Dauertherapie sind diese Veränderungen zumeist nicht mehr nachweisbar. Eine klinische Relevanz konnte bisher für keine dieser Elektrolytstörungen gesichert werden. Hiervon zu trennen ist eine unter längerfristiger Lithiumeinnahme evtl. auftretende Störung der Kalziumhomeostase (siehe Kap. 4.7).

Literatur

Abraham G, Waldron JJ, Lawson JS (1995) Are the renal effects of lithium modified by frequency of administration? Acta Psychiatr Scand 92:115-118

Albrecht J, Kampf D, Müller-Oerlinghausen B (1980) Renal function and biopsy in patients on lithiumtherapy. Pharmakopsychiat 13:228-234

Bank N, Lief PD, Aynedijian HS, Mutz BF (1982) Studies of the urinary acidification defect induced by lithium. Am J Physiol 242:F23-F29

Batlle DC, von Riotte AB, Gaviria M, Grupp M (1985) Amelioration of polyuria by amiloride in patients receiving long-term lithium therapy. N Engl J Med 312:408-414

Baylis PH, Heath DA (1978) Water disturbances in patients treated with oral lithium carbonate. Ann Intern Med 88:607-609

Bendz H (1985) Kidney function in a selected lithium population. A prospective, controlled lithium-withdrawal study. Acta Psychiatr Scand 72:451-463

Bendz H, Sjödin I, Aurell M (1996) Renal function on and off lithium in patients treated with lithium for 15 years or more. A controlled, prospective lithium-withdrawal study. Nephrol Dial Transplant 11:457-460

Boton R, Gaviria M, Batlle DC (1987) Prevalence, pathogenesis, and treatment of renal dysfunction associated with chronic lithium therapy. Am J Kidney Dis 10:329-345

Bucht G, Wahlin A (1980) Renal concentrating capacity in long-term lithium treatment and after withdrawal of lithium. Acta Med Scand 207:309–314

Bucht G, Wahlin A, Wentzel T, Windblad B (1980) Renal function and morphology in long-term lithium and combined lithium-neuroleptic treatment. Acta Med Scand 208:381–385

Burrows GD, Davies B, Kincaid-Smith P (1978) Unique tubular lesion after lithium. Lancet 1:1310

Chan WY, Mosca P, Rennert OM (1981) Lithium nephrotoxicity: a review. Ann Clin Lab Sci 11:343–349

Christensen S, Ottosen PD (1986) Lithium-induced uraemia in rats: survival and renal function and morphology after one year. Acta Pharmacol Toxicol Copenh 58:339–347

Cockcroft DW, Gault MH (1976) Prediction of creatinine clearance from serum creatinine. Nephron 16:31–41

Coppen A, Bishop ME, Bailey JE, Cattel WR, Price RG (1980) Renal function in lithium and non-lithium treated patients with affective disorders. Acta Psychiat Scand 62:343–355

Cox M, Singer J (1975) Lithium and water metabolism. Amer J Med 59:153–157

Dafnis E, Kurtzman NA, Sabatini S (1992) Effect of lithium and amiloride on collecting tubule transport enzymes. J Pharmacol Exp Ther 261:701–706

Donker AJM, Prins E, Meijer S, Sluiter WJ, Berkestijn JWB van, Dols LCW (1979) A renal function study in 30 patients on long-term lithium therapy. Clin Nephrol 12:254–262

Fenves AZ, Emmett M, White MG (1984) Lithium intoxication associated with acute renal failure. South Med J 77:1472–1474

Forrest JN (1979) Effects of lithium on the transport of water and cations by the kidney. In: Schou M, Strömgren E (eds) Origin, prevention and treatment of affective disorders. Academic Press, London New York San Francisco, pp. 83–94

Hansen HE (1981) Renal toxicity of lithium. Drugs 22:461–476

Hansen HE, Amdisen A (1978) Lithium intoxication (report of 23 cases and review of 100 cases from the literature). Quart J Med, N S 47:123–144

Hansen HE, Hestbech J, Soerensen JL, Noergaard K, Heilskov J, Amdisen A (1979) Chronic interstitial nephropathy in patients on long-term lithium treatment. Quart J Med, N S 48:577–591

Hensen J, Haenelt M, Gross P (1996) Lithium induced polyuria and renal vasopressin receptor density. Nephrol Dial Transplant 11:622–627

Hestbech J, Hansen HE, Amdisen A, Olsen S (1977) Chronic renal lesions following long-term treatment with lithium. Kid Int 12:205–213

Hetmar O, Brun C, Ladefoged J, Larsen S, Bolwig TG (1989) Long-term effects of lithium on the kidney: functional-morphological correlations. J Psychiatr Res 23:285–297

Hetmar O, Povlsen UJ, Ladefoged J, Bolwig TG (1991) Lithium: long-term effects on the kidney. A prospective follow-up study ten years after kidney biopsy. Brit J Psychiatry 158:53–58

Jacobsson B, Berg U (1994) Effect of hydrochlorothiazide and indomethacin treatment on renal function in nephrogenic diabetes insipidus. Acta Paediatr 83:522–525

Jensen HV, Hemmingsen L, Holm J, Christensen EM, Aggernaes H (1992) Urinary excretion of albumin and retinol-binding protein in lithium-treated patients: a longitudinal study. Acta Psychiatr Scand 85:480–483

Kallner G, Petterson U (1995) Renal, thyroid and parathyroid function during lithium treatment: laboratory tests in 207 people treated for 1–30 years. Acta Psychiat Scand 91:48–51

Lavender S, Brown JN, Berrill WT (1973) Acute renal failure and lithium intoxication. Postgrad Med J 49:277–279

Lehmann K, Ritz E (1995) Angiotensin-converting enzyme inhibitors may cause renal dysfunction in patients on long-term lithium treatment. Am J Kidney Dis 25:82–87

Martinez EJ, Sinnott JT, Rodriguez-Paz G, Oehler RL (1993) Lithium-induced nephrogenic diabetes insipidus treated with indomethacin. South Med J 86:971–973

McAuliffe WG, Olesen OV (1983) Effects of lithium on the structure of the rat kidney. Nephron 34:114–124
Mignat C, Unger T (1995) ACE inhibitors. Drug interactions of clinical significance. Drug Saf 12:334–347
Nilsson A, Axelsson R (1989) Effects of long-term lithium treatment on thyroid and renal function (serum creatinine and maximal urine osmolality) – a prospective study in psychiatric patients. Curr Ther Res 46:85–102
Olsen S (1976) Renal histopathology in various forms of acute anuria in man. Kid Int 10:S2–S8
Penney MD, Hampton D (1990) The effect of lithium therapy on arginine vasopressin secretion and thirst in man. Clin Biochem 23:233–236
Perez GO, Oster JR, Vaamonde CA (1975) Incomplete syndrome of renal tubular acidosis induced by lithium carbonate. J Lab Clin Med 86:386–394
Phan L, Coulomb F, Boudon M, Gallois H, Kleinknecht D (1991) Glomerulonephrite extramembraneuse induite par le lithium. Nephrologie 12:185–187
Plenge P, Mellerup ET, Noergaard T (1981) Functional and structural rat kidney changes caused by peroral or parenteral lithium treatment. Acta Psychiat Scand 63:303–313
Rafaelsen OJ, Bolwig TG, Ladefoged J, Brun C (1979) Kidney function and morphology in long-term lithum treatment. In: Cooper TB, Gershon S, Kline NS, Schou M (eds) Lithium: controversies and unresolved issues. Excerpta Medica, Amsterdam, pp.578–583
Rose SR, Klein-Schwartz W, Oderda GM, Gorman RL, Young WW (1988) Lithium intoxication with acute renal failure and death. Drug Intell Clin Pharm 22:691–694
Santella RN, Rimmer JM, MacPherson BR (1988) Focal segmental glomerulosclerosis in patients receiving lithium carbonate. Am J Med 84:951–954
Schou M, Amdisen A, Thomson K, Vestergaard P, Hetmar O, Mellerup ET, Plenge P, Rafaelsen OJ (1982) Lithium treatment regimen and renal water handling: the significance of dosage pattern and tablet type examined through comparison of results from two clinics with different treatment regimens. Psychopharmacology 77:387–390
Schou M, Vestergaard P (1988) Prospective studies on a lithium cohort. 2. Renal function. Water and electrolyte metabolism. Acta Psychiatr Scand 78:427–433
Schou M, Hansen HE, Thomsen K, Vestergaard P (1989) Lithium treatment in Aarhus. 2. Risk of renal failure and of intoxication. Pharmacopsychiatry 22:101–103
Schreiner GE, Maher JF (1965) Toxic nephropathy. Amer J Med 38:409–416
Singer I, Rotenberg D, Puschett JB (1972) Lithium induced nephrogenic diabetes insipidus. In vivo and in vitro studies. J Clin Invest 51:1081–1091
Sugawara M, Hashimoto K, Ota Z (1988) Involvement of prostaglandin E2, cAMP, and vasopressin in lithium-induced polyuria. Am J Physiol 254(6 Pt 2):R863–869
Tam VK, Green J, Schwieger J, Cohen AH (1996) Nephrotic syndrome and renal insufficiency associated with lithium therapy. Am J Kidney Dis 27:715–720
Vestergaard P, Amdisen A (1981) Lithium treatment and kidney function. A follow-up study of 237 patients in long-term treatment. Acta Psychiatr Scand 63:333–345
Vestergaard P, Schou M (1988) Prospective studies on a lithium cohort. 1. General features. Acta Psychiatr Scand 78:421–426
Walker RG, Bennett WM, Davies BM, Kincaid-Smith P (1982) Structural and functional effects of long-term lithium therapy. Kid Int 21 (suppl 11):13–19
Walker RG, Dowling JP, Alcorn D, Ryan G, Kincaid-Smith P (1983) Renal pathology associated with lithium therapy. Pathology 15:403–411
Walker RG, Escott M, Birchall I, Dowling JP, Kincaid-Smith P (1986) Chronic progressive renal lesions induced by lithium. Kid Int 29:875–881
Waller DG, Edwards JG, Polak A (1985) Neuroleptics, lithium and renal function. Br J Psychiatry 146:510–514

KAPITEL 4.5

Wirkung von Lithiumsalzen auf Kohlenhydratstoffwechsel, Körpergewicht und gastrointestinale Funktionen

B. Müller-Oerlinghausen

Synopsis

1. Unter bestimmten Versuchsbedingungen und insbesondere im Tierexperiment kann Lithium eine insulinartige Wirkung entfalten, jedoch kann die glukoseinduzierte Insulinfreisetzung auch gehemmt werden.
2. An langfristig mit Lithium behandelten Patienten wurden von mehreren Untersuchern Glukosetoleranztests durchgeführt, die zu widersprüchlichen Ergebnissen geführt haben. Eine Verschlechterung der Glukosetoleranz ist wahrscheinlich im Zusammenhang mit der lithiumbedingten Zunahme des Körpergewichts zu sehen.
3. Gewichtszunahme scheint bei einem Drittel lithiumbehandelter Patienten vorzukommen. Die durchschnittliche Gewichtszunahme wird mit 4 bis 10 kg angegeben. Die für Übergewichtige typischen Eßgewohnheiten sowie das Trinken kalorienhaltiger Getränke spielen dabei eine entscheidende Rolle.
4. Im Hinblick auf die bekannte Exzeßmortalität durch kardiovaskuläre Erkrankungen bei manisch-depressiven Patienten sollte eine übermäßige Gewichtszunahme lithiumbehandelter Patienten rechtzeitig verhindert werden.
5. Übelkeit, Magenschmerzen und häufige Stuhlentleerungen sind oft beklagte, unerwünschte Wirkungen einer Lithiumtherapie, deren Intensität und Häufigkeit von der Art der verwendeten galenischen Zubereitung abhängt. Auch dem Einnahmezeitpunkt der Tabletten – vor bzw. nach dem Essen – kommt in diesem Zusammenhang Bedeutung zu.

Kohlenhydratstoffwechsel

Seitdem Weiss 1924 einen „antidiabetischen" Effekt von Lithium postulierte, sind die Wirkungen des Lithiumions auf den Kohlenhydratstoffwechsel von Tier und Mensch häufig untersucht worden, ohne daß sich bislang eine restlos befriedigende Erklärung für die berichteten Befunde und für die Widersprüche der Beobachtungen, insbesondere beim Menschen, ergeben hat.

Tierexperimentelle Befunde

Es kann hier nicht der Ort sein, ausführlich auf die zahlreichen tierexperimentellen Befunde in vitro und in vivo einzugehen. Es sei auf Kap. 2.2, Johnson (1988) sowie eine ältere Übersicht verwiesen (Passoth 1978). Danach steht fest, daß Lithium in Konzentrationen, die meist über den therapeutisch üblichen liegen, die Glukoseaufnahme und die Glykogensynthese im Muskelgewebe erhöht. Dies wird als sog. insulinartiger Effekt bezeichnet. Nach tierexperimentellen Untersuchungen steht die Erhöhung des Glukosetransports in den Muskel mit der durch Lithium bewirkten Erhöhung des zytosolischen Kalziums in Verbindung (Bigornia u. Bihler 1985). Vergleichbare Effekte finden sich auch im Rattenhirn (Mickel et al. 1978). Von dänischen Autoren wurde berichtet, daß die Veränderungen des Glukosestoffwechsels im Rattenhirn nicht von der absoluten Lithium-Serum-Konzentration, sondern von dem Gradienten der Konzentrationsänderung und damit von der Applikationsweise der Lithiumsalze abhängen (Plenge 1978, 1982).

Auf der anderen Seite wurde in vitro eine Hemmung der Glykogensynthetasekinase beschrieben. Der Glykogengehalt der Leber nimmt bei Akutversuchen mit Lithium ab, jedoch bei chronischen Versuchen über 10 Tage signifikant zu. Dieser Befund läßt sich als ein Rückkoppelungseffekt erklären: Die durch Lithium primär erhöhte Plasma-Glukagon-Konzentration ruft eine erhöhte Insulinsekretion hervor, die dann durch Hemmung der Glykogenolyse eine hepatische Glykogenvermehrung bewirkt. In der Tat wurde im chronischen Versuch bei Ratten eine Abnahme der Serumglukosewerte und eine Verbesserung der Glukosetoleranz beobachtet. Vendsborg (1979) berichtete über eine verbesserte Glukosetoleranz unmittelbar nach Lithiumaufnahme. Lithiumsalze besitzen jedoch auch inhibitorische Effekte auf die Insulinsekretion und zwar in der 2. Phase der glukosestimulierten Insulinfreisetzung am perfundierten Pankreas (Fontela et al. 1994). Tierexperimentelle Daten von Fontela et al. (1986) deuten auf einen möglichen Einfluß endogener Opioide über Vermittlung sympathoadrenaler Systeme. Im Tierversuch an normalen und durch Streptozotocin diabetischen männlichen Wistar-Ratten kommt es unter dem Einfluß von Lithium zu einem Blutzuckeranstieg. Der Blutzuckeranstieg war ausgeprägter bei den diabetischen Ratten. Die Insulinkonzentrationen nahmen unter dem Einfluß von Lithium bei den normalen Ratten ab, die schon niedrigen Insulinwerte der diabetischen Ratte veränderten sich nicht weiter. Unter dem Einfluß

Tabelle 1. Einfluß von Lithium auf einzelne Parameter des Kohlenhydratstoffwechsels in verschiedenen Organen. (+ = Zunahme, - = Abnahme, 0 = kein Effekt)

Organ	Glukose-aufnahme	Glykogen-konzentration	Laktatfrei-setzung	Glukose-konzentration	Insulinfrei-setzung	Glukagon-freisetzung
Muskel	+	kurzfr. + langfr. ++	kurzfr. 0 langfr. (-)			
Hirn	+	+				
Leber	0	kurzfr. - langfr. ++	0			
Blut				kurzfr. (+) langfr. -	kurzfr. (+) langfr. -	kurzfr. (+)

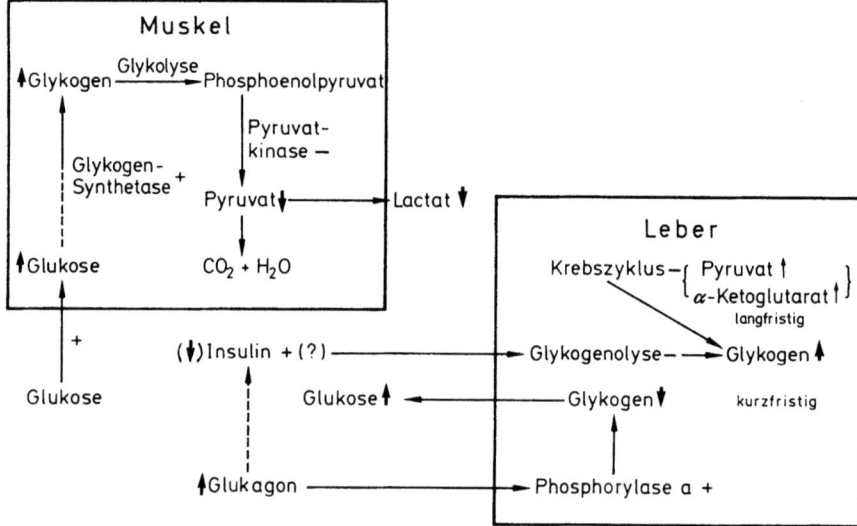

Abb. 1. Schematische Darstellung der experimentell gesicherten Wirkungen des Lithiumions auf den Kohlenhydratstoffwechsel. „-" bzw. „+" = hemmende bzw. stimulierende Einflüsse auf Enzyme oder Stoffwechselprozesse; ↑ bzw. ↓ = Erhöhung oder Senkung von Substratkonzentrationen oder Insulinfreisetzung

von Lithium wurden in beiden Gruppen höhere Glukagonwerte gemessen (Hermida et al. 1994).

Beobachtungen am Menschen

Auch die Ergebnisse von Untersuchungen am Menschen liefern ein wenig einheitliches Bild. Unter einer einmaligen Lithiumgabe wurde von Shopsin et al. (1972) bei akut psychiatrischen Patienten mit verschiedenen Diagnosen eine verschlechterte Glukosetoleranz beschrieben. Vendsborg et al. (1973) sahen in einer besser kontrollierten Studie keine Änderung, während Vendsborg und Rafaelsen (1973) bei neurotischen Patienten eine Verbesserung im intravenösen Glukosetoleranztest beschrieben.

Unter der Bedingung einer mehrwöchigen Lithiumeinnahme fanden van der Velde und Gordon (1969) und Puergyi (1972) eine Verbesserung, Heninger und Mueller (1970) sowie Shopsin et al. (1972) dagegen eine Verschlechterung der Glukosetoleranz. Es ist allerdings zu berücksichtigen, daß nicht nur verschiedene Formen der Glukosetoleranzuntersuchungen zum Einsatz kamen, sondern daß sich auch das psychopathologische Bild der Patienten in manchen Studien zum Zeitpunkt der zweiten Untersuchung offenbar geändert hatte. Aus diesem Grunde haben z. B. Heninger und Müller ihre Ergebnisse auch nicht im Sinne eines direkten Lithiumeffektes interpretiert.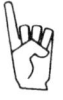

An einer Population von nichtpsychiatrischen Patienten mit Morbus Menière, die 6 Monate entweder Placebo oder Lithiumsalze erhielten, konnten Vendsborg und Prytz (1976) keine Veränderung der intravenösen Glukosetoleranz feststellen. Auch Diebold et al. (1982) sahen bei einer Population langfristig mit Lithium behandelter Patienten im Vergleich zu einer Kontrollgruppe keine Veränderungen der oralen Glukosetoleranz, wohl aber eine Erhöhung der Plasma-Insulin-Spiegel während des oralen Glukosetoleranztests. Mellerup et al. (1983) untersuchten die zirkadiane Rhythmik der Blutglukose und fanden bei lithiumbehandelten Patienten im Vergleich zu anderen Kontrollgruppen höhere Werte, solange sie psychopathologisch unauffällig, jedoch niedrigere Werte, wenn sie depressiv waren. An einer größeren Kohorte von Patienten, die zwischen 6 Monaten und 6 Jahren Lithiumsalze erhalten hatten, wurden keine Hinweise für eine diabetogene Wirkung von Lithium gewonnen (Vestergaard u. Schou 1987). In einer Untersuchung an 49 psychopathologisch unauffälligen Patienten der Berliner Lithiumkatamnese wurde unter Zugrundelegung verschiedener internationaler Kriterien (EDESG; WHO) zur Beurteilung des einzeitigen oralen Glukosetoleranztests eine im Vergleich zu großen Referenzstichproben aus der Normalbevölkerung signifikante Häufung von pathologischen Blutzuckerkurven, die mit erhöhten Plasma-Insulin-Spiegeln einhergingen, festgestellt (Passoth 1978; Müller-Oerlinghausen et al. 1979). Es wurde keine Korrelation mit dem Lithium-Serum-Spiegel, wohl aber mit dem Alter und dem Übergewicht der Patienten (s.u.) beobachtet. Bemerkenswerterweise war die Häufigkeit pathologischer Blutzuckerverläufe bei einer Wiederholungsuntersuchung an den gleichen Patienten nach 6 Monaten geringer. Diese Ergebnisse sollten sicher nicht als Hinweis für einen direkten Effekt von Lithium interpretiert werden. Dagegen ist eine sekundäre Verschlechterung der Glukosetoleranz als Folge der lithiuminduzierten Körpergewichtserhöhung vorstellbar. Zum anderen dürfte, insbesondere für die Variabilität der Befunde und die scheinbare Widersprüchlichkeit der in der Literatur berichteten Ergebnisse, bedeutsam sein, daß bei manisch-depressiven Patienten, insbesondere während depressiver Phasen, eine erhebliche Variabilität der Glukosetoleranz beobachtet wird (Pryce 1958; van der Velde u. Gordon 1969, 1972; Diebold 1976; Wright et al. 1978; Diebold u. Jackenkroll 1981). Pusch et al. (1977) untersuchten eine Gruppe von neurotischen Patienten, von denen ca. 2/3 pathologische Glukosetoleranzkurven zeigten.

In jedem Falle dürfte es sich empfehlen, die Blutglukosewerte, insbesondere bei älteren und übergewichtigen Patienten, während einer Lithiumlangzeittherapie in regelmäßigen Abständen zu kontrollieren. Kasuistisch wurde über das Neuauftreten eines Diabetes mellitus bzw. einer Ketoazidose unter einer Lithiumtherapie gelegentlich berichtet (Craig u. Evans 1977; Johnston 1977; Waziri u. Nelson 1978; Kondziela et al. 1985). Andererseits stellten Villeneuve et al. (1971) bei 5 Diabetikern von 63 Patienten während einer 2 Jahre dauernden Lithiumbehandlung keine Verschlechterung des Diabetes fest. In einer neueren Studie an 6 Patienten mit Diabetes mellitus wurde durch eine allerdings nur einwöchige Lithiumgabe der Glukosestoffwechsel nicht ungünstig beeinflußt (Jones et al. 1983).

Körpergewicht

Die Zunahme des Körpergewichts unter Lithiumlangzeitmedikation ist vielleicht einer der häufigsten Gründe für den Wunsch, eine auch ansonsten erfolgreiche Therapie abzubrechen (als Übersicht siehe Chen u. Silverstone 1990). Die Häufigkeit dieser unerwünschten Wirkung wird mit 10–73% der Patienten angegeben. In einer prospektiv untersuchten Kohorte von lithiumbehandelten Patienten fanden Vestergaard et al. (1988) eine durchschnittliche Gewichtszunahme von 4 kg bei 73% der Patienten. Die Zunahme betrug 10 kg und mehr bei 23%, wobei das Gewicht vor allem in den ersten zwei Jahren der Behandlung stark anstieg, um dann weitgehend konstant zu bleiben. Eine schottische Studie berichtete über Gewichtsprobleme bei 30% der lithiumbehandelten Patienten (McCreadie u. Morrison 1985). Dabei ergaben sich zwei praktisch bedeutsame Zusammenhänge: Zum einen bestand eine klare Korrelation mit dem täglichen Trinkvolumen (kalorienhaltige Getränke!), zum anderen nahmen vor allem die Patienten an Gewicht zu, die schon zuvor übergewichtig gewesen waren (Vendsborg et al. 1976; Vestergaard et al. 1988). Diese Befunde konnten auch von Greil (1981) teilweise bestätigt werden, wobei allerdings nicht das Trinkverhalten, sondern vielmehr die für Übergewichtige typischen Eßgewohnheiten in der Patientengruppe mit Gewichtszunahme deutlich überrepräsentiert waren (vgl. Tabelle 2).

Müller-Oerlinghausen et al. (1979) verglichen die Verteilung der Körpergewichte von 49 lithiumbehandelten Patienten auf der Basis international eingeführter Maße, wie z. B. des Broca-Index, mit der einer repräsentativen Stichprobe der Bundesrepublik und stellten eine signifikante Häu-

Tabelle 2. Ergebnisse einer kontrollierten Studie zur Gewichtszunahme unter Lithiumbehandlung (Greil 1981)

	Lithiumpatienten	
	mit Gewichtszunahme (n = 10)	ohne Gewichtszunahme (n = 10)
Gewicht, ± % Normalgewicht		
unter Lithium	+35%	+6%
vor Lithium	+16%	+9%
Δ Gewicht	+19%	-3%
Zusatzmedikation	7	3
Appetit vermehrt	8	2
Durst vermehrt	9	5
tägliche Kalorienaufnahme (kcal)	2571	2073
Kalorienbilanz (kcal)	+713	+74
kcal/Mahlzeit	598	414

fung insbesondere von Fällen mit schwerem Übergewicht (Broca-Index >1,24) fest (Tabelle 3). Die lithiumbedingte Zunahme des Körpergewichts scheint noch ausgeprägter zu sein als diejenige unter Neuroleptika; denn zumindest gemessen am Idealgewicht fanden wir im Durchschnitt (Median) nur 2% Übergewicht bei einer neuroleptisch behandelten Population im Vergleich zu 9,2% bei den Patienten der Berliner Lithiumkatamnese (Müller-Oerlinghausen et al. 1978; vgl. auch Doss 1979). Im Widerspruch dazu stehen Befunde von Mathew et al. (1989), wonach sich der Body-Mass-Index einer Gruppe englischer Patienten (n = 117) während 5jähriger Behandlung in einer Lithiumambulanz kaum veränderte.

Die Ursache der Gewichtszunahme, die wohl vor allem auf eine echte Fettgewebsvermehrung (Kerry et al. 1970), weniger auf eine Wassereinlagerung zurückgeht, ist unklar. Eine placebokontrollierte Studie von Peselow et al. (1980) zeigte eine signifikant häufigere Gewichtszunahme unter Lithiumbehandlung; nur bei einem Patienten konnte jedoch eine Neigung zu Oedemen festgestellt werden. Es wurde neben einer erhöhten Kalorien-

Tabelle 3: Verteilung der prozentualen Übergewichte (unkorrigierter Broca-Index, BI) bei 49 Patienten im Vergleich zu den Erwartungswerten aus einer alters- und geschlechtskorrigierten repräsentativen Stichprobe der Bundesrepublik Deutschland (Müller-Oerlinghausen et al. 1979)

	Beobachtet	Erwartet
normal (BI <1,05)	19%	27,4%
leichtes Übergewicht (BI 1,05–1,14)	10%	10,2%
mittleres Übergewicht (BI 1,15–1,24)	7%	6,1%
schweres Übergewicht (BI >1,24)	13%	5,5%
		$p<0,01$

aufnahme (s.o.) die „insulinartige" Lithiumwirkung verantwortlich gemacht, aber auch eine mögliche Verstellung des hypothalamisch regulierten Sollwerts (Vendsborg et al. 1976). An Ratten wurden zwar Veränderungen des Fettstoffwechsels beobachtet (Fleischmann et al. 1974), andererseits fanden Voss und Schober (1978) eine Zunahme des Körperwassers und eine Abnahme des Fettanteils nach sechswöchiger Lithiumgabe, während Baptista et al. (1991) eine – wahrscheinlich insulinunabhängige – Gewichtszunahme nur bei weiblichen Tieren beobachteten.

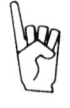

Verschiedene diätetische Vorschläge zur Führung übergewichtiger Patienten liegen in der Literatur vor (Dempsey et al. 1976; Varda et al. 1979). Jedoch scheinen die wichtigsten beiden Regeln zu sein, daß lithiumbehandelte Patienten regelmäßig, d. h. täglich ihr Gewicht kontrollieren und gegebenenfalls ihre Kalorienzufuhr beschränken, jedoch keineswegs eigenmächtig Abmagerungsdiäten beginnen sollten, ohne daß diese zuvor mit dem behandelnden Arzt besprochen wurden. Immer wieder erlebt man Lithiumintoxikationen, weil Patienten, insbesondere Patientinnen, unbedacht eine Abmagerungskur beginnen und dadurch weniger Kochsalz zu sich nehmen. Auf der anderen Seite sollte die Tatsache, daß zwar die Lithiumlangzeitmedikation nicht zu einer Erhöhung der Mortalität per se führt, manisch-depressive Patienten aber eine Exzeßmortalität durch kardiovaskuläre Erkrankungen aufweisen (siehe Kap. 3.8), ein Grund sein, eine übermäßige Gewichtszunahme lithiumbehandelter Patienten möglichst rechtzeitig zu verhindern (Glen et al. 1979; Weeke 1981; Norton u. Whalley 1984).

Gastrointestinale Störungen

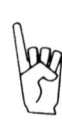

Übelkeit und Magenschmerzen bei der Einstellung auf Lithium, häufigere Stuhlentleerungen bzw. weiche Stuhlkonsistenz auch unter einer Langzeitmedikation, sind oft beklagte, unerwünschte Wirkungen. Besonders die zuletzt genannte scheint unter anderem von der Art der galenischen Zubereitung der Lithiumsalze abzuhängen. Retardtabletten führen offenbar häufiger zu Diarrhoen (Persson 1974; Edström u. Persson 1977). Dies wäre unter der Vorstellung plausibel, daß die Diarrhoe durch die Bindung von Wasser an nicht resorbiertes Lithium zustande kommt. Untersuchungen von Ehrlich u. Diamond (1983) machen nämlich wahrscheinlich, daß im Kolon kein Lithium mehr resorbiert wird. Auch die Salzform mag für das Entstehen gastrointestinaler Beschwerden eine Rolle spielen; jedenfalls brachte in 3 kasuistisch berichteten Fällen die Umstellung von Lithiumkarbonat auf Lithiumzitrat eine Besserung (Vasile u. Sheton 1982). Die Autoren vermuten, daß Lithiumkarbonat in hohen Dosen den Mageninhalt zu alkalisch werden läßt. Schließlich wurde auch gezeigt, daß Lithiumsulfat als Retardform auf nüchternen Magen gegeben häufiger zu

Durchfällen und schlechter Resorption führt, als wenn es nach dem Essen eingenommen wird (Jepson u. Sjögren 1975). Fast paradox mutet der kasuistische Bericht über einen Patienten mit einer chronisch sekretorischen Diarrhoe unbekannter Genese an, die nur durch Gabe von Lithium, nicht aber durch andere Substanzen wie z. B. Neuroleptika wesentlich gebessert wurde (Owyang 1984). Kasuistisch wurde über eine lithiuminduzierte Stomatitis berichtet (Bar Nathan et al. 1985).

Die Frage, ob Lithium eine protektive Wirkung gegen das peptische Ulkus besitzt, muß wohl noch weiter untersucht werden (Jepsen et al. 1983). An der Ratte wurden inzwischen eindeutige antisekretorische Effekte von Lithium auf die Magenschleimhaut gezeigt (Wong et al. 1984).

Literatur

Baptista T, Murzi E, Hernandez L, Burguera JL, Burguera M (1991) Mechanism of the sex-dependent effect of lithium on body weight in rats. Pharmacol Biochem Behav 38:533–537

Bar Nathan EA, Brenner S, Horowith I (1985) Nonspecific stomatitis due to lithium. Am J Psychiat 142:1126

Bigornia L, Bihler I (1985) The role of calcium in stimulation of sugar transport in muscle by lithium. Biochimica et Biophysica Acta 816:197–207

Chen Y, Silverstone T (1990) Lithium and weight gain. Int Clin Psychopharmacol 5:217–225

Craig J, Evans I (1977) Diabetes mellitus in patients on lithium. Lancet II:1028

Dempsey GM, Dunner DL, Fieve RR, Farkas T, Wong J (1976) Treatment of excessive weight gain in patients taking lithium. Am J Psychiat 133:1082–1084

Diebold K (1976) Untersuchungen zum Nüchternblutzucker von endogen Depressiven, Schizophrenen und Neurotikern. Arch Psychiat Nervenkr 221:313–320

Diebold K, Jackenkroll R (1981) Untersuchungen der Glukosetoleranz bei psychiatrischen Krankheitsgruppen. In: Reimer F (Hrsg.) Somatische Psychiatrie. Neue Aspekte in Forschung und Therapie. Kunow, Weinsberg, S.21–31

Diebold K, Freisburger E, Barwich D (1982) Untersuchungen chemischer, zellulärer und hormoneller Parameter des Blutes bei affektiv-psychotischen Patienten unter Lithium-Prophylaxe. Arzneim Forsch Drug Res 32:884

Doss FW (1979) The effect of antipsychotic drugs on body weight: a retrospective review. J Clin Psychiat 40:528 530

Edström A, Persson G (1977) Comparison of side-effects with coated lithium carbonate tablets and lithium sulphate preparations giving medium-slow and slow release. A double-blind crossover study. Acta Psychiat Scand 55:153–158

Ehrlich B, Diamond JM (1983) Lithium absorption: implications for sustained-release lithium preparations. Lancet 1:306

Fleischmann Al, Lenz PH, Bierenbaum ML (1974) Effect of lithium upon lipid metabolism in rats. J Nutr 104:1242

Fontela T, Hermida OG, Gomez-Acebo J (1986) Blocking effect of naloxone, dihydroergotamine and adrenalectomy in lithium-induced hyperglycaemia and glucose intolerance in the rat. Acta Endocrinol 111:342–348

Fontela T, Silvestre RA, Salas M, Marco J, Hermida OG (1994) Inhibitory effect of lithium on glucose-induced insulin release in the perfused rat pancreas. Lithium 5:95–98

Glen AIM, Dodd M, Hulme EB, Kreitman N (1979) Mortality on lithium. Neuropsychobiol 5:167–173

Greil W (1981) Pharmakokinetik und Toxikologie des Lithiums. Bibl Psychiat 161:69–103

Heninger GR, Mueller PS (1970) Carbohydrate metabolism in mania before and after lithium carbonate treatment. Arch Gen Psychiat 23:310

Hermida OG, Fontela I, Ghiglione M, Uttenthal LO (1994) Effect of lithium on plasma glucose, insulin and glucagon in the hyperglycaemic response. Br J Pharmacol 111:861–865

Jepsen PW, Jensen E, Plenge P, Rafaelsen OJ (1983) Peptic ulcer complaints in lithium-treated and non-lithium-treated manic-depressive patients. Acta Psychiat Scand 67:358–360

Jepson J, Sjögren J (1975) The influence of food on side-effects and absorption of lithium. Acta Psychiat Scand 51:285–288

Johnson FN (1988) Lithium and the endocrine system. Karger, Basel

Johnston BB (1977) Diabetes mellitus in patients on lithium. Lancet 11:935

Jones GR, Lazarus JH, Davies CJ, Greenwood RH (1983) The effect of short-term lithium carbonate in type-II diabetes mellitus. Hormone Metab Res 15:422–428

Kerry RJ, Liebling LI, Owen G (1970) Weight changes in lithium responders. Acta Psychiat Scand 46:238–243

Kondziela JR, Kaufmann MW, Klein MJ (1985) Diabetic ketoacidosis associated with lithium: a case report. J Clin Psychiat 46:492–493

Mathew B, Murti Rao J, Sundari U (1989) Lithium-induced changes in the body mass index. Acta Psychiatr Scand 80:538–540

McCreadie RG, Morrison DP (1985) The impact of lithium in south-west Scotland. I. Demografic and clinical findings. Br J Psychiatr 146:70–80

Mellerup ET, Dam H, Wildschiødtz G, Rafaelsen OJ (1983) Diurnal variation of blood glucose during lithium treatment. J Aff Disord 5:341–347

Mickel RA, Hallidy L, Haugaard N, Haugaard ES (1978) Stimulation by lithium ions of the incorporation of „C-glucose" into glycogen in tat brain slices. Biochem Pharmacol 27:799–800

Müller-Oerlinghausen B, Passoth PM, Poser W, Schlecht W (1978) Zum Einfluß langfristiger Behandlung mit Neuroleptika oder Lithiumsalzen auf den Kohlenhydratstoffwechsel. Arzneim Forsch Drug Res 28:1522 1524

Müller-Oerlinghausen B, Passoth PM, Poser W, Pudel V (1979) Impaired glucose tolerance in long-term lithium-treated patients. Int Pharmacopsychiat 14:350–362

Norton B, Whalley LJ (1984) Mortality of a lithium-treated population. Brit J Psychiat 145:277

Owyang C (1984) Treatment of chronic secretory diarrhea of unknown origin by lithium carbonate. Gastroenterol 87:714–718

Passoth PM (1978) Zum Einfluß einer Langzeitbehandlung mit Lithiumsalzen auf den Kohlenhydratstoffwechsel von Patienten mit affektiven Psychosen. Med. Dissertation, Freie Universität Berlin

Persson G (1974) Plasma lithium levels and side-effects during administration of a slow release lithium sulphate preparation (lithium lipett C) and lithium carbonate tablets. Acta Psychiat Scand 50:174–182

Peselow ED, Dunner DL, Fieve RR, Lautin A (1980) Lithium carbonate and weight gain. J Aff Disord 2:303–310

Plenge P (1978) Lithium effects on rat brain glucose metabolism in long-term lithium-treated rats studied in vivo. Psychopharmacol 58:317–322

Plenge P (1982) Lithium effects on rat brain glucose metabolism in vivo. Effects after administration of lithium by various routes. Psychopharmacol 77:348–355

Pryce JG (1958) The relationship between glucose tolerance, body weight and clinical state in melancholia. J Ment Sei 104:1079–1092

Puergyi P (1972) Über den Zusammenhang zwischen Glukosetoleranz und Depression sowie deren Therapie mit MAO-Hemmern und Lithiumsalzen. Nervenarzt 43:379–382

Pusch HJ, Koch W, Wegener M, Marx T (1977) Blutzucker-Regulationsverhalten bei vegetativ labilen Patienten mit neurotischem Fehlverhalten. Med Klin 72:1173–1176

Shopsin B, Stern S, Gershon S (1972) Altered carbohydrate metabolism during treatment with lithium carbonate. Arch Gen Psychiat 26:566–571

Varda VA, Bartak BR, Slowie LA (1979) Nutritional therapy of patients receiving lithium carbonate. J Am Diet Ass 74:149

Vasile RG, Sheton RP (1982) Alleviating gastrointestinal side-effects of lithium carbonate by substituting lithium citrate. J Clin Psychopharmacol 2:420

Velde CD van der, Gordon MW (1969) Manic-depressive illness, diabetes mellitus, and lithium carbonate. Arch Gen Psychiat 21:322–329

Velde CD van der, Gordon MW (1972) Biochemical and pharmacological variations in manic-depressive illness. Am J Psychiat 129:337–342

Vendsborg PB (1979) Intravenous glucose tolerance in lithium-treated rats. Acta Pharmacol Toxicol 45:240–244

Vendsborg PB, Rafaelsen OJ (1973) Lithium in man. Effect on glucose tolerance and serum electrolytes. Acta Psychiat Scand 49:601–610

Vendsborg PB, Mellerup ET, Rafaelsen OJ (1973) Lithium in man. Serum electrolyte and glucose after a single lithium load. Acta Psychiat Scand 49:97–103

Vendsborg PB, Prytz S (1976) Glucose tolerance and serum lipids in man after long-term lithium administration. Acta Psychiat Scand 53:64–69

Vendsborg PB, Bech P, Rafaelsen OJ (1976) Lithium treatment and weight gain. Acta Psychiat Scand 53:139–147

Vestergaard P, Schou M (1987) Does long-term lithium treatment induce diabetes mellitus? Neuropsychobiol 17:130–132

Vestergaard P, Poulstrup I, Schou M (1988) Prospective studies on a lithium cohort. 3. Tremor, weight gain, diarrhea, psychological complaints. Acta Psychiat Scand 78:434–441

Villeneuve A, Langlois M, Chabot C, Dogan K, Lachance R, St. Laurent C (1971) Lithium et variables somatiques. Int J Clin Pharmacol Ther Toxicol 4:303 308

Voss C, Schober HC (1978) Influence of lithium on body composition in rats. Acta Biol Med Germ 37:1243–1246

Waziri R, Nelson J (1978) Lithium in diabetes mellitus: a paradoxical response. J Clin Psychiat 39:623–625

Weeke A (1981) Todesursachen bei manisch-depressiven Patienten. In: Müller-Oerlinghausen B (Hrsg.) Klinische Relevanz der Kardiotoxizität von Psychopharmaka. pmi-Verlag, Frankfurt Zürich, S. 51–58

Weiss H (1924) Über eine neue Behandlungsmethode des Diabetes mellitus und verwandter Stoffwechselstörungen. Wien Klin Wschr 37:1142

Wong RKH, Beedeker B, Hickley TM, Wilkinson DS, Johnson LF (1984) Lithium chloride: protective and antisecretory properties in rats. Gastroenterol 87:362–371

Wright JH, Jacisin JJ, Radin NS, Bell RA (1978) Glucose metabolism in unipolar depression. Brit J Psychiat 132:386–393

KAPITEL 4.6

Unerwünschte Wirkungen der Lithiumtherapie an der Haut

G. Albrecht

> **Synopsis**
>
> 1. Lithiumnebenwirkungen an der Haut sind selten.
> 2. Lithium kann unerwünschte Hautreaktionen auslösen, bereits bestehende Dermatosen verschlimmern und/oder eine Therapieresistenz verursachen.
> 3. Unter Lithium kann eine Psoriasis erstmals auftreten, sich eine bereits bekannte Schuppenflechte verschlechtern oder in die pustulöse Variante umwandeln. (Andererseits kann Lithiumsuccinat topisch gegen das seborrhoische Ekzem angewandt werden.)
> 4. Die am häufigsten beschriebenen Hautkrankheiten unter Lithiumdauertherapie umfassen Akne und akneiforme Dermatosen. Sie treten bevorzugt bei jüngeren Patienten auf. Die stimulierende Wirkung von Lithium auf die Neutrophilen im Blut scheint generell das Entstehen von pustulösen Krankheitsbildern zu begünstigen.
> 5. Für die Behandlung ergeben sich folgende Konsequenzen: Bei den häufigeren, leichten Hautreaktionen sollte eine Therapie nach dermatologischen Grundregeln erfolgen. Handelt es sich um eine ausgedehnte und/oder den Patienten belastende Dermatose, sollte zunächst eine Dosisreduktion von Lithium erwogen werden. Nur in Ausnahmefällen ist ein Absetzen der Lithiummedikation erforderlich.

Medikamentenreaktionen an der Haut nehmen einen breiten Platz in der Dermatologie ein. Solche, die durch Lithium ausgelöst werden, spielen dabei nur eine geringe Rolle. Lithiumsalze finden sich in unterschiedlicher Menge in einer Fülle von Präparaten und sind nicht nur in der Psychiatrie gebräuchlich (Albrecht 1985). Insbesondere bei den Einzelbeobachtungen ist es oft schwierig festzustellen, ob Lithium selbst oder z. B. ein Konservierungsstoff als Ursache der Arzneimittelreaktion anzusehen ist. Eine immunpathogene Reaktion nach Coombs und Gell liegt nicht vor, somit entfallen Hautteste. Eher scheint Lithium Dermatosen zu triggern, eventuell spielen Co-Faktoren, wie z. B. eine Infektion, eine Rolle.

Die folgende Übersicht soll dazu dienen,
1. Die Vielfalt der möglichen Hautreaktionen unter Lithiumtherapie aufzuzeigen,
2. Überlegungen zu deren Entstehung zu geben und
3. der Frage der Dosisabhängigkeit nachzugehen.

Die Therapie erfolgt nach üblichen dermatologischen Grundregeln und wird nur bei Besonderheiten beschrieben.

Die unerwünschten Wirkungen von Lithium an der Haut bzw. den Hautanhangsgebilden lassen sich am besten wie folgt unterteilen:
A Hauterkrankungen:
1. Psoriasis vulgaris
2. Akne vulgaris und akneiforme Reaktionen
3. Andere Dermatosen
B Haarerkrankungen

Hauterkrankungen

Psoriasis vulgaris

Voorhees et al. (1975) beobachteten 6 Patienten mit Psoriais vulgaris, die nach Beginn einer Lithiumtherapie (durchschnittlicher Lithium-Serum-Spiegel 1,0 mmol/l) exazerbierte und die sich therapeutisch erst beeinflussen ließ, als Lithium abgesetzt bzw. dessen Konzentration unter den bei der prophylaktischen Behandlung noch wirksamen Grenzwert gesenkt wurde. Bei den drei von Skott et al. (1977) beschriebenen Patienten handelt es sich ebenfalls um Patienten mit bekannter Psoriasis vulgaris. Bei der ersten 33jährigen Patientin war die Psoriasis mit teer- und salizylsäurehaltigen Externa bisher gut beherrschbar gewesen. Einige Monate nach fortlaufender Lithiummedikation (Serumspiegel zwischen 0,6 und 1,1 mmol/l) entwickelte sie eine generalisierte Schuppenflechte mit ausgesprochener Therapieresistenz. Ganz ähnlich verhielten sich die beiden weiteren Patienten (Lithium-Serum-Spiegel 0,7 bis 1,2 bzw. 1,3 mmol/l). Reiffers und Dick (1977) beschrieben gleichfalls eine Patientin mit vorbestehender Psoriasis und Generalisation unter Lithiumbehandlung. Skoven und Thormann (1979) beobachteten zwei Jahre später 12 Patienten, die unter Lithiumtherapie eine Psoriasis entwickelten. Die Lithium-Serum-Spiegel lagen zwischen 0,7 und 1,2 mmol/l. Dabei bestand bei nur 3 Patienten eine präexistierende Schuppenflechte. Beide Autoren hoben hervor, daß sich unter Lithium bei mehreren Patienten die Psoriasis zunächst nur im behaarten Kopfbereich entwickelt und durch schwere therapeutische Beeinflußbarkeit ausgezeichnet habe. Unter Beibehaltung der Lithiumdosis breitete sich die Dermatose über das gesamte Integument aus und war selbst mit PUVA (Photochemotherapie mit Psoralon (Meladinine®) und UVA-Licht um 360 nm) bzw. mit Methotrexat nicht mehr beherrschbar. Bei dem 27jährigen Mann, der von Evans und Martin (1979) beobachtet wurde, kam es nach dreimonatiger Lithiumgabe bei negativer Familien- und Eigenanamnese zum Auftreten einer Psoriasis vulgaris. Interessanterweise wurde in diesem Zeitraum der Lithiumspiegel von 0,5–0,6 auf 0,9–1,2 mmol/l angehoben. Auch hier begann die Psoriasis am Kopf. Die Diagnose konnte durch die histologische Untersuchung der Haut bestätigt werden. Nach Absetzen von Lithium kam es zum Verschwinden der erythemato-squamösen Läsionen. Bakker und Pepplinkhuizen (1976) stellten 3 Fälle vor, bei denen sich eine stabile Psoriasis unter Lithiumdauermedikamentation in eine schwere, therapieresistente Psoriais vulgaris umwandelte. Bei einem weiteren Patienten entstand zum ersten Mal ein Schub einer Schuppenflechte.

Besonders interessant erscheint in diesem Zusammenhang eine Beobachtung von Lowe und Ridgeway (1978). Hierbei kam es bei einer Patientin mit stabiler Psoriasis vulgaris unter Lithium zu einer schweren Psoriasis pustulosa, die zum Absetzen der Medikation zwang. Danach erfolgte eine gute Remission. Als eine zweite manische Phase eine erneute Lithiumtherapie erforderlich machte, entwickelte sich wiederum eine Psoriasis pustulosa.

Die Psoriasis ist definiert durch epidermale Hyperproliferation und ein dermales, entzündliches Infiltrat. Vieles spricht dafür, die Psoriasis als immunologisches Geschehen aufzufassen, wobei der T-Zelle vom CD_4-Typ eine zentrale Rolle zukommt. Die Wechselwirkung zwischen immunkompetenten Zellen und Keratinozyten durch proinflammatorische Mediatoren scheint das pathogenetische Hauptprinzip zu sein. Bis heute ist der vollständige Ablauf der Erkrankung allerdings nicht geklärt, auch nicht die Frage, ob die Keratinozyten die Entzündungszellen stimulieren oder umgekehrt.

Folgende Zytokine finden sich in der psoriatischen Läsion vermehrt: Interleukin 6 (Il-6), Interleukin 8 (Il-8) und der Transforming growth faktor α (TGFα) fördern die Proliferation der Keratinozyten und/oder die Aktivierung von T-Zellen, B-Zellen, Makrophagen und Monozyten. Interleukin 2 (Il-2) und Interferon γ (IFNγ) werden von T-Helfer-Zellen (Typ 1) exprimiert und zeigen eine aktive lokale Immunantwort an. In dieses komplizierte Netzwerk von Mediatoren scheint Lithium einzugreifen. Bloomfield und Young konnten bereits 1983 zeigen, daß Lithiumsalze in vitro in der Lage sind, die neutrophilen Granulozyten von Psoriatikern verstärkt zu degranulieren, somit an der Initiation der psoriatischen Läsion beteiligt zu sein scheinen. Nachdem Beyaert und Mitarbeiter (1992) durch intradermale Injektion von Tumornekrosefaktor (TNF) und Lithiumchlorid (LiCl) eine psoriasiforme entzündliche Hautreaktion an Mäusen (mit initialer Vasodilatation und neutrophiler Infiltration, gefolgt von einem mononukleären Infiltrat) auslösen konnten, konnten sie in einem weiteren Versuch den weitgehend lokalen Anstieg von IL-6 demonstrieren. Ockenfels und Mitarbeiter (1995) konnten in Kulturen zeigen, daß der Zusatz von Lithium nur bei psoriatischen Keratinozyten zu einer Sekretion von TGFα, Il-2 und (besonders massiv!) von IFNγ führt. Somit ist denkbar, daß auch in vivo Lithium in das psoriatische Netzwerk der Zytokine eingreift und die Krankheit triggert bzw. unterhält.

Seit langem ist darüber hinaus bekannt, daß Lithium die auf der Zelloberfläche befindliche Adenylatzyklase hemmt. Dadurch wird die Konzentration an intrazellulärem zyklischen 3'5-AMP herabgesetzt, was die epidermale Zellproliferation fördert.

Neben vielen offenen Fragen bleibt vor allem ungeklärt, warum diese Mechanismen nicht regelmäßig bei allen Psoriatikern ablaufen. Von Interesse scheint zu sein, daß die lokale Anwendung von Lithium (8% Lithiumsukzinat in der Salbe Efalith®, Scotia Pharmaceutical Products, Glasgow) erfolgreich beim seborrhoischem Ekzem des Erwachsenen angewendet wird (Efalith Multicenter Trial Group). Das seborrhoische Ekzem wird von einigen Dermatologen dem Formenkreis der Psoriasis zugeordnet. Somit muß hier ein völlig anderer Wirkungsmechanismus vorliegen, möglicherweise hat Lithium einen antimikrobiellen Effekt auf Pityrossporum ovale.

Zusammenfassend läßt sich sagen, daß der Beginn einer bis dato unbekannten Psoriasis oder, was weitaus häufiger ist, die Exazerbation einer bekannten Psoriasis unter Lithium schwerwiegende Probleme nach sich ziehen kann. Nicht jede Psoriasis muß sich zwangsläufig unter Lithiummedikation verschlechtern und auch nicht notgedrungen therapieresistent werden (Abel et al. 1986; Abel 1992; eigene Beobachtungen). Es scheint allerdings Patienten zu geben, bei denen sich erst nach Absetzen oder Reduktion von Lithium die Psoriasis zurückbildet bzw. auf übliche antipsoriatische Medikation anspricht. Von einer absoluten Kontraindikation auf Grund einer bekannten Psoriasis kann allerdings nicht die Rede sein.

Akne und akneiforme Reaktionen

Ruiz-Maldonado und Mitarbeiter (1973) berichteten von einer 28jährigen Frau, die einen Monat nach Lithiumeinnahme (Serumkonzentration 0,9 mmol/l) eine schwere akneiforme Dermatitis im Gesicht und auf den Schultern entwickelte. Nach Absetzen des Medikamentes erfolgte zwar eine Rückbildung, nach erneuter Gabe von Lithium kam es jedoch zu einem Rezidiv. Yoder (1975) schilderte 4 Frauen, bei denen eine bestehende Akne unter Lithium aufflammte bzw. zum ersten Mal auftrat. Müller-Oerlinghausen (1977) berichtete von einer Patientin, die unter Lithiumtherapie eine so schwere Akne entwickelte, daß nach mehrmaligen Absetzversuchen die an sich dringend indizierte Lithiumtherapie endgültig abgebrochen werden mußte. Unter den 5 von Reiffers und Dick (1977) präsentierten Fällen befanden sich zwei Patienten mit Akne. Bei dem ersten Patienten lagen die Lithium-Serum-Spiegel zwischen 0,7 und 0,85 mmol/l, der zweite entwickelte sogar schmerzhafte Effloreszenzen bereits unter einer Lithium-Serum-Konzentration von 0,4 mmol/l. Bei der 21jährigen Patientin von Okrasinski (1977) erwies sich das Auftreten einer Akne vulgaris mit typischen Komedonen, Papeln, Pusteln und Zysten als dosisabhängig. Eine Ausheilung erfolgte erst nach Absetzen des Medikamentes. Hong (1982) beobachtete mehrere Patienten mit einer Akne unter einem ungewöhnlich hohen Lithiumspiegel von 1,5 bis 2,5 mmol/l. Seiner Beschreibung nach handelte es sich hier um eine Akne medicamentosa mit plötzlichem Beginn, fehlender Seborrhoe der Haut und ohne Auftreten von Komedonen und Zysten, jedoch Ausbreitung über den sogenannten seborrhoischen Bereich hinaus. Rüther (1983) sprach bei der von ihm vorgestellten 22jährigen Patientin (Lithium-Serum-Spiegel unter 0,7 mmol/l) lediglich von einer Akne papulo-pustulosa. Stamm und Lubach (1981) berichteten von einer 54 Jahre alten Frau, bei der es im Gefolge einer Lithiumtherapie zu einer rezidivierenden Hidradenitis suppurativa kam. Nach Unterbrechung der Lithiumtherapie bildeten sich die Hautveränderungen spontan zurück und rezidivierten nach Reexposition. Gupta und Mitarbeiter machten 1995 eine ähnliche Beobachtung.

Akneiforme Effloreszenzen unter Lithiumdauertherapie scheinen gern bei jüngeren Patienten im Alter von 20 bis 30 Jahren vorzukommen (Sarantidis u. Waters 1983). Seltener werden ältere Patienten erwähnt (Strothmeyer 1974). Die Fähigkeit von Lithium, pustulöse Medikamentenreaktionen auszulösen, mag durch seinen bekannten Einfluß auf die zirkulierenden neutrophilen Granulozyten zu erklären sein (Webster 1993). Ob sich darüber hinaus bei mit Lithium therapierten Patienten eine erhöhte maximale Talgsekretion (Bakker u. Pepplinghuizen 1980) nachweisen läßt, konnte nicht eindeutig bewiesen werden. Strothmeyer (1974) konnte dies nur bei einem Teil der Patienten zeigen. Es muß weiterhin offenbleiben, ob die beschriebenen Dermatosen mehr im Sinne einer Akne medicamentosa, einer Akne vulgaris oder einer Follikulitis (Kanzaki 1991) zu interpretieren sind. Die Kasuistiken ergeben nur selten klare Hinweise. Auf jeden Fall scheint diese Form der Akne ebenfalls therapeutisch schwer beeinflußbar zu sein, bildet sich jedoch (von wenigen Ausnahmen abgesehen) nach Absetzen des Lithium zurück.

Im allgemeinen wird man angesichts der Bedeutung einer Lithiumbehandlung bei affektiven Psychosen derartige kosmetische Probleme in Kauf nehmen. Man sollte jedoch beachten, daß bei stärkerer Ausprägung einer Akne der Patient erheblich beeinträchtigt wird, womit seine Compliance gefährdet werden kann (Deandrea et al. 1982).

Andere Dermatosen

In dieser letzten Gruppe kutaner Reaktionen unter Lithiumtherapie finden sich ganz unterschiedliche Dermatosen. Dabei ist ein ursächlicher Zusammenhang mit Lithium nicht immer eindeutig. Callaway et al., die 1968 offenbar zum erstenmal überhaupt Hautveränderungen unter Lithium beschrieben, stellten 5 Fälle mit einem makulo-papulösen Exanthem und/oder Ulzerationen an den Beinen vor. Als der erste Patient (Lithium-Serum-Spiegel 0,89 mmol/l) nach Auftreten des Exanthems die Einnahme von Lithium verweigerte, kam es zum Verschwinden der Hautveränderungen. Nach erneuter Reexposition trat ein Rezidiv bei gleichzeitiger Verschlechterung vorbestehender Beinulzera auf. Der zweite Patient dieser Gruppe entwickelte am 22. Tag unter Dauermedikation von Lithium (Lithium-Serum-Konzentration 1,24 bis 1,5 mmol/l) ein ähnliches makulo-papulöses Exanthem, dazu erstmalig kleinere prätibiale

Ulzerationen. Bei dem dritten Patienten (Lithium-Serum-Konzentration 0,53 mmol/l) verschwand das Hautexanthem trotz fortlaufender Medikation. Vaginale Ulzerationen, die bei einer 29jährigen Patientin auftraten, wurden von Srebrnik et al. (1991) beschrieben. Ungewöhnlich erscheint die Reaktion eines gesunden 33jährigen Probanden einer Lithiumstudie von Meinhold et al. (1980). Sechs Stunden nach einer erstmaligen Gabe von Lithiumkarbonat trat bei dem Patienten ein juckendes makulo-papulöses Exanthem auf, welches 2 Tage danach abklang. Um eine Reaktion auf Zusatz- und Farbstoffe auszuschließen, wurde ihm drei Wochen später eine andere Zubereitung von Lithiumkarbonat gegeben, worauf er 8 Stunden später mit einer ähnlichen Reaktion antwortete. Rifkin et al. (1973) sahen bei 12 von insgesamt 36 mit Lithium therapierten Patienten eine Keratosis-pilaris-ähnliche Follikulitis. Die follikulären Papeln befanden sich in typischer Weise an den Streckseiten der Arme und Beine, befielen aber auch manchmal den Rumpf. Bei einigen Patienten kam es nach Absetzen von Lithium zur Abheilung, bei erneuter Einnahme zu einem nochmaligen Auftreten der Effloreszenzen.

Einzelberichte blieben bisher eine stark juckende, Dermatitis-herpetiformis-ähnliche Dermatose unter Lithium (Posey 1972). Bei Reduktion der Lithium-Serum-Konzentration von 0,8 auf 0,2 mmol/l und gleichzeitiger Gabe von Sulfonen kam es zur Abheilung. Bei Erhöhung der Lithiumdosis traten keine neuen Hauteffloreszenzen auf. Kuhnley und Granoff (1979) beschrieben eine exfoliative Dermatitis bei einem Patienten, welche sich drei Tage nach Erhöhung der Lithium-Serum-Konzentration bei einmaliger Zusatzmedikation von 100 mg Thioridazin (Melleril®) entwickelte, über 14 Tage lang dauerte und erst nach Absetzen von Lithium abheilte. Als fraglich auf Lithium zurückzuführen muß die Beobachtung von Frenk (1984) angesehen werden. Nach 10 Jahren einer Dauerbehandlung mit Lithium entwickelte ein Patient histologisch bestätigte verrukös entzündliche Läsionen, die keiner üblichen Hauterkrankung zuzuordnen waren. Eine lokale Therapie blieb erfolglos, die langsame Rückbildung erfolgte erst nach Absetzen der Lithiumtherapie. Schuckla und Mukherjee (1984) beobachteten einen Patienten mit Lichen simplex chronicus im Skrotalbereich. Nach Absetzen der Therapie kam es zur Abheilung, erneutes Auftreten bei erneuter Lithiummedikation. Dennoch konnte Lithium weitergegeben werden, da sich der Lichen nun auch unter Anwendung einer Hydrokortisonsalbe zurückbildete. Ein Patient, der nur Lithium eingenommen hatte, entwickelte ein histologisch bestätigtes Erythema multiforme mit hohem Fieber und ausgedehntem charakteristischem Hautbefund. Nach Absetzen der Lithiummedikation und Gabe von systemischem Kortison kam es zu einer Rückbildung. Vier Tage später wurde ein Provokationstest mit 6 mmol/l Lithium vorgenommen, der trotz Weitergabe von 40 mg Kortison zu Juckreiz und Fieberanstieg führte (Balldin et al. 1991).

Haarerkrankungen

Vereinzelt erscheinen Berichte (Dawber et al. 1982; Baudhuin et al. 1983; Ghadirian u. Lalinec-Michaud 1986) über Lithium und pathologisch vermehrten Haarausfall. Muniz et al. (1982) berichteten von einer Patientin unter Lithiumdauertherapie mit diffusem Effluvium bei normalen Thyroxinspiegel. Angesichts der Schwere der psychiatrischen Erkrankung wurde die Lithiumbehandlung dennoch fortgeführt. Zwei Monate später hörte der Haarausfall auf. Interessant war die Haaranalyse bei dieser Patientin: Es konnte eine deutliche Anreicherung von Lithium im Haar nachgewiesen werden, etwas, das auch von Schrauzer und Mitarbeiter 1992 bestätigt wurde. Yassa (1986) fand bei 50 Patienten unter Lithiumtherapie bei 6% (alles Frauen) einen Haarausfall nur im Kopfhaarbereich. Orwin (1983) beobachtete bei 12 von 100 Patienten einen Einfluß von Lithium auf Haarwachstum. Drei Patienten fielen die Körperhaare aus, bei einer Patientin entwickelte sich aus einer vorbestehenden Alopecia areata eine Alopecia universalis. Bei allen Patienten befand sich der Lithium-Serum-Spiegel im therapeutischen Bereich, ein Absetzen des Medikamentes führte zu erneutem Haarwachstum. Insgesamt gesehen ist ein deutlich vermehrter Haarausfall unter Lithiumtherapie sehr selten. Wenn er aber auftritt, sollte immer auch an die Möglichkeit eines lithiuminduzierten Hypothyreoidismus gedacht werden.

Häufigkeit und klinische Bedeutung lithiumbedingter Hautveränderungen

Zur Frage der Häufigkeit von Lithiumnebenwirkungen an der Haut gibt es nur wenige Angaben. Die von Sarantidis und Waters (1983) angegebene Inzidenz der kutanen Reaktionen unter Lithiumtherapie scheint mit 34% zu hoch zu liegen. Die Autoren stützen sich lediglich auf die subjektiven Angaben der Patienten bezüglich durchgemachter Hauterkrankungen im Rahmen einer retrospektiven Studie. Bone et al. (1980) beobachteten „Hautausschläge" in 7,2% der Fälle mit Lithiumspiegeln zwischen 0,5 und 1,5 mmol/l. Leider werden in dieser Studie keine näheren Beschreibungen der Hautveränderungen gegeben. Bei einer Untersuchung von 50 Patienten/innen aus der Lithiumkatamnese der Psychiatrischen Klinik der Freien Universität Berlin (G. Albrecht, unveröffentlicht) fanden sich lediglich bei 3 Patientinnen leichte Hautreaktionen. Die Lithiumspiegel lagen zwischen 0,49 und 1,10 mmol/l. Aus der Berliner Lithiumkatamnese berichtete Müller-Oerlinghausen (1977) in einem Zeitraum von 10 Jahren über insgesamt 85 Patienten mit gelegentlichem Auftreten einer milden Akne. Wie bereits oben angeführt, wurde jedoch bei nur einer Patientin ein Therapieabbruch aufgrund der schweren Akne vulgaris erforderlich.

Neben möglichen konstitutionellen Faktoren – insbesondere bei der Entwicklung einer Akne oder einer Psoriasis vulgaris – dürfte die Lithiumdosis bei der Entstehung kutaner Reaktionen eine erhebliche Rolle spielen. Legt man gemäß den europäischen Empfehlungen einen Lithiumspiegel von 0,6–0,8 mmol/l für die prophylaktische Langzeitbehandlung affektiver Psychosen zugrunde, so scheinen die Dosierungen in den Vereinigten Staaten auch heute noch im allgemeinen höher zu liegen. Einschränkend muß bei der Bewertung des Lithiumspiegels betont werden, daß der Zeitpunkt der Blutentnahme von entscheidender Bedeutung ist und bisher noch nicht überall unter standardisierten Bedingungen durchgeführt wird (vgl. Kap. 7.1). Somit sind die angegebenen Lithiumkonzentrationen im Serum nur bedingt vergleichbar. Die unterschiedlichen Dosierungen im europäischen und nordamerikanischen Raum wären aber eine plausible Erklärung für die Tatsache, daß die meisten Publikationen über Lithiumnebenwirkungen an der Haut aus den Vereinigten Staaten stammen.

Für den praktisch tätigen Arzt ergeben sich für die Behandlung der Hautreaktionen unter Lithium folgende Richtlinien: Bei leichteren Hauterscheinungen, z. B. einer milden Akne oder wenigen Psoriasisherden, empfiehlt sich eine übliche dermatologische Therapie. Bei stärkerer Ausdehnung der beschriebenen Dermatosen sollte mit dem behandelnden Psychiater geklärt werden, ob eine Dosisreduktion der Lithiumtherapie möglich ist. Bei Patienten mit schwerer therapieresistenter Psoriasis pustulosa bzw. bei Patienten mit ausgedehnter Akne wäre ein Therapieversuch mit Retinoiden (Acitretinoin/Neotigason® bzw. 13-cis-Retinsäure/Roaccutan®) empfehlenswert. Bei den Retinoiden, Abkömmlingen des Vitamin A, handelt es sich um Substanzen, die u.a. die Einwanderung der neutrophilen Leukozyten in die Epidermis hemmen, somit einen gegenteiligen Effekt zum Lithium aufweisen könnten. Bei dieser Medikation ist allerdings bei Frauen aufgrund bekannter teratogener Nebenwirkung an die strikte Einhaltung einer Kontrazeption zu denken, was z. B. bei Manien schwierig sein könnte.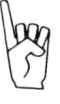

Erst wenn alle dermatologischen Therapieversuche versagen, muß im Einzelfall die Schwere der dermatologischen Erkrankung gegen die Notwendigkeit der psychiatrischen Behandlung mit Lithium abgewogen, bzw. nach einer therapeutischen Alternative gesucht werden.

Literatur

Abel EA (1992) Diagnosis of drug-induced psoriasis. Semin Dermatol 11:269–274
Abel EA, DiCicco LM, Orenberg EK, Fraki JE, Farber EM (1986) Drugs in exacerbation of psoriasis. J Am Acad Dermatol 15:1007–1022
Albrecht G (1985) Unerwünschte Wirkungen von Lithium an der Haut. Hautarzt 36:77–82
Bakker JB, Pepplinkhuizen L (1976) More about the relationship of lithium to psoriasis. Psychosom 17:143–146
Bakker JB, Pepplinkhuizen L (1980) Cutaneous side-effects of lithium. In: Johnson FN (ed) Handbook of lithium-therapy. MTP Press, Lancaster, pp. 372–377

Balldin J, Berggren U, Heiger A, Mobacken H (1991) Erythema multiforme caused by lithium. J Am Dermatol 24:1015–1016

Baudhuin M, Griest JM, Jefferson JW, Ackerman DL (1983) Lithium and hair loss. Brit J Derm 109:492

Beyaert R, Schulze-Osthoff K, Van Roy F, Fiers W (1992) Synergistic induction of interleukin-6 by tumor necrosis factor and lithium chloride in mice: possible role in the triggering and exacerbation of psoriasis by lithium treatment. Eur J Immunol 22:2181–2184

Bloomfield FJ, Young MM (1983) Enhanced release of inflammatory mediators from lithium-stimulated neutrophils in psoriasis. Brit J Dermatol 109:13

Bone S, Roose SP Dunner DL, Fieve RR (1980) Incidence of side effects in patients on long-term lithium therapy. Am J Psychiat 137:103–104

Callaway CL, Hendrie HC, Luby CB, Luby ED (1968) Cutaneous conditions observed in patients during treatment with lithium. Am J Psychiat 124:1124–1125

Dawber R, Mortimer P (1982) Hair loss during lithium treatment. Brit J Derm 107:124–125

Deandrea D', Walker N, Mehlmauer M, White K (1982) Dermatological reactions to lithium: a critical review of the literature. J Clin Psychopharm 2:199–204

Efalith Multicenter Trial Group (1992) A double-blind, placebo-controlled, multicenter trial of lithium succinate ointment in the treatment of seborrheic dermatitis. J Am Acad Dermatol 26:452–457

Evans DL, Martin W (1979) Lithium carbonate and psoriasis. Am J Psychiat 136:1325–1327

Frenk E (1984) Entzündlich-verruköse, umschriebene Hyperplasien der Haut im Verlaufe einer Lithium-Langzeitbehandlung. Z Hautkr 59:97–100

Ghadirian AM, Lalinec-Michaud M (1986) Report of a patient with lithium-related alopecia and psoriasis. J Clin Psychiat 47:212–213

Gupta AK, Knowles SR, Gupta MA, Jaunkalns R, Shear NH (1995) Lithium therapy associated with hidradenitis suppurativa: case report and a review of the dermatologic side effects of lithium. J Am Acad Dermatol 32:382–386

Hong MCY (1982) Cutaneous manifestation of lithium toxicity. Brit J Dermatol 106:107–109

Kanzaki T (1991) Acneiform eruption induced by lithium carbonate. J Dermatol 18:481–483

Kuhnley EJ, Granoff AL (1979) Exfoliative dermatitis during lithium treatment. Am J Psychiat 136:1340–1341

Lowe NJ, Ridgeway HB (1978) Generalized pustular psoriasis precipitated by lithium carbonate. Arch Dermatol 114:1788–1789

Meinhold JM, West DP, Gurwich E, Spunt A, Koya D (1980) Cutaneous reaction to lithium carbonate: a case report. J Clin Psychiat 41:395–396

Müller-Oerlinghausen B (1977) 10 Jahre Lithium-Katamnese. Nervenarzt 48:483–493

Muniz CE, Salem RB, Director KL (1982) Hair loss in a patient receiving lithium. Psychosom 23:312–313

Ockenfels HM, Nussbaum G, Schultewolter T, Mertins K, Wagner SN, Goos M (1995) Tyrosine phosphorylation in psoriatic T cells is modulated by drugs that induce or improve psoriasis. Dermatol 191:217–225

Okrasinski H (1977) Lithium acne. Dermatologica 154:251–253

Orwin A (1983) Hair loss following lithium therapy. Brit J Dermatol 108:503–504

Posey RE (1972) Lithium carbonate dermatitis (letter). JAMA 221:1517

Reiffers J, Dick P (1977) Manifestations cutanées par le lithium. Dermatologica 155:155–163

Rifkin A, Kurtin SB, Quitkin F, Klein DF (1973) Lithium-induced folliculitis. Am J Psychiat 130:1018–1019

Ruiz-Maldonado R, De Francisco CP, Tamayo L (1973) Lithiumdermatitis. JAMA 224:1534

Rüther H (1983) Nebenwirkungen von Lithium an der Haut. Hautarzt, Suppl VI, 34:272–273

Sarantidis D, Waters B (1983) A review and controlled study of cutaneous conditions associated with lithium carbonate. Brit J Psychiat 143:42–50

Schrauzer GN, Shrestha KP, Flores-Arce MF (1992) Lithium in scalp hair of adults, students, and violent criminals. Effects of supplementation and evidence for interactions of lithium with vitamin B 12 and with other trace elements. Biol Trace Elem Res 34:161–176

Schukla S, Mukherjee S (1984) Lichen simplex chronicus during lithium treatment. Am J Psychiat 141:909–910

Skott A, Mobacken H, Starmark JE (1977) Exacerbation of psoriasis during lithium treatment. Brit J Dermatol 96:445–448

Skoven I, Thormann J (1979) Lithium compound treatment and psoriasis. Arch Dermatol 115:1185–1187

Srebrnik A, Bar-Nathan EA, Ilie B, Peyser R, Brenner S (1991) Vaginal ulcerations due to lithium carbonate therapy. Cutis 48:65–66

Stamm T, Lubach D (1981) Unerwünschte Nebenwirkungen an der Haut durch Lithium-Therapie. Kasuistik und Literaturübersicht. Psychiat Prax 8:152–154

Strothmeyer FJ (1974) Klinische Untersuchungen zur Beeinflussung der Talgexkretion der menschlichen Haut durch zentral wirksame Pharmaka. Perazin, L-Dihydroxyphenylalanin (L-Dopa) und Lithiumacetat. Med. Dissertation, Freie Universität Berlin

Voorhees JJ, Marcels CL, Duell EA (1975) Cyclic AMP, cyclic GMP, and glucocorticoids as potential metabolic regulators of epidermal proliferation and differentiation. J Invest Dermatol 65:179–190

Webster GF (1993) Pustular drug reactions. Clin Dermatol 11:541–543

Yassa R (1986) Hair loss during lithium therapy. Am J Psychiat 143:7

Yoder FW (1975) Acneiform eruption due to lithium carbonate. Arch Dermatol 111:396–397

Endokrine Veränderungen durch Lithium

J. Schleicher und D. Kampf

> **Synopsis**
>
> 1. Bei 10–42% der Patienten kann unter einer Therapie mit Lithium eine Hyperkalzämie und bei bis zu 29% ein Hyperparathyreoidismus auftreten. Mögliche Ursachen sind eine vermehrte Sekretion von intaktem Parathormon (iPTH), eine verminderte Sensibilität der Neben-Schilddrüse für Kalzium oder eine Zellhyperplasie der Neben-Schilddrüse. Die Kontrolle des Kalziums im Serum ist vor und während einer Therapie mit Lithium obligat.
> 2. Eine endokrin verursachte Hypertonie kann nach heutigem Wissensstand nicht durch Lithium hervorgerufen werden. Trotzdem gehört die Kontrolle des Blutdrucks mit zur Therapieüberwachung.
> 3. Lithium kann vor allem beim älteren Mann Testosteron vermindern. Als Hinweis auf eine Funktionsstörung der Leydig-Zellen ist evtl. LH erhöht. Prolaktin bleibt unverändert. Der Einfluß von Lithium auf die Sexualhormone der Frau ist bislang nicht ausreichend untersucht.
> 4. Für Wachstumshormon, ADH, das Renin-Angiotensin-System, Aldosteron, ACTH, Cortisol und Melatonin sind bislang keine klinisch relevanten Änderungen unter einer Therapie mit Lithium bekannt.

Einleitung

Lithium ist ein Inhibitor der Inositolmonophosphatesterase und der Adenylatzyklase. Die Inositolmonophosphatesterase verstoffwechselt Phosphatidylinositol-4,5-biphosphat (PIP2) in Inositol-1,4,5-triphosphat (IP3) und Diacylglycerol (DAG). IP3 bindet im endoplasmatischen Retikulum und setzt intrazelluläres Kalzium frei, DAG aktiviert Proteinkinase C, die für die weitere Signalübertragung verantwortlich ist (vgl. auch Kapitel 2.2).

Über dieses System vermitteln Hormone wie α-adrenerge Katecholamine, Angiotensin, Vasopressin, LH und FSH ihre Signale.

Über die Adenylatzyklase und cAMP als second messenger werden TSH, ACTH, LH, FSH, PTH, Somatostatin, Prostaglandine, β-adrenerge Katecholamine und Glukagon wirksam.

Es existieren erstaunlicherweise recht wenige klinische Untersuchungen über die Auswirkungen einer Lithiumtherapie auf das endokrine System. Die in-vitro-Untersuchungen und Tiermodelle sind zum Teil diskrepant und natürlich auch nicht ohne weiteres auf den Menschen übertragbar. Im Folgenden soll auf die besser bekannten Veränderungen eingegangenen werden.

Lithium und Nebenschilddrüse

Etwa 10–42% der Patienten entwickeln unter der Lithiumtherapie eine Hyperkalzämie, die mit normalem bis erniedrigtem Serum-Phosphat, Hypokalzurie und normaler bis erniedrigter cAMP-Ausscheidung im Urin einhergeht. Das intakte Parathormon (iPTH) findet sich dabei in bis zu 29% der hyperkalzämischen Patienten erhöht. Klinisch sind die Patienten häufig asymptomatisch und fallen allenfalls durch eine Verschlechterung der Grunderkrankung auf. Anzumerken ist, daß bei kleiner Fallzahl und retrospektiver Datenerhebung viele Studien klinische Symptome und Untersuchungen nicht beschrieben haben. Mit sensitiver Diagnostik lassen sich jedoch evtl. eine Nebenschilddrüsenhyperplasie bzw. eine Abnahme des Knochenmineralgehaltes nachweisen (Mallette et al. 1989; Stancer u. Forbath 1989; Brochier et al. 1994; Nordenström et al. 1994; Kallner u. Petterson 1995).

Grundsätzlich ist eine zufällige Koinzidenz mit dem relativ häufigen primären Hyperparathyreoidismus (pHPT) auszuschließen. Dies um so mehr, als Lithium über eine stimulierende Wirkung auf die Parathyreoideazellen (s.u.) zu einer Demaskierung eines vorbestehenden milden pHPT führen kann.

Verschiedene in-vitro-Untersuchungen legen nahe, daß Lithium über mehrere Wege zu einer vermehrten iPTH-Sekretion bzw. -Bildung mit konsekutiver Hyperkalzämie führen kann:
1. über eine direkte Stimulation der iPTH-Sekretion (Birnbaum et al. 1988),
2. über ein Herabsetzung der Ca^{++}-Sensitivität der Parathyreoideazelle (McHenry et al. 1991) und/oder
3. über eine Stimulation des Parathyreoideazellwachstums (Saxe u. Gibson 1991).

Da Lithium die PTH-sensible Adenylatzyklase in der Niere hemmt, folgt der gesteigerten Parathormoninkretion kein Anstieg der cAMP-Ausscheidung im Urin, wie sie für den pHPT charakteristisch ist.

Inwieweit unter einer langfristigen Lithiumprophylaxe durch eine kontinuierliche Stimulation der Parathyreoidea die Neubildung eines Nebenschilddrüsenadenoms gefördert werden kann, ist noch unklar. Dagegen spricht, daß zumindest in den ersten Jahren in den meisten Fällen die Hyperkalzämie und die iPTH-Erhöhung nach Absetzen von Lithium verschwinden. Die bisher nur vereinzelt beschriebenen Patienten mit Lithiumprophylaxe und Nebenschilddrüsenadenom könnten mit einer zufälligen Koinzidenz bzw. der Demaskierung eines vorbestehenden pHPT vereinbar sein. Andererseits ist zu bedenken, daß bei der Parathyreoideahyperplasie des sekundären Hyperparathyreoidismus im Gefolge einer chronischen Niereninsuffizienz ein Übergang in ein monoklonales Zellwachstum mit Adenombildung nachgewiesen werden konnte.

Empfehlungen für den klinischen Alltag

Vor dem Beginn einer Lithiumtherapie und im Verlauf sollten Kontrollen des Kalziums erfolgen. Insbesondere wenn sich der klinische Zustand des Patienten verändert, müssen Kalziumkontrollen im Serum erfolgen, da Hyperkalzämien psychiatrische Krankheitsbilder verursachen können. Andere klinische Hinweise auf eine Hyperkalzämie finden sich in Tabelle 1. An die Möglichkeit, daß andere Medikamente (Vitamin D, Vitamin A, Kalziumkarbonat, Thiazide) eine Hyperkalzämie hervorrufen können, bzw. verstärken können, muß gedacht werden.

Wird eine klinische bedeutsame Hyperkalzämie entdeckt, muß die Therapie mit Lithium beendet werden. Klinisch bedeutsam sind in der Regel Kalziumwerte über 2,8 mmol/l. Bleiben die Werte für Kalzium und PTH nach Absetzen von Lithium erhöht, muß nach einem Nebenschilddrüsenadenom gefahndet werden und evtl. eine operative Therapie des Hyperparathyreoidismus erfolgen.

Tabelle 1. Symptome einer Hyperkalzämie

Renal:	Polyurie, Polydipsie, Koliken, Nephrolithiasis, Harnwegsinfekte, Nephrokalzinose
Ossär:	Knochenschmerzen, Osteodystrophia fibrosa cystica
Gastrointestinal:	Pankreatitis, Ulzera, Cholelithiasis, Obstipation, Übelkeit, Erbrechen, abdominelle Schmerzen
Kardial:	QT-Zeit Verkürzung, Herzrhythmusstörungen, Hypertonie
Neurologisch/ Psychiatrisch:	Hyporeflexie, Muskelschwäche, EEG-Veränderungen, Depressionen, paranoide Reaktionen, Halluzinationen, Koma

Prolaktin, LH, FSH, Estradiol und Testosteron unter dem Einfluß von Lithium

Luteinisierendes Hormon (LH) stimuliert in den Leydig-Zellen die Synthese von Testosteron. LH wird pulsativ von der Hypophyse sezerniert unter dem Einfluß von LHRH (LH Releasing Hormone). Follikelstimulierendes Hormon (FSH) wird ebenfalls unter dem Einfluß von LHRH sezerniert und fördert die Spermiogenese.

Bei der Ratte kommt es durch die Gabe von Lithium dosisabhängig zu einer verminderten Bildung von Testosteron in den Leydig-Zellen. Allerdings ist dieser Effekt bei längerer Verabreichung von Lithium nicht mehr einheitlich nachweisbar. LH bleibt dabei unverändert (Prasad u. Sheard 1980; Dean u. Hiramoto 1984). Ghosh et al. (1991) zeigt bei Ratten, daß über 15 Tage verabreichtes Lithium die Spermiogenese inhibiert, bei gleichzeitig verminderten Werten für LH, FSH, Prolaktin und Testosteron.

Männern im Alter zwischen 16 und 24 Jahren wurde Lithium über 3 Monate verabreicht. Dabei wurde beobachtet, daß LH und FSH bei unverändertem Testosteron signifikant angestiegen waren (Sheard et al. 1977). In einer anderen Studie an 42–60jährigen Männern, die über 2 bis 48 Monate mit Lithium behandelt wurden, konnte bei 7 von 10 Personen ein erniedrigtes Testosteron bei insgesamt unverändertem LH gemessen werden (Sanchez et al. 1976).

Hunter führte an manischen, nicht medikamentös therapierten Patienten Stimulationsteste mit LHRH durch. Sowohl das basale als auch das stimulierte LH war im Vergleich zu einer Kontrollgruppe erhöht, FSH und Testosteron blieben unverändert. Bei gesunden Kontrollen waren nach Gabe von Lithium das basale LH (Hunter et al. 1989) und die stimulierten Werte (Grof et al. 1988; Hunter et al. 1989) erhöht.

Das basale, nicht stimulierte Prolaktin scheint sich durch Lithium nicht zu verändern (Brown et al. 1979; Tanimoto et al. 1981). Lal et al. (1984) berichten, daß nach Gabe von Lithium und gleichzeitiger Gabe von Haloperidol der sonst häufig nach Gabe von Neuroleptika zu beobachtende Anstieg des Prolaktins ausblieb.

Grof et al. (1984) untersuchten gesunde Kontrollen und symptomfreie manisch-depressive Patienten mit Hilfe eines Insulinhypoglykämietestes und eines TRH-Testes. Zwischen beiden Gruppen bestanden vor Gabe von Lithium keine Unterschiede. Unter Lithium stieg das stimulierte Prolaktin in der Patientengruppe deutlich vermindert an. Diese Veränderungen blieben auch nach langjähriger Lithiumtherapie nachweisbar. Die Patienten, die einen verminderten Anstieg des Prolaktins aufwiesen, profitierten mehr von der Lithiumtherapie. Die beobachteten Prolaktinänderungen im Stimulationstest sind allerdings nicht einheitlich. Dauer und Dosis des verabreichten Lithiums beeinflussen vermutlich die Ergebnisse.

Tanimoto et al. (1981) berichten über ein erhöhtes Prolaktin im TRH-Test unter Lithium sowohl bei Patienten und Kontrollen. Die Untersuchungen von Toutoungi et al. (1990a) an 7 gesunden Kontrollen zeigten keine einheitlichen Veränderungen des stimulierten Prolaktins im TRH-Test nach einmaliger Gabe von Lithium.

Ghadirian et al. (1992) befragten mit Hilfe von Selbstbewertungsskalen 104 ambulante Patienten (45 Männer, 59 Frauen) mit einer manisch-depressiven Erkrankung hinsichtlich ihrer Sexualität und bestimmten Prolaktin in diesem Personenkreis. 35% dieser Patienten wurden ausschließlich mit Lithium behandelt, die übrigen Patienten erhielten mehrere Medikamente. Es gab keine Korrelation zwischen den Serumspiegeln von Lithium oder Prolaktin und den Skalenwerten. Probleme mit der Sexualität hatten bei den ausschließlich mit Lithium therapierten Personen 14% im Vergleich zu 49% der Patienten, die in Kombination mit Benzodiazepinen therapiert wurden.

Klinische Untersuchungen an Frauen, die Änderungen der Gonadotropine oder Östrogene belegen, sind nicht zu finden. Da diese Hormone Zyklusschwankungen unterliegen, ist ihre Untersuchung schwierig. Aus dem Tierversuch gibt es Hinweise auf einen geringeren präovulatorischen Anstieg von LH. Bei ovarektomierten Tieren steigen normalerweise die Gonadotropine an, durch Gabe von Lithium fällt dieser Anstieg geringer aus (Sheikha et al. 1989).

Zusammenfassend läßt sich feststellen, daß es keine Hinweise für klinisch relevante Änderungen des Prolaktins unter einer Therapie mit Lithium gibt. Lithium vermindert möglicherweise besonders bei älteren Männern die Testosteronkonzentration im Serum. In einigen Studien war unter dem Einfluß von Lithium das basale und das stimulierte LH erhöht; dies weist auf eine Beeinträchtigung der Funktion der Leydig-Zellen durch Lithium hin. Für Frauen existieren leider keine guten klinischen Untersuchungen. Zur Betreuung von Patienten unter einer Lithiumtherapie gehören regelmäßige Fragen nach Libido, Potenz und Zyklus. Bei Auffälligkeiten sind entsprechende Hormonuntersuchungen durch den Endokrinologen zu veranlassen (siehe auch Kap. 4.8).

Das Renin-Angiotensin-System unter Therapie mit Lithium

Der Wasserhaushalt wird über Osmorezeptoren und Barorezeptoren kontrolliert und gesteuert. Kommt es zu einem Anstieg der Serumosmolalität, wird ADH aus dem Hypophysenhinterlappen ausgeschüttet und über Angiotensin II ein Durstgefühl ausgelöst. Auch über eine Abnahme des Blutvolumens, vermittelt durch Barorezeptoren, wird das Renin-Angiotensin-System aktiviert. Angiotensin II kann ebenfalls die Sekretion von ADH stimulieren. Das System unterliegt inhibierenden Einflüssen über das atriale natriuretische Peptid (ANP). In die Kontrolle dieses Systems greifen übergeordnete ZNS-Abschnitte und eine Reihe von Faktoren wie Steroide, Katecholamine, Medikamente und Alkohol ein.

Der Einfluß von Lithium auf das Renin-Angiotensin-System ist noch nicht sicher geklärt. Die Ergebnisse der klinischen Studien sind widersprüchlich. Sicher haben Dosis und Dauer der Lithiumtherapie Einfluß auf die Ergebnisse. So sind nach hohen Lithiumdosen vorübergehende Steigerungen der Plasma-Renin-Aktivität (PRA) beschrieben (Shopsin et al. 1973). Andere Untersucher konnten diese Veränderungen durch Lithium nicht nachweisen. Altamura und Marganti (1975) fanden bei Patienten mit Depressionen eine verminderte PRA, die sich nach Gabe von Lithium normalisierte.

Die Wirkungen von Lithium auf Vasopressin bzw. ADH werden im Kapitel 4.4 behandelt.

Einfluß von Lithium auf Melatonin

Melatonin wird in der Retina und im Corpus pineale gebildet. Die Zirbeldrüse steht über den Hypothalamus mit der Retina in Verbindung und sezerniert Melatonin in die Blutbahn. Die Sekretion von Melatonin unterliegt einem zirkadianem Rhythmus mit den höchsten Werten in der Nacht. Licht inhibiert die Sekretion. Die Wirkungen des Melatonins umfassen die Steuerung zirkadianer Rhythmen, die Schlafförderung und Thermoregulation. Melatonin hat Einfluß auf die sexuelle Reifung; bei Ausfall der Zirbeldrüse ist eine Pubertas präcox beschrieben. In den letzten Jahren wurden antiproliferative und immunmodulatorische Effekte beschrieben und im Tierversuch auch Einflüsse auf Alterungsprozeße festgestellt (Brzezinski 1997).

Bei Depressionen wurden teilweise niedrigere Melatoninspiegel im Serum beschrieben, auch sollen manche Patienten besonders empfindlich auf nächtliche Suppression von Melatonin durch Licht reagieren. Souetre et al. (1989) verglichen 16 Patienten mit endogener Depression mit 16 Kontrollen und 16 Patienten unter antidepressiver Therapie. Die veränderte Tagesrhythmik des Melatonins bei Depressionen erinnert an die Tagesrhythmik von Personen, die vom Tageslicht isoliert oder blind sind. Unter antidepressiver Therapie normalisieren sich diese Veränderungen (Souetre et al. 1989). Jedoch bleibt die Bedeutung der Melatoninregulation für die Pathogenese der Depression umstritten.

Die Mehrzahl der bislang veröffentlichten Studien zeigt eine Beeinflussung des zirkadianen Rhythmus durch Lithium. Bei Normalpersonen können nach Gabe von Lithium tagsüber erhöhte Melatoninwerte festgestellt werden. Bei Patienten mit einer manisch depressiven Erkrankung wurden verminderte Melatoninkonzentrationen im Serum bei Nacht beobachtet (Übersicht bei Seggie 1988).

Unklar ist, ob die beschriebenen Veränderungen nicht zum Teil Ausdruck einer Änderung der psychiatrischen Grunderkrankung sind. Ebenfalls ungeklärt ist, ob es sich nicht nur um passagere Änderungen handelt. Falls es sich um permanente Änderungen handelt, sind deren klinischen Auswirkungen bislang nicht untersucht.

Lithium und Wachstumshormon (GH)

Der noradrenerge Tonus in bestimmten Abschnitten des ZNS ist möglicherweise in die Pathogenese psychiatrischer Erkrankungen involviert. Bei neuropathophysiologischen Untersuchungen wird der Clonidin-Test angewandt, die Veränderungen des Wachstumshormons werden als Maß für den noradrenergen Tonus im Bereich des Hypothalamus und in suprahypothalamischen Bereichen des ZNS angesehen. Brambilla et al. (1988) führten bei 9 gesunden Freiwilligen und 5 Patienten unter standardisierten Bedingungen einen Clonidin-Test vor und nach 7tägiger Gabe von Lithium durch. Nach Gabe von 150 µg Clonidin wurde bei den Gesunden ein deutlicher Anstieg von GH mit einem Maximum nach ca. 45 Minuten beobachtet. Nach Gabe von Lithium war ebenfalls ein Anstieg, allerdings deutlich geringer als vor Lithium zu verzeichnen. In der Patientengruppe hatte nur ein Patient einen normalen Anstieg von GH nach Clonidin; hier führte die Gabe von Lithium zu keiner wesentlichen Änderung. In einer anderen Studie von Toutoungi et al. (1990b) bewirkte eine einmalige Gabe von Lithium keine einheitliche Änderung von GH im Clonidin-Test: Von 6 gesunden Probanden hatten 3 eine verminderte, 1 eine gesteigerte und 2 keine Änderungen bei den stimulierten GH-Konzentrationen nach der Gabe von Lithium. Grof et al. (1984) führte bei gesunden Kontrollpersonen und symptomfreien Patienten mit manisch-depressiver Erkrankung einen Insulin-Hypoglykämietest und einen TRH-Test durch. In beiden Gruppen waren die basalen GH-Werte nicht unterschiedlich. Nach dreiwöchiger Gabe von Lithium war das stimulierte GH in diesem Funktionstest vermindert. Diese verminderte Stimulierbarkeit ließ sich auch nach mehrjähriger Lithiumtherapie noch nachweisen.

Inzwischen weiß man, daß Wachstumshormon auch beim Erwachsenen noch physiologisch wichtige Funktionen erfüllt. GH hat Einfluß auf den Knochenstoffwechsel, auf den Lipid- und Proteinstoffwechel, GH wirkt insgesamt anabol. Patienten mit Hypophysentumoren und dadurch bedingtem GH-Mangel sind häufiger müde, adynam und depressiv. Dies kann zum Teil durch die Substitution mit Wachstumshormon ausgeglichen werden.

GHRH (Growth Hormone Releasing Hormone) stimuliert und Somatostatin inhibiert die Bildung von GH in der Hypophyse. Eine Reihe von Faktoren wie Schlafstörungen, Streß, Ernährungszustand, Diabetes mellitus, Lebererkrankungen, etc. beeinflussen diesen Regelkreis. Die Sekretion erfolgt pulsativ, daher variieren die basalen GH-Werte oft deutlich. Bei Patienten mit psychiatrischen Erkrankungen konnten in einigen Studien verminderte GH-Anstiege in Stimulationstesten nachgewiesen werden. Die Gabe von Lithium hat bei diesen Patienten im Gegensatz zu gesunden Kontrollen keine eindeutig nachgewiesenen zusätzlichen Auswirkungen. Untersuchungen, ob diese verminderte Stimulierbarkeit klinische Auswirkungen hat, die ähnlich denen bei vollständigem Ausfall des Wachstumshormon sind, fehlen.

Lithium und Veränderungen der Hypothalamus-Hypophysen-Nebennierenachse

In der Zellkultur mit der Zellinie AtT-20/D16-16 aus Hypophysentumoren konnte durch Lithium außer Veränderungen im Inositolphosphat-Stoffwechsel auch eine vermehrte Sekretion von ACTH in Anwesenheit von Kalzium nachgewiesen werden. Der Effekt durch Lithium war ähnlich ausgeprägt wie nach Zugabe von CRF (Corticotropin Releasing Factor). Bei Vorinkubation der Zellkultur mit Lithium kam es zu einem reduzierten ACTH-Anstieg auf eine nachfolgende Stimulation mit Lithium. Diese Desensibilisierung war abhängig von Zeit und Dosis der Vorinkubation mit Lithium (Zatz u. Reisine 1988).

Nur einige wenige Studien sind veröffentlicht, die Änderungen des Serum-Cortisols durch Lithium in vivo beobachten. Die Ergebnisse stimmen mit den in-vitro-Daten (s.o.) überein. Halmi et al. (1972) beschrieben niedrigere Cortisolwerte um 8.00 Uhr und 21.00 Uhr unter Lithium. Bei längerer Applikation von Lithium ist sowohl beim Gesunden als auch beim depressiven Patienten Cortisol i.S. vermindert (Plathman u. Fieve 1968; Smigan u. Perris 1984).

Diese Studien sind insgesamt kritisch zu betrachten, da die Funktion der Hypothalamus-Hypophysen-Nebennierenachse nicht so leicht zu untersuchen ist und von vielen Faktoren beeinflußt wird. Erwähnt sei hier vor allem die Tagesrhythmik und der Einfluß von Streß und Anspannung auf die Cortisolsekretion. Daß Depressionen und Alkohol sowohl basale als auch durch einen Dexamethasonhemmtest supprimierte Cortisolwerte erhöhen können, ist bekannt. Manifeste endokrinologische Erkrankungen im Sinne eines M. Cushing oder eines M. Addison sind durch eine Therapie mit Lithiumsalzen nicht beschrieben. Subklinische Auswirkungen einer Lithiumtherapie können sicher nur unter standardisierten Bedingungen bei Anwendung von Funktionstesten erhoben werden.

Lithium und Aldosteron

Die Aldosteronsekretion wird außer durch Angiotensin II auch durch die Kaliumkonzentration, ACTH, ANP, etc. beeinflußt und ist daher schwierig zu untersuchen.

Mehrere Studien haben untersucht, ob Aldosteron die Ausscheidung von Lithium über die Niere beeinflußt. Aldosteron scheint hier keinen Einfluß zu haben (siehe auch Kapitel 4.4). Tierversuche und klinische Studien an psychiatrischen Patienten zeigen in der Regel keine Veränderungen des Aldosterons. Einige Untersucher, die vorübergehend erhöhte Werte fanden, korrelierten diese Befunde eher mit Änderungen des Serumnatriums, die dann kompensatorisch die Aldosteronkonzentration im Serum erhöhten (nach Diezi u. Biollaz 1988).

Spät et al. (1988) spekulieren allerdings, ob durch Lithium nicht doch eine Veränderung der Zellfunktion in der Zona glomerulosa der Nebenniere auftritt. Ursache für ihre Überlegungen sind – nicht validierte – Berichte, daß es nach Lithium zu einer höheren Kalium-Konzentration im Blut ohne gleichzeitige Veränderungen der Aldosteron-Konzentration kommen soll. Genährt wird ihre Spekulation durch eine Studie, die Patienten unter einer Lithium-Medikation mit sehr hoher Plasma-Renin-Aktivität bei normalem Aldosteron beschrieb. Bei in-vitro-Untersuchungen in der Zellkultur fanden Spät et al. bei Zusatz von Lithium eine verminderte Produktion von Aldosteron nach Stimulation mit Angiotensin II. Da Lithium die ACTH und Kalium bedingte Steigerung der Aldosteronsynthese nicht verminderte, schließen die Autoren auf eine spezifische Hemmung des Inositolphosphat-Systems durch Lithium.

Einflüsse von Lithium auf das Nebennierenmark

Patienten mit psychiatrischen Erkrankungen weisen häufiger erhöhte Katecholamine im Serum oder im Urin auf. Vereinzelte Berichte behaupten eine erhöhte Produktion von Katecholaminen nach Gabe von Lithium. Im Gegensatz dazu wiesen Grof et al. (1986) an gesunden Personen im Insulin-Hypoglykämietest nach dreiwöchiger Verabreichung von Lithium eine verminderte Ausschüttung von Adrenalin nach. Bei dieser Untersuchung war die Stimulierbarkeit von Noradrenalin unverändert. In-vitro-und tierexperimentelle Studien mit verschiedenen experimentellen Modellen und Lithium-Dosierungen sind widersprüchlich, zeigen aber eher eine vermehrte Sekretion von Katecholaminen. Eine Übersicht liefert O'Connor (1988).

Die vorliegenden Daten geben bislang keine Hinweise, daß durch eine Therapie mit Lithium ein endokrin bedingter Hypertonus auftreten kann. Trotzdem gehört zur Kontrolle einer Lithiumtherapie die Blutdruckmessung. Bei reproduzierbaren hypertonen Werten muß eine Abklärung wie bei allen hypertonen Personen erfolgen.

Literatur

Altamura AC, Morganti A (1975) Plasma renin activity in depressed patients treated with increasing doses of lithium carbonate. Psychopharmacology 45:171-175

Birnbaum J, Klandorf H, Giuliano A, Van Herle A (1988) Lithium stimulates the release of human parathyroid hormone in vitro. J Clin Endocrinol Metab 66(6):1187-91

Brambilla F, Catalano M, Lucca A, Smeraldi E (1988) Clonidine-induced growth hormone release. In: Johnson FN (ed) Lithium and the endocrine system. Karger Verlag, pp. 63-71

Brochier T, Adnet-Kessous J, Barrilot M, Pascalis JG (1994) Hyperparathyroidie sous lithium. Encephale 20:339-349

Brown WA, Laughren TP, Mueller B (1979) Endocrine effects of lithium in manic depressive patients. In: Obiols, Ballus, Gonzales-Monclus, Pujol (eds) Biological Psychiatry Today. Elsevier, Amsterdam, pp. 759-763

Brzezinski A (1997) Melatonin in Humans. N Engl J Med 336(3):186-195

Dean DH, Hiramoto RN (1984) Decreased serum testosterone and sex accessory gland weight in male mice fed with lithium chloride. Nutr Rep Int 30:757-764

Diezi J, Biollaz J (1988) Aldosterone and urinary Lithium excretion. In: Johnson FN (ed) Lithium and the endocrine system. Karger Verlag, pp. 159-167

Ghardirian AM, Annable L, Belanger MC (1992) Lithium, benzodiazepines and sexual function in bipolar patients. Am J Psychiatry 149(6):801-5

Ghosh PK, Biswas NM, Ghosh D (1991) Effect of lithium chloride on testicular steroidogenesis and gametogenesis in immature male rats. Acta Endocrinol Copenh 124(1):76-82

Grof E, Grof P, Brown GM, Downie S (1984) Lithium effects on neuroendocrine function. Prog Neuropsychopharmacol Biol Psychiat 8:541-546

Grof E, Brown GM, Grof P, Van-Loon GR (1986) Effects of lithium administration on plasma catecholamines. Psychiatry Res 19(1):87-92

Grof E, Brown GM, Grof P, Saxena B (1988) The effect of lithium administration on LH response in healthy volunteers. Prog Neuropsychopharmacol Biol Psychiatry 12(2-3):263-7

Halmi K, Noyes R, Millard S (1972) Effect of lithium on plasma cortisol and adrenal responses to adrenocorticotropin in man. Clin Pharmacol Ther 13:699-703

Hunter R, Christie JE, Whalley LJ, Bennie J, Carroll S, Dick H, Goodwin GM, Wilson H, Fink G (1989) Luteinizing hormone response to luteinizing hormone releasing hormone (LHRH) in acute mania and the effects of lithium on LHRH and thyreotropin releasing hormone tests in volunteers. Psychol Med 19(1):69-77

Kallner G, Petterson U (1995) Renal, thyroid and parathyroid function during lithium treatment: laboratory tests in 207 people treated for 1-30 years. Acta Psychiatr Scand 91(1):48-51

Lal S, Nair NPV, Guyda H (1984) Effect of lithium on hypothalamic-pituitary dopaminergic function. Acta Psychiat Scand 57:91-96

Malette Le, Khouri K, Zengotita H, Hollis BW, Malini S (1989) Lithium treatment increases intact and midregion parathyrid hormone and parathyroid volume. J Clin Endocrinol Metab 68(3):654-60

McHenry CR, Racke F, Meister M, Warnaka P, Sarasua M, Nemeth EF, Malangoni MA (1991) Lithium effects on dispersed bovine parathyroid cells grown in tissue culture. Surgery 110(6):1061-6

Nordenström J, Elvius M, Bagedahl-Strindlund M, Zhao B, Torring O (1994) Biochemical hyperparathyroidism and bone mineral status in patients treated long-term with lithium. Metabolism 43(12):1563-7

O'Connor EF (1988) The adrenal medulla. In: Johnson FN (ed) Lithium and the endocrine system. Karger Verlag, pp. 182-193.

Platman R, Fieve R (1968) Lithium carbonate and plasma cortisol response in the affective disorders. Arch Gen Psychiat 18:591–594

Prasad V, Sheard MH (1980) The acute and chronic effect of lithium on serum testosterone in rats. Commun Psychopharmacol 4:147–152

Sanchez RS, Murthy GG, Mehta J, Shreeve WW, Singh FR (1976) Pituitary-testicular axis in patients on lithium therapy. Fert Steril 27:667–669

Saxe AW, Gibson G (1991) Lithium increases tritiated thymidine uptake by abnormal human parathyroid tissue. Surgery 110(6):1067–76

Seggi J (1988) Melatonin and circadian rhythmus. In: Johnson FN (ed) Lithium and the endocrine system. Karger Verlag, pp. 35–50

Sheard MH, Marini JL, Giddings SS (1977) The effect of lithium on luteinizing hormone and testosterone in man. Dis Nerv Syst 38:765–69

Sheikha SH, LeGate LS, Banerji TH (1989) Lithium suppresses ovarectomy induced surges in plasma gonadotropins in rats. Life Sci 44(19):1363–9

Shopsin B, Sathananthan G, Gershon S (1973) Plasma renin response to lithium in psychatric patients. Clin Pharmac Ther 14:561–64

Smigan L, Perris C (1984) Cortisol changes in long-term lithium therapy. Neuropsychobiology 11:219–223

Souetre E, Salvati E, Belugou JL, Pringuey D, Candito M, Krebs B, Ardisson JL, Darcourt G (1989) Circadian rhythms in depression and recovery: evidence for blunted amplitude as the main chronobiological abnormality. Psychiatry Res 28(3):263–78

Spät A, Balla T, Enyedi P, Hunyady L (1988) Aldosterone production. In: Johnson FN (ed) Lithium and the endocrine system. Karger Verlag, pp. 168–181

Stancer HG, Forbath N (1989) Hyperparathyroidism, hypothyroidism, and impaired renal function after 10 to 20 years of lithium treatment. Arch Intern Med 149(5):1042–5

Tanimoto K, Maeda K, Yamaguchi, N, Chihara K, Fujita T (1981) Effect of lithium on prolactin responses to thyreotropin releasing hormone in patients with manic states. Psychopharmacology 72:129–33

Toutoungi M, Boissel JP, Dick P, Schulz P, Tissot R (1990a) Inositol monophosphate esterase inhibition by lithium in normal humans. Studies using neuroendocrine tests. Part I. PRL and TSH responses to TRH. Prog Neuropsychopharmacol Biol Psychiatry 14(3):327–35

Toutoungi M, Boissel JP, Dick P, Schulz P, Tissot R (1990b) Inositol monophosphate esterase inhibition by lithium in normal humans studies using neuroendocrine tests. Part II. HGH, PRL and TSH responses to clonidine. Prog Neuropsychopharmacol Biol Psychiatry 14(3):337–45

Zatz M, Reisine T (1988) Corticotropin secretion. In: Johnson FN (ed) Lithium and the endocrine system. Karger Verlag, pp. 147–158

KAPITEL 4.8

Wirkung von Lithium auf Schwangerschaft und Sexualität

A. Berghöfer

Synopsis
1. Tierexperimentelle Untersuchungen wiesen Fehlentwicklungen des Embryos erst bei für das Muttertier toxischen oder letalen Dosen von Lithium nach.
2. Das Mißbildungsrisiko für den menschlichen Embryo unter Lithiumtherapie der Mutter mit üblichen Serumspiegeln wird heute nicht mehr sicher als erhöht angesehen. Eine mutagene Wirkung des Lithiums ist bislang nicht nachgewiesen worden.
3. Die während der Lithiumtherapie auftretenden unerwünschten Wirkungen gelten für den Embryo genauso wie für die Schwangere, allerdings ist die Schwelle für das Auftreten von Toxizitätszeichen beim Ungeborenen als niedriger anzusehen.
4. Daher bedarf es während der Schwangerschaft nach sorgfältiger Nutzen-Risiko-Abwägung und detaillierter Aufklärung und Schulung der Schwangeren einer engmaschigen Betreuung möglichst durch ein spezialisiertes Team mit Einstellung von niedrigen und gleichmäßigen Serumspiegeln bei ca. 14tägiger Kontrolle und regelmäßiger Ultraschallkontrolle incl. fetalem Echokardiogramm.
5. Die Umstellung auf eine Phasenprophylaxe mit einem Antiepileptikum ist keine Alternative, da Carbamazepin bzw. Valproat nach derzeitigem Kenntnisstand mit einem deutlich erhöhten Teratogenitätsrisiko behaftet sind.
6. Es kann unter Lithiumtherapie gestillt werden, wenn die Entwicklung des Kindes regelrecht erfolgt, und der Vorteil des Stillens gegenüber künstlicher Nahrung gegenüber den Risiken abgewogen wurde.
7. Einflüsse von Lithium auf das sexuelle Verhalten, insbesondere Libido, Potenz und männliche Erektion wurden vereinzelt berichtet und sind im Hinblick auf die psychologischen Wirkungsmechanismen von Lithium plausibel. Sie müssen sorgfältig von psychologischen Veränderungen durch die Primärerkrankung abgegrenzt werden.

Reproduktionstoxizität

Tierexperimentelle Befunde

Erste tierexperimentelle Untersuchungen konnten keine teratogene Wirkung von Lithium bei Ratten und Mäusen nachweisen (Bass et al. 1951). Spätere Untersuchungen – hierbei ist zwischen intraperitonealer und oraler Lithiumapplikation zu unterscheiden – lieferten widersprüchliche Befunde, abhängig von der applizierten Dosis und der Methodik. Wright et al. (1971) produzierten Augenfehlbildungen bei Ratten- und Mäuseembryonen, Szabo (1970) Gaumenspalten bei Mäuseembryonen, Gralla und McIlhenny (1972) lediglich eine Gewichtsreduktion bei Rattenembryonen und das Fehlen jeglicher Mißbildungen bei Kaninchen und Affen. Marathe und Thomas fanden 1986 eine Vielzahl von Skelettreifungsdefekten bei Ratten, ebenso Hoberman et al. 1989. Diese nur exemplarisch genannten Befunde stimmen alle darin überein, daß Mißbildungen nur auftraten, wenn Lithium in Dosen gegeben wurde, die für das Muttertier toxisch oder letal waren. Offenbar hat Lithium tierexperimentell keinen spezifisch teratogenen Effekt auf den Embryo isoliert, ohne daß toxische Zeichen am Muttertier auftreten (Johnson 1991). Eine neuere Untersuchung an Ratten unter Lithium in Serumspiegeln, wie sie in der prophylaktischen Behandlung bipolarer Störungen üblich sind, zeigte keinerlei Mißbildungen der Nachkommenschaft, jedoch eine Verzögerung in der physischen und Verhaltensentwicklung (Teixeira et al. 1995).

Befunde beim Menschen

Erste Häufigkeitsangaben über teratogene Effekte von Lithium beim Menschen lieferte das Lithium-Baby-Register, in Dänemark von Schou, in den USA von Weinstein und Goldfield eingerichtet, das von 1968 bis 1980 Fälle von Neugeborenen, die während der Schwangerschaft Lithium erhalten hatten, sammelte (Schou et al. 1973; Weinstein 1980; Schou 1990). In einem derartigen Register sind Meldungen über Mißbildungen zwangsläufig überrepräsentiert. Bis heute liegt eine Anzahl von Kohorten- und Fallkontrollstudien vor, in denen weit geringere Häufigkeiten von Mißbildungen unter Lithium angegeben werden. In den Untersuchungen sind vorrangig kardiovaskuläre Mißbildungen, wie Ebstein-Anomalie (tief versetzte Trikuspidalklappe, vergrößerter rechter Vorhof, verkleinerter rechter Ventrikel, meist kombiniert mit Ventrikelseptumdefekt), Trikuspidalatresie, Mitralatresie, Ventrikelseptumdefekt und offener Ductus arteriosus, aber auch Spina bifida, Uretherveränderungen und ZNS-Veränderungen als durch Lithium verursacht angegeben worden. Einen Überblick über die vorliegenden Studien, Methodik und Häufigkeitsangaben zu Mißbildungen gibt Tabelle 1. Die drastische Verringerung des angegebenen Mißbildungsrisikos ist mit der Methodik (kasuistisches System vs. Kohortensystem vs. fallbezogenes System)

Tabelle 1. Studien zur Teratogenität von Lithium (EA = Ebstein-Anomalie, kv = kardiovaskuläre Anomalien, Miß = Mißbildung, Totg = Totgeburten, Li = Lithium)

Autor/Jahr	Studiendesign	Patientinnen (n)	Ergebnisse
Weinstein 1980	Intern. Lithium-Baby-Register	225 Meldungen	11% Miß insgesamt, 8% EA und kv (EA 150fach, kv 6fach erhöht), 3% Totg
Källen u. Tandberg 1983	Kohortenstudie, Zusammenführung von 3 schwed. Registern	350 gesamt 59 Lithium 38 andere Med. 80 ohne Med.	Li: 12% Miß gesamt, 10% Totg, 7% kv, 0 EA andere: 3% Miß gesamt, 3% Totg ohne: 4% Miß
Källen 1988	Fallkontrollstudie	40 EA 44 Trikuspidalatr.	0 Li in der EA-Gruppe, 0 Li in Trikuspidatresie-Gruppe
Cunniff et al. 1989	prospektives Follow-up	50 Li	2 Miß 0 kv
Zalzstein et al. 1990	Fallkontrollstudie	59 EA 168 Neuroblastom	0 Li in der EA-Gruppe, 1 Li in der Neuroblastom-Gruppe (EA-Risiko unter Li allenfalls <28fach höher)
Edmonds u. Oakley 1990	Fallkontrollstudie	34 EA 34 Kontrollen	0 Li in EA-Gruppe 0 Li in Kontr.-Gruppe
van Gent u. Verhoeven 1992	naturalistisches Follow-up	15 bipolare P. 17 Schwang.	0 Miß, 1 elektiver Abbruch
Jacobson et al. 1992	prospektive, multizentrische Studie	148 Lithium 148 Kontrollen	Li: 3% Miß, 9% Spontanaborte, 10% elektive Abbrüche (darunter 1 EA) Kontr.: 2% Miß, 6% Abbrüche

zu erklären, möglicherweise aber auch mit der Anwendung zunehmend geringerer Lithium-Serum-Spiegel in der Therapie. Die für die Normalbevölkerung zugrundeliegenden Häufigkeitsangaben über Mißbildungen schwanken darüber hinaus erheblich, zwischen 2% (Weinstein 1980) und 7% (Queißler-Luft et al. 1996). Für die Ebstein-Anomalie wird eine Inzidenz von 1:20.000 angegeben, die unter Lithium allenfalls 10 bis 20fach erhöht, also bei 0,1 bis 0,05% anzusetzen ist (Cohen 1994).

Zusammenfassend ist zu bemerken, daß die Häufigkeit schwerer Mißbildungen, insbesondere der gefürchteten Ebstein-Anomalie, in den kasuistischen Systemen weit überschätzt wurde und nach neueren epidemiologischen Untersuchungen auch unter Lithium äußerst selten zu erwarten ist, wenngleich ein leicht erhöhtes Risiko nach wie vor angenommen werden muß (Cohen 1994).

Mutagenität von Lithium

Über die Mutagenität von Lithium, d. h. eine direkte Toxizität auf das Erbgut, ist wenig bekannt. Friedrich und Nielsen berichteten 1969 zuerst über eine erhöhte Anzahl an Brüchen und hypoploiden Zellen bei einer kleinen Zahl von Lithiumpatienten und Kontrollen. In einer Untersuchung an 77 Patienten der Berliner Lithiumkatamnese war die Häufigkeit von dizentrischen Chromosomen gegenüber der Normgruppe verdoppelt, jedoch war auch die Röntgenbelastung dieser Patienten in der Anamnese deutlich höher (Banduhn et al. 1980). Garson et al. (1981) fanden eine erhöhte Anzahl von Chromosomenaberrationen assoziiert mit Rauchen, aber nicht mit Lithiumtherapie. In einer neueren Untersuchung von Turecki und Mitarbeitern (1994) an einer kleinen Zahl von Lithiumpatienten und gesunden Kontrollpersonen konnte kein statistisch signifikanter Unterschied in der Anzahl chromosomaler Läsionen gezeigt werden.

Pränatale, perinatale und postnatale Effekte von Lithium

Pränatal

Lithium ist placentagängig, daher entsprechen fetale Lithium-Serum-Spiegel in etwa den mütterlichen. Erhöhte Lithium-Serum-Spiegel im mütterlichen Blut stellen sich rasch auch im fetalen Blut ein, jedoch ist davon auszugehen, daß die Toxizitätsschwelle beim Fetus erheblich niedriger liegt. Daher ist ein möglichst gleichmäßiger Serumspiegel einzustellen (siehe Tabelle 2). Serumspiegelspitzen, die von der Mutter meist nicht bemerkt werden und beim erwachsenen Patienten belanglos sind, sind für den Feten bereits schädlich. Alle unerwünschten Wirkungen von Lithium in der Therapie des Erwachsenen können mit ihren spezifischen Auswirkungen auch beim Embryo auftreten, jedoch reagiert der Embryo bereits bei niedrigeren Serumspiegeln empfindlich.

Da Lithium thyreostatisch wirkt, kann sich beim Fetus eine euthyreote oder hypothyreote Struma entwickeln, die schlimmstenfalls zur Atembehinderung nach der Geburt führt. Die sorgfältige Kontrolle und frühzeitige Therapie einer mütterlichen Struma ist hier unter Lithium besonders wichtig (siehe Kap. 4.3). Die regelmäßige Ultraschallkontrolle ab der 12. SSW dient auch dem frühzeitigen Erkennen einer fetalen Struma.

Die Lithiumeinnahme während der Schwangerschaft erhöht offensichtlich das Risiko einer Frühgeburt. Troyer et al. berichteten eine 2 1/2fach erhöhte Häufigkeit von Frühgeburten in einer Gruppe manisch-depressiver Schwangerer unter Lithium im Vergleich zu manisch-depressiven Schwangeren ohne Lithium (Troyer et al. 1993). Frühere Berichte aus dem Internationalen Baby-Register über ein gehäuftes Vorkommen von Feten bzw. Neugeborenen, die ihrem Gestationsalter entsprechend zu

Tabelle 2. Grundregeln für eine Lithiumtherapie in der Schwangerschaft (modifiziert und erweitert nach Weinstein 1980, SSW = Schwangerschaftswoche)

- sorgfältige Nutzen-Risiko-Abwägung der Fortführung einer Lithiumtherapie in der Schwangerschaft
- Aufklärung und Schulung der Schwangeren hinsichtlich Teratogenität, Toxizität und Komplikationen
- besonders sorgfältige Indikationsstellung im 1. Trimenon
- aufgrund des Teratogenitätsrisikos Ultraschallkontrolle in einem dafür ausgebildeten Zentrum, fetales Echokardiogramm in der 18. und 23. SSW
- engmaschige Überwachung der Lithiumtherapie, Lithium-Serum-Spiegel-Kontrolle 14tägig, ab ca. 20. SSW wöchentlich
- Serumspiegeleinstellung um 0,6 mmol/l
- Tagesdosis an Lithium verteilt auf 3-5 Einzeldosen à 6-8 mmol zur Vermeidung von Serumspiegelspitzen
- keine Anwendung von Diuretika, die zu Elektrolytverlust führen
- keine salzarme Diät, möglichst keine anderen Diäten
- keine Saunabesuche, kein schweißtreibender Sport
- bei gastrointestinalen Störungen und fieberhaften Erkrankungen Serumspiegelkontrolle, Aussetzen der Lithiumeinahme bis zum differentialdiagnostischen Ausschluß eine Lithium(sub)intoxikation
- sorgfältige Nutzen-Risiko-Abwägung des Stillens unter Lithiumtherapie

groß waren (Yoder et al. 1984), konnten in dieser Gruppe nicht bestätigt werden. Das Auftreten einer Makrosomie ist aber theoretisch vorstellbar, da Lithium eine Insulin-ähnliche Wirkung entfalten kann (siehe Kap. 4.5). Yoder et al. (1984) fanden ein gehäuftes Vorkommen von Frühgeburten, allerdings vor allem bei den Müttern, die höhere Lithiumdosen erhalten hatten.

Beschrieben sind auch Einzelfälle eines nephrogenen Diabetes insipidus mit konsekutivem Polyhydramnion bei Feten unter Lithiumtherapie (Krause et al. 1990; Niebyl 1992).

In einer Katamnese von 15 Patientinnen mit bipolarer affektiver Psychose unter partieller und kontinuierlicher Lithiumtherapie waren bei den 16 beendeten Schwangerschaften keinerlei Komplikationen aufgetreten (van Gent u. Verhoeven 1992). Bemerkenswert ist bei dieser selektierten Patientengruppe die hohe Motivation und das überdurchschnittliche Bildungsniveau.

Perinatal

Neugeborene können ein sog. „floppy infant syndrome" aufweisen, das durch Lethargie, Schwäche, geringen Saugreflex, Hypotonie, Tachykardie und niedrige Apgar-Werte gekennzeichnet ist, und auch unter anderen zentral dämpfend wirksamen Medikamenten auftreten kann (Neuroleptika, Benzodiazepine). Diese Symptome können auch unter normalen Lithium-Serum-Spiegeln auftreten. Bei Vorliegen von hohen mütterlichen (und entsprechend auch kindlichen) Serumspiegeln unter der Geburt können Zeichen einer Lithiumintoxikation mit irreversiblen Schädigungen auftreten.

Die Therapie einer Lithiumintoxikation des Neugeborenen erfolgt intensivmedizinisch mit Sauerstoff-, Flüssigkeits- und Elektrolytzufuhr, sowie Temperaturkontrolle. Bei ausreichender Urinproduktion und Lithium-Clearance ist mit einer Remission innerhalb von 2 bis 10 Tagen zu rechnen. Wie beim Erwachsenen werden auch beim Neugeborenen wechselnde Lithium-Serum-Spiegel gemessen, da nach und nach Lithium weiter aus tiefen Kompartimenten mobilisiert wird (siehe Kap. 4.10; Weinstein 1980; Ananth 1993).

Verschiedentlich, so auch in der Berliner Lithiumkatamnese, wurden bei Neugeborenen kardiovaskuläre Störungen nach Lithiumtherapie in der Schwangerschaft gefunden, wie Klappenfunktionsstörungen, Herzrhythmusstörungen oder Motilitätsveränderungen des Myokards. Diese Störungen waren aber innerhalb einiger Wochen rückläufig und nicht mit einer kardiovaskulären Mißbildung verbunden (Ananth 1993).

Postnatal

Über Entwicklungsstörungen als Langzeitfolge einer embryonalen Lithiumtherapie gibt es keine systematischen Untersuchungen. Schou fand in einer Katamnesestudie kein erhöhtes Auftreten von Entwicklungsstörungen bei den gesund geborenen Kindern aus dem Lithium-Baby-Register im Vergleich zu den nicht Lithium exponierten Geschwisterkindern (Schou 1976).

Die ausgesprochene Schwierigkeit, zwischen der „Lithiumspätfolge" und Auswirkungen der Primärerkrankung der Mutter zu differenzieren, sei hier betont.

Indikationsstellung zur Weiterführung der Lithiumtherapie in der Schwangerschaft

Wenn irgend möglich, sollten Frauen vor und 6 Wochen nach der Konzeption keine Medikamente zu sich nehmen. Dennoch besteht heute keine absolute Kontraindikation mehr zur Fortführung einer Lithiumtherapie in der Schwangerschaft. Freilich muß eine sehr sorgfältige Nutzen-Risiko-Abwägung unter Einbeziehen folgender fünf Aspekte erfolgen.

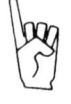
a) Anhand des bisherigen Krankheitsverlaufs muß das Risiko für ein Rezidiv nach Absetzen von Lithium während der Schwangerschaft eingeschätzt werden. Hierzu empfiehlt sich das Erstellen eines Phasenkalenders. Falls das Risiko aufgrund einer hohen Phasenfrequenz vor Lithiumeinstellung hoch erscheint und es zudem aus früheren Rezidiven Hinweise auf suizidales Verhalten in der Depression bzw. selbst- und fremdgefährdendes Verhalten in einer Manie gibt, überwiegt der Nutzen der Lithiumtherapie während der Schwangerschaft das Risiko für das Ungeborene.

b) Bei geringem Rezidivrisiko besteht die Möglichkeit, mit Hilfe der Beobachtung des chronobiologischen Verlaufsmusters der Erkrankung die individuell besonders risikoarme Zeit zu finden. Durch genaue Verlaufsbeobachtung zusammen mit regelmäßig durchgeführten Dexamethasonhemmtests (DST) kann diese individuelle Oszillation darzustellen versucht werden (Grof et al. 1994), um zur günstigsten Zeit Lithium abzusetzen.

c) Bei der Entscheidung für ein Absetzen oder Fortführen der Lithiumtherapie muß auch berücksichtigt werden, ob es sich bei der Patientin um eine antipsychotische Lithiumwirkung bei atypischem Verlauf einer affektiven Psychose handelt oder um eine rein prophylaktische bei klassisch manisch-depressivem Verlauf (siehe Kap. 3.7).

d) Einige Untersuchungen und verschiedene anekdotische Berichte sprechen dafür, daß während der Schwangerschaft aus biologischen und psychologischen Gründen ein gewisser natürlicher Schutz vor einem Rezidiv besteht (Schou 1990). Über die Höhe dieses Einflusses ist allerdings wenig bekannt.

e) Da neben dem Teratogenitätsrisiko die Gefahr der Toxizität von Lithium während des weiteren Schwangerschaftsverlaufs besteht, ist eine Fortsetzung der Lithiumtherapie nur möglich, wenn die Patientin zu einer engen Kooperation, optimaler Compliance und zur Selbstschulung in der Lage ist und detailliertes Wissen über die Gefahren und Zusammenhänge erwerben kann.

Aspekte, wie die mögliche genetische Belastung des Nachwuchses oder die Stabilität des psychosozialen Umfeldes der Patientin sind unabhängig von der Lithiumtherapie immer zu berücksichtigen. Die Indikation zu einem Schwangerschaftsabbruch aus medizinischen Gründen bei einer ungewollt unter Lithiumtherapie eingetretenen Schwangerschaft besteht nicht, jedoch kann die Entscheidung dazu aufgrund der genannten Erwägungen notwendig sein.

Es sei hier betont, daß die *Umstellung auf eine Phasenprophylaxe mit einem Antiepileptikum keine Alternative* ist, da Carbamazepin bzw. Valproat nach derzeitigem Kenntnisstand mit einem deutlich erhöhten Teratogenitätsrisiko behaftet sind (siehe Kap. 6.2). !

Hinsichtlich der Teratogenität und Toxizität anderer Psychopharmaka in der Schwangerschaft sei der Leser auf aktuelle Übersichtsliteratur verwiesen (Thiels 1987; Sitland-Marken et al. 1989; Altshuler et al. 1996)

Praktische Durchführung der Lithiumtherapie in der Schwangerschaft

Die Lithiumtherapie während der Schwangerschaft erfolgt nach den sog. Weinstein-Regeln, die in aktualisierter und erweiterter Form in Tabelle 2 aufgeführt sind. Das Auftreten von Komplikationen während der Schwangerschaft kann durch die zuverlässige Kooperation und detaillierte Schulung der Schwangeren weitgehend vermieden werden. Probleme bereiten vorrangig das Auftreten von Schwangerschaftsübelkeit bei dem überwiegenden Teil der Schwangeren, die Veränderung der mütterlichen Nierenfunktion und die Behandlungsnotwendigkeit für Begleiterkrankungen (Infektionen und Schwangerschaftsgestose). Schwangerschaftsübelkeit kann u.U. die Symptome einer Lithiumüberdosierung oder gar Intoxikation verdecken, gleichzeitig kann häufiges Erbrechen die Resorption verringern oder durch Flüssigkeitsverlust den Lithium-Serum-Spiegel erhöhen. Daher ist die Einnahme im Zweifelsfalle bis zur Klärung auszusetzen.

Die renale Lithium-Clearance nimmt im 2. Trimenon um 30% bis 50% zu, weshalb die Lithiumdosis unter engmaschiger Serumspiegelkontrolle erhöht werden muß; im 3. Trimenon und besonders kurz vor der Geburt nimmt sie jedoch wieder ab, was eine Dosissenkung erfordert. Lithium sollte rechtzeitig vor der Geburt abgesetzt werden, spätestens bei Einsetzen der Wehen. Die mütterliche GFR sinkt vor der Geburt wieder erheblich ab, so daß deshalb und im Hinblick auf die lange Nahrungs- und Flüssigkeitskarenz der Schwangeren unter der Geburt eine Lithiumintoxikation droht.

Nach der Geburt sollte die Lithiumeinnahme möglichst sofort wieder aufgenommen werden, wenn regelmäßige Nahrungs- und Flüssigkeitsaufnahme erfolgt.

Lithium im Wochenbett

Für Patientinnen mit affektiven Erkrankungen besteht ein deutlich erhöhtes Risiko eines Rückfalls nach der Entbindung (Brockington et al. 1981; Kendell et al. 1987). Stewart et al. (1991) berichteten nach anfänglichen Einzelfallberichten über eine größere Gruppe von 21 Hochrisikopatientinnen mit anamnestischer Wochenbettpsychose, in der es unter Lithium nur bei 2 Patientinnen zu einem Rezidiv im Wochenbett kam. Austin (1992) behandelte eine Gruppe bipolarer Patientinnen nach der Entbindung mit Lithium und beschrieb deutlich weniger Rückfälle im Vergleich zu einer Kontrollgruppe bipolarer Patientinnen ohne Lithium.

Wenngleich bis heute wenig kontrollierte Untersuchungen vorliegen, ist doch für Patientinnen mit rezidivierenden affektiven Erkrankungen die sofortige Wiederaufnahme einer schwangerschaftsbedingt unterbrochenen Lithiumtherapie ratsam.

Lithium in der Stillzeit

Die Konzentration von Lithium in der Muttermilch entspricht 30% bis 100% des mütterlichen Serumspiegels, die Serumspiegel der Säuglinge schwanken dementsprechend zwischen 10% und 50% des mütterlichen

Serumspiegels (Schou u. Amdisen 1973). Problematisch ist in der Stillzeit wohl weniger die Tatsache, daß das Kind einige wenige Wochen länger Lithium erhält, als vielmehr, daß der Säugling üblicherweise erheblichen Flüssigkeits- und Elektrolytverschiebungen ausgesetzt ist, da Durchfälle oder Erbrechen wie auch kurze fieberhafte Reaktionen oder Infekte häufig auftreten und gewöhnlich auch harmlos sind. Sie können aber in dieser Situation zu toxischen Lithiumspiegeln führen. Deshalb ist von anderen Autoren die Empfehlung verfochten worden, nicht zu stillen (Ananth 1978; Robinson et al. 1986). Die Entscheidung für Stillen unter Lithiumtherapie ist vorrangig vom Gedeihen und dem Gesundheitszustand des Kindes abhängig zu machen, kleinste Anzeichen einer Gedeihstörung müssen dann zum Abstillen führen. Die immunologischen und psychologischen Vorzüge des Stillens sind aber ebenso in Betracht zu ziehen.

Einfluß von Lithium auf das sexuelle Verhalten, Libido und Potenz

Zu sexuellen Störungen unter Lithiumtherapie gibt es nur wenige Untersuchungen. Störungen der Libido und Potenz unter Lithium sind kasuistisch beschrieben worden (Blay et al. 1982) wie auch in einer kontrollierten Studie von Vinarova et al. (1972). Italienische Psychiater scheinen diesem Umstand eine größere Bedeutung beizumessen als etwa dänische (Müller-Oerlinghausen, persönliche Mitteilung). In einer kürzlich erschienenen Untersuchung von Aizenberg et al. (1996) gab ein Drittel der 35 euthymen Patienten sexuelle Dysfunktionen an, 20% Erektionsstörungen, keiner jedoch empfand eine psychische Beeinträchtigung oder war weniger compliant.

Vestergaard et al. (1988) führten umfangreiche Erhebungen zu Nebenwirkungen der Lithiumtherapie an einer Kohorte von 471 Patienten durch. Ein Zehntel der Patienten beklagte psychologische Nebenwirkungen, u.a. auch Verlust an Libido und sexueller Potenz. Da Lithium die Signifikanz und Akuität von z. B. visuellen Stimuli abschwächen kann (siehe Kap. 2.9), sind derartige Beobachtungen, die zudem von der jeweiligen soziokulturellen Bedeutung der Sexualität abhängig sein dürften, nicht unplausibel. Freilich ist einschränkend anzumerken, daß auch kürzere subdepressive Phasen, für die keine Behandlungsnotwendigkeit besteht, oder allgemeine Veränderungen der Lebenssituation für diese Beschwerden verantwortlich sein können und die Medikation vermutlich öfters zu Unrecht als Verursacher angeklagt wird (Vestergaard et al. 1988).

Es sei hier angemerkt, daß sexuelle Störungen, insbesondere Potenzstörungen, Erektionsstörungen und Libidoverlust, wie sie auch Ausdruck der Primärerkrankung und allgemeiner psychosozialer Probleme sein können, nur sehr schwer von einer möglichen spezifischen Lithiumwirkung abzugrenzen sind. Dennoch empfiehlt sich hierüber stets ein offenes und wiederholtes Gespräch mit dem Patienten, auch um der Compliance willen.

Literatur

Aizenberg D, Sigler M, Zemishlany Z, Weizman A (1996) Lithium and male sexual function in affective patients. Clin Neuropharmacol 19:515-519

Altshuler LL, Cohen L, Szuba MP, Burt VK, Gitlin M, Mintz J (1996) Pharmacologic management of psychiatric illness during pregnancy: dilemmas and guidelines. Am J Psychiat 153:592-606

Ananth J (1978) Side effects in the neonate from psychotropic agents excreted through breast-feeding. Am J Psychiatr 135:801-805

Ananth J (1993) Lithium during pregnancy and lactation. Lithium 4:231-237

Austin MP (1992) Puerperal affective psychosis: is there a case for lithium prophylaxis? Br J Psychiatr 161:692-694

Banduhn N, Obe G, Müller-Oerlinghausen B (1980) Is lithium mutagenic in man? Pharmakopsychiat 13:218-227

Bass AD, Yntema CL, Hammond WS, Frazer ML (1951) Studies of the mechanism by which sulfadiazine affects the survival of the mammalian embryo. J Pharm Exp Ther 101:362-367

Blay SL, Ferraz MPT, Calil HM (1982) Lithium-induced male sexual impairment: two case reports. J Clin Psychiat 43:497-498

Brockington IF, Cernyk KF, Schofield EM Downing AR, Francis AF, Keelan C (1981) Puerperal psychosis: phenomena and diagnosis. Arch Gen Psychiat 38:829-833

Cohen LS, Friedman JM, Jefferson JW, Johnson EM, Weiner ML (1994) A reevaluation of risk of in utero exposure to lithium. JAMA 271:146-150

Cunniff CM, Sahn DJ, Reed KL, Chambers CC, Johnson KA; Jones KL (1989) Pregnancy outcome in women treated with lithium. Teratology 39:447-448

Edmonds LD, Oakley G (1990) Ebstein's anomaly and maternal lithium exposure during pregnancy. Teratology 41:551-552

Friedrich U, Nielsen J (1969) Lithium and chromosome abnormalities. Lancet ii:435-436

Garson OM, Latimer NZ, Chiu E, Dixon K (1981) Chromosome studies of patients on long-term lithium therapy for psychiatric disorders. Med J Aust 2:37-39

Gent EM van, Verhoeven WMA (1992) Bipolar illness, lithium prophylaxis, and pregnancy. Pharmacopsychiat 25:187-191

Gralla EJ, McIlhenny HM (1972) Studies in pregnant rats, rabbits and monkeys with lithium carbonate. Toxicol Applied Pharmacol 21:428-433

Grof P, Ahrens B, Yamamotova A, Fox D (1994) Chronobiologische Verlaufsmuster affektiver Erkrankungen. In: Müller-Oerlinghausen B, Berghöfer A (Hrsg.) Ziele und Ergebnisse der medikamentösen Prophylaxe affektiver Psychosen. Thieme, Stuttgart, S. 67-77

Hoberman AM, De Prospo JR, Lockry EA, Christian MS (1989) Developmental toxicity (embryo/fetal toxicity and teratogenic potential) study of lithium hypochlorite administered orally via gavage to Crl:CD (SD) BR pregnant rats. J Am Coll Toxicol

Jacobson SJ, Jones K, Johnson K, Ceolin L, Kaur P, Sahn D, Donnenfeld AE, Rieder M, Santelli R, Smythe J, Pastuszak A, Einarson T, Koren G (1992) Prospective multicentre study of pregnancy outcome after lithium exposure during first trimester. Lancet 339:530-533

Johnson EM (1991) A summary review and human perspective for developmental toxicity evaluations of lithium in laboratory animals. In: Schrautzer GN, Klippel F-K (eds) Lithium in biology and medicine. New applications and developments. VCH, Weinheim, pp. 103-112

Källen B (1988) Comments on teratogen update: lithium. Teratology 38:597

Källen B, Tandberg A (1983) Lithium and pregnancy. A cohort study on manic-depressive women. Acta Psychiatr Scand 68:134-139

Kendell RE, Chalmers JC, Platz C (1987) Epidemiology of puerperal psychoses. Br J Psychiat 150:662-673

Krause S, Ebbesen F, Lange AP (1990) Polyhydramnions with maternal lithium treatment. Obstet Gynecol 75:504-506
Marathe MR, Thomas GP (1986) Embryotoxicity and teratogenicity of lithium carbonate in Wistar rat. Toxicol Letters 34:115-120
Niebyl JR (1992) Drug therapy during pregnancy. Curr Opin Obstet Gynecol 4:43-47
Queißler-Luft A, Eggers I, Stolz G, Kieninger-Baum D, Schlaefer K (1996) Serial examination of 20248 newborn fetuses and infants: correlations between drug exposure and major malformations. Am J Med Gen 63:268-276
Robinson GE, Stewart DE, Flak E (1986) The rational use of psychotropic drugs in pregnancy and postpartum. Can J Psychiat 31:183-190
Schou M (1976) What happened later to the lithium babies? A follow-up study of children born without malformations. Acta Psychiat Scand 54:193-197
Schou M (1990) Lithium during pregnancy, delivery, and lactation: an update. J Clin Psychiat 51:410-413
Schou M, Amdisen A (1973) Lithium and pregnancy - III, Lithium ingestion by children breast-fed by women on lithium treatment. Br Med J 2:138
Schou M, Goldfield MD, Weinstein MR, Villeneuve A (1973) Lithium and pregnancy - I, Report from the register of lithium babies. Br Med J 2:135-136
Sitland-Marken PA, Rickman LA, Wells BG, Mabie WC (1989) Pharmacologic management of acute mania in pregnancy. J Clin Psychopharmacol 9:78-87
Stewart DE, Klompenhouwer JL, Kendell RE, Hulst AM van (1991) Prophylactic lithium in puerperal psychosis. The experience of three centres. Br J Psychiat 158:393-397
Szabo KT (1970) Teratogenic effect of lithium carbonate in the foetal mouse. Nature 225:73-75
Teixeira NA, Lopes RCM, Secoli SR (1995) Developmental toxicity of lithium treatment at prophylactic levels. Braz J Med Biol Res 28:230-239
Thiels C (1987) Pharmacotherapy of psychiatric disorder in pregnancy and during breastfeeding: a review. Pharmacopsychiat 20:133-146
Troyer WA, Pereira GR, Lannon RA, Belik J, Yoder MC (1993) Association of maternal lithium exposure and premature delivery. J Perinatol 13:123-127
Turecki G, Cardoso de Arruda Smith M, Mari JJ (1994) Lithium mutagenicity. Br J Psychiat 165:552-553
Vestergaard P, Poulstrup I, Schou M (1988) Prospective studies on a lithium cohort. 3. Tremor, weight gain, diarrhea, psychological complaints. Acta Psychiatr Scand 78:434-441
Vinarova E, Uhlir O, Stika L, Vinar O (1972) Side-effects of lithium administration. Act Nerv Super (Praha) 14:105-107
Weinstein MR (1980) Lithium treatment of women during pregnancy and the postdelivery period. In: Johnson FN (ed) Handbook of lithium therapy. MTP-Press, Lancaster, pp. 421-429
Wright TL, Hoffman LH, Davies J (1971) Teratogenic effects of lithium in rats. Teratology 4:151-156
Yoder MC, Belik J, Launon RA, Pereira GR (1984) Infants of mothers treated with lithium during pregnancy have an increased incidence of prematurity, macrosomia, and perinatal mortality. Pediatr Res 18:163A
Zalzstein E, Koren G, Einarson T, Freedom RM (1990) A case-control study on the association between first trimester exposure to lithium and Ebstein's anomaly. Am J Cardiol 65:817-818

KAPITEL 4.9

Die Lithiumintoxikation

W. P. Kaschka

> **Synopsis**
>
> 1. Die Lithiumintoxikation kann sich durch zentralnervöse, neuromuskuläre, gastrointestinale, kardiovaskuläre, renale und andere, seltener auftretende Symptomkomplexe manifestieren.
> 2. Es besteht allenfalls eine grobe Korrelation zwischen der Konzentration von Lithium im Serum und den Symptomen einer Lithiumintoxikation. Zur Orientierung in der klinischen Praxis gilt, daß ab einem Serumspiegel von 1,5 mmol/l generell mit Nebenwirkungen zu rechnen ist; ab 2,0 mmol/l bestehen fast immer eindeutige Zeichen einer Lithiumintoxikation; ab 3,5 mmol/l droht Lebensgefahr.
> 3. Ein im therapeutischen Bereich liegender Lithium-Serum-Spiegel schließt eine Lithiumintoxikation nicht aus. In Zweifelsfällen kann eine Bestimmung der Lithiumkonzentration im Hirngewebe mittels der NMR-Spektroskopie weiterführen. Ersatzweise kommt auch die Messung der Lithiumkonzentration in den Erythrozyten in Frage.
> 4. Die Gefahr überdauernder Organschäden, insbesondere des Gehirns und der Nieren, wächst mit der Expositionsdauer des Organismus gegenüber toxischen Lithiumkonzentrationen. Wird die Diagnose einer Lithiumintoxikation gestellt, ist deshalb rasches Handeln erforderlich.
> 5. Eine Lithiumintoxikation kann entweder durch die Aufnahme von Lithiumsalzen in überhöhten Dosen, z.B. im Rahmen eines Suizidversuches, oder durch eine Verminderung der renalen Lithiumausscheidung, z. B. im Rahmen einer Nierenerkrankung, zustande kommen. Da die Nierenfunktion durch eine Fülle unterschiedlicher Faktoren beeinflußt werden kann, ist die Kenntnis prädisponierender Bedingungen für eine Lithiumintoxikation von eminenter Bedeutung.

6. Eine gute psychopharmakologische Ausbildung des Arztes, Erfahrung im Umgang mit der Lithiumprophylaxe sowie ein vertrauensvolles Behandlungsbündnis zwischen Arzt und Patient, möglichst unter Einbeziehung relevanter Bezugspersonen des Patienten, sind entscheidende Voraussetzungen einer Langzeitprophylaxe mit Lithiumsalzen.

Inzidenz und Symptomatik der Lithiumintoxikation

Unter den in suizidaler Absicht erfolgenden akuten Intoxikationen spielt die Vergiftung mit Lithium insgesamt quantitativ keine sehr große Rolle. Am häufigsten sind Patienten betroffen, die wegen einer affektiven oder schizoaffektiven Psychose ein Lithiumpräparat einnehmen, gelegentlich auch deren Familienangehörige. Wegen der geringen therapeutischen Breite des Lithiums kann es darüber hinaus jedoch unter bestimmten Bedingungen auch bei therapeutischer bzw. prophylaktischer Anwendung zu Intoxikationen kommen. Wegen des vital bedrohlichen Charakters einer Lithiumintoxikation und ihrer teilweise irreversiblen Folgen ist die Kenntnis des klinischen Bildes, der Pathogenese, der prädisponierenden Faktoren sowie geeigneter Maßnahmen zur Prophylaxe einer Lithiumintoxikation von eminenter Bedeutung.

Zur Inzidenz von Lithiumintoxikationen gibt es bisher nur wenige systematische Studien. In einer neueren Untersuchung fanden Hansen und Amdisen (1990) im Raum Aarhus (Dänemark) für den Zeitraum 1979 bis 1987 bei 540 mit Lithium behandelten Patienten 24 Intoxikationen, wovon 15 durch akute Überdosierung in suizidaler Absicht und 9 akzidentell im Rahmen einer Langzeitprophylaxe erfolgten. Die gleiche Arbeitsgruppe (Hansen u. Amdisen 1978) hatte in einem etwas größeren Einzugsgebiet im Zeitraum von 1969 bis 1975 23 Intoxikationen registriert, wovon 21 im Rahmen einer Langzeitprophylaxe auftraten. Mühlbauer (1986) fand in der Berliner Lithiumkatamnese für den Beobachtungszeitraum 1975 bis 1982 bei ca. 250 behandelten Patienten in 6 Fällen eine Intoxikation mit Lithium, darunter ein Suizidversuch. Greil (1981) berichtet, daß in der toxikologischen Abteilung der Technischen Universität München im Zeitraum von 1975 bis 1978 7510 Patienten wegen Intoxikationen stationär behandelt wurden, davon 7 Patienten wegen einer Lithiumintoxikation (entsprechend 0,9‰).

Unsere Kenntnisse über das klinische Bild der Lithiumintoxikation sind in den vergangenen 10 Jahren, nicht zuletzt aufgrund zahlreicher wertvoller kasuistischer Mitteilungen und verbesserter diagnostischer Möglichkeiten, wesentlich erweitert worden. Eine Übersicht gibt Tabelle 1.

Tabelle 1. Klinische Manifestationen der Lithiumintoxikation

Zentralnervöse Symptome
  Bewußtseinstrübung aller Schweregrade,
  Cerebelläre Symptome
    Tremor
    Dysarthrie
    Ataxie
    Nystagmus
  Extrapyramidalmotorische Symptome
    Parkinsonähnliche oder choreatiforme Bewegungsstörungen
    EEG-Veränderungen, cerebrale Krampfanfälle
Neuromuskuläre Symptome
  Myopathie
    Faszikulationen
    Fibrillationen
    Myoklonien
  Polyneuropathie
Gastrointestinale Symptome
  Inappetenz
  Meteorismus
  Übelkeit
  Erbrechen
  Diarrhoe
Kardiovasculäre Symptome
  Herzrhythmusstörungen
  Syncopale Zustände
  Kreislaufschock
  Myokardinfarkt (selten!)
Pulmonale Symptome
  Adult Respiratory Distress Syndrome (ARDS)
Renale Symptome
  Polyurie
  Polydipsie
  Renaler Diabetes insipidus
  Niereninsuffizienz
Endokrine Symptome
  Hypothermie
  Hyperthermie
Hämatologische Symptome
  Leukopenie
  Thrombozytopenie

Bei aller Variabilität des klinischen Bildes einer Lithiumintoxikation weisen doch fast alle Patienten eine zentralnervöse Symptomatik auf, welche sich in Störungen sowohl auf der psychomotorisch-kognitiven Ebene als auch auf der neurologischen Ebene äußert. Die psychomotorisch-kognitive Symptomatik ist gekennzeichnet durch allgemeine Verlangsamung und Vigilanzminderung. Die Patienten klagen häufig über Befindlichkeitsstörungen i.S. eines allgemeinen Unwohlseins und Irritierbarkeit. Darüber hinaus werden Störungen des Kurzzeitgedächtnisses und Schwerbesinnlichkeit angegeben. Auch können Verwirrtheitszustände i.S. des akuten exogenen Reaktionstyps von Bonhoeffer auftreten. Bewußtseinstrübungen aller Schweregrade bis hin zum Koma sind möglich. In Einzelfällen sind auch optische Halluzinationen beschrieben worden (Mühlbauer 1986; Wardin u. Müller-Oerlinghausen 1986; Goddard et al. 1991; Kaschka 1993; Okusa u. Crystal 1994). Eine neurologische Symptomatik ist in über 80% der Fälle nachweisbar. Im Vordergrund stehen dabei cerebelläre Symptome, wie grobschlägiger Tremor, Nystagmus, Dysarthrie, unsystematischer Schwindel und Ataxie. Daneben werden auch extrapyramidalmotorische Störungen, wie ein Parkinsonoid oder choreoathetotische Bewegungen, beobachtet. Gelegentlich tritt eine pathologische Steigerung der Muskeleigenreflexe, die seitendifferent auslösbar sein können, auf, und es können Zeichen einer Pyramidenbahnschädigung nachweisbar sein. Darüber hinaus werden mitunter flüchtige neurologische Herdsymptome, wie Aphasie oder konjugierte Blickparese, beobachtet. Epileptiforme Krampfanfälle sind möglich. Das EEG kann vielgestaltige Veränderungen zeigen, die häufig das Abklingen der Lithiumintoxikation noch längere Zeit überdauern (Corbett et al. 1989; Engelhardt u. Neundörfer 1991; Funakubo et al. 1991; Goddard et al. 1991; Kaschka 1993; Okusa u. Crystal 1994). Bereits in frühen Stadien der Lithiumintoxikation lassen sich neuromuskuläre Symptome und EMG-Veränderungen beobachten. Zunächst kommt es in der Regel zu muskulären Faszikulationen. Bei höheren Lithium-Serum-Konzentrationen treten auch Fibrillationen und Myoklonien auf. Vereinzelt wurden akute sensomotorische Polyneuropathien beschrieben (Sansone u. Ziegler 1985; Vanhooren et al. 1990; Übersicht bei Kaschka 1993).

Bei den von Hansen und Amdisen (1978) nach Literaturangaben ausgewerteten 95 Fällen von Lithiumintoxikationen war in 75% eine vollständige Remission eingetreten, in 10% waren überdauernde Schäden (meist neurologische oder renale Störungen) zurückgeblieben, und in 15% hatte die Intoxikation zu einem letalen Ausgang geführt. Dem Phänomen persistierender neurologischer Defizite nach Lithiumintoxikation wurde in den folgenden Jahren vermehrte Aufmerksamkeit geschenkt, und es zeigte sich, daß unter den persistierenden Symptomen Störungen des Kurzzeitgedächtnisses, cerebelläre Störungen – hier vor allem die Ataxie – und extrapyramidale Schädigungen mit Choreoathetose oder Parkinsonoid eine dominierende Rolle einnehmen (Apte u. Langston 1983; Schou 1984; Ferbert u. Czernik 1987; Nagaraja et al. 1987; Manto et al. 1994).

Der neuropathologische Befund von nach Lithiumintoxikation verstorbenen Patienten weist relativ einheitlich degenerative Veränderungen des Kleinhirns mit Atrophie des Vermis, Schädigungen der Kleinhirnkörnerschicht und der Purkinjezellen, Gliose im Dentatum, den unteren Oliven und dem Nucleus ruber, Cytoplasmaeinschlüssen in verschiedenen Nervenzellen der Hirnnervenkerngebiete und intracytoplasmatischen Vacuolen, vor allem in Nervenzellen des Nucleus supraopticus auf. Die weiße Substanz des Kleinhirns zeigt gelegentlich spongiöse Veränderungen (Peiffer 1981; Nagaraja et al. 1987; Naramoto et al. 1993; Schneider u. Mirra 1994).

Gastrointestinale Symptome treten in etwa einem Drittel bis der Hälfte der Lithiumintoxikationen auf. Es kommt dabei zu Inappetenz, Meteorismus, Übelkeit, Oberbauchschmerzen, nicht selten auch zu abdominellen Krämpfen, Erbrechen oder Diarrhoe (Kaschka 1993; Okusa u. Crystal 1994). Anhaltende schwere Diarrhoen können weitere Komplikationen im Gefolge haben. So ist eine Wernicke-Encephalopathie nach lithiuminduzierter Diarrhoe beschrieben worden (Epstein 1989). Die Leberenzymwerte im Serum können erhöht sein, wenngleich eine hepatische Schädigung nicht zum typischen Bild einer Lithiumintoxikation gehört (Viegut u. Jefferson 1990). Es ist wichtig zu wissen, daß gastrointestinale Störungen, vor allem Erbrechen und Diarrhoe, auch im Vorfeld auftreten und Hinweise auf eine drohende Lithiumintoxikation sein können (Greil 1981).

Während unter Lithiumtherapie häufig elektrokardiographische Veränderungen beobachtet werden, treten kardiovaskuläre Symptome bei Lithiumintoxikation eher selten auf (Hansen u. Amdisen 1978; Okusa u. Crystal 1994). Neben vorübergehenden ST-Senkungen und/oder Inversion der T-Welle in den Brustwandableitungen V4 bis V6 wird in einer Reihe von Kasuistiken über gravierende Störungen des Sinusknotens und der Erregungsleitung berichtet mit den klinischen Symptomen der Bradykardie bzw. der Asystolie (Ong u. Handler 1991; Okusa u. Crystal 1994; Farag et al. 1994; Camacho Pulido et al. 1995). In einem Fall wird ein Myokardinfarkt mitgeteilt, der im Rahmen einer Lithiumintoxikation aufgetreten ist (Perrier et al. 1991).

Kardiovaskuläre Störungen während einer Lithiumbehandlung erfordern besondere Beachtung, da manisch-depressive Patienten überproportional häufig an Herz-Kreislauf-Erkrankungen sterben (Bratfos u. Hang 1968; Lown et al. 1977). Nach einer Untersuchung von Glen et al. (1979) steigert aber eine Lithiumbehandlung nicht die Mortalität durch kardiovaskuläre Krankheiten.

Darüber hinaus ist auch über eine akute Ateminsuffizienz (Adult Respiratory Distress Syndrome (ARDS) bei Lithiumintoxikation im Rahmen einer kasuistischen Mitteilung berichtet worden (Friedman et al. 1992).

Von erheblicher klinischer Relevanz sind die renalen Symptome einer Lithiumintoxikation. Starkes Durstgefühl, Polyurie und Polydipsie sind zwar häufige Nebenwirkungen einer Lithiumbehandlung und treten bereits bei therapeutischen Lithium-Serum-Konzentrationen in 20 bis 70% der Fälle auf (Singer 1970; Kaschka 1993; Okusa u. Crystal 1994), doch gehören diese Symptome auch zum Bild der Lithiumintoxikation. Dies ist pathophysiologisch außerordentlich wichtig, da die Polyurie zu einer Volumendepletion und damit zu einem Absinken der fraktionellen Exkretion von Lithium führen kann. Wie von Singer (1970) herausgestellt, ist die lithiuminduzierte Polyurie auf unterschiedliche Mechanismen zurückzuführen. Dazu gehören sowohl eine primäre Polydipsie als auch ein zentraler Diabetes insipidus und ein renaler Diabetes insipidus. Desweiteren kann ein akutes Nierenversagen bzw. eine Niereninsuffizienz im Gefolge einer Lithiumintoxikation auftreten (Hansen u. Amdisen 1990; Kaschka 1993). Histologisch zeigt die Niere bei Lithiumintoxikation nur gelegentlich unspezifische Tubulusveränderungen mit einer geringen interstitiellen Reaktion (Hansen u. Amdisen 1990; Kaschka 1993). Nach erfolgreicher Therapie kann in der Regel mit einer völligen Restitution gerechnet werden, allerdings begünstigen rezidivierende Lithiumintoxikationen möglicherweise die Entwicklung einer chronischen Lithiumnephropathie, die sich vor allem durch eine Verminderung der renalen Konzentrationsleistung mit oder ohne Polyurie auszeichnet (Kampf 1986; Hetmar et al. 1991; Kaschka 1993).

Als weniger bekannte und seltener auftretende Symptome einer Lithiumintoxikation sind Störungen der Thermoregulation zu nennen, die sich als Hyperthermie (Granoff u. Davis 1978) oder Hypothermie (Follezou u. Bleisel 1985) manifestieren können und als Folgen endokriner Veränderungen interpretiert werden (Okusa u. Crystal 1994).

In Einzelfällen wurde auch über Leukopenie sowie Thrombozytopenie im Rahmen von Lithiumintoxikationen berichtet (Green u. Dunn 1985; Perrier et al. 1991). In-vitro-Untersuchungen von Greil und Mitarbeitern (1972) haben ergeben, daß Lithium darüber hinaus die Thrombozytenaggregation zu hemmen vermag, ein Effekt, der durch Kalziumionen aufgehoben wird (Greil 1981). Ob dieser Wirkung auf die Thrombozytenaggregation klinische Bedeutung zukommt, ist allerdings noch unklar.

Nishiwaki et al. (1996) machten anhand eines Fallberichtes auf Besonderheiten der Lithiumintoxikation während der Schwangerschaft aufmerksam. Ausführliche Darstellung der Wirkungen von Lithium auf Sexualfunktion und Schwangerschaft siehe Kap. 4.8.

Auf die klinische Relevanz der Unterscheidung von akuten und chronischen Lithiumintoxikationen wurde wiederholt hingewiesen (Hansen u. Amdisen 1990; Kaschka 1993). Shannon und Mitarbeiter (1990) fanden in einer Untersuchung an 29 Patienten mit Lithiumintoxikation bei chronischen Verläufen häufiger Nierenfunktionseinschränkungen, kardiovaskuläre Störungen, T-Wellen-Veränderungen im EKG und cerebelläre Störungen als bei akuten Verläufen.

Prädisponierende Faktoren und Pathogenese der Lithiumintoxikation

Nicht immer kann davon ausgegangen werden, daß der Schweregrad einer Lithiumintoxikation mit dem Serumspiegel korreliert (Schou et al. 1968; Okusa u. Crystal 1994). In einer ganzen Reihe von Fällen wurden Intoxikationssymptome bei im therapeutischen Bereich liegenden Lithium-Serum-Spiegeln beobachtet, d. h. ein therapeutischer Lithium-Serum-Spiegel schließt eine Intoxikation nicht aus (Hansen u. Amdisen 1978; Spiers et al. 1978; Hay u. Simpson 1982; Engelhardt u. Neundörfer 1988; Kaschka 1993; Okusa u. Crystal 1994). Andererseits sind auch Fälle bekannt, in denen extrem hohe Lithium-Serum-Konzentrationen ohne gravierende Intoxikationssymptome auftraten (Hansen u. Amdisen 1978; Kondziela 1984). In Zweifelsfällen kann die Bestimmung der Lithiumkonzentration in Erythrozyten (Mühlbauer 1986; Martin et al. 1991) oder neuerdings die Messung der Lithium-Gewebe-Konzentration im Gehirn mittels der NMR-Spektroskopie (Riedl et al. 1997) hilfreich sein. Auch an die Möglichkeit multipler Konzentrationsspitzen nach Einnahme von Retardpräparaten oder aufgrund von Umverteilungsprozessen zwischen den Körperkompartimenten ist zu denken (Dupuis et al. 1996).

Für eine Lithiumintoxikation kann grundsätzlich entweder eine überhöhte Lithiumzufuhr oder eine zu geringe Lithiumausscheidung infolge eingeschränkter oder medikamentös veränderter Nierenfunktion verantwortlich sein. Auf die geringe therapeutische Breite der Lithiumsalze und den anzustrebenden therapeutischen Konzentrationsbereich wurde bereits an anderer Stelle dieses Buches hingewiesen. Unter Berücksichtigung der vorstehend genannten Einschränkungen ist davon auszugehen, daß bei Lithium-Serum-Konzentrationen von mehr als 1,5 mmol/l generell mit Nebenwirkungen zu rechnen ist; ab 2,0 mmol/l bestehen in der Regel eindeutige Zeichen einer Lithiumintoxikation, und bei Serumspiegeln von 3,5 mmol/l und mehr ist der Patient akut vital bedroht (Mühlbauer 1986; Kaschka 1993; Okusa u. Crystal 1994). Angesichts der komplexen pharmakokinetischen Gegebenheiten (vgl. Kap. 2.11) vermögen diese Zahlen jedoch nicht mehr als eine grobe Orientierungshilfe zu geben.

Das Risiko einer Lithiumintoxikation kann durch unterschiedliche prädisponierende Konstellationen erhöht werden (siehe Tabelle 2).

Neben den in Tabelle 2 genannten pathophysiologischen Faktoren können auch das Vorliegen einer Schizophrenie, eine vorbestehende Hirnschädigung sowie höheres Lebensalter des Patienten das Risiko einer Lithiumintoxikation ungünstig beeinflussen (Shopsin et al. 1970; Van der Velde 1971; Okusa u. Crystal 1994).

Eine massive Erhöhung des Risikos einer Lithiumintoxikation tritt ein, wenn pathophysiologische Konstellationen vorliegen, die mit einer negativen Natriumbilanz einhergehen. Hierzu zählen vor allem Dehydratation bei fieberhaften Infekten, Gastroenteritiden mit und ohne Erbrechen, willkürliches oder krankheitsbedingtes Dursten, natriumarme Diäten, inadäquate Flüssigkeits- und Elektrolytsubstitution im Rahmen operativer Eingriffe und Therapie mit Diuretika (Mühlbauer 1986; Kaschka 1993; Okusa u. Crystal 1994). Eine bevorstehende Narkose, ein operativer Eingriff oder eine Geburt stellen kritische Situationen während einer Lithiumbehandlung dar, da hier infolge von Schwankungen der Serumelek-

Tabelle 2. Prädisponierende Faktoren für eine Lithiumintoxikation

Infektionen
Volumendepletion
Gastroenteritis
Lithiumzufuhr in Überdosis
Niereninsuffizienz
Narkose
Operative Eingriffe
Geburt, Perinatalperiode
Vermindertes „effektives arterielles Volumen"
  Herzinsuffizienz
  Leberzirrhose
  Nierenerkrankungen
Medikamente
  Nichtsteroidale Antiphlogistika
  Diuretika
  Tetrazykline
  Cyclosporine
Verminderte Natriumaufnahme, z. B. Diät
Anorexie
Non-Compliance des Patienten
Unerfahrenheit des behandelnden Arztes

trolyte, Verabreichung von Diuretika, abrupten Änderungen in der Flüssigkeitszufuhr oder Abfall der renalen Lithium-Clearance mit erheblichen Schwankungen der Lithium-Serum-Konzentration und Überschreitungen des therapeutischen Bereiches zu rechnen ist (Greil 1981; Schou 1984; Kaschka 1990; Kaschka 1993).

Ein Myokardinfarkt oder eine ausgeprägte Herzinsuffizienz können zu einer Verminderung des sog. effektiven arteriellen Volumens und damit zu einer Reduzierung der renalen Lithium-Clearance führen. Auch bei Nierenerkrankungen wie Glomerulonephritis und Pyelonephritis ist mit einer Herabsetzung der renalen Lithium-Clearance zu rechnen. Unter den genannten Bedingungen kann sich nun ein Circulus vitiosus einstellen, indem es zu einer erhöhten Lithiumkonzentration im Nephron kommt, welche ihrerseits i.S. einer toxischen Wirkung die Lithium-Clearance weiter vermindert (Mühlbauer 1986).

Auch Wechselwirkungen mit anderen Pharmaka können zur Lithiumintoxikation führen (siehe Kap. 4.11).

Empfehlungen zur Prophylaxe der Lithiumintoxikation

Die Lithiumintoxikation stellt das entscheidende Risiko einer Langzeitprophylaxe dar. Deshalb setzt die prophylaktische Behandlung mit Lithiumsalzen eine vertrauensvolle, enge Kooperation zwischen Arzt und Patient, nach Möglichkeit unter Einbeziehung relevanter Bezugspersonen des Patienten, voraus. Läßt sich eine solche Basis, die u.a. auch Aspekte wie Compliance und Absprachefähigkeit des Patienten beinhaltet, nicht herstellen, so sollte von vornherein auf eine Langzeitbehandlung mit Lithiumsalzen verzichtet werden. Ist die Entscheidung zugunsten einer Langzeitprophylaxe gefallen, so kommt der Aufklärung des Patienten und seiner Bezugspersonen über Chancen, Risiken und Durchführung der Lithiumbehandlung zentrale Bedeutung zu. Auch während einer laufenden Behandlung sollte diese Aufklärung gelegentlich wiederholt und aufgefrischt werden. Dabei ist der Information über Frühsymptome einer Überdosierung und Intoxikation, wie z. B. Erbrechen, Diarrhoe, dysarthrische Sprache, grobschlägiger Tremor, Myoklonien und Koordinationsstörungen, besondere Beachtung zu schenken (Greil 1981; Schou 1984).

Kritische Situationen während der Lithiumbehandlung stellen darüber hinaus eine bevorstehende Narkose, Operation oder Geburt dar. Infolge von Schwankungen der Serumelektrolyte, Verabreichung von Diuretika oder abrupten Änderungen in der Flüssigkeitszufuhr besteht hier die Gefahr, daß die renale Lithium-Clearance abfällt und der Lithium-Serum-Spiegel auf toxische Werte ansteigt. Dem kann dadurch begegnet werden, daß man 2 bis 3 Tage vor einer geplanten Operation oder vor der Geburt das Lithiumpräparat absetzt, um postoperativ bzw. postpartal die Lithiumbehandlung wieder aufzunehmen. Ist dies nicht möglich, wie es z. B. bei nicht vorher planbaren Eingriffen der Fall sein kann, so ist einer adäquaten Flüssigkeits- und Natriumzufuhr sowie einer besonders engmaschigen Kontrolle des Lithium-Serum-Spiegels verstärkte Beachtung zu schenken (Schou 1984; Kaschka 1990).

Literatur

Apte SN, Langston JW (1983) Permanent neurological deficits due to lithium toxicity. Ann Neurology 13:453–455

Bratfos O, Hang JO (1968) The course of manic-depressive psychosis. Acta Psychiatrica Scand 44:89–112

Camacho Pulido JA, Rucabado Aguilar L, Estecha Foncea MA, Quesada Blanca JL, Lara B, Jiménez Sánchez JM (1995) Shock e hipoxemia severa en intoxicacion por litio. Farmacia Clinica 12:509–510

Corbett JJ, Jacobson DM, Thompson HS, Hart MN, Albert DW (1989) Downbeating nystagmus and other ocular motor defects caused by lithium toxicity. Neurology 39:481–487

Dupuis RE, Cooper AA, Rosamond LJ, Campbell-Bright S (1996) Multiple delayed peak lithium concentrations following acute intoxication with an extended-release product. Ann Pharmacotherapy 30:356–360

Engelhardt A, Neundörfer B (1988) Downbeat-Nystagmus bei Lithiummedikation. Nervenarzt 59:624–627

Epstein RS (1989) Wernicke's encephalopathy following lithium-induced diarrhea. Am J Psychiat 146:806–807

Farag S, Watson RDS, Honeybourne D (1994) Symptomatic junctional bradycardia due to lithium intoxication in patient with previously normal electrocardiogram. Lancet 343:1371

Ferbert A, Czernik A (1987) Persistierendes Kleinhirnsyndrom nach Lithium-Intoxikation. Nervenarzt 58:764–770
Follezou J, Bleisel J (1985) Reduction of temperature and lithium poisoning. N Eng J Med 313:1609
Friedman BC, Bekes CE, Scott WE, Bartter T (1992) ARDS following acute lithium carbonate intoxication. Intensive Care Medicine 18:123–124
Funakubo T, Nakamura T, Kimura Y, Kanayama R, Ohki M, Sano R, Koike Y (1991) A case of acute lithium intoxication. Neuro-otological findings. Practica Otologica Kyoto O (suppl 51):187–191
Glen AIM, Dodd M, Hulme EB, Kreitman N (1979) Mortality of lithium. Neuropsychobiology 5:167–173
Goddard J, Bloom SR, Frackowiak RSJ, Pusey CD, MacDermot J, Liddle PF (1991) Lithium intoxication. Br Med J 302:1267–1269
Granoff AL, Davis JM (1978) Heat illness syndrome and lithium intoxication. J Clin Psychiat 39:103–107
Green ST, Dunn FG (1985) Severe leucopenia in fatal lithium poisoning. Br Med J 290:517
Greil W (1981) Pharmakokinetik und Toxikologie des Lithiums. Bibliotheca Psychiatrica 161:69–103
Greil W, Patscheke H, Brossmer M (1972) Effects of lithium and other monovalent cations on the ADP-induced platelet aggregation in human platelet-rich plasma. FEBS Letters 26:271
Hansen HE, Amdisen A (1978) Lithium intoxication. Report of 23 cases and review of 100 cases from the literature. Quarterly Journal of Medicine 47:123–144
Hansen HE, Amdisen A (1990) Lithium intoxication and acute renal failure. Lithium Therapy Monographs 0:134–142
Hay G, Simpson N (1982) Neurotoxicity associated with therapeutic serum lithium levels. Lancet 2:160–161
Hetmar O, Juul Povlsen U, Ladefoged J, Bolwig TG (1991) Lithium: long-term effects on the kidney. A prospective follow-up study ten years after kidney biopsy. Br J Psychiat 158:53–58
Kampf D (1986) Lithium und Nierenfunktion. In: Müller-Oerlinghausen B, Greil W (Hrsg.) Die Lithiumtherapie. Nutzen, Risiken, Alternativen. Springer, Berlin Heidelberg New York Tokyo, S. 286–296
Kaschka WP (1990) Therapie mit Lithiumsalzen. Fundamenta Psychiatrica 4:148–156
Kaschka WP (1993) Klinik der Lithiumbehandlung. In: Riederer P, Laux G, Pöldinger W (Hrsg.) Neuro-Psychopharmaka. Ein Therapie-Handbuch. Springer, Wien New York, Band 3, S. 493–523
Kondziela JR (1984) Extreme lithium intoxication without severe symptoms. Hosp Commun Psychiat 35:727–728
Lown B, Verrier RL, Rabinowitz SH (1977) Neural and psychologic mechanisms and the problem of sudden cardiac death. Am J Cardiol 39:890–902
Manto M, Godaux E, Seillier M, Mantia M, Jacquy J (1994) Syndrome cérébelleux secondaire à une intoxication en lithium: étude cinématique et électro-myographique de deux cas. Revue Neurologique (Paris) 150:467–470
Martin TG, Mallinger AG, Michelson EA, Schneider SM (1991) RBC lithium kinetics during an acute intoxication treated with hemodialysis. Veterinary Human Toxicology 33:363
Mühlbauer HD (1986) Die Lithiumintoxikation. In: Müller-Oerlinghausen B, Greil W (Hrsg.) Die Lithiumtherapie. Nutzen, Risiken, Alternativen. Springer, Berlin Heidelberg New York Tokyo, S. 329–336
Müller-Oerlinghausen B (1986) Wechselwirkungen von Lithiumsalzen mit anderen Arzneimitteln. In: Müller-Oerlinghausen B, Greil W (Hrsg.) Die Lithiumtherapie. Nutzen, Risiken, Alternativen. Springer, Berlin Heidelberg New York Tokyo, S. 347–355
Nagaraja D, Taly AB, Sahu RN, Channabasavanna SM, Narayanan HS (1987) Permanent neurological sequelae due to lithium toxicity. Clin Neurol Neurosurgery 89:31–34

Naramoto A, Koizumi N, Itoh N, Shigematsu H (1993) An autopsy case of cerebellar degeneration following lithium intoxication with neuroleptic malignant syndrome. Acta Pathologica Japonica 43:55-58

Nishiwaki T, Tanaka K, Sekiya S (1996) Acute lithium intoxication in pregnancy. Int J Gynecol Obst 52:191-192

Okusa MD, Crystal LJT (1994) Clinical manifestations and management of acute lithium intoxication. Am J Med 97:383-389

Ong ACM, Handler CE (1991) Sinus arrest and asystole due to severe lithium intoxication. Int J Cardiol 30:364-366

Perrier A, Martin P-Y, Favre H, Müller AF, Urban P, Chevrolet J-C (1991) Very severe self-poisoning lithium carbonate intoxication causing a myocardial infarction. Chest 100:863-865

Peiffer J (1981) Clinical and neuropathological aspects of long-term damage to the central nervous system after lithium medication. Arch Psychiat Neurol Sci 231:41-60

Riedl U, Barocka A, Kolem H, Demling J, Kaschka WP, Schelp R, Stemmler M, Ebert D (1977) Duration of lithium treatment and brain lithium concentration in patients with unipolar and schizoaffective disorder - a study with magnetic resonance spectroscopy. Biol Psychiat 41:844-850

Sansone ME, Ziegler DK (1985) Lithium toxicity: a review of neurologic complications. Clinical Neuropharmacology 8:242-248

Schneider JA, Mirra SS (1994) Neuropathologic correlates of persistent neurologic deficit in lithium intoxication. Annals of Neurology 36:928-931

Schou M (1984) Long-lasting neurological sequelae after lithium intoxication. Acta Psychiat Scand 70:594-602

Schou M, Amdisen A, Trap-Jensen J (1968) Lithium poisoning. Am J Psychiat 125:520-527

Shannon MW, Eisen T, Linakis J, Woolf A (1990) Clinical features of acute versus chronic lithium intoxication. Annals of Emergency Medicine 19:630

Shopsin B, Johnson G, Gershon S (1970) Neurotoxicity with lithium: differential drug responsiveness. International Pharmacopsychiatry Journal 5:170-182

Singer I (1970) Lithium in mania. Clinical Pharmacology and Therapy 11:168-187

Spiers JH, Hirsh SR (1978) Severe lithium toxicity with „normal" serum concentrations. Br Med J 281:815-816

Van der Velde PP (1971) Toxicity of lithium carbonate in elderly patients. Am J Psychiat 127:1075-1077

Vanhooren G, Dehaene I, Van Zandycke M, Piessens F, Vandenbergh V, Van Hees J, Lammens M, Carton H (1990) Polyneuropathy in lithium intoxication. Muscle and Nerve 13:204-208

Viegut V, Jefferson JW (1990) Lithium and the liver. Lithium 1:9-13

Wardin B, Müller-Oerlinghausen B (1986) Neurologische, neuromuskuläre und neurotoxische Effekte der Lithiumbehandlung. In: Müller-Oerlinghausen B, Greil W (Hrsg.) Die Lithiumtherapie. Nutzen, Risiken, Alternativen. Springer, Berlin Heidelberg New York Tokyo, S. 246-263

KAPITEL 4.10

Therapie der Lithiumintoxikation

Th. R. Zilker

Synopsis

1. Bedingt durch eine ungünstige Pharmakokinetik mit großem Verteilungsvolumen, langer Halbwertszeit und geringer Nieren-Clearance bei vorwiegend renaler Elimination ist die Behandlung der Lithiumvergiftung schwierig.
2. Die Therapie der Lithiumvergiftung ist vorwiegend symptomatisch. Eine Elimination aus dem primären Giftweg ist nur bei suizidaler Vergiftung bis zu einer Stunde nach der Giftaufnahme möglich. Zur Beschleunigung der Elimination aus dem sekundären Giftweg stehen eine vermehrte Kochsalzzufuhr, eine vermehrte Flüssigkeitszufuhr mit Aufrechterhaltung der Nierenfunktion und in schweren Vergiftungsfällen die Hämodialyse zu Gebote.
3. Die symptomatischen Maßnahmen zielen darauf ab, die Atmung sicherzustellen, etwaige Krämpfe zu unterbrechen, Herzrhythmusstörungen zu beseitigen, Flüssigkeit und Elektrolyte zu substituieren und kreislaufwirksame Medikamente bei Schocksymptomatik einzusetzen. Wirkungen auf die Schilddrüsenfunktion und das hämatopoetische System müssen kontrolliert und wenn nötig behandelt werden.
4. Bei leichten Vergiftungen durch Lithium mit Natriumverlusten kann eine Zufuhr von Natriumchlorid die Lithiumelimination beschleunigen. Schwere Vergiftungen bedürfen einer oder mehrerer Hämodialysen, wobei das Intervall zwischen 2 Hämodialysen mit einer Hämofiltration überbrückt werden kann.
5. Das richtige therapeutische Vorgehen wird vom klinischen Bild, dem Lithium-Serum-Spiegel und der Nierenfunktion bestimmt. Komatöse Patienten sollten sofort hämodialysiert werden. Patienten mit neurologischer Symptomatik, ohne Bewußtseinstrübung sollten in Abhängigkeit vom Lithiumspiegel nach dem Allgemeinzustand des Patienten entweder symptomatisch intensivmedizinisch behandelt oder bei Lithiumspiegeln über 3 mmol/l bzw. über 2 mmol/l und schlechtem Allgemeinzustand hämodialysiert werden.

Einleitung

Im vorhergehenden Kapitel wurde dargestellt, daß Lithiumvergiftungen ihre häufigste Ursache in einer schleichenden oder plötzlich auftretenden Verminderung der Lithiumelimination aufgrund einer Dehydratation mit Natriumverlust oder einer beginnenden Niereninsuffizienz haben. Erst an zweiter Stelle steht die Lithiumvergiftung durch Überdosierung in suizidaler Absicht, wobei die meisten dieser Vergiftungen bei Patienten auftreten, die bereits mit Lithium behandelt werden. Als weitere Ursache kommt in Frage, daß die Symptome einer beginnenden Lithiumvergiftung als Verschlechterung der psychiatrischen Grunderkrankung gedeutet werden und die Lithiumdosis vom Arzt oder Patienten selbst erhöht wird. Die erste Form der Lithiumvergiftung hat leider *häufig iatrogene Ursachen*. Dabei wurden vom Arzt jene Faktoren, die zu einer Kumulation des Lithiums führen, nicht ausreichend beachtet. Andererseits kann es auch dadurch zu Überdosierungen kommen, daß der Patient die Vorschriften, genügend Natrium und Flüssigkeit zu sich zu nehmen, nicht ausreichend befolgt. Die akkumulative Lithiumintoxikation ist deshalb so schwierig zu behandeln, weil sich der Arzt bei der Klinikeinweisung des Patienten einer abgeschlossenen Lithiumverteilung in allen Körperkompartimenten gegenüber sieht und keine Möglichkeit mehr zur primären Giftentfernung hat.

Zum Verständnis dieser Vorgänge ist die Kenntnis der Pharmakokinetik von Lithium wichtig (Greil 1981; Greil u. van Calker 1983; Stead u. Moffat 1983; McEvoy 1984; vergl. Kap. 2.11). Lithium verteilt sich ähnlich wie Natrium in sämtliche Körpergewebe und Flüssigkeitsräume des Organismus. Die Folge davon ist, daß Lithium intrazellulär vorliegt und in manchen Organen, wie etwa der Schilddrüse, den Knochen und dem ZNS, sogar angereichert wird, so daß die Konzentration dort etwa das Doppelte des Serumspiegels betragen kann (Wraal 1978; Wolff 1979). Die Resorption und die Verteilung des Lithiums sind in Abhängigkeit von der Galenik des verwendeten Präparates innerhalb von 4–12 Stunden abgeschlossen, wobei die Verteilung innerhalb der Körperkompartimente schnell verläuft, wie aus der initialen Halbwertszeit von 0,8–1,2 Stunden abzulesen ist. Die Elimination dagegen erfolgt sehr langsam. Die Eliminationshalbwertszeit im Zweikompartimentenmodell beträgt bei Gesunden ca. 24 Stunden und kann bei einer Langzeittherapie bzw. bei Niereninsuffizienz noch länger sein. Möglicherweise besteht für Lithium noch ein tiefes, drittes Kompartiment, in dem es sich erst innerhalb von Tagen verteilt und aus dem die Rückverteilung nur sehr langsam erfolgt (Greil 1981). Diese pharmakokinetischen Eigenschaften des Lithiums, die in Kap. 2.11 ausführlich dargestellt werden, erklären, warum eine effektive, sekundäre Giftelimination sehr problematisch ist.

Vorgehen bei Lithiumintoxikation

Die Therapie der Lithiumintoxikation beruht auf 3 Grundsätzen:
1. der Elementarhilfe mit Stabilisierung der Herz- und Kreislauffunktion und entsprechenden symptomatischen Maßnahmen
2. der Elimination des Lithiums aus dem primären Giftweg, also der Magenspülung. Diese Maßnahme ist nur sinnvoll, wenn die Giftaufnahme weniger als 1 Stunde zurückliegt
3. der Entfernung des Lithiums aus dem sekundären Giftweg, die erreicht werden kann durch

a) eine Beschleunigung der Elimination mittels Natriumsubstitution
b) eine Aufrechterhaltung der Nierenfunktion durch Flüssigkeitssubsitution in Kombination mit geeigneten Diuretika
c) eine Beschleunigung der Elimination mittels Hämodialyse.

Elementarhilfe und symptomatische Maßnahmen

Die Symptome und klinischen Befunde der Lithiumintoxikation sind in Kap. 4.9 dargestellt (vgl. auch Koufen u. Consbruch 1972). Charakteristische Intoxikationszeichen sind eine Apathie, die schließlich in eine Somnolenz bzw. Bewußtlosigkeit übergehen kann. Beim bewußtlosen Patienten treten dann in der Regel choreiforme orale und periorale Hyperkinesien, im fortgeschrittenen Stadium Faszikulationen und zerebrale Krampfanfälle auf. Durch die Bewußtlosigkeit besteht die Gefahr der Aspiration und damit der Aspirationspneumonie. Die Krämpfe führen zu einer Ateminsuffizienz. Die Therapie zur Verhinderung der Aspirationspneumonie und der Ateminsuffizienz bestehen in einer frühzeitigen endotrachealen Intubation mit Beatmung. Die Krämpfe sollten mit Benzodiazepinen, oder wenn diese nicht ausreichen, mit Phenobarbital unterbrochen werden.

Von Seiten der Herz-Kreislauf-Funktion ist mit Herzrhythmusstörungen, meistens in Form von Bradyarrhythmien zu rechen (Albrecht u. Müller-Oerlinghausen 1980). Häufig wird in diesem Stadium eine starke Verminderung des Serumkaliums mit entsprechender EKG-Veränderung in Form einer Abflachung oder Umkehr der T-Welle beobachtet. Der Blutdruck ist erniedrigt. Die Herzrhythmusstörungen sollen vor allem durch eine ausreichende Kaliumsubstitution therapiert werden (Olesen u. Thomsen 1976). Die Bradyarrhythmie kann günstig durch Atropin beeinflußt werden. Bei Kreislaufproblemen mit Blutdruckabfall hat sich eine Infusion mit Dopamin bewährt.

Die Symptome, die von Seiten des Gastrointestinaltraktes auftreten, sind Völlegefühl, Übelkeit, Erbrechen und Diarrhoen. Ihre Therapie besteht in einer entsprechenden Flüssigkeitssubstitution. In hoher Dosie-

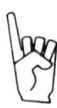rung hat Lithium per se eine nephrotoxische Wirkung. Es kommt dabei zunächst zu Polyurie und Albuminurie (Burrows et al. 1978; Hansen u. Amdisen 1978). Zusätzlich kann sich ein ADH-refraktärer Diabetes insipidus entwickeln (Lee et al. 1971). Die adäquate Therapie ist auch hierfür die entsprechende Flüssigkeits- und Elektrolytsubstitution.

Obwohl für die akute Vergiftung nicht von Bedeutung, muß im weiteren Verlauf auf eine Schilddrüsenfunktionsstörung geachtet werden. Es kommt zu einer vorübergehenden Hemmung der Sekretion von Schilddrüsenhormonen mit konsekutiver Hypothyreose (Piziak et al. 1978; Wolff 1979). Da jedoch die Halbwertszeit des Thyroxins mit einer Woche relativ lang ist, dürfte dieser Effekt erst ein paar Tage nach der akuten Intoxikation zur Geltung kommen. Es kann eine Substitution mit Schilddrüsenhormonen vorübergehend notwendig werden. Die Wirkungen der Lithiumintoxikation auf das Knochenmark sind umstritten. So wurden einige Fälle von einer Markhemmung mit Leukozyto- und Thrombozytopenie beschrieben (Greil 1981). Andererseits wird jedoch auch von einer stimulierenden Wirkung auf das Mark berichtet (Rossof u. Robinson 1980), wobei es vorwiegend zu einer gesteigerten Neutrophilenproduktion kommt (Rothstein et al. 1978; vgl. Kap. 2.5). Bei einer von uns behandelten Patientin, die am Aufnahmetag einen Lithiumspiegel von 10,8 mmol/l aufwies, kam es zur Thrombozytopenie und Einblutungen in die Rückenmuskulatur. Sicherlich ist es notwendig, durch häufige Blutbildkontrollen die Wirkung einer Lithiumvergiftung auf das hämatopoetische System zu überwachen.

Primäre Giftentfernung

Die primäre Giftelimination ist vor allem bei suizidalen Lithiumüberdosierungen, die meist bei schon mit Lithium vorbehandelten Patienten angetroffen werden, von Bedeutung. In einem solchen Fall darf nicht das Ausmaß der Vergiftungssymptome für die ersten therapeutischen Maßnahmen ausschlaggebend sein. Das bedeutet, daß bei oraler Aufnahme einer Lithiumüberdosis sofort eine Magenspülung durchgeführt werden soll. Diese scheint jedoch nur innerhalb der ersten Stunde nach Giftaufnahme sinnvoll, da das Lithium sehr rasch aus dem Magen resorbiert wird. Dabei wird so vorgegangen, daß nach Sicherstellung der vitalen Funktionen zunächst gegen einen reflektorischen Laryngospasmus 1 mg Atropin i.m. verabreicht wird und dann die Magenspülung bis zum klaren Rückfluß, mindestens aber mit 20 l Wasser durchgeführt wird. Sollte der Patient bewußtlos sein oder bereits Krämpfe aufweisen, so muß vor der Magenspülung intubiert werden. Die Gabe von Kohle ist rational nicht zu begründen, da Lithium nicht an Kohle adsorbiert wird (Seyffart 1983); auch die Gabe von Glaubersalz ist bei bereits bestehender Diarrhoe nicht indiziert.

Bei chronisch akkumulativer Ingestion ist eine Magenspülung sinnlos, da die Entfernung der zuletzt eingenommenen Dosis kaum auf den Verlauf der Intoxikation Einfluß nimmt.

Entfernung des Lithiums aus dem sekundären Giftweg

Natriumsubstitution

Eine ausgewogene Natriumsubstitution kann bei leichter Lithiumintoxikation sinnvoll sein. Dabei darf jedoch keine Überladung des Organismus mit Natrium erfolgen, da die Natriumdepletion zwar zu einer Herabsetzung der Lithium-Clearance führt, eine Natriumüberladung jedoch die Lithium-Clearance nicht wesentlich über die normale Clearance hinaus steigert (Gerdes 1978). Somit ist eine Natriumsubstitution vor allem dann indiziert, wenn bei dem Patienten ein Wasser-Elektrolyt-Verlust, etwa durch anstrengende Arbeit oder durch Hitzeexposition erfolgt ist. *Bei einer akuten, schweren Lithiumvergiftung oder bei suizidaler Lithiumvergiftung erscheint diese Maßnahme wenig sinnvoll.* Eine Steigerung der Lithium-Clearance durch Natriumgabe ist im Natriummangel deshalb möglich, weil Lithium anstatt des Natriumions im proximalen Tubulus der Niere reabsorbiert wird. Dies ist gleichzeitig der Grund dafür, daß natriuretische Diuretika wie Thiazide keine Anwendung bei der Lithiumintoxikation finden sollten. Diese Substanzen führen zu keiner vermehrten Lithiumausscheidung, vielmehr kommt es zu einer verstärkten Lithiumabsorption aus dem Primärharn, da diese Substanzen keine lithiuretische Wirkung haben (Schou 1974). Andere Diuretika wie Spironolakton und Triamteren sind zwar nicht kontraindiziert, jedoch nur geringfügig lithiuretisch wirksam (McEvoy 1984).

Forcierte Diurese

Obwohl früher häufig durchgeführt, erscheint eine *forcierte Diurese bei der Lithiumintoxikation heute nicht mehr indiziert.* Die mangelnde Effektivität liegt daran, daß, wie bereits oben erwähnt, die Reabsorption des Lithiums vor allem im proximalen Tubulus stattfindet und daß der Primärharn von allen diuretischen Maßnahmen unbeeinflußt bleibt. Auch ist eine forcierte Diurese bei beginnender Niereninsuffizienz kontraindiziert, diese liegt jedoch häufig bei der Lithiumintoxikation vor. Eine Steigerung der Lithium-Clearance unter forcierter Diurese ist nicht sicher nachgewiesen worden. Allerdings scheint es von entscheidender Bedeutung, daß eine ausreichende Diurese und damit die körpereigene Clearance aufrechterhalten bleiben. Deshalb muß den Patienten, sofern sie es von der kardialen Situation her tolerieren, ausreichend Flüssigkeit von etwa 3–4 l/24 Std. angeboten werden. Es ist auf eine ausreichende Substitution mit Natrium und Kalium durch Zusatz zu den Infusionslösungen zu achten. Die mehrfache

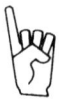
Bestimmung von Natrium und Kalium im Serum pro Tag gehört zu den wichtigsten Maßnahmen der intensivmedizinischen Überwachung. Sollte aus der vermehrten Flüssigkeitszufuhr eine positive Bilanz resultieren, so kann Furosemid als Diuretikum eingesetzt werden, wenn der dadurch erzeugte Natriumverlust ausgeglichen wird (Greger 1995).

Entgiftung durch Dialyse

Peritonealdialyse

Die Peritonealdialyse ist eine Möglichkeit, um Lithium beschleunigt aus dem Organismus zu entfernen (Brown u. Wilkowski 1978; Wilson et al. 1971). Die Clearance beläuft sich allerdings nur auf 15 ml/min (Seyffart 1983), wobei offensichtlich die Nieren-Clearance durch diese konkurrierende Ausscheidung nicht beeinflußt wird. In der modernen Intensivmedizin hat die Peritonealdialyse keinen Platz mehr. Es stehen genügend Hämodialyseeinheiten zur Verfügung, in denen eine Hämodialyse durchgeführt werden kann. Patienten mit Lithiumvergiftung müssen deshalb immer in eine Klinik mit der Möglichkeit zur Hämodialyse verlegt werden.

Hämodialyse

Mit der Hämodialyse kann das zentrale Kompartiment sehr rasch und effektiv von Lithium befreit werden (Amdisen 1988; Zilker 1992; Jaeger et al. 1993; Voiculescu et al. 1995). Mit den modernen Dialysatoren liegt der Blutfluß bei 200 ml/min, dies entspricht einer 100%igen Dialysance, was bedeutet, daß das gesamte Plasma, das durch den Dialysator läuft, von Lithium befreit wird (Seyffart 1983). Bei einem Blutfluß von 200 ml pro Minute bedeutet dies, daß bei einem Hämatokrit von 50% 100 ml Plasma von Lithium geklärt werden. Der limitierende Faktor ist hierbei, daß Lithium aus dem zentralen Kompartiment sehr rasch entfernt wird, daß aber die Rückverteilung so langsam abläuft, daß es nach Absetzen der Dialyse langsam wieder zum Ansteigen der Lithiumspiegel kommt. *Die Dialyse sollte über acht Stunden durchgeführt werden, sie muß u.U. täglich wiederholt werden.* Tägliche Messungen des Serumlithiums sind indiziert, um diese Rückverteilung zu erfassen. Auch die Messung der Ausscheidung der Lithiummenge im Urin erscheint sinnvoll, wenn kein Lithium mehr im Serum nachweisbar ist (Koufen u. Consbruch 1972). Wir selbst haben einen Patienten beobachtet, der nach Dialyse bei einem Lithiumspiegel von 0 weiterhin komatös war.

Differentialtherapie

Zu welchem therapeutischen Vorgehen man sich entscheidet, wird von drei Faktoren bestimmt:

1. dem klinischen Bild des Patienten
2. dem Lithium-Serum-Spiegel
3. der Nierenfunktion des Patienten

Wird ein *Patient im komatösen beatmungspflichtigen Zustand mit Krampfneigung* aufgenommen, und ist die Lithiumintoxikation durch die Fremdanamnese gesichert, *so muß sofort* nach der Primärversorgung mit Intubation, Beatmung und Krampfunterbrechung, nach Abnahme eines Lithium-Serum-Spiegels dann *eine Hämodialyse durchgeführt werden.* Sollte das *Bewußtsein des Patienten noch erhalten* sein und die Symptomatik lediglich in einem Tremor, einer Schläfrigkeit und dysarthrischen Beschwerden sowie Durchfällen bestehen, *so soll der Lithiumspiegel bestimmt werden* und der Patient in Abhängigkeit vom Serumspiegel weiterbehandelt werden. *Liegt der Serumspiegel zwischen 1,5 und 2 mmol/l, so kann zunächst auf eine Hämodialyse verzichtet werden* und die Nierenfunktion des Patienten mit einer ausreichenden Flüssigkeitssubstitution gewährleistet werden. Liegt der Serumspiegel zwischen 2 und 3 mmol/l, so sollte in Abhängigkeit vom Allgemeinzustand des Patienten eine Hämodialyse durchgeführt werden. Ist der Allgemeinzustand des Patienten zufriedenstellend, so kann eine symptomatische Therapie auch dann ausreichend sein. *Bei Lithiumspiegel über 3 mmol/l und einer abgeschlossenen Lithiumverteilung sollte in der Regel eine Hämodialyse durchgeführt werden.* Bei solch hohen Werten darf auf eine Hämodialyse nur dann verzichtet werden, wenn dieser Spiegel während der Resorptionsphase gefunden wird und der Kontrollwert nach 3 Stunden unter 3 mmol/ liegt. Ein solches Verhalten des Lithium-Serum-Spiegels weist darauf hin, daß die Verteilung des Lithiums im Körper noch nicht abgeschlossen war. Bei Patienten, bei denen die Lithiumüberdosierung auf eine vorbestehende Niereninsuffizienz trifft, oder bei Patienten, die durch die Lithiumvergiftung bereits einen Nierenschaden erlitten haben, ist in jedem Fall die Hämodialyse indiziert. Bei schwerst vital gefährdeten intoxikierten Patienten sollte das Intervall zwischen zwei Hämodialysen, das meist aus technischen und personellen Gründen notwendig wird, durch eine Hämofiltration überbrückt werden.

Andere extrakorporale Detoxifikationsmaßnahmen

Hämoperfusion über Aktivkohle ist sinnlos, da Lithium nicht an Kohle adsorbiert wird. Eine Hämoperfusion über Austauscherharz wurde bisher nicht klinisch geprüft. Schon aus theoretischen Gründen ist es allerdings wenig wahrscheinlich, daß durch diese Maßnahme zusätzlich Lithium entfernt werden kann. Für eine Plasmaseparation gibt es in keinem Fall eine Indikation, da keine Eiweißbindung für das Lithium besteht.

Aus theoretischen Erwägungen könnte eine Hämofiltration zur Giftelimination günstig sein, da Lithium aufgrund der fehlenden Proteinbindung sehr gut ultrafiltriert wird. Diese Maßnahme erscheint besonders dafür geeignet, das Intervall zwischen mehreren Dialysen zu überbrücken und somit eine kontinuierliche Lithiumelimination zu gewährleisten. Die Hämofiltration muß mit einem möglichst großen Volumen über einen High-flux-Dialysator durchgeführt werden. Dabei sollten 20 l/Tag ultrafiltriert und das Volumen entsprechend substituiert werden (Bellomo et al. 1991).

Kurze Darstellung der Behandlung der Lithiumintoxikationen in der Toxikologischen Abteilung der II. Med. Klinik der Technischen Universität München von 1974-1994

In den letzten 20 Jahren wurden in unserer Abteilung 51 Patienten mit Lithiumvergiftungen behandelt. Die Gesamtzahl der behandelten Vergiftungsfälle betrug 60 440 Patienten. Der Anteil der Lithiumintoxikationen lag damit bei 0,84%. 23 Patienten nahmen Lithium in suizidaler Absicht ein, bei 18 Patienten lag eine chronisch-akkumulative Vergiftung vor. In unserem Krankengut liegt die Zahl an suizidalen Vergiftungen höher als von anderen Autoren (Hansen u. Amdisen 1978) beschrieben. Dies dürfte an der Patientenvorauswahl liegen, da an unserer Abteilung vorwiegend Fälle mit schweren Intoxikationen, also Patienten mit suizidalen Vergiftungen behandelt werden. Die englische Untersuchung ergab in einem Beobachtungszeitraum von 16 Jahren bei einer Gesamtzahl von 68 Intoxikationen 63,2% Vergiftungen in suizidaler Absicht und 16,8% chronisch-akkumulative Intoxikationen (Dyson et al. 1987). Unser Patientengut ließ sich in 4 Gruppen aufteilen; dabei unterschieden wir zwischen leichten, mittelschweren, schweren und letalen Vergiftungen. Eine lithiumspezifische Einteilung, d. h. eine Klassifizierung in Schweregrade, die sich nur aufgrund des lithiumbedingten Symptomenkomplexes ergibt, ist nicht möglich, da Zusatzfaktoren wie Begleiterkrankungen und Mischintoxikationen berücksichtigt werden müssen. Der Großteil der Patienten hatte einen leichten oder mittelschweren Verlauf. Die Dauer des stationären Aufenthaltes korrelierte mit dem Schweregrad. Eine strenge Abhängigkeit zwischen den mittleren Serumkonzentrationen der Patientengruppen und den Schweregraden ist nicht gegeben. Insbesondere ließ sich kein Unterschied zwischen den schweren und den mittelschweren Vergiftungen finden. Bei 50% der Patienten lag eine Mischintoxikation vor. Bei 24% der Patienten wurde eine Hämodialyse durchgeführt. Hierbei zeigte sich eine hohe Effektivität der Hämodialyse. Die Hämodialyse bewirkte bei 11 Patienten ein Absinken der Lithiumkonzentration; dabei lagen die Konzentrationen im Durchschnitt um 1,1 mmol/l niedriger als die Lithiumkon-

Therapie der Lithiumintoxikation

zentration vor der Hämodialyse. Das Absinken der Lithiumkonzentration reichte von 0,8 bis 5,1 mmol/l. In einem Fall wurde ein Anstieg der Lithium-Serum-Konzentration von 4,7 auf 5,7 mmol/l unter Hämodialyse beobachtet. (Hier befand sich der Patient, der das Lithium in suizidaler Absicht aufgenommen hatte, noch in der Resorptionsphase.) Nur bei 3 Patienten war wegen eines Wiederanstieges der Lithiumkonzentration nach Absetzen der Dialyse eine erneute Hämodialyse erforderlich. Unsere schwerste überlebte Lithiumvergiftung mit einem Ausgangsspiegel von 10,8 mmol/l war bis zu Dialysebeginn auf 7,9 mmol/l abgesunken. Die erste Hämodialyse senkte den Plasmaspiegel auf 2,8 mmol/l. Dieser stieg vor der zweiten Dialyse auf 3,9 mmol/l an und sank zum Ende der Dialyse auf 0,9 mmol/l ab. Es kam erneut zu einem Anstieg auf 2,2 mmol/l. Die dritte Dialyse senkte den Plamaspiegel auf 0,9 mmol/l, ein erneuter Anstieg wurde nicht gesehen.

Drei Patienten verstarben, entsprechend 6% aller behandelten Fälle. Die erste Patientin hatte in suizidaler Absicht ein Lithiumretardpräparat und Amitriptylin zu sich genommen, sie verstarb am Tage der Aufnahme. Ihr Serumspiegel betrug 7,3 mmol/l. Die zweite Patientin hatte eine chronisch-akkumulative Vergiftung, ihr Spiegel betrug max. 3,1 mmol/l, sie war vorerkrankt mit einer Hypertonie mit Herzinsuffizienz und Niereninsuffizienz. Diese Patientin verstarb am 12. Tag nach Aufnahme. Die dritte Patientin verstarb am 9. Tag nach der Klinikaufnahme, sie war im Rahmen einer thyreotoxischen Krise mit Lithium behandelt und dabei überdosiert worden. In der Literatur finden sich unterschiedliche Zahlen über letale Verläufe von Lithiumintoxikationen: So referierte Mühlbauer (1986) in der ersten Auflage dieses Buches, daß Lithiumintoxikationen in suizidaler Absicht in über 50% der Fälle zum Tode führen. Hansen und Amdisen (1978) berichten, daß 18% der Patienten zu Beginn einer Lithiumprophylaxe an den Folgen einer Lithiumintoxikation verstarben. Schou (1989) berichtet, daß bei einer Gesamtbehandlungszeit von 4900 Jahren mit Lithiumpräparaten nur 24 Intoxikationen auftraten, davon keine mit tödlichem Ausgang. Vestergaard und Aagaard (1991) untersuchten die 5-Jahresmortalität von 133 mit Lithium behandelten manisch-depressiven Patienten: Kein Patient verstarb an einer Lithiumintoxikation. Die niedrige Mortalität von 6%, wie sie von uns gefunden wurde, steht im Einklang mit der neueren Literatur, die besagt, daß Lithium ein relativ sicheres Medikament ist. Auch scheinen die Therapiemöglichkeiten mit einer modernen Intensivmedizin und der entsprechenden Erfahrung eines klinisch-toxikologischen Zentrums ausreichende Erklärung für die zumindest in den letzten Jahren niedrige Mortalitätsrate zu sein. An schweren Vergiftungen sahen wir 9 entspr. 17,6%. Besondere Beachtung verdient dabei, daß 5 der 9 schweren Intoxikationen chronisch-akkumulativ entstanden sind und nur 3 suizidal. (In einem Fall standen die anderen Gifte der Mischintoxikation im Vordergrund.) Das unterstreicht die

Notwendigkeit einer sorgfältigen und nicht zu weitmaschigen Überwachung der Lithiumtherapie. Nur 2 unserer Patienten behielten einen bleibenden hirnorganischen Schaden mit vorwiegend zerebellärer Störung.

Literatur

Albrecht J, Müller-Oerlinghausen B (1980) Kardiovaskuläre Nebenwirkungen von Lithium. Dt Med Wschr 105:651-655
Amdisen A (1988) Clinical Features and Management of Lithium Poisoning. Med Toxicol Adverse Drug Exp 3:18-32
Bellomo R, Kearly Y, Parkin G, Love J, Boyce N, (1991) Treatment of life-threatening lithium toxicity with continuous arterio-venous hemodiafiltration. Critical Care Medicine 19:836-837
Brown EA, Wilkowski TRB (1978) Lithium intoxications treated by peritonal dialysis. Brit J Clin Pract 32:628
Burrows GD, Davies B, Kincaid-Smith P (1978) Unique tubular lesions after lithium. Lancet 1:1310
Dyson EH, Simpson D, Prescott LF, Proudfoot AT (1987) Self-poisoning and therapeutic intoxication with lithium. Hum Toxicol 6(4):325-329
Gerdes H (1978) Symptomatologie und Therapie der Lithiumintoxikation. Internist 19:252-254
Greil W (1981) Pharmakokinetik und Toxikologie des Lithiums. Bibliotheca Psychiat 161:69-103
Greil W, Calker D van (1983) Lithium: Grundlagen und Therapie. In: Langer G, Heimann H (Hrsg.) Psychopharmaka: Grundlagen und Therapie. Springer, Wien New York, S. 161-202
Greger RF (1995) Excretion of Li^+. In: Greger RF, Knauf H, Mutschler E (Hrsg.) Diuretics. 1 Aufl. Springer, Berlin Heidelberg, S. 249-250
Hansen HE, Amdisen A (1978) Lithium intoxication. Quart J Med 47:123-144
Jaeger A, Sauder P, Kopferschmitt J, Tritsch L, Flesch F (1993) When should dialysis be performed in lithium poisoning? A kinetic study in 14 cases of lithium poisoning. Clin Toxicol 31 (3):429-447
Koufen H, Consbruch U (1972) Die Lithium-Intoxikation. Nervenarzt 43:145-152
Lee RV, Jambol LM, Brown WV (1971) Nephrogenic diabetes insipidus and lithium intoxication: complications of lithium carbonate therapy. N Engl J Med 93/94:284
McEvoy GK (ed) (1984) Drug information. American society of hospital pharmacists, Bethesda, pp. 824-832
Mühlbauer HD (1986) Die Lithiumintoxikation. In: Müller-Oerlinghausen B, Greil W (Hrsg.) Die Lithiumtherapie. Nutzen, Risiken, Alternativen. Springer, Berlin Heidelberg, S. 329-336
Olesen OV, Thomsen K (1976) A preventive effect of potassium against fatal lithium intoxication in rats. Neuropsychobiol 2:112-117
Piziak VK, Sellman JE, Othmer E (1978) Lithium and hypothyroidism. J Clin Psychiatry 39:709
Rossof AH, Robinson WA (eds) (1980) Lithium effects on granulopoesis and immune function. Adv Exp Med Biol 127:475
Rothstein G, Clarkson D, Larsen W et al. (1978) Effect of lithium on neutrophil mass and production. N Engl J Med 298:178-180
Schou M (1974) Heutiger Stand der Lithium-Rezidivprophylaxe bei endogenen affektiven Erkrankungen. Nervenarzt 45:397-418
Schou M (1989) Lithium Prophylaxis: myths and Realities. Am J Psychiatry 146:573-576
Seyffart G (1983) Giftindex: Dialyse und Hämoperfusion bei Vergiftungen. Fresenius, Bad Homburg
Stead AH, Moffat AC (1983) A collection of therapeutic, toxic and fatal blood drug concentrations in man. Human Toxicol 3:437-464

Vestergaard P, Aagaard J (1991) Five-year mortality in lithium-treated manic-depressive patients. J Affect Disord 21 (1):33–38

Voiculescu A, Hefter H, Falck M, Kutkuhn B, Grabensee B (1995) Therapie der schweren Lithiumintoxikation mittels Hämodialyse. Intensivmed 32:433–437

Wilson HP, Donkers AJM, Hem K van der, Wientjes J (1971) Peritoneal dialysis for lithium poisoning. Brit Med J 2:749–750

Wolff J (1979) Lithium interactions with the thyroid gland. In: Cooper TB et al. (eds) Lithium: controversies and unresolved issues. Excerpta Medica, Amsterdam, pp. 552–564

Wraal O (1978) The pharmacokinetics of lithium in the brain and cerebrospinal fluid and serum of rat. Brit J Pharmacol 64:273–279

Zilker T (1992) Vergiftungen durch Antidepressiva und Lithium. Intenivmedizin und Notfallmedizin 29 (Suppl):72–82

KAPITEL 4.11

Unerwünschte Wechselwirkungen von Lithiumsalzen mit anderen Arzneimitteln

B. Müller-Oerlinghausen

Synopsis

1. Bedingt durch höheres Alter, Multimorbidität, Behandlung durch mehrere Ärzte, Selbstmedikation und Rezidive sind Kombinationstherapie und Multimedikation bei Patienten unter langfristiger Lithiummedikation häufig.
2. Unter der psychotropen Zusatzmedikation dürften die Neuroleptika, z. B. Haloperidol oder Thioridazin, am häufigsten, wenn auch absolut gesehen insgesamt selten, zu klinisch bedeutsamen Wechselwirkungen führen. Dabei müssen Beobachtungen über neurotoxische Effekte bei therapeutischen Lithium-Serum-Spiegeln strikt von solchen getrennt werden, die nach Anwendung hoher und höchster Neuroleptikadosen und/oder bei subtoxischen Lithium-Plasma-Spiegeln auftreten. Antidepressiva, insbesondere SSRIs können in Verbindung mit Lithium u.U. ein Serotoninsyndrom induzieren.
3. Antiphlogistika, wie Diclofenac, Ibuprofen, Indometacin, Piroxicam, nicht aber Acetylsalicylsäure oder Sulindac, erniedrigen die renale Lithium-Clearance und erhöhen somit das Risiko einer Lithiumintoxikation.
4. Ähnliches gilt für die im Rahmen der Hochdrucktherapie oft eingesetzten Diuretika. Thiaziddiuretika scheinen die stärkste, kaliumsparende Substanzen eine nur schwache Hemmung der renalen Lithiumexkretion zu bewirken. Furosemid dagegen gilt, solange keine Dehydratation erzeugt wird, als relativ sicher, wenn es bei Lithiumlangzeitpatienten angewendet wird. Sowohl Methyldopa wie vor allem ACE-Hemmer können eine Lithiumintoxikation induzieren.
5. Vor operativen Eingriffen bzw. einer Elektrokrampftherapie (EKT) sollte Lithium für 24–48 Stunden abgesetzt werden. Es verstärkt möglicherweise bei einigen Patienten die unerwünschten Wirkungen der EKT und kann die durch Muskelrelaxantien bewirkte neuromuskuläre Blockade verlängern.

Ursachen für Mehrfachmedikation während einer Lithiumprophylaxe

Kombinationstherapie und Multimedikation sind in der heutigen medizinisch-therapeutischen Praxis, insbesondere bei stationär behandelten Patienten, häufig. Dies gilt, wie verschiedene Untersuchungen gezeigt haben, auch für psychiatrische Patienten (Dölle et al. 1986). Unter einer Kombinationstherapie verstehen wir die gleichzeitige Anwendung mehrerer Arzneimittel für eine Indikation, während Multimedikation die Anwendung mehrerer Arzneimittel für gleichzeitig bestehende, verschiedene Indikationen bezeichnet.

Auch die langfristige Lithiummedikation wird, wie jede andere Dauertherapie, oft mit anderen medikamentösen aber auch nichtmedikamentösen Behandlungen, wie z. B. einer Elektrokrampftherapie, kombiniert. Die Zusatzmedikation kann medizinisch notwendig sein; in vielen Fällen ist sie überflüssig und potentiell schädlich. Sie kann mit bewußtem, therapeutischem Vorsatz erfolgen, sie kann auch quasi zufällig, gelegentlich unbemerkt zustande kommen, z. B. wenn mehrere Ärzte den gleichen Patienten unabhängig voneinander behandeln, oder wenn ein mit Lithium behandelter Patient bewußtlos in ein Krankenhaus eingeliefert wird.

Folgende Gründe dürften u.a. zu einer Kombinationstherapie oder Multimedikation unter einer Lithiumprophylaxe führen:
- Schlafstörungen und gelegentliche Angst- oder Unruhezustände bei ansonsten euthymen manisch-depressiven Patienten
- Rezidiv während der Lithiumbehandlung
- schizoaffektive Psychose
- höheres Alter, das seinerseits mit Multimorbidität verknüpft ist
- unerwünschte Wirkungen der Lithiummedikation, wie z. B. Tremor
- Antikonzeption
- Selbstmedikation der Patienten.

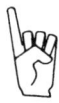

In verschiedenen Untersuchungen größerer Lithiumambulanzen wurde festgestellt, daß der Anteil an Patienten mit Zusatzmedikation erheblich ist, d. h. bei ca. 50% und darüber liegt (Kanowski u. Müller-Oerlinghausen 1973; Degkwitz et al. 1976; Bech et al. 1976; Müller-Oerlinghausen 1977; Vestergaard et al. 1979).

Spezielle Risiken der Mehrfachmedikation

Das Risiko einer Mehrfachmedikation bei Patienten, die auch Lithiumsalze erhalten, besteht ganz allgemein in
1. einer erhöhten Wahrscheinlichkeit des Auftretens unerwünschter Arzneimittelwirkungen, bedingt durch pharmakokinetische oder seltener auch pharmakodynamische Wechselwirkungen
2. einer verschlechterten Patienten-Compliance auf Grund der erhöhten Zahl von täglich einzunehmenden Tabletten (vgl. Dölle et al. 1985).

Die oben genannten empirischen Studien fanden übereinstimmend eine größere Häufigkeit von unerwünschten Wirkungen unter der Kombinationstherapie im Vergleich zur Lithiummonotherapie.

Im folgenden wollen wir von den möglichen Gründen und Indikationen für eine Mehrfachmedikation ganz absehen; diese werden in den verschiedenen klinischen Abschnitten des vorliegenden Buches, insbesondere in dem abschließenden Kapitel zur praktischen Durchführung der Lithiumtherapie dargestellt. Vielmehr sollen ausschließlich die möglichen Risiken einer Kombination von Lithiumsalzen mit anderen Arzneimitteln diskutiert werden. Dabei erscheint eine Beschränkung auf die klinisch wichtigsten und zumindest kasuistisch am Menschen belegten Wechselwirkungen schon aus Gründen der Übersichtlichkeit sinnvoll. Nur theoretisch mögliche oder allein im Tierversuch beobachtete Effekte werden deshalb im allgemeinen nicht aufgeführt. Für eine detailliertere Information sei der Leser auf Übersichten von Jefferson et al. (1981, 1987), Schou[1] (1987), Johnson (1987), Griffin et al. (1988), DasGupta und Jefferson (1990), Foster (1992), Kaschka und Müller-Oerlinghausen (1993), Finley et al. (1995) sowie auf den Computerinformationsdienst des Lithium-Information-Centers (vgl. Kap. 7.1) verwiesen.

Antidepressiva

Werden trizyklische Antidepressiva oder MAO-Hemmstoffe zur Behandlung depressiver Rezidive unter laufender Lithiumtherapie eingesetzt, so muß damit gerechnet werden, daß sich der lithiumbedingte Tremor verstärkt (Kanowski u. Müller-Oerlinghausen 1973; Jefferson u. Ayd 1983; Schou 1987). Kasuistisch wurden eine verstärkte extrapyramidalmotorische Symptomatik sowie Krampfanfälle beobachtet (Gabriel et al. 1976; Solomon 1979). Detaillierte EKG-Auswertungen erbrachten keinen eindeutigen Hinweis auf eine theoretisch denkbare Potenzierung des negativen Einflusses von Lithium auf die Repolarisationsphase durch psychotrope Zusatzmedikation (Albrecht u. Müller-Oerlinghausen 1977).

Aufgrund der vielfältigen serotoninagonistischen Effekte von Lithium muß schon theoretisch an die Möglichkeit auch unerwünschter serotoninerger Effekte gedacht werden, wenn Lithiumsalze mit Antidepressiva vom Typ der SSRIs kombiniert werden. In der Tat ist kasuistisch über toxische Wirkungen dieser Kombination bis hin zum Serotoninsyndrom berichtet worden (Übersicht bei Bauer 1995; vgl. auch Ohman u. Spigset 1993). Eine eigene klinische Beobachtung in der Berliner Lithiumkatamnese galt einer bedrohlichen Bradykardie: Lithiumsalze haben eine herzfrequenzsenkende Wirkung (siehe Kapitel 4.2) und auch bei fluoxetinbe-

---

[1] M. Schou schreibt regelmäßig, d. h. in jedem „Annual" des ursprünglich von Dukes und Beeley herausgegebenen Serienwerkes „Side effects of drugs" (Elsevier) über Lithiumneben- und -wechselwirkungen.

handelten Patienten sind ausgeprägte Bradykardien beobachtet worden. Diese Fallberichte müssen ernst genommen werden, auch wenn sich aus klinischen Prüfungen bzw. Anwendungsbeobachtungen kein deutlicher Hinweis auf ein erhöhtes Risiko dieser Kombination ergibt (Bauer et al. 1996; Baumann et al. 1996). Pharmakokinetische Interaktionen dürften nach bislang vorliegenden Studien an gesunden Versuchspersonen und Patienten keine Rolle spielen.

Neuroleptika

Seit dem Bericht von Cohen und Cohen aus dem Jahre 1974 über eine angeblich neurotoxische Wirkung der Kombination von Lithiumsalzen mit Haloperidol sind zahlreiche Publikationen, meist kasuistischer Natur, zu dieser zweifellos wichtigen Frage erschienen (Übersicht bei Jefferson u. Greist 1980). Dabei ist es unumgänglich, die Ergebnisse derjenigen Studien getrennt zu betrachten, in denen offensichtlich intoxikierte Fälle beschrieben werden, sei es, daß die neuroleptische Dosierung oder die Lithium-Plasma-Spiegel – letztere sind gelegentlich gar nicht genannt – ungewöhnlich hoch waren (vgl. Tupin u. Schuller 1978; Frankel u. Spring 1982; Schou 1987). Weder Baastrup et al. (1976) noch Goldney u. Spence (1986) konnten eine erhöhte Frequenz neurotoxischer Symptome unter einer kombinierten Behandlung mit Lithium und Neuroleptika finden. Wenn auch beispielsweise die Untersuchung an der Freiburger Nervenklinik (Degkwitz et al. 1976) zeigte, daß die Häufigkeit von Tremor bei zusätzlich neuroleptisch behandelten Patienten fast doppelt so hoch war wie bei denjenigen unter Lithiummonotherapie, so machen doch neuere Studien deutlich, daß schwere, womöglich irreversible neurologische Nebenwirkungen sehr selten sind, so lange nicht exzessiv hohe Dosen eingesetzt werden (vgl. Goldney u. Spence 1986; Goldmann 1996).

Frühere Befunde, wonach die intraerythrozytäre Lithiumkonzentration durch Neuroleptika erhöht werden kann, fanden durch Ghadirian und Mitarbeiter (1989) keine Bestätigung.

Neben der Kombination von Lithium mit Haloperidol wurde insbesondere auf die Kombination mit Thioridazin hingewiesen (z. B. Bailine und Doft 1986). Jedoch wurden auch in den von Spring (1979) beschriebenen Fällen teilweise beachtlich hohe Dosen von Thioridazin verabreicht. Besonders prominente EEG-Auffälligkeiten und zwei Grand-mal-Anfälle wurden unter der Kombination von Lithium und Clozapin beobachtet (Helmchen u. Kanowski 1971; Garcia et al. 1994), wobei vielleicht nicht ohne Bedeutung ist, daß sich diese beiden Neuroleptika in pharmakologischer Hinsicht recht ähnlich darstellen.

Auch bezüglich der Wirkung von Lithium auf die Nierenfunktion ergab sich aus einigen Studien der Verdacht auf eine mögliche Potenzierung durch längerfristige neuroleptische Behandlung. Jedenfalls war in zwei Untersuchungen die renale Konzentrationsfähigkeit bei solchen Patienten signifikant geringer, die zusätzlich zur Lithiumprophylaxe noch Neuroleptika erhalten hatten (Bucht u. Wahlin 1978; Vestergaard et al. 1979; Waller et al. 1985). Gerade bei älteren Patienten sollte die Kombination mit Neuroleptika nur kritisch und unter regelmäßiger Kontrolle angewandt werden.

Alkohol, Sedativa, Hypnotika, Drogen

Die Alkoholwirkung scheint nach Untersuchungen am Fahrsimulator nicht eindeutig und konsistent durch gleichzeitige Lithiumgabe potenziert zu werden (Linnoila et al. 1974).

Abgesehen von einem gut belegten Fall, in dem die gleichzeitige Gabe von Lithium und Diazepam zu einer ausgeprägten Hypothermie führte (Naylor u. McHarg 1975), und den schwer interpretierbaren Beobachtungen über Neurotoxizität und der Kombination mit Clonazepam bei manischen Patienten (Koczerginski et al. 1989) sind klinisch relevante Interaktionen mit Benzodiazepinen oder anderen Sedativa nicht bekannt geworden.

Erhöhte Lithium-Serum-Konzentrationen wurden im Zusammenhang mit Koffeinentzug beschrieben (Mester et al. 1995).

Antikonvulsiva

Einige meist kasuistische Berichte legen nahe, daß eine gleichzeitige Medikation mit Diphenylhydantoin oder Carbamazepin die Häufigkeit und Intensität von (lithiumbedingten?) Nebenwirkungen verstärken kann (z. B. Chaudry u. Waters 1983). Jedoch zeigen viele Untersuchungen auch die weitgehende Sicherheit dieser Kombination. (Als kritische Übersichten vgl. Keith et al. 1989; Kramlinger u. Post 1990) Pharmakokinetische Interaktionen mit Antikonvulsiva dürften wenig bedeutsam sein (Rybakowski et al. 1991; Vargas et al. 1996). Es kann nicht etwa grundsätzlich von einer Erniedrigung der Krampfschwelle unter üblichen Plasmaspiegeln von Lithium ausgegangen werden.

Nichtsteroidale Antiphlogistika, Analgetika

Verschiedene Antiphlogistika/Antirheumatika wie Indometacin, Ibuprofen, Ketoprofen, Phenylbutazon, Oxyphenbutazon oder Piroxicam können – möglicherweise über den ihnen gemeinsamen Wirkungsmechanismus der Prostaglandinsynthesehemmung und dadurch bedingte Reduktion der Nierendurchblutung und der GFR bei Risikopatienten – die renale Clearance von Lithium hemmen, wodurch bei gleichbleibender Lithiumdosis die Gefahr einer Lithiumintoxikation entsteht (vgl. Schou 1987). Auf der anderen Seite wurde von Reimann et al. (1983) sowie Ragheb und Powell

(1986) gezeigt, daß Acetylsalicylsäure und Sulindac keine Erhöhung des Lithium-Plasma-Spiegels bewirken.

Anaesthetika/Muskelrelaxantien/EKT

Sowohl im Rahmen chirurgischer Eingriffe wie auch der Elektrokrampftherapie erhebt sich die Frage, ob eine gleichzeitige Lithiummedikation hierbei ein erhöhtes Risiko bedeutet. Grundsätzlich empfiehlt sich eine Lithiumpause von 24–48 Stunden vor chirurgischen Eingriffen bzw. einer Narkose, weil der Patient insbesondere durch die präoperative aber auch postoperative Einschränkung der Flüssigkeitszufuhr sonst gefährdet wird. **!** Eine solche Gefährdung kann bei polyurischen Patienten auch trotz einer kurzfristigen Unterbrechung der Lithiummedikation bestehen (Havdala et al. 1979; Schou u. Hippius 1983). Außerdem bestehen Hinweise für eine verlängerte Wirkung von bei der Anaesthesie eingesetzten Muskelrelaxantien wie Pancuronium, Suxamethonium, Vecuronium (Hill et al. 1977; Saarnivaara u. Ertama 1992). Die Elektrokrampftherapie kann im übrigen auch unter einer laufenden Lithiummedikation durchgeführt werden (Lippmann u. El-Mallakh 1994; Jha et al. 1996), obwohl kasuistisch über verstärkte zentrale Nebenwirkungen wie delirante Zustände oder ausgeprägte Gedächtnisstörungen berichtet wurde. Prospektive Studien hierzu existieren nicht. Es bleibt offen, inwieweit Interaktionen in zentralen cholinergen Systemen für gelegentlich beobachtete neurotoxische Phänomene eine Rolle spielen (Lerer 1985). Wechselwirkungen mit Lokalanaesthetika wurden u.W. nicht beobachtet.

Diuretika, Antihypertensiva, Cardiaca

Eine der wohl bekanntesten, zum pharmakologischen Examenswissen gehörenden, Wechselwirkungen ist die klinisch relevante Herabsetzung der renalen Lithium-Clearance unter gleichzeitiger Gabe von Diuretika (Jefferson et al. 1981). Die diesbezüglichen Warnungen (vgl. Kerry et al. **!** 1980; Grounds u. Walker 1992) beziehen sich vor allem auf die längerfristige Gabe von Thiaziddiuretika, jedoch scheinen auch kaliumsparende Verbindungen wie Spironolacton in geringerem Umfang die Lithium-Plasma-Spiegel erhöhen zu können. Dies erklärt sich möglicherweise damit, daß im Verlaufe einer diuretischen Therapie die Natriumrückresorption im proximalen Tubulus, also dem bevorzugten Ort der Lithiumrückresorption, kompensatorisch gesteigert wird. Dagegen besitzen Furosemid und vielleicht Xanthinderivate keine derartige Wirkung, ja erhöhen u.U. sogar die Lithiumausscheidung (Saffer u. Cöppen 1983; Perry et al. 1984; Shalmi et al. 1990; Mester et al. 1995). Ähnliches wurde für Verapamil berichtet (Weinrauch et al. 1984). Keine ungünstigen Wechselwirkungen sind mit Beta-Rezeptorenblockern beobachtet worden, während Methyldopa bei einigen mit Lithium behandelten Patienten neurotoxische Symptome ausgelöst haben soll (Byrd 1977; Yassa 1986).

! In mehreren Mitteilungen wurde auf die Gefahr einer Lithiumintoxikation bei gleichzeitiger Gabe von ACE-Hemmern hingewiesen. Dieses Risiko dürfte vor allem bei älteren Patienten mit eingeschränkter Nierendurchblutung und Volumendepletion relevant werden (Übersichten bei Lehmann u. Ritz 1995; Finley et al. 1996). Der neue AT1-Antagonist Losartan hat keine derartige Interaktion an der Rattenniere gezeigt (Barthelmebs et al. 1995).

Antibiotika

Ob vereinzelten kasuistischen Berichten über einen Anstieg des Lithiumserumspiegels bzw. über Hypernatriämie unter der Kombination mit verschiedenen Antibiotika bzw. Chemotherapeutika wie Tetrazyklin, Spectinomycin, Ticarcillin oder Metronidazol praktische Bedeutung zukommt, muß vorläufig offen bleiben. Engmaschige Kontrolle der Lithium-Serum-Konzentration erscheint bei Kombination mit Cisplatin indiziert zu sein (Vincent et al. 1995).

Literatur

Albrecht J, Müller-Oerlinghausen B (1977) EKG-Veränderungen unter akuter und chronischer Applikation von Lithium. Pharmakopsychiat 10:325-333
Baastrup PC, Hollnagel P, Sorensen R, Schou M (1976) Adverse reactions in treatment with lithium carbonate and haloperidol. J Amer Med Ass 236:2645-2646
Bailine SH, Doft M (1986) Neurotoxicity induced by combined lithium-thioridazin treatment. Biol Psychiat 21:834-837
Barthelmebs M, Alt-Tebacher M, Madonna O, Grima M, Imbs Jl (1995) Absence of a losartan interaction with renal lithium excretion in the rat. Brit J Pharm 4:2166-2169
Bauer M (1995) The combined use of lithium and SSRI's. J Serotonin Res 2:69-76
Bauer M, Linden M, Schaaf B, Weber HJ (1996) Adverse events and tolerability of the combination of fluoxetine/lithium compared with fluoxetine. J Clin Psychopharmacol 16:130-134
Baumann P, Nil R, Souche A, Montaldi S, Baettig D, Lambert S, Uehlinger C, Kasas A, Amey M Jonzier-Perey M (1996) A double-blind, placebo-controlled study of citalopram with and without lithium in the treatment of therapy-resistant depressive patients: a clinical, pharmacokinetic, and pharmacogenetic investigation. J Clin Psychopharmacol 16:307-314
Bech P, Vendsborg PB, Rafaelsen OJ (1976) Lithium maintenance treatment of manic-melancholic patients: its role in the daily routine. Acta Psychiat Scand 53:70-81
Bucht G, Wahlin A (1978) Impairment of renal concentrating capacity by lithium. Lancet I:789
Byrd GJ (1977) Lithium carbonate and methyldopa: apparent interaction in man. Clin Toxicol 11:1-4
Chaudry RP, Waters BGH (1983) Lithium and carbamazepine interaction. J Clin Psychiat 44:30-31
Cohen WH, Cohen NH (1974) Lithium carbonate, haloperidol and irreversible brain damage. J Amer Med Ass 230:1283-1287

DasGupta K, Jefferson JW (1990) The use of lithium in the medically ill. General Hospital Psychiatry 12:83-97
Degkwitz R, Consbruch U, Haddenbrock S, Neusch B, Oehlert W, Unsöld R (1976) Therapeutische Risiken bei der Langzeitbehandlung mit Neuroleptika und Lithium. Nervenarzt 47:81-87
Dölle W, Müller-Oerlinghausen B, Schwabe U (1986) Kombinationstherapie und Multimedikation. In: Dölle W, Müller-Oerlinghausen B, Schwabe U (Hrsg.) Grundlagen der Arzneimitteltherapie, Entwicklung, Beurteilung und Anwendung von Arzneimitteln. Bibliographisches Institut, Mannheim
Finley PR, Warner MD, Peabody CA (1995) Clinical relevance of drug interactions with lithium. Clinical Pharmacokinetics 29:172-191
Finley PR, O'Brien JG, Coleman RW (1996) Lithium and angiotensin-converting enzyme inhibitors: evaluation of a potential interaction. J Clin Psychopharmacol 16:68-71
Foster JR (1992) Use of lithium in elderly psychiatric patients: a review of literature. Lithium 3:77-93
Frankel MH, Spring GK (1982) Questions about combined lithium and haloperidol treatment. Amer J Psychiat 139:537-538
Gabriel E, Karobath M, Lenz G (1976) Extrapyramidale Symptomatik bei Kombination der Lithium-Langzeittherapie mit Nortriptylin. Nervenarzt 47:46-48
Garcia G, Crismon ML, Dorson PG (1994) Seizures in two patients after the addition of lithium to a clozapine regimen. J Clin Psychopharmacol 14:426-427
Ghadirian AM, Nair NP, Schwartz G (1989) Effect of lithium and neuroleptic combination on lithium transport, blood pressure, and weight in bipolar patients. Biol Psychiat 26:139-144
Goldman SA (1996) FDA MedWatch Report: Lithium and neuroleptics in combination: the spectrum of neurotoxicity. Psychopharmacology Bulletin 32:299-310
Goldney RD, Spence ND (1986) Safety of the combination of lithium and neuroleptic drugs. Am J Psychiat 143:882-884
Griffin JP, D'Arcy PF, Speirs CJ (1988) A manual of adverse drug interactions: lithium salts. Wright, London Boston Burban Singapore, pp. 373-378
Grounds AD, Walker R (1992) Deterioration in renal function in patients taking lithium and a diuretic. Med J Austr 156:884
Havdala HS, Borison RL, Diamond BI (1979) Potential hazards and applications of lithium in anesthesiology. Anesth 50:534-537
Helmchen H, Kanowski S (1971) EEG-Veränderungen unter Lithium-Therapie. Nervenarzt 42:144-148
Hill GE, Wong KC, Hodges MR (1977) Lithium carbonate and neuromuscular blocking agents. Anesth 46:122-126
Jefferson JW, Greist JH (1980) Haloperidol and lithium: their combined use and the issue of their compatibility. In: Ayd FJ (ed) Haloperidol update: 1958-1980. Ayd Med Commun, Baltimore, pp. 73-82
Jefferson JW, Greist JH, Baudhuin M (1981) Lithium: interactions with other drugs. J Clin Psychopharmacol 1:124-134
Jefferson JW, Ayd FJ (1983) Combining lithium and antidepressants. J Clin Psychopharmacol 3:303-307
Jefferson JW, Greist JH, Acherman DL (1987) Lithium encyclopedia for clinical practice. 2nd ed. American Psychiatric Press, Washington DC
Jephcott G, Kerry RH (1974) An anaesthetic risk. Brit J Anaesth 46:389-390
Jha AK, Stein GS, Fenwick P (1996) Negative interaction between lithium and electroconvulsive therapy: a case-control study. Br J Psychiatr 168:241-243
Johnson FN (ed) (1987) Lithium therapy monographs. Vol. 1: Lithium combination treatment. Karger, Basel
Kanowski S, Müller-Oerlinghausen B (1973) Need for additional medication in outpatients during 3 years of prophylactic lithium treatment. In: Ban TA, Boissier JR et al. (eds) Proceedings VIIIth CINP Congr., Copenhagen 1972. North Holland Publishing Comp., Amsterdam, pp. 105-108

Kaschka WP, Müller-Oerlinghausen B (1993) Lithium. Neuro-Psychopharmaka 3:511–514

Keith G, Kramlinger MD, Robert M, Post MD (1989) The addition of lithium to carbamazepine. Arch Gen Psychiat 46:794–800

Kerry RJ, Ludlow JM, Owen G (1980) Diuretics are dangerous with lithium. Brit Med J 281:371

Koczerginski D, Kennedy SH, Swinson RP (1989) Clonazepam and lithium – a toxic combination in the treatment of mania?. Int Clin Psychopharmacol 4:195–199

Kramlinger KG, Post RM (1990) Addition of lithium carbonate to carbamazepine – Hematological and thyroid effects. Am J Psychiat 5:615–620

Lehmann K, Ritz E (1995) Angiotensin-converting enzyme inhibitors may cause renal dysfunction in patients on long-term lithium treatment. Am J Kidney Dis 25:82–87

Lerer B (1985) Studies on the role of brain cholinergic systems in the therapeutical mechanism and adverse effects of ECT and lithium. Biol. Psychiatry 20:20–40

Linnoila M, Saario I, Maki M (1974) Effect of treatment with diazepam or lithium and alcohol on psychomotoric skills related to driving. Eur J Clin Pharmacol 7:337–342

Lippmann SB, El-Mallakh R (1994) Can electroconvulsive therapy be given during lithium treatment. Lithium 5:205–209

Mester R, Toren P, Mizrachi I, Wolmer L, Karni N, Weizman A (1995) Caffeine withdrawal increases lithium blood levels. Biol Psychiat 37:348–350

Müller-Oerlinghausen B (1977) 10 Jahre Lithium-Katamnese. Nervenarzt 48:483–493

Naylor GJ, McHarg A (1975) Profound hypothermia on combined lithium carbonate and diazepam treatment. Brit Med J 2:22

Ohman R, Spigset O (1993) Serotonin syndrome induced by fluvoxamine-lithium interaction. Pharmacopsychiatry 26:263–264

Perry PJ, Calloway RA, Cook BL, Smith RE (1984) Theophylline precipitated alterations of lithium clearance. Acta Psychiat Scand 69:528–537

Ragheb MA, Powell AL (1986) Failure of sulindac to increase serum lithium levels. J Clin Psychiat 47:33–34

Reimann IW, Diener U, Frölich JC (1983) Indomethacin but not aspirin increases plasma lithium ion levels. Arch Gen Psychiat 40:283–286

Rybakowski J, Lehman W, Kanarkowski R, Matkowski K (1991) Possible pharmacokinetic interaction of lithium and carbamazepine. Lithium 2:183–184

Saarnivaara L, Ertama P (1992) Interactions of lithium/rubidium and six muscle relaxants. A study on the rat phrenic nerve-hemidiaphragm preparation. Anaesthesist 41:760–764

Saffer D, Coppen A (1983) Frusemide: a safe diuretic during lithium therapy? J Affect Dis 5:289–292

Schou M (1987) Clinically significant lithium interactions. Review and recommendations. Eur J Psychiatry 1:42–47

Schou M, Hippius H (1983) Lithium-Prophylaxe und operative Eingriffe. Münch Med Wschr 125:705–706

Shalmi M, Rasmusen H, Amtorp O, Christensen S (1990) Effect of chronic oral furosemide administration on the 24-hour cycle of lithium clearance and electrolyte excretion in humans. Eur J Clin Pharmacol 3:275–280

Solomon JG (1979) Seizures during lithium-amitriptyline. Postgrad Med 66:145–148

Spring GK (1979) Neurotoxicity with combined use of lithium and thioridazine. J Clin Psychiat 40:135–138

Tupin JP, Schuller AB (1978) Lithium and haloperidol incompatibility reviewed. Psychiat J Univ Ottawa III:245–251

Vargas C, Tannhauser M, Tannhauser SL, Barros HMT (1996) Lithium and valproate combined administration: acute behavioural effects and drug plasma levels. Pharmacol Toxicol 79:87–91

Vestergaard P, Amdisen A, Hansen HE, Schou M (1979) Lithium treatment and kidney function. Acta Psychiat Scand 60:504–520

Vincent F, Bensousan TA, Levy V, Couturaud F, Escudier B, Leclercq B (1995) Lithium concentrations during cisplatin-based chemotherapy: evidence for renal interaction (letter; comment). Cancer Chemotherapy and Pharmacology 6:533-534

Waller DG, Edwards JG, Polak A (1985) Neuroleptics, lithium and renal function. Br J Psychiat 146:510-514

Weinrauch LA, Belok S, D'Elia JA (1984) Decreased serum lithium during verapamil therapy. Amer Heart J 108:1378-1379

Yassa, R (1986) Lithium-methyldopa interaction. Case report. Canad Med Ass J 134: 141-142

TEIL 5

Pharmakoökonomie der Lithiumprophylaxe

KAPITEL 5

Pharmakoökonomie der Lithiumprophylaxe

K. Lehmann, B. Ahrens und B. Müller-Oerlinghausen

> **Synopsis**
>
> 1. Eine kritische aktuelle Analyse von Nutzen und Risiko einer Lithiumlangzeitprophylaxe ergab eine eindeutig positive Bewertung.
> 2. Das Verordnungsvolumen von Lithium in Deutschland betrug 1991 mindestens 16 Mill. DDD (definierte Tagesdosen). Die Behandlungshäufigkeit in der deutschen Bevölkerung errechnete sich mit ca. 0,06%.
> 3. Die durchschnittlichen jährlichen Behandlungskosten wurden mit 869 DM/Patient ermittelt.
> 4. Die Lithiumprophylaxe erbrachte im Jahr 1991 für das Bruttosozialprodukt der Bundesrepublik Deutschland ein Einsparvolumen von ca. 221 Mill. DM.
> 5. Die Reduktion der Suizidmortalität ermöglicht einen Gewinn von ca. 3060 Arbeitsjahren vor Vollendung des 65. Lebensjahres.
> 6. Angesichts des eindrucksvollen Nutzens dieser Prophylaxe ist es bedauerlich, daß immer noch vielen Patienten mit eindeutiger Indikation eine adäquat durchgeführte Lithiumpropylaxe vorenthalten wird.

Faktoren, die eine Kosten-Nutzen-Analyse beeinflussen

Mehr denn je wird vor dem Hintergrund anhaltender Finanzierungsprobleme im Gesundheitswesen die Zukunft einer rationalen Arzneimitteltherapie vom Nachweis einer günstigen Kosten-Nutzen-Analyse und letztlich vom Nachweis einer positiven volkswirtschaftlichen Bilanz bestimmt. Aus heutiger Sicht stellt die ökonomische Evaluierung von Arzneimitteln unter realitätsnahen Bedingungen eine sinnvolle Ergänzung ihrer pharmakologischen Bewertung dar.

Eine Kosten-Nutzen-Analyse, in die Kosten und Wirkungen einfließen, erlaubt deren Darstellung in einer Bilanz, so daß eine Aussage darüber getroffen werden kann, ob sich eine medikamentöse Maßnahme lohnt. Die Kosten-Nutzen-Analyse ist primär multidimensional angelegt und wird von zeitgebundenen gesellschaftlichen Bedingungen geprägt.

Von entscheidender Bedeutung für pharmakoökonomische Analysen sind neben der Verordnungshäufigkeit des Arzneimittels,
- die direkten, medizinischen Kosten (wie Anzahl notwendiger ambulanter oder Krankenhausbehandlungen, die Nutzung medizinischer Einrichtungen sowie die Arzneimitteltherapie, der Einsatz von Heil- und Hilfsmittel und Pflegekosten)
- die indirekten, volkswirtschaftlichen Kosten (Arbeitsunfähigkeit, Verdienstausfälle, frühzeitige Berentung, Transportkosten, Todesfall/Sterbegeld u.a.) und
- die intangiblen Krankheitskosten (z. B. Freizeitverlust, psychosoziale und soziale Konsequenzen etc.). Letztere lassen sich nicht ohne weiteres in Geldeinheiten bewerten.

Die Bemühungen um Kosten-Nutzen-Analysen von Arzneimitteln sind nicht neu, doch existieren bislang noch keine verbindlichen Regeln zur Erzielung relevanter und verbindlicher Aussagen. Außerhalb Deutschlands wurden für Lithium bisher nur vereinzelte derartige Kalkulationen bekannt, die übereinstimmend ein hohes Einsparvolumen belegen (Reifman u. Wyatt 1980; McCreadie 1987; Müller-Oerlinghausen 1990). Ein aktueller Kostenvergleich zwischen Lithium und Divalproex (Keck et al. 1996) in der Behandlung der akuten Manie ergab für Divalproex geringfügig niedrigere Kosten (9%); nach einem Jahr waren keine relevanten Unterschiede mehr erkennbar.

Im folgenden wird für den Einsatz von Lithiumsalzen in Deutschland im Rahmen ihrer phasenprophylaktischen Wirksamkeit eine von den Gegebenheiten ausgehende pragmatische Kalkulation versucht.

Nutzen-Risiko-Bewertung der Lithiumlangzeitprophylaxe

Es besteht allgemeiner Konsens, daß nur Arzneimittel mit positiver Nutzen-Risiko-Abwägung in ökonomische Kalkulationen einbezogen werden sollten.

Lithium gilt seit Jahrzehnten als Mittel der ersten Wahl in der Langzeitbehandlung affektiver Psychosen (Woggon 1994). Mit einer Ansprechquote von 60–80% bei insgesamt niedriger Rückfallquote ist Lithium auch gegenüber anderen Arzneimitteln ausgesprochen effektiv. Das hohe therapeutische Ansprechen auf Lithium erfährt durch Untersuchungen zur Senkung der Mortalität langfristig auf Lithium eingestellter Patienten eine hervorragende Unterstützung (Müller-Oerlinghausen et al. 1992). Lithium hebt die Exzeßmortalität der Psychose-Kranken, die 2–3fach über der der Normalbevölkerung liegt, auf und führt zu einer Gleichstellung der Lebenserwartung dieser Patienten mit der von gesunden Personen. Einen großen Anteil daran hat die Reduzierung der suizidbedingten Mortalität (Ahrens et al. 1995). Übertragen auf die Verhältnisse in Deutschland zeigt sich, daß durch Lithium schätzungsweise 210 Suizide/Jahr in Deutschland verhindert werden (Ahrens et al. 1996). Lenz et al. (1994) berichten, daß nach Unterbrechung der Lithiumprophylaxe die Mortalität auf 1,8 stieg und damit signifikant über der der Normalbevölkerung lag. Insbesondere war eine deutliche Zunahme der Suizidhäufigkeit von 1,94 auf 8,56 zu verzeichnen.

Häufige und/oder gravierende unerwünschte Ereignisse (UE's) können den therapeutischen Wert eines jeden Arzneimittels einschränken. Lithium genießt diesbezüglich keinen guten Ruf: Die therapeutische Breite bei systemischer Zufuhr (Bereich therapeutischer Serumspiegel: 0,5–1,4 mmol/l) wurde bisher als niedrig eingeschätzt, obwohl aussagekräftige prospektiv erhobene Befunde zu Inzidenz und Relevanz von UE's an einer repräsentativen Patientenzahl fehlen. Auch blieben in den meisten Untersuchungen zur klinischen Wirksamkeit von Lithium Prä- und Komedikation, sowie Veränderungen im Elektrolyt- und Wasserhaushalt des Organismus unberücksichtigt, obwohl diese für die Verträglichkeit eine elementare Bedeutung besitzen. Jede Aktivierung des Renin-Angiotensin-Aldosteron-Systems beeinträchtigt die Lithiumverträglichkeit direkt, eine Tatsache, der auch heute noch viel zu wenig Bedeutung beigemessen wird.

Ein Vergleich der Differenz zwischen endogenen und therapeutischen Lithium-Serum-Spiegeln, wie auch zwischen minimal wirksamen und maximal tolerierbaren Lithium-Serum-Konzentrationen mit Veränderungen der Serum-Natrium-Konzentrationen und ihren Konsequenzen berechtigt darüber hinaus zu einer Relativierung der bisher als gering eingeschätzten therapeutischen Breite von Lithium.

Alternativ eingesetzte Psychopharmaka besitzen keineswegs eine günstigere therapeutische Breite. So ergab eine multizentrische kontrollierte Studie (M.A.P.-Studie) mit 378 Patienten, die entweder mit Lithium, Amitriptylin oder Carbamazepin behandelt wurden, deutlich weniger UE's oder Therapieabbrüche unter Lithium (Greil et al. 1994).

In Anbetracht der bisher bereits genutzten Möglichkeiten zur Vermeidung oder Verringerung von Nebenwirkungen und zur Erhöhung der Sicherheit der Therapie wie auch im Hinblick auf die nicht zu vernachlässigende Toxizität von Alternativen oder der Begleitmedikation gelangt man unter Berücksichtigung des hohen therapeutisch-prophylaktischen Wertes von Lithium schlußfolgernd, insbesondere vor dem Hintergrund der neuerlich nachgewiesenen verbesserten Lebenserwartungen, zu einer eindeutig positiven Nutzen-Risiko-Einschätzung.

$$\frac{\text{Nutzen}}{\text{Risiko}} = \frac{60 - 80\% \text{ Ansprechquote} + \text{Aufhebung der Exzeßmortalität}}{\text{Risiko bei therapeutischen Serumkonzentrationen begrenzbar und vergleichsweise gering}}$$

Kosten-Nutzen-Analyse

Grundlage für die sich daran anschließende Kosten-Nutzen-Analyse ist die Kenntnis der Häufigkeit einer behandlungsbedürftigen Erkrankung in der Bevölkerung. Diese bezieht die Verordnungshäufigkeit eines für die jeweilige Erkrankung typischen Medikamentes ein. Als Quelle kann dafür in Deutschland der Arzneiverordnungsreport des WIDO herangezogen werden (Schwabe u. Paffrath 1992). Nicht erfaßt sind darin allerdings alle privat verschriebenen Arzneimittel sowie Krankenhausbedarf, so daß die absolute Einsatzhäufigkeit über der im Arzneiverordnungsreport ausgewiesenen Häufigkeit liegen muß.

Das Verordnungsvolumen der 3 umsatzstärksten Lithiumpräparate (Quilonum®, Hypnorex®, Lithium Apogepha®) innerhalb der gesetzlichen Krankenversicherung betrug 1991 laut GKV-Arzneimittelindex (Arzneiverordnungsreport 92, Schwabe u. Paffrath 1992) 16 Millionen definierte Tagesdosen (DDD; durchschnittliche Tagesdosis). Am Gesamtvolumen der Antidepressiva waren die drei genannten Lithiumprodukte mit 6,6% (244,3 Mio. DDD, neue und alte Bundesländer zusammengenommen) beteiligt.

Unter Zugrundelegung der Daten des GKV-Index gelangt man zu einer Zahl von mindestens 43 836 Patienten (16 000 000 durchschnittliche Tagesdosen/365 Tage), die 1991 in Deutschland mit Lithium behandelt wurden. Auf die Gesamtbevölkerung bezogen (79 000 000 Einwohner 1991), ergibt sich daraus eine Behandlungshäufigkeit von 0,06% für die Bundesrepublik Deutschland, eine Zahl die im unteren Grenzbereich der Kalkulationen für Westeuropa liegt.

Die Ausgaben für die Lithiumprophylaxe subsumieren die Kosten der Medikation in Höhe von durchschnittlich 1 DM/Tag (1991/92), woraus sich maximal ca. 16 Mill. DM/Jahr ergeben. Die Kosten des therapeutischen Drug Monitorings (TDM) sowie die der ärztlichen Beratungen und Untersuchungen wurden an Hand der Kassenabrechnungen und Privatliquidationen eines Teils der Berliner Lithiumkatamnese für das erste Quartal 1993 mit durchschnittlich 126 DM/Patient ermittelt; daraus ergibt sich eine Gesamtsumme für ärztliche Behandlungen in Höhe von 22 093 344 DM für alle Patienten, die sich einer Lithiumlangzeittherapie in Deutschland unterziehen müssen. Werden diese Ausgaben mit denen der Medikation addiert, erhält man die für eine sachgerechte Lithiumprophylaxe anfallenden Kosten in Höhe von insgesamt 38 093 344 DM (Berechnung siehe Abb. 1).

```
Verordnungsvolumen von Lithium
in Deutschland (laut GKV-Index 1991):    16 Mill. DDD*
                                         (definierte Tagesdosen)/Jahr
behandelte Patienten:                    16 Mill. DDD/365 Tage = 43 836 DDD/Tag
                                                             ≈ 43 836 Patienten
Mindestschätzung, da im GKV-Index nur die
- drei Marktführer berücksichtigt wurden
- private und stationäre Lithiumkosten
  nicht erfaßt sind
- häufig unterdosiert wird
Behandlungshäufigkeit bezogen auf
  die Gesamtbevölkerung 1991:            43 836/79 000 000×100 = 0,06%
  durchschnittliche Tagestherapiekosten 1991:        ca. 1 DM
  durchschnittliche ärztliche Behandlungskosten
  einschließlich TDM-Kosten/Patient/
  Quartal (1993)                                     126 DM
  Behandlungskosten/Jahr/Patient                     869 DM
```

Abb. 1. Berechnung der Behandlungskosten für die Lithiumtherapie (*DDD für Lithium = 24 mmol/Tag)

Umfangreiche katamnestische Untersuchungen (n = 623) aus der früheren DDR liefern Anhaltspunkte für den potentiellen Einspareffekt, den eine Lithiumlangzeittherapie in der Lage ist zu bewirken (siehe Tabelle 1). Die daraus resultierende Reduktion der stationär notwendigen Behandlungen und der ambulanten Krankschreibungen auf weniger als die Hälfte konnte in Baden-Württemberg bestätigt werden (Koufen u. Consbruch 1989). Ähnliche empirisch gefundene Zahlen legte McCreadie (1987) seinen sich auf Südschottland beziehenden Berechnungen zugrunde.

Auf die Anzahl lithiumbedürftiger Patienten in Deutschland (n = 43 836) bezogen, errechnen sich daraus 1 753 440 Tage effektiver Arbeitsausfall ohne Lithium, die durch Lithium auf 749 596 Tage reduziert werden, resultierend in einem Gewinn von ca. einer Million Arbeitstagen (1 003 844 Tage). Geht man von einem durchschnittlichen Bruttojahreseinkommen aus unselbständiger Tätigkeit in Höhe von 51 565 DM aus (Brenner 1992), woraus sich ein durchschnittlicher Tagesbruttoverdienst von ca. 258 DM (bei zirka 200 Arbeitstagen/Jahr) errechnet, so ergibt

Tabelle 1. Reduktion des Arbeitsausfalls durch Lithiumlangzeittherapie (nach Felber 1981)

	ohne Lithium (Wo./Pat./Jahr)	mit Lithium (Wo./Pat./Jahr)
stationäre Behandlung	5,4	2,0
ambulante Krankschreibungen	2,6	1,3
Arbeitsausfall	40 Tage	17,1 Tage

sich ein näherungsweise ermittelter Gewinn in Höhe von 258 991 752 DM (1 003 844 Tage×258 DM). Dieser Gewinn ist keinesfalls zu hoch angesetzt, nicht nur weil die Zahlen des GKV-Index zu niedrig liegen (siehe oben), sondern auch deshalb, weil die Reduktion der Mortalität ebenso wie die Reduktion der eingesparten Krankenhauskosten keine Berücksichtigung fanden. Gegenüber dem ermittelten Einspareffekt sind die für eine Lithiumlangzeittherapie notwendigen Gesamtausgaben in Höhe von 38 093 344 DM als vergleichsweise gering einzuschätzen.

Kosten-Nutzen-Kalkulation:
geschätzter Gewinn	258 991 752 DM
kalkulierte Lithiumkosten	16 000 000 DM
geschätzte Behandlungskosten	22 093 344 DM
Bilanz	220 898 408 DM

Durch konsequente Behandlung mit Lithium kann schätzungsweise in Deutschland ein Gesamtbetrag von ca. 221 Mio DM jährlich eingespart werden. Bei dieser Kalkulation bleibt die Reduktion der Mortalität zunächst unberücksichtigt. Da die eingangs erwähnte Senkung der Gesamtmortalität unter Lithiumlangzeittherapie zu einem erheblichen Anteil der Reduktion der Suizidmortalität zugerechnet wird (210 nicht vollzogene Suizide unter ca. 44 000 Lithiumpatienten), ist nach vorsichtigen Schätzungen mit einem Gewinn für die Gesellschaft von näherungsweise 3060 potentiellen Arbeitsjahren vor dem 65. Lebensjahr zu rechnen, die nicht durch Suizide verlorengehen (Ahrens et al. 1996; vgl. auch S. 270).

Die Compliance spielt für jede Langzeittherapie unter dem Aspekt der Kosten-Nutzen-Kalkulation eine wichtige Rolle. Exakte Zahlen für die Lithiumtherapie fehlen jedoch bislang.

Die vorliegenden Befunde lassen sich folgendermaßen zusammenfassen: Bei moderaten Drug-monitoring- und ärztlichen Behandlungskosten sowie hinreichend gut bekanntem und begrenzbarem Risiko unerwünschter Reaktionen kann für Lithium gemessen am zweifelsfrei erwiesenen hohen therapeutisch-prophylaktischen Nutzen eine sehr günstige Kosten-Nutzen-Kalkulation mit hohem volkswirtschaftlichem Gewinn in Anspruch genommen werden. Dies gewinnt noch an Bedeutung, weil es keine in vergleichbarer Weise geprüfte und etablierte Alternative für die Lithiumlangzeitprophylaxe gibt (Müller-Oerlinghausen 1986; Woggon 1994).

Lithium hat damit nicht nur seinen therapeutischen sondern auch seinen volkswirtschaftlichen Wert unter Beweis gestellt. Angesichts des eindrucksvollen Nutzens dieser Prophylaxe wäre es empfehlenswert, sie einem breiteren Patientenkreis zukommen zu lassen.

Literatur

Ahrens B, Müller-Oerlinghausen B, Schou M, Wolf T, Alda M, Grof E, Grof P, Lenz G, Simhandl C, Thau K, Vestergaard P, Wolf R, Möller HJ (1995) Excess cardiovascular and suicide mortality of affective disorders may be reduced by lithium prophylaxis. J Affect Disord 33:67-75

Ahrens B, Felber W, Lehmann K, Müller-Oerlinghausen B (1996) Nutzen und ökonomischer Nutzwert langfristiger medikamentöser Prophylaxe von affektiven Störungen. Vortrag auf der DGPPN Tagung, 18. 9. 1996

Brenner G (1992) Durchschnittsumsatz von der Hälfte aller Ärzte nicht erreicht. Dt Ärzteblatt 45:2086-2088

Felber W (1981) Rezidivprophylaxe affektiver Erkrankungen mit Lithium und ihre Auswirkungen. Psychiatria Clin 14:161-166

Greil W, Ludwig-Mayerhofer W, Czernik A, Giedke H, Müller-Oerlinghausen B, Osterbeider M, Rudolf AE, Sauer H, Tegler J, Wetterling T (1994) Lithium- oder Carbamazepinprophylaxe bei affektiven Psychosen? In: Müller-Oerlinghausen B, Berghöfer A (Hrsg.) Ziele und Ergebnisse der medikamentösen Prophylaxe affektiver Psychosen. Thieme, Stuttgart New York, S. 113-120

Keck PE, Nabulsi AA, Taylor JL, Henke CJ, Chmiel JJ, Stanton SP, Benett JA (1996) A pharmacoeconomic model of divalproex vs. lithium in the acute and prophylactic treatment of bipolar I disorder. J Clin Psychiatry 57:213-222

Koufen H, Consbruch U (1989) Langzeitkatamnese zur Frage von Nutzen und Nebenwirkungen der Lithiumprophylaxe der phasischen Psychosen. Fortschr Neurol Psychiat 57:374-382

Lenz G, Ahrens B, Denk E, Müller-Oerlinghausen, B, Schratzberger-Topitz A, Simhandl C, Wancata J (1994) Mortalität nach Ausscheiden aus der Lithiumambulanz. In: Müller-Oerlinghausen B, Berghöfer A (Hrsg.) Ziele und Ergebnisse der medikamentösen Prophylaxe affektiver Psychosen. Thieme, Stuttgart New York, S. 49-53

McCreadie RG (1987) The economics of lithium therapy. In: Johnson F (ed) Depression and mania. Modern lithium therapy. IRL, Oxford Washington, pp. 257-259

Müller-Oerlinghausen B (1986): Die Lithiumtherapie: Nutzen, Risiken, Alternativen. Vorwort zur 1. Auflage. Springer, Berlin Heidelberg New York Tokyo

Müller-Oerlinghausen B (1990) Die Lithiumprophylaxe affektiver Psychosen aus internistischer Sicht. Internist 31:456-467

Müller-Oerlinghausen B, Ahrens B, Grof E, Grof P, Lenz G, Schou M, Simhandl C, Thau K, Volk J, Wolf R, Wolf T (1992) The effect of long-term lithium treatment on the mortality of patients with manic-depressive and schizoaffective illness. Acta Psychiatr Scand 86:218-222

Reifman A, Wyatt RJ (1980) Lithium: a brake in the rising cost of mental illness. Arch Gen Psychiat 37:385-388

Schwabe U, Paffrath D (1992) Arzneiverordnungsreport 92. Fischer Verlag, Stuttgart Jena, S. 360 u. 489

Woggon B (1994) Welche Studien belegen die prophylaktische Wirksamkeit von Antidepressiva bei Patienten mit affektiven Psychosen? In: Müller-Oerlinghausen B, Berghöfer A (Hrsg.) Ziele und Ergebnisse der medikamentösen Prophylaxe affektiver Psychosen. Thieme, Stuttgart New York, S. 105-113

TEIL 6

Alternativen und Supplemente zur Lithiumprophylaxe

KAPITEL 6.1

Prophylaktische Wirksamkeit von Antidepressiva

B. Woggon

> **Synopsis**
>
> 1. Bei monopolaren Affektpsychosen (phasisch verlaufenden Depressionen) ist die prophylaktische Wirksamkeit von Antidepressiva in placebokontrollierten Studien nachgewiesen worden.
> 2. Getrennt durchgeführte Metaanalysen von placebokontrollierten Lithium- und Antidepressivalangzeitstudien zeigen eine vergleichbare prophylaktische Wirksamkeit gegen Depressionen.
> 3. Auf Grund klinischer Erfahrungen ist die Lithiumprophylaxe u.U. auch bei monopolaren Affektpsychosen aus folgenden Gründen vorzuziehen: bessere Verträglichkeit, bessere Stabilisierung, manchmal nachlassende Wirkung von Antidepressiva, bessere Chance für ein symptomfreies Intervall, bessere antisuizidale Wirkung, initial oft unsichere Unterscheidung zwischen mono- und bipolaren Verläufen.

Methodische Überlegungen

Um die prophylaktische Wirksamkeit einer Substanz gegen Depressionen zu untersuchen, sollten verschiedene, im folgenden genannte Voraussetzungen erfüllt sein. Dabei sollte nicht übersehen werden, daß auch breit akzeptierte methodische Kriterien hinterfragt werden dürfen und müssen.

„*Reine Depressionen*" bzw. *monopolare/unipolare Affektpsychosen*: Diese methodische Voraussetzung impliziert, daß Depressionen bei monopolaren und bipolaren Affektpsychosen unterschiedlich auf Psychopharmaka ansprechen. Bislang gibt es keine Untersuchungen, die Unterschiede bezüglich wirksamer Dosis, Responderrate oder zeitlichem Ablauf der Besserung überprüft haben. Es gibt eine Ausnahme: Depressionen bei bipolaren Affektpsychosen schlagen häufiger in Hypomanien/Manien um als Depressionen bei monopolaren Affektpsychosen (s. Kap. 5).

Monopolare Affektpsychosen mit mehreren Depressionen: Bei Erkrankungen mit nur einer Episode kann man nicht damit rechnen, daß im Untersuchungszeitraum eine neue Phase auftritt, so daß die prophylaktische Wirkung gar nicht untersucht werden kann. Meist werden drei vorangegangene Depressionen als Auswahlkriterium verwendet. Es ist kritisch anzumerken, daß gerade Verläufe mit bereits drei depressiven Phasen gar nicht selten in eine bipolare Verlaufsform übergehen können. Es zeigt sich immer wieder, daß mit jeder neuen Krankheitsphase das Risiko zunimmt, daß ein bisher monopolarer Verlauf sich in einen bipolaren Verlauf „verwandelt".

Angst und Preisig haben 1995 die Ergebnisse einer 27 Jahre langen prospektiven Verlaufsuntersuchung von monopolaren und bipolaren Affektpsychosen und schizoaffektiven Psychosen veröffentlicht. Beim Abschluß der Untersuchung waren 26% der anfänglich monopolaren Depressionen (54 von 209) und 16% der schizodepressiven Psychosen (6 von 37) bipolar.

Antidepressiva-Responder: Die prophylaktische Wirkung läßt sich am besten untersuchen, wenn der Patient auf das entsprechende Antidepressivum während der Indexphase positiv reagiert hat. Kritisch ist dazu anzumerken, daß nicht sicher beurteilbar ist, wieviele Patienten Placebo-Responder sind. Der Anteil von Placebo-Respondern ist umso größer, je leichter ausgeprägt die Depressionen sind.

Es gibt aber auch Untersuchungen, bei denen die Akutbehandlung mit einem anderen Antidepressivum durchgeführt wurde. Hier stellt sich jeweils die Frage, ob ein eventueller Rückfall nicht darauf zurückzuführen ist, daß der Patient auf das langfristig eingesetzte Medikament weniger gut oder nicht anspricht. Antidepressiva sind ja beim einzelnen Patienten nicht immer austauschbar.

Symptomfreies Intervall: Um eine neue Krankheitsepisode von einem Rückfall in der gleichen Phase abgrenzen zu können, muß zwischen der letzten Depression und der neu auftretenden Symptomatik ein symptomfreies Intervall bestanden haben. Basierend auf den Verlaufsuntersuchungen von Depressionen wird in der Regel ein symptomfreies Intervall von vier bis sechs Monaten gewählt. Streng genommen müßte dieses symptomfreie Intervall ohne Medikament durchlaufen werden, was aber aus ethischen Gründen kaum durchführbar ist. Das zeigt sich deutlich daran, daß in den letzten Jahren keine Studien mit symptomfreiem Intervall mehr durchgeführt worden sind.

Es gibt aber auch einen methodischen Einwand gegen die Forderung nach symptomfreiem Intervall, nämlich daß es sich um leichtere Verlaufsformen handelt, wenn ein mehrmonatiges symptomfreies Intervall ohne Medikament durchgehalten werden kann.

Doppelblindstudien im Vergleich zu Placebo: Um die Spontanverlaufstendenzen zu kontrollieren, muß eine Untersuchung zur prophylaktischen

Wirksamkeit einer Substanz in einem Doppelblindversuch überprüft werden. Aus methodischer Sicht ist dafür eine Doppelblindstudie im Vergleich zu Placebo am besten geeignet. Aus ethischen Gründen ist dieses Vorgehen kritisch zu beurteilen; Vergleichsstudien mit einem wirksamen Prophylaktikum müßten aber zur Vermeidung des Betafehlers sehr große Patientenzahlen einbeziehen.

Aus methodischer Sicht sind Doppelblindstudien im Vergleich zu Placebo auch nicht problemlos. Metaanalysen haben gezeigt, daß die Ärzte in eine Studie weniger schwer ausgeprägte Depressionen einbeziehen, wenn ein Antidepressivum mit Placebo verglichen wird, als wenn zwei Antidepressiva miteinander verglichen werden (Gillings et al. 1984). Dieser „Fehler" ist aber nicht so schlimm, weil er sich ja zugunsten der Placebogruppe auswirkt. Das bedeutet, daß dadurch die Wahrscheinlichkeit größer wird, daß ein tatsächlich gefundener signifikanter Wirkungsunterschied zwischen Antidepressivum und Placebo eher gewichtiger ist.

Überprüfung der Compliance: Die Compliance kann am besten mit der Messung von Plasmaspiegeln oder der Monoaminooxydasehemmung in den Thrombozyten überprüft werden. Diese Voraussetzung ist in der Regel aus Kostengründen nicht erfüllt. Da es keine enge Korrelation zwischen Meßergebnis und Ausmaß der Compliance gibt, kann man auf Grund eines Plasmaspiegels oder des Prozentsatzes der Monoaminooxydasehemmung in den Thrombozyten freilich nur aussagen, ob der Patient das Medikament genommen hat, aber nicht wieviel der verordneten Dosis.

Generalisierbarkeit von Studienergebnissen auf die Routinebehandlung: Es ist klar, daß es sich bei Patienten, die in Studien einbezogen werden, um stark seligierte Gruppen handelt. Die Zahl der voruntersuchten Patienten kann sehr viel größer sein als die Zahl der Patienten, die in die Studie aufgenommen werden (Greil et al. 1993). Gleiches gilt für Veröffentlichungen, die man in eine Metaanalyse einbeziehen möchte. Auch hier ist die Anzahl der Studien, die schließlich in eine solche Analyse aufgenommen werden können, sehr viel kleiner als das „Ausgangsmaterial" (Dang u. Engel 1995).

Man muß davon ausgehen, daß Studienresultate besser ausfallen als die Ergebnisse von Routinebehandlungen. Nicht nur die Patienten, sondern auch die an einer Untersuchung beteiligten Therapeuten sind besonders stark motiviert. Es geht also auch um die „Compliance" der Ärzte!

Ist die Langzeitbehandlung mit Antidepressiva wirksamer als keine Behandlung (Placebo)?

In der Literatur liegen 17 placebokontrollierte Doppelblindstudien zur prophylaktischen Wirksamkeit von Antidepressiva gegen Depressionen bei monopolaren Affektpsychosen vor, die wenigstens teilweise die heute üblichen methodischen Anforderungen erfüllen. Diese Untersuchungen lassen sich nach dem Kriterium „symptomfreies Intervall" in zwei Gruppen einteilen: 8 Studien mit symptomfreiem Intervall und 9 Studien ohne symptomfreies Intervall. Die Daten zum jeweiligen Studiendesign sind in den Tabellen 1 und 2 aufgelistet.

Studien mit symptomfreiem Intervall

1. In die Studie von Coppen et al. (1978) wurden ambulante und stationäre Amitriptylin-Responder einbezogen. Bei 11 Patienten war die Indexphase die erste Depression, bei 21 Patienten die zweite oder dritte Krankheitsphase. Zwischen der letzten Episode und der Indexphase lagen im Mittel 44 Monate (8 Monate bis 16 Jahre). Als Response-Kriterium galt ein Score von <6 in der 16-Item-Hamiltonskala. Durch Plasmaspiegelbestimmungen konnten 3 Amitriptylinpatienten als noncompliant definiert werden; sie erlitten alle drei einen Rückfall, während die anderen symptomfrei blieben. Die Rückfälle bei den Placebopatienten traten schon 5–23 Wochen nach Beginn der Placebobehandlung ein, so daß sie wohl eher als Rückfall in der gleichen Phase zu interpretieren sind. Trotz der sehr kleinen Patientenzahl und der Unsicherheit bezüglich Rückfallrisiko konnte die Überlegenheit von Amitriptylin gegenüber Placebo statistisch signifikant belegt werden, allerdings wohl eher bezüglich Stabilisierung als bezüglich Prophylaxe.
2. Die 1982 von Kane et al. publizierte Untersuchung ist ein typisches Beispiel dafür, daß die Autoren „zuviel gewollt" haben. Die Wirkung von vier Medikamenten bzw. drei und einer Kombination sollten an zwei verschiedenen Diagnosegruppen miteinander verglichen werden. Dadurch ergaben sich für jede Patientengruppe so kleine Zahlen, daß die Aussagekraft fraglich ist.
3. In der Studie von Björk (1983) waren vier Patienten aus der an sich monopolaren Gruppe vorher unter Antidepressiva etwas hypomanisch. Wahrscheinlich handelt es sich also nicht um eine homogen monopolare Patientengruppe. Die Rückfälle unter Placebo fanden verteilt über die Studiendauer statt, unter Zimelidin vor allem anfänglich. In der Zimelidingruppe waren 6 Patienten, die vorher während der Lithiumprophylaxe depressive Episoden hatten, in der Placebogruppe war nur 1 solcher Patient. Das würde bedeuten, daß zumindest ein Teil der Zimelidinpatienten ein größeres Rückfallrisiko hatten als die Placebopatienten. Andererseits waren von den vorher beschriebenen vier Patienten mit Hypomanie unter Lithium einer in der Zimelidingruppe und drei in der Placebogruppe. Bei der insgesamt kleinen Patientenzahl fallen solche Inhomogenitäten natürlich besonders ins Gewicht.
4. Die Studie von Prien et al (1984) schloß sowohl ambulante als auch hospitalisierte Patienten in die Untersuchung ein, also unterschiedliche

Prophylaktische Wirksamkeit von Antidepressiva

Tabelle 1. Studien zur Langzeitbehandlung affektiver Psychosen mit Antidepressiva mit symptomfreiem Intervall (Ami = Amitriptylin, Imi = Imipramin, Phe = Phenelzin, Nor = Nortriptylin, Plc = Placebo, IPT = Interpersonelle Psychotherapie)

Autor	Diagnosen (n Patienten)	Therapiearme (n Patienten)	Rückfallraten	Akutbehandlung	Länge freies Intervall	Studiendauer
Coppen et al. 1978	monopolare Depression, Ersterkr. u. rezidivierend	16 Ami 16 Plc	0% Ami 42% Plc	150 mg Ami	6 Wochen	1 Jahr
Kane et al. 1982	27 rezid. monop. Depr., 27 bipolar II	Lithium, Imi, Lithium+Imi, Plc	100% Imi 29% Lithium 83% Plc	Imi	6 Monate	2 Jahre
Björk 1983	„recurrent major depressive episode"	19 Zimelidin 19 Plc	32% Zim. 84% Plc	freie Wahl	4 Monate	1 Jahr
Prien et al. 1984	monopolare Depression bipolare Depression	37 Lithium, 39 Imi, Lithium+Imi, 4 Plc	57% Lithium 41% Imi 65% Plc	freie Wahl	2 Monate unter 75–150 mg Imi	2 Jahre
Montgomery et al. 1988	„major depression" (DSM II)	88 Fluoxetin 94 Plc	26% Fluoxetin 57% Plc	40–80 mg Fluoxetin	4,5 Monate	1 Jahr
Georgotas et al. 1989	„unipolar major depressive disorder (RDC)"	15 Phe 13 Nor 23 Plc	13% Phe 54% Nor 65% Plc	Phe oder Nor	4 Monate	1 Jahr
Frank et al. 1990	233 „recurrent depression"	28 Imi, 26 IPT 23 Plc Plc+IPT, Imi+IPT	22% Imi 62% IPT 76% Plc	150–300 mg Imi+IPT	20 Wochen	3 Jahre
Robinson et al. 1991	47 Depression	Phe 60 mg Phe 45 mg Plc	Plc > Phe	Phenelzin	16 Wochen	2 Jahre

Tabelle 2. Studien zur Langzeitbehandlung affektiver Psychosen mit Antidepressiva ohne symptomfreies Intervall (Ami = Amitriptylin, Imi = Imipramin, Map = Maprotilin, Cit = Citalopram, Plc = Placebo, EKT = Elektrokrampftherapie)

Autor	Diagnosen (n Patienten)	Therapiearme (n Patienten)	Rückfallraten n oder %	Akutbehandlung	Studiendauer
Prien et al. 1973	monopolare Depression, bipolare Depression	Imi, Lithium Plc	Lithium = Imi <Plc	diverse, incl. EKT	2 Jahre
Glen et al. 1984	28 rezidivierende Depression	7 Ami 12 Lithium 9 Plc	4 Ami 5 Lithium 8 Plc	diverse	3 Jahre
Doogan u. Callard 1992	480 „major depressive disorder" (DSM III R)	184 Sertralin 110 Plc	13% Sertralin 46% Plc	8 Wochen 200 mg Sertralin	44 Wochen
Rouillon et al. 1989	1141 „major recurrent depressive episodes" oder „dysthymic disorder"	Map 37,5 mg Map 75 mg Plc 1/2 Tabl. Plc 1 Tabl.	24% Map 37,5 mg 16% Map 75 mg 32% Plc 1/2 Tabl. 38% Plc 1 Tabl.	2 Monate offen 75–150 mg Maprotilin	1 Jahr
Eric et al. 1991	„major recurrent depressive episodes"	68 Paroxetin 67 Plc	15% Paroxetin 39% Plc	40 mg Paroxetin	1 Jahr
Montgomery u. Dunbar 1993	135 „major depression" (DSM III R)	Paroxetin Plc	Paroxetin <Plc	Paroxetin über 8 Wochen	1 Jahr
Montgomery et al. 1993	147 „major depression" (DSM III R)	Cit Plc	Cit <Plc	6 Wo. Cit 40 mg/60 mg doppelbl.	24 Wochen
Kishimoto et al. 1994	rezidivierende Depression	9 Mianserin 13 Plc	4 Mianserin 13 Plc	Mianserin	18 Monate
Robert u. Montgomery 1995	depressive Phase	152 Cit 74 Plc	14% Cit 24% Plc	offen Cit	24 Wochen

Schweregrade von Depressionen. Das relativ kurze symptomfreie Intervall erwies sich für diese Patientengruppe schon als sehr lang, denn 54% erlitten frühe Rückfälle. Lithium (Serumspiegel 0,6–0,9 mmol/l) unterschied sich nicht signifikant von Placebo, während Imipramin signifikant besser abschnitt als Placebo.

5. In der Studie von Montgomery et al. (1988) wurden Patienten mit „major depression" (DSM II) mit mäßiger Ausprägung (>18 auf der 21-Item-Version der Hamiltonskala) ausgesucht, die in den letzten fünf Jahren mindestens eine Episode gehabt hatten (im Mittel 2,6). Die Patienten wurden offen sechs Monate lang mit 40–80 mg Fluoxetin täglich behandelt. Die Responder wurden nach sechs Monaten alle auf 40 mg Fluoxetin umgestellt und dann randomisiert. Es läßt sich hier nicht sicher sagen, wie bedeutsam die Dosisreduktion von Fluoxetin für die Rückfallquoten war.

6. Georgotas et al. (1989) haben in ihre Studie nur Patienten aufgenommen, die mindestens 55 Jahre alt waren. Alle litten an „unipolar major depressive disorder" nach RDC und mußten mindestens 16 Punkte auf der 21-Item-Version der Hamiltonskala haben, hatten also eine milde Depression. Phenelzin war besser prophylaktisch wirksam als Nortriptylin und Placebo. Man muß allerdings einschränkend darauf hinweisen, daß in der Placebogruppe signifikant mehr frühere Phasen bei den Patienten aufgetreten waren als in der Phenelzingruppe, so daß schon auf Grund der Patientenauswahl ein vermehrtes Risiko für Rückfälle in der Placebogruppe vorhanden war.

7. Frank et al. (1990) nahmen 230 Patienten mit „recurrent depression" in ihre Studie auf, die mindestens drei Episoden erlebt hatten. Bei den Placebopatienten wurde Imipramin nach Randomisierung nicht abrupt abgesetzt, sondern je nach Dosis graduell, meist etwa 33% pro Woche. Nach drei Jahren zeigte sich eine deutliche Überlegenheit von Imipramin.

8. In der Studie von Robinson et al. (1991) zeigte sich Phenelzin bei Phenelzin-Respondern aus der Akuttherapie signifikant Placebo überlegen.

Das Kriterium, daß die Patienten mit dem gleichen Antidepressivum erfolgreich in der akuten Phase behandelt worden waren, mit dem die Prophylaxe durchgeführt wurde, ist bei den Studien von Kane, Björk und Prien nicht eingehalten worden. Blutspiegel zur Überprüfung der Compliance wurden nur in den Untersuchungen von Montgomery und Robinson nicht streng durchgehalten. Auf die diagnostische Heterogenität wurde schon bei der Beschreibung der einzelnen Studien hingewiesen. Trotz dieser methodischen Mängel ist das Gesamtresultat doch überzeugend: Von 8 Studien haben 7 zeigen können, daß ein Antidepressivum prophylaktisch wirksamer ist als Placebo.

Studien ohne symptomfreies Intervall

1. 1973 haben Prien et al. die erste Studie zur prophylaktischen Wirksamkeit von Antidepressiva veröffentlicht. Um sicherzustellen, daß ein Risiko für eine erneute Episode bestand, wurden folgende Kriterien verwendet: mindestens eine Episode mit Hospitalisierung in den vergangenen zwei Jahren (ohne Indexhospitalisierung) oder zwei Episoden mit Hospitalisierung in den vergangenen fünf Jahren. Da kein symptomfreies Intervall eingehalten wurde und damit die Abgrenzung zwischen Rückfällen in der gleichen Krankheitsphase und neuen Episoden sehr schwierig ist, wurden die ersten vier Monate separat ausgewertet. Die in diesem Zeitraum aufgetretenen Verschlechterungen wurden als Rückfall bewertet, die später (Monat 5 bis 24) auftretenden als neue Episode. Zu beiden Zeitpunkten war die Anzahl der Verschlechterungen unter Lithium und Imipramin fast gleich, die unter Placebo deutlich höher. Die Anzahl derjenigen Patienten, die bei Studienende (nach 2 Jahren) noch symptomfrei waren, war unter Placebo deutlich kleiner. In diese Untersuchung wurden doppelt so viele Männer wie Frauen einbezogen, weil es sich um Patienten eines „Veterans Hospital" handelt.
2. Die relativ kleine Patientengruppe bei Glen et al. (1984) hatte zusätzlich zur Indexdepression noch eine Episode in den vergangenen fünf Jahren. Die Patienten waren unter Medikation symptomfrei, dann wurden die Medikamente zur Randomisierung innerhalb von zwei Wochen abgesetzt (viel zu schnell!). Bei der sehr kleinen Patientenzahl wurde die Unterlegenheit von Placebo nur deutlich, wenn man die Amitriptylin- und Lithiumpatienten zusammenfaßte.
3. Doogan und Callard (1992) schlossen die Responder aus der offenen Akutstudie in die 44 Wochen dauernde doppelblinde Vergleichsstudie von Sertralin (N = 184) und Placebo (N = 110) ein, wo sich Sertralin Placebo deutlich überlegen zeigte.
4. An der 1989 von Rouillon et al. publizierten Studie nahmen 130 französische Psychiater teil, die an einem eintägigen Seminar in der Untersuchungsmethodik geschult worden waren. Die Rückfallraten unter Placebo waren in dieser Studie ausgesprochen niedrig, sie betragen in vergleichbaren Untersuchungen 40–60%. Diese sehr niedrige Placeborückfallrate und die sehr niedrige Dosierung von Maprotilin weisen daraufhin, daß diese ambulanten Patienten nur sehr leichte depressive Syndrome hatten. Diagnostisch handelte es sich leider um eine heterogene Patientengruppe mit „major recurrent depressive episodes und dysthymic disorder".

Diese Untersuchung hat Aufsehen erregt durch den „Nebenbefund", daß unter Maprotilin deutlich mehr Suizidversuche und Suizide stattfanden als unter Placebo. Dieses Resultat darf nicht dahingehend inter-

pretiert werden, daß Maprotilin die Suizidalität oder Suizidgefahr erhöht, weil die diesbezüglich wichtigste Prädiktorvariable, Anzahl Suizidversuche in der Vorgeschichte der Patienten, nicht erhoben wurde und deshalb ein Vergleich der beiden Gruppen bezüglich dieses Risikofaktors nicht möglich ist.
5. Eric et al. (1991) schlossen Patienten mit drei Episoden in den vier vergangenen Jahren oder vor der Lithiumeinstellung ein. Bei den Respondern aus der Akutbehandlung (21-Hamiltonskala <8) war Paroxetin (20–30 mg/die) Placebo in der Weiterbehandlung deutlich überlegen.
6. Montgomery und Dunbar (1993) bezogen Patienten mit „major depression" (DSM-III-R) in ihre Studie ein, die zwei oder mehr Episoden in den vorangegangenen vier Jahren durchgemacht hatten. Während der einjährigen Doppelblindstudie waren unter Paroxetin nicht nur die Anzahl der Rückfälle signifikant seltener als unter Placebo, sondern war auch die Dauer bis zum Rückfall deutlich länger.
7. In der Studie von Montgomery et al. (1993) erhielten die Patienten in der Langzeitphase die gleiche Citalopramdosis wie in der Akutphase oder Placebo. Während der 24 Wochen dauernden Studie waren die Rückfälle unter Citalopram signifikant seltener und die Dauer bis zum Rückfall deutlich länger als unter Placebo.
8. Kishimoto et al. (1994) untersuchten Patienten mit mehr als zwei Depressionen während der zwei vorangegangenen Jahre. Mianserin scheint hier überlegen, jedoch ist die Anzahl der Patienten sehr klein, so daß die Aussagekraft der Studie nicht sehr groß ist.
9. Robert und Montgomery (1995) untersuchten Responder (<12 auf der MADRS) auf eine Citalopramakuttherapie. Die Rückfallrate unter Placebo war sehr niedrig, insbesondere wenn man bedenkt, daß es sich nicht um einen klinischen Rückfall handelte, sondern nur um eine Verschlechterung der Punktezahl (>25 MADRS-Punkte) auf einer Depressionsskala. Es drängt sich die Frage auf, ob die Patienten eigentlich wirklich krank waren.

Zusammenfassend läßt sich trotz aller methodischer Einwände festhalten, daß von diesen 9 Studien 8 eine Überlegenheit des Antidepressivums im Vergleich zu Placebo gezeigt haben.

Zusammenfassende Diskussion der Ergebnisse der 17 Doppelblindstudien

Von den beschriebenen 17 Studien konnten 15 zeigen, daß die Langzeitbehandlung oder Prophylaxe mit Antidepressiva wirksamer ist als Placebo. Am besten können Rückfälle oder neue Phasen mit derjenigen Dosis des Antidepressivums verhindert werden, die auch in der Akutbehandlung wirksam war (Peselow et al. 1991).

Kritisch muß bemerkt werden, daß die Dauer der Untersuchungen zunehmend kürzer wird, die für ausreichende statistische Aussagekraft benötigten Patientenzahlen dagegen größer. Weil es sich um placebokontrollierte Studien handelt, werden Patienten mit eher leichten Depressionen einbezogen, denn es stehen für schwerere Verläufe nachgewiesenermaßen prophylaktisch wirksame Medikamente zur Verfügung: Lithium, Carbamazepin und nicht zuletzt verschiedene Antidepressiva.

Es gibt keine Untersuchungen zur unterschiedlichen prophylaktischen Wirksamkeit verschiedener Antidepressiva. Es ist auch nicht lohnend, solche Untersuchungen durchzuführen, weil vermutlich dasjenige Antidepressivum beim einzelnen Patienten die größte Chance haben dürfte, auf das er in der Indexphase positiv reagiert hat.

Die entscheidende Frage ist eigentlich, ob die Langzeitbehandlung mit Antidepressiva genauso prophylaktisch wirksam ist wie die am besten untersuchte und bewährte Lithiumprophylaxe.

Ist die Prophylaxe mit Antidepressiva der Lithiumprophylaxe ebenbürtig?

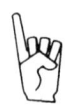

Dang und Engel haben 1995 eine sehr sorgfältige Metaanalyse placebokontrollierter Prüfungen vorgenommen. Unter anderem haben sie sich auch mit der Frage auseinandergesetzt, ob bei monopolaren Depressionen die Prophylaxe mit Antidepressiva und die mit Lithium gleichwertig sind. Da es kaum Vergleichsstudien gibt, sind sie so vorgegangen, daß sie die Lithiumstudien und die Antidepressivastudien separat mit der gleichen Methodik metaanalysiert haben. Die mittleren Effektstärken von Lithium ($r = 0,33$) und Antidepressiva ($r = 0,35$) waren vergleichbar (starke Überlappung der Konfidenzintervalle). Auf Grund dieser Ergebnisse kommen sie zu dem Schluß, daß die beiden Behandlungen praktisch gleich effektiv sind (vgl. auch Kap. 3.3, Tab. 4, S. 201 des Buches und Befunde der M.A.P.-Studie, Kap. 6.3, Greil et al. 1996).

Wann ist Lithium in der Langzeitprophylaxe Antidepressiva überlegen?

Nachdem die Untersuchungen zur prophylaktischen Wirksamkeit von Antidepressiva vorgestellt wurden, soll jetzt begründet werden, warum Lithium Mittel erster Wahl für die Prophylaxe monopolarer Affektpsychosen ist. Dabei gehen freilich auch jahrzehntelange klinische Erfahrungen der Autorin in die Bewertung ein.

Verträglichkeit: Üblicherweise geht man davon aus, daß Lithium schlechter verträglich ist als Antidepressiva. Überraschenderweise gibt es recht viele Patienten, die das genau umgekehrt erleben. Im Mittelpunkt stehen dabei die anticholinergen Nebenwirkungen der trizyklischen Antidepressiva und die sexuellen Nebenwirkungen der modernen Serotoninwiederaufnahmehemmer.

Natürlich ist die Toxizität von Lithium viel größer als diejenige der verschiedenen Antidepressiva und daher eine engmaschigere Therapieüberwachung nötig. Interessanterweise ist es jedoch höchst selten, daß Patienten in suizidaler Absicht eine Überdosis von Lithium einnehmen.

Bessere Stabilisierung: Bei manchen Patienten läßt sich mit Antidepressiva allein keine Stabilisierung erreichen, Stimmungsschwankungen werden erst nach Zugabe von Lithium oder Carbamazepin ausgeglichen. Hier handelt es sich um Patienten, die auf ein Antidepressivum gut ansprechen und sich dann rasch innerhalb weniger Wochen wieder verschlechtern. Nach Dosiserhöhungen findet sich mehrmals die gleiche Reaktion. Nach Zugabe von Lithium läßt sich oft eine anhaltendere Stabilisierung erreichen.

Man kann natürlich argumentieren, daß es sich hier streng genommen nicht um eine Frage der prophylaktischen Wirksamkeit handelt, sondern vielleicht eher um eine Folge der augmentierenden Wirkung von Lithium (vgl. Kap. 3.7).

Nachlassende Wirkung von Antidepressiva: Manchmal kommt es nach längerer Zeit zum Nachlassen der Wirkung von Antidepressiva. Hier geht es um Patienten, bei denen nach monatelanger Symptomfreiheit bei gleicher Dosis des Antidepressivums wieder eine Verschlechterung auftritt. Es ist schwierig, zu entscheiden, ob es sich um einen Rückfall in der gleichen Phase, um eine neue Phase oder um ein Nachlassen der Antidepressivawirkung im Sinne einer Gewöhnung handelt (Mann 1983). Bei diesen Patienten ist durch Lithium eine bessere Stabilisierung zu erreichen.

Entwickelt sich unter der Langzeitbehandlung mit einem Antidepressivum in der gleichen Dosis, die gegen die letzte depressive Phase wirksam war, eine erneute Phase, ist Lithium indiziert. Es gibt natürlich auch Patienten, bei denen beide Verfahren miteinander kombiniert werden müssen.

Bessere Chance für ein symptomfreies Intervall: Patienten, die unbehandelt zwischen den Depressionen nicht völlig remittieren, profitieren oft besonders eindrücklich von der Lithiumwirkung. Hier geht es um Patienten, die eigentlich dauerhaft zumindest etwas depressiv sind oder leicht ausgeprägte depressive Symptome haben. Vielfach handelt es sich auch um Patienten mit Dysthymie. Aus Platzgründen kann auf die Schwierigkeit der diagnostischen Abgrenzung zwischen Depression und Dysthymie hier nicht eingegangen werden. Vom klinischen Bild her handelt es sich um Patienten, die früher als neurotische Depression diagnostiziert worden wären. Ein Teil dieser Patienten zeigt erst nach Zugabe von Lithium eine stabile Symptomfreiheit.

Bessere antisuizidale Wirkung: Die Befunde zur langfristig antisuizidalen oder suizidverhindernden Wirkung von Lithium werden in Kapitel 3.8

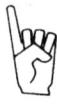 dargestellt und diskutiert. Lithium ist die Prophylaxe der ersten Wahl bei Patienten mit monopolaren Depressionen, die eines der folgenden Kriterien erfüllen: früher oder aktuell suizidgefährdet, Suizidversuch in der Anamnese, Suizide oder gefährliche Suizidversuche in der Familie.

Unsichere Unterscheidung zwischen monopolaren und bipolaren Verläufen: Häufig ist es nicht so eindeutig, ob ein Verlauf monopolar ist oder bleiben wird, zum Beispiel bei familiärer Häufung bipolarer Verläufe, bei frühem Krankheitsbeginn oder bei leicht ausgeprägten „Hochs".

Streng genommen ist nicht nachgewiesen, daß monopolare und bipolare Verläufe unterschiedlich gut auf eine Langzeitbehandlung mit Antidepressiva oder Lithium ansprechen. Diese Unterscheidung basiert auf der Annahme, daß Depression und Manie gegensätzliche Zustände sind, die sich wie zwei Seiten einer Münze zueinander verhalten. Mischzustände sind jedoch klinisch recht häufig.

Es ist belegt, daß die Prognose bipolarer Affektpsychosen bezüglich Phasenhäufigkeit schlechter ist als diejenige monopolarer Affektpsychosen (Marneros u. Deister 1990; Goldberg et al. 1995). Interessanterweise entwickeln sich aber im Rahmen bipolarer Verläufe mehr depressive Phasen als bei monopolarer Verlaufsform (Weiss et al. 1994). Dabei fällt auf, daß der Verlaufstyp bipolar II (mindestens eine Hypomanie) bezüglich der Phasenhäufigkeit zwischen dem Verlaufstyp bipolar I (mindestens eine Manie) und dem monopolaren Typ (keine Manie) steht. Anders ausgedrückt: je stärker eine Affektpsychose durch Manien gekennzeichnet ist, umso häufiger entwickeln sich Depressionen. Dies läßt an zu simplen Vorstellungen von der Polarität Manie/Depression zweifeln.

Es gibt Experten, die eine Langzeitbehandlung bipolarer Affektpsychosen mit Antidepressiva schon deshalb ablehnen würden, weil sie glauben, daß Antidepressiva Manien und „Rapid Cycling" auslösen können. Angst (1985) hat retrospektiv die Krankengeschichten von 908 Patienten untersucht, die zwischen 1920 und 1982 wegen einer Depression in unsere Klinik eingetreten sind. 64 Patienten (7%) wurden hypomanisch oder manisch. Bei der Suche nach Prädiktoren für diesen Umschlag („switch") zeigte sich ein einfaches und überzeugendes Ergebnis: Patienten mit bipolaren Affektpsychosen (einschließlich schizomanische Psychosen) hatten eine fast achtmal höhere Häufigkeit des Wechsels zu manischer Symptomatik (28,9%) als monopolare Affektpsychosen (3,7%). Da zwischen 1920 und 1982 Elektrokrampftherapie, Antipsychotika und Antidepressiva entdeckt und eingeführt worden waren, konnte man die Daten bezüglich eines möglichen Einflusses dieser drei verschiedenen Behandlungsformen auf das Risiko der Induktion einer Manie untersuchen. Es fand sich kein Hinweis auf eine unterschiedliche Häufigkeit von Umschlägen in Hypomanie/Manie zwischen den drei Behandlungen.

Die APA (1993) schätzt, daß bei 5 bis 20% depressiver Patienten, die mit Antidepressiva behandelt werden, ein Umschlag in eine Hypomanie/

Manie erfolgen kann, und daß solche Patienten möglicherweise an einer bipolaren Störung leiden, die sich vorher noch nicht manifestiert hat. Auch unter der Behandlung mit Schlafentzug (partiell oder total) können solche Umschläge vorkommen. Das bedeutet, daß unter jeder wirksamen antidepressiven Behandlung Depressionen in Hypomanien/Manien umschlagen können, sogar unter Lithium (Srisurapanont et al. 1995).

Auf Grund der publizierten Untersuchungen läßt sich nicht entscheiden, ob die Umschläge tatsächlich durch die entsprechende Behandlung provoziert werden, oder ob es sich um ein zufälliges Zusammentreffen zwischen dem Einsatz einer neuen Therapie und dem Spontanverlauf handelt.

Therapeutisches Vorgehen der Autorin

Meine persönliche Strategie bei der Einleitung einer Prophylaxe sei wie folgt kurz skizziert:

Ist bei affektiven oder schizoaffektiven Psychosen eine Langzeitbehandlung indiziert, versuche ich, den Patienten für die Lithiumprophylaxe zu gewinnen. Handelt es sich um eine bisher eindeutig monopolare Verlaufsform mit reinen Depressionen ohne gefährliche Suizidalität, diskutiere ich mit dem Patienten die Möglichkeit einer Prophylaxe mit Antidepressiva. Dabei erkläre ich ihm ganz offen, daß ich auch in diesem Fall eine Lithiumprophylaxe für günstiger halte, ausgenommen bei Patientinnen, die einen dringenden Kinderwunsch haben.

Entscheiden wir uns gemeinsam für eine Prophylaxe mit Antidepressiva, weise ich die Patienten immer darauf hin, daß ein Wechsel zu Lithium notwendig wird, falls sich unter dem Antidepressivum eine neue Depression entwickelt.

Literatur

Angst J (1985) Switch from depression to mania – a record study over decades between 1920 and 1982. Psychopathology 18:140–154

Angst J, Preisig M (1995) Course of a clinical cohort of unipolar, bipolar and schizoaffective patients. Results of a prospective study from 1959 to 1985. Schweizer Archiv für Neurologie und Psychiatrie 146:5–16

American Psychiatric Association (APA) (1993) Practice guideline for major depressive disorders in adults. Am J Psychiatry 150, April Supplement

Björk K (1983) The efficacy of Zimelidine in preventing depressive episodes in recurrent major depressive disorders – a double-blind placebo-controlled study. Acta Psychiatr Scand 68, suppl 308:182–189

Coppen A, Ghose K, Montgomery S, Rama Rao VA, Bailey J, Jorgensen A (1978) Continuation therapy with amitriptyline in depression. Brit J Psychiat 133:28–33

Dang T, Engel RR (1995) Long-term drug treatment of bipolar and depressive disorders: metaanalysis of controlled clinical trials with lithium, carbamazepine and antidepressive agents. Pharmacopsychiat 28:170

Doogan DP, Caillard V (1992) Sertraline in the prevention of depression. Br J Psychiatry 160:217-222

Eric L, Petrovic D, Loga S, Kobal M, Jakovljevic M, Mewett S (1991) A prospective, double-blind, comparative, multi-centre study of paroxetine and placebo in preventing recurrent major depressive episodes. Biol Psychiat 29/11S:2545

Frank E, Kupfer DJ, Perel JM, Cornes C, Jarrett DB, Mallinger AG, Thase ME, McEachran AB, Grochocinski VJ (1990) Three-year outcomes for maintenance therapies in recurrent depression. Arch Gen Psychiat 47:1093-1099

Georgotas A, McCue RE, Cooper TB (1989) A placebo-controlled comparison of nortriptyline and phenelzine in maintenance therapy of elderly depressed patients. Arch Gen Psychiat 46:783-786

Gillings D, Grizzle J, Koch G, Rickels K, Amara I, Donelan M, Hardiman S, Nash R, Sollecito W, Stager W (1984) Pooling 12 nomifensine studies for efficacy generalizability. J Clin Psychiatry 45:78-84

Glen AIM, Johnson AL, Shepherd M (1984) Continuation therapy with lithium and amitriptyline in unipolar depressive illness: a randomized, double-blind, controlled trial. Psychol Med 14:37-50

Goldberg JF, Harrow M, Grossman LS (1995) Course and outcome in bipolar affective disorder: a longitudinal follow-up study. Am J Psychiatry 152:379-384

Greil W, Mayerhofer W, Steller B, Szernik A, Giedke H, Müller-Oerlinghausen B, Osterheider M, Rudolf GA, Sauer H, Tegeler J, Wetterling T (1993) The recruitment process for a multicenter study on the long-term prophylactic treatment of affective disorders. J Affect Disord 28:257-265

Greil W, Ludwig-Mayerhofer W, Erazo N, Engel RR, Czernik A, Giedke H, Müller-Oerlinghausen B, Osterheider M, Rudolf GAE, Sauer H, Tegeler J, Wetterling T (1996) Comparative efficacy of lithium and amitriptyline in the maintenance treatment of recurrent unipolar depression: a randomised study. J Affect Disord 40:179-190

Kane JM, Quitkin FM, Rifkin A, Ramos-Lorenz JR, Nayak DD, Howard A (1982) Lithium carbonate and imipramine in the prophylaxis of unipolar and bipolar II illness. Arch Gen Psychiat 39:1065-1069

Kishimoto A, Mizukawa R, Matsuzaki F, Hazama H, Kamase H, Tanaka K, Kunimoto N (1994) Prophylactic effect of mianserin on recurrent depression. Acta Psychiatr Scand 89/1:46-51

Mann JJ (1983) Loss of antidepressant effect with long-term monoamine oxidase inhibitor treatment without loss of monoamine oxidase inhibition. J Clin Psychopharmacol 3:363-366

Marneros A, Deister A (1990) Chronische Depression – Psychopathologie, Verlaufsaspekte und prädisponierende Faktoren. In: Möller HJ (Hrsg.) Therapieresistenz unter Antidepressiva-Behandlung. Springer, Berlin Heidelberg, S. 1-12

Montgomery SA, Dufour H, Brion S, Gailledreau J, Laqueille X, Ferrey G, Moron P, Parant-Lucena N, Singer L, Danion JM, Beuzen JN, Perredon MA (1988) The prophylactic efficacy of fluoxetine in unipolar depression. Brit J Psychiat 153, suppl 3:69-76

Montgomery SA, Dunbar G (1993) Paroxetine is better than placebo in relapse prevention and the prophylaxis of recurrent depression. Int Clin Psychopharmacol 8:189-195

Montgomery SA, Rasmussen JG, Tanghoj P (1993) A 24-week study of 20 mg citalopram, 40 mg citalopram, and placebo in the prevention of relapse of major depression. Int Clin Psychopharmacol 8:181-188

Peselow ED, Difiglia C, Fieve RR (1991) Relationship of dose to antidepressant prophylactic efficacy. Acta Psychiatr Scand 84:571-574

Prien RF, Klett CJ, Caffey EM (1973) Lithium carbonate and imipramine in the prevention of affective episodes. Arch Gen Psychiat 29:420-425

Prien RF, Kupfer DJ, Mansky PA, Small JG, Tuason VB, Voss CB, Johson WE (1984) Drug therapy in the prevention of recurrences in unipolar and bipolar affective disorders. Arch Gen Psychiat 41:1096-1104

Robert P, Montgomery SA (1995) Citalopram in doses of 20-60 mg is effective in depression relapse prevention: a placebo-controlled 6 month study. Int Clin Psychopharmacol 10, suppl 1:29-35

Robinson DC, Lerfald SC, Bennett B, Laux D, Devereaux E, Kayser A, Corcella J, Albright D (1991) continuation and maintenance treatment of major depression with the monoamine oxidase inhibitor phenelzine: a double-blind placebo-controlled discontinuation study. Psychopharmacol Bull 27:31–39

Rouillon F, Philips R, Serrurier D, Ansart E, Géerard MJ (1989) Rechutes de dépression unipolaire et efficacité de la maprotiline. L'Encéphale XV:527–534

Srisurapanont M, Yatham LN, Zis AP (1995) Treatment of acute bipolar depression: a review of the literature. Can J Psychiatry 40:533–544

Weiss MK, Tohen M, Zarate C jr, Iversen A (1994) Diagnosis and management of bipolar II disorder. Compr Ther 20:121–124

Langzeitprophylaxe mit Antikonvulsiva

H. M. Emrich und D. E. Dietrich

> **Synopsis**
>
> 1. Die Anwendung von Antikonvulsiva bei der Langzeitbehandlung affektiver Psychosen stellt eine wichtige Alternative zur Lithiumprophylaxe (bzw. wichtige Zusatztherapie zu dieser) für Patienten dar, die auf die Lithiumtherapie nur unzureichend ansprechen oder wegen Nebenwirkungen hiermit nicht behandelt werden können.
> 2. Eindeutige Untersuchungsergebnisse liegen für Carbamazepin, Oxcarbazepin, Valproat und Dipropylacetamid vor. Diese Präparate sind sowohl als Adjuvantien wie auch als monotherapeutische Phasenprophylaktika wirksam. Das antimanische Wirkungspotential ist dabei offenbar etwas stärker ausgeprägt als das antidepressive.
> 3. Bezüglich des differential-therapeutischen Profils erweist sich Carbamazepin bei der Prophylaxe schizoaffektiver Psychosen als überlegen, während unter Valproat eine bessere Wirkung innerhalb der Gruppe der reinen bipolaren affektiven Psychosen erzielt wurde. Benzodiazepine besitzen für die Langzeitprophylaxe keine klinische Relevanz, sind jedoch überbrückend in der Akutphase nützlich.

Einleitung

Der therapeutische Nutzen der Lithiumprophylaxe bei affektiven und schizoaffektiven Psychosen ist eindeutig erwiesen, es gibt jedoch eine Reihe von Gründen, nach Ergänzungen bzw. Alternativen für diese Behandlung zu suchen. So können unter Lithium intolerable Nebenwirkungen auftreten, Kontraindikationen vorliegen oder Lithium seitens des Patienten abgelehnt werden. Bei einem gewissen Prozentsatz von Patienten kommt es trotz konsequenter Durchführung nicht zu einem therapeutischen Erfolg, so daß aus diesem Grunde nach einer Alternative zu Lithium oder nach Möglichkeiten zu Verstärkung des Lithiumeffekts gesucht werden muß. Besondere therapeutische Überlegungen fordern die Situationen heraus, in denen Patienten nur teilweise auf die phasenprophylaktische Gabe von Lithium ansprechen: hier erscheinen insbesondere adjuvant eingesetzte Antikonvulsiva als therapeutisch nützlich.

Die Antikonvulsiva, deren therapeutische Möglichkeiten und unterschiedliche Anwendungsbereiche im folgenden beschrieben werden, besitzen eine potentielle bzw. klinische Relevanz: Carbamazepin (und Oxcarbazepin), Valproat (und Dipropylacetamid), Diphenylhydantoin, Clonazepam und Lorazepam.

Geschichtliche Entwicklung

Historisch gesehen ist Diphenylhydantoin (DPH) das erste Antikonvulsivum, das therapeutisch bei endogenen Psychosen eingesetzt wurde. Die psychotropen, besonders die stimmungsaufhellenden Wirkungen von DPH wurden – in deutlichem Gegensatz zu denjenigen anderer Substanzen wie Bromiden und Phenobarbital – in den 30er Jahren von verschiedenen Autoren beobachtet. In einer ersten klinischen Untersuchung von Kalinowsky und Putnam (1943) zeigte sich bei 14 manischen Patienten eine deutliche Besserung der Symptomatik, während von den 41 Patienten mit schizophrenen Psychosen (meist mit katatonen Erregungszuständen) nur wenige eine deutliche Besserung zeigten. Das weitere Interesse an therapeutischen Effekten von DPH bei psychotischen Symptomen war in der Folgezeit gering – vermutlich aufgrund der Einführung der Neuroleptika – (Post u. Uhde 1983), den psychotropen Effekten anderer Antikonvulsiva wurde jedoch eine zunehmende Aufmerksamkeit geschenkt. So war das zweitälteste Antikonvulsivum, das bei affektiven Psychosen therapeutisch eingesetzt wurde, das Dipropylacetamid (DPA, d. h. das Säureamid des Valproats). Es wurde von einer Arbeitsgruppe um Lambert bereits 1966 bei affektiv gestörten Patienten eingesetzt. Lambert et al. (1966, 1975) fanden, daß diese Substanz bei akuten Manien therapeutisch wirksam ist und die therapeutische Wirkung von Neuroleptika verstärkt. Neben den schwach ausgeprägten antidepressiven Effekten wurde eine deutliche prophylaktische Wirkung von DPA beobachtet, insbesondere bei der Kombination mit Lithium, was später von anderen Arbeitsgruppen bestätigt werden konnte (Puzyński u. Klosiewicz 1984; Vencovský et al. 1984). Bereits 5 Jahre nach den ersten Ergebnissen von Lambert et al. zur Wirkung von DPA wurde von Takezaki und Hanaoka (1971) – völlig unabhängig von Lamberts Befunden – beobachtet, daß das Antikonvulsivum Carbamazepin (CBZ) bei Patienten mit organisch bedingten maniformen Erregungszuständen therapeutisch wirksam ist, und daß auch Patienten mit „endogener Manie" auf diese Therapie günstig ansprechen. Eine größere Anzahl von Patienten mit bipolaren affektiven Psychosen wurde daraufhin von Okuma et al. (1973) behandelt und eine günstige Wirkung sowohl hinsichtlich der akuten maniformen Symptomatik als auch in phasenprophylaktischer Hinsicht beschrieben. Es zeigte sich, daß die antimanische (sowohl akute als auch phasenprophylaktische) Wirkung wesentlich deutlicher ausgeprägt ist als die antidepressive (Okuma et al. 1979). Das Wirkungsspektrum ist also demjenigen von Lithium ähnlich. Internationale Beachtung fanden diese Ergebnisse allerdings erst 1980, als eine Arbeitsgruppe um Post (Ballenger u. Post 1980) unter Placebokontrolle die Befunde über die akute antimanische Wirkung von Carbamazepin replizieren konnte. Es folgte eine stürmische Entwicklung von Carbamazepin als Therapeutikum und Phasenprophylaktikum bei affektiven und schizoaffektiven Psychosen (s.u.). Später konnte darüber hinaus gezeigt werden, daß das Ketoderivat von Carbamazepin, das Oxcarbazepin, das in gleicher Weise wie Carbamazepin antikonvulsiv wirksam ist aber weniger Nebenwirkungen aufweisen soll, antimanisch und phasenprophylaktisch wirksam ist (Emrich et al. 1984; Emrich 1990a). Die mögliche Wirkung von Valproat (VPS) bei Patienten mit Manie untersuchten 1980 Emrich et al.: Unter Doppelblindbedingungen wurde zunächst eine akut antimanische Wirkung von Natriumvalproat nachgewiesen. Außerdem konnten Patienten, die auf die Lithiumprophylaxe nur unzureichend oder gar nicht ansprachen, durch eine zusätzliche Langzeittherapie mit Valproat – bei gleichzeitiger Senkung der Lithiumdosierung – wirksamer prophylaktisch behandelt werden. Der Phasenkalender eines solchen Patienten und die Wirkung der Valproatzusatzmedikation ist in Abbildung 1 dargestellt. Aber auch Patienten mit einer schizoaffektiven Psychose waren signifikant gebessert (Emrich et al. 1984), die prophylaktische Wirkung war jedoch bei den rein affektiv Erkrankten deutlicher ausgeprägt als bei den Patienten mit schizoaffektiver Psychose. Inzwischen wurden auch Untersuchungen über die antikonvulsiv wirksamen Benzodiazepin-Präparate, Clorazepam und Lorazepam, zur Wirkung bei affektiver Psychose beschrieben. Die therapeutische Rolle dieser Präparate beschränkt sich aber im Wesentlichen auf die supportive antimanische Behandlung vorwiegend akuter affektiver Psychosen (Chouinard 1987, 1988; Chouinard et al. 1993; Edwards et al. 1991; Bradwejn et al. 1990; Lenox et al. 1992).

Theoretische Grundlagen der Phasenprophylaxe mit Antikonvulsiva

Der therapeutische Wirkungsmechanismus der Antikonvulsiva bei psychiatrischen Erkrankungen ist noch Gegenstand intensiver Forschung. Für die Pathogenese von Anfallsleiden scheinen zentrale GABAerge Systeme

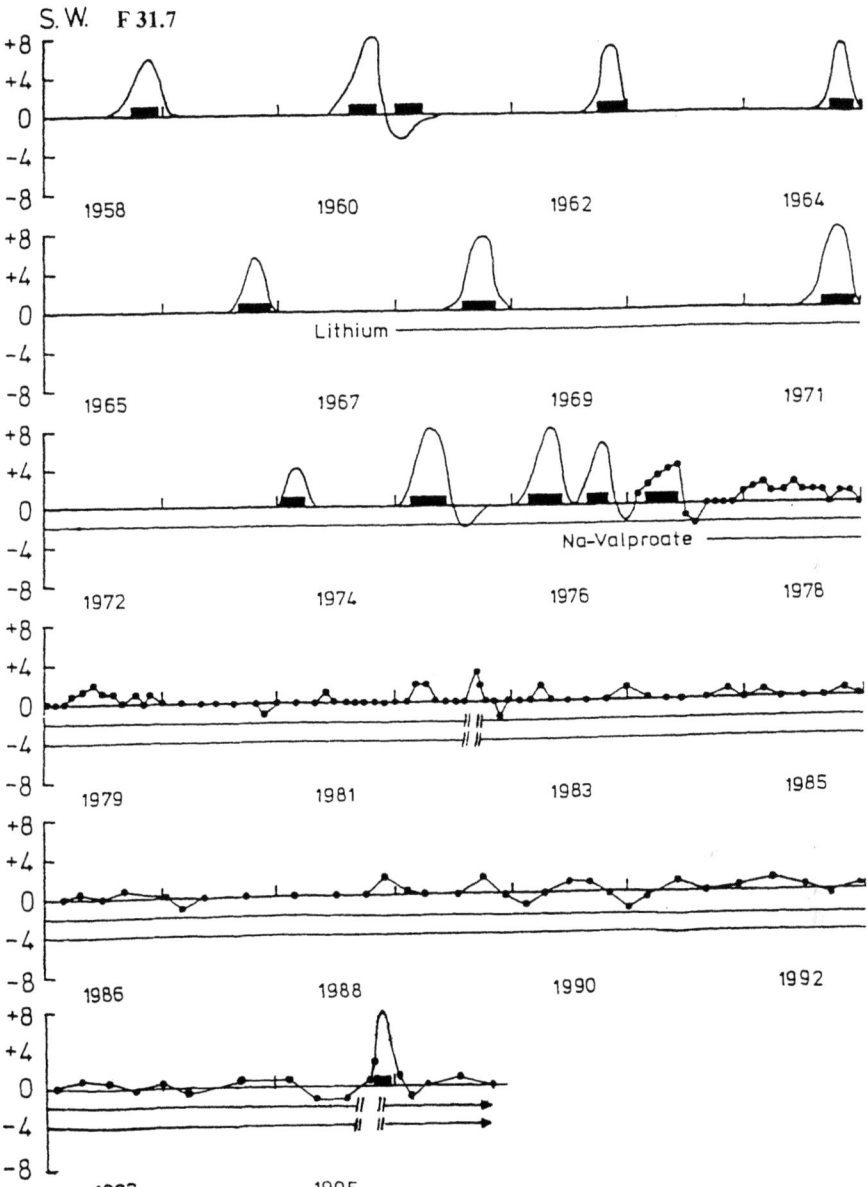

Abb. 1. Phasenkalender eines 61jährigen Patienten mit unzureichender Therapiewirkung der Lithiumprophylaxe. Verlaufsdokumentation durch Verwendung der Verlaufsbeurteilungsskala (positive Werte: Schweregrad des manischen Syndroms; negative Werte: Schweregrad der Depression; Blöcke: stationäre Therapie). Durch Zusatzmedikation von Valproat weitgehendes Verschwinden der affektiven Schwankungen. Nach kurzzeitigem Absetzen der Medikation aus internistischen Gründen: hypomanische Phase im Jahr 1982 und deutliche Exazerbation im Jahr 1995 mit Besserung nach Wiederbeginn der Valproattherapie

von besonderer Bedeutung zu sein, und es konnte gezeigt werden, daß einige Antikonvulsiva ausgeprägte GABAerge Effekte hervorrufen (z. B. Diphenylhydantoin und Barbiturate). Der zunächst auch für Carbamazepin vermutete GABA-fazilitierende Effekt konnte in mehreren Studien allerdings nicht bestätigt werden. Auch gibt es für Carbamazepin bisher keine einheitliche Theorie über den Wirkungsmechanismus; die vielfältigen Wirkungen und elektrophysiologischen Befunde deuten aber auf ubiquitäre Membranwirkungen hin; insbesondere die Wirkung auf das limbische System könnte die multiplen psychotropen Effekte erklären (Post et al. 1991; Emrich et al. 1993). Die Wirkung des Valproats beruht wahrscheinlich einerseits auf direkten Membraneffekten, andererseits auf einer Verstärkung der GABAergen Hemmung, die am wahrscheinlichsten durch eine präsynaptische Wirkung von Valproat zu erklären ist (Löscher 1987; Wolf et al. 1988; Emrich et al. 1993).

Carbamazepin

Klinische Studien

Die klinische Effizienz von Carbamazepin bezüglich der Phasenprophylaxe affektiver Psychosen kann inzwischen als erwiesen gelten. Eine Zusammenschau früherer offener Studien zwischen 1975 und 1989 zeigt, daß bei etwa 71% der prophylaktisch behandelten Patienten eine deutlichere Besserung der rezidivierenden affektiven Psychose, zumeist bipolaren affektiven Störung beobachtet wird (Demisch et al. 1989). Über die offenen Studien hinaus liegen auch unterschiedliche kontrollierte Studien vor (vgl. Tabelle 1). Die meisten Doppelblindstudien wurden zur prophylaktischen Wirksamkeit von Carbamazepin im Vergleich zu Lithium durchgeführt. Insgesamt wurden 284 Patienten mit rezidivierenden affektiven Psychosen randomisiert auf Carbamazepin oder Lithium eingestellt. In keiner der Studien wurde ein signifikanter Unterschied zwischen Lithium und Carbamazepin hinsichtlich des Ansprechens auf die Therapie gefunden, und die Prophylaxeerfolgsraten lagen in der Größenordnung zwischen 60 bis 90%.

Dardennes et al. (1995) stellten in einer Metaanalyse doppelblind randomisierter, kontrollierter Vergleichsstudien von Lithium und Carbamazepin die Wirksamkeit von Carbamazepin in der Prophylaxe bipolarer affektiver Psychosen in Frage, vor allem aufgrund der erheblichen methodischen Unterschiede der einbezogenen Studien hinsichtlich Einschlußkriterien (Diagnose, bisheriger Krankheitsverlauf), Untersuchungszeitraum und Meßkriterien (rezidivfreie Zeit, Anzahl der Rezidive). Im Rahmen einer umfangreichen kontrollierten und multizentrischen Studie konnten Greil et al. (1994; 1997a; 1997b; siehe auch Kap. 6.3) zeigen, daß bei rein bipolaren Verläufen affektiver Erkrankungen Lithium therapeutisch tatsächlich dem

Langzeitprophylaxe mit Antikonvulsiva

Tabelle 1. Kontrollierte Studien mit Carbamazepin in der Langzeitprophylaxe bei manisch-depressiver Krankheit (Plc = Placebo, Li = Lithium, CBZ = Carbamazepin, vs = versus)

Autor	Design	% Erfolg bei			Bemerkungen
		Plc	Li	CBZ	
Okuma et al. 1981	doppelblind vs Plc, N = 12 CBZ vs N = 10 Plc, 1 Jahr	20		60	in der Zusammenfassung von 9 placebo-kontrollierten Studien mit zusammen 651 Patienten 21% Rezidivfreiheit unter Plc, 64% unter Li (vergleichbares Ergebnis)
Kishimoto et al. 1984	parallelisierte Gruppen, N = 48 CBZ vs N = 42 Li		74	78	Patienten mindestens 2 Jahre, teilweise mehr als 10 Jahre unter Prophylaxe
Placidi et al. 1986	randomisiert, N = 29 CBZ vs N = 27 Li		74	69	Prophylaxe über 3 Jahre, ca. 1/3 der Patienten mit schizoaffektiver Psychose
Svestka 1985	CBZ nach Li, N = 24, 1,3 Jahre		50	62	in Folgestudien Kombination CBZ plus Lithium den Monotherapien (mit relativ niedriger Serumkonzentration) überlegen
Watkins et al. 1987	randomisiert, N = 19 CBZ vs N = 18 Li		83	84	Verlaufsbeurteilung über 1 Jahr
Lusznat et al. 1988	randomisiert, N = 20 CBZ vs N = 20 Li		26	56	
Demisch et al. 1989	randomisiert, N = 50 CBZ vs N = 53 Li 1 Jahr, daraus N = 40 vs N = 44,2 J.		46	52	mit Kontrolle der Serumkonzentrationen tendenziell bessere Langzeitverträglichkeit
Simhandl u. Denk 1994	randomisiert Li vs CBZ niedrig dosiert (N = 19) vs CBZ hoch dosiert (N = 18)		ca. 75	75	niedrig dosiert = 4–6 µg/ml, hoch dosiert = 7–12 µg/ml, signifikanter Vorteil höherer CBZ-Dosierungen bei unipolarer Depression, vergleichbare Wirkung bei bipolarer affektiver Psychose

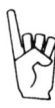
Carbamazepin überlegen ist, jedoch Carbamazepin bei schizoaffektiven Verläufen in einigen Untergruppen eine bessere rezidivprophylaktische Wirksamkeit aufwies. Außerdem ergaben sich aus dieser prospektiven Studie starke Hinweise auf eine spezifisch antisuizidale Wirksamkeit der Lithiumsalze im Gegensatz zu Carbamazepin (Thies-Flechtner et al. 1996).

Hinsichtlich der differential-therapeutisch bedeutungsvollen Fragen nach dem Wirkungsprofil von Antikonvulsiva wurde von Emrich (1990b) geprüft, welches der beiden Antikonvulsiva Carbamazepin/Valproat präferentiell bei affektiven im Vergleich zu schizoaffektiven Psychosen therapeutisch wirksamer ist. Dabei wurde beim Vergleich von 12 carbamazepinbehandelten mit 12 valproatbehandelten Patienten deutlich, daß Carbamazepin bei schizoaffektiven Patienten therapeutisch besser wirksam war als Valproat. Verständlich ist dieser Befund auch im Hinblick darauf, daß Carbamazepin bei schizophrenen Psychosen die Wirksamkeit der Neuroleptika verstärkt (Dose et al. 1987).

Bei einer besonderen Form bipolar verlaufender affektiver Psychosen, die durch vier oder mehr affektive Phasen pro Jahr charakterisiert ist, dem sog. „rapid cycling", erschien eine medikamentöse Alternative zur Lithiumprophylaxe besonders wichtig. Dunner u. Fieve (1974) zeigten, daß sich diese Patienten in etwa 50% der Fälle durch ein fehlendes Ansprechen auf die Lithiumbehandlung auszeichneten. Der Dauermedikation mit trizyklischen Antidepressiva kommt hierbei ein disponierender Faktor für das Auftreten von „rapid cycling" zu. In diesen Fällen scheint sich Carbamazepin als Phasenprophylaktikum besonders günstig auszuwirken (Emrich et al. 1985; McElroy et al. 1988): Bereits 1973 publizierten 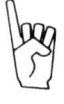 Okuma et al. in der oben beschriebenen Serie von 32 Patienten 15 „rapid cycler", von denen zwei Drittel gut oder teilweise auf Carbamazepin ansprachen. Auch Post et al. publizierten 1983 vergleichbare Befunde. Bei Emrich (1990b) findet sich eine Übersicht über insgesamt 31 carbamazepinbehandelte Patienten mit „rapid cycling", von denen 23 (=75%) auf diese Medikation günstig ansprachen. Ähnliche Befunde wurden hinsichtlich der Kombination von Carbamazepin mit Lithium beschrieben.

Praktische Empfehlungen

Die klinisch effektiven Dosierungen für Carbamazepin liegen zwischen 600 bis 1200 mg/die, womit Serumspiegel zwischen 6 bis 10 µg/ml aufrechterhalten werden können. Bei akuter psychiatrischer Indikation kann eine Initialdosis von 200 mg (am besten abends) gegeben werden und eine Dosissteigerung in Intervallen von 1 bis 3 Tagen um jeweils 100 bis 200 mg auf 600 bis 1200 mg/die problemlos vorgenommen werden. Die Dosis sollte in 3 bis 4 Einzeldosen über den Tag verteilt eingenommen werden, wobei es ratsam erscheint, etwa die Hälfte der Gesamttagesdosis abends oder zur Nacht einzunehmen, um auf diese Weise den häufig gestörten Schlaf zu fördern sowie die subjektive Wahrnehmung potentieller Nebenwirkungen zu reduzieren. Schwankungen des Carbamazepin-Plasma-Spiegels können durch die Mehrfachdosierung oder durch die Verwendung von Retardpräparaten mit 1- bis 2-Tages-Dosen vermieden werden. Der therapeutische Plasmaspiegel, der ca. 12 Stunden nach der letzten und vor der morgendlichen Tabletteneinnahme bestimmt wird, liegt üblicherweise zwischen 6 und 10 µg/ml. In Einzelfällen kann auch ein Absinken des Serumspiegels auf bis zu 4 µg/ml toleriert werden. Bei längerfristiger Anwendung ist zu beachten, daß es durch die Induktion von Leberenzymen zum beschleunigten Metabolismus und Absinken des Serumspiegels kommen kann, was höhere Dosierungen erforderlich macht. Da gegenwärtig keine gesicherten Erkenntnisse darüber vorliegen, welche Serumspiegel für die psychopharmakologischen Wirkungen erforderlich sind, sollte bei psychiatrischer Indikation für die Dauerbehandlung die klinische Wirksamkeit entscheidend sein. Bei Beginn der Carbamazepinprophylaxe im phasenfreien Intervall erfolgt die Aufdosierung wesentlich langsamer: einschleichend innerhalb von 2–4 Wochen.

Unerwünschte Wirkungen und Kontraindikationen

Bei der Behandlung mit Carbamazepin kann es initial zu unerwünschten gastrointestinalen Wirkungen (Appetitlosigkeit, Übelkeit, Diarrhoe oder Obstipation), Mundtrockenheit, Kopfschmerzen, Schwindelgefühl/Ataxie oder Doppelbildern kommen. Diese Nebenwirkungen sind üblicherweise dosisabhängig, vorübergehend oder oft mit einer Dosisreduktion reversibel. Bei älteren Menschen können sich Herzrhythmusstörungen, Verwirrtheitszustände und Unruhe entwickeln.

Relativ häufig sind dermatologische Komplikationen. Während bei den in bis zu 20% der Fälle auftretenden Dermatosen kurzzeitig lokal applizierte Antihistaminika und Kortikoide zum Abklingen beitragen können, gibt es in seltenen Fällen schwere Komplikationen wie das Steven-Johnson-Syndrom und Lyell-Syndrom, die neben dem Absetzen von Carbamazepin der intensiven Behandlung bedürfen. Allergische Hautreaktionen, die sich bereits nach wenigen Behandlungstagen, vor allem an lichtexponierten Hautpartien zeigen können, machen bis zu 10% der unerwünschten Effekte einer Carbamazepinbehandlung aus, wobei in seltenen Fällen Komplikationen wie exfoliative Dermatitiden auftreten können.

Weitere unerwünschte Wirkungen sind milde Leuko- und Thrombozytopenien oder Transaminasenanstiege (die in etwa 5 bis 15% der Behandlungen auftreten). Eine vorübergehende Erhöhung der γ-GT ohne gleichzeitigen Anstieg anderer Transaminasen ist als Ausdruck der Enzyminduktion durch Carbamazepin zu deuten und bis zu Werten von 80 U/l kein Grund, eine Carbamazepinbehandlung abzubrechen. Seltene Nebenwirkungen bestehen in Hyponatriämie, Hypokalzämie, Agranulozytose oder aplastischer Anämie. Bei bekannter Überempfindlichkeit gegen trizyklische Antidepressiva oder bei artrioventrikulärem Block soll Carbamazepin nicht eingenommen werden. Eine Überdosierung (ab 12 µg/ml) kann zu Tremor, Erregung, cerebralen Anfällen, Blutdruckveränderungen, Bewußtseinstrübung und Koma führen. Diese Situationen erfordern eine intensivmedizinische Überwachung der Vitalfunktionen. Bei Bestehen oder Eintritt einer Schwangerschaft ist Carbamazepin nur unter strengster Indikationsstellung und ärztlicher Kontrolle zu geben. Das erhöhte Vorkommen von Neuralrohrdefekten, Fingernagelhypoplasien und Entwicklungsverzögerungen bei Kindern, die während des 1. Trimenons Carbamazepin erhalten hatten, ist in der Literatur häufig beschrieben. Zur Häufigkeit des Auftretens von Fehlbildungen lassen sich unterschiedliche Angaben finden (vgl. Jones et al. 1989; Omtzigt et al. 1992; Källen 1994). Das Risiko für das Auftreten schwerer Neuralrohrdefekte wie Spina bifida, wird weitgehend einheitlich mit 0,5–1% angegeben. Als eigentliches teratogenes Agens gilt der Hauptmetabolit des Carbamazepins (10,11-Epoxid-10,11-diol) (Omtzigt et al. 1993). Einschränkend ist zu allen diesen Befunden zu sagen, daß sie ausschließlich bei Epilepsiepatientinnen erhoben wurden, und es Untersuchungen bei mit Carbamazepin behandelten schwangeren manisch-depressiven Frauen bislang nicht gibt. In dieser Gruppe nehmen jedoch der Verlauf der Epilepsie mit u.U. unkontrollierten Anfällen, höheren Antiepileptika-Blutspiegeln und Komedikation Einfluß auf die Häufigkeit von Anomalien.

Wechselwirkungen mit anderen Medikamenten

Aufgrund der bereits geschilderten Induktion von Leberenzymen kann Carbamazepin bei gleichzeitiger Anwendung die Wirkung verschiedener Medikamente wie hormoneller Kontrazeptiva, Antikoagulantien, Neuroleptika, Benzodiazepinen, Antikonvulsiva (z. B. Ethosuximid, Primidon, Valproat) sowie Kortikosteroide abschwächen. Bei einer Kombination mit Valproat sind in Einzelfällen Verwirrtheitszustände und Koma beschrieben worden, jedoch können beide Substanzen auch gegenseitig ihre Serumspiegel reduzieren. Bei der kombinierten Anwendung mit Lithiumsalzen wurden in einigen Fällen zentralnervöse Störungen beschrieben, weshalb insbesondere bei der Kombination von Lithium mit Carbamazepin Dosis und Plasmaspiegel beider Substanzen niedriger als bei der Monotherapie eingestellt werden sollten. Bei der gleichzeitigen Gabe von Haloperidol sind bis zu 50% niedrigere Plasmakonzentrationen von Haloperidol und zweier Metabolite gemessen worden (die sich jedoch aufgrund der günstigen psychotropen Wirkung des Carbamazepins nur in wenigen beschriebenen Einzelfällen therapeutisch ungünstig ausgewirkt haben). Eine Interaktion im Sinne einer Erhöhung des Serumspiegels von Carbamazepin um etwa 50% wurde für das Antidepressivum Viloxazin beobachtet (300 mg/die). Auch unter Erythromycin, Isoniazid (INH), Cimetidin, Desipramin und Verapramil können unerwünschte Erhöhungen der Carbamazepin-Serum-Konzentration auftreten. Weitere Interaktionen sind z. B. kardiale Überleitungs- und Repolarisationsstörungen bei gleichzeitiger Gabe von MAO-Hemmern, Störung des Kalziumstoffwechsels und Osteomalazien bei Kombination mehrerer Antikonvulsiva.

Kontrolluntersuchungen

Bei einer Carbamazepinbehandlung sollen Kontrollen des Blutbildes und der Transaminasen am Anfang einer Therapie alle 8 bis 14 Tage, später alle 4 Wochen durchgeführt werden. Isolierte Anstiege der γ-GT sind meist unproblematisch und Ausdruck der Enzyminduktion, während das Ansteigen anderer Transaminasen pathologische Wertigkeit besitzt und Anlaß geben muß, weitere Bestimmungen engmaschig durchzuführen. Bei einem Abfall der Leukozytenwerte unter 4000/mm^3 sollte ein Differentialblutbild mit zusätzlicher Bestimmung der Thrombozyten veranlaßt werden. Seltene Fälle ausgeprägter oder anhaltender Verringerung der Erythrozyten, Leukozyten oder Thrombozyten erfordern den sofortigen Abbruch der Behandlung mit Carbamazepin. Die von Krämer (1987) für die Therapie von Epilepsien mit Carbamazepin ausgesprochenen Empfehlungen sollten im Falle der Behandlung affektiver Psychosen besonders bei Kombination mit anderen Psychopharmaka bei unerwünschten Wirkungen restriktiv gehandhabt werden. Dies bedeutet, daß man bei fallender Tendenz der Leukozytenwerte unter Umständen schon bei der Grenze von 3000/mm^3 die Verabreichung von Carbamazepin abbrechen sollte. Weitere regelmäßige Kontrollen betreffen den Natrium- und Kalziumstoffwechsel sowie die Serumplasmakonzentration von Carbamazepin.

Valproat

Klinische Studien

Valproat und DPA können hinsichtlich der klinischen Anwendung gemeinsam diskutiert werden, da DPA im Körper sehr rasch desaminiert und in Valproat umgesetzt wird. Tabelle 2 gibt eine Übersicht über Studien zur Prophylaxe von affektiven Psychosen unter Verwendung von DPA und Valproat. Kontrollierte Studien sind bislang allerdings nicht publiziert. Besonders Patienten mit einem „rapid cycling" (Emrich et al. 1985; McElroy et al. 1988) wie auch Patienten mit länger dauernden Phasen und Phasenintervallen scheinen zu profitieren. Bisherige Erfahrungen zeigen, daß Valproat und DPA sowohl als Adjuvantien zu einer Lithiumbehandlung (wobei die Lithiumdosis dann etwas reduziert werden kann, z. B. auf Plasmaspiegel von etwa 0,5 bis 0,7 mmol/l) als auch als Monotherapeutika verwendet werden können. Eine solche Indikation ergibt

Tabelle 2. Übersicht über Prophylaxestudien unter Verwendung von Dipropylacetamid (DPA) und Valproat (VPA) (BIP = bipolare affektive Psychose, MON = monopolare Depression, SAF = schizoaffektive Psychose

Autoren	Medikament	Zahl der Pat.	Diagnose	Methodik	Ergebnisse
Semadeni 1976	DPA	32	BIP	offene Studie	50% vollständige prophylaktische Wirksamkeit bei allerdings kurzer Beobachtungszeit
Brennan et al. 1984	VPA	4	BIP	offene Studie	kein Wiederauftreten affektiver Episoden
Emrich et al. 1984	VPA	12	BIP und SAF (Li-Non-Resp.)	offene Studie (vs Li-Proph.)	4mal geringere Rückfallhäufigkeit als unter Lithium
Lambert 1984	DPA	32	BIP	offene Studie	4mal geringere Rückfallhäufigkeit als ohne Medikation
Puzyński u. Klosiewicz 1984	DPA	12	BIP und SAF (Li-Non-Resp.)	offene Studie (vs Li-Proph.)	2mal geringere Rückfallhäufigkeit als in der Vorbehandlungsphase
Vencovský et al. 1984	DPA	38	BIP	offene Studie (vs Li-Proph.)	gleich hohe Rückfallhäufigkeit wie unter Lithium, aber weniger Nebenwirkungen
McElroy et al. 1988	VPA	6	BIP („rapid cyclers")	offene Studie	vollständige Remission in allen Fällen
Hayes 1989	VPA	12 9 14	BIP MON SAF	offene Studie	deutliche Besserung des Phasenkalenders bei allen BIP, 7 der MON, 11 der SAF
Calabrese et al. 1993	VPA	101	BIP	offene Studie	deutlich bessere Phasenprophylaxe bei Patienten mit initialer Mischsymptomatik (93%) im Vergleich zu initialer Manie (73%) und depressiver Symptomatik (33%)

sich insbesondere dann, wenn Lithium und Carbamazepin sich als unwirksam erwiesen haben oder aus Gründen der Unverträglichkeit nicht eingesetzt werden können. Hinsichtlich des differential-therapeutischen Profils im Vergleich zu Carbamazepin konnte auch mit Valproat präferentiell eine bessere Wirkung innerhalb der Gruppe der reinen bipolaren affektiven Psychosen erzielt werden, während auch hier die schizoaffektiven Patienten unter Carbamazepin etwas besser abschnitten (Emrich 1990b).

Praktische Empfehlungen

Valproat sollte ausgehend von einer Initialdosis von 150 bis 300 mg in 1- bis 3-tägigen Abständen um jeweils 150 bis 300 mg auf Erhaltungsdosen zwischen 900 bis 1500 mg/die gesteigert werden, womit therapeutische Plasmakonzentrationen von 50 bis 100 µg/ml erreicht werden.

Unerwünschte Wirkungen und Kontraindikationen

Zu Beginn einer Behandlung mit Valproat können harmlose, meist vorübergehende Begleiteffekte wie Übelkeit (manchmal auch mit Erbrechen und Appetitlosigkeit) auftreten, die sich von selbst oder durch vorübergehende Dosisreduktion zurückbilden: dies sind gastrointestinale Beschwerden, Tre-

Tabelle 3. Empfehlungen zur Anwendung von Carbamazepin und Valproat bei psychiatrischen Patienten

	Carbamazepin	Valproat
Tagesdosis bei Langzeittherapie	600–1200 mg/d	900–1800 mg/d
Therapeutischer Plasmaspiegel	6–10 µg/ml	40–100 µg/ml
Initialdosis bei psychiatrischen Pat.	200 mg	300 mg
Dosissteigerung	100–200 mg alle 1–3 Tage	200–300 mg alle 1–3 Tage
Einzeldosen	3–4	3–4
Kontraindikationen	Überempfindlichkeit, Schwangerschaft, Stillperiode, Knochenmarksdepression, AV-Block	Überempfindlichkeit, Schwangerschaft, Stillperiode, Lebererkrankung
Laborkontrollen	Blutbild, Leber- und Gerinnungswerte im ersten Behandlungsmonat wöchentlich, später monatlich	Blutbild, Leber- und Gerinnungswerte, evtl. Ammoniak und Amylasen
Absetzen insbesondere bei	allergische Reaktionen, Entwicklung einer Leuko- oder Thrombopenie, γ-GT über 80 U/l	Oberbauchbeschwerden, Übelkeit und Erbrechen unklarer Ätiologie (klinische Symptome können Laborveränderungen vorausgehen)

mor, Ataxie oder Sedierung, eine milde und asymptomatische Erhöhung der Lebertransaminasen oder Leuko- und Thrombozytopenie, Gewichtszunahme oder selten Alopezie. In seltenen Fällen können schwere Leberschädigungen während der ersten sechs Behandlungsmonate auftreten, die nicht in jedem Fall dosisabhängig und durch veränderte Laborparameter gekennzeichnet sein müssen. Eine erhöhte Aufmerksamkeit sollte daher unter Valproattherapie körperlicher Schwäche, Teilnahmslosigkeit, Appetitlosigkeit, Übelkeit und Erbrechen bei unklaren Oberbauchbeschwerden gelten. Diese Leberkomplikationen sind mit hoher Wahrscheinlichkeit auf die Akkumulation eines toxischen Metaboliten zurückzuführen, was insbesondere bei Kombinationsbehandlungen mit anderen Antikonvulsiva auftreten kann.

Kontraindiziert ist Valproat bei gestörter Leberfunktion, bei vorausgegangenen Knochenmarksschädigungen und Störungen der Bauchspeicheldrüse. Die Toxizität von Valproat ist gering, eine massive Überdosierung kann sich durch Bewußtseinstrübung bemerkbar machen und muß bei nachgewiesener Intoxikation durch eine forcierte Diurese behandelt werden.

Unter Valproattherapie in der Schwangerschaft ist eine erhöhte Rate von Mißbildungen beschrieben worden (Omtzigt et al. 1992), insbesondere scheint hier ein deutlich erhöhtes Risiko für das Entstehen von Neuralrohrdefekten wie einer Spina bifida vorzuliegen (ca. 1-2%, vgl. Omtzigt et al. 1992). Ursächlich hierfür scheint der Eingriff von Valproat in den Folsäuremetabolismus zu sein (Wegner u. Nau 1992), weshalb die frühzeitige Folsäuresubstitution möglichst noch vor Beginn der Schwangerschaft erfolgreich sein kann. Einschränkend ist, wie auch bei Carbamazepin (s.o.), zu bemerken, daß diese Befunde ausschließlich für Epilepsiepatientinnen gelten; Untersuchungen zur Teratogenität von Valproat bei affektiven Psychosen liegen nicht vor.

Wechselwirkungen mit anderen Medikamenten

Unter gleichzeitiger Behandlung mit Valproat sind durch die bereits beschriebene kompetitive Hemmung des Metabolismus anderer Medikamente Erhöhungen der Plasmaspiegel von Phenobarbital, Primidon, Phenytoin, Carbamazepin und Clonazepam beschrieben worden. Durch die Bindung an Plasmaproteine kann darüber hinaus die Wirkung von Barbituraten, Antidepressiva, Neuroleptika und MAO-Hemmern verstärkt werden. Eine erhöhte Blutungsneigung wurde bei gleichzeitiger Einnahme von Antikoagulantien, Analgetika und Antipyretika beschrieben. Von gleichzeitigem Alkoholgenuß ist sowohl unter Carbamazepin- wie auch Valproatbehandlung abzuraten.

Kontrolluntersuchungen

Unter der Therapie mit Valproat wurden seit Ende der 70er Jahre Fälle von Hepatotoxizität bekannt. Da derartige Komplikationen gehäuft bei jungen Kindern, gelegentlich bei Jugendlichen, und dabei insbesondere bei Patienten mit einer Kombinationsbehandlung von Valproat und anderen Antikonvulsiva beobachtet wurden, sind die Risiken für erwachsene Patienten in der Psychiatrie als sehr gering zu bewerten. Dennoch sollte zumindest in den ersten 6 Monaten der Valproattherapie, besonders in der Anfangsphase, etwa alle 2 bis 4 Wochen auch die Valproat-Serum-Konzentration, Leberenzyme und das Blutbild untersucht werden, während später eine Kontrolle der genannten Parameter etwa alle 3 bis 6 Wochen ausreicht. Weitere Behandlungshinweise finden sich u.a. bei Müller-Oerlinghausen et al. (1989), Emrich u. Dose (1993) und Greil et al. (1996a und b).

Allgemeine Behandlungsrichtlinien

Eine sinnvolle Phasenprophylaxe affektiver Störungen erfordert eine längerfristige Medikamenteneinnahme. Darüber und über die möglicherweise zu erwartenden unerwünschten Nebenwirkungen sowie die im Verlaufe der Behandlung durchzuführenden Kontrolluntersuchungen muß vor Beginn der Behandlung aufgeklärt werden. Auch müssen folgende rechtliche Aspekte beachtet werden: Carbamazepin ist inzwischen vom früheren Bundesgesundheitsamt als Monotherapeutikum für die phasenprophylaktische Behandlung affektiver Störungen bei nicht zufriedenstellender therapeutischer Wirkung von Lithium (oder wenn eine Kontraindikation besteht) zugelassen worden. In Kombination mit Lithium ist die Anwendung von Carbamazepin und von Valproat dagegen weiterhin lediglich im Rahmen der ärztlichen Kurierfreiheit möglich. Patienten sind deshalb darüber aufzuklären, daß sie ein für eine andere Indikation zugelassenes – und seit Jahren bewährtes – Medikament zur Behandlung ihrer affektiven Störung bekommen, das derzeit noch nicht für diese Indikation zugelassen wurde, sich jedoch in wissenschaftlichen Untersuchungen als wirksam erwiesen hat.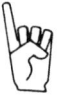

Frauen müssen auf die teratogenen Risiken sowohl von Carbamazepin als auch von Valproat und über die möglicherweise abgeschwächte antikonzeptive Wirkung von Hormonpräparaten unter Carbamazepin hingewiesen werden.

Nach Abschluß der Dosisfindungsphase ist eine Beeinträchtigung der Einengung zum Führen von Kraftfahrzeugen unter den für die Langzeitbehandlung empfohlenen Dosierungen nicht zu erwarten.

Literatur

Ballenger JC, Post RM (1980) Carbamazepine in manic-depressive illness: a new treatment. Am J Psychiatry 137:782–790

Bradwejn J, Shriqui C, Koszycki D, Meterissian G (1990) Double-blind comparison of the effects of clonazepam and lorazepam in acute mania. J Clin Psychopharmacol 10:403–408

Brennan M, Sandyk R, Borsook D (1984) Use of sodium valproate in the management of affective disorders. Basic and clinical aspects. In: Emrich HM, Okuma T, Müller AA, (eds) Anticonvulsants in affective disorders. Excerpta Medica, Amsterdam, pp. 56–65

Calabrese JR, Rapport DJ, Kimmel SE, Reece B, Woyshville M (1993) Rapid cycling bipolar disorder and its treatment with valproate. Can J Psychiatry (Suppl) 38:57–61

Chouinard G (1987) Clonazepam in acute and maintenance treatment of bipolar disorder. J Clin Psychiatry 48 (Oct suppl):29–37

Chouinard G (1988) The use of benzodiazepines in the treatment of manic-depressive illness. J Clin Psychiatry 49 (suppl 11):15

Chouinard G, Annable L, Turnier L, Holobow N, Szkrumelak N (1993) A double-blind randomized clinical trial of rapid tranquilization with i.m. clonazepam and i.m. haloperidol in agitated psychotic patients with manic symptoms. Can J Psychiatry 38 (suppl 4):114–121

Dardennes R, Even C, Bange F, Heim A (1995) Comparison of carbamazepine and lithium in the prophylaxis of bipolar disorders. A meta-analysis. Br J Psychiatr 166:378–381

Demisch K, Bellaire W, Stoll KD (1989) Carbamazepin in der Prophylaxe rezidivierender affektiver Psychosen. In: Müller-Oerlinghausen B, Haas S, Stoll KD, (Hrsg.) Carbamazepin in der Psychiatrie. Thieme, Stuttgart, S. 134–141

Dose M, Apelt S, Emrich HM (1987) Carbamazepine as an adjunct of antipsychotic therapy. Psychiatry Res 22:303–310

Dunner DL, Fieve RR (1974) Clinical factors in lithium carbonate prophylaxis failure. Arch Gen Psychiatry 30:229–233

Edwards R, Stephenson U, Flewett T (1991) Clonazepam in acute mania: a double-blind trial. Aust N Z J Psychiatry 25:238–242

Emrich HM (1990a) Studies with oxcarbazepine (Trileptal®) in acute mania. Intern Clin Psychopharmacol 5 (suppl 1):83–88

Emrich HM (1990b) Alternatives to lithium prophylaxis for affective and schizoaffective disorders. In: Marneros A, Tsuang MT (eds) Affective and schizoaffective disorders. Springer, Berlin, S. 262–273

Emrich HM, von Zerssen D, Kissling W, Möller HJ, Windorfer A (1980) Effect of sodium valproate on mania. The GABA-hypothesis of affective disorders. Arch Psychiat Nervenkr 229:1–16

Emrich HM, Dose M, von Zerssen D (1984) Action of sodium-valproate and of oxcarbazepine in patients with affective disorders. In: Emrich HM, Okuma T, Müller AA, (eds) Anticonvulsants in affective disorders. Excerpta Medica, Amsterdam, pp. 45–55

Emrich HM, Dose M, von Zerssen D (1985) The use of sodium valproate, carbamazepine and oxcarbazepine in patients with affective disorders. J Affect Dis 8:243–250

Emrich, HM, Dose M (1993) Carbamazepin und andere Antikonvulsiva. In: Riederer P, Laux G, Pöldinger W (Hrsg.) Neuro-Psychopharmaka. Ein Therapiehandbuch. Band 3, Springer, Wien New York

Emrich HM, Dose M, Wolf R (1993) The action of mood-stabilizers in affective disorders: an integrative view as a challenge. Neuropsychobiology 27:158–162

Greil W, Ludwig-Mayerhofer W, Czernik A et al. (1994) Lithium- oder Carbamazepinprophylaxe bei affektiven Psychosen? Ergebnisse einer kontrollierten multizentrischen Studie. In: Müller-Oerlinghausen B, Berghöfer A (Hrsg.) Ziele und Ergebnisse der medikamentösen Prophylaxe affektiver Psychosen. Thieme, Stuttgart New York, S. 113–119

Greil W, Ludwig-Mayerhofer W, Erazo N, Engel RR, Czernik A, Giedke H, Müller-Oerlinghausen B, Osterheider M, Rudolf GAE; Sauer H, Tegeler J, Wetterling T (1997a) Lithium versus carbamazepine in the maintenance treatment of schizoaffective disorder: a randomised study. Eur Arch Psychiatr Neurol Sci 247:42–50

Greil W, Ludwig-Mayerhofer W, Erazo N, Schöchlin C, Schmidt S, Engel RR, Czernik A, Giedke H, Müller-Oerlinghausen B, Osterheider M, Rudolf GAE, Sauer H, Tegeler

J, Wetterling T (1997b) Lithium versus carbamazepine in the maintenance treatment of bipolar disorders - a randomized study. J Affect Disord 43:151-161
Greil W, Sassim N, Ströbel-Sassim C (1996a) Die manisch-depressive Krankheit: Therapie mit Carbamazepin. 2. Aufl., Thieme, Stuttgart, New York
Greil W, Sassim N, Ströbel-Sassim C (1996b) Manic depressive illness: therapy with carbamazepine. Thieme, Stuttgart, New York
Hayes SG (1989) Long-term use of valproate in primary psychiatric disorders. J Clin Psychiatr 50 (suppl):35-39
Jones KL, Lacro RV, Johnson KA, Adams J (1989) Pattern of malformations in the children of women treated with carbamazepine during pregnancy. N Engl J Med 320:1661-1666
Källen AJB (1994) Maternal carbamazepine and infant spina bifida. Reproductive Toxicology 8:203-205
Kalinowsky LB, Putnam TJ (1943) Attempts at treatment of schizophrenia and other nonepileptic psychoses with dilantin. Arch neurol Psychiat 49:414-20
Kishimoto A, Omura F, Inoue K, Tsutsui T, Okazaki T, Hazama H (1984) A comparative study of carbamazepine and lithium for prophylaxis of bipolar affective disorder. Clin Pharmacol Ther 35 (2):251
Krämer G (1987) Carbamazepin-induzierte Veränderungen von Laborparametern und ihre klinische Relevanz. In: Krämer G, Hopf HC (Hrsg.) Carbamazepin in der Neurologie. Thieme, Stuttgart, S. 107-124
Lambert PA (1984) Acute and prophylactic therapies of patients with affective disorders using valpromide (dipropylacetamide). In: Emrich HM, Okuma T, Müller AA (eds) Anticonvulsants in affective disorders. Excerpta Medica, Amsterdam, pp. 33-44
Lambert PA, Carraz G, Borselli S, Carrel S (1966) Action neuropsychotrope d'un nouvel antiépileptique: Le Dépamide. Ann Med Psychol 1:707-710
Lambert PA, Carraz G, Borselli S, Bouchardy M (1975) Le dipropyl-acetamide dans le traitement de la psychose maniaco-depressive. LEncephale 1:25-31
Lenox RH, Newhouse PA, Creelman WL, Whitaker TM (1992) Adjunctive treatment of manic agitation with lorazepam versus haloperidol: a double-blind study. J Clin Psychiatry 53:47-52
Löscher W (1987) Neurophysiologische und neurochemische Grundlagen der Wirkung von Antiepileptika. Fortschr Neurol Psychiat 55:145-157
Lusznat RM, Murphy DP, Nunn CMH (1988) Carbamazepine vs lithium in the treatment of prophylaxis of mania. Br J Psychiatry 153:198-204
McElroy S, Keck PE Jr., Pope HG, Hudson JI (1988) Valproate in the treatment of rapid-cycling bipolar disorder. J Clin Psychopharmacol 8:275-279
Müller-Oerlinghausen B, Haas S, Stoll KD (Hrsg.) (1989) Carbamazepin in der Psychiatrie. Thieme, Stuttgart
Okuma T, Kishimoto A, Inoue K, Matsumoto H, Ogura A, Matsushita T, Nakao T, Ogura O (1973) Anti-manic and prophylactic effects of carbamazepine (Tegretol) on manic depressive psychosis: a preliminary report. Folia Psychiatr Neurol Jpn 27:283-297
Okuma T, Inanaga K, Otsuki S, Sarai K, Takahaski R, Hazama H, Mori A, Watanabe M (1979) Comparison of the antimanic efficacy of carbamazepine and chlorpromazine: a double-blind controlled study. Psychopharmacology 66:211-217
Okuma T, Inanaga K, Otsuki S, Sarai K, Takahaski R, Hazama H, Mori A, Watanabe M (1981) A preliminary double-blind study of the effect of carbamazepine in prophylaxis of manic-depressive illness. Psychopharmacology 73:95-96
Omtzigt JGC, Los FJ, Grobbee DE, Pijpers L, Jahoda MGJ, Brandenburg H, Stewart PA, Gaillard HLJ, Sachs ES, Wladimiroff JW, Lindhout D (1992) The risk of spina bifida aperta after first-trimester exposure to valproate in a prenatal cohort. Neurology 42 (suppl 5):119-125
Omtzigt JGC, Los FJ, Meijer JWA, Lindhout D (1993) The 10,11-epoxide-10,11-diol pathway of carbamazepine in early pregnancy in maternal serum, urine, and amniotic fluid: effect of dose, comedication, and relation to outcome of pregnancy. Therap Drug Monit 15:1-10

Placidi GF, Lenzi A, Lazzarini F, et al. (1986) The comparative efficacy and safety of carbamazepine vs lithium: a randomized, double-blind, 3 year trial in 83 patients. J Clin Psychiatry 47:490–494

Post RM, Altshuler LL, Ketter TA, Denicoff K, Weiss SRB (1991) Antiepileptic drugs in affective illness. In: Smith D, Treiman D, Trimble M (eds) Advances in neurology. Raven Press, New York, vol. 55, pp. 239–277

Post RM, Uhde TW (1983) Treatment of mood disorders with antiepileptic medications: clinical and theoretical implications. Epilepsia 24 (suppl 2):97–108

Post RM, Uhde TW, Ballenger J, Squillace KM (1983) Prophylactic efficacy of carbamazepine in manic-depressive illness. Am J Psychiatry 140:1602–1604

Puzyński S, Klosiewicz L (1984) Valproic acid amide in the treatment of affective and schizoaffective disorders. J Affect Disord 6:116–121

Semadeni GW (1976) Etude clinique de l'effet normothymique du di-propylacétamide. Acta Psychiatr Belg 76:458–466

Simhandl C, Denk E (1994) Carbamazepin in der Rezidivprophylaxe unipolarer und bipolarer affektiver Erkrankungen. In: Müller-Oerlinghausen B, Berghöfer A (Hrsg.) Ziele und Ergebnisse der medikamentösen Prophylaxe affektiver Psychosen. Thieme, Stuttgart New York, S. 121–126

Svestka J (1985) Carbamazepine prophylaxis of affective psychosis (Intraindividual comparison with lithium). Activ Nerv Sup 27:261

Takezaki II, Hanaoka M (1971) The use of carbamazepine in the control of manic depressive states. J Clin Psychiatry 13:173–82

Thies-Flechtner K, Müller-Oerlinghausen B, Seibert W, Walther A, Greil W (1996) Effect of prophylactic treatment on suicide risk in patients with major affective disorders. Pharmacopsychiat 29:103–107

Vencovský E, Soucek K, Kabes J (1984) Prophylactic effect of dipropylacetamide in patients with bipolar affective disorders. In: Emrich HM, Okuma T, Müller AA (eds) Anticonvulsants in affective disorders. Exerpta Medica, Amsterdam, pp. 66–67

Watkins SE, Callender K, Thomas DR (1987) The effect of carbamazepine and lithium on remission from affective illness. Br J Psychiatry 36:555–559

Wegner C, Nau H (1992) Alteration of embryonic folate metabolism by valproic acid during organogenesis: implications for mechanism of teratogenesis. Neurology 42 (suppl 5):17–24

Wolf R, Tscherne U, Emrich HM (1988) Suppression of preoptic gaba release caused by push-pull-perfusion with sodium valproate. Naunyn-Schmiedeberg's Arch Pharmacol 338:658–663

KAPITEL 6.3

Die M.A.P.-Studie zur Rezidivprophylaxe affektiver und schizoaffektiver Störungen

W. Greil und N. Erazo

Synopsis

1. In der an neun deutschen Universitätskliniken durchgeführten prospektiven, kontrollierten Therapiestudie mit einem Behandlungszeitraum von 2½ Jahren wurde bei unipolaren Depressionen die rezidivprophylaktische Wirksamkeit von Lithium und Amitriptylin, bei bipolaren und schizoaffektiven Psychosen die von Lithium und Carbamazepin verglichen.
2. Ein sorgfältig dokumentierter Rekrutierungsprozeß belegte die Repräsentativität der untersuchten Stichprobe von 315 Patienten. Es kann daher angenommen werden, daß die hier dargestellten Ergebnisse generalisierbar sind auf hospitalisierte Patienten mit affektiven oder schizoaffektiven Störungen, die einer Rezidivprophylaxe bedürfen und sich zu dieser Therapie entschließen.
3. Bei 40 unipolaren Patienten unter Lithium im Vergleich zu 41 unter Amitriptylin erwies sich Lithium bei dem Outcome-Kriterium „Rezidiv oder subklinisches Rezidiv" als wirksamer.
4. Bei 74 bipolaren Patienten unter Lithium im Vergleich zu 70 Patienten unter Carbamazepin war Lithium je nach Outcome-Kriterium tendenziell oder signifikant überlegen. Bei den 43 bzw. 47 Patienten mit schizoaffektiver Störung ergaben sich nur in diagnostischen Untergruppen Unterschiede (zugunsten von Carbamazepin).
5. Mehr Patienten unter Carbamazepin (13) als unter Lithium (5) mußten die Therapie wegen gravierender unerwünschter Wirkungen abbrechen, dagegen war die Langzeitverträglichkeit von Carbamazepin günstiger.

Einführung

Bereits Ende der 70er Jahre hatte sich die Wirksamkeit von Lithium in der Rezidivprophylaxe von bipolaren und unipolaren affektiven Störungen als ausreichend gesichert erwiesen (Davis 1976; Schou 1978). Aufgrund von unzulänglicher oder fehlender Wirksamkeit in mehr als 30% der Fälle und wegen beeinträchtigender unerwünschter Wirkungen von Lithium bestand dennoch der Bedarf an alternativen Behandlungsstrategien (Haag et al. 1984; Schou 1983). 1986 lief in Deutschland eine „multizentrische prospektive kontrollierte Therapiestudie zum Vergleich ambulanter Langzeitbehandlung affektiver und schizoaffektiver Psychosen" (M.A.P.-Studie) an. Das Projekt wurde vom Bundesminister für Forschung und Technologie (BMFT, Projekt-Nr. 0701605) im Rahmen des Förderprogramms „Forschung und Entwicklung im Dienste der Gesundheit" innerhalb des Förderschwerpunkts „Therapie und Rückfallprophylaxe psychischer Erkrankungen" unterstützt.

Die Hauptergebnisse der M.A.P.-Studie sind bereits veröffentlicht (Greil et al. 1993, 1996, 1997a,b) und sollen neben einer Beschreibung der Studie im Folgenden zusammenfassend dargestellt werden.

Studiendesign und Fragestellung

Bei dem M.A.P.-Projekt handelt es sich um eine randomisierte Studie, die an neun psychiatrischen Universitätskliniken durchgeführt wurde[1].

Die Studie umfaßte eine Rekrutierungsphase von 2,5 Jahren, eine ambulante Stabilisierung des einzelnen Patienten von bis zu 6 Monaten sowie eine Behandlungsdauer von 2,5 Jahren.

Das primäre Ziel des Forschungsvorhabens bestand im Wirksamkeitsvergleich verschiedener Behandlungsstrategien zur Rezidivprophylaxe affektiver und schizoaffektiver Störungen. Bei den unipolaren Depressionen wurden Lithium und Amitriptylin verglichen, deren rezidivprophylaktische Wirksamkeit bisher nur in einer Studie vergleichend untersucht worden ist (Glen et al. 1984). Bei bipolaren affektiven Störungen und schizo-

---

[1] Neben dem Projektleiter W. Greil nahmen die folgenden Wissenschaftler an der M.A.P.-Studie teil: Psychiatrische Klinik der Universität München (Studienzentrale): W. Edlinger, R.R. Engel, W. Ludwig-Mayerhofer, S. Schmidt, E. Schmoelz, M. Schölderle, H. Sudholt-Stranghoener, A.-U. Walther; Psychiatrische Klinik der RWTH Aachen: A. Czernik, W. Derissen, H. Gerhards; Psychiatrische Klinik der FU Berlin: B. Müller-Oerlinghausen, C. Wildgrube, K. Thies-Flechtner; Psychiatrische Klinik der Universität Düsseldorf: J. Tegeler, D. Bertling; Psychiatrische Klinik der Universität Heidelberg: H. Sauer, I. Papperitz, S. Scherrer; Psychiatrische Klinik der Universität Lübeck: T. Wetterling, W. Seibert; Psychiatrische Klinik der Universität Münster: G.A.E. Rudolf, H. Folkerts, P. Hornung; Psychiatrische Klinik der Universität Tübingen: H. Giedke, C. Barthlen, F.P. Merz, B. Müller-Schaaf, Psychiatrische Klinik der Universität Würzburg: M. Osterheider, W. Englert, G. Fischer, B. Unsorg.

affektiven Psychosen wurden Lithium und Carbamazepin geprüft. Die rezidivprophylaktische Wirkung von Carbamazepin bei bipolaren Störungen gilt noch als unzureichend belegt (Dardennes et al. 1995; Simhandl et al. 1993; Solomon et al. 1995; vgl. Kap. 6.2). Zu den schizoaffektiven Störungen liegen nicht zuletzt wegen diagnostischer Unklarheiten insgesamt nur wenige kontrollierte Langzeitstudien vor, und dementsprechend gibt es auch keine klaren Empfehlungen zur Behandlung (Keck et al. 1994; vgl. Kap. 3.4).

Rekrutierungsprozeß

Bei klinischen Studien wird im allgemeinen großer Wert auf genau definierte Einschlußkriterien gelegt, um die Vergleichbarkeit mit anderen Untersuchungen zu erleichtern und die Generalisierbarkeit der Ergebnisse zu gewährleisten. Vernachlässigt wird dabei meist, daß ein großer Teil der Patienten, die formal den Einschlußkriterien genügen, aus praktischen Gründen nicht eingeschlossen werden können und damit die Repräsentativität der Stichprobe in Frage gestellt ist.

Eine sorgfältige Rekrutierung entscheidet über die Validität einer Studie (Angst et al. 1994). Während bereits Kupfer und Rush (1983) eine genauere Betrachtung des Rekrutierungsprozesses nahelegen, ist das M.A.P.-Projekt unseres Wissens die erste Studie, welche die einzelnen Schritte der Rekrutierung genau dokumentierte. Durch den Vergleich in den kritischen klinischen Variablen von Studienpatienten und Nicht-Studienpatienten, die alle den formalen Auswahlkriterien genügten, wurden die Repräsentativität der untersuchten Stichprobe und die Generalisierbarkeit der Ergebnisse sichergestellt (Greil et al. 1993).

Die Selektion der Studienpatienten begann in der Regel zum Zeitpunkt der stationären Behandlung am jeweiligen Studienzentrum. Ein erstes Screening erfaßte alle hospitalisierten Patienten mit einem affektiven Syndrom. Um in die Studie aufgenommen zu werden, mußten die Patienten folgende Einschlußkriterien erfüllen:
1. Diagnose einer endogenen Depression, bisher nur monopolar, einer manisch-depressiven Psychose oder einer schizoaffektiven Psychose nach ICD-9 (296.1, 296.2, 296.3, 296.4, 295.7; World Health Organization 1978)
2. Mindestens eine frühere Episode in den vergangenen
    5 Jahren bei unipolarer Depression
    4 Jahren bei bipolarer affektiver Störung
    3 Jahren bei schizoaffektiver Psychose (Angst 1981)
3. Keine Kontraindikationen gegen die Behandlung mit Lithium und Amitriptylin bzw. gegen Lithium und Carbamazepin
4. Keine prophylaktische Behandlung unmittelbar vor Einsetzen der derzeitigen Episode
5. Alter zwischen 18 und 65 Jahren

6. Kein Alkohol- oder Drogenmißbrauch
7. Einwilligung nach Aufklärung.

In der Rekrutierungszeit zwischen 1986 und 1989 wurden insgesamt 6213 Patienten untersucht und schließlich 378 Patienten, d. h. 6% der ursprünglich „gescreenten" Patienten mit affektivem Syndrom, in die Studie eingeschlossen. Die Rate der partizipierenden Patienten erhöht sich auf 17%, wenn nur die 2161 Patienten betrachtet werden, die zum Zeitpunkt des Screenings überhaupt eine Indikation für Phasenprophylaxe bzw. keine Kontraindikationen aufwiesen sowie noch nicht unter prophylaktischer Behandlung standen. Unter zusätzlicher Berücksichtigung der studienbezogenen Ausschlußkriterien (früheres Nicht-Ansprechen auf Prophylaxe, chronische Depression) eigneten sich letztlich 1624 der ehemals untersuchten Patienten. Von diesen wurden schließlich 23% in die Studie eingeschlossen (Abb. 1).

Gründe für Nicht-Teilnahme der entsprechend dem Studiendesign prinzipiell geeigneten Patienten waren juristische Bedenken (Zwangseinweisung), mangelnde Sprachkenntnisse und zu weite Entfernung des Wohnorts vom Studienort. Zudem lehnten 393 in Frage kommende Patienten die Studienteilnahme ab und gaben meist als Grund eine bereits bestehende, gute therapeutische Beziehung zum bisher behandelnden Arzt an.

Der Vergleich all dieser prinzipiell studiengeeigneten „Nicht-Teilnehmer" mit den letztlich aufgenommenen Studienpatienten ergab keine wesentlichen Unterschiede in den klinischen und soziodemographischen Variablen. Nur aufgrund des sorgfältig dokumentierten, aufwendigen Rekrutierungsprozesses ist damit sichergestellt, daß die untersuchte Stichprobe

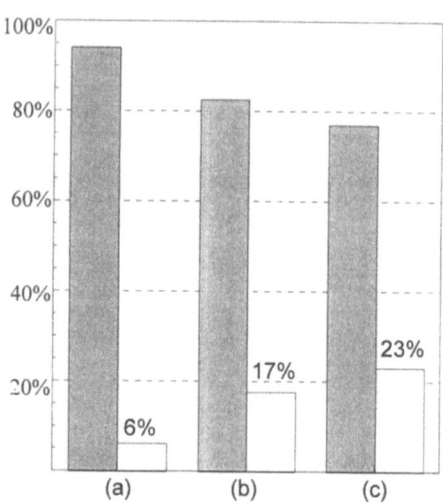

Abb. 1. Prozentsatz rekrutierter Patienten bezogen auf unterschiedliche Grundgesamtheiten. a Alle Patienten mit affektivem Syndrom. b Alle Patienten mit Indikation zur Propylaxe, ohne bereits bestehende Prophylaxe, ohne Kontraindikationen. c Alle Patienten wie (b) sowie ohne studienbezogene Ausschlußgründe

tatsächlich repräsentativ ist für alle Patienten, die den Ein- und Ausschlußkriterien entsprechen. Es kann somit angenommen werden, daß die Ergebnisse verallgemeinerbar sind auf stationär behandelte affektive und schizoaffektive Patienten, bei denen eine Indikation zur Phasenprophylaxe besteht (Greil et al. 1993).

Stabilisierungsphase

Die 378 in das Projekt aufgenommenen Patienten wurden nach Entlassung aus der stationären Behandlung in der sogenannten Stabilisierungsphase ambulant weiter beobachtet. Erst wenn der Patient bei ausschleichender Dosierung der psychotropen Medikation innerhalb von sechs Monaten für mindestens zwei Wochen weitgehend beschwerdefrei war, wurde er entsprechend seiner Diagnose auf einen Therapiearm randomisiert. Diese Vorgehensweise sollte sicherstellen, daß die Indexepisode abgeklungen ist und somit tatsächlich die rezidivprophylaktische Behandlung affektiver und schizoaffektiver Psychosen untersucht wird (und nicht die Erhaltungstherapie mit dem Ziel der Verhinderung von Rückfällen in die noch nicht vollständig abgeklungene Krankheitsepisode. Zur Unterscheidung von Rezidivprophylaxe und Erhaltungstherapie siehe Greil u. Schmidt 1985; Kupfer 1991; vgl. Kap. 3.3).

Die Randomisierung nach Stabilisierung erwies sich als nicht stringent durchführbar: Unter anderem um Absetzeffekte zu vermeiden, strebt die klinische Praxis einen allmählichen Übergang von Akut- zu Erhaltungs- und schließlich zu prophylaktischer Medikation an, so daß die Patienten für gewöhnlich bereits während des Klinikaufenthalts auf die Rezidivprophylaxe eingestellt werden. Entsprechend wurde das Studienprotokoll geändert, d.h. ein Teil der Studienpatienten wurde noch während des stationären Aufenthalts randomisiert und anschließend in die ambulante Stabilisierungsphase übernommen. Es konnten 315 Patienten in einem Zeitrahmen von durchschnittlich vier Monaten stabilisiert werden und in die Hauptuntersuchungsphase eintreten.

Hauptuntersuchungsphase

Meßdaten und ihre Erhebungszeitpunkte

Während der Rekrutierung und bei Studienaufnahme erfolgte eine polydiagnostische Einschätzung des Krankheitsbildes (nach ICD-9, sowie mittels dem Strukturierten Klinischen Interview nach DSM-III-R [SKID; Wittchen et al. 1987] und nach RDC [Spitzer et al. 1982]). In der Stabilisierungsphase, vor allem aber zu den Hauptuntersuchungszeitpunkten bei Studienbeginn sowie 1, 2 und 2½ Jahre danach und bei den weiteren regelmäßig stattfindenden Arzt-Patient-Kontakten wurde der psychopathologische Befund mittels verschiedener Skalen erhoben. Ferner wurden Krankheitsverlauf, somatische Beschwerden, unerwünschte Wirkungen, Compliance und biographische, soziale, klinische und Labordaten erhoben. Die Patienten machten zusätzlich Angaben zur Zufriedenheit mit der Behandlung und füllten Selbstbeurteilungsbögen zu Befindlichkeit, Persönlichkeit und Krankheitskonzepten aus (für einen detaillierten Überblick siehe Greil et al. 1996). Alle erhobenen Daten wurden nach den Standards der guten klinischen Praxis (GCP) von der Münchner Studienzentrale in einem regelmäßig stattfindenden Monitoring aller Studienzentren überprüft.

Evaluation

Um die Ergebnisse der M.A.P.-Studie mit anderen Studien vergleichen und differenzierte Aussagen zu den Wirkungen der prophylaktischen Medikation treffen zu können, wurden verschiedene Mißerfolgsmaße herangezogen und zu fünf Outcome-Kriterien kombiniert:
1. Hospitalisierung
2. Rezidiv
3. Rezidiv und/oder (antidepressive oder neuroleptische) Zusatzmedikation für mindestens 6 Monate
4. (3.) und/oder gravierende unerwünschte Wirkungen (mit folgendem Behandlungsabbruch)
5. Rezidiv und/oder subklinisches Rezidiv.

Studienmedikation

Zur Erleichterung der klinischen Durchführbarkeit und entsprechend gängiger Praxis wurden in der Studie eher niedrige Dosierungen bzw. Serumspiegel angestrebt (Lithium-Serum-Spiegel: 0.6–0.8 mmol/l; Amitriptylin-Dosis: 75–100 mg/d; Carbamazepin-Serum-Spiegel: 4–12 µg/ml).

Ergebnisse bei unipolarer Depression

Die Stichprobe der unipolar depressiven Patienten umfaßte 81 Patienten, wobei 40 Patienten auf Lithium und 41 auf Amitriptylin randomisiert waren. Die mittleren Dosierungen und Serumspiegel betrugen für Lithium 26±10 mmol/d bzw. 0,59±0,12 mmol/l und für Amitriptylin 98±37 mg/d bzw. 88,56±60,53 ng/ml. In der Lithium-Gruppe mußte bei drei Patienten die Studienmedikation wegen gravierender unerwünschter Wirkungen abgebrochen werden.

Survival-Analysen ergaben bezüglich des weitgefaßten Outcome-Kriteriums „Rezidiv einschließlich subklinischem Rezidiv" einen signifikanten Unterschied zugunsten von Lithium. Bei den anderen Erfolgskriterien waren keine bzw. nur tendenzielle Unterschiede zwischen den beiden untersuchten Therapiearmen zu beobachten (Abb. 2, Greil et al. 1996). Entsprechende Ergebnisse finden sich auch in der sogenannten Completer-Ana-

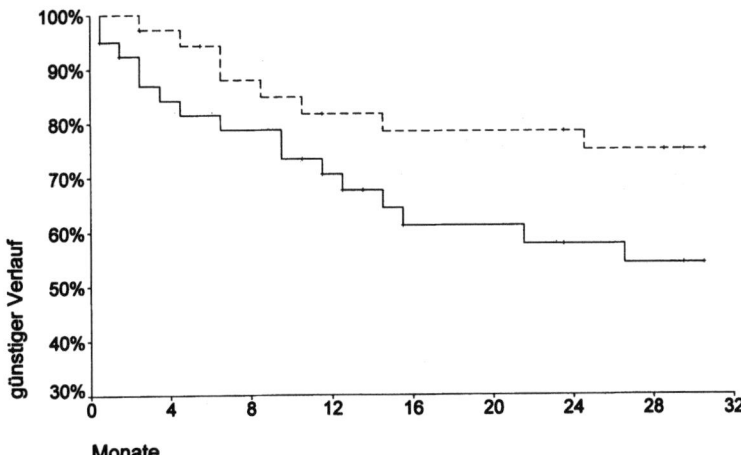

Abb. 2. Unipolare Depression. Survival-Analyse für Mißerfolgskriterium „Rezidiv und/oder Zusatzmedikation (über mehr als 6 Monate)" unter Lithium (---) und Carbamazepin (–), p=0,066

lyse. Beispielsweise traten Rezidive bei Patienten unter Lithium in 19% und unter Amitriptylin in 44% der Fälle auf (Tabelle 1).

Die Befunde weisen darauf hin, daß während einer Langzeitbehandlung mit Lithium weniger Rezidive oder ausgeprägte Stimmungsschwankungen zu erwarten sind. Bei zwei Patienten unter Amitriptylin, dagegen bei keinem unter Lithium, traten manische Episoden auf, möglicherweise zurückzuführen auf einen manieprovozierenden Effekt des trizyklischen Antidepressivums (Glen et al. 1984; Prien et al. 1973).

Ergebnisse bei bipolarer affektiver Störung

Die Stichprobe der bipolar affektiven Patienten umfaßte 144 Patienten, von denen 74 Patienten auf Lithium und 70 Patienten auf Carbamazepin randomisiert waren. Die mittleren Dosierungen und Serumspiegel betrugen für Lithium 27±6 mmol/d bzw. 0,63±0,12 mmol/l und für Carbamazepin 621±186 mg/d bzw. 6,4±1,5 µg/ml. Vier Patienten unter Lithium und neun unter Carbamazepin mußten die Studienmedikation wegen gravierender unerwünschter Wirkungen abbrechen.

In Survival-Analysen zeigte sich Lithium gegenüber Carbamazepin insbesondere für die breiteren Mißerfolgskriterien „Rezidiv und/oder Zusatzmedikation" (Abb. 3) bzw. „Rezidiv und/oder Zusatzmedikation und/oder gravierende unerwünschte Wirkungen" überlegen (vgl. auch Completer-Analyse in Tabelle 1). Diese Befunde weisen für die bipolare Störung auf eine ausgeprägtere Wirksamkeit von Lithium hin, insbesondere wenn in die Bewertung auch der längerfristige Bedarf an psychotroper Zusatzmedikation und zum Abbruch der Behandlung führende Nebenwirkungen mit einbezogen werden (Greil et al. 1997b).

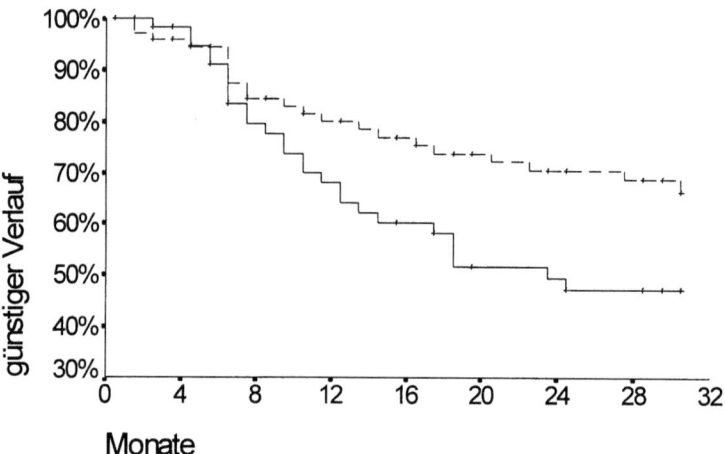

Abb. 3. Bipolare affektive Störung. Survival-Analyse für Mißerfolgskriterium „Rezidiv und/oder Zusatzmedikation (über mehr als 6 Monate)" unter Lithium (---) und Carbamazepin (–), p = 0,041

Tabelle 1. Mißerfolgsraten in den einzelnen Therapie- und Diagnosegruppen (Completer-Analysen). Die Prozentzahlen ergeben sich aus dem Verhältnis von Mißerfolgen zur Anzahl der Patienten, die die Studie beendeten oder das Mißerfolgskriterium erfüllten. [1] Exakter Test von Fisher, [2] Psychotrope Zusatzmedikation über mindestens 6 Monate, [3] Unerwünschte Wirkungen, die zum Absetzen der Studienmedikation führten.

Mißerfolgskriterien	Unipolare Depression			Bipolare affektive Störung			Schizoaffektive Störung		
	Li n=40	Ami n=41	p^1	Li n=74	Cbz n=70	p^1	Li n=43	Cbz n=47	p^1
Hospitalisierung	19%	35%	0,22	22%	35%	0,17	61%	56%	0,81
Rezidiv	19%	44%	0,08	28%	47%	0,06	57%	53%	0,81
Rezidiv und/oder Zusatzmedikation[2]	28%	52%	0,07	37%	59%	0,03	63%	65%	1,00
Rezidiv und/oder Zusatzmedikation[2] und/oder gravierende unerwünschte Wirkungen[3]	32%	52%	0,20	41%	65%	0,01	64%	68%	0,81
Rezidiv oder subklinisches Rezidiv	40%	66%	0,048	45%	66%	0,04	66%	75%	0,45

Ergebnisse bei schizoaffektiver Psychose

Die Stichprobe der schizoaffektiven Patienten umfaßte 90 Patienten, wobei 43 Patienten auf Lithium und 47 auf Carbamazepin randomisiert waren. Die mittleren Dosierungen und Serumspiegel lagen für Lithium bei

28±8 mmol/d bzw. 0,58±0,12 mmol/l und für Carbamazepin bei 643±179 mg/d bzw. 6,4±1,5 µg/ml.

Unter Carbamazepin gab es vier Therapieabbrüche wegen gravierender unerwünschter Wirkungen, in der Lithium-Gruppe hingegen nur einen.

Die Survival-Analysen zeigten für keines der Mißerfolgskriterien einen bedeutsamen Unterschied zwischen den untersuchten Therapiestrategien (vgl. auch Completer-Analyse in Tabelle 1).

Um differenziertere Aussagen zu der als heterogen beschriebenen schizoaffektiven Störung machen zu können (vgl. Maj 1984), wurde die Gesamtstichprobe der schizoaffektiven Patienten in diagnostische Untergruppen unterteilt. Für die Patienten mit schizophrenieähnlichen oder depressiven Zügen nach DSM-III-R sowie für die schizodepressiven Patienten nach RDC ergab sich ein besseres Ansprechen auf Carbamazepin. In der eher homogenen Untergruppe der Patienten mit bipolarer Störung nach DSM-III-R und der ebenfalls als homogener angenommenen Untergruppe der schizomanischen Patienten nach RDC (z. B. Lenz u. Wolf 1986) fanden sich keine Unterschiede zwischen den beiden Behandlungsgruppen. Es scheint, als würde Carbamazepin einer Behandlung mit Lithium insbesondere bei Patientengruppen überlegen sein, die ein heterogenes Störungsbild bzw. weniger deutliche affektive Färbung aufweisen (Greil et al. 1997a). Dies ist möglicherweise auf ein breiteres, weniger spezifisches Wirkspektrum von Carbamazepin zurückzuführen (Placidi et al. 1986).

Unerwünschte Wirkungen

Während Lithium bezüglich seiner prophylaktischen Wirksamkeit im Vergleich zu Amitriptylin und Carbamazepin vergleichsweise günstig abschnitt, zeigte es sich bezüglich leichter und mäßiger unerwünschter Wirkungen den beiden anderen Substanzen unterlegen. Eine detaillierte Analyse einzelner unerwünschter Nebenwirkungen erbrachte, daß in allen drei Diagnosegruppen mehr Nebenwirkungen zuungunsten von Lithium auftraten, darunter insbesondere Tremor, Polydipsie, Polyurie und Diarrhöe. Beim Vergleich von Lithium mit Carbamazepin klagten am Ende des 2½jährigen Beobachtungszeitraums mehr Patienten unter Lithium als unter Carbamazepin über leichte und mäßige Nebenwirkungen (61% vs. 21% bei bipolaren bzw. 42% vs. 27% bei schizoaffektiven Störungen). Während dies auf eine bessere Langzeitverträglichkeit von Carbamazepin hinweist, mußten vorwiegend in den ersten Behandlungsmonaten deutlich mehr Patienten unter Carbamazepin (13) als unter Lithium (5) die Behandlung wegen gravierender unerwünschter Wirkungen abbrechen.

Suizidales Verhalten unter Studienmedikation

Im Verlauf der Hauptuntersuchungsphase traten insgesamt sechs suizidale Handlungen auf: Von den bipolar affektiven Patienten unternahm ein Patient einen Suizidversuch und ein Patient suizidierte sich, unter den schizoaffektiven Patienten gab es vier Suizidversuche. In der Gruppe der unipolaren Patienten trat weder ein Suizidversuch noch ein Suizid auf. Die sechs während der Therapiephase suizidalen Patienten standen zum Zeitpunkt des suizidalen Verhaltens alle unter Behandlung mit Carbamazepin (siehe auch Kap. 3.8 und Thies-Flechtner et al. 1996).

Zusammenfassende Diskussion

In der dargestellten M.A.P. Studie wurde beim Vergleich verschiedener Therapiestrategien in der Prophylaxe affektiver und schizoaffektiver Störungen auf verschiedene Punkte besonders geachtet:
1. Ein sorgfältig dokumentierter Rekrutierungsprozeß belegte die Repräsentativität der untersuchten Stichprobe von 315 Patienten. Es kann daher angenommen werden, daß die hier dargestellten Ergebnisse generalisierbar sind auf hospitalisierte Patienten mit affektiven oder schizoaffektiven Störungen, die einer Rezidivprophylaxe bedürfen und sich zu einer solchen Therapie entschließen.
2. Durch das Abwarten einer durchschnittlich viermonatigen ambulanten Stabilisierungsphase mit ausschleichender Medikation wurde weitgehend sichergestellt, daß die Indexepisode bei Beginn der Hauptuntersuchungsphase abgeklungen war und tatsächlich die Rezidivprophylaxe und nicht die Erhaltungstherapie mit Amitriptylin, Lithium bzw. Carbamazepin untersucht wurde.
3. Im Sinne eines polydiagnostischen Ansatzes wurden die Diagnosen sowohl nach ICD-9 als auch nach DSM-III-R und RDC erstellt. Dies ermöglichte eine differenzierte Beschreibung der untersuchten Stichprobe und erleichtert die Vergleichbarkeit mit anderen Studien.
4. Für alle drei Therapiestrategien wurden relativ niedrige Dosierungen gewählt, wie es der gängigen klinischen Praxis entspricht (Amitriptylin ca. 100 mg/d, Carbamazepin ca. 630 mg/d, Lithium ca. 25 mmol/d). Durch niedrige Dosierungen können die Nebenwirkungen in Grenzen gehalten werden. Dies erhöht die Chancen für eine gute Compliance, die bei einer Langzeitbehandlung entscheidend ist.
5. Der Behandlungserfolg wurde nicht nur anhand von Rezidiven oder Hospitalisierungen beurteilt. Das weitere Kriterium „Notwendigkeit einer Zusatzmedikation" scheint ein besonders wichtiger und sensibler Indikator für die differentielle Wirksamkeit verschiedener Therapiestrategien zu sein, da durch zusätzlich gegebene Psychopharmaka nicht nur leichte Schwankungen, sondern vermutlich auch Rezidive aufgefangen werden können (Montgomery u. Dunbar 1993). Ferner wurden gravierende unerwünschte Wirkungen, die zum Absetzen führten, für die Evaluation des Therapieerfolgs mit herangezogen. Diese Evaluation

(Survival- wie auch Completer-Analysen) legt folgende Schlußfolgerungen nahe:
- Die Ergebnisse bei unipolaren Depressionen deuten darauf hin, daß unter einer Langzeitbehandlung mit Lithium Rezidive oder ausgeprägte Stimmungsschwankungen möglicherweise besser verhütet werden als unter Amitriptylin.
- Für die Rezidivprophylaxe bipolarer affektiver Störungen ergibt sich, daß Lithium wirksamer zu sein scheint als Carbamazepin. Außerdem mußte eine Behandlung mit Carbamazepin häufiger wegen gravierender unerwünschter Wirkungen abgebrochen werden, während andererseits die Langzeitverträglichkeit dieses Medikaments günstiger erscheint als die von Lithium. Für die schizoaffektiven Patienten deuten die Ergebnisse an, daß in Untergruppen dieses Patientenpools Carbamazepin nicht nur tolerierbarer, sondern möglicherweise auch effektiver als Lithium sein könnte.

Literatur

Angst J (1981) Ungelöste Probleme bei der Indikationsstellung zur Lithiumprophylaxe affektiver und schizoaffektiver Erkrankungen. Bibl Psychiatr 161:34-44

Angst J, Bech P, Bruinvels J, Engel RR, Ferner U, Guelfi JD, Lingjaerde O, Müller-Oerlinghausen B, Paes de Sousa M, Paykel E, Rimon R, Rzewuska M, Saletu B, Spiegel R, Stassen HH, Stoll KD, Wiesel FA, Woggon B, Zvolsky P (1994) Report on the fifth consensus conference: Methodology of long-term clinical trials in psychiatry. Pharmacopsychiat 27:101-107

Dardennes R, Even C, Bange F, Heim A (1995) Comparison of carbamazepine and lithium in the prophylaxis of bipolar disorder. Br J Psychiatry 166:378-381

Davis JM (1976) Overview: Maintenance treatment in psychiatry: II. Affective disorders. Am J Psychiatry 133:1-13

Glen AIM, Johnson AL, Shepherd M (1984) Continuation therapy with lithium and amitriptyline in unipolar depressive illness: a randomized, double-blind, controlled trial. Psychol Med 14:37-50

Greil W, Ludwig-Mayerhofer W, Erazo N, Engel RR, Czernik A, Giedke H, Müller-Oerlinghausen B, Sauer H, Tegeler J, Wetterling T (1997a) Lithium versus carbamazepine in the maintenance treatment of schizoaffective disorder - a randomised study. Eur Arch Psychiatry Clin Neurosci 247:42-50

Greil W, Ludwig-Mayerhofer W, Erazo N, Schöchlin C, Schmidt S, Engel RR, Czernik A, Giedke H, Müller-Oerlinghausen B, Sauer H, Tegeler J, Wetterling T (1997b) Lithium versus carbamazepine in the maintenance treatment of bipolar disorders - a randomised study. J Aff Disord 43:151-161

Greil W, Ludwig-Mayerhofer W, Erazo N, Engel RR, Czernik A, Giedke H, Müller-Oerlinghausen B, Sauer H, Tegeler J, Wetterling T (1996) Comparative efficacy of lithium and amitriptyline in the maintenance treatment of recurrent unipolar disorder: a randomised study. J Affect Disord 40:179-190

Greil W, Ludwig-Mayerhofer W, Steller B, Czernik A, Giedke H, Müller-Oerlinghausen B, Osterheider M, Rudolf GAE, Sauer H, Tegeler J, Wetterling T (1993) The recruitment process for a multicenter study on the long-term prophylactic treatment of affective disorders. J Affect Disord 28:257-265

Greil W, Schmidt S (1985) Medikamentöse Rezidivverhütung von affektiven Psychosen. In: Hippius H, Greil W (Hrsg.) Psychiatrie für die Praxis 2. Diagnostik und Therapie depressiver Störungen. MMV, München, pp. 54-71

Haag M, Haag H, Eisenried F, Greil W (1984) RBC-choline: changes by lithium and relation to prophylactic response. Acta Psychiatr Scand 70:389-399

Keck PEJ, McElroy SL, Strakowski SM, West SA (1994) Pharmacologic treatment of schizoaffective disorder. Psychopharmacol 114:529-38

Kupfer DJ (1991) Long-term treatment of depression. J Clin Psychiatry 52 (Suppl 5):28-34

Kupfer DJ, Rush AJ (1983) Recommendation for depression publications. Psychiat Res 8:238-240

Lenz G, Wolf R (1986) Prophylaxe der schizoaffektiven Psychosen. In: Müller-Oerlinghausen B, Greil W (Hrsg.) Die Lithiumprophylaxe: Nutzen, Risiken, Alternativen. Springer, Berlin Heidelberg New York, pp. 164-172

Maj M (1984) Effectiveness of lithium prophylaxis in schizoaffective psychoses: application of a polydiagnostic approach. Acta Psychiatr Scand 70:228-234

Montgomery SA, Dunbar G (1993) Paroxetine is better than placebo in relapse prevention and the prophylaxis of recurrent depression. Int Clin Psychopharmacol 8:189-195

Placidi GF, Lenzi A, Lazzerini F, Cassano GB, Akiskal HS (1986) The comparative efficacy and safety of carbamazepine versus lithium: a randomized, double-blind 3-year trial in 83 patients. J Clin Psychiatry 47:490-494

Prien RF, Klett CJ, Caffey Jr. EM (1973) Lithium carbonate and imipramine in the prevention of affective episodes. A comparison in recurrent affective illness. Arch Gen Psychiatry 29:420-425

Schou M (1978) Lithium for affective disorders: cost and benefit. In: Ayd FJ Jr, Taylor IJ (eds) Mood disorders: the world's major public health problem. Baltimore, Ayd Medical, pp. 117-137

Schou M (1983) (ed) Lithium treatment of manic-depressive illness. A practical guide (2nd revised edition) Basel, Krager

Simhandl C, Denk E, Thau K (1993) The comparative efficacy of carbamazepine low and high serum levels and lithium carbonate in the prophylaxis of affective disorders. J Affect Disord 28:221-231

Solomon DA, Keitner GI, Miller IW, Shea MT, Keller MB (1995) Course of illness and maintenance treatments for patients with bipolar disorder. J Clin Psychiatry 56:5-13

Spitzer RL, Endicott J, Robins E (1982) Forschungsdiagnose-Kriterien (RDC) Weinheim: Beltz

Thies-Flechtner K, Müller-Oerlinghausen B, Seibert W, Walther A, Greil W (1996) Effect of prophylactic treatment on suicide risk in patients with major affective disorder. Pharmacopsychiat 29:103-107

Wittchen HU, Zaudig M, Schramm E, Mombour W, Klug J, Horn R (1987) Strukturiertes Klinisches Interview für DSM-III-R (SKID-P/4/87). Weinheim: Beltz

World Health Organisation (1978) Glossary and guide to the classification of mental disorders in accordance with the ninth revision of the international classification of diseases. WHO, Geneva

KAPITEL 6.4

Pharmakotherapie bei prophylaxeresistenten affektiven Störungen

M. Bauer

Synopsis

1. Etwa 20–30% der Patienten mit affektiven Psychosen sprechen auf eine Lithiumprophylaxe nicht an. Eine besondere therapeutische Herausforderung stellen Patienten dar, die mehr als vier affektive Phasen in den vorausgegangenen 12 Monaten erleiden (Rapid Cycler).
2. Die Prophylaxeresistenz ist ein bislang in der Literatur nicht genau definierter Begriff. Als klinisch-pragmatische Definition gilt das Nichtansprechen auf mindestens zwei verschiedene, adäquat durchgeführte Behandlungsversuche (jeweils über >6 Monate bei ausreichenden Serumspiegeln der Phasenprophylaktika).
3. Bevor eine andere Prophylaxe als die Lithiummonomedikation gewählt wird, sollte eine Pseudo-Prophylaxeresistenz ausgeschlossen und die Lithiumprophylaxe optimiert werden.
4. Zur Frage der therapeutischen Strategie bei Prophylaxeresistenz gibt es keine kontrollierten Studien; das Wissen stammt aus Einzelfallserien, offenen Studien und empirischer Erfahrung. Die bewährteste Behandlungsmethode bei Prophylaxeresistenz ist die Kombination aus Lithium und Carbamazepin bzw. Valproat.
5. Ein neues erfolgversprechendes Behandlungsverfahren ist die adjuvante Thyroxinhochdosistherapie, das jedoch noch als experimentell anzusehen ist und weiterer Überprüfung in kontrollierten Studien bedarf.
6. Alternative Behandlungsmöglichkeiten sind die zusätzliche Gabe eines Neuroleptikums (z. B. Clozapin) bei der Bipolar-I-Störung mit überwiegend manischen Episoden sowie die eines Antidepressivums bei Patienten mit unipolarer Depression und Bipolar-II-Störung. Bei Rapid Cycling sollten Trizyklika jedoch vermieden werden. Neuere Verfahren umfassen die Therapie mit Kalziumantagonisten und dem Antiepileptikum Lamotrigin sowie die Erhaltungselektrokrampftherapie.

Definition und Epidemiologie von Prophylaxeresistenz und Rapid Cycling

Es gibt bislang in der Literatur keine Einigkeit darüber, nach wie vielen bzw. nach welchen erfolglos verlaufenen Behandlungsversuchen von Prophylaxeresistenz gesprochen werden soll. Es gibt jedoch rationale Gründe einen Behandlungsversuch als erfolglos oder nicht ausreichend gelungen zu bezeichnen. Ein Behandlungsversuch sollte über mindestens sechs Monate durchgeführt werden, da Phasenprophylaktika eine mehrmonatige Wirklatenz aufweisen. Zweitens ist einsichtig, daß der Serumspiegel des Prophylaktikums während der Behandlungszeit durchweg im therapeutischen Bereich gelegen haben muß. Als klinisch-pragmatische Definition für Prophylaxeresistenz wird Nichtansprechen auf mindestens zwei verschiedene, adäquat durchgeführte (jeweils über >6 Monate bei ausreichenden Serumspiegeln der Phasenprophylaktika) Behandlungsversuche (in Form von Mono- oder Kombinationstherapie mit Standardprophylaktika) vorgeschlagen.

Etwa 20–30% der Patienten mit affektiven Psychosen sprechen auf eine Lithiumprophylaxe nicht an (Goodwin u. Jamison 1990). Eine besondere Form von Prophylaxeresistenz findet sich bei Rapid Cycling. Hierunter wird eine affektive Störung verstanden, deren wesentliches Merkmal das Auftreten von vier oder mehr affektiven Phasen in den zurückliegenden 12 Monaten ist (Dunner u. Fieve 1974). Diese Phasen können in beliebiger Kombination und Reihenfolge auftreten und die Kriterien für eine manische, gemischte oder hypomane Phase oder eine Phase einer „major depression" erfüllen; sie sind entweder durch eine zweimonatige Remission voneinander abgegrenzt oder durch einen Wechsel zu einer Phase mit entgegengesetzter Polarität (American Psychiatric Association 1994b). Bei ungefähr 10–20% der bipolaren Patienten tritt Rapid Cycling auf, 70–90% dieser Patienten sind Frauen (Bauer u. Whybrow 1991; Bauer et al. 1994). Rapid Cycling erscheint mit gleicher Häufigkeit bei den bipolaren Störungen Typ I und II (Typ II bedeutet rezidivierende Phasen einer „major depression" mit hypomanen Phasen). Neben dem weiblichen Geschlecht sind der Gebrauch von trizyklischen Antidepressiva (Wehr u. Goodwin 1979; Wehr et al. 1988) und (sub-)klinische Hypothyreosen (in bis zu 50% der Fälle) (Bauer et al. 1990) als weitere Risikofaktoren für die Induktion von Rapid Cycling genannt worden. Es wird vermutet, daß 20–26% aller Fälle mit Rapid Cycling durch eine antidepressive Therapie verursacht werden und daß sich bis zu 95% des spontan entstandenen Rapid Cycling durch Antidepressiva verschlechtern können (Bauer et al. 1994; Altshuler et al. 1995). Die Frage, ob Antidepressiva das Rapid Cycling verursachen oder beschleunigen können, wird allerdings in der Literatur kontrovers diskutiert. Es gibt Untersuchungen, die einen solchen Zusammenhang nicht bestätigen konnten (Coryell et al. 1992). Es gibt vorläufige Hinweise, daß es bei den neueren Antidepressiva, z. B. selektive Serotoninwiederaufnahmehemmer (SSRI) und Bupropion, seltener zu einem „Switching" der Phasen kommt als bei Trizyklika (Peet 1994; Post et al., im Druck).

Rapid Cycling gehört zu den größten Herausforderungen in der Prophylaxetherapie affektiver Störungen. 72–82% dieser Patienten sprechen auf eine Lithiumbehandlung nicht an (Dunner u. Fieve 1974; Kukopulos et al. 1980). Die Behandlungsanamnese dieser Patienten ist häufig durch vielfältige, polypharmazeutische und überwiegend erfolglose Therapieversuche gekennzeichnet (Bauer u. Whybrow 1991; Krüger et al. 1996). Standardtherapiekonzepte konnten für diese Untergruppe affektiver Störungen, die nicht selten bis zu 10 und mehr Phasen (sogenanntes Ultra-Rapid Cycling) pro Jahr erleben, bislang nicht entwickelt werden (Sharma u. Persad 1994). Die Behandlung des Rapid Cycling unterscheidet sich jedoch nicht grundlegend von der bei Nichtansprechen auf Phasenprophylaktika, da Rapid Cycling eine Sonderform der Prophylaxeresistenz darstellt. Lediglich Antidepressiva sollten aus den genannten Gründen bei Rapid Cyclern vermieden werden.

Ausschluß von Pseudo-Prophylaxeresistenz und Optimierung der laufenden Behandlung

Wesentlicher Bestandteil der Optimierung einer prophylaktischen Therapie ist der Ausschluß einer scheinbaren Resistenz auf eine Monotherapie (Tabelle 1). Eine solche Pseudo-Prophylaxeresistenz kann durch zu niedrige Serumspiegel des Phasenprophylaktikums, verursacht durch zu niedrige Dosierung oder Non-Compliance, eine zu kurze Therapiedauer (<6 Monate) oder interkurrierende internistisch-neurologische Erkrankungen (z. B. Schilddrüsendysfunktionen, hirnorganische Erkrankungen, Abhängigkeitserkrankungen) bedingt sein.

Bevor eine alternative Monotherapie oder eine Kombinationstherapie diskutiert werden, sollte der Versuch einer Serumspiegelanhebung gemacht werden. Sowohl für Lithium als auch Carbamazepin ist gezeigt

Tabelle 1. Allgemeine Behandlungsrichtlinien bei prophylaxeresistenten affektiven Psychosen

- Compliance überprüfen
- Pseudo-Prophylaxeresistenz ausschließen (z. B. lithiuminduzierte Hypothyreose, interkurrierende Erkrankungen, Abhängigkeitserkrankungen)
- Serumspiegel der Phasenprophylaktika in den oberen Bereich bringen
  Lithium um 1,0 mmol/l
  Carbamazepin um 10 mg/l
  Valproat um 100 mg/l
- Ausschluß von Substanzen, die Rapid Cycling induzieren können (Trizyklika)

worden, daß Non-Responder durch eine Erhöhung der Serumkonzentration zu Respondern werden können bzw. eine Höherdosierung günstiger ist (Gelenberg et al. 1986; Simhandl et al. 1993).

Unregelmäßigkeiten in der Lithiumeinnahme mit konsekutivem Abfall des Lithium-Serum-Spiegels werden gelegentlich von Patienten durch eine kurzfristig erhöhte Dosis vor der nächsten Blutentnahme kaschiert. Falls der Arzt den Eindruck eines solchen Verhaltens von Seiten des Patienten hat, empfiehlt sich die Lithiumbestimmung in den Erythrozyten, die ein genaueres Bild über die Konstanz der Lithiumeinnahme gibt (bei unregelmäßiger Einnahme ist der Quotient aus Lithiumkonzentration in den Erythrozyten und im Serum erniedrigt). Liegt eine Behandlungs-Non-Compliance vor, sollte die Aufklärung über die Erkrankung, deren voraussichtlicher Verlauf mit ihren möglichen Konsequenzen und ihre medikamentöse Behandlung intensiviert werden (Vestergaard 1994). Hierzu gehört vor allem auch, daß objektive und subjektiv belastende Nebenwirkungen bzw. Befürchtungen, z. B. vor einer Gewichtszunahme während der Lithiumtherapie, ernst genommen und Alternativen diskutiert werden (z. B. diätetische Maßnahmen bei Gewichtsproblemen, Therapie mit Beta-Rezeptorenblockern bei starkem Tremor, nichtretardierte Lithiumpräparate bei Durchfall). Nach interkurrierenden internistischen Erkrankungen sollte gesucht und bei Vorliegen entsprechender Befunde, wenn möglich, kurativ behandelt werden. Als ein häufiges Beispiel sei die lithiuminduzierte Hypothyreose genannt (siehe unten und Kapitel 4.3).

Pharmakotherapeutische Möglichkeiten bei Prophylaxeresistenz

Kombination der Phasenprophylaktika

Ob bei Vorliegen einer gesicherten Lithiumresistenz zuerst auf eine Monotherapie mit Carbamazepin oder Valproat, das insbesondere bei Rapid Cycling und dysphorischen Manien günstige Effekte besitzt (Übersicht: Calabrese et al. 1992), umgesetzt werden oder eine Kombination unter Fortführung der Lithiumtherapie initiiert werden soll, ist nach dem derzeitigen Wissensstand nicht eindeutig zu beantworten. Die Meinung in der Literatur tendiert derzeit zur Kombinationsbehandlung, insbesondere bei Lithium-Partialrespondern, es sei denn, es bestehen nicht länger tolerable Nebenwirkungen der Lithiumtherapie (Sachs 1996).

Es stehen heute verschiedene Kombinationsmöglichkeiten bei einer Resistenz auf eine adäquat durchgeführte Monotherapie mit Lithium zur Verfügung (Bauer u. Ahrens 1996). Eine gängige Möglichkeit ist die Zugabe von Carbamazepin oder Valproat unter Fortführung der Lithiumtherapie (Zweifachkombination). Es wird vermutet, daß synergistische Effekte für die Wirksamkeit dieser Kombinationen verantwortlich sind (Post et al. 1992). Am häufigsten wird in der Literatur über die Kombination aus

Pharmakotherapie bei prophylaxeresistenten affektiven Störungen

Tabelle 2. Studien mit Kombinationen nach Non-Response auf Monotherapie mit Standardphasenprophylaktika bei affektiven Störungen (AD = Antidepressiva, CBZ = Carbamazepin, NLP = Neuroleptikum, VAL = Valproat)

Autoren	Kombination	Methodik/Design	N	Patienten/Vorbehandlung	Ergebnis
Nolen 1983	CBZ+Lithium	offene, prospektive Studie	11	Bipolar; Lithium-Non-Responder	deutlicher Effekt bei 4 Pat.
Kwamie et al. 1984	CBZ+verschiedene Kombinationen	offene, prospektive Studie	13	gemischt (bipolar, unipolar, schizoaffektiv); Lithium, z.T. in Kombination AD und NLP	8 Pat. mit teilweiser deutlicher Response auf die Zugabe von CBZ
Emrich et al. 1985	Lithium+Valproat	offene, prospektive Studie	11	affektive Psychosen, Lithium-Non-Responder	signifikante Verbesserung nach Valproatzugabe bei 10 Pat.
Shukla et al. 1985	Lithium+CBZ vs. Lithium+NLP	offene, prospektive Studie	14	Bipolar, Lithium-Non-Responder	Lithium+CBZ > Lithium+NLP
Di Costanzo u. Schifano 1991	Lithium alleine und Lithium+CBZ	retrospektive Analyse	16	Rapid Cycler, Vorbehandlung nicht genannt	sichere Kombination; Lithium+CBZ besser als Lithium alleine
Ketter et al. 1992	CBZ+VAL	Einzelfallstudie, doppelblind	1	Rapic Cycler; keine Response auf VAL und CBZ alleine	dramatische Response auf Kombination
Kishimoto 1992	Lithium+CBZ	retrospektive Analyse	18	affektive Psychosen, Partialresponder auf Lithium oder CBZ Monotherapie	Kombination der Monotherapie überlegen
Sharma et al. 1993	VAL+Lithium	offene, prospektive Studie	9	Rapic Cycler; Vielzahl an Kombinationen, u.a. Lithium+CBZ	sehr gute Verträglichkeit; 8 Pat. teilweise deutlich verbessert
Fritze et al. 1994	Lithium+CBZ, CBZ alleine	retrospektive Analyse	73	gemischt affektive Psychosen, Lithium-Non-Responder	CBZ alleine > Lithium+CBZ
Peselow et al. 1994	Lithium+CBZ	retrospektive Analyse	13	Bipolar, Lithium-Non-Responder	Kombination liefert größeren Schutz vor Rückfall als mit Lithium alleine
Tohen et al. 1994	VAL+CBZ	retrospektive Analyse	17	gemischt (bipolar, unipolar, schizoaffektiv); VAL oder CBZ	gute Verträglichkeit; bipolare Pat. (N = 12) gute Response, schizoaffektive (N = 4) keine Response

Lithium und Carbamazepin (Lipinski u. Pope 1982; Fawcett u. Kravitz 1985; Cabrera et al. 1987; Post et al. 1990; Strömgren 1990; Stuppaeck et al. 1990 und Tabelle 2) sowie aus Lithium und Valproat (Hayes 1989; Calabrese et al. 1992 und Tabelle 2) berichtet. Einige neuere Arbeiten beschreiben die Behandlungsergebnisse einer Kombination aus Valproat und Carbamazepin (Keck et al. 1992; Ketter et al. 1992; Tohen et al. 1994). Es sei jedoch betont, daß sich die Datenbasis, die uns zur Frage des therapeutischen Vorgehens bei Prophylaxeresistenz heute zur Verfügung steht, ausschließlich auf Einzelfallberichten, retrospektiven Analysen und offenen Studien beruht. Der überwiegende Teil der Studien kommt zu dem Ergebnis, daß eine Kombination phasenprophylaktisch besser wirkt als eine Monotherapie, mit einer Ausnahme (Fritze et al. 1994; vgl. Tabelle 2). Wie die Autoren der Arbeit mit negativem Ergebnis einräumen, können methodische Probleme für das negative Ergebnis verantwortlich sein (z. B. retrospektive Auswertung von Krankengeschichten, von denen ein Teil unvollständige Angaben enthielten; keine randomisierte Gruppenzuordnung) (Fritze et al. 1994). Dringend notwendige kontrollierte (Doppelblind-) Studien an größeren Patientenzahlen existieren bislang nicht.

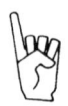

Ist auch eine Zweifachkombination mit Standardprophylaktika (Lithium, Carbamazepin, Valproat) nicht wirksam, kann entweder eine Dreifachkombination oder eine adjuvante Thyroxinhochdosistherapie versucht werden. Im Gegensatz zur Dreifachkombination, wo es bislang nur vereinzelt Erfahrungen gibt, wurde die Behandlung mit supraphysiologischen Schilddrüsenhormonen in drei offenen Studien untersucht (ausführliche Darstellung unten). Letzeres Vorgehen wird daher in aktuellen Übersichten als ein wichtiges Verfahren bei Prophylaxeresistenz genannt, insbesondere bei Rapid Cycling (Sachs 1996).

In der Regel werden die Kombinationen gut vertragen. Aufgrund der begrenzten Erfahrungen mit Kombinationen und dem teilweise experimentellen Charakter sollten jedoch u.U. Dosisreduktionen vorgenommen und Vorsichtsmaßnahmen getroffen werden. Lithium und Carbamazepin können gewöhnlich mit der gleichen Dosis kombiniert werden. Allerdings wurde vereinzelt auf neurotoxische Nebenwirkungen unter der Kombination aus Lithium und Carbamazepin hingewiesen (vgl. Kap. 4.11), so daß bei Patienten mit einem diesbezüglichen Risiko (z. B. Patienten mit höherem Alter und hirnorganischen Störungen, Patienten mit deutlichen zentralnervösen Nebenwirkungen unter Monotherapie) eine Absenkung der Serumspiegel beider Substanzen angezeigt ist. Wird Valproat zu einer laufenden Carbamazepinmedikation gegeben, dann kann Valproat den Anteil des Metaboliten Carbamazepin-10,11-Epoxid erhöhen, so daß hier eine Dosisreduktion von Carbamazepin vor Valproatzugabe erfolgen sollte (Meijer et al. 1984). Umgekehrt kann es zu einem erheblichen Absinken der Valproat-Serum-Konzentration nach Zugabe von Carbamazepin kommen, da

Carbamazepin den enzymatischen Abbau von Valproat in der Leber induziert (Sovner 1988). Aufgrund der komplexen pharmakokinetischen Interaktionen werden engmaschige Serumspiegelbestimmungen bei der Kombination dieser beiden Substanzen empfohlen (Tohen et al. 1994).

Adjuvante Thyroxinbehandlung

Substitution bei lithiuminduzierter Hypothyreose

Wie bereits an anderer Stelle ausgeführt wurde, kann es unter einer Lithiumbehandlung zu einer Hypothyreose kommen (vgl. Kap. 4.3). Die Hypothyreose kann subklinisch (Schilddrüsenhormone im Serum noch normal, erhöhtes TSH basal) oder klinisch-manifest (Schilddrüsenhormone im Serum erniedrigt, TSH basal erhöht) verlaufen. Da eine Hypothyreose die Ursache einer unzureichenden Lithiumwirkung sein kann, sollte bereits bei Vorliegen einer subklinischen Hypothyreose eine Substitution mit L-Thyroxin erfolgen. Ziel dabei ist die Normalisierung des basalen TSH im Serum (Euthyreose).

Hochdosierte Thyroxintherapie

Aufgrund bekannter Zusammenhänge zwischen Dysfunktionen der Hypothalamus-Hypophysen-Schilddrüsen-Achse und affektiven Psychosen wurde wiederholt mit Erfolg untersucht, ob die Schilddrüsenhormone Trijodothyronin (T_3) und L-Thyroxin (T_4) in der antidepressiven Akutbehandlung bei therapieresistenten Patienten wirksam sind (Whybrow 1994; Bauer et al. 1996; Bauer 1997). Ein weiterer relativ neuer therapeutischer Anwendungsbereich von Schilddrüsenhormonen ist die hochdosierte adjuvante Thyroxintherapie bei prophylaxeresistenten bipolaren Erkrankungen. Neben Einzelfallberichten (Leibow 1983; Bauer u. Whybrow 1986; Wehr et al. 1988; Hurowitz u. Liebowitz 1993) wurden bis heute drei prospektive, offene Studien publiziert, die über vielversprechende Ergebnisse bei bipolaren Patienten mit und ohne Rapid Cycling berichteten, die auf die gängigen Phasenprophylaktika nicht ansprachen. Erstmals 1982 zeigten Stancer und Persad (1982), daß eine supraphysiologische L-Thyroxin-Zusatzmedikation bei 10 manisch-depressiven Patienten mit Rapid Cycling, die alle laborchemisch euthyreot waren, von therapeutischem Nutzen ist: bei 5 Patienten konnten Remissionen erzielt werden. Eine weitere Studie an 11 Patienten (10 Frauen, 1 Mann) mit therapierefraktärem Rapid Cycling zeigte, daß durch eine TSH-suppressive adjuvante T_4-Therapie (T_4-Serumspiegel bei etwa 150% des Ausgangswertes) sowohl die Amplitude als auch die Frequenz der Phasen reduziert werden konnten; bei 4 Patienten traten überhaupt keine Krankheitsphasen mehr auf. Bei 3 von 4 Patienten kam es nach einer anschließenden Placebobehandlung unter

Einfach- oder Doppelblindbedingungen zu einem Rezidiv (Bauer u. Whybrow 1990).

Unsere Arbeitsgruppe behandelt seit 1989 im Rahmen einer offenen Studie Patienten mit affektiven Psychosen mit supraphysiologischen L-Thyroxin-Dosierungen, bei denen die gängige phasenprophylaktische Medikation (u.a. Lithium, Carbamazepin, Antidepressiva), zum Teil in Kombination gegeben, nicht zu befriedigenden Behandlungsergebnissen führte. Von 20 Patienten liegen inzwischen Verlaufsdaten vor (mittlere Dauer der T_4-Therapie: 2,5 Jahre). Die bisherigen Resultate zeigen, daß sich die adjuvante T_4-Gabe zusätzlich zum Phasenprophylaktikum (Lithium und/oder Carbamazepin) bei den meisten Patienten sehr positiv auf den Krankheitsverlauf auswirkt: die Zahl der Erkrankungsphasen konnte deutlich gesenkt werden (von etwa 5 auf 1,5 im Vergleichszeitraum vor T_4-Therapie). Acht Patienten, die aufgrund des bisherigen Verlaufs zu den Hochrisikopatienten für neuerliche Rezidive gehörten, haben seit Studienbeginn überhaupt keine Krankheitsphasen mehr erlitten. Der Krankheitsverlauf und die Behandlung mit Phasenprophylaktika ist in Abb. 1a und 1b für zwei Patienten graphisch dargestellt. Es handelt sich um eine 52jährige Patientin mit einer prophylaxeresistenten bipolaren Störung (Abb. 1a) und um eine 44jährige Patientin mit einem unipolaren Rapid Cycling (Abb. 1b). Beide Patientinnen erlitten seit Beginn der hochdosierten Thyroxinmedikation (500 bzw. 300 µg/die) keine affektiven Phasen mehr. Etwa ein Viertel der Patienten spricht jedoch auch auf die Therapie mit T_4 nicht oder unzureichend an. Insgesamt wird die hochdosierte T_4-Therapie gut toleriert. Am häufigsten wurden vermehrtes Schwitzen, Verstärkung eines bereits zuvor bestehenden Tremors, vorübergehend Knöchelödeme und Pulsanstieg von etwa 20% beobachtet. Etwa zwei Drittel der Patienten zeigen unter der T_4-Therapie überhaupt keine Nebenwirkungen. Bislang gibt es keine Hinweise darauf, daß die hochdosierte T_4-Langzeitmedikation zu einer Osteoporose oder zu kardialen Erkrankungen führt (Bauer 1997; Gyulai et al. 1997). In welcher Dosis L-Thyroxin adjuvant gegeben werden sollte, kann nach dem derzeitigen Wissensstand noch nicht präzise gesagt werden. Es gibt in der Literatur Einzelfallberichte, in denen bereits eine sehr niedrige T_4-Zugabe von 25 µg/d zu einem Sistieren des Rapid Cycling bei bipolaren Patienten geführt hat (Bernstein 1992). Es wird empfohlen, die Gesamt-T_4-Konzentration im Serum auf das ca. 1,5- bis 2fache des Ausgangswertes anzuheben; dies wird in der Regel bei einer Thyroxindosis von 300–600 µg/die erreicht. Das TSH ist dabei supprimiert (Baumgartner et al. 1994; Whybrow 1994; Bauer 1997). Wichtig erscheint der Hinweis, daß es sich um ein experimentelles Verfahren handelt, das derzeit nur bei prophylaxeresistenten Patienten unter sorgfältiger Überwachung angewandt werden sollte.

Pharmakotherapie bei prophylaxeresistenten affektiven Störungen 521

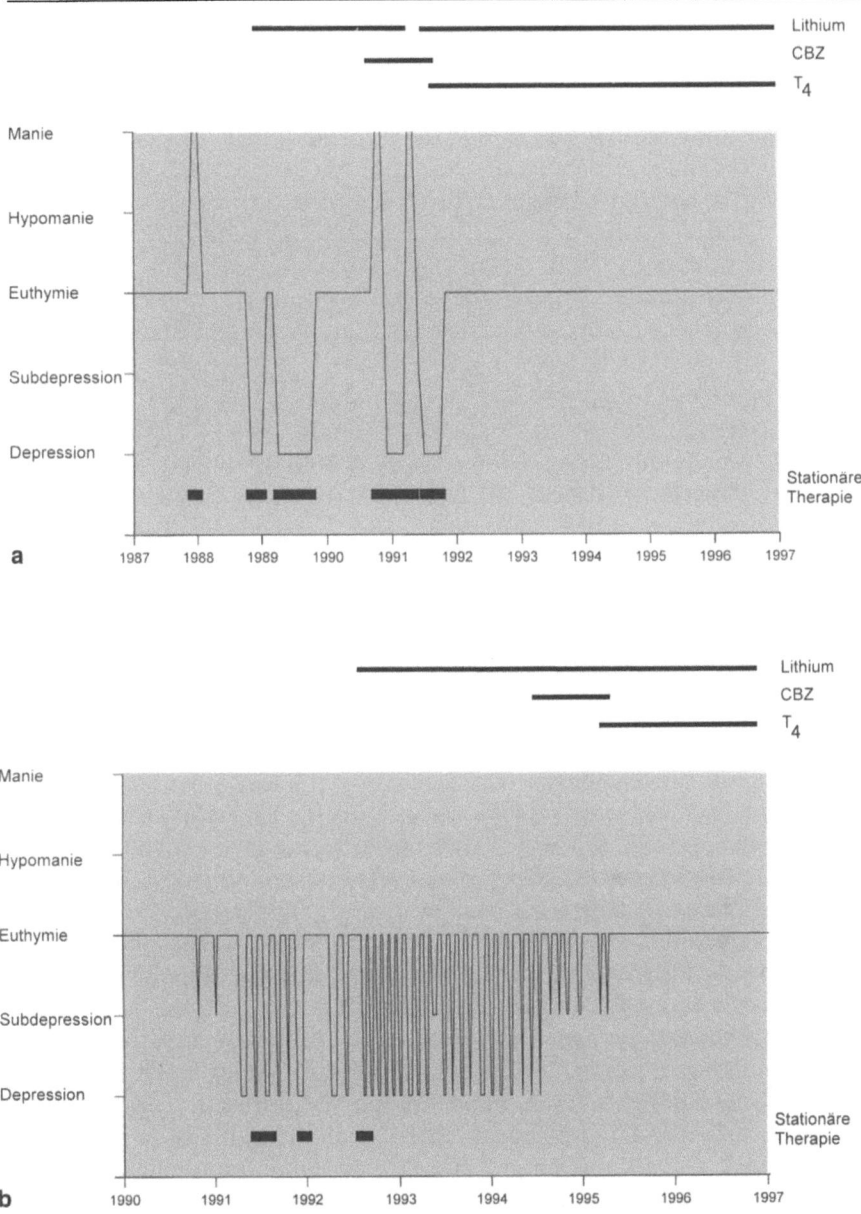

Abb. 1a, b. Graphische Darstellung der Behandlungsverläufe von 2 Patienten mit prophylaxeresistenten affektiven Psychosen unter Thyroxinhochdosistherapie. Die dünnen schwarzen Balken repräsentieren die Verordnung von Phasenprophylaktika (CBZ = Carbamazepin, T_4 = Thyroxin hochdosiert)

Stellenwert von Neuroleptika und Antidepressiva

Neuroleptika besitzen in der Prophylaxe bipolarer Störungen eine untergeordnete Rolle. Ein Grund hierfür liegt in dem Risiko erhöhter Neurotoxizität unter einer Kombination aus Lithium und Neuroleptikum (Kane 1988) und in der Entwicklung tardiver Dyskinesien unter einer neuroleptischen Langzeitmedikation, das bei Patienten mit affektiven Psychosen erhöht ist (Mukherjee et al. 1986). Flupenthixol ist das einzige Neuroleptikum, dessen prophylaktische Wirksamkeit bislang in kontrollierten Studien untersucht wurde. Der positive Eindruck über den Einsatz von Flupenthixol in offenen Untersuchungen konnte in den späteren kontrollierten Studien jedoch nicht bestätigt werden. Ahlfors et al. (1981) verglichen Flupenthixol mit Lithium bei bipolaren Patienten, die mit Lithium erfolglos über zwei Jahre vorbehandelt waren. Patienten beider Behandlungsgruppen besserten sich nicht während der 2jährigen Studienphase. Auch in einem Vergleich mit Placebo zeigte sich Flupenthixol nicht überlegen (Esparon et al. 1986).

Eine Indikation für eine neuroleptische Komedikation kann in der Phasenprophylaxe jedoch bei Patienten mit ausschließlich oder mit im Vordergrund stehenden manischen Episoden bzw. schizoaffektiven Psychosen bestehen. Dabei bietet sich insbesondere das atypische Neuroleptikum Clozapin an, von dem in der jüngsten Zeit wiederholt berichtet wurde, daß es stimmungsstabilisierende Wirkungen bei bipolaren und schizoaffektiven Patienten hat. Die prophylaktische Wirksamkeit hat sich sowohl in Kombination mit Standardprophylaktika als auch alleine bei anderweitig resistenten Patienten gezeigt. Günstige Erfahrungen wurden bei Patienten mit psychotischen Merkmalen (McElroy et al. 1991; Frankenburg 1993; Banov et al. 1994), mit Rapid Cycling (Calabrese et al. 1991; Suppes et al. 1994) und mit dysphorischen Manien (Suppes et al. 1992) gemacht. Weiter gibt es vereinzelt Hinweise, daß Clozapin auch bei Patienten mit einer Bipolar-II-Störung in der Prophylaxe hilfreich sein kann (Privitera et al. 1993).

Der Stellenwert der **Antidepressiva** in der Prophylaxe affektiver Störungen ist nicht nur wegen der Gefahr des Rapid Cycling umstritten. Zwei kontrollierte Studien belegen, daß Imipramin signifikant weniger effektiv in der Prophylaxe als Lithium ist (Prien et al. 1973, 1984); ferner konnte kein Vorteil einer Kombination aus Lithium und Imipramin gegenüber einer Lithiumtherapie alleine gezeigt werden (Quitkin et al. 1981). Eine Übersicht (Kim et al. 1990) der kontrollierten Studien bei unipolar depressiven Patienten kommt jedoch zu dem Schluß, daß die Kombination Lithium/Imipramin signifikant besser als die Einzelsubstanzen ist. Ein prophylaktischer Behandlungsversuch mit der Lithium/Antidepressiva-Kombination sei demnach bei Patienten mit refraktärer unipolar rezidivierender Störung und Bipolar-II-Störung gerechtfertigt (Kim et al. 1990).

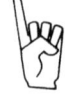

Alternativen und neue Substanzen

In den vergangenen Jahren wurden neben den Schilddrüsenhormonen weitere Substanzen, die für andere, nichtpsychiatrische Indikationen zugelassen sind, und die Erhaltungselektrokrampftherapie (EKT) bei Patienten mit refraktären bipolaren Störungen untersucht.

Benzodiazepine spielen in der Langzeitbehandlung affektiver Störungen wegen des Risikos der Abhängigkeitsentwicklung kaum eine Rolle. Ihr Einsatz sollte immer nur kurzfristig erfolgen, in erster Linie um ein beginnendes manisches oder depressives Rezidiv, das sich z. B. in einer Insomnie äußert, abzufangen (American Psychiatric Association 1994a). Zwei Studien haben die prophylaktische Wirksamkeit von Benzodiazepinen bei bipolaren Störungen untersucht. In einer kontrollierten Studie von Sachs et al. (1990) konnte gezeigt werden, daß Clonazepam günstiger als Haloperidol bei Patienten ist, die zusätzlich zu Lithium eine adjuvante Zusatzmedikation benötigten. Andere Autoren konnten diesen Eindruck bei refraktären bipolaren Patienten jedoch nicht gewinnen (Aronson et al. 1989).

Einige **Kalziumkanalblocker** (Kalziumantagonisten wie z. B. Nifedipin, Verapamil, Nimodipin) wurden bei verschiedenen affektiven Störungen, vor allem in der akuten Manie, erprobt (Übersicht: Dubovsky u. Buzan 1995). Positive Ergebnisse wurden für Nimodipin in einer placebokontrollierten Studie bei 12 Patienten mit Ultra-Rapid Cycling (Pazzaglia et al. 1993) und in Einzelfalldarstellungen (Goodnick 1995) berichtet.

Lamotrigin, ein relativ neues Antiepileptikum, erwies sich in Einzelfallberichten als Monoprophylaktikum bei Rapid Cycling (Calabrese et al. 1996), in Kombination mit Valproat (Walden et al. 1996) bzw. anderen Phasenprophylaktika (Sporn u. Sachs 1997) als wirksam.

Ein weiterer Versuch, prophylaxeresistente affektive Erkrankungen zu behandeln, stellt die sogenannte **Erhaltungs-EKT** dar, die in etwa monatlichen Intervallen durchgeführt wird. So berichteten z. B. Vanelle et al. (1994) über hohe Remissionsraten bei 22 pharmakoresistenten Patienten in einer 18monatigen prospektiven Studie. Andere nichtpharmakologische, somatische Behandlungsformen, die bei depressiven Patienten eingesetzt werden, wie z. B. Lichttherapie und Schlafentzugstherapie, wurden bislang nicht systematisch auf ihre prophylaktische Wirksamkeit untersucht (American Psychiatric Association 1994a).

Schlußbemerkung

Die Behandlung von bipolaren Patienten mit einer Resistenz auf die gängigen Prophylaktika stellt eine therapeutische Herausforderung an den Behandler dar. Standardisierte Behandlungsrichtlinien gibt es für diese Patientengruppe noch nicht. Jeder einzelne Patient muß demnach unter besonderer Berücksichtigung der individuellen klinisch-anamnestischen Daten und pharmakologischen Vorbehandlung therpiert werden. Neuere amerikanische Untersuchungen weisen darauf hin, daß sich die Zahl der Patienten mit Mehrfachkombinationen in den vergangenen Jahren deutlich vergrößert hat (Frye 1996). Der Beweis, ob dies tatsächlich zu einer Verbesserung der Prophylaxe beiträgt, wurde jedoch noch nicht erbracht; hierzu sind weitere systematische und kontrollierte Prüfungen nötig. Der Eindruck drängt sich auf, daß häufig eine wenig sinnvolle, zum Teil schädliche (z. B. Trizyklika bei Rapid Cycling), Multimedikation aufgrund unzureichender pharmakologischer Kompetenz statt einer Therapieoptimierung betrieben wird.

Abschließend sei ausdrücklich darauf hingewiesen, daß lediglich Lithium und Carbamazepin (wenn eine Therapie mit Lithium nicht möglich ist) für die Monotherapie der Prophylaxe affektiver Störungen in Deutschland zugelassen sind. Die Verordnung der übrigen genannten Substanzen und der verschiedenen Kombinationen ist in dieser Indikation lediglich im Rahmen der ärztlichen Kurierfreiheit möglich und sollte sich daher auf die Patienten mit echter Prophylaxeresistenz beschränken. Entsprechend müssen die Patienten aufgeklärt werden, im Einzelfall über den experimentellen Charakter der Behandlung (z. B. bei Dreifachkombinationen und bei der hochdosierten Thyroxinzusatzbehandlung).

Literatur

Ahlfors UG, Baastrup PC, Dencker SJ, Elgen G, Lingjaerde M, Pedersen V, Schou M, Aaskoven O (1981) Flupenthixol decanoate in recurrent manic depressive illness: a comparison with lithium. Acta Psychiatr Scand 64:226–237

Altshuler LL, Post RM, Leverich GS, Mikalauskas K, Rosoff A, Ackerman L (1995) Antidepressant-induced mania and cycle acceleration: a controversy revisited. Am J Psychiatry 152:1130–1138

American Psychiatric Association (1994a) Practice guideline for the treatment of patients with bipolar disorder. Am J Psychiatry 151 (Dec Suppl):1–36

American Psychiatric Association (1994b) Diagnostic and Statistical Manual: DSM-IV. 4th ed. American Psychiatric Press, Washington (DC)

Aronson TA, Shukla S, Hirschowitz J (1989) Clonazepam treatment of five lithium-refractory patients with bipolar disorder. Am J Psychiatry 146:77–80

Banov MD, Zarate CA, Tohen M, Scialabba D, Wines JD, Kolbrener M, Kim JW, Cole JO (1994) Clozapine therapy in refractory affective disorders: polarity predicts response in long-term follow-up. J Clin Psychiatry 55:295–300

Bauer M (1997) Adjuvante Schilddrüsenhormonbehandlung bei therapieresistenten affektiven Störungen. In: Bauer M, Berghöfer A (Hrsg.) Therapieresistente Depressionen. Springer, Berlin Heidelberg New York, S. 138–151

Bauer MS, Whybrow PC (1986) The effect of changing thyroid function on cyclic affective illness in a human subject. Am J Psychiatry 143:633–636

Bauer MS, Whybrow PC (1990) Rapid cycling bipolar affective disorder. II. Treatment of refractory rapid cycling with high-dose levothyroxine: a preliminary study. Arch Gen Psychiatry 47:435–440

Bauer MS, Whybrow PC, Winokur A (1990) Rapid cycling bipolar affective disorder. I. Association with grade I hypothyroidism. Arch Gen Psychiatry 47:427–432

Bauer MS, Whybrow PC (1991) Rapid cycling bipolar disorder: clinical features, treatment, and etiology. In: Amsterdam JD (ed) Advances in Neuropsychiatry and Psychopharmacology, vol. 2: Refractory depression. Raven Press, New York, pp. 191–208

Bauer MS, Calabrese J, Dunner DL, Post R, Whybrow PC, Gyulai L, Tay LK, Younkin SR, Bynum D, Lavori P, Price RA (1994) Multisite data reanalysis of the validity of rapid cycling as a course modifier for bipolar disorder in DSM-IV. Am J Psychiatry 151:506–515

Bauer M, Ahrens B (1996) Bipolar disorder. A practical guide to drug treatment. CNS Drugs 6 (1):35–52

Bauer M, Hellweg R, Baumgartner A (1996) Adjunctive treatment with high-dose thyroxine in refractory depression (Abstract). American Psychiatric Association New Research Program and Abstracts 1996:156

Baumgartner A, Bauer M, Hellweg R (1994) Treatment of intractable non-rapid cycling bipolar affective disorder with high-dose thyroxine: an open clinical trial. Neuropsychopharmacol 10:183–189

Bernstein L (1992) Abrupt cessation of rapid-cycling bipolar disorder with the addition of low-dose L-tetraiodothyronine to lithium. J Clin Psychopharmacol 12:443–444

Cabrera J, Albrecht J, Müller-Oerlinghausen B (1987) Kombinierte rezidiv-prophylaktische Behandlung der manisch-depressiven Erkrankung mit Lithium und Carbamazepin oder Oxcarbazepin. Nervenarzt 58:245–249

Calabrese JR, Meltzer HY, Markovitz PJ (1991) Clozapine prophylaxis in rapid cycling bipolar disorder. J Clin Psychopharmacol 11:396–397

Calabrese JR, Markovitz PJ, Kimmel SE, Wagner SC (1992) Spectrum of efficacy of valproate in 78 rapid-cycling bipolar patients. J Clin Psychopharmacol 12:53–56

Calabrese JR, Fatemi SH, Woyshville (1996) Antidepressant effects of lamotrigine in rapid cycling bipolar disorder. Am J Psychiatry 153:1236

Coryell W, Endicott J, Keller M (1992) Rapidly cycling affective disorder. Demographics, diagnosis, family history, and course. Arch Gen Psychiatry 49:126–131

Di Costanzo E, Schifano F (1991) Lithium alone or in combination with carbamazepine for the treatment of rapid-cycling bipolar affective disorder. Acta Psychiatr Scand 83:456–459

Dubovsky SL, Buzan R (1995) The role of calcium channel blockers in the treatment of psychiatric disorders. CNS Drugs 4(1):47–57

Dunner DL, Fieve RR (1974) Clinical factors in lithium carbonate prophylaxis failure. Arch Gen Psychiatry 30:229–233

Emrich GN, Dose M, von Zerssen D (1985) The use of sodium valproate, carbamazepine and oxcarbamazepine in patients with affective disorders. J Aff Disord 8:243–250

Esparon J, Kolloori J, Naylor GJ, McHarg AM, Smith AHW, Hopwood SE (1986) Comparison of the prophylactic action of flupenthixol with placebo in lithium-treated manic-depressive patients. Br J Psychiatry 148:723–725

Fawcett J, Kravitz HM (1985) The long-term management of bipolar disorders with lithium, carbamazepine, and antidepressants. J Clin Psychiatry 46:58–60

Frankenburg FR (1993) Clozapine and bipolar disorder. J Clin Psychopharmacol 13:289–299

Fritze J, Beneke M, Lanczik M, Schneider B, Walden J (1994) Carbamazepine as adjunct or alternative to lithium in the prophylaxis of recurrent affective disorders. Pharmacopsychiatry 27:181–185

Frye MA (1996) The increasing use of polypharmacy for refractory mood disorders: twenty-five years of study (abstract). American Psychiatric Association New Research Program and Abstracts 1996:151–152

Gelenberg AJ, Kane JM, Keller MB, Lavori P, Rosenbaum JF, Cole K, Lavelle J (1986) Comparison of standard and low serum levels of lithium for maintenance treatment of bipolar disorders. N Engl J Med 321:1489–1493

Goodnick PJ (1995) Nimodipine treatment of rapid cycling bipolar disorder. J Clin Psychiatry 56:330

Goodwin FK, Jamison KR (1990) Manic-depressive illness. Oxford University Press, New York

Gyulai L, Jaggi J, Bauer MS, Younkin S, Rubin L, Attie M, Whybrow PC (1997) Bone mineral density and L-thyroxine treatment in rapidly cycling bipolar disorder. Biol Psychiatry 41:503–506

Hayes SG (1989) Long-term use of valproate in primary psychiatric disorders. J Clin Psychiatry 50 (3 Suppl):35–39

Hurowitz GI, Liebowitz MR (1993) Antidepressant-induced rapid cycling: six case reports. J Clin Psychopharmacol 13:52–56

Kane JM (1988) The role of neuroleptics in manic-depressive illness. J Clin Psychiatry 49:12–13

Keck PE Jr, McElroy SL, Vuckovic A, Friedman LM (1992) Combined valproate and carbamazepine treatment of bipolar disorder. J Neuropsychiatry 4:319–322

Ketter TA, Pazzaglia PJ, Post RM (1992) Synergy of carbamazepine and valproic acid in affective illness: case report and review of the literature. J Clin Psychopharmacol 12:276–281

Kim HR, Delva NJ, Lawson JS (1990) Prophylactic medication for unipolar depressive illness: the place of lithium carbonate in combination with antidepressant medication. Can J Psychiatry 35:107–114

Kishimoto A (1992) The treatment of affective disorder with carbamazepine: prophylactic synergism of lithium and carbamazepine combination. Prog Neuropsychopharmacol Biol Psychiatry 16:483–493

Krüger S, Bräunig P, Young LT (1996) Biological treatment of rapid-cycling bipolar disorder. Pharmacopsychiatry 29:167–175

Kukopulos A, Reginalid D, Laddomada P, Floris G, Serra G, Tondo L (1980) Course of the manic-depressive cycle and changes caused by treatments. Pharmakopsychiatrie-Neuropsychopharmacol 13:156–167

Kwamie Y, Persad E, Stancer H (1984) The use of carbamazepine as an adjunctive medication in the treatment of affective disorders: a clinical report. Can J Psychiatry 29:605–608

Leibow D (1983) L-thyroxine for rapid-cycling bipolar illness. Am J Psychiatry 140:1255

Lipinski JF Jr, Pope HG Jr (1982) Possible synergistic action between carbamazepine and lithium carbonate: a report of three cases. Am J Psychiatry 139:948–949

McElroy SL, Dessain EC, Pope HG Jr, Cole JO, Keck PE, Frankenberg FR, Aizley HG, O'Brien S (1991) Clozapaine in the treatment of psychotic mood disorders, schizoaffective disorder, and schizophrenia. J Clin Psychiatry 52:411–414

Meijer JWA, Binnie CD, Debets RMC, vanParys JAP, DeBeer-Pawlikowski NKB (1984) Possible hazard of valpromide-carbamazepine combination therapy in epilepsy. Lancet 2:802

Mukherjee S, Rosen AM, Caracci G, Shukla S (1986) Persistent tardive dyskinesia in bipolar patients. Arch Gen Psychiatry 43:342–346

Nolen WA (1983) Carbamazepine, a possible adjunct or alternative to lithium in bipolar disorder. Acta Psychiatr Scand 67:218–225

Pazzaglia PJ, Post RM, Ketter TA, George MS, Marangell LB (1993) Preliminary controlled trial of nimodipine in ultra-rapid cycling affective dysregulation. Psychiatry Res 49:257–272

Peet M (1994) Induction of mania with selective serotonin re-uptake inhibitors and tricyclic antidepressants. Br J Psychiatry 164:549–550

Peselow ED, Fieve RR, Difiglia C, Sanfilipo MP (1994) Lithium prophylaxis of bipolar illness. The value of combination treatment. Br J Psychiatry 164:208–214

Post RM, Leverich GS, Rosoff AS, Altshuler LL (1990) Carbamazepine prophylaxis in refractory affective disorders: a focus on long-term follow-up. J Clin Psychopharmacol 10:318–327

Post RM, Weiss SRB, Chuang DM (1992) Mechanisms of action of anticonvulsants in affective disorders: comparisons with lithium. J Clin Psychopharmacol 12:23–35

Post RM, Denicoff KD, Leverich GS, Frye MA. Drug-induced switching in bipolar disorder: prevention and management. CNS Drugs, in Druck

Prien RF, Klett CF, Caffey EM (1973) Lithium carbonate and imipramine in prevention of affective episodes. Arch Gen Psychiatry 29:420–425

Prien RF, Kupfer DJ, Mansky PA, Small JG, Tuason VB, Voss CB, Johnson WE (1984) Drug therapy in the prevention of recurrences in unipolar and bipolar affective disorders: report of the NIMH Collaborative Study Group comparing lithium carbonate, imipramine, and a lithium-imipramine combination. Arch Gen Psychiatry 41:1096-1104

Privitera MR, Lamberti JS, Maharaj K (1993) Clozapine in a bipolar depressed patient. Am J Psychiatry 150:986

Quitkin FM, Kane J, Rifkin A, Ramos-Lorenzi JR, Nayak V (1981) Prophylactic lithium carbonate with and without imipramine for bipolar I patients. Arch Gen Psychiatry 38:902-907

Sachs GS (1996) Bipolar mood disorder: practical strategies for acute and maintenance phase treatment. J Clin Psychopharmacol 16 (Suppl 1):32-47

Sachs GS, Weilburg JB, Rosenbaum JF (1990) Clonazepam vs neuroleptics as adjuncts to lithium maintenance. Psychopharmacol Bull 26:137-143

Sharma V, Persad E, Mazmanian D, Karunaratne K (1993) Treatment of rapid cycling bipolar disorder with combination therapy of valproate and lithium. Can J Psychiatry 38:137-139

Sharma V, Persad E (1994) Pharmacotherapy of rapid cycling bipolar disorder: a review. Lithium 5:117-125

Shukla S, Cook BL, Miller MG (1985) Lithium-carbamazepine versus lithium-neuroleptic prophylaxis in bipolar illness. J Aff Disord 9:219-222

Simhandl Ch, Denk E, Thau K (1993) The comparative efficacy of carbamazepine low and high serum level and lithium carbonate in the prophylaxis of affective disorders. J Aff Disord 28:221-231

Sovner R (1988) A clinically significant interaction between carbamazepine and valproic acid (letter). J Clin Psychopharmacol 8:448-449

Sporn J, Sachs G (1997) The anticonvulsant lamotrigine in treatment-resistant manic-depressive illness. American Psychiatric Association New Research Program and Abstracts 1997:102

Stancer H, Persad E (1982) Treatment of intractable rapid cycling manic-depressive disorder with levo-thyroxine. Arch Gen Psychiatry 39:311-312

Strömgren LS (1990) The combination of lithium and carbamazepine in treatment and prevention of manic-depressive disorder: a review and a case report. Compr Psychiatry 31:261-265

Stuppaeck C, Barnas C, Miller C, Schwitzer J, Fleischhacker W (1990) Carbamazepine in the prophylaxis of mood disorders. J Clin Psychopharmacol 10:39-42

Suppes T, McElroy SL, Gilbert J, Dessain EC, Cole JO (1992) Clozapine treatment of dysphoric mania. Biol Psychiatry 32:270-280

Suppes T, Phillips KA, Judd CR (1994) Clozapine treatment of nonpsychotic rapid cycling bipolar disorder: a report of three cases. Biol Psychiatry 36:338-340

Tohen M, Castillo J, Pope HG, Herbstein J (1994) Concomitant use of valproate and carbamazepine in bipolar and schizoaffective disorders. J Clin Psychopharmacol 14:67-70

Vanelle JM, Loo H, Galinowski A, de Carvalho W, Bourdel MC, Brochier P, Bouvet O, Brochier T, Olie JP (1994) Maintenance ECT in intractable manic-depressive disorders. Convulsive Therapy 10(3):195-205

Vestergaard P (1994) Compliance bei Langzeitmedikation mit Lithium: Ein Hauptfaktor erfolgreicher Prophylaxe bei manisch-depressiver Erkrankung. In: Müller-Oerlinghausen B, Berghöfer A (Hrsg.) Ziele und Ergebnisse der medikamentösen Prophylaxe affektiver Psychosen. Thieme, Stuttgart New York, S. 61-64

Walden J, Hesslinger B, Calker D van, Berger M (1996) Addition of lamotrigine to valproate may enhance efficacy in the treatment of bipolar affective disorder. Pharmacopsychiatry 29:193-195

Wehr TA, Goodwin FK (1979) Rapid cycling in manic-depressives induced by tricyclic antidepressants. Arch Gen Psychiatry 36:555-559

Wehr T, Sack D, Rosenthal N, Cowdry RW (1988) Rapid cycling affective disorder: contributing factors and treatment responses in 51 patients. Am J Psychiatry 145: 179-184

Whybrow P (1994) The therapeutic use of triiodothyronine and high dose thyroxine in psychiatric disorder. Acta med Austriaca 21:44-47

KAPITEL 6.5

Die Rolle der kognitiven Verhaltenstherapie in der Langzeitprophylaxe

T. Wolf

> **Synopsis**
>
> 1. Kognitive Variablen wie z. B. negative Selbstbewertungen werden in der Literatur als überdauernde Vulnerabilitätsfaktoren depressiver Syndrome diskutiert und sind mittels kognitiver Verhaltenstherapie erfolgreich zu behandeln.
> 2. Im Zusammenhang mit manisch-depressiven Störungen haben dysfunktionale kognitive Strukturen bislang nur wenig Beachtung gefunden, da sie für Patienten mit bipolaren Störungen im freien Intervall, im Gegensatz zu unipolar depressiven Patienten, als weniger auffällig wahrgenommen werden.
> 3. Neuere Studien zeigen, daß auch remittierte manisch-depressive Patienten über dysfunktionale kognitive Strukturen verfügen, welche trotz erfolgreicher Phasenprophylaxe persistieren. Eine Indikation für kognitive Verhaltenstherapie erscheint auch bei remittierten manisch-depressiven Patienten zur Verringerung des Rückfallrisikos indiziert.

In den letzten 30 Jahren haben kognitive Variablen im Zusammenhang mit affektiven Störungen in der psychologischen Literatur viel Beachtung gefunden. Wesentliche Arbeiten zur Beschreibung und Erklärung kognitiver Phänomene von Personen mit affektiven Störungen wurden z. B. von Beck (1963, 1964, 1967, 1987, 1992), Ellis (1958, 1977) und Seligman (1975) sowie Abramson et al. (1978) publiziert. Die Autoren beobachteten bei ihren Patienten negative (dysfunktionale) Selbstbewertungen. Beck (1992) führt in seiner kognitiven Theorie der Depression die bei diesen Patienten beobachtbare negative kognitive Triade (negative Sicht von sich selbst, der Lebensumwelt sowie der eigenen Zukunft) auf logische Denkfehler wie willkürliche Schlüsse, selektive Abstraktion, Übergeneralisierung und Über- bzw. Untertreibung zurück, die dazu dienen, eingehende Informationen an bestehende dysfunktionale kognitive Schemata anzugleichen; diese entstehen in einem Lernprozeß, der durch überwiegend negative Erfahrungen gekennzeichnet ist. Beck geht davon aus, daß gestörte kognitive Mechanismen in depressiven Phasen nicht jedesmal von neuem geschaffen werden, sondern in Form von dysfunktionalen kognitiven Schemata einen lebenslang existierenden Vulnerabilitätsfaktor dieser Patienten darstellen. Neben anderen entwickelten Beck und Ellis vor dem Hintergrund ihrer Theorien kognitiv orientierte psychotherapeutische Konzepte zur Behandlung dieser Phänomene, welche sich neben der medikamentösen Behandlung als erfolgreich erwiesen haben.

Die Existenz dysfunktionaler kognitiver Schemata wurde bei manisch-depressiven Patienten in der Literatur wenig diskutiert. Dieses mag daran liegen, daß der klinische Eindruck, den diese Patienten insbesondere in manischen Phasen hinterlassen, die Existenz eines negativen Selbstwertkonzeptes oder negativer Selbstbewertungen nicht nahelegt. Weiter werden manisch-depressive Patienten im Gegensatz zu unipolar depressiven Patienten auch zwischen akuten Phasen als eher unauffällig beschrieben. Möller und von Zerssen (1987) beziehen sich zwar nicht konkret auf kognitive Strukturen, stellen aber fest, daß remittierte Patienten mit bipolaren Psychosen bezüglich der Persönlichkeitsvariablen Introversion und Zwanghaftigkeit weitgehend mit gesunden Kontrollpersonen vergleichbar seien. Monopolar depressive Patienten fielen dagegen durch vermehrte Introvertiertheit und Zwanghaftigkeit auf. Die Annahme der Abwesenheit dysfunktionaler kognitiver Strukturen bei Patienten mit bipolaren Störungen hat möglicherweise dazu geführt, daß kognitive Therapien, wie sie von Beck oder Ellis entwickelt wurden, bei diesen Patienten nicht indiziert erscheinen und daher während oder nach akuten Phasen (hier insbesondere zur Prävention von Rezidiven) kaum zum Einsatz kommen.

In der psychoanalytischen Literatur werden allerdings einige Auffälligkeiten manisch-depressiver Personen beschrieben, die die Existenz dysfunktionaler kognitiver Schemata bei dieser Patientengruppe nahelegen. Klein (1968) interpretiert das scheinbar unauffällige Verhalten zwischen akuten Phasen und insbesondere manisches Verhalten als Abwehr unakzeptabler Ich-Impulse. Nach Dooley (1921) deutet die geringe Introspektionsfähigkeit der Patienten in Psychotherapien sowie das von Rado (1928) beschriebene geradezu zwanghafte Erflehen von Anerkennung durch andere Personen auf die unbewußte Tendenz zur Abwehr unangenehmer Einsichten zur eigenen Person. Von kognitionspsychologischer Warte aus gesehen vermuten Psychoanalytiker bei manisch-depressiven Patienten ein negatives Selbstwertkonzept (siehe Kap. 2.10).

Deutsch (1933) deutet manisches Verhalten als Abwehr eines unangenehmen psychischen Zustandes: So maskiere ein deutlich gesteigerter Selbstwert z. B. ein tatsächlich vorhandenes negatives Selbstwertkonzept.

Winters und Neale (1985) wiesen die Existenz dysfunktionaler kognitiver Strukturen auf der Basis eines kognitivistischen Ansatzes bei remittierten manisch-depressiven Patienten empirisch nach. Zu diesem Zweck untersuchten sie das Selbstwertkonzept von remittierten Patienten mit bipolaren und monopolaren affektiven Störungen sowie von gesunden Probanden. Unipolar depressive Patienten beschrieben ihren Selbstwert, wie zu erwarten, bedeutsam ungünstiger als gesunde Probanden. Das Selbstwertschutzverhalten war dabei unauffällig. Bipolare Patienten beschrieben sich im Vergleich zu gesunden Probanden mit einem unauffälligen Selbstwertkonzept und einem bedeutsam erhöhten Selbstwertschutz. Winters und Neale (1985) interpretieren dieses Ergebnis als Bestätigung des psychoanalytisch postulierten Abwehrverhaltens.

In der Berliner Lithiumkatamnese (BLK) wurde 1995 nachgewiesen, daß manisch-depressive Patienten im freien Intervall dysfunktionale kognitive Strukturen aufweisen. Vor dem Hintergrund der Annahme von Beck et al. (1992), daß dysfunktionale kognitive Strukturen durch einen Lernprozeß entstehen, der durch überwiegend negative Erfahrungen gekennzeichnet ist, erschien es aus lerntheoretischer Sicht interessant zu prüfen, inwieweit eine stabilisierend wirkende, erfolgreiche phasenprophylaktische medikamentöse Therapie einen positiven Effekt auf kognitive Variablen wie z. B. das Selbstwertkonzept (Deusinger 1986) hat. Verglichen wurde zunächst das Selbstwertkonzept von jeweils 20 Patienten mit den DSM-III-R-Diagnosen einer „major depression" bzw. einer bipolaren Störung, deren akute Phase abgeklungen war und deren Entlassung unmittelbar bevorstand. Zusätzlich wurden die Daten einer Kontrollgruppe von psychiatrisch unauffälligen Personen erhoben.

Anhand von Tabelle 1 wird deutlich, daß sich remittierte Patienten mit bipolaren Störungen im Vergleich zu gesunden Kontrollpersonen bezüglich des Selbstwertkonzeptes in den Frankfurter Selbstkonzeptskalen (FSKN) bedeutsam ungünstiger beschreiben.

Tabelle 1. Gesamtwerte und Einzelscores von remittierten Patienten mit bipolaren Störungen (BIP) und einer Kontrollgruppe K in den Frankfurter Selbstkonzeptskalen (FSKN) (t-test)

Skala	K_M	BIP_M	p
FSKN-Gesamtwert	355,40	317,50	0,002
1. Allgemeine Leistungsfähigkeit	46,70	42,60	0,030
2. Allgemeine Problembewältigung	45,30	40,35	0,022
3. Verhaltens- und Entscheidungssicherheit	27,35	24,35	0,007
4. Allgemeiner Selbstwert	49,85	43,05	0,009
5. Empfindlichkeit und Gestimmtheit	20,85	18,25	0,009
6. Standfestigkeit gegenüber bedeutsamen anderen	54,50	50,75	0,155
7. Kontakt- und Umgangsfähigkeit	27,85	25,80	0,095
8. Wertschätzung durch andere	27,85	23,45	0,005
9. Irritierbarkeit durch andere	26,30	23,90	0,074
10. Gefühle und Beziehung zu anderen	28,85	25,00	0,001

Tabelle 2 zeigt, daß sich remittierte Patienten mit bipolaren Störungen in der ungünstigen Beschreibung ihres Selbstwertkonzeptes nicht wesentlich von remittierten Patienten mit unipolaren Störungen unterscheiden.

In einem zweiten Schritt wurde geprüft, ob sich die ungünstige Beschreibung des Selbstwertkonzeptes remittierter manisch-depressiver Patienten im Verlauf einer erfolgreichen Phasenprophylaxe positiv verändert. Es wurde gewährleistet, daß nur solche Patienten in die Studie aufgenommen wurden, die eine kontinuierliche phasenprophylaktische Therapie mit Lithium oder Carbamazepin erhalten hatten. Andernfalls erschien es fraglich, ob eine dauerhafte biologische Stabilisierung, die hier als Voraussetzung für den postulierten Veränderungsprozeß kognitiver Variablen angesehen wird, tatsächlich erreicht wurde. Kurzfristige Unterbrechungen der Prophylaxe sind generell zu erwarten. Es wurde daher geprüft, ob die phasenprophylaktische Therapie für nicht mehr als drei Monate (kumuliert) unterbrochen war. Die durchschnittliche phasenfreie Zeit (in Monaten) nach dem letzten stationär zu behandelnden Rezidiv verteilte sich in den klinischen Gruppen wie folgt: T1: $M=0$, T2: $M=12$, T3: $M=47$, T4: $M=136$. Aus Gründen der Übersichtlichkeit werden die Ergebnisse einfaktorieller Varianzanalysen über die vier klinischen Gruppen von Patienten mit bipolaren Störungen (T1 bis T4) verkürzt dargestellt.

In Tabelle 3 sind in der zweiten bis fünften Spalte die Mittelwerte der Selbstkonzept-Ratings der vier klinischen Gruppen (jeweiliges $n=20$) bezüglich des Gesamtwertes sowie der zehn Subskalen abgebildet. In der sechsten Spalte sind die Werte der Kontrollgruppe gesunder Personen ($n=20$) aufgeführt. In der letzten Spalte sind die Signifikanzniveaus der F-Werte aus Varianzanalysen abgebildet, die für die vier klinischen Gruppen errechnet wurden. Die Ergebnisse zeigen bei sieben von zehn Subskalen sowie beim Gesamtwert signifikante Unterschiede zwischen den

Tabelle 2. Gesamtwerte und Einzelscores von remittierten Patienten mit bipolaren Störungen (BIP) und remittierten Patienten mit depressiven Störungen (DEP) in den Frankfurter Selbstkonzeptskalen (FSKN) (t-test)

Skala	BIP_M	DEP_M	p
FSKN-Gesamtwert	317,50	305,80	0,408
1. Allgemeine Leistungsfähigkeit	42,60	38,10	0,090
2. Allgemeine Problembewältigung	40,35	38,65	0,483
3. Verhaltens- und Entscheidungssicherheit	24,35	24,85	0,692
4. Allgemeiner Selbstwert	43,05	40,75	0,432
5. Empfindlichkeit und Gestimmtheit	18,25	19,25	0,471
6. Standfestigkeit gegenüber bedeutsamen anderen	50,75	45,85	0,096
7. Kontakt- und Umgangsfähigkeit	25,80	24,85	0,469
8. Wertschätzung durch andere	23,45	25,45	0,207
9. Irritierbarkeit durch andere	23,90	22,30	0,249
10. Gefühle und Beziehung zu anderen	25,00	25,75	0,541

Tabelle 3. Vergleich der Mittelwerte von Selbstkonzept-Ratings der vier klinischen Gruppen von Patienten mit bipolaren Störungen und gesunden Kontrollpersonen (Erklärungen siehe Text)

Skala	T1	T2	T3	T4	K	p
FSKN-Gesamtwert	317,5	315,7	323,3	357,4	355,4	0,02
1.	42,6	42,4	41,2	47,5	46,7	0,08
2.	40,4	40,7	41,6	46,4	45,3	0,04
3.	24,4	25,3	25,2	28,2	27,4	0,02
4	43,1	43,2	45,7	50,9	49,1	0,01
5.	18,3	20,0	19,0	20,8	20,9	0,17
6.	50,8	47,5	51,9	55,7	54,5	0,04
7.	25,8	25,1	25,1	26,6	27,9	0,60
8.	23,4	24,8	25,3	27,5	27,9	0,11
9.	23,9	23,2	22,6	26,1	26,3	0,08
10.	25,0	23,8	25,9	27,9	28,9	0,02

Gruppen. Vor dem Hintergrund der einseitig formulierten Hypothese können hier Signifikanzniveaus bis 0,10 als bedeutsam akzeptiert werden. Obwohl mit dem hier verwendeten Querschnittdesign die Entwicklung funktionaler kognitiver Schemata im Laufe der Behandlung nicht konfirmatorisch bestätigt werden kann, entsprechen die beobachteten Mittelwertunterschiede dennoch diesem Postulat.

Zusätzliche Vergleiche zwischen den einzelnen klinischen Gruppen und der Kontrollgruppe gesunder Personen wurden mit a posteriori Kontrasten (Tukey) bezüglich des Gesamtwertes der FSKN durchgeführt. Anhand dieser Analyse konnte geprüft werden, ob der postulierte Unterschied zwischen den klinischen Gruppen zu Beginn der Behandlung überhaupt bedeutsam und gegebenenfalls nach einer gewissen Zeit erfolgreicher Therapie nicht mehr nachweisbar ist. Diese Vergleiche wurden wegen der Interkorrelation der einzelnen Skalen zum Selbstkonzept auf den Gesamtwert der FSKN beschränkt.

Tabelle 4 zeigt das Ergebnis zusätzlicher a posteriori Kontraste zwischen den klinischen Gruppen und der Kontrollgruppe bezüglich des Gesamtwertes. Es zeigten sich signifikant niedrigere Werte in den Gruppen T1 und T2. Es wird deutlich, daß erst bei Patienten mit durchschnittlich wenigstens 47 Monaten phasenfreier Zeit (T3 und T4) keine bedeutsamen Unterschiede zu gesunden Kontrollpersonen (K) bezüglich des Selbstkonzeptes nachweisbar sind.

Diese Ergebnisse entsprechen der Hypothese, daß remittierte manisch-depressive Patienten über dysfunktionale kognitive Schemata verfügen. Auch manisch-depressive Patienten verfügen über negative Selbstkonzepte, wie sie von Beck et al. (1992) in der kognitiven Theorie der Depression bei unipolar depressiven Patienten beschrieben werden. Dieser Befund kontrastiert den bisher in der Literatur vorherrschenden Ein-

Tabelle 4. A posteriori Kontraste (Tukey) zwischen den Untersuchungsgruppen (T1, T2, T3, T4, K) bezüglich des Selbstkonzeptes (FSKN-Gesamtwert) (* = signifikante Unterschiede auf dem 0,05-Signifikanzniveau)

M	Gruppe	T2	T1	T3	K	T4
315,70	T2					
317,50	T1					
323,30	T3					
355,40	K	*	*			
357,40	T4	*	*			

druck, daß manisch-depressive Patienten im freien Intervall weniger Auffälligkeiten aufweisen als unipolar depressive Patienten.

Die referierten Ergebnisse sprechen dafür, daß unter einer erfolgreichen phasenprophylaktischen Behandlung bei remittierten Patienten mit bipolaren Störungen die Dysfunktionalität kognitiver Schemata im Laufe der Zeit abnimmt. Interessant erscheint, daß sich erst die Patienten in den Gruppen mit durchschnittlich mehr als 46,9 Monaten mit einem Selbstkonzept beschreiben, das dem von gesunden Kontrollpersonen entspricht.

Beim bisherigen konventionellen Vorgehen in der Langzeitprophylaxe affektiver Psychosen erscheint es unbefriedigend, daß Patienten trotz erfolgreicher phasenprophylaktischer Medikation für einen relativ langen Zeitraum über dysfunktionale kognitive Schemata verfügen, die nach Beck et al. (1992) einen Risikofaktor für Rezidive darstellen. Es erhebt sich die Frage, ob nicht durch eine begleitende, gezielt dysfunktionale kognitive Strukturen bearbeitende, Verhaltenstherapie, wie sie z. B. von Beck et al. (1992) oder Ellis (1977) vorgeschlagen wird, das Rückfallrisiko incl. des Suizidrisikos (vgl. Kap. 3.8) schneller gesenkt werden kann, als es durch alleinige medikamentöse Prophylaxe der Fall ist. Durch eine derartige Kombination kann möglicherweise auch der phasenprophylaktische Effekt selbst bei Non- bzw. Teilrespondern potenziert werden. Die Prüfung derartiger Effekte stellt eine wichtige Aufgabe und Herausforderung für zukünftige Forschungsarbeiten dar.

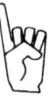

Literatur

Abramson LY, Seligman MEP, Teasdale JD (1978) Learned helplessness in humans: critique and reformulation. J Abnorm Psychol 87:49–74

Beck AT (1963) Thinking and depression. 1. Idiosyncratic content and cognitive distortions. Arch Gen Psychiatry 9:324–333

Beck AT (1964) Thinking and depression, vol. 2: Theory and therapy. Arch Gen Psychiatry 10:561–571

Beck AT(1967) Depression: clinical, experimental, and theoretical aspects. Harper & Row, New York

Beck AT (1987) Cognitive models of Depression. J Cogn Psychother. An International Quarterly 1:5–37
Beck AT, Rush AJ, Shaw BF, Emery G (1992) Kognitive Therapie der Depression. Beltz, Weinheim
Deusinger IM (1986) Frankfurter Selbstkonzeptskalen. Hogrefe, Göttingen
Deutsch H (1933) Zur Psychologie der manisch-depressiven Zustände, insbesondere der chronischen Hypomanie. Int Zeitsch Psychoanalyse 19:358–371
Dooley L (1921) A psychoanalytic study of manic-depressive psychosis. Psychoanalytical Review 8:32–72
Ellis A (1958) Rational psychotherapy. J Gen Psychol 59:35–49
Ellis A (1977) Die rational-emotive Therapie. Pfeiffer, München
Klein M (1968) A contribution to the psychogenesis of manic-depressive states. In: Gaylin W (ed) The meaning of despair. Science House, New York, pp. 182–223
Möller HJ, von Zerssen D (1987) Prämorbide Persönlichkeit von Patienten mit affektiven Psychosen. In: Kisker KP, Lauter H, Meyer JE, Müller C, Strömgren E (Hrsg.) Psychiatrie der Gegenwart. 5. Auflage. Springer, Berlin
Rado S (1928) The problem of melancholia. Int J Psychoanalysis 9:420–438
Seligman MPE (1975) Helplessness. Freemann, San Francisco
Winters KC, Neale JM (1985) Mania and low self-esteem. J Abn Psychol 94:282–290

KAPITEL 6.6

Die Rolle der „Interpersonellen Therapie unter Regulierung der sozialen Rhythmik" in der Langzeitprophylaxe bipolarer Störungen

E. Schramm

> **Synopsis**
> 1. Die begrenzte Wirksamkeit pharmakotherapeutischer Behandlung sowie die wachsende Erkenntnis der negativen psychosozialen Auswirkungen der bipolaren Störung lassen begleitende psychotherapeutische Maßnahmen als sinnvoll erscheinen.
> 2. Bei der IP/SRT handelt es sich um eine speziell für die prophylaktische Behandlung bipolarer Störungen modifizierte Version der Interpersonellen Psychotherapie (IPT) nach Klerman und Weissman. Die IPT gehört zu den wirksamsten psychologischen Depressionstherapien.
> 3. Bei der IP/SRT werden interpersonelle Therapieelemente mit verhaltenstherapeutischen vereint, mit Hilfe derer die soziale Rhythmik des Patienten stabil gehalten werden soll. Man geht davon aus, daß sich Stimmungsstabilität unter anderem aus der Regelmäßigkeit sozialer Rhythmen und deren Einfluß auf die Stabilität biologisch basierender zirkadianer Rhythmen ableiten läßt.
> 4. Die Schwerpunkte der IP/SRT liegen auf der Bewältigung der Residualsymptomatik sowie der psychosozialen Konsequenzen und interpersonellen Beeinträchtigungen infolge der affektiven Episoden. Außerdem wird die Regulierung des alltäglichen Lebensrhythmus und die Reduzierung der Rückfallgefahr angestrebt. Das therapeutische Vorgehen ist strukturiert und von einem Manual geleitet.

Zur Notwendigkeit begleitender psychotherapeutischer Verfahren

Neuere Studien zeigen, daß ein großer Teil bipolarer Patienten selbst unter optimaler Lithiumeinstellung unter gravierenden psychosozialen Beeinträchtigungen leidet (Shapiro et al. 1989; Prien u. Potter 1990). Diese können sowohl das Ergebnis anhaltender Residualsymptomik sein als auch die Nachwirkung von einzelnen abgelaufenen Krankheitsepisoden. Insbesondere psychologische Faktoren wie Scham, Resignation oder sinkende Selbstachtung spielen hierbei eine wichtige Rolle. Die Beeinträchtigungen sind selbst bei erfolgreich behandelten Akutphasen und bei einer Stabilisierung unter Standardmedikation zu beobachten (Dion et al. 1988; Miklowitz et al. 1988; Coryell et al. 1993).

Obwohl bis heute erst wenige systematische Untersuchungen existieren, gibt es schon Hinweise, daß die Pharmakotherapie bei bipolaren Störungen durch psychotherapeutische Verfahren wirkungsvoll ergänzt werden kann. So konnte gezeigt werden, daß durch Individual-, Gruppen- und Familientherapie die bekanntermaßen problematische Medikamenten-Compliance bei bipolaren Patienten erhöht sowie die Dauer und Anzahl von Klinikaufenthalten verringert werden kann (Cochran 1984; Glick et al. 1985).

IP/SRT: Entwicklung, Rational und Ziele

Bei der IP/SRT handelt es sich um eine speziell für die Behandlung bipolarer Störungen modifizierte Version der Interpersonellen Psychotherapie (IPT), die von Klerman und Kollegen (1984; dt. Version: Schramm 1996) ursprünglich ausschließlich zur Behandlung unipolar depressiver, nichtpsychotischer Patienten entwickelt wurde. Die Grundannahmen der IPT beruhen auf der Beobachtung, daß depressive Erkrankungen stets in einem psychosozialen und interpersonellen Kontext auftreten und sich dort abspielen. Diesen Kontext zu verstehen und zu bearbeiten wird als entscheidend für die Remission und Prävention eines Rückfalls gesehen. Dementsprechend liegt der Schwerpunkt der Therapie auf der Bearbeitung zwischenmenschlicher Probleme, die im Zusammenhang mit dem Auftreten der depressiven Episode stehen. Die Methode ist orientiert am medizinischen Krankheitsmodell und kann prinzipiell mit oder ohne begleitende Medikation durchgeführt werden. Die IPT wurde ursprünglich als Kurzzeittherapie konzipiert, bei der vorwiegend im Hier und Jetzt gearbeitet wird. Als man jedoch anhand der Ergebnisse des 18-Monate-Follow-up (Shea et al. 1992) der bekannten Multizenterstudie des National Institute of Mental Health (Elkin et al. 1989) feststellen mußte, daß die Akutbehandlung bestehend aus 16 wöchentlichen IPT-Sitzungen für die meisten Patienten nicht ausreiche, um vollständig zu remittieren und über einen längeren Zeitraum gesund zu bleiben, wurde die Notwendigkeit einer Erhaltungstherapie evident. In einer Untersuchung von Ellen Frank und ihrer Arbeitsgruppe in Pittsburgh (Frank et al. 1990a) wurde schließlich die Überlegenheit der Kombination aus IPT als sog. Maintenance- oder Erhaltungstherapie (IPT-M) mit begleitender antidepressiver

Medikation über einen Zeitraum von 3 Jahren nachgewiesen. Die Resultate dieser Untersuchung belegten die Nützlichkeit und Notwendigkeit einer längerfristigen Behandlung für die Prävention von depressiven Rückfällen bzw. neuen Episoden.

Auch in anderen Untersuchungen weist die IPT laut Grawe et al. (1994) eine überdurchschnittliche Effektstärke auf. Sie kann heute zu den wirksamsten psychologischen Depressionstherapien gezählt werden. Die vielversprechenden Resultate der Forschungsarbeiten zur IPT bei unipolaren affektiven Störungen geben Grund zur Annahme, daß die effektive Bewältigung interpersoneller Schwierigkeiten auch bei bipolaren Störungen einen positiven Einfluß auf den Behandlungserfolg haben könnte.

Ebenso wie bei der IPT-M besteht die Hauptintention der IP/SRT in Kombination mit angemessener pharmakotherapeutischer Behandlung darin, weitere Krankheitsphasen zu verhindern oder zumindest zu verzögern. Es handelt sich also um eine prophylaktische Behandlung, die sich in zunächst wöchentlichen, dann 14tägigen und schließlich monatlichen Abständen über einen Zeitraum von insgesamt drei Jahren erstreckt. Die Schwerpunkte der IP/SRT liegen auf der Bewältigung der Residualsymptomatik sowie der psychosozialen Konsequenzen und Beeinträchtigungen infolge der affektiven Episoden (z. B. Auseinandersetzung mit der krankheitsbedingten Aufgabe von bestimmten Lebensplänen) und auf der Reduzierung der Rückfallgefahr. In Abgrenzung zur Ursprungsform der IPT wird bei der IP/SRT weitaus mehr Gewicht auf die Symptombewältigung gelegt, die durch die ganze Therapie hindurch besondere Beachtung findet. Dabei spielt die Regulierung des Tagesablaufs bzw. der sozialen Rhythmen des Patienten mit Hilfe eines Selbstbeobachtungsinstruments eine entscheidende Rolle, um dadurch letztendlich auch biologische Rhythmen zu stabilisieren. Die Einführung dieses Therapieelements gründet sich auf die soziale Zeitgeber-Hypothese (Ehlers et al. 1988, 1993), die von einer engen und wechselseitigen Beziehung zwischen interpersoneller Belastung, der Unterbrechung sozialer Rhythmen im Leben des Patienten, der Störung zirkadianer und biologischer Rhythmen und dem Auftreten von Symptomen ausgeht. Soziale Zeitgeber beinhalten beispielsweise, neben regelmäßig stattfindenden zwischenmenschlichen Kontakten, soziale Verpflichtungen oder andere Routinetätigkeiten wie beispielsweise das Einnehmen von Mahlzeiten, die einen gewissen biologischen Rhythmus aufrechterhalten.

Das Rational dieser integrativen Behandlungsstrategie beruht auf der angenommenen Pathophysiologie rezidivierender affektiver Erkrankungen und auf klinischer und forschungsbezogener Erfahrung. Gemäß dem „Instabilitätsmodell", das von Goodwin und Jamison (1990) als integrative Theorie zum Verständnis bipolarer Störungen vorgeschlagen wird, werden drei miteinander verknüpfte Faktoren angenommen, die zum Auftreten erneuter Episoden selbst unter Lithiumprophylaxe beitragen:

1. ungenügende Compliance
2. Unregelmäßigkeiten und größere Veränderungen in der sozialen Rhythmik
3. belastende Lebensereignisse.

Die IP/SRT beschäftigt sich mit jedem dieser drei Risikofaktoren, indem versucht wird, den alltäglichen Lebensrhythmus des Patienten zu regulieren und standardisieren, und außerdem an der Lösung interpersoneller Schwierigkeiten gearbeitet wird, die sowohl die Stimmung als auch die Stabilität des Tagesablaufs des Patienten beeinflussen. Die gezielte Erhöhung der Compliance findet im Rahmen der Symptombewältigung statt. Die strukturierte und bewältigungsorientierte Vorgehensweise bei dieser Therapieform kommt dem Bedürfnis des Patienten entgegen, nach einer abgelaufenen Krankheitsepisode konkrete Maßnahmen zur Schadensbegrenzung zu ergreifen.

Die beiden Modelle, die diesem integrativen Behandlungsansatz zugrunde liegen, können an dieser Stelle nicht dargestellt werden, der Leser sei auf die Originalliteratur verwiesen (Klerman et al. 1984; Wehr et al. 1987; Goodwin u. Jamison 1990; Ehlers et al. 1993; Johnson u. Roberts 1995).

Durchführung der IP/SRT

Die IP/SRT weist hinsichtlich der Vorgehensweisen, Strategien und Techniken große Ähnlichkeit mit der IPT von Klerman et al. (1984) auf. Die Durchführung der IP/SRT setzt von daher Erfahrung mit der herkömmlichen IPT als unabdingbar voraus.

Der Behandlungsablauf ist inhaltlich klar strukturiert, in vier Phasen unterteilt und in einem Manual (Frank et al. 1990b) beschrieben. Mit dem ersten Abschnitt kann noch im akuten oder auch erst später im Stabilisierungsstadium der Erkrankung begonnen werden. Im akuten Stadium werden die Sitzungen für einen Zeitraum von drei bis vier Monaten wöchentlich durchgeführt und dann im euthymen Stadium auf zunächst 14tägige und schließlich monatliche Sitzungen reduziert.

Die initiale Behandlungsphase

Die initiale Phase ist hauptsächlich der Abklärung der Krankheitsvorgeschichte, der Symptomatik und des zwischenmenschlichen Bezugssystems des Patienten gewidmet. Bei der Erhebung der Krankheitsanamnese achtet der Therapeut darauf, in welcher Weise interpersonelle und psychosoziale Faktoren zum Auftreten der einzelnen Krankheitsepisoden beigetragen haben. Hierbei spielt insbesondere der Zusammenhang zwischen den der Symptomentwicklung vorausgegangenen interpersonellen Ereignissen und der Unterbrechung oder Veränderung des gewohnten Tagesablaufs des Patienten eine Rolle.

Zur sorgfältigen Abklärung der Vorgeschichte empfiehlt es sich, Angehörige mit einzubeziehen, zumal sich einige Patienten nur vage an die genauen Abläufe während der Prodromalphase einer Manie erinnern können. Im Rahmen der Exploration der Symptome wird besonderes Augenmerk darauf gelegt, die für den Patienten charakteristischen Frühsymptome zu identifizieren. Das möglichst frühzeitige Erkennen von Prodromalsymptomen stellt eine entscheidende Aufgabe dar, um bei Krankheitsphasen bereits im Anfangsstadium zu intervenieren. Es empfiehlt sich, einen erweiterten Phasenkalender zu erstellen, bei dem auf einer Zeitachse die einzelnen Krankheitsepisoden, Behandlungen, Lebensereignisse und Veränderungen sowie andere als relevant erachtete Informationen eingetragen werden können (siehe Abb. 1). Dadurch wird es leichter möglich, spezifische, wiederholte Belastungsfaktoren zu erkennen, die mit den Krankheitsphasen im Zusammenhang stehen.

Der Therapeut nutzt diese meist schmerzvolle Erkenntnis des Patienten, um die Logik des Behandlungsansatzes zu verdeutlichen und die Motivation zu Veränderungen in Richtung einer regelmäßigen Lebensführung zu erhöhen. Diese Intervention sollte eingebettet sein in eine breitere Aufklärung des Patienten und, falls möglich, seiner Familie. Dabei soll über die Natur und die Behandlungsmöglichkeiten der bipolaren Erkrankung sowie den Zusammenhang zwischen einschneidenden Lebensveränderungen und dem Auftreten von Episoden informiert werden.

Mit dem Ziel, die bipolare Erkrankung in einen interpersonellen Kontext zu bringen, bezieht sich ein weiterer Teil der Informationssammlung auf die zwischenmenschliche Beziehungskonstellation des Patienten sowie das Identifizieren der interpersonellen Hauptproblematik. Hiernach einigen sich Therapeut und Patient darauf, welche interpersonellen und psychosozialen Probleme auf die Symptomatik den entscheidensten Einfluß haben und demzufolge fokussiert werden. In der initialen Behandlungsphase beginnt der Patient ebenfalls mit dem täglichen Ausfüllen des Tagesplans zur Erfassung der Regelmäßigkeit zeitstrukturierender sozialer Aktivitäten, der Sozialen Rhythmusskala (Social Rhythm Metric, Monk et al. 1990, 1991).

Die Rolle der Sozialen Rhythmusskala (SRM) im Rahmen der IP/SRT

Mit Hilfe der SRM kann die Regelmäßigkeit von 17 üblicherweise täglich ablaufenden Aktivitäten des Patienten sowie die Anteilnahme Anderer daran und die Stimulierung durch diese Personen erfaßt werden. Zu den aufgeführten Alltagsaktivitäten gehören beispielsweise aufstehen, frühstücken, aus dem Haus gehen oder die berufliche Tätigkeit aufnehmen. Zwei der Aktivitäten werden individuell vom Patienten festgelegt und sollten ebenfalls Bestandteil seines typischen Tagesablaufs darstellen (z. B. lesen, den Hund spazieren führen, im Garten arbeiten etc.). Auch die Stimmung wird täglich am Ende des Bogens mit Hilfe einer numerischen Skala

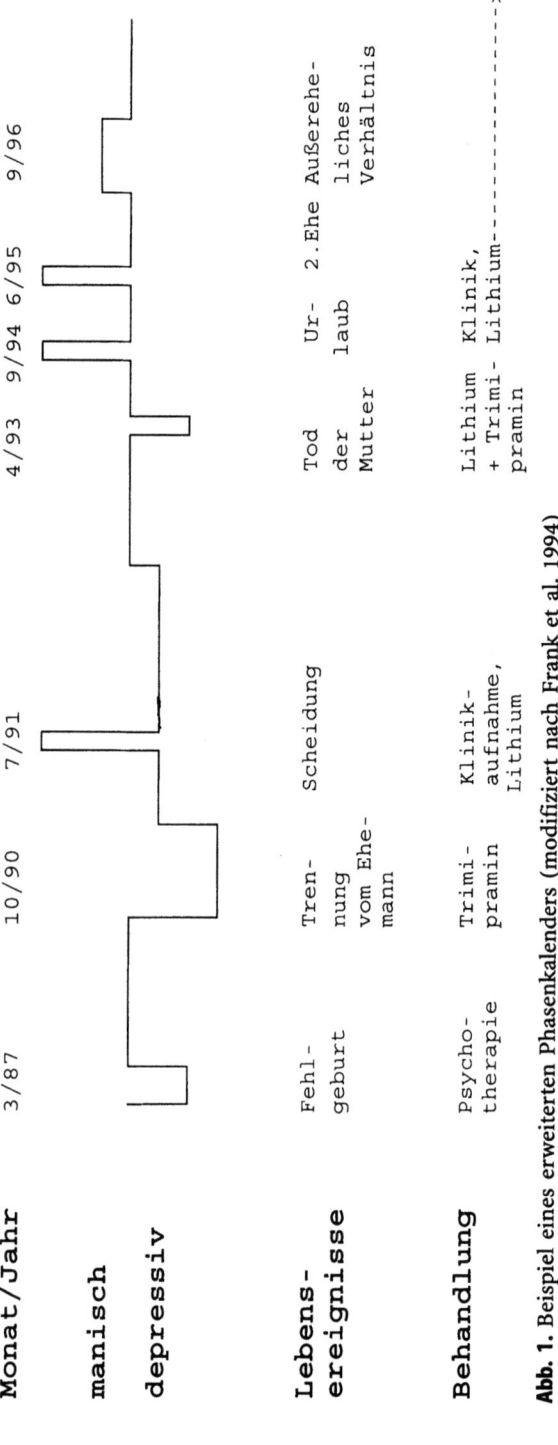

Abb. 1. Beispiel eines erweiterten Phasenkalenders (modifiziert nach Frank et al. 1994)

eingeschätzt. Die SRM ermöglicht zum einen für den Patienten und den Therapeuten einen direkten Überblick über die Ausgewogenheit des Tagesablaufs sowie über das Ausmaß der Regelmäßigkeit einzelner Aktivitäten über eine Woche hinweg. Zum anderen kann mit Hilfe der Skala pro Woche für sämtliche Aktivitäten ein durchschnittlicher Gesamtwert berechnet werden. Ein hoher SRM-Gesamtwert spiegelt eine hohe Regelmäßigkeit im Ablauf der einzelnen Aktivitäten wieder, ein niedriger Gesamtwert spricht für eine hohe Variabilität. Ebenso kann die absolute Anzahl an Aktivitäten unabhängig von der Regelmäßigkeit und das Ausmaß an Anteilnahme und Stimulation durch andere Personen bestimmt werden.

Die Stabilisierung der sozialen Rhythmen mit Hilfe der SRM gliedert sich in fünf Schritte:
1. Erstellen einer Baseline der sozialen Rhythmen des Patienten sowie Erfassen von Unterbrechungen derselben
2. Entwicklung eines Planes zur Stabilisierung der sozialen Rhythmen
3. Suche nach Auslösern für Unterbrechungen der sozialen Rhythmen
4. Herstellen einer gesunden Balance
5. Anpassung an Veränderungen.

Die mittlere und Spätphase der Behandlung

In diesen beiden Therapieabschnitten liegt der Schwerpunkt auf zwei Bereichen: erstens auf dem systematischen Symptommanagement und zweitens auf der weiteren Exploration und Bearbeitung des bzw. der interpersonellen Hauptproblembereiche. Zum Symptommanagement gehören die oben ausgeführten Schritte zur Stabilisierung der täglichen Routine des Patienten. Diesbezüglich werden vom Therapeuten und Patienten in gemeinsamer Arbeit zwei Ziele verfolgt: (1) äußere Faktoren zu identifizieren, die zu Unregelmäßigkeiten in der Tagesroutine führen, und (2) ein gesundes Gleichgewicht zu finden zwischen der Regelmäßigkeit des Tagesablaufs, sozialen Aktivitäten, sozialer Stimulierung und Gefühlszuständen. Vergleichsweise dazu wird auf der medikamentösen Schiene an einem ebenso ausgewogenen Verhältnis zwischen der Medikamentendosis, den Nebenwirkungen und der Stimmungsregulierung gearbeitet.

Als nächstes werden präventive Bewältigungsstrategien erarbeitet. Neben potentiellen äußeren Auslösern (z. B. sporadisch Nebenjobs annehmen) wird auch nach interpersonellen Belastungen gesucht, die den täglichen Rhythmus des Patienten unterbrechen (z. B. Rückzug von gemeinsamen Aktivitäten nach Auseinandersetzungen mit dem Partner). Umgekehrt wird auch nach Personen gesucht, die den Patienten bei der Stabilisierung in der Lebensführung unterstützen. Nach Beendigung dieser Durchsicht sollte gemeinsam wie oben beschrieben ein realistischer Plan erstellt werden, der eine maximale Regelmäßigkeit im täglichen Zeitplan gewährleistet, ohne den Patienten zu über- oder unterfordern.

In einem letzten Schritt lernt der Patient, mit Veränderungen in der täglichen Routine umzugehen. Diese Veränderungen können geplant und absehbar sein (z. B. Urlaub) oder unvorhergesehen eintreten (z. B. Arbeitsplatzverlust). Je nach individueller Fallkonstellation wird versucht, trotz der äußeren Veränderung den gewohnten Lebensrhythmus soweit wie möglich beizubehalten oder einen neuen, möglichst gleichermaßen ausgewogenen Lebensrhythmus zu etablieren.

Erfahrungsgemäß müssen insbesondere junge Patienten, deren bisheriger Lebensstil durch Spontanität gekennzeichnet war, ganz besonders davon überzeugt werden, daß die Einhaltung des Plans ihnen langfristig eine erhöhte Kontrolle über ihren Stimmungszustand ermöglicht und zwar trotz der eingeschränkten Spontanität, die die Durchführung der SRM mit sich bringt.

Die Arbeit am interpersonellen Problembereich

Neben der Symptombewältigung fokussiert der Therapeut in der mittleren und späten Phase der IP/SRT auf die Bearbeitung des bzw. der interpersonellen Problembereiche, auf die man sich zu Beginn der Behandlung geeinigt hat. Es ist die Art und Weise der Symptombewältigung, die den Hauptunterschied zwischen der IP/SRT und der IPT für unipolare Patienten ausmacht; für die interpersonelle Arbeit hingegen stellen die vier aus der IPT bekannten Problembereiche Trauer, Auseinandersetzungen, Rollenwechsel und interpersonelle Defizite nach wie vor den Fokus dar.

Trauer

Der Verlust einer Bezugsperson kann neben tiefer Traurigkeit und anderen intensiven Gefühlen und Belastungen auch zu einer empfindlichen Disbalance des gewohnten Lebensrhythmus führen und den Patienten für eine Krankheitsepisode oder einen Rückfall vulnerabel machen. Dies trifft insbesondere für die Schlafgewohnheiten des Betroffenen zu.

Häufiger als die Trauer um den Verlust einer verstorbenen Bezugsperson spielt bei bipolaren Patienten die Trauer um symbolische Verluste eine entscheidende Rolle. Mehr als bei unipolaren Patienten erfordern die oftmals verheerenden Auswirkungen der Erkrankung das Betrauern der Möglichkeiten, die der Betroffene als gesunder Mensch gehabt hätte (grieving of the lost „healthy self"). Die Krankheitsbewältigung gestaltet sich bei Bipolaren aufgrund der Stimmungsinstabilität, des bipolaren Krankheitsverlaufs, des psychotischen Charakters der Störung und der krankheitsbedingten Einschränkungen in der Regel schwieriger als bei unipolaren Patienten. Der Therapeut hilft dem Patienten beim Betrauern krankheitsbedingter Verluste, wie beispielsweise sozialer Abstieg, mangelnde Kontrolle über die eigene Stimmung und das Verhalten, Verlust wichtiger Beziehungen aufgrund der Störung etc.

Interpersonelle Konflikte und Auseinandersetzungen

Nahezu alle bipolaren Patienten weisen durch die Erkrankung bedingt stark belastete Beziehungen auf. Die Scheidungsrate Bipolarer ist hoch (Coryell et al. 1993). Während das Verhalten der Familie in depressiven Episoden in der Regel unterstützend und mitleidvoll oder bei länger anhaltenden Phasen schlimmstenfalls durch Ungeduld und

Überforderung geprägt ist, sind die Symptome der Manie dem sozialen Umfeld des Patienten typischerweise unverständlich und werden insbesondere in der ersten Episode nicht als Krankheitszeichen erkannt. Die Auswirkungen manischer Symptome, wie beispielsweise mangelndes Urteilsvermögen, aggressive Ausbrüche, Promiskuität, Verschulden und Größenideen, können verheerende Folgen auf die Beziehungen haben.

Die Gruppe der vielfach noch sehr jungen Patienten erlebt oftmals Auseinandersetzungen mit der Primärfamilie, die durch den krankheitsbedingten Rückstand bei der Entwicklung und Ausbildung und die infolgedessen hohe Abhängigkeit von den Eltern verursacht sein können. Eine Aufgabe im Rahmen der IP/SRT bei diesem Problembereich ist der adäquate Umgang mit der Abhängigkeit des Patienten von Familienangehörigen und deren emotionalem Überengagement.

Rollenwechsel

Veränderungen in den sozialen Rollen können einer Krankheitsepisode vorausgehen oder als deren Folge auftreten. Nach manischen Phasen sind fast immer schmerzhafte und ungeplante Verluste zu verzeichnen, insbesondere was den sozialen Status anbelangt (Carlson et al. 1974; Dion et al. 1988). Der Verlust des Arbeitsplatzes, eines Partners, beruflicher Aufstiegschancen, finanzieller Ressourcen etc. führt zwangsläufig zu Veränderungen in den Beziehungen, im Selbstbild und allgemein im Lebensrhythmus und wird vom Betroffenen nur schwer akzeptiert. Neben den üblicherweise verwendeten IPT-Strategien bei Rollenwechseln, die u.a. im Betrauern der alten und im Annehmen und Bewältigen der neuen Rolle bestehen, wird bei der IP/SRT besonders darauf hingearbeitet, daß der Patient möglichst bald wieder zu einem ausgewogenen Tages- und Nachtrhythmus findet.

Die Wiederherstellung der Selbstachtung, die zwangsläufig durch den oder die krankheitsbedingten Rollenwechsel beeinträchtigt ist, stellt eines der wichtigsten Ziele innerhalb dieses Problembereiches dar.

Interpersonelle Defizite

Bipolare Patienten verfügen in der Regel über weitaus mehr, wenn auch meist nur oberflächliche oder unbefriedigende, Beziehungen als unipolare. Vereinsamung findet sich bei dieser Patientengruppe seltener. Nach schweren manischen Episoden ist jedoch häufig zu beobachten, daß Beziehungen vom Betroffenen nicht wieder aufgenommen werden und mangelnde Aktivitäten sowie der oben erwähnte Verlust sozialer Rollen zu Einsamkeit führen können. Der Therapeut hilft dem Patienten, frühere Beziehungen wieder aufzugreifen, neue aufzubauen und soziale Aktivitäten zu unternehmen.

Die Abschlußphase

In der Abschlußphase der Therapie liegt der Schwerpunkt auf Themen, die üblicherweise am Ende von Psychotherapien angesprochen werden: Fortschritte werden zusammengefaßt, ein Plan zur Verhinderung zukünftiger Episoden wird aufgestellt, Frühwarnzeichen werden besprochen, Strategien zur Bewältigung von Belastungen und vereinzelt auftretenden Symptomen werden erarbeitet. Das Therapieende sollte in den letzten vier bis fünf monatlichen Sitzungen angesprochen werden.

Manche, insbesondere junge Patienten oder solche, deren Lebensstil nach wie vor durch anhaltende Instabilität gekennzeichnet ist, benötigen möglicherweise für weitere Jahre eine therapeutische Begleitung in Form fortgesetzter monatlicher IP/SRT-Sitzungen.

Literatur

Carlson GA, Kotin J, Davenport YB (1974) Follow-up of 53 bipolar manic-depressive patients. Br J Psychiatry 124:134-139
Cochran SD (1984) Preventing medical noncompliance in the outpatient treatment of bipolar affective disorders. J Consult Clin Psychol 52:873-878
Coryell W, Scheftner W, Keller M, Endicott J, Maser J, Klerman GL (1993) The enduring psychosocial consequences of mania and depression. Am J Psychiatry 150:720-727
Dion G, Tohen M, Anthony W, Waternaux C (1988) Symptoms and functioning of patients with bipolar disorder six months after hospitalization. Hosp Commun Psychiatry 39:652-656
Ehlers CL, Frank E, Kupfer DJ (1988) Social zeitgebers and biological rhythms: a unified approach to understanding the etiology of depression. Arch Gen Psychiatry 45:948-952
Ehlers CL, Kupfer DJ, Frank E, Monk TH (1993) Biological rhythms and depression: the role of zeitgebers and zeitstärkers. Depression 1:285-293
Elkin I, Shea T, Watkins JT, Imber SS, Sotsky SM, Collins JF, Glass DR, Pilkonis PA, Leber WR, Docherty JP, Fiester SJ, Parloff MB (1989) National Institute of Mental Health Treatment of Depression Collaborative Research Program: general effectiveness of treatment. Arch Gen Psychiatry 46:971-982
Frank E, Kupfer D, Perel J, Cornes C, Jarret D, Mallinger A, Thase M, McEachran A, Grochocinski V (1990a) Three-year outcomes for maintenance therapies in recurrent depression. Arch Gen Psychiatry 47:1093-1099
Frank E, Frankel D, Carter S, Cornes C, Kupfer DJ (1990b) Manual for the adaption of interpersonal psychotherapy to the treatment of bipolar disorders. Unpublished manuscript, University of Pittsburgh
Frank E, Kupfer DJ, Ehlers CL, Monk TH, Cornes C, Carter S, Frankel D (1994) Interpersonal and social rhythm therapy for bipolar disorder: integrating interpersonal and behavioral approaches. Behav Therapist 17:143-149
Glick ID, Clarkin JF, Spencer JH (1985) A controlled evaluation of inpatient family intervention: preliminary results of the six-month follow-up. Arch Gen Psychiatry 42:882-886
Goodwin FK, Jamison KR (1990) Manic-depressive illness. Oxford University Press, London New York
Grawe K, Donati R, Bernauer F (1994) Psychotherapie im Wandel: Von der Konfession zur Profession. 3. Aufl. Hogrefe, Göttingen
Johnson SL, Roberts JE (1995) Life events and bipolar disorder: implications from biological theories. Psychol Bull 117:434-449
Klerman GL, Weissman MM, Rounsaville BJ, Chevron ES (1984) Interpersonal Psychotherapy of Depression. Basic Books, New York
Miklowitz DJ, Goldstein MJ, Nüchterlein KH, Snyder KS, Mintz J (1988) Family factors and the course of bipolar affective disorder. Arch Gen Psychiatry 45:225-231
Monk T, Flaherty J, Frank E, Hoskinson K, Kupffer DJ (1990) The social rhythm metric (SRM): an instrument to quantify the daily rhythms of life. J Nerv Ment Dis 178:120-126
Monk T, Kupfer DJ, Frank E, Ritentour A (1991) The social rhythm metric (SRM): measuring daily social rhythms over 12 weeks. Psychiatry Res 36:195-207
Prien RF, Potter WZ (1990) NIMH workshop report on treatment of bipolar disorder. Psychopharmacol Bull 26:409-427
Schramm E (ed) (1996) Interpersonelle Psychotherapie. Schattauer, Stuttgart
Shapiro DR, Quitkin FM, Fleiss JL (1989) Response to maintenance therapy in bipolar illness: effect of index episode. Arch Gen Psychiatry 46:401-405
Shea MT, Elkin I, Imber SD, Sotsky SM, Watkins JT, Collins JF, Pilkonis PA, Beckham E, Glass DR, Dolan RT, Parloff MB (1992) Course of depressive symptoms over follow-up: findings from the National Institute of Mental Health Treatment of Depression Collaborative Research Program. Arch Gen Psychiatry 49:782-787
Wehr TA, Sack DA, Rosenthal NE (1987) Sleep reduction as a final common pathway in the genesis of mania. Am J Psychiatry 144:210-214

TEIL 7

Praxis der Lithiumanwendung

KAPITEL 7.1

Praktische Ratschläge zur Durchführung und Kontrolle einer Lithiumbehandlung

B. Müller-Oerlinghausen, W. Greil und A. Berghöfer

Vorbemerkung

In dem nachstehenden Kapitel werden in einer kompakten Darstellungsweise die wichtigsten praktischen Aspekte einer Lithiumbehandlung bzw. -prophylaxe dargestellt und Richtlinien zur Durchführung dieser Therapie gegeben. Für den theoretischen Hintergrund der hier zusammengestellten Empfehlungen sei der Leser auf die vorangehenden Kapitel dieses Buches verwiesen. Unsere Empfehlungen entsprechen weitgehend denen, die heute sowohl in europäischen Ländern als auch in den USA üblich geworden sind (vgl. Greil u. van Calker 1983; WHO 1989; CINP 1993; American Psychiatric Association 1994; Prien u. Rush 1996; Schou 1997). Da die Modalitäten der kurativen Anwendung von Lithium bei der Manie oder anderen Indikationen sich nicht wesentlich von denen der prophylaktischen Anwendung unterscheiden, wird in diesem Kapitel grundsätzlich von den technischen Problemen der Durchführung einer Prophylaxe ausgegangen. Kurze Anmerkungen zu den Besonderheiten der kurativen Anwendung finden sich am Schluß des Kapitels.

Indikationen, Therapieziel und Patientenauswahl

Eine prophylaktische Lithiumbehandlung sollte nur begonnen werden, wenn mit hoher Wahrscheinlichkeit weitere Krankheitsphasen zu erwarten sind, deren Schweregrad und deren soziale Auswirkungen eine medikamentöse Dauerbehandlung rechtfertigen. Die Rückfallwahrscheinlichkeit abzuschätzen sowie Nutzen und Risiko der geplanten Lithiumtherapie abzuwägen, ist im individuellen Fall oft schwierig. Zu den möglichen Indikationen einer Lithiumprophylaxe wird in den Kapiteln 3.1-3.4 und 3.9-3.12 ausführlich Stellung genommen. Tabelle 1 gibt eine summarische Darstellung der wichtigsten Indikationen.

Als Selektionskriterien für eine prophylaktische Lithiumtherapie bei Patienten mit affektiven Psychosen wird meist empfohlen, daß zumindest bereits drei Krankheitsphasen aufgetreten sein sollten: die letzten drei in einem Zeitraum von fünf Jahren, oder die letzten beiden im Abstand von

Tabelle 1. Wichtigste psychiatrische und internistische Indikationen der Lithiumprophylaxe und -behandlung

Kurativ	Prophylaktisch	
Depressive Episode (Augmentation)	Rezidivierende depressive Störungen	Insbesondere bei hohem
Manische Episode	Bipolare affektive Störung	Suizidrisiko
	Schizoaffektive Psychose	
	Pathologische Aggressionszustände	
	Monopolare Manie	
Thyreotoxikose	Cluster-Kopfschmerz	

höchsten zwei bis drei Jahren (vgl. Kap. 3.3). Aus einer Studie des Schweizer Psychiaters Angst (1981) wurden neue Selektionskriterien abgeleitet. Außer der „Indexphase", welche den Patienten zur aktuellen Behandlung veranlaßte, muß innerhalb eines gewissen anamnestischen Zeitraumes nur mindestens eine frühere Krankheitsphase abgelaufen sein, und zwar

a) bei unipolaren Depressionen innerhalb von fünf Jahren
b) bei bipolaren Psychosen innerhalb von vier Jahren
c) bei schizoaffektiven Psychosen innerhalb von drei Jahren.

Dabei wird das Jahr der Indexerkrankung mitgezählt.

Nach diesen Indikationskriterien werden 70% der Patienten mit unipolaren und bipolaren Erkrankungen richtig erkannt, bei denen in den nächsten fünf Jahren mindestens zwei weitere Erkrankungsphasen auftreten werden (für die schizoaffektiven Psychosen liegt nach diesen Kriterien die zutreffende Einschätzung bei 58%).

Die Selektionskriterien von Angst können jedoch nur den wahrscheinlichkeitsstatistischen Hintergrund für die Entscheidung zu einer Lithiumprophylaxe darstellen. Sie geben keinerlei Hinweise auf den möglichen Erfolg oder Mißerfolg der tatsächlich im individuellen Fall eingeleiteten Prophylaxe. Für eine differenzierte Nutzen-Risiko-Abwägung einer Lithiumtherapie müssen deshalb zusätzlich berücksichtigt werden:
- Schweregrad der bisherigen Krankheitsphasen
- besondere Risiken und Kontraindikationen einer Lithiumtherapie und ihrer Alternativen sowie
- die innere Einstellung des Patienten zu einer medikamentösen Langzeitbehandlung.

Weitere Hinweise zur Voraussage eines möglichen Prophylaxeerfolges finden sich in Kap. 3.5.

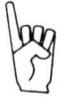

Die Forschung der letzten 10 Jahre hat eine suizidpräventive Wirkung von Lithium herausgestellt, weshalb insbesondere bei Vorliegen einer Suizidanamnese an eine Lithiumeinstellung gedacht werden muß (vgl. Kap. 3.8).

Ebenfalls erst in den letzten Jahren bedeutsam geworden ist der kurative Einsatz von Lithium im Rahmen der Lithiumaugmentation (vgl. Kap. 3.2).

Kontraindikationen

Die Kontraindikationen für eine Lithiumtherapie ergeben sich aus den unten bzw. in den einschlägigen Kapiteln dieses Buches dargestellten unerwünschten Wirkungen von Lithium (Tabelle 2). !

Absolute Kontraindikationen für Lithium stellen nur das akute Nierenversagen und der akute Myokardinfarkt dar.

Relative Kontraindikationen sind renale Störungen, die mit einer verminderten glomerulären Filtrationsrate einhergehen, z. B. Glomerulone-

Tabelle 2. Kontraindikationen von Lithium

	Absolut	Relativ	Besondere Vorsicht bei
Renal	Akutes Nierenversagen	Störungen mit verminderter glomerulärer Filtration Tubuläre Störungen	
Kardiovaskulär	Akuter Myokardinfarkt	Herzrhythmusstörungen („Sick sinus")	Arterielle Hypertonie
Neurologisch		Zerebelläre Störungen Myasthenia gravis	Zerebralsklerose Demenz Epilepsie Morbus Parkinson
Dermatologisch		Psoriasis	
Endokrin		Hypothyreose Morbus Addison	
Gynäkologisch		Schwangerschaft, 1. Trimenon	Schwangerschaft, 2. und 3. Trimenon Entbindung Stillen
Hämatologisch		Myeloische Leukämie	
Allgemein		Natriumarme Diät Narkose/Operation	Diarrhoe Erbrechen Fieber
Medikamente		Diuretika	Antiphlogistica Muskelrelaxanzien Anästhesie Antikonvulsiva Tetrazykline Spectinomycin ACE-Hemmer Methyldopa Neuroleptika

phritis, da verminderte glomeruläre Filtration zur Lithiumretention führt und dadurch zu einer Erhöhung des Lithium-Serum-Spiegels. Vorbestehende tubuläre Störungen können durch Lithium verstärkt werden.

Da Lithium selbst zu Ataxie und zu Muskelschwäche führen kann (vgl. Kap. 4.1), sollte eine Lithiumtherapie bei zerebellären Störungen und bei Myasthenia gravis vermieden werden.

Relativ kontraindiziert ist Lithium auch bei der *Psoriasis*, da die Symptomatik sich unter Lithium verstärken kann (vgl. Kap. 4.6).

Eine klinisch manifeste *Hypothyreose* wird durch Lithium verstärkt; jedoch ist eine Lithiumtherapie nach Einstellung einer entsprechenden hormonellen Substitution und unter verstärkten Kontrollen durchaus möglich.

Lithium sollte auch bei Patienten mit *Morbus Addison* nicht angewendet werden, da diese Krankheit zu einem Natriumverlust führt. Bei Kombination von Lithium mit *natriumarmer Diät* oder mit *Diuretika* (vgl. Kap. 4.11) kann durch eine vermehrte Lithiumrückresorption in der Niere der Lithium-Serum-Spiegel in toxische Bereiche gelangen.

Auch im Falle einer *Narkose* und Operation sollte Lithium präoperativ ca. 48 Stunden abgesetzt werden, um zu vermeiden, daß es durch Interaktion von Lithium mit *Muskelrelaxanzien* oder durch operationsbedingte Elektrolytverschiebungen zu einer Lithiumintoxikation kommt (vgl. Kap. 4.9). Kritische Situationen können vor allem dann entstehen, wenn *präoperativ* die Flüssigkeitszufuhr erheblich eingeschränkt wird. Normale Flüssigkeits- und Kochsalzzufuhr vorausgesetzt, kann postoperativ Lithium meist sofort wieder in der bisherigen Dosierung gegeben werden.

Eine weitere relative Kontraindikation für Lithium stellt die myeloische *Leukämie* dar, weil Lithium selbst zu einer leichten Leukozytose führt (vgl. Kap. 2.4).

Gewisse Krankheiten erfordern besondere Vorsicht bei der Durchführung der Lithiumtherapie, so etwa möglichst niedrige Lithium-Serum-Spiegel, häufige Serumkontrollen und sorgfältige Überwachung der Grundkrankheit. Hierzu gehören z. B. Herzrhythmusstörungen, die Anlaß für regelmäßige EKG-Kontrollen sein sollten. Eine *Bradyarrhythmie*, insbesondere ein „Sick-Sinus"-Syndrom stellt sogar eine relative Kontraindikation für Lithium dar (vgl. Kap. 4.2).

Bei Patienten mit arterieller *Hypertonie* (keine kochsalzarme Diät, Vorsicht bei Gabe von Diuretika!) und beim *Diabetes mellitus* sind die renalen Spätfolgen der Erkrankungen zu beachten.

Bei *Zerebralsklerose*, *Demenz* und anderen psychoorganischen Störungen kann Lithium zu Verwirrtheitszuständen und anderen neurotoxischen Symptomen führen (vgl. Kap. 4.1), weshalb auf möglichst niedrige Lithium-Serum-Spiegel eingestellt werden sollte, insbesondere bei gleichzeitiger neuroleptischer Medikation.

Bei Patienten mit *Epilepsie* sind regelmäßige EEG-Kontrollen ohnehin indiziert; die Häufigkeit von Grand-Mal-Anfällen kann unter Lithium vermehrt, aber auch vermindert sein; eine kombinierte Behandlung mit Lithium und Antikonvulsiva ist durchaus möglich. Die Symptome eines Morbus Parkinson werden möglicherweise unter Lithium verstärkt (vgl. Kap. 4.1).

Schwangerschaft, Entbindung, Stillen: Im ersten Trimenon der Schwangerschaft sollte Lithium wegen des leicht erhöhten Risikos teratogener Schädigung nur gegeben werden, wenn aufgrund klinischer Vorerfahrungen eine Unterbrechung der Lithiumbehandlung bei der Patientin zu schweren Rezidiven mit Selbst- oder Fremdgefährdung führen würde oder anamnestisch Therapieresistenz der Rezidive bekannt ist. Im weiteren Verlauf der Schwangerschaft sollte die Lithiumgabe nur unter strenger Überwachung erfolgen. Häufige Serumspiegelkontrollen und Anpassung bzw. Umverteilung der Dosis sind erforderlich, insbesondere in der Zeit unmittelbar vor der Entbindung (verminderte Lithium-Clearance!). Ultraschalluntersuchungen sollten ab der 16. SSW in einem speziell ausgebildeten Zentrum durchgeführt werden. Da Lithium auch in der Muttermilch ausgeschieden wird, sollten nur gesunde Neugeborene und Säuglinge gestillt werden und sofort abgestillt werden, wenn Gedeihstörungen oder Verhaltensauffälligkeiten, z. B. Durchfälle oder Schläfrigkeit, auftreten (vgl. Kap. 4.8).

Durchführung der Lithiumprophylaxe

Notwendige Voruntersuchungen

Vor Beginn einer Lithiumtherapie ebenso wie vor der längerfristigen Verordnung von z. B. Antidepressiva oder Antikonvulsiva ist nicht nur eine psychiatrische, sondern auch eine gründliche internistische Anamnese sowie eine internistisch-neurologische Untersuchung durchzuführen. Dabei ist insbesondere auch der dermatologische Status zu beurteilen. Wichtig sind ferner eine sorgfältige Medikamentenanamnese und eine Exploration des Patienten bezüglich seiner Einstellung zur geplanten Langzeitmedikation.

Außerdem sind Körpergewicht und Halsumfang zu dokumentieren. Die wichtigsten Laboruntersuchungen sind:
- Kreatinin im Serum, u. U. Minirin-Test (DDAVP-Test) zur Feststellung der renalen Konzentrationsfähigkeit
- T_3, T_4, basales TSH im Serum
- Nüchternblutzucker
- Blutbild
- EEG und EKG sollten vor Beginn der Medikation einmal abgeleitet werden (vgl. Kap. 4.1, 4.2).

Ersteinstellung: Welche Dosierung? Welche Präparate?

Die therapeutische Breite von Lithiumsalzen ist ähnlich schmal wie etwa diejenige von Herzglykosiden. Die erwünschte klinische Wirkung ist jedoch meist erst nach längerer Zeit, d. h. nach Monaten oder Jahren, fest-

Tabelle 3. Untersuchungen bei Lithiumtherapie

Vor der Therapie	Während der Therapie	
Psychiatrische und somatische Anamnese, Internistisch-neurologische Untersuchung, Medikamentenanamnese	Fragen nach Nebenwirkungen (Tremor, Polyurie, Polidipsie, Gewichtszunahme), Halsumfang messen (Struma?)	
Labor: – Kreatinin im Serum – Urinstatus – T_3, T_4, TSH – Elektrolyte: Natrium, Kalium, Kalzium im Serum – Blutbild – Blutglukose EKG EEG	Labor: – Lithium-Serum-Spiegelkontrollen bei Einstellung: später: – Kreatinin im Serum Kalzium – T_3, T_4, TSH: – Blutbild: EKG: EEG:	 wöchentlich im Abstand von 3 Monaten im Abstand von 6–12 Monaten jährlich jährlich jährlich gelegentlich
Fakultative Untersuchungen: TRH-Test Prüfung der glomerulären Filtrationsrate Prüfung der renalen Konzentrationsleistung (Minirin®-Test)		

stellbar; *deshalb kann die Dosierung nur anhand des Lithium-Serum-Spiegels erfolgen.* Nach ausführlicher Aufklärung des Patienten[1] und den oben sowie in Tabelle 3 dargestellten Voruntersuchungen kann eine Behandlung mit einem der in Tabelle 4 aufgeführten Präparate begonnen werden.

Es sind verschiedene Salze von Lithium, wie z. B. Lithiumkarbonat, Lithiumsulfat, Lithiumazetat auf dem Markt. Die Salzform spielt für praktische Zwecke keine wesentliche Rolle, weil nur der Lithiumanteil des Salzes, das Lithiumion, wirksam ist. Auch die Kinetik der einzelnen Salzformen unterscheidet sich nicht in praktisch relevanter Weise (vgl. Kap. 2.11). Dagegen bestehen zwischen normalen und retardierten Präparaten pharmakokinetische Unterschiede. Inzwischen liegen auch für den deutschen Markt Untersuchungen über die Qualität der Präparate vor (vgl. Kap. 2.11).

Lithiumaspartat, das in Deutschland nach wie vor einen gewissen Marktanteil besitzt, ist eine klinisch wenig untersuchte Substanz. Seine Verwendung kann nur mit Zurückhaltung empfohlen werden, insbesondere da die Behauptung des Herstellers, daß man aufgrund der „Schlepperwirkung" der Asparaginsäure mit geringeren Lithiumdosen auskommen könne (Serumspiegel 0,3–0,5 mmol/l in der Prophylaxe), wissenschaftlich nicht ausreichend begründet ist und mehrfach widerlegt wurde.

Bei den in Tabelle 4 aufgeführten Lithiumpräparaten schwankt die Lithiummenge von 3–12,2 mmol/Tablette; ungewollte Über- oder Unterdosierungen

---

[1] Hierfür eignet sich das speziell für Patienten und Angehörige entwickelte Taschenbuch von Schou (1997)

Tabelle 4. Lithiumpräparate in der Bundesrepublik Deutschland (D), Österreich (A) und der Schweiz (CH)*

Name	Land	Hersteller	Lithiumsalz	Menge des Salzes (mg/Tbl.)	Menge an Lithium (mmol/Tabl.)	Tabletten-art
Hypnorex retard	D	Synthelabo/Delalande	Karbonat	400	10,8	retard
Leukominerase	D	G.N. Pharma	Karbonat	150	4,0	normal
Li 450 „Ziethen"	D	Ziethen	Karbonat	450	12,2	retard
Litarex	CH	Dumex	Zitrat	564	6,0	retard
Lithiofor	CH	Vifor S.A.	Sulfat	660	12,0	retard
Lithiofor	D	Marka Arzneimittel	Sulfat	660	12,0	retard
Lithium Apogepha	D	Apogepha	Karbonat	295	8,0	normal
Lithium Aspartat	D	Köhler-Pharma	Aspartat	500	3,2	normal
Lithium-Duriles	D	Astra	Sulfat	330	6,0	retard
Neurolepsin	A	Kwizda	Karbonat	300	8,1	normal
Priadel	CH	Synthelabo/Delalande	Karbonat	400	10,8	retard
Quilonorm	A, CH	SmithKline Beecham	Azetat	536	8,1	normal
Quilonorm retard	A, CH	SmithKline Beecham	Karbonat	450	12,2	retard
Quilonum	D	SmithKline Beecham	Azetat	536	8,1	normal
Quilonum retard	D	SmithKline Beecham	Karbonat	450	12,2	retard

* Quelle: ABDA-Datenbank und Große Deutsche Spezialitäten-Taxe/Lauer-Taxe

sind dadurch zustande gekommen, daß diese Unterschiede nicht berücksichtigt wurden. Es ist zweckmäßiger, die Lithiummenge in mmol von Lithiumionen pro Tablette auszudrücken als – wie in den USA immer noch üblich – in mg von Lithiumsalz pro Tablette. Im Falle des Behandlungsbeginns im symptomfreien Intervall können zunächst, je nach Alter und Körpergewicht, 12–24 mmol/die, auf 2 bis 3 Einzeldosen verteilt, gegeben werden. Zur Vermeidung initialer Nebenwirkungen, die eine negative Einstellung des Patienten zur Lithiumprophylaxe auslösen können, sollte mit einer möglichst niedrigen Tagesdosis begonnen werden.

Lithiumtabletten werden häufig, wie andere Medikamente auch, als „3× täglich" verordnet, obwohl dies mehr der Gewohnheit als wissenschaftlichen Überlegungen entspricht. Es ist bei mittleren Tagesdosen durchaus möglich, die Tabletten nur morgens und abends einzunehmen. Ohnehin zeigt die Erfahrung nämlich, daß die Mittagsdosis oft vergessen wird bzw. daß sich die Patienten genieren, ihre Tabletten am Arbeitsplatz einzunehmen. Ob die Tabletten vor, während oder nach der Mahlzeit eingenommen werden, scheint keine wesentliche Rolle zu spielen. Bei Auftreten gastrointestinaler Beschwerden sollte versucht werden, ob durch Tabletteneinnahme mit den Mahlzeiten eine Besserung erzielt wird. Wichtig ist, daß die Patienten die Tabletten mit genügend Flüssigkeit zu sich nehmen. Ohnehin sollte darauf geachtet werden, daß die Patienten eine ausreichende Flüssigkeitszufuhr einhalten, auch wenn keine unerwünschten Wirkungen der Therapie wie verstärkter Durst oder Polyurie vorliegen.

Ob für den Patienten ein normales oder ein retardiertes Präparat günstiger ist, kann meist erst im weiteren Verlauf der Behandlung anhand der Nebenwirkungen entschieden werden. Es gibt Hinweise dafür, daß einige Nebenwirkungen, wie z. B. Tremor, unter *Retardpräparaten* geringer ausgeprägt sind. Auf der anderen Seite ist bislang nicht eindeutig geklärt, ob normale oder Retardpräparate eher renale Veränderungen begünstigen (vgl. Kap. 4.4). Auch können stärker retardierte Präparate unter Umständen zu Diarrhöen bzw. sehr weicher Stuhlkonsistenz führen. Umsetzen auf ein Normalpräparat kann oft sofortige Linderung bewirken (vgl. S. 562).

Nach einer Woche wird der Lithium-Serum-Spiegel unter standardisierten[2] Bedingungen bestimmt und hieraus auf der Basis einer einfachen Proportionalität die vorläufige endgültige Dosis festgelegt, die im Durchschnitt bei 20–30 mmol/die liegt, jedoch erhebliche interindividuelle Schwankungen zeigt. Bei älteren Patienten ist aufgrund der niedrigeren GFR und Lithium-Clearance oft eine Dosis von 10–12 mmol/die ausreichend.

Nach einer Lithiumintoxikation kann u.U. über Wochen bis Monate die Lithium-Clearance verringert sein, so daß eine niedrigere Lithiumdosis ausreichend ist.

(Für technische Details der Serumspiegelbestimmung vgl. Kap. 7.3.)

---

[2] Standardisierter Serumspiegel bedeutet, daß die Blutabnahme 12 ± 1 Stunden nach der letzten Tabletteneinnahme erfolgt. Gegen diesen wesentlichen Grundsatz, ohne dessen Beachtung Lithium-Serum-Spiegelbestimmungen nur wenig aussagekräftig sind, wird leider sehr häufig verstoßen (vgl. Kap. 7.3)

Klinische und klinisch-chemische Kontrolluntersuchungen

Lithium-Serum-Spiegel

Eine sichere Lithiumprophylaxe ist nur unter regelmäßiger Kontrolle des Lithium-Serum-Spiegels möglich (Tabelle 5). Patienten, die sich hierauf nicht einlassen können, müssen von einer Lithiumtherapie ausgeschlossen werden. Ebenso sollten Ärzte keine Lithiumprophylaxe durchführen, die, aus welchen Gründen auch immer, regelmäßige Spiegelbestimmungen nicht durchführen möchten. Die kontinuierliche Kontrolle des Lithium-Serum-Spiegels dient nicht nur der ständigen Überprüfung der adäquaten Dosierung und der Compliance der Patienten, sondern er läßt auch eine eventuell sich verschlechternde Nierenfunktion rechtzeitig erkennen. Sollte der Lithium-Serum-Spiegel trotz gleichbleibender Dosierung und guter Patientencompliance ansteigen, so können hierfür nur zwei Gründe verantwortlich sein: entweder eine veränderte, d. h. im Vergleich zu früheren Bestimmungen negative Natriumbilanz (Schwitzen, Durchfälle, Diuretika) oder eine verringerte Filtrationsleistung der Niere. In jedem Fall muß dies Anlaß geben, nicht nur die Dosis wieder neu anzupassen, sondern vor allem die Ursachen zu eruieren.

Nach erfolgter Ersteinstellung wird der Lithium-Serum-Spiegel zunächst noch wöchentlich, später in ca. 6–8wöchigen, mindestens aber dreimonatigen Abständen untersucht. Bei allen Dosisveränderungen muß grundsätzlich etwa eine Woche abgewartet werden, bis sich ein neues Gleichgewicht zwischen Gewebe und dem intravasalen Kompartiment eingestellt hat, so daß der Lithium-Serum-Spiegel beurteilt werden kann.

Im einzelnen wird sich der *Abstand zwischen den Serumspiegelbestimmungen* nach der Zuverlässigkeit des Patienten, nach den auftretenden Nebenwirkungen und nach weiteren Begleitumständen, wie z. B. einer zusätzlichen Medikation und der jeweiligen Natriumbilanz, zu richten haben. Jeder Kochsalzmangel, sei es durch verringerte Zufuhr, sei es durch

Tabelle 5. Grenzwerte für Lithium-Serum-Spiegel und übliche Kontrollintervalle

	[mmol/l]
Im allgemeinen	0,6–0,8
Bei Prophylaxeresistenz, bei drohendem Rezidiv	bis 1,2
Intoxikation	ab 2,0
Lebensgefahr	ab 3,5
Kontrollintervalle des Lithium-Serum-Spiegels	
Anfangs wöchentlich	
Später 6–8wöchentlich	
Bei erfahrenen Pat. ohne Komorbidität und mit guter Response 3monatlich	
Engmaschige Kontrolle bei	
– Unzuverlässigkeit des Patienten	
– Veränderter Natriumbilanz	
– Post partum	

Kochsalzverluste, verringert die renale Lithium-Clearance und bringt somit ein erhöhtes Intoxikationsrisiko mit sich.

Für eine Lithiumprophylaxe wird *im allgemeinen ein Serumspiegel von 0,6–0,8 mmol/l* eingestellt. Bei älteren oder auf Nebenwirkungen sehr empfindlich reagierenden Patienten kann versucht werden bzw. ist es unter Umständen ratsam, den Lithiumspiegel noch weiter abzusenken; jedoch scheinen Lithiumspiegel unter 0,4 mmol/l nur selten ausreichend wirksam zu sein.

Selten sind für die prophylaktische Behandlung höhere Spiegel (bis 1,2 mmol/l) notwendig. Oft ist eine unbefriedigende Prophylaxe-Response nur darauf zurückzuführen, daß nicht der Versuch gemacht wurde, Patienten auf etwas höhere Lithiumspiegel (z. B. 0,9–1,1 mmol/l) einzustellen. Natürlich ist dann auch statistisch mit mehr unerwünschten Arzneimittelwirkungen zu rechnen (Gelenberg et al. 1989). Auch Solomon et al. (1996) zeigten, daß Patienten unter Standard-Lithium-Serum-Spiegeln im Durchschnitt ein höheres psychosoziales Funktionsniveau erreichten als unter ausgesprochen niedrigen Blutspiegeln. Auch bei älteren Patienten muß der wirksame und noch verträgliche Lithiumspiegel empirisch ausgetestet werden. *Es ist falsch, wie es in der Praxis häufig beobachtet wird, ältere Patienten grundsätzlich auf niedrigere (d. h. oft unwirksame) Lithiumspiegel einzustellen.* Serumspiegel über 1,4 mmol/l ergeben nur eine Zunahme der unerwünschten, nicht aber der erwünschten Wirkungen.

Nicht nur aufgrund der interindividuell sehr unterschiedlichen renalen Lithium-Clearance, sondern auch aufgrund des unterschiedlichen Ansprechens der Patienten auf Lithium ist die endgültige Dosierung im Rahmen einer Lithiumprophylaxe von Patient zu Patient sehr unterschiedlich. Im Durchschnitt wird sie bei 20–30 mmol liegen, jedoch kommen in Extremfällen auch Tagesdosen von nur 10 oder 72 mmol/die vor! Für eine optimale Lithiumdosierung gilt es, drei Forderungen gleichzeitig gerecht zu werden, nämlich

a) die aus wissenschaftlichen Untersuchungen bekannt gewordenen statistischen Zusammenhänge zwischen der Höhe des Lithium-Serum-Spiegels und der Häufigkeit erwünschter wie unerwünschter Wirkungen zu berücksichtigen

b) unerwünschte Wirkungen der Medikation möglichst gering zu halten

c) einen ausreichenden und den Patienten zur Fortführung der Therapie auch motivierenden prophylaktischen Erfolg zu erzielen.

Die Schwierigkeit liegt darin, daß zumindest einige Nebenwirkungen sich schon recht bald einstellen können, während der prophylaktische Erfolg häufig erst nach einem Jahr oder mehreren Jahren beurteilt werden kann. Man wird deshalb den Patienten zunächst mangels anderer Informationen auf den in der Literatur empfohlenen Serumspiegelbereich einstellen und beim Auftreten dosisabhängiger unerwünschter Wirkungen versuchen, den Serumspiegel etwas zu senken. Kommt es dabei dann zu einem Rezidiv, so muß unter Berücksichtigung der Begleitumstände gemeinsam mit dem Patienten ein Kompromiß gesucht werden. Es mag sein, daß der Patient eher bereit ist, gewisse Nebenwirkungen, wie z. B. leichte Durchfälle, zu ertragen, als nochmals ein Rezidiv zu erleiden. Es mag auch sein, daß ein Antidot verfügbar ist, um Nebenwirkungen erträglicher zu machen, wie z. B. Beta-Rezeptorenblocker gegen den lithiuminduzierten Tremor. Es kommt durchaus auch vor, daß bei Wiedererhöhung des Lithium-Serum-Spiegels die früher geklagten unerwünschten Wirkungen jetzt nicht mehr oder in sehr viel schwächerer Form auftreten. Falls sich eine für Patient, Arzt und Angehörige akzeptable Nutzen-Risiko-Relation nicht herstellen läßt, muß gegebenenfalls auch an eine medikamentöse Alternative gedacht werden (s.u., vgl. auch Kap. 6.1 und 6.2). Dagegen ist die langfristige Kombination eines Antidepressivums mit einer als Monotherapie zu niedrig dosierten Lithiummedikation im allgemeinen nicht als eine geeignete Therapiestrategie zu betrachten.

Die intraindividuelle Variabilität der Lithiumspiegel ist auch bei gleichbleibender Dosierung von Patient zu Patient unterschiedlich. Die Gründe hierfür scheinen nicht nur in einer unterschiedlichen Compliance der Patienten zu liegen (Tabelle 6).

Aufgrund der langen Eliminationshalbwertszeit von Lithium ist es nicht wesentlich, daß die Tabletten jeden Tag exakt zur selben Zeit eingenommen werden, obwohl dies wahrscheinlich im allgemeinen aus Gründen der Compliance zu empfehlen ist. Unterschiede von einigen Stunden spielen praktisch keine Rolle. Wichtig ist nur, daß die letzte Tabletteneinnahme am Abend vor einer Kontrolle des Blutspiegels exakt 12±1 Stunde vor der Blutentnahme erfolgt (s. Fußnote auf S. 554)

Tabelle 6. Ursachen für Schwankungen des Lithium-Serum-Spiegels

1. Unzuverlässige Tabletteneinnahme
2. Veränderungen des zeitlichen Abstandes zwischen letzter Tabletteneinnahme und Blutentnahme (12-h-Intervall)
3. Veränderung der Lithiumresorption
   - durch Diarrhoe, sowohl infolge gastrointestinaler Infektionen als auch aufgrund der lithiumbedingten Nebenwirkung
   - durch Erbrechen
   - durch Begleitmedikation
4. Veränderung der renalen Lithiumausscheidung
   - durch Diuretika, Antiphlogistika, andere Begleitmedikation, die nicht selten vom Patienten vergessen wird zu nennen, da ein anderer Arzt sie verschreibt
   - durch natriumarme Diät, andere einseitige Ernährungsformen, Diäten in Frauenzeitschriften
   - durch Dehydratation, bei heißem Wetter, sportlicher Betätigung, Fieber, Diarrhoe
   - durch interkurrente renale Erkrankung

Wenn ein Patient vergessen hat, seine Tabletten einzunehmen, so sollte er dies nicht dadurch kompensieren, daß er etwa zum nächsten Einnahmezeitpunkt bzw. am nächsten Tag die doppelte Menge zu sich nimmt, da dann Intoxikationsgefahr besteht. Derartige *Einnahmefehler* sind aufgrund der Pharmakokinetik der Lithiumsalze nach wenigen Tagen wieder ausgeglichen. Wichtig ist, daß der Patient dem Arzt wahrheitsgemäß berichtet, wie er in den vorausgegangenen Tagen seine Tabletten eingenommen hat. Andernfalls kann auch ein exakt bestimmter Lithium-Serum-Spiegel nicht adäquat beurteilt werden.

Weitere Kontrollen während der Behandlung mit Lithiumsalzen

Bei jedem Arztbesuch ist der Patient gezielt nach unerwünschten Wirkungen zu befragen, insbesondere nach Durst, Polyurie, Tremor, psychischen Effekten (Gedächtnis?), dermatologischen Veränderungen und Diarrhoen. Bei geringsten Hinweisen auf eine möglicherweise vorliegende (Sub-)Intoxikation wie verstärkter, evtl. grobschlägiger Tremor, verstärkter Durst, neu aufgetretene Diarrhoe, oder verwaschene Sprache, ist das Ergebnis der Lithium-Serum-Spiegelbestimmung sofort, möglichst telefonisch, vom Labor zu erfragen. Sehr vorteilhaft ist der Einsatz ionensensitiver Elektroden, mittels derer der Lithium-Blut-Spiegel in wenigen Sekunden noch bei Anwesenheit des Patienten bestimmt werden kann. Bei erhöhten Werten sollte der Patient umgehend zu einer Kontrolluntersuchung wieder einbestellt werden.

Laborchemische Kontrollen

Die Bestimmung des Kreatinins im Serum sollte mindestens alle 6–12 Monate vorgenommen werden.

Nach abgeschlossener Ersteinstellung auf Lithium, d. h. im allgemeinen nach etwa drei Monaten, kann die renale Konzentrationsfähigkeit mittels des Minirintestes (DDAVP-Test), der weder zeit- noch personalaufwendig ist, bestimmt werden, um damit einen Vergleichswert bei eventuell später auftretenden nephrologischen Veränderungen zur Hand zu haben. Selbstverständlich wird man dabei aufgrund der in Kap. 4.4 näher dargestellten Wirkung von Lithium auf die Wasserrückresorption häufig eine erheblich erniedrigte Osmolalität im Urin feststellen. Anstelle der Bestimmung der Kreatinin-Clearance ist die Clearance-Schätzung mittels der sog. „Cockcroft-Formel" (vgl. Kap. 4.4) praktikabel:

$Cl_{Krea} = (140 - Alter) \times Körpergewicht~(kg) / 72 \times S\text{-}Krea~(mg/dl)$
(Frauen: $Cl_{Krea} \times 0{,}85$)

Kalzium i. S. sollte alle 6–12 Monate wegen der Möglichkeit eines Hyperparathyreoidismus bestimmt werden (vgl. Kap. 4.7). Der hormonale Schilddrüsenstatus sollte durch die Bestimmung von T_3, T_4 und des basalen TSH im Serum einmal jährlich überprüft werden. Eine leichte Erhö-

Tabelle 7. Unerwünschte Wirkungen von Lithiumsalzen

Organsysteme	Symptome	Bemerkungen/Therapie
Neurologisch/ psychiatrisch	Feinschlägiger Tremor der Finger	Häufig. Dosisreduktion. Änderung des Dosierungsschemas. Evtl. Beta-Rezeptorenblocker
	Müdigkeit Muskelschwäche Mnestische Störungen (?) Rigor (?)	Eher bei Beginn der Lithiumtherapie
Gastrointestinal	Übelkeit Erbrechen Bauchschmerzen Diarrhoe	Oft bei Beginn der Lithiumtherapie. Diarrhoen häufiger bei Lithiumretardtabletten. Diarrhoen und Erbrechen können Ausdruck einer Lithiumintoxikation sein
Kardiovaskulär	EKG-Veränderungen: T-Wellen-Abflachung T-Wellen-Umkehr	Reversibel. Ungefährlich
	Arrhythmien:	Sehr selten. Folge von Störungen der Reizbildung oder der Erregungsleitung. Eher bei vorbestehenden Herzerkrankungen
	AV-Block I°	Regelmäßige EKG-Kontrollen
	Sinusknotensyndrom, ventrikuläre Extrasystolen AV-Block II° u. III°, Schenkelblock (?)	Absetzen von Lithium. Kontraindikation „Sick sinus" beachten!
Renal	Funktionell: Polyurie, Polydipsie, verminderte Konzentrationsleistung (Durstversuch, DDAVP-Test)	Reversibel. Ungefährlich. Evtl. Dosisreduktion. Evtl. Diuretika (Cave!)
	Histologisch: interstitielle Fibrose Nephronatrophie, Glomerulosklerose	Selten. Möglicherweise Folge stattgehabter Lithiumüberdosierungen/-intoxikationen
Elektrolyt- und Wasserhaushalt	Gewichtszunahme	Häufig. Kalorienarme Diät bei normaler Kochsalzzufuhr.
	Ödeme	Selten. Vorsicht bei Gabe von Diuretika
Endokrin	Euthyreote Struma	Häufig. Suppressionstherapie mit L-Thyroxin
	TSH-Anstieg im TRH-Test Hypothyreose	Selten
	Potenz-, Libidostörung (?)	Schwer von subdepressiver Symptomatik unterscheidbar
	Hyperparathyreoidismus mit Hyperkalzämie	Vereinzelt beschrieben Kalzium i. S. bestimmen

Forts. s. S. 560

Tabelle 7 (Fortsetzung)

Organsysteme	Symptome	Bemerkungen/Therapie
Hämatologisch	Leukozytose	Häufig. Reversibel, ungefährlich
Dermatologisch	Akne	
	Haarausfall (?)	
	Psoriasis	Exazerbation einer Psoriasis möglich. Psoriasis: Relative Kontraindikation

hung der TSH-Werte ohne klinische Zeichen einer Hypothyreose muß nicht zu weiteren therapeutischen Konsequenzen führen, bei stärkeren Auffälligkeiten der Schilddrüsenhormonwerte sind allerdings in jedem Fall kürzere Kontrollintervalle anzuraten. Wegen des erhöhten Risikos einer hypothyreoten Entgleisung bei Antikörperträgern ist die Bestimmung von MAK und TAK vor Lithiumeinstellung sinnvoll, sowie unter Lithium die engmaschigere Kontrolle des Halsumfangs und halbjährliche Kontrolle der Schilddrüsenhormonwerte in den ersten 3 Jahren, später jährlich (vgl. Kap. 4.3).

Das Blutbild oder zumindest die Leukozytenzahl sollte in 6–12monatigem Abstand kontrolliert werden. Die Lithiummedikation führt bei vielen Patienten zu einer leichten Leukozytose. Es ist deshalb wichtig, sich über die natürlichen Schwankungen der Leukozytenzahl unter den Bedingungen der Lithiummedikation ein Bild zu machen, um Blutbildveränderungen, die nicht lithiumbedingt sind, erkennen zu können (vgl. Kap. 4.7).

Auch die gelegentliche Ableitung von EKG und EEG hat vor allem den Sinn, den status quo unter den Bedingungen der Lithiumprophylaxe für den Fall zu dokumentieren, daß aus anderen medizinischen Gründen eine EKG- oder EEG-Diagnostik später notwendig werden sollte. Das EEG spielt außerdem eine wichtige Rolle für die Beurteilung einer Lithiumintoxikation.

Unerwünschte Wirkungen, Risikopatienten

Aufgrund der Tatsache, daß das Lithiumion eine große Zahl wichtiger biochemischer Prozesse beeinflußt (vgl. Kap. 2.1–2.5), ist das relativ breite Spektrum der unerwünschten Wirkungen von Lithium, die sich an den verschiedensten Organsystemen manifestieren, gut verständlich. Die Tabellen 7 und 8 geben eine Übersicht über die Art und Häufigkeit der wichtigsten psychischen und somatischen Veränderungen, die unter einer Lithiumtherapie beobachtet werden. Dabei müssen grundsätzlich unterschieden werden:

a) akut auftretende von langfristig sich entwickelnden Veränderungen
b) im Verlauf einer lege artis durchgeführten Lithiumprophylaxe mehr oder minder häufig auftretende Symptome von denen einer Lithiumintoxikation.

Zu Beginn einer Behandlung mit Lithiumsalzen können unerwünschte Wirkungen auftreten, die häufig nach ein bis zwei Wochen wieder verschwinden. Der Patient kann z. B. über Übelkeit, Schmerzen in der Magengegend, vermehrten Stuhlgang, Zittern der Hände, vermehrten Durst und vermehrtes Wasserlassen klagen. Diese Beschwerden können, müssen aber nicht bei einer Dauerbehandlung bestehen bleiben. Andererseits können neue Ereignisse, wie z. B. ein psoriatisches Ekzem, unter Umständen erst nach jahrelanger Behandlung mit Lithium auftreten.

Gerade angesichts des recht umfangreichen Nebenwirkungsspektrums überrascht zunächst, daß im Gegensatz zu anderen Psychopharmaka die subjektiv erlebten psychischen Wirkungen der Behandlung im Durchschnitt so gering sind, daß manche Patienten überhaupt bezweifeln, eine aktive Medikation zu erhalten. Gelegentlich wird über eine gewisse *psychophysische Müdigkeit* bzw. Mattigkeit geklagt, die aber von einer depressiven Restsymptomatik nicht einfach zu unterscheiden ist. Von Patienten, die dem bipolaren Verlaufstyp zugehören, wird das Ausbleiben der früher als angenehm empfundenen leichten manischen Schwankungen bzw. die Dämpfung eines hypomanischen Lebensgefühls gelegentlich bedauert und auch zum Anlaß für den Abbruch einer sonst erfolgreichen Prophylaxe genommen. Über Störungen des Gedächtnisses bzw. der Merkfähigkeit klagen

Tabelle 8. Häufigkeit unerwünschter Wirkungen der Lithiumtherapie nach verschiedenen Untersuchungen an Lithiumlangzeitpatienten

Symptom	Häufigkeit (%)	
	Felber 1993 (n=850)	Dänische Kohortenstudie 1988** (n=236)
Keine Symptome		40
Durst	25	
Tremor	23	15
Struma	22	
Übelkeit	14	
Gewichtszunahme	10	73
Diarrhoe	8	6
Mattigkeit	3	
Ödeme	2	
Psychologische S*.		9

* umfaßt Gedächtnisstörungen, Konzentrationsstörungen, Mattigkeit, Libido- und Potenzstörungen, Interessenverlust
** Vestergaard u. Schou 1988, Schou u. Vestergaard 1988, Vestergaard et al. 1988

einige Patienten sowohl spontan wie auch bei gezielter Nachfrage (vgl. Kap. 2.9). Da die unerwünschten, psychischen Wirkungen bei einer adäquat durchgeführten Lithiumbehandlung im allgemeinen nur gering ausgeprägt sind, besteht keine Einschränkung der *Fahrtauglichkeit*.

Die wichtigsten somatischen unerwünschten Wirkungen, die auch nach kurzfristiger Lithiummedikation schon auftreten können, sind:

a) ein bei manchen Patienten sehr starkes *Durstgefühl*, das in unmittelbarem Zusammenhang mit der Tabletteneinnahme auftreten und subjektiv sehr lästig werden kann. Es geht gelegentlich, aber nicht notwendigerweise, mit einer Polyurie einher, wodurch erhebliche Durchschlafstörungen resultieren können. Es wird angenommen, daß der Durst zumindest auch zentral bedingt ist

b) eine oft erhebliche *Gewichtszunahme* (8–10 kg), deren Ursache nicht restlos geklärt ist (vgl. Kap. 4.5). Neben einer kalorienreichen Ernährung trägt zur Entstehung der Gewichtszunahme bei, daß eine Reihe von Patienten wegen des vermehrten Durstes zuviel kalorienhaltige, süße Getränke zu sich nehmen. Eine entsprechende diätetische Beratung (dünner Tee, Mineralwasser; Kauen von künstlich gesüßtem Kaugummi, „Gummibärchen" oder Trockenobst) und *Anleitung zu regelmäßiger Gewichtskontrolle* ist deshalb notwendig. *Dringend abzuraten ist den Patienten von eigenmächtigen Abmagerungskuren*, weil diese zur Lithiumintoxikation aufgrund zu geringer Kochsalzzufuhr führen können

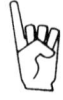

c) ein feinschlägiger *Fingertremor*, der sich bei emotionaler Belastung verstärkt und damit für den Patienten sozial lästig sein kann, sehr selten auch einmal die berufliche Arbeit behindert. Im letzteren Fall kann als wirksames Antidot ein Beta-Rezeptorenblocker, wie z. B. Propranolol oder Pindolol, eingesetzt werden (vgl. Kap. 4.1)

d) *Diarrhoen* oder, genauer, *breiige Stuhlkonsistenz*, die vor allem bei Verwendung von Retardpräparaten auftreten. Auch Bauchschmerzen und Übelkeit werden insbesondere zu Beginn der Lithiumeinstellung berichtet. Verstärkte gastrointestinale Symptome können Hinweise auf eine drohende Lithiumintoxikation sein! Patienten mit häufigen Stuhlentleerungen, bei denen die Umstellung auf ein anderes Lithiumpräparat bzw. eine Dosisreduzierung nicht möglich bzw. nicht wirksam ist, kann durch intermittierende Verordnung von Antidiarrhoika wie z. B. Loperamid (Imodium®) geholfen werden. Kohlepräparate dagegen sind wirkungslos (vgl. Kap. 4.5). Wenn die Diarrhoe sistiert, muß damit gerechnet werden, daß der Lithiumspiegel ansteigt und die Dosis ggf. verringert werden muß.

Tremor, Durst und Diarrhoe, deren relative Häufigkeit Tabelle 8 verdeutlicht, sind dosisabhängig. Die Intensität nimmt bei vielen Patienten im Laufe der Behandlung ab, bei anderen treten sie überhaupt nicht auf. Andererseits muß eine unerwartete Verstärkung dieser Symptome wegen des Verdachtes auf eine beginnende Lithiumintoxikation sofort zu einer Bestimmung des Lithium-Serum-Spiegels Anlaß geben; dabei ist zu beachten, daß Intoxikationssymptome persistieren können, obwohl der Lithium-Serum-Spiegel sich scheinbar schon wieder normalisiert hat!

Die wichtigsten *Symptome einer Lithiumintoxikation*, die wegen des damit verbundenen Risikos der Nierenschädigung unter allen Umständen vermieden werden muß, sind in Tabelle 9 aufgeführt. Die Ursache der Intoxikation muß, falls nicht eine Dosisveränderung vorausging, immer in einer Verringerung der renalen Lithium-Clearance gesehen werden; mögliche Gründe dafür sind in Tabelle 10 zusammengestellt. Die Lithium-Clearance kann nicht nur durch Diuretika sondern auch durch bestimmte Antirheumatika wie Diclofenac und Indometacin oder ACE-Hemmer negativ beeinflußt werden (vgl. Kap. 4.11, siehe Tab. 12).

Längerfristige somatische Veränderungen unter Lithiumtherapie betreffen vor allem die Schilddrüsen- und Nierenfunktion.

Schilddrüsenfunktion. Lithium besitzt einen thyreostatischen Effekt und führt damit zu einer Erhöhung des basalen TSH und unter Umständen zur Strumabildung (vgl. Kap. 4.3). Klinisch sind zu unterscheiden:

Tabelle 9. Symptome der Lithiumintoxikation

Starker Durst
Grobschlägiger Tremor
Diarrhoe
Gesteigerte Reflexe, Myoklonus
Verlangsamung, Somnolenz, Koma
Verwaschene Sprache, Ataxie
EEG: Allgemeinveränderung, gesenkte Krampfschwelle
Parkinsonoid, Dyskinesien

Tabelle 10. Ursachen der Lithiumintoxikation

1. Niereninsuffizienz
2. Dehydratation und Kochsalzmangel z. B. durch
   a) Abmagerungsdiät
   b) starkes Schwitzen, Fieber
   c) Änderung der Nahrungs- und Flüssigkeitszufuhr in manischer oder depressiver Phase
   d) gastrointestinale Infektionen, die mit Diarrhoe und Erbrechen einhergehen
3. Verminderte Lithium-Clearance durch
   a) Antirheumatika
   b) Thiaziddiuretika
4. Kombination mit Neuroleptika (erhöhte Neurotoxizität?)

> **Tabelle 11.** Kontrollen zur Verminderung des nephrologischen Risikos
>
> A. Vor Therapiebeginn
> Ziel: Erkennen von Risikopatienten!
> deshalb:
> a) Nierenanamnese
> b) Nierenfunktion
> B. Bei Therapiebeginn – (endgültiger Li$^+$ Serumspiegel erreicht)
> Ziel: Basiswert der renalen Konzentrationsleistung
> deshalb:
> Konzentrationsversuch mit DDAVP (Minirin®)
> C. Unter der Therapie
> Ziel: Vermeidung auch nur leichter Lithiumintoxikationen!
> deshalb:
> 1. Regelmäßig standardisierter Lithium-Serum-Spiegel! (s. Fußnote S. 554)
> 2. Cave Patienten mit Polyurie, da Intoxikationsrisiko erhöht!
> 3. Bei nicht plausiblem Ansteigen des Lithiumspiegels: nephrologische Diagnostik!
> 4. Wenn renale Konzentrationsleistung erheblich vermindert ist und Lithiumspiegel ansteigt:
> Medikation absetzen. Falls keine Remission: unter Umständen Nierenbiopsie

- euthyreote, diffuse Struma
- manifeste Hypothyreose mit oder ohne Struma
- pathologische Hormonbefunde, d. h. vor allem Anstieg des TSH und Titeranstieg für Schilddrüsenantikörper, ohne daß eine manifeste klinische Symptomatik vorliegt.

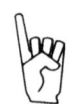

Bei sich nicht spontan zurückbildender euthyreoter Struma empfiehlt sich die Einleitung einer Suppresionstherapie mit 50–100 µg L-Thyroxin/d, wobei die Lithiummedikation fortgeführt werden kann. Selten sind echte Hypothyreosen oder Myxödeme vor allem beim weiblichen Geschlecht und bei schon vorgeschädigter Schilddrüse. Eine klinische Hypothyreose muß internistisch untersucht und behandelt werden. Auch hier kann in vielen Fällen die Lithiummedikation fortgeführt oder zumindest nach einer Unterbrechung wieder aufgenommen werden.

Nierenfunktion. Die Wirkung von Lithium auf die Nierenfunktion ist in Kap. 4.4 detailliert dargestellt worden. Die Tatsache, daß Lithiumsalze eine verringerte renale Konzentrationsfähigkeit und somit einen Diabetes-insipidus-artigen Zustand erzeugen können, ist seit langer Zeit bekannt. Sie kommt unter den heute vorzugsweise eingestellten Lithiumspiegeln von 0,6–0,8 mmol/l seltener vor, hat aber insofern praktische Konsequenzen, als polyurische Patienten besonders leicht in Gefahr sind, eine Lithiumintoxikation zu entwickeln, wenn die Trinkmenge nicht kompensatorisch erhöht wird oder es zu Kochsalzverlusten gekommen ist (vgl. Tabelle 11). Bei diesen Risikopatienten ist deshalb eine verstärkte Überwachung notwendig, und diese besteht vorzugsweise in der besonders regelmäßigen und akkuraten Bestimmung des standardisierten Lithium-Serum-Spiegels (vgl. Kap. 7.3; im übrigen vgl. die obenstehenden Ausführungen zur Bedeutung der regelmäßigen laborchemischen und anderen Kontrolluntersuchungen; s. Tabelle 11).

Wichtig ist, daß sich die glomeruläre Filtrationsrate (GFR), wie sie sich z. B. in der endogenen Kreatinin-Clearance ausdrückt, nach dem Ergebnis der überwiegenden Zahl bislang verfügbarer Studien unter einer Lithiummedikation nicht wesentlich verändert. Die wichtigste Maßnahme zur Vermeidung von Nierenschäden besteht darin, es auf keinen Fall auch nur zu gering ausgeprägten Lithiumintoxikationen kommen zu lassen bzw. diese rechtzeitig zu erkennen und sofort zu behandeln. Gründliche und ständig wiederholte Aufklärung von Patienten und Angehörigen ist hierfür eine notwendige Voraussetzung.

Vorstehend sind nur die wichtigsten unerwünschten Wirkungen von Lithium dargestellt worden. Es wird im übrigen auf die einschlägigen Kapitel dieses Buches hingewiesen. In speziellen Fragen kann man sich an die nachfolgend genannte Institution wenden, die über eine ausgezeichnet funktionierende und ständig auf den neuesten Stand gebrachte Dokumentation der gesamten Lithium-Literatur verfügt:

> Lithium Information Center, Dean Foundation, 2711 Allen Boulevard Middleton, WI 53562, USA.
> Tel.: 001/608-827-2390,
> Fax: 001/608-827-2399

An dieser Stelle sei nochmals darauf hingewiesen, daß *ältere Patienten*, obwohl bei ihnen eine Lithiumprophylaxe durchaus möglich und erfolgreich sein kann, doch insofern als Risikopatienten anzusehen sind, als sie nicht selten schon bei relativ niedrigen Lithium-Serum-Spiegeln unerwünschte Wirkungen zeigen.

Tabelle 12. Wichtigste Interaktionen von Lithiumsalzen mit nicht psychotropen Medikamenten

1. Thiazid- u.U. auch Schleifendiuretika Antirheumatika (z. B. Diclofenac, Indometacin, nicht ASS) ACE-Hemmer (z. B. Captopril, Enalapril)	Lithium-Clearance sinkt
2. Jodsalze (hochdosiert)	Strumigene Wirkung verstärkt
3. Narkotika, Muskelrelaxantien	Wirkung verstärkt

Behandlungsdauer, Abbruchkriterien

Das Abwägen von Nutzen und Risiko einer Lithiumbehandlung kann im Verlauf der Therapie zu der Überlegung führen, die Lithiumprophylaxe abzubrechen, und zwar
- bei ungenügender Wirkung oder bei Wirkungslosigkeit von Lithium
- bei Eintreten von schwerwiegenden Nebenwirkungen
- bei Auftreten von Kontraindikationen (Schwangerschaft oder interkurrente Erkrankungen).

Langfristige Rezidivfreiheit während der Lithiumtherapie ist häufig der Grund, warum Patienten wünschen, die Lithiumprophylaxe zu beenden. Nach Absetzen von Lithium entfällt jedoch der prophylaktische Schutz, und die Erkrankung zeigt wieder ihren natürlichen Verlauf.

Andere Gründe, aus denen heraus auch bei gutem Arzt-Patienten-Verhältnis der Patient die Lithiumdauermedikation eventuell beenden will, sind in Kap. 7.2 näher ausgeführt. Zwei Dinge erscheinen besonders wichtig, wenn im Gespräch zwischen Arzt und Patient die Frage eines freiwilligen Therapieabbruchs diskutiert wird: Zum einen muß für beide Partner soweit wie möglich Klarheit geschaffen werden, warum der Versuch des Absetzens gemacht werden soll. Welches sind die Motive des Patienten und welches sind die Motive des Arztes dafür, daß er zustimmt oder sogar selbst dazu rät? Zum anderen muß durch eine möglichst exakte Dokumentation des Verlaufs der bisherigen Behandlung zumindest für den Arzt, aber auch für den Patienten, ein objektivierbares Urteil darüber möglich werden, ob es sich im vorliegenden Fall um einen vollständigen oder partiellen Prophylaxeerfolg oder um einen eindeutigen Mißerfolg handelt. Erfahrungsgemäß sind hierzu meist drei Jahre der Beobachtung notwendig. Deshalb ist es wichtig, den Patienten vor Beginn der Therapie darauf hinzuweisen, daß es aus leicht erklärlichen Gründen nicht möglich ist, vor Ablauf dieser Zeit ein fundiertes Urteil über den Prophylaxeerfolg abzugeben. Man sollte im allgemeinen die Einstellung auf Lithium ablehnen, wenn der Patient nicht von vornherein bereit ist, die Therapie über diese Zeitdauer zu versuchen – natürlich vorausgesetzt, daß nicht unerwünschte Wirkungen den Abbruch erzwingen. Aber auch gut dokumentierte drei Jahre der Behandlung erlauben eine Beurteilung nur, wenn mindestens die drei davor liegenden Jahre ebenso gut dokumentiert sind. Auch dies stellt verständlicherweise oft ein Problem dar.

Abruptes Absetzen von Lithium kann nach neueren Befunden akute, schwere Rezidive von manischen, depressiven und schizoaffektiven Psychosen auslösen (Klein et al. 1981; Christodoulou u. Lykouras 1982). Dies scheint vor allem für solche Patienten zuzutreffen, die während der Lithiumtherapie psychisch nicht vollständig stabilisiert waren und wegen ihrer Residualsymptomatik eine zusätzliche Behandlung mit Antidepressiva bzw. Neuroleptika benötigen (Greil et al. 1982, vgl. Kap. 3.7).

Tabelle 13. Häufigste und schwerwiegende ärztliche Fehler bei der Lithiumtherapie

- Unpräzise Indikationsstellung
- Zu früher Prophylaxeabbruch bei Non-Response
- Unbewußte Unterstützung der Non-Compliance
- Übertriebene Vorstellungen von der Gefährlichkeit der Lithiumtherapie
- Unterdosierung
- Verkennen von Subintoxikationszeichen
- Nicht-Berücksichtigung der antisuizidalen Wirkung von Lithium
- Unnötige Hinzugabe anderer Psychopharmaka (Gefahr der Instabilisierung!)
- Nachlässigkeit betr. der nötigen Kontrolluntersuchungen
- Nicht-Differenzierung der antipsychotischen und prophylaktischen Wirkung

Tabelle 14. Schritte zur Optimierung der Lithiumtherapie bei Non-Response

- Aufklärung und Information des Patienten und der Angehörigen
- Etablierung eines tragfähigen Krankheitskonzepts
- Schulung der Mitarbeit des Patienten
- Serumspiegelerhöhung
- Überprüfung der Compliance
- Diagnostik und Behandlung von Komorbidität
- Kombinationsbehandlung mit Kognitiver Verhaltenstherapie oder IP/SRT
- Doppelprophylaxe

Für einen Absetzversuch nach mehrjähriger Lithiumtherapie sollte deshalb ungeachtet der in Kap. 3.7 vorgenommenen Differenzierung die Dosis über mehrere Monate schrittweise, z. B. auf die Hälfte, reduziert werden. Wenn unter der reduzierten Dosis der psychische Zustand weiterhin über Monate stabil bleibt, kann ein Absetzen von Lithium gewagt werden. Falls jedoch psychopathologische Symptome zunehmen, muß die Dosis wieder auf die ursprüngliche Höhe gebracht werden. Medizinische Gründe, wie etwa schwerwiegende Nebenwirkungen, Schwangerschaft oder gravierende interkurrente Erkrankungen, können freilich ein abruptes Absetzen von Lithium erforderlich machen, das nicht in jedem Fall zum sofortigen Auftreten eines Rezidivs führen muß.

In jedem Fall sollte der Patient auch nach dem versuchsweisen Absetzen der Lithiummedikation weiterhin zunächst im üblichen Turnus zum Gespräch einbestellt werden, damit der Verlauf kontrolliert werden kann. Nur so kann aus diesem vom Patienten bzw. Arzt gewünschten, nicht risikofreien Experiment eine maximale Information gewonnen werden, die die Berechtigung für den Absetzversuch liefert.

Bei Patienten mit bipolarem Verlaufstyp affektiver Psychosen bzw. schizoaffektiven Psychosen kommt wegen des hohen Rückfallrisikos ein Abbruch der bislang zumindest teilweise erfolgreichen Lithiumprophylaxe nur selten in Frage. Vor allem bei Suizidversuchen in der Anamnese

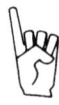sollte ein solcher Schritt reiflich überlegt werden (vgl. Kap. 3.8). Dagegen ist dies bei Patienten mit unipolarem Verlaufstyp eher gerechtfertigt. Wenn unter der Lithiumtherapie noch Krankheitsphasen geringer Intensität bestehen, spricht dies im allgemeinen gegen einen Absetzversuch.

Die häufigen Fehler, die nach Beobachtung der Herausgeber bei der Lithiumprophylaxe immer wieder gemacht werden, sind in Tabelle 13 dargestellt. Immer sollte, wenn der Abbruch einer Lithiumtherapie in Betracht gezogen wird, vorher genau untersucht werden, ob die Lithiumbehandlung ausreichend optimiert worden ist. Vorschläge hierzu sind in Tabelle 14 aufgeführt.

Zur Behandlung akuter manischer Zustände

Die Wirksamkeit von Lithiumsalzen im Vergleich zu Neuroleptika bei akuten manischen Syndromen wird in Kap. 3.1 im Detail dargestellt.

Die praktische Durchführung einer Lithiumtherapie bei dieser Indikation zeigt einige kleinere Abweichungen von den oben beschriebenen allgemeinen Richtlinien zur Durchführung einer Lithiumprophylaxe.

Bei psychomotorisch erregten manischen Patienten kann, zumindest bei Beginn der Behandlung, auf Neuroleptika oft nicht verzichtet werden, da die therapeutische Wirkung von Lithium erst nach ca. einer Woche einsetzt. Eine gleichzeitige oder aufeinanderfolgende Therapie mit Neuroleptika und Lithium ist möglich und stellt ein in der Klinik übliches Vorgehen dar. Bezüglich möglicher *Wechselwirkungen zwischen Lithium und höher dosierten Neuroleptika* vgl. Kap. 4.11. Wenn auch das Risiko neurotoxischer Symptome unter dieser Kombination in der Literatur gelegentlich überbetont wurde, so sind doch gute Überwachung und, wenn möglich, EEG-Kontrollen dann anzuraten, wenn höhere Dosen von Neuroleptika bei gleichzeitig erhöhtem Lithium-Serum-Spiegel angewendet werden. Der Lithium-Serum-Spiegel wird bei dieser Indikation unter Umständen bis zu einer Höhe von 1,2 mmol/l eingestellt. Noch höhere Spiegel sind nicht indiziert. Eine schnellere Dosissteigerung ist möglich, sofern der Serumspiegel in kurzen Intervallen, d. h. alle zwei bis drei Tage, kontrolliert wird.

Im allgemeinen wird von den manischen Patienten die Wirkung von Lithium im Vergleich zu derjenigen von Neuroleptika als sehr viel angenehmer empfunden.

Literatur

American Psychiatric Association (1994) Practice guidelines for the treatment of patients with bipolar disorder. Am J Psychiat 151 (12, Suppl):1–36

Angst J (1981) Ungelöste Probleme bei der Indikationsstellung zur Lithiumprophylaxe affektiver und schizoaffektiver Erkrankungen. Biblthca Psychiat 161:32–44

Christodoulo GN, Lykouras EP (1982) Abrupt lithium discontinuation in manic-depressive patients. Acta Psychiat Scand 65:310–314

CINP. Task force of the Collegium Internationale Neuro-Psychopharmacologicum (1993) Impact of neuropharmacology in the 1990s – strategies for the therapy of depressive illness. Eur Neuropsychopharmacol 3:153–156

Felber W (1993) Rezidivprophylaxe affektiver Erkrankungen mit Lithium. Multicenter-Studie Lithiumtherapie bei 850 Patienten. S. Roderer, Regensburg

Gelenberg AJ, Kane JM, Keller MB, Lavori P, Rosenbaum JF, Cole K, Lavelle J (1989) Comparison of standard and low serum levels of lithium for maintenance treatment of bipolar disorder. N Engl J Med 321:1489–1493

Greil W, Broucek B, Klein HE, Engel-Sittenfeld P (1982) Discontinuation of lithium maintenance therapy: reversibility of clinical, psychological and neuroendocrinological changes. In: Emrich HM, Aldenhoff JB, Lux HD (eds) Basic mechanisms in the action of lithium. Excerpta Medica, Amsterdam, Oxford, Princeton, 235–248

Greil W, Calker D van (1983) Lithium: Grundlagen und Therapie. In: Langer G, Heimann H (Hrsg.) Psychopharmaka. Springer, Wien New York, S. 162–202

Klein HE, Broucek B, Greil W (1981) Lithium withdrawal triggers psychotic states. Brit J Psychiat 139:255–256

Prien RF, Rush AJ (1996) National Institute of Mental Health Workshop report on the treatment of bipolar disorder. Biol Psychiat 40:215–220

Schou M, Vestergaard P (1988) Prospective studies on a lithium cohort. 2. Renal function. Water and electrolyte metabolism. Acta Psychiat Scand 78:427–433

Schou M (1997) Lithiumbehandlung der manischen-depressiven Krankheit. Information für Arzt und Patienten. 4. Aufl. Thieme, Stuttgart.

Solomon DA, Ristow WR, Keller MB, Kane JM, Gelenberg AJ, Rosenbaum JF, Warshaw MG (1996) Serum lithium levels and psychosocial function in patients with bipolar I disorder. Am J Psychiat 153:1301-1307

Vestergaard P, Poulstrup I, Schou M (1988) Prospective studies on a lithium cohort. 3. Tremor, weight gain, diarrhea, psychological complaints. Acta Psychiat Scand 78:434–441

Vestergaard P, Schou M (1988) Prospective studies on a lithium cohort. 1. General features. Acta Psychiat Scand 78:421–426

WHO Mental Health Collaborating Centres (1989) Pharmacotherapy of depressive disorders. A consensus statement. J Aff Disord 17:197–198

KAPITEL 7.2

Probleme der Patienten mit der eigenen Wahrnehmung ihrer Krankheit und deren Langzeitbehandlung. Zusammenarbeit zwischen Arzt, Patient und Angehörigen

M. Schou

Synopsis

1. Eine wirksame Lithiumprophylaxe setzt eine enge Zusammenarbeit zwischen Arzt, Patient und Angehörigen voraus. Es ist wichtig, daß die Patienten die Therapieanweisungen genau befolgen und daß die Ärzte die psychischen Probleme beachten, die bei einer manisch-depressiven Erkrankung und während einer Lithiumlangzeitbehandlung auftreten.
2. Bei einer effizienten Lithiumlangzeittherapie überwiegen die Vorteile. Gleichwohl können Probleme auftreten, die man voraussehen sollte, um Non-Compliance und den Abbruch der Behandlung gegen ärztlichen Rat zu vermeiden. Derartige Probleme entstehen entweder, weil die Behandlung wirksam ist (Fehlen von hypomanischen Phasen), oder aber, weil sie nicht wirksam genug ist. Patienten wehren sich u.U. dagegen, von einem Medikament „abhängig" zu sein. Somatische und psychische Nebenwirkungen können zu Schwierigkeiten führen. Außerdem ist die Interaktion mit Familie und Freunden zu berücksichtigen.
3. Ein Verlust an Kreativität und Produktivität wird oft der Lithiummedikation angelastet. Eine Studie über die Kreativität von Künstlern während einer Lithiumprophylaxe ergab, daß die kreative Fähigkeit bei einigen Patienten abnahm, bei einigen gleichblieb und bei einigen sogar zunahm. Diese letzte Gruppe war die größte.
4. Für die Patienten in einer Lithiumlangzeittherapie ist es wichtig zu wissen, daß der Arzt erreichbar ist, wenn Probleme entstehen sollten. Unterstützung kann der Patient auch von Krankenschwestern, Psychologen und Sozialarbeitern erhalten. Zudem kann der Erfahrungsaustausch mit anderen Lithiumpatienten von beträchtlichem Wert sein.

Einleitung

Es ist wichtig, daß der Arzt versucht, die Probleme aus der Sicht der Patienten und der Angehörigen zu sehen, die über die – zugegebenermaßen wichtigen – Fragen der Diagnosestellung, der Therapieverordnung und Therapieüberwachung hinausgehen. Der Arzt behandelt nicht nur die Krankheit des Patienten, sondern den ganzen Menschen. Fehler in dieser Hinsicht können zu Non-Compliance oder zu ungerechtfertigtem Behandlungsabbruch führen. In diesem Kapitel werden Erfahrungen und Meinungen von Patienten angesprochen, die der Arzt bei einer Lithiumlangzeitbehandlung berücksichtigen sollte.

Subjektive Erfahrungen manisch-depressiver Patienten

Psychiatrische Lehrbücher betonen oft, daß manisch-depressive Patienten während der Intervalle zwischen manischen und depressiven Phasen völlig gesund und gänzlich symptomfrei sind, zumindest wenn sich bei ihnen ein typischer Krankheitsverlauf zeigt. Dies trifft weitgehend zu und hat die wissenschaftliche Aufmerksamkeit auf einen wichtigen Unterschied gegenüber anderen psychischen Erkrankungen gelenkt, die trotz variabler Intensität durch ein Persistieren der Krankheitssymptome charakterisiert sind. Für den manisch-depressiven Patienten ist es wichtig zu wissen, daß die manische oder depressive Phase abklingen wird, und zwar ohne bleibende Veränderungen.

Es wäre freilich mehr als eigenartig, wenn der Patient und seine Familie von solch dramatischen Erfahrungen wie Manie und Depression völlig unberührt blieben. Taten, die während einer manischen oder depressiven Phase begangen wurden, können verhängnisvolle Folgen haben. Eheliche Zerwürfnisse heilen langsam. Patienten mit häufigen Phasen haben es schwer, ihre eigene Identität zu finden, weil sie sich selbst jeweils anders sehen und weil sie von ihrer Umgebung jeweils unterschiedlich beurteilt werden, wenn sie sich in einer manischen oder depressiven Phase befinden bzw. in einem Intervall. Vielen Patienten mit Erfahrungen einer manisch-depressiven Krankheit ist unklar, wann sie „normal" oder zu sehr in Hochstimmung oder auf dem Weg in eine Depression sind. Das dauernde Achten auf Krankheitssymptome kann zu einer Selbstbeobachtung führen, die den Patienten und seine Familie stört.

Patienten mit schweren manischen oder depressiven Phasen werden oft in eine besondere soziale Situation eingebunden, in der der Ehepartner, die Kinder und die Bekannten im gemeinsamen Bemühen, die Folgen der ununterbrochenen Stimmungsschwankungen abzumildern, eine Rolle spielen. In Fällen mit langem Krankheitsverlauf kennt die Familie kaum noch ein Leben, das nicht von der Furcht vor einem bevorstehenden Unglück beherrscht wird, seien es Suizidversuche in der Depression oder Fehlhandlungen in der Manie. Die Atmosphäre wird geprägt durch ständige Wachsamkeit; Pläne können nur mit Vorbehalt erstellt, jede Aktivität muß gezwungenermaßen den Launen der immer wiederkehrenden Krankheit untergeordnet werden. Die Angehörigen bedürfen oft einer psychologischen Beratung, und es ist wichtig, daß die Ärzte sie über diese Vorgänge informieren, auch während der Patient stationär behandelt wird.

Trotz dieser düsteren Aspekte kann die manisch-depressive Krankheit auch positive Erfahrungen hervorbringen. Diese sind gebunden an die hypomanen Phasen, welche gesteigertes Selbstvertrauen, mehr Sensibilität und Entschlußkraft mit sich bringen, die sexuelle Aktivität steigern, die Inspiration und Kreativität beleben und ein wundervolles Gefühl sozialen Wohlbefindens erzeugen. Während dieser Phase verschwinden die depressive Ängstlichkeit und die Furcht vor Depressionen; der Patient fühlt, daß er sich selbst akzeptieren kann. Depressive Phasen bleiben selten in guter Erinnerung, aber gelegentlich können Depressionen die Familie enger zusammenführen. Auch können die Erfahrungen einer Depression für das Verständnis von Problemen anderer Menschen sensibilisierend wirken.

Sind manisch-depressive Patienten wirklich „Patienten"?

Personen mit manisch-depressiver Krankheit können sicher als Patienten bezeichnet werden, wenn sie sich in einem manischen oder depressiven Zustand befinden, der eine Behandlung oder eine Krankenhausaufnahme notwendig macht. Es ist jedoch fraglich, ob diese Bezeichnung zutrifft, wenn sie sich in einem Intervall befinden, oder wenn sie durch eine Lithiumbehandlung von Krankheitsepisoden befreit worden sind. Unter diesen Umständen sind sie nicht „krank". Viele von ihnen werden es vorziehen, nicht als Patient mit dem Beigeschmack von Krankenhauswelt und Passivität etikettiert zu werden. Vielleicht fällt es dem Arzt bei seinem Umgang mit Lithiumpatienten schwer, sie nicht als Patienten zu betrachten, aber es kann gut und nützlich sein, sie eher als Gefährten in einer Gemeinschaft denn als passive Empfänger ärztlicher Hilfe zu behandeln.

Über das Befinden während einer Lithiumtherapie

Vorteile

Die rezidivierende manisch-depressive Krankheit ist eine schreckliche Erfahrung. Die Krankheitsattacken können Gefühle der Vernichtung und der Verzweiflung hervorrufen, die Intervalle sind geprägt von Unsicherheit, Angst und Furcht vor der Zukunft. All dies ändert sich bei einer erfolgreichen Lithiumprophylaxe. Rückfälle werden selten, verlaufen abgeschwächt oder bleiben gänzlich aus. Die Patienten werden wieder so wie sie waren, bevor die Krankheit begann. Ehepartner berichten, daß der Patient jetzt „ausgeglichen" sei, „in viel besserer Form als er vor Jahren war", „viel besser mit schwierigen Situationen fertig wird", „wieder derselbe ist wie damals, als wir heirateten" usw..

Nach Jahren im Schatten der Angst ist es schwer, wieder zu hoffen, aber nach und nach erfahren der Patient und die Familie, daß sich der Krankheitsverlauf geändert hat, daß sich die Fesseln der Angst lösen. Der Patient fühlt, daß das Leben wieder sicher und vorhersagbar wird und daß normale Beziehungen hergestellt bzw. wiederhergestellt werden können. Ein Patient schrieb: „Vor allem ist es erfreulich, daß mir die Menschen wieder vertrauen und daß die Umgebung beginnt, normale Ansprüche an mich zu stellen." Bei Patienten, deren Leben von häufigen und schweren manisch-depressiven Phasen beherrscht war, kann die Lithiumbehandlung die Lebensqualität beeindruckend verbessern.

Probleme

Die Lithiumtherapie ist also zweifellos für viele Patienten wertvoll. Wie kommt es dann, daß sie manchmal bei Patienten und Angehörigen gemischte Gefühle oder gar Ablehnung hervorruft? Warum vernachlässigen die Patienten gelegentlich die Tabletteneinnahme? Und warum brechen manche Patienten die Behandlung gegen ärztlichen Rat ganz ab? Diese Fragen können kaum pauschal beantwortet werden, aber wir sollten mögliche Antworten reflektieren, damit wir mit den Patienten darüber sprechen können.

Wirksame Therapie. Die tatsächliche Wirksamkeit einer Lithiumprophylaxe kann – und häufig trifft dies zu – der Grund sein, weshalb Patienten die Therapie abbrechen. Waren sie längere Zeit frei von Rückfällen, glauben sie, die Behandlung sei nicht länger notwendig, und setzen sie dann ab. Die Ärzte sollten ausdrücklich vor dem Rückfallrisiko warnen, das sich daraus ergibt.

Patienten mit einem bipolaren Krankheitsverlauf können während einer wirksamen Lithiumprophylaxe die gesteigerte Aktivität, Produktivität und das soziale Wohlbefinden einer Hypomanie vermissen. Dies kann dann der Grund für das Absetzen der Therapie sein. Schwere Rückfälle und Einweisung zur stationären Behandlung können die Folgen sein. Die Patienten sollten dahingehend beraten werden, die Therapie nicht abzubrechen, ohne vorher den Arzt zu konsultieren.

Es ist jedoch nicht immer die Hochstimmung, die vermißt wird. Ein Unternehmer (Leichenbestatter) wurde wegen seines offensichtlichen Mangels an Anteilnahme getadelt, nachdem Lithium seine subdepressiven Phasen beseitigt hatte. Ein anderer Patient bedauerte, daß er nicht mehr fähig war, in Diskussionen jenen Grad an „Erregung" zu erreichen, den er für notwendig hielt. Er sagte: „Herr Doktor, ich bin Politiker und *muß* in Erregung kommen, wenn ich diskutiere."

Unwirksame Therapie. Patienten können die Lithiumtherapie absetzen, weil sie entweder überhaupt nicht oder nicht so gut wirkt, wie dies der Patient erwartet und erhofft hat. Vielleicht wurde die Behandlung auf der Basis einer falschen Diagnose begonnen, vielleicht hatte der Patient eine hundertprozentige Wirksamkeit erwartet oder gehofft, daß die Therapie alle seine persönlichen und ehelichen Probleme lösen würde. Vielleicht gibt es Faktoren im Leben des Patienten, welche das Krankheitsbild und die Patientenrolle aufrechterhalten. Vielleicht nimmt der Patient die Tabletten nicht regelmäßig ein. Vielleicht wurde die Behandlung nicht lange genug durchgeführt. Patient und Arzt müssen diese Probleme besprechen und dann entscheiden, ob die Behandlung abgebrochen oder fortgesetzt werden soll, eventuell in einer anderen Dosierung.

Angst vor Medikamentenabhängigkeit. Es gibt Patienten, die nicht einsehen können, daß sie eine Langzeitbehandlung benötigen. Sie akzeptieren die Vorstellung nicht, daß ihre psychische Gesundheit und ihr emotionales Gleichgewicht von einem Medikament geregelt werden sollen, von dem sie somit „abhängig" werden. Dies ist sicher keine Arzneimittelabhängigkeit im traditionellen Sinne des Wortes, aber die Notwendigkeit, ein Medikament jeden Tag einnehmen zu müssen, kann ein Gefühl des Gebundenseins ergeben.

Der Beginn einer Lithiumbehandlung kann durch ausgesprochene Ablehnung bei Familie und Freunden erschwert werden. Diese wohlmeinenden Verwandten und Bekannten verstehen nicht, daß es zwischen Medikamenten mit generell sedierender Wirkung und Medikamenten wie Antidepressiva oder Lithium, die eine spezielle Wirkung auf ganz bestimmte Störungen ausüben, erhebliche Unterschiede gibt. Sie insistieren, daß der manisch-depressive Patient moralisch versagt, wenn er ärztliche Hilfe sucht und eine medikamentöse Behandlung akzeptiert. Ähnliche Einstellungen werden häufig von den Medien vertreten und können dadurch Patienten abhalten, eine medizinisch indizierte und notwendige Lithiumtherapie anzunehmen. Ärzte tun gut daran, reichlich Zeit dafür aufzuwenden, solche Mißverständnisse durch vollständige und nüchterne Informationen über die Krankheit und deren Behandlung zu korrigieren.

Nebenwirkungen. Patienten könnten eine Lithiumtherapie deshalb ablehnen, weil sie Nebenwirkungen befürchten, oder sie könnten die Therapie abbrechen, weil Nebenwirkungen aufgetreten sind. Die Motivation für den Abbruch einer Lithiumtherapie ist verständlicherweise größer, wenn die Nebenwirkungen sehr stark sind und die prophylaktische Wirkung zweifelhaft ist. Nebenwirkungen, die gewöhnlich zum Absetzen von Lithium führen, sind die Polydipsie und Polyurie, Tremor der Hände mit Beeinträchtigung der Handschrift und Gewichtszunahme. Diese Probleme müssen genau beachtet werden. Oft können die Nebenwirkungen durch geringfügige Reduktion der Lithiumdosis oder durch eine zusätzliche Therapie, z. B. mit Beta-Rezeptorenblockern gegen den lithiuminduzierten Tremor, beseitigt werden.

Gelegentlich haben Patienten das Gefühl, daß die Lithiumtherapie ihre Persönlichkeit und ihr Verhalten verändere. Das Leben ist „grauer" als zuvor, der Enthusiasmus, die Energie und Entschlossenheit nehmen ab, die psychischen und physischen Reaktionen sind nicht so prompt wie gewohnt, das Gedächtnis ist nicht so gut (vgl. Kap. 2.9). Ein Grund für diese Erfahrungen mag sein, daß Lithium die Hochstimmung der Manie verhindert, aber es kann nicht ausgeschlossen werden, daß Lithium bei manchen Patienten die geistige Produktivität beeinträchtigt und ein Gefühl von Persönlichkeitsänderung hervorruft. Es gibt Patienten, die nach Unterbrechung der Lithiumbehandlung oder nach einer Dosisreduktion eine Erleichterung spüren, weil sie dann das Gefühl haben, daß sich nun ihre frühere Persönlichkeit wieder einstellt.

Interaktion mit Familie und Freunden. Für die Familie und die Freunde des Patienten ist in fast allen Fällen ein Gefühl großer Erleichterung die vorherrschende Reaktion auf eine erfolgreiche Lithiumbehandlung. Aber dem Patienten Nahestehende brauchen Zeit, um sich auf die neue Situation einzustellen. Am besten veranschaulicht dies der Einfluß einer Lithiumtherapie auf eheliche Beziehungen. In den meisten Fällen werden die ehelichen Beziehungen merklich besser, aber gelegentlich vermissen die Ehepartner den Enthusiasmus und die sexuelle Intensität, welche der Patient in hypomanen Phasen zeigte.

Eine erfolgreiche Lithiumprophylaxe führt auch zu einer radikalen Umverteilung der Rollen und Verantwortlichkeiten in der Familie (vgl. Kap. 2.10). Hauptleidtragender ist dabei derjenige Ehepartner, dessen zentrale Rolle als Stütze von Haus und Familie durch die Genesung des Patienten gefährdet wird, und der deshalb die Behandlung u.U. versteckt oder offen sabotiert. Patient, Arzt und Ehepartner müssen bei derartigen Problemen zusammenarbeiten (Fitzgerald 1972; Schou u. Baastrup 1973; Jamison et al. 1979; Johnson 1980; Schou 1980; Müller-Oerlinghausen 1981; Cochran 1984).

„Es ist anstrengend, mit einer Lithiumtherapie zu leben", schrieb eine Patientin. Sie dachte dabei wohl an die Notwendigkeit der täglichen Tabletteneinnahme aber auch an die Probleme, die durch die Neugier und Verunsicherung der Mitmenschen entstehen, welche die Tabletteneinnahme bemerken. Manche Patienten ziehen es vor, offen zu ihrer manisch-depressiven Erkrankung und zur Lithiumbehandlung zu stehen („Diejenigen, die dich ablehnen, sind es nicht wert, für Freunde gehalten zu werden"); andere wiederum ziehen es vor, vielleicht aufgrund bitterer Erfahrung, die Krankheit geheim zu halten und die Tabletten zu nehmen, wenn niemand sie dabei beobachtet. Dieselbe Briefschreiberin schilderte, wie manchmal das Verhalten der Familie den Patienten in seinem Krankheitszustand festhält, sogar nachdem Lithium die Krankheit unter Kontrolle gebracht hatte: „Es bedarf geistiger Zähigkeit, um gegen die negativen Erwartungen der Familie anzukämpfen."

Lithium und Kreativität. Patienten behaupten gelegentlich, daß die Lithiumbehandlung ihren Ideenfluß, ihre Phantasie und ihre Produktivität beeinträchtige, und daß die Kreativität abgenommen habe. Dies sind ernst zu nehmende Nachteile für Menschen, deren berufliche Tätigkeit auf der Fähigkeit beruht, Ideen hervorzubringen, und diese in praktische, wissenschaftliche oder künstlerische Produktivität umzusetzen. Dennoch wird die Langzeittherapie mit Lithium Patienten mit häufigen manischen oder depressiven Phasen verordnet, und allein schon diese Episoden können ihre Kreativität beeinträchtigen. Die Frage ist deshalb: Was ist schlimmer, die Krankheit oder die Behandlung?

Dies wurde in einer Studie an manisch-depressiven Künstlern untersucht, deren Krankheit mit Lithium behandelt wurde (Schou 1979). Ihnen stellte man die Frage: „Was geschah mit Ihren kreativen Fähigkeiten?"

Von 24 Künstlern berichteten sechs, daß ihr Ideenfluß unverändert geblieben sei. Weitere sechs hatten das Gefühl, daß ihr Ideenfluß zäher sei, und daß die Produktivität während der Lithiumbehandlung abgenommen habe. Zwei setzten Lithium aus diesem Grunde ab; sie zogen die Inspiration und Energie der Hypomanien vor und waren bereit, dafür Depressionen und schwere Manien zu riskieren. Die restlichen 12 Künstler hatten das Gefühl, während der Lithiumbehandlung mehr und in einigen Fällen auch besser arbeiten zu können als zuvor. Ihre Depressionen waren schmerzvoll und künstlerisch unfruchtbar, ihre Manien waren gekennzeichnet von wertloser Überaktivität. Als Lithium die Krankheit unter Kontrolle gebracht hatte, konnten sie mit Ausdauer und besserer künstlerischer Disziplin arbeiten, was sich auf die Quantität und die Qualität ihrer Arbeit positiv auswirkte.

Zusammenarbeit zwischen Arzt, Patient und Angehörigen

Information und Patientenvereinigungen

Um in der Langzeittherapie zufriedenstellende Ergebnisse zu erzielen, *muß* die Therapie auf einer engen und vertrauensvollen Zusammenarbeit zwischen Arzt, Patient und Angehörigen beruhen. Besonders wichtig ist dies bei der Lithiumbehandlung, die ja gegen eine Krankheit eingesetzt wird, welche tief in die Persönlichkeit, in das Selbstwertgefühl und in die zwischenmenschlichen Beziehungen eingreift. Zudem wird Lithium seitens der Patienten oft als ein Medikament empfunden, das direkte Auswirkungen auf die Persönlichkeit hat.

In dieser therapeutischen Gemeinschaft müssen sich Patienten und Angehörige mit pharmakologischen Fragen vertraut machen, so daß die Patienten die Therapieanweisungen befolgen und dem Arzt über Wirkungen und Nebenwirkungen möglichst verständlich berichten können. Viele Studien haben gezeigt, daß Wissen und Information für die Optimierung der Langzeittherapie wichtig sind (Delany 1991; Harvey 1991; Peet u. Harvey 1991; Harvey u. Peet 1991; McKeon u. O'Loughlin 1993). Zu diesem Zweck sind speziell an Patienten und deren Angehörige gerichtete Aufklärungsbroschüren und Bücher erschienen (Mühlbauer u. Müller-Oerlinghausen 1982; Gottwald u. Glaser 1988; Schou 1997). Seit kurzem liegt auch eine kommentierte Bibliographie „Bücher über Depressionen, Manien und Schizophrenien für Patienten und deren Angehörige" vor (Wefelmeyer 1996).

Voraussetzung ist jedoch auch, daß der Arzt wirklich kompetent in allen Aspekten der Lithiumtherapie ist, d. h. eine gute Therapeuten-Compliance vorliegt (Linden 1986).

Noch wichtiger als die Therapeuten-Compliance ist die Patienten-Compliance; es gibt begründete Hinweise dafür, daß Patienten-Non-Compliance oder Nichtbeachtung von Behandlungsrichtlinien die häufigste Ursache für Therapieversagen ist. Es ist besonders wichtig, diesen Zusammenhang den Patienten gegenüber zu betonen, denn während einer erfolgreichen Lithiumprophylaxe treten keine Zeichen oder Symptome auf, die den Patienten daran erinnern, seine Tabletten zu nehmen. Eine große Hilfe in der Überwachung zuverlässiger Patienten-Compliance ist die Sofortbestimmung der Lithium-Serum-Spiegel mittels der Ionenselektiven Elektrode (ISE) (vgl. Kap. 7.3), die es Patient und Arzt ermöglicht, auf der Basis des aktuellen Serumspiegels über Einnahmezuverlässigkeit oder -probleme zu sprechen.

In den meisten Fällen ergeben sich während der Lithiumbehandlung keine größeren medizinischen oder psychologischen Probleme, und der Kontakt zwischen Patient und Arzt kann auf relativ kurze Konsultationen im Zusammenhang mit den Laborkontrollen beschränkt bleiben. Der Arzt muß jedoch für das Befinden des Patienten und seine positiven und negativen Erfahrungen während der Behandlung offen sein. Wenn Probleme auftauchen, müssen diese zur Diskussion gebracht werden (Bohlken u. Bihl 1994). Gelegentlich kann es von Vorteil sein, die Lithiumbehandlung über stützende Gespräche hinaus mit einer Psychotherapie zu kombinieren (vgl. Kap. 6.5 u. 6.6). Gruppentherapie und Familientherapie können ebenso in Betracht gezogen werden (Wulsin et al. 1988; Seeger et al. 1989; van Gent u. Zwart 1991; Cerbone et al. 1992; Kanas 1993; van Gent u. Zwart 1993; Hallensleben 1994; Jamison 1994; van Gent u. Zwart 1994).

Für den Patienten ist es wichtig zu wissen, daß der Arzt für ihn erreichbar ist und Zeit hat, wenn Probleme auftreten. Eine gleichwertige Kontaktperson kann jedoch auch eine Krankenschwester, ein Psychologe oder ein Sozialarbeiter mit Erfahrung auf dem Gebiet der manisch-depressiven Krankheit und der Lithiumbehandlung sein. Hilfreich ist oft auch der Kontakt zu anderen Patienten, die unter einer Lithiumbehandlung stehen oder standen. Der Erfahrungsaustausch im Wartezimmer einer Lithiumambulanz kann von beträchtlichem Wert sein.

Gute Ergebnisse hinsichtlich der Therapieoptimierung der Lithiumbehandlung wurden mit Gruppen oder Vereinigungen von Patienten – mit meist bipolarem Krankheitsverlauf – erzielt, die sich regelmäßig treffen, um Probleme zu diskutieren und Erfahrungen auszutauschen (Rook 1987; Kurtz 1990).

In Deutschland und der Schweiz können Patientenvereinigungen durch die folgenden Adressen erreicht werden:
- Dieter Broll, Augsburger Str. 12, D-80337 München, Tel. 089/26 45 94
- Martin Becker, Balanstr. 140, D-81539 München, Tel. 089/68 70 30
- Equilibrium, c/o J. P. Kummer, Zimmelstr. 48, CH-6314 Unterägeri, Schweiz, Tel. 0041/41/75000 04.

Bei der Nationalen Kontakt- und Informationsstelle zur Anregung und Unterstützung von Selbsthilfegruppen (NAKOS) ist die Broschüre „Rote Adressen" mit den Anschriften lokaler und regionaler Selbsthilfegruppen-Unterstützungsstellen in der Bundesrepublik Deutschland erhältlich (schriftliche Anforderung gegen Rückporto von z.Zt. 1,50 DM unter der Adresse: NAKOS, Albrecht-Achilles-Str. 65, D-10709 Berlin, Tel. 030/8 91 40 19).

Literatur

Bohlken J, Bihl T (1994) Das Gespräch zwischen Arzt und Patient in der Lithium-Sprechstunde. In: Müller-Oerlinghausen B, Berghöfer A (Hrsg.) Ziele und Ergebnisse der medikamentösen Prophylaxe affektiver Psychosen. Thieme, Stuttgart, S. 79–87

Cerbone MJA, Mayo JA, Cuthbertson BA, O'Connell RA (1992) Group therapy as an adjunct to medication in the management of bipolar affective disorder. Group 16:174–187

Cochran SD (1984) Preventing medical noncompliance in the outpatient treatment of bipolar affective disorder. J Consult Clin Psychol 52:873–878

Delany N (1991) How much do patients on lithium know about their medication? Psychiatr Bull 15:136–137

Fitzgerald RG (1972) Mania as message: treatment of mania with family therapy and lithium. Am J Psychother 26:547–554

Gent EM van, Zwart FM (1991) Psychoeducation of partners of bipolar-manic patients. J Aff Disord 21:15–18

Gent EM van, Zwart FM (1993) Ultra-short versus short group therapy in addition to lithium. Patient education and counselling 21:135–141

Gent EM van, Zwart FM (1994) A long follow-up after group therapy in conjunction with lithium prophylaxis. Nord J Psychiatry 48:9–12

Gottwald E, Glaser E (1988) Fragen und Antworten zur Lithiumtherapie. Ein Ratgeber für Patienten und deren Angehörige. PMI-Verlag, Frankfurt am Main

Hallensleben A (1994) Group psychotherapy with manic-depressive patients on lithium: ten years' experience. Group Analysis 27:475–482

Harvey NS (1991) The development and descriptive use of the lithium attitudes questionnaire. J Aff Disord 22:211-219
Harvey NS, Peet M (1991) Lithium maintenance. 2. Effects of personality and attitude on health information acquisition and compliance. Brit J Psychiatry 158:200-204
Jamison KR (1994) Manic-depressive illness: the overlooked need for psychotherapy. In: Beitman BD, Klerman GL (eds) Integrating pharmacotherapy and psychotherapy. American Psychiatric Press, Washington DC
Jamison KR, Gerner RH, Goodwin FK (1979) Patient and physician attitudes toward lithium: relationship to compliance. Arch Gen Psychiat 36:866-869
Johnson FN (1980) Social and psychological support adjunctive to lithium therapy: a critical review. Int J Psychiat Med 10:255-264
Kanas N (1993) Group psychotherapy with bipolar patients: a review and synthesis. Int J Group Psychotherapy 43:321-33
Kurtz LF (1990) Use of lithium and other medications by members of a self-help group. Lithium 1:125-126
Linden M (1986) Compliance. In: Dölle W, Müller-Oerlinghausen B, Schwabe U (Hrsg.) Grundlagen der Arzneimitteltherapie. Bibliografisches Institut Mannheim, Wien, Zürich, S. 324-330
McKeon P, O'Loughlin F (1993) Bipolar disorder patients' attitudes to and knowledge of their illness: a retrospective study. Irish J Psychol Med 10:71-75
Rook JAJ (1987) Lithium self-help groups. In: Johnson FN (ed) Depression and mania: modern lithium therapy. IRL Press, Oxford, pp. 129-132
Mühlbauer HD, Müller-Oerlinghausen B (1982) Praktische Tips zur Lithiumprophylaxe. Arzneiverordnung in der Praxis 3:17-19
Müller-Oerlinghausen B (1981) Probleme der Langzeitprophylaxe. Bibl Psychiat 161:224-236
Peet M, Harvey NS (1991) Lithium maintenance. 1. A standard education programme for patients. Brit J Psychiat 158:197-200
Schou M (1979) Artistic productivity and lithium prophylaxis in manic-depressive illness. Brit J Psychiat 135:97-103
Schou M (1980) Social and psychological implications of lithium therapy. In: Johnson FN (ed) Handbook of lithium therapy. MTP Press, Lancaster, p. 378
Schou M (1997) Lithium-Behandlung der manisch-depressiven Krankheit. Informationen für Arzt, Patient und Angehörige. Deutsche Übersetzung und Bearbeitung von J. Albrecht und B. Müller-Oerlinghausen. 4. neu bearbeitete Auflage. Thieme, Stuttgart New York
Schou M, Baastrup PC (1973) Personal and social implications of lithium maintenance treatment. In: Ban TA et al. (eds) Psychopharmacology, sexual disorders and drug abuse. North-Holland, Amsterdam London 1973. Avicenum, Prague, 1973, p. 65
Seeger PA, Stern SL, Dennert JW (1989) A combined group and individual approach to outpatient lithium treatment. Ohio Medicine 85:300-302
Wefelmeyer T (1996) Bücher über Depressionen, Manien und Schizophrenien für Patienten und deren Angehörige. Spektrum 25:2-23
Wulsin L, Bachop M, Hoffman D (1988) Group therapy in manic-depressive illness. Am J Psychotherapy 42:263-271

Aus dem Englischen übersetzt von Maria-Luisa Mairhofer.

KAPITEL 7.3

Labormethoden zur Bestimmung von Lithium

N. J. Birch

> **Synopsis**
>
> 1. Lithium läßt sich in klinischen Laboratorien mittels Flammenemissionsspektroskopie (FES) oder Atomabsorptionsspektroskopie (AAS) bestimmen. Letzteres Verfahren ist genauer und stellt das Referenzverfahren dar. Die FES ist jedoch kostengünstig und das in den meisten Labors verwendete Verfahren.
> 2. Lithiumionenselektive Elektroden (Li-ISE) sind vor kurzem zu akzeptablen Kosten verfügbar geworden und bieten die Möglichkeit der raschen Bestimmung von Lithium bei Anwesenheit des Patienten. Dies wiederum führt zu einer besseren Compliance, da der Patient verstärkt und sichtbar in den Behandlungsprozeß eingeschlossen wird. Das schnelle Feedback bietet dem Patienten wie auch dem Arzt viele Vorteile.

Im Gegensatz zu modernen Medikamenten wurde Lithium bereits in den frühen 50er Jahren erstmals klinisch angewendet, ohne daß Informationen bezüglich seines toxikologischen Profils oder seines Nebenwirkungspotentials vorgelegen hätten. Die Beobachtung der Wirkungen des Medikaments beim Tier führte zur experimentellen klinischen Anwendung. Die Dosierung wurde nach dem „Trial-and-error"-Prinzip bestimmt. Es überrascht daher nicht, daß viele arzneimittelbedingte Probleme auftraten, die den anfänglichen Enthusiasmus dämpften. Aufgrund seines zunehmenden Stellenwertes bei der Behandlung rezidivierender affektiver Psychosen wurde Lithium jedoch bald im Hinblick auf alle Sicherheitsaspekte eingehend geprüft, um die anfänglichen Toxizitätsprobleme zu lösen (Schou 1968). Es wurde das Konzept der Prophylaxe mit kontinuierlicher Blutspiegelkontrolle eingeführt. In den 60er Jahren waren dies neue Vorstellungen in der Psychiatrie und stellten ein frühes Beispiel für das Therapeutische Drug Monitoring (TDM) dar. Es ist heutzutage anerkannt, daß der therapeutische Zielbereich für Lithium im Blut, das 12

Stunden nach der letzten Dosis entnommen wird, zwischen 0,4 und 0,8 mmol/l liegt. Höhere Konzentrationen, die zuvor als normale Bereiche akzeptiert wurden, sind zu einer wirkungsvollen Prophylaxe zumeist unnötig (Hullin 1980).

Lithium wird trotz nahezu 50jähriger Geschichte in der Psychiatrie von einigen Autoren als „schwieriges Medikament" mit unvorhersehbaren Wirkungen erachtet, das eine umständliche Überwachung erfordert. Die Überwachung selbst stellte bislang keine große Hürde dar, solange die wichtigsten psychiatrischen Erkrankungen durch Spezialisten behandelt wurden, die in der Klinik tätig sind. Heutzutage werden jedoch Patienten zunehmend ambulant behandelt. Somit werden niedergelassene Ärzte in der Zukunft stärker mit der Versorgung von Lithiumpatienten konfrontiert werden. Die Frage der Überwachung stellt somit ein größeres Problem dar, da im ambulanten Bereich häufig ein begrenzter Zugang zu Labordiensten besteht.

Lithiumüberwachung in der klinischen Praxis

Probenentnahme zur Bestimmung von Lithium

Es ist wichtig zu wissen, daß viele Standard-Blutentnahmeröhrchen Antikoagulantien enthalten, die die Bestimmung von Lithium beeinträchtigen können. Insbesondere wird Lithiumheparin häufig für die Entnahme von Plasmaproben zur Bestimmung der Elektrolyte und anderer Laborparameter verwendet. In einer aktuellen Studie wurden Lithium-Plasma-Konzentrationen von sogar 2,0 mmol/l bei Patienten beschrieben, die zwar kein Lithium erhalten hatten, deren Blut jedoch in Lithiumheparinröhrchen entnommen wurde (Lee u. Klachko 1996). Es ist von entscheidender Bedeutung, daß Laboratorien bei der Bestimmung von Lithium wissen, welches Antikoagulans verwendet wurde.

Das einfachste Verfahren ist, sicherzustellen, daß die Bestimmung von Lithium routinemäßig im Serum und nicht im Plasma erfolgt. Dies ist jedoch für die rasche Analyse mittels lithiumionenselektiver Elektrode nicht möglich, da diese Bestimmung im Vollblut durchgeführt wird. Diese Analysen werden gewöhnlich unter Verwendung der Kalzium-, Natrium- oder Ammoniumsalze von Heparin als Antikoagulans durchgeführt, sollten jedoch nur in Zentren angefordert werden, die über eine ausreichende Erfahrung mit diesen Methoden verfügen. Des weiteren muß neues medizinisches, Pflege- und Laborpersonal routinemäßig angewiesen werden, keine Lithiumheparinröhrchen für die Überwachung der Lithiumkonzentration im Blut zu verwenden.

Spektroskopische Verfahren

Die Bestimmungen von Lithium weisen die höchste Genauigkeit bei Verwendung der Atomabsorptionsspektroskopie (AAS) auf (Birch u. Jenner 1973), obwohl die Flammenemissionsspektroskopie (FES) das in klinischen Laboratorien am häufigsten verwendete Verfahren darstellt. Bei beiden Verfahren ist die Auftrennung mittels Zentrifugation der Blutzellen erforderlich. Der Vorteil der AAS und der FES besteht darin, daß unter normalen Bedingungen beide sensitiv genug sind, um an einfachen wäßrigen Verdünnungen des Blutserums durchgeführt werden zu können und daher keine umfassendere und zeitraubende Vorbereitung der Probe erfordern.

Flammenemissionsspektroskopie (Flammenphotometrie)

Das Prinzip der Flammenemissionsspektroskopie besteht darin, daß, wenn eine Materialprobe in Lösung in eine Flamme gesprüht wird, jedes Element ein Spektrum aussendet, das für dieses Element typisch ist, und zwar mit einer Intensität, die proportional zu seiner Konzentration ist (entsprechend dem Beer-Lambert-Gesetz). Bei Verwendung geeigneter spektraler Analysegeräte ist es deshalb theoretisch möglich, die Konzentration jedes in der Probe enthaltenen Elements zu erfassen, indem das emittierte Licht bei jeder Wellenlänge bestimmt wird, die Teil des Spektrums jedes einzelnen Elements ist. Praktisch werden viele Elemente, insbesondere Nichtmetalle, beim Einsprühen in die heiße Flamme nicht genügend energisiert, um vor dem Hintergrund wesentlich stärker strahlender Elemente nachgewiesen werden zu können. Diese wesentlich stärker strahlenden Elemente weisen häufig Spektren mit mehreren Peak-Wellenlängen auf, die sich mit denen anderer Elemente überlappen.

Die am stärksten strahlenden Elemente sind die Alkalimetalle. Aus diesem Grund ist die FES in der klinischen Laborpraxis besonders nützlich für die Bestimmung von Natrium und Kalium. Lithium ist einfach nachweisbar und hat ein starkes Signal, birgt jedoch das Problem, daß aufgrund der relativen Leichtigkeit, mit der Alkalimetalle ionisieren, und wegen der zusätzlichen Spektren der jeweiligen ionisierten Formen so viele Spektrallinien hoher Intensität von Natrium und Kalium auftreten, daß es zu einer spektralen Interferenz zwischen diesen Elementen und Lithium kommt. Da Natrium in ungefähr 150fach höherer Konzentration vorliegt als Lithium, wird das Lithiumspektrum stark gestört. Kalium wird wesentlich einfacher ionisiert als Lithium und beeinträchtigt wiederum die Bestimmung von Lithium.

Bei der Durchführung der FES werden gewöhnlich Verdünnungsmittel verwendet, die die bestehenden Konzentrationen von Natrium und Kalium im Blut kompensieren, so daß die Lithiumstandardkurve relativ linear im klinisch gebräuchlichen Bereich verläuft. In der Praxis enthält die bereitgestellte Probe eine normale Lithiumkonzentration und weder sehr viel noch sehr wenig Lithium. Die diesem Verfahren inhärenten Fehler heben sich gegenseitig auf. Das Ergebnis ist eine Analyse, die sich für die klinische Überwachung eignet. Die Flammenemissionsspektroskopie ist kostengünstig, und es ist eine gleichzeitige Bestimmung verschiedener Elemente möglich, indem eine Reihe von Detektoren um die Flamme aufgestellt werden.

Atomabsorptionsspektroskopie (AAS)

Das Gegenteil der Emission tritt ein, wenn ein Lichtstrahl auf eine Probe eines Elements trifft, dessen Frequenz charakteristisch für dieses Elements ist. Licht wird proportional zur Konzentration des Elements absorbiert, wieder nach dem Beer-Lambert-Gesetz. Der große Vorteil der Absorptionsspektren ist jedoch, daß es sich dabei um Linienspektren handelt. Emissionsspektren sind aus einer sehr hohen Anzahl einzelner Emissionslinien zusammengesetzt, die so fungieren, als ob sie Bandspektren wären: jede ausgestrahlte Spektral-„Linie" ist ein breiter Peak und diese Peaks überlappen sich gegenseitig, und rufen so eine Interferenz zwischen Analysen verschiedener Elemente hervor. Absorptionslinien dagegen sind sehr scharf und eine Spektralinterferenz ist sehr unwahrscheinlich. Der Nachteil des AAS-Analysesystems ist jedoch, daß zur Bestimmung der Absorption von der Probe die spezielle Spektrallinie dieses Elements unter Verwendung einer Kathodenlampe erzeugt werden muß, um ein sehr sensitives und spektral stabiles Nachweissystem zu haben: Prismen oder Beugungsgitter stellen die häufigste Form der Spektralselektion dar. Dies ist wesentlich kostenaufwendiger als ein einfacher Flammenphotometer, der beispielsweise Glasfilter verwenden kann, um die zu analysierende Spektralbande auszuwählen. Es entstehen auch bei der AAS Interferenzen, die jedoch im Fall von Lithium relativ unbedeutend sind und durch Auswahl eines geeigneten Verdünnungsmittels umgangen werden können (Birch u. Jenner 1973).

Lithiumionenselektive Elektrode

Die Bestimmung von Lithium vor Ort in der Praxis oder Ambulanz ist bei Anwesenheit des Patienten mit flammenphotometrischen Verfahren schwierig. Die Ergebnisse von Blutbestimmungen liegen dem Patienten und Psychiater deshalb häufig erst geraume Zeit nach dem Arztbesuch vor, da die Proben an ein entferntes Labor zur Bestimmung eingesendet werden müssen. Der demzufolge verzögerte Erhalt des Befunds kann zu einer mangelhaften Compliance seitens des Patienten führen, da zu niedrige oder zu hohe Lithiumspiegel erst beim nächsten Arztbesuch besprochen werden können.

Metallionenselektive Elektroden (ISE) wurden anfänglich zur Anwendung auf Intensivstationen zur sofortigen Elektrolytbestimmung entwickelt. Die Ausweitung ihrer Anwendung zur Bestimmung von Lithium kann als Folgegedanke gesehen werden, jedoch einer, der den Weg für neue Behandlungsmodi von Langzeittherapien bereitet hat. Ionenselektive Elektroden-(ISE-)Systeme sind nun verfügbar, die die Analyse von Lithium im Blutplasma in Anwesenheit von Blutzellen ohne Zentrifugation ermöglichen. Die Elektrode mißt die Aktivität in der Lithiumionenlösung; daher sind die elektrischen Wirkungen der relativ großen, im Plasma suspendierten Blutzellen vernachlässigbar. Die Technologie der Lithium-ISE wurde ausführlich untersucht und ist inzwischen ausgereift. ISE liefern individuelle und sofortige Ergebnisse aus einer kleinen Menge venösen oder Kapillarblutes (Greil et al. 1992; Greil u. Steller 1992). Ihre Genauigkeit und Zuverlässigkeit sind mit denen konventioneller Verfahren vergleichbar (King et al. 1991). Die gegenwärtigen Modelle, die sich in ihrer Meßgenauigkeit kaum unterscheiden (Sampson et al. 1994), weisen ein Gewicht zwischen 7–12 kg auf, sind tragbar und kosten durchschnittlich 10 000 DM. Die mit dieser Methode arbeitenden Ärzte sind begeistert von der Verwendung des ISE-Verfahrens, das derzeit weiterentwickelt wird, so daß es allgemeinere Akzeptanz finden kann (Birch et al. 1996).

Sofortige Überwachung von Lithium

Im Gegensatz zur konventionellen Praxis, bei der die klinische Untersuchung und die Laborbestimmung getrennt durchgeführt werden und häufig unkoordinierte Prozesse darstellen, ermöglichen ISEs die gleichzeitige Durchführung der Untersuchung und Bestimmung. Der Arzt muß die Medikation weder weiterhin blind überprüfen noch auf die Ergebnisse der letzten Visite vertrauen. Es wird eine Blutentnahme durchgeführt, und die Ergebnisse werden mit dem Patienten im Rahmen der Untersuchung besprochen. Darüber hinaus kann der Patient der Analyse beiwohnen und ca. 30 Sekunden später das Ergebnis vom Analysegerät ablesen. Das sofortige Feedback stellt einen großen Vorteil dar und gibt dem Patienten Vertrauen. Außerdem kann unverzüglich, falls nötig, eine Dosismodifikation erfolgen. Patienten reagieren positiv und übernehmen Verantwortung. Dies wiederum führt zu einer besseren Mitarbeit und einer höheren Compliance (Srinivasan u. Birch 1995).

Lithium im Speichel

Die Bestimmung von Lithium im Speichel wurde als alternative Methode zur Überwachung der Blutspiegel vorgeschlagen (Sims u. White 1974; Verghese et al. 1977). Es wurde die Behauptung aufgestellt, daß bei einzelnen Patienten das Verhältnis Speichel-zu-Serum-Lithium konstant sei und daß nach Feststellung des Quotienten bei einem bestimmten Patienten die Überwachung der Lithiumtherapie mit Speichel zuverlässig durchgeführt werden könne. Unsere Erfahrungen bestätigen die Resultate anderer Autoren (Manshadi et al. 1982; Evrard at al. 1978), denen zufolge die Lithiumkonzentrationen im Speichel höher sind als im Serum, das Verhältnis Speichel-zu-Serum-Lithium jedoch nicht gleichbleibend war und deshalb bei der routinemäßigen Überwachung nicht nützlich ist.

Literatur

Birch NJ, Jenner FA (1973) The distribution of lithium and its effects on the distribution and excretion of other ions in the rat. Brit J Pharmac 47:586–594

Birch NJ, Johnson AM, Padgam C (1996) Backtracking serum lithium: ii. Clinical validation of the Lithium Ion Selective Electrode Analyser (Li-ISE). J Trace Microprobe Tech 14:439–444

Evrard JL, Baumann P, Pera-Bally R, Peters-Haefeli L (1978) Lithium concentrations in saliva, plasma and red blood cells of patients given lithium acetate. Acta Psychiat Scand 58:67–79

Greil W, Runge H, Steller B (1992) [Immediate blood lithium determination with an ion selective electrode. A new method for lithium determination for improved lithium therapy] Sofortbestimmung von Lithium im Blut mittels ionenselektiver Elektrode. Eine neue Lithiumbestimmungsmethode zur Verbesserung der Lithiumtherapie. Nervenarzt 63:184–186

Greil W, Steller B (1992) Lithium determination in outpatient clinics by an ion-selective electrode in venous and capillary whole blood. Psychiatry Res 44:71–77

Hullin RP (1980) Minimum serum lithium levels for effective prophylaxis. In: Johnson FN (ed) Handbook of lithium therapy. MTP Press, Lancaster, pp. 247

King JR, Phillips JD, Armond AD, Corbett JA, Birch NJ (1991) Instant lithium monitoring. Psychiat Bull 15:138–139

Lee DC, Klachko MN (1996) Falsely elevated lithium levels in plasma obtained in lithium containing tubes. Clinical Toxicology 34:467–469

Manshadi M, Lippmann S, Regan W, Baldwin H (1982) Saliva lithium instability. Biol Psychiat 17:1449–1451

Schou M (1968) Lithium in psychiatric therapy and prophylaxis – Special review. J Psychiat Res 6:67–95

Sampson M, Ruddel M, Elin RJ (1994) Lithium determinations evaluated in eight analysers. Clin Chem 40:869–872

Sims ACP, White AC (1974) Saliva and serum lithium estimations in psychiatric patients. Br J Psychiat 124:106–107

Srinivasan DP, Birch NJ (1995) Lithium ion-selective electrode: field experience in a peripheral psychiatric clinic. J Trace Microprobe Tech 13:53–57

Verghese A, Indrani N, Kurnvilla K, Hill PG (1977) Usefulness of saliva lithium estimation. Br J Psychiat 130:148–150

Aus dem Englischen übersetzt von Gerlinde Weber, Dipl.-Übers.

Sachverzeichnis

A
Abbruch 251
- Kriterien 566
Abmagerungsdiät 563
Absetzen 192, 211, 213, 274
- Effekte 192, 200
- Studien 200
- Versuch 567
Abwehr 529
Abwehrschwäche 88
ACE-Hemmer 372, 452, 563, 565
Acetylcholin 38
- Rezeptoren 41
Acetylsalicylsäure 372, 451
ACTH 403, 409
Adaptation 291
Adenovirus 317
Adenylatcyklase 43, 358, 394, 402
Addison-Krankheit 409, 550
ADH (*siehe auch* Vasopressin) 377
Adipat 149
Adrenalin 410
„adult respiratory distress syndrome"
 (ARDS) 428
affektive
- Indifferenz 127
- Psychose, Pathogenese 323
- Störung, bipolare 302, 507, 548
Affektivität 291
Affektpsychosen 469
Affekttoleranz 144
Aggression 62, 278, 282, 291
- Durchbrüche 284
- Impulse 126
- raubtierhafte („predatory") 298
Aggressionszustände 548
Agitation 185
Agoraphobie 49
Agranulozytose 491
AIDS (*siehe auch* HIV) 88, 89
Akathisie 335
Akne 395, 560
Aktionspotential 352
Aktivität 128

- spontane 126
Aktivitätsniveau 126
Aktivkohle 441
Akutbehandlung mit Lithium 192, 236
Akut-Phase-Reaktion 323
Albuminurie 438
Aldosteron 154, 410
Alkalimetalle 23, 375
Alkohol 211, 273, 450
Alkoholgenuß 496
Alkoholmißbrauch 171
Allgemeinbevölkerung 263, 270
Allgemeinveränderung 108
Alltagsaktivitäten 539
Alopecia (*siehe auch* Haarausfall) 398, 496
Alpha-Rhythmus 108
- Grundaktivität 332
Alpha-Verminderung 110
Alter 130, 149, 156, 234, 333, 430
Alternative 485
Ambivalenz 139
Amilorid 378
Aminhypothese 37
Aminoglykoside 375
Amitryptilin 179, 204, 269, 472, 476, 502
Amphetamine 292
Anaesthetika 451
Analgetika 450
Anämie, diaplastische 75
Aneurysma 313
Anfälle, cerebrale 492
Angehörige 214, 539
Angiotensin 403
Angiotensin II 154
Anionenaustausch 25
Anorexia nervosa 304
Antibiotika 452
Antidepressiva 192, 200, 228, 257, 294,
 331, 333, 343, 448, 514, 522, 557
- Langzeitprophylaxe 478
- - Metaanalysen 478
- - Nebenwirkungen 478
- Prophylaxe 477
Antidepressiva-„Responder" 470

Antidiarrhoika 562
Antihypertensiva 451
Antikoagulantien 492
- Blutentnahmeröhrchen 581
Antikonvulsiva 206, 213, 450, 484 ff., 492
Antiphlogistika 450
- nichtsteroidale 372
antipsychotische Wirkung 258
Antirheumatika 154, 311, 563, 565
Apathie 258, 437
Aphasie 333, 427
Appetit 387
Apraxie 333
Aquaporin-2-Wasserkanäle 377
Arbeitsausfall 463
Arbeitsunfähigkeit 208, 460
Ärger 273
Arrhythmien 343, 559
Arzneiverordnungsreport 462
Aspartat 149
Astrozytomzellen 28
AT1-Antagonist 452
Ataxie 333, 427, 563
Ateminsuffizienz 428, 437
Atomabsorbtionsspektroskopie 583
ATP 29
atrioventrikuläre Blockierungen 349
Atropin 41
AUC 149
Aufklärung 214, 565, 567
Aufmerksamkeit (*siehe auch* Vigilanz) 287
Aufmerksamkeitsleistung 129
Augenfehlbildungen 414
Augenkammerwasser 152
Ausgangswertegesetz 107
Autismus 299
Autoantikörper 364
- Bildung 358
Automutilation 293
Autorezeptor, terminaler 63
AV-Block 350, 559
Aversionskonditionierung 126
Azetat 149
Azetazolamid 154
Azidose, tubuläre 379

B
B1-Phasen 110
Baastrup, P. C. 7
Badewässer, lithiumhaltige 94
Basedow-Krankheit 365
Bauchspeicheldrüse (*siehe* Pankreas) 496
Bauchschmerzen 559
Befindlichkeit 127
Behandlung
- Dauer 268, 566
- Erfolg, Prädiktion 180

- Häufigkeit 462, 463
- Kosten 463
Behinderung 282
- geistige 280, 293
Benzodiazepine 211, 417, 492, 523
Benztropin 335
Berentung 460
Beschreibungsebenen 19
Beschwerdefragebogen 139
Bestrahlung 73, 74
Beta-Rezeptoren-Blocker 311, 331, 451, 557, 562
Bewußtlosigkeit 437
Bewußtseinseintrübungen 427, 492
Beziehungsperson/Bezugsperson 138, 144, 542
Bioverfügbarkeit 149
Blickparese 427
Blockbildung 352
Blockierungen
- atrioventrikuläre 349
- sinuatriale 349
Blutbild 551, 560
Blutdruck 352, 410, 437, 492
Blutentnahmeröhrchen, Antikoagulantien 581
Blutgruppen 239
Bluthochdruck (*siehe* Hypertonus) 5
Blutungsneigung 496
Blutzellen, periphere 48
Blutzucker 551
B-Lymphozyten 81, 322
Borna-Virus 323
Bradyarrhythmien 437, 550
Bradykardie 428, 448
Bruttosozialprodukt 271
Bulimia nervosa 304
B-Zellen (*siehe auch* B-Lymphozyten) 81

C
Cade, John 4
Calcium (*siehe* Kalzium)
cyclo-AMP 43, 376, 394, 403
Carbamazepin 65, 75, 114, 165, 206, 226, 227, 239, 269, 294, 299, 336, 419, 450, 488, 503, 507, 509, 515, 516, 531
cerebrale Anfälle 492
CFU-S 71
Chemotherapie 74, 89
Chlorid 149
Chlorpromazin 164
Cholinomimetika 38
Cholintransport 38
Chorea Huntington 312, 335
Choreoathetose 427
Chromosomenaberrationen 416
Cimetidin 493

Sachverzeichnis

Cisplatin 452
Citalopramdosis 477
Clearance
- Lithium (*siehe* Lithium-Clearance)
- renale 154
Clomipramin 179
Clonazepam 450, 486, 523
Clonidin-Test 408
Clozapin 206, 228, 449
Cluster-Kopfschmerz 309, 548
Cockroft-Formel 376, 558
„colony stimulating factor" (GM-CSF) 84
„Compliance" 125, 150, 211, 274, 287, 396, 419, 447, 464, 471, 515, 536, 538, 555, 557, 567, 571, 577, 583
Computerinformationsdienst 448
COMT 181
„continuation treatment" (*siehe* Erhaltungstherapie) 191
Corpus pineale 100
Cortex 63
Cortico- (*siehe* Kortiko-)
Cortisol (*siehe auch* Kortison) 65, 100
„crossover-designs" 125
Cushing-Krankheit 409

D

Dänemark 10, 207
Darm 30
DARPP-32 52
Dauerlicht 102
DDAVP (*siehe auch* Minirin) 377, 564
DDR 207
Dehydratation 371, 430, 436, 563
Dekompensation 253
Demenz 549, 550
Denkstörungen 257
Depolarisationsgeschwindigkeit 352
Depression
- akute 179 ff.
- kognitive Theorie 528
- postschizophrene 220
- therapieresistente 181
- unipolare 303, 506
Depressionstherapien, psychologische 537
depressive
- Grundstruktur 140
- Restsymptomatik 561
- Störung, unipolare 303
Dermatitis, akneiforme 395
Dermatosen 393, 491
Desinteresse 258
Desipramin 184, 493
Desorientierung 185
Desynchronisation 102
Deutschland 461
Dexamethasonsuppressionstest 235, 419

Dexfenfluramin 65
Diabetes
- insipidus 43, 377, 417, 429, 438
- mellitus 386, 550
Diarrhöe 372, 388, 428, 437, 509, 555, 558, 559, 562, 563
Diät 550
Diazepam 450
Diazylglyzerin (DAG) 42, 52
Dichtigkeitsfeld 23
Diclofenac 563
Diphenylhydantoin 450, 485
Dipolquellenanalyse 242
Dipropylacetamid (DPA) 485
Diurese, forcierte 439
Diuretika 439, 451, 550, 555
DNS-Viren 316
Dokumentation 566
Dopamin 37, 437
- Rezeptoren 40
Doppelblindstudien 8, 470, 477
Doppelprophylaxe 567
Dosis 374, 552
- Reduktion 213
„Downbeat"-Nystagmus 333
Down-Syndrom 299
Dreifachkombination 518
Drogen 450
Druck, intrakranieller 336
„Drug monitoring" 151
DSM-III-R 227
DSM-IV 219
Durchfälle (*siehe* Diarrhöe) 421, 555
Durst 378, 387, 428, 430, 558, 561-563
dynamische Labilität (DL) 110
dynamische Rigidität (RG) 110
Dysarthrie 333, 427
dysfunktionale kognitive Schemata 528
Dyskinesien 333, 563
- tardive 299
Dysphorie 127
Dysrhythmie 106, 108, 332
Dysthymie 479

E

Ebstein-Anomalie 414
EEG 106, 449, 551, 560, 563
- Aktivität, langsame 332
- Potentiale, steile 332
- SW-Komplex 332
- Veränderung 332
Efalith-Salbe® 395
Effektivität 211, 269
„efficacy" (*siehe* Wirksamkeit) 196
Effluvium 398
Ehepartner 571, 575
Einmalapplikation 151

Einnahmefehler 558
Einzelbehandlung, psychotherapeutische 145
Eiweißbindung 441
EKG (Elektrokardiogramm) 342, 437, 448, 551, 560
- Veränderungen 559
EKT (Elektrokrampfbehandlung) 171, 184, 447, 451
Ekzem 561
- seborrhoisches 395
Elektroden, metallionenselektive 584
Elektrolythaushalt 379
Elektrolytstoffwechsel 343
Elektrolytverschiebungen 421, 550
Elektronegativität 23
Elementarhilfe 437
Eliminationshalbwertszeit 154, 557
Embryo 416
EMG-Veränderungen 427
Encephalopathie 428
Energie 575
Entbindung 551
Entwicklung
- Störungen 418
- Verzögerung 294, 492
Entzündungsreaktion 322
Epilepsie 309, 312, 549, 550
EPS (extrapyramidal-motorische Störungen) 334
Epstein-Barr-Virus 317, 323
Erbrechen 428, 437, 559
Erektionsstörungen 421
Erfolgsbeurteilung 237
Ergotamin 310
Erhaltungstherapie 191, 192
- symptomsuppressive 193
Erklärungsebenen 19
Erkrankungen, kardiovaskuläre 263
Erleben 19
Erregung 257, 492
Erregungsleitung 428
Erregungsverzögerungen 352
Ersteinstellung 551
Ersterkrankungsalter 234
Erythromycin 493
Erythrozyten 52, 71, 153, 430
Erythrozyten-Lithium-Spiegel 322
Eßgewohnheiten 386
Eßstörungen 300, 304
evozierte Potentiale 20
Exanthem 396
Exhibitionismus 301
„expressed emotions" 143
extrapyramidal-motorische Störungen (EPS) 334
Extrasystolen 349

- ventrikuläre 559
Exzeßmortalität 267

F
Faeces 154
Fahrsimulation 129
Fahrtauglichkeit 562
Familie 143, 542, 571
Familienanamnese 180
familiendynamische Prozesse 138
Familiengefüge 143
Familientherapie 146, 577
Faszikulationen 427, 437
Feindseligkeit 282
Felty-Syndrom 75
Fenfluramin 63, 65
Fettgewebe 153
Fettsäuren, freie 322
Fettstoffwechsel 388
Fetus 416
Fibrillationen 427
Fibrose 374
Fieber 563
Filtrationsleistung 371
Fingernagelhypoplasie 492
Fingertremor 562
Flammenemissionsspektroskopie (Flammenphotometrie) 582
Flimmerverschmelzungsfrequenz 129
„floppy infant syndrome" 417
Fluoxetin 475
- Dosierung 184
Flupenthixol 206, 522
Fluphenazin 225
Flüssigkeitszufuhr 550
Foci 115
fokale Veränderungen 106
Follikulitis 396, 397
FPI 139
fragiles X-Syndrom 299
Frauen 363
freies Intervall 238
Freiheitsgrade 19, 132, 140
Freizeitverlust 460
Frequenzspektrum 106
Frontalhirn 182
Frühgeburt 416
Frühwarnzeichen 543
Frustrationstoleranz 128
FSH 403
Furosemid 451

G
Galenik 149, 436
Galle 152
Gangunsicherheit (*siehe* Ataxie) 333
Gaumenspalten 414

Sachverzeichnis

GCP (gute klinische Praxis) 506
Geburt 430
Gedächtnis 20, 127, 335, 426, 451, 558
Gefängnisstudien 285
Gehirn 430
Genesung 192
Genexpression 54
Gentranskription 42, 44
Geruchsreiz 130
Geschlecht 156
Geschmacksqualitäten 130
Geschmacksreiz 130
Gestaltwandel 145
Gesundheit 264
Gewaltbereitschaft 5
Gewichtskontrolle 562
Gewichtszunahme 387, 496, 559, 562
GH 408
GHRH 408
Gicht 4
Giftelimination 438
Gilles-de-la-Tourette-Syndrom 313
GKV-Index 462
Glaubersalz 438
Glomerulonephritis 431
Glomerulosklerose 370
Glucokorticoidrezeptor 55
Glukagon 383, 403
Glukonat 149
Glukose
– Aufnahme 383
– Toleranz 383, 384
– Transport 383
Glykogenolyse 383
Glykogensynthese 383
Glykolipide 31
Glykoproteine 31
GM-CSF 84
Gonadotropine 406
G-Proteine 42, 50
„graft-versus-host" 76, 88
Granulopoese 70
Granulozyten 322
– basophile 71
– eosinopile 70
Granulozytopenie 75
Gruppenpsychotherapie 146, 577
gute klinische Praxis (GCP) 506

H

Haarausfall (*siehe auch* Alopecia) 398, 560
Haare 153
Haarzell-Leukämie 75
Halbwertszeit 150, 436
Halluzinationen 257, 427
Haloperidol 40, 282, 293, 449, 523

Hämodialyse 11, 439, 443
Hämofiltration 442
Hämoperfusion 441
Hamster 101
Harnsäurediathese 4
Hartigan, G. P. 6
Hartmann, Nicolai 19
Haut 392
Hautmanifestationen 227
Hepatotoxizität 496
Hepatozyten 28
Herdsymptome 427
Herpes
– genitalis 320
– labialis 317
– Viren 89
Herpes-Simplex-Viren (HSV) 96, 316
Herzinsuffizienz 350, 431
Herzmuskelfaser 352
Herzmuskelschädigung 350
Herzrhythmusstörungen 437, 550
Herzschrittmacher 354
5-HIAA 273
Hidradenitis suppurativa 396
Hilflosigkeit, erlernte 56
H-Ionen-Sekretion 379
Hippocampus 63
Hirngewebe 152
Hirnschädigung 430
Hirnstamm 243, 334
Hirntumor 313
Hirnzellen 30
historische Kontrollen 196
HIV (*siehe auch* AIDS) 88, 89
Homöostase 120
– narzißtische 142
5-HT (5-Hydroxytryptophan) 63
– Aufnahme 64
– Freisetzung 63
– Rezeptoren 63, 182
– – 5-HT$_{1A}$-Rezeptor 63
– – 5-HT$_2$-Rezeptor 245
– Synthese 62
– Transporter 285
5-HT$_{1A}$-Agonist 245
Hundeherpesvirus 317
Hydratationshülle 23
5-Hydroxyindolessigsäure 273
5-Hydroxytryptophan (*siehe* 5-HT) 63
Hyperaktivität 282
Hyperkalzämie 404, 559
Hyperkinesien 437
hyperkinetisches Syndrom 294
Hypernatriämie 452
Hyperparathyreoidismus 403, 559
Hyperphagie 180
Hypersomnie 180

– periodische 313
Hyperthermie 185, 429
Hyperthyreose 358, 364
Hypertonus 5, 410, 550
– Behandlung 372
Hypnorex® 150, 462
Hypnotika 450
Hypokalziämie 491
Hypomanie 573, 576
Hyponatriämie 491
Hypophyse 405
Hypothalamus 49, 100, 409
Hypothermie 429, 450
Hypothermiereaktion 63
Hypothyreose 43, 358, 363, 438, 514, 519, 550, 559, 564

I
Ibuprofen 450
ICD-10 219
Ich-Funktionen 139
IGSLi 265
– Studien 266
Imipramin 179, 200, 475, 476
Immunmodulator 87
Immunsystem 323
Impulse, aggressive 126
Impulsivität 128, 129, 245, 291
Impulskontrolle 62, 273
Impulskontrollstörungen 280, 283
Inappetenz 428
Indexepisode 204
Indifferenz, affektive 127
Indikationen 234
– falsch positive 194
– Kriterien 548
Indikationsstellung 194
Indometacin 378, 450, 563
Infektionskrankheiten 263, 430
Informationen 214
Informationsverarbeitung 129
Initiative 128
Inositol 39
– klinische Wirkung 49
Inositol-Depletion 45
Inositolmonophosphatesterase 402
Inositolphosphat 410
Inositolphospholipide 45
– IP$_3$ 45
Instabilisierung 567
Instabilitätsmodell 537
Insulin 383, 385, 405
Intelligenzminderung 282, 293, 299
Intelligenzniveau 291
Interaktion 353
„Interfaces" 19
Interferon 86, 394

interhemisphärale Koordination, Stabilisierung 115
Interleukin-2 83
interpersonelle Psychotherapie (IPT) 536
Intervall 192
– freies 238
– symptomfreies 470
Intestinalzellen 28
Intoxikationen (siehe auch Lithiumintoxikation) 155, 558
– Zeichen 437
Introversion 529
Invalidität 208
Ionenkanal 42
Ionenradius 23
IP/SRT 536, 567
IPT (interpersonelle Psychotherapie) 536
Isoniazid 493
Isotopen-Shift-Atomabsorbtions-Spektroskopie (ISAAS) 24

J
Jodbehandlung 361
Jodmangelgebiet 360
Jodsalze 565
Juckreiz 397
Jugend 280, 281

K
Kalanchoe 101
Kalium 317, 331, 410, 437
Kaliumquotienten 343
Kaliumstoffwechsel 337
Kalzium 23, 28, 101, 402
Kalziumantagonisten 169
Kalzium-Ionen 52
Kalziumkanalblocker 523
Kammernachschwankung 343
Kapsel 149
Kardiotoxizität 294
kardiovaskuläre Erkrankungen 263
Katamnesekriterium 194
Katecholamine 403, 410
Keratinozyten 394
Keratosis 397
Ketanserin 245
Ketoazidose 386
Ketoprofen 450
Killerzellen 322
Kinder 152, 281, 418
Kindheit 280, 281
„Kindling" 20, 55, 56
Kinetik 552
– lineare 149
Kippschwingungsprinzip 115
Kleine-Levin-Syndrom 300
Kleinhirn 428

Kleinhirnschädigung 334
klinische Praxis 195
Knochen 152
Knochenmark 69, 438
Knochenmarksschädigung 496
Knochenmarkstransplantation 76
Knochenmarkzellen 71
Knochenmineralgehalt 403
Knochenstoffwechsel 408
Kochsalz 154
Kochsalzersatz 5
Kochsalzmangel 563
Koffein 330
kognitive
- Funktionen 285
- Triade 528
Kohle 438
Kohlenhydratstoffwechsel 382 ff.
Koma 427, 492, 563
Kombinationen 170, 205, 447, 492, 516
- Antidepressiva 181, 185
Komedomen 395
Komorbidität 567
Kompartimente 436
Konflikte, interpersonelle 542
Konservierungsstoffe 392
Konstrukt, kategoriales 19
Kontraindikationen 549
Kontrazeption 304, 399
Kontrazeptiva 492
Kontrollen 558
- historische 196
Kontrollgruppe 266
Konzentrationsfähigkeit, renale 450
Konzentrationsstörungen 335
Kopfschmerzen 310
Kopplungsmechanismen 102
Körpergewicht 156, 386
Körperoberfläche 156
Körpertemperatur 100, 131
Körperwasser 388
Kortex, primär akustischer 242
Kortikoide 49
Kortikosteroide 101, 492
Kortisol (siehe Cortisol)
Kortison (siehe auch Cortisol) 397
Kosten 208
Kosten-Nutzen-Analyse 459
Krampfanfälle 185, 427, 437, 448
Krankenhauskosten 464
Krankheitskonzept 567
Krankheitssymptome 571
Krankheitszyklus 234
Kränkung, narzißtische 146
Kreatinin
- Clearance 376
- im Serum 551

Kreativität 128, 336, 572, 576
Krebs 75
Küchenschaben 101
Künstler 576
Kurzzeitgedächtnis 129
Kurzzeittherapie 536
kybernetische Prinzipien 119

L
LAAEP (Lautstärkeabhängigkeit der akustisch evozierten Potentiale) 242
Labilität, dynamische (DL) 110
Lähmung, hypokaliämische periodische 309, 313
Lamotrigin 523
Lange, Carl 4
Lange, Frederik 4
Langzeitgedächtnis 129
Langzeituntersuchungen 268
Langzeitverträglichkeit 511
Lautstärkeabhängigkeit der akustisch evozierten Potentiale (LAAEP) 242
„leak" 25
Lebenserwartung 461
Lebensqualität 302
Lebensrhythmus 538
Leber 153
Leberenzymwerte 428
Leberfunktion 496
Lehrbücher 571
Leistungsparameter 127
Leitungsgeschwindigkeit 352
Lernen 56
Lernparadigma 126
Lerntheorien 132
Lernverhalten 299
Lethargie 127
Leucophaea maderae 101
Leukämie 75, 550
- myeloische 75
Leukopenie 429
Leukotomie 279
Leukotriene 87
Leukozytose 70, 550, 560
Leydig-Zellen 406
LH 403, 405
LHRH 405
Libido 406, 421
Libidostörung 559
Libidoverlust 421
Lichen simplex 397
limbisches System 323
Liniennachfahren 129
Linksherzversagen 349
Lipoproteine 31
Liquorkonzentration 152
Lithium

- Absorption 25, 30
- Apogepha 462
- „Clearance" 155, 420, 431, 554
- Duriles® 150
- Gewinnung 23
- Resorption 154
- „Responder" 131
- Retention 152
- Rückresorption 372
- Serumspiegel 210, 213, 554
- Tabletten 554
Lithiumambulanz 210
Lithiumaspartat 149, 552
Lithiumaugmentation 181
- Wirkmechanismus 182
Lithiumazetat 149, 552
Lithium-Baby-Register 414
Lithiumbromid 4
Lithiumchlorid 149
Lithiumdiffusion, passive 26
Lithiumeinstrom 26
Lithiumheparin 581
Lithium-Information-Center 448, 565
Lithiumintoxikation (siehe auch Intoxikationen) 5, 185, 213, 283, 372, 418, 425, 554, 563
- akute 425
Lithiumisotope 24
- ^{6}Li 24
- ^{7}Li 24
Lithiumkarbonat 149, 552
Lithiumkonzentration, intrazelluläre 29
Lithium-Natrium-Gegentransport 25, 26
Lithiumnephropathie 429
Lithiumpräparate 462
Lithiumsalz 5
Lithiumsukzinatsalbe 321
Lithiumsulfat 552
Lokalanaesthetika 451
Loperamid 562
Lorazepam 486
Losartan 452
L-Thyroxin 363
Lungenödem 349
Lustlosigkeit 258
luteinisierendes Hormon (siehe LH)
Lyell-Syndrom 491
Lymphozytenzahl 560

M

M.A.P.-Studie 226, 269, 502
Magen-Darm-Trakt 150
Magenschleimhaut 389
Magenschmerzen 388
Magenspülung 438
Magnesium 23, 28, 101
Magnetresonanz-Spektroskopie (NMR) 24
„maintenance treatment" (siehe Rezidivprophylaxe) 192
„major depression" 211
MAK 365
Makrophagen 71
Makrosomie 417
Manie 163, 236, 257, 486, 548
- sekundäre 171
MAO-Hemmstoffe 448
Maprotilin 204, 476
MARCKS 54
„matched design" 196
Mattigkeit 561
Medikamentenabhängigkeit 574
Medikamentenanamnese 551
Megakariozyten 71
Mehrfachapplikation 154
Melatonin 100, 407
Membrantransport 55
Menière-Krankheit 309, 312
Meriones 101
Merkfähigkeit 561
Meßgenauigkeit 584
Metaanalyse 179, 205, 254, 471
Metallionen 30
metallionenselektive Elektroden 584
Metaanalysen, Langzeitprophylaxe 478
Meteorismus 428
methodische Probleme 124
Methotrexat 394
Methyldopa 451
Methylphenidat 292
Methylxanthin 154
Methysergid 310
Metoprolol 331
Metronidazol 452
MHPG 181
Mianserin 204, 477
Migräne 309, 311
Mikrodialyse 43
Mineralwässer, lithiumhaltige 94
Minimalläsion 370
Minirin-Test (siehe auch DDAVP) 551, 558
Mischzustände 171
Mißbildungen 414
Mißerfolg 566
Mitralatresie 414
MMPI 132, 238
Modelle 19, 119
Monozyten 70
Morbus
- M. Addison 409, 550
- M. Basedow 365
- M. Cushing 409
- M. Menière 309, 312
- M. Parkinson 312, 549
Morphodynamik 108

Sachverzeichnis

Mortalität 12, 263, 264, 428, 443, 460, 464
Mortalitätsrisiko 263
Motivation 127
mRNA 51
Müdigkeit 127, 559, 561
Multimedikation 447
Multiple Sklerose 313
Muskeleigenreflexe 427
Muskelrelaxantien 451, 550, 565
Muskelrigidität 334
Muskelschwäche 559
– paroxysmale 337
Muskulatur 152
Mutagenität 416
Muttermilch 420
Myasthenia gravis 549
Myo-Inositol 45, 49
Myokardinfarkt 428, 431, 549
Myoklonien 185, 427, 563
Myopathien 333
Myxödeme 564

N

N1/N2-Komponente 242
Narkose 430, 550
Narkotika 565
narzißtische Kränkung 146
Nationaleinkommen 208
Natrium 154, 372
Natriumausstrom 343
Natriumbilanz 430, 555
Natrium-Kalium-ATPase 25, 52
Natrium-Kalium-Co-Transport 25
Natrium-Lithium-Austausch 25
Natriumrückresorption 372
Natriumsubstitution 439
Natriumverlust 436, 550
Natriumzufuhr 154
Nebenniere 410
Nebennereninsuffizienz 154
Nebennierenmark 410
Nebenschilddrüse 403
Nebenwirkungen 125, 227, 567, 574
Negativismus 127
Nephron 431
Nephropathie 369
nephrotisches Syndrom 370
Nervenleitgeschwindigkeit 337
Neuralrohrdefekt 492
Neuroleptika 75, 165, 206, 228, 236, 239, 255, 294, 302, 331, 333, 343, 389, 405, 417, 449, 492, 522, 563, 568
neurologische Störungen 294
Neuropathien 338
Neuropeptide 55
Neuropsychologie 20
Neurotizismuswert 131

Neurotoxizität 333, 450, 563
Neurotransmission
– cholinerge 38
– serotonerge 182
Neutropenie 75
Niere 152, 403, 410, 555
Nierenfunktion 10, 156, 449, 564
Niereninsuffizienz 404, 429, 436
Nierenrinde 374
Nierenschädigung 563
Nierenversagen 371, 549
Nifedipin 523
Nimodipin 523
Nivellierung 128
„non-responder" 184, 246
„non-response" 567
Noradrenalin 37, 311
Nortriptylin 475
Nucleus suprachiasmaticus 100
Nutzen-Risiko-Relation 557
Nystagmus 336, 427

O

Oberbauchschmerzen 428
Ödeme 559
Operation 550
Operationalisierung 219, 225
Orientierungsreaktion 120
Osmolalität 558
Östrogene 406
Oszillatoren 100, 102
Oxyphenbutazon 450

P

Paartherapie 146
Pancuronium 451
Panikattacken 49
Pankreas 383, 496
Papillenödem 336
Parathormon (PTH) 101, 403
Parathyreoidea (siehe Nebenschilddrüse)
Parkinsonoid 427, 563
Parkinson-Krankheit 312, 549
Paroxetin 477
Partner 144, 214
Partnerbeziehungen 140
Patientenauswahl 204
Patientenvereinigungen 576
PCPA 63
Periodenlänge 99
Periodensystem der Elemente 26
Peritonealdialyse 440
Persönlichkeit 575
– Nachreifung 139
Persönlichkeitsänderungen 119
Persönlichkeitseigenschaften 128
Persönlichkeitsmerkmale 245

Persönlichkeitsstörungen 211, 273, 279, 292
- explosive 280
Persönlichkeitsstruktur 180
Persönlichkeitsvariablen 529
Pferdeherpesvirus 317
Pflanzen 100
Pharmakokinetik 436
Phasenfrequenz 194, 234
Phasenhäufigkeit 480
Phasenkalender 539
Phasenstruktur 210
Phasenverschiebung 131
Phasenverzögerung 101
Phenelzin 475
Phenylbutazon 154, 450
Phosphatidylinositol 44
- Metabolismus bei Menschen 48
Physostigmin 38
Pilocarpin 39
Pimozid 165
Pindolol 331, 562
Piroxicam 450
Placebo 266
Plasma-Renin-Aktivität 407
Plasmaseparation 441
Plasmaspiegel 491
Pneumonien 263
Polarität 227
Polydipsie 428, 509, 559
Polyhydramnion 417
Polyneuropathien 427
Polyurie 372, 376, 378, 428, 509, 558, 559
Pons 334
Potentiale
- evozierte 20, 181
- - kortikale 241 ff.
- paroxysmale 106
Potenz 406, 421
- Störung 421, 559
PQ-Zeit 349
Prädiktion 114, 237
Prädiktoren 241, 263
Praxisbedingungen 211
Prednison 310
Primärobjekt 138
Primaten 101
Primidon 331
Prodromalsymptome 207, 539
Prolaktin 65, 101, 405
- Sekretion 235
Propanolol 331
Prophylaxe
- Antidepressiva 477
- Erfolg 566
- Resistenz 514
Prostaglandin 311, 403

Prostaglandin E 86
Proteinkinase A 43, 52
Proteinkinase C 52, 53, 402
Proteinsynthese 317
Proteinurie 371
Pseudoanalyse 529
Pseudo-Prophylaxeresistenz 515
Pseudorabiesvirus 317
Pseudotumor cerebri 333, 336
pseudounipolar 181
Psoriasis 393, 549, 550, 560
Psychose
- Adoleszenz 301
- affektive (siehe affektive Psychose)
- schizoaffektive 508, 548
psychotherapeutische Einzelbehandlung 145
Psychotherapie 142, 529, 577
- interpersonelle (IPT) 536
PUVA 394
Pyelonephritis 431
Pyramidenbahnschädigung 427
Pytirossporum ovale 395

Q
Qualitätsunterschiede 151
Quilonum® 150, 462

R
Radioisotope 24
Randkonstellationen 133
„rapid cycler" 211, 238
„rapid cycling" 171, 363, 490, 514
Ratten 101
Rauchen 416
RDC 225
Reaktionstypologie 107
Reaktionszeit 285
„rebound" 252
- Psychosen 200
„recovery" (siehe Genesung) 193
„recurrences" 193
Reduktionsdiäten 372
Refraktärzeit 352
Regelkreis 120
Regression 142
Regulationsdynamik 20
Reizbarkeit 127, 280
Reizbildung 343
Reizleitung 343
Reizleitungssystem 352
„relapse" 192
Relaxation 127
Reliabilität 225
Remission 191
renale Konzentrationsfähigkeit 450, 558

Sachverzeichnis

Renin-Angiotensin-Aldosteron-System 461
Renin-Angiotensin-System 406
Repolarisation 343
Residualsymptomatik 566
Resorption 149
„responder" 246
„response" 144
Restsymptomatik 213
- depressive 561
Retardform 388
Retardpräparate 150, 554
Retardtablette 149
Retikulozyten 71
Retinoide 399
Reverse-Transkriptase-Hemmer 89
Rezeptoren, Supersensitivität 40, 55
Rezidive 566
Rezidivfreiheit 566
Rezidivfrequenz 193
Rezidivprophylaxe 191, 192
Rezidivrisiko 194, 233
Rhythmusskala, soziale 539
Rhythmusstörungen 349
Rigidität, dynamische (RG) 110
Rigor 559
Rinderherpesvirus 317
Risikopatienten 267, 354, 560
Rollen 138
Rollenwechsel 543
Routinebedingungen 211, 269
Routinebehandlung 471
Rückfallquote 192
Rückfallrisiko 252, 533, 567
Rückwärtsmaskierung 20

S

Sammelrohr 374, 377
Säure-Basen-Haushalt 373, 379
Schädel-Hirn-Trauma 313
Scheidungsrate 542
Schenkelblock 559
Schilddrüse 152, 357
- Antikörper 564
- Dysfunktion 515
- Funktion 563
- - Störung 438
- Hormone 184
- Status 558
schizoaffektive Störungen 303
schizoide Kennzeichen 258
Schizophrenie 273, 284, 430
Schlaf-Wach-Rhythmus 100, 102
Schleifendiuretika 565
Schmerzen 561
Schock 154
Schrittmacher 100
Schuppenflechte (siehe Psoriasis)

Schwangerschaft 152, 259, 414, 429, 492,
  496, 551, 567
- Abbruch 419
Schweiß (siehe auch Schwitzen) 154
- Verluste 372
Schweiz 10, 207
Schwellensituationen 144
Schwindel 427
Schwitzen (siehe auch Schweiß) 555, 563
Seborrhoe 395
seborrhoisches Ekzem 395
„second-messenger" 42
- Systeme 26
Sedativa 450
Selbsthilfegruppen 578
Selbstkontrolle 282
Selbstmord (siehe Suizid)
Selbstwert 529
Selbstwertgefühl 142
Selbstwertkonzept 529
Selektion 267
Selektionskriterien 194, 547
„sensation seeking" 245
Sequenzialanalysen 8
serotonerges System 243
Serotonin 37, 245, 273, 311
- Antagonisten 311
- Defizit 62
- Wiederaufnahmehemmer 245
Serotoninsyndrom 63, 185, 448
Sertralin 476
Serumspiegel 151, 491
Sexualität 406, 421
SIADH 377
„sick-sinus-syndrome" (Sinusknotensyn-
  drom) 550, 559
Signaltransduktion 42, 45
sinuatriale Blockierungen 349
Sinusknoten 428
Sinusknotenabnormitäten 349
Sinusknotensyndrom („sick-sinus-syn-
  drome") 550, 559
Skelettreifungsdefekte 414
Somatostatin 403, 408
Somnolenz 437, 563
Soziabilität 128
soziale Rhythmusskala 539
soziale Zeitgeber-Hypothese 537
Sozialkontakte 127
Sozialverhalten 292
Spätdyskinesien 313, 335
Speichel 152, 584
Spektinomycin 452
Sperma 152
Spermiogenese 405
Spezialambulanz 269, 274
Speziesunterschiede 47

Spiegelmethode 206
Spina bifida 414, 496
Spironolacton 439, 451
Spontanverlauf 193
Springmäuse 101
SSRI 185, 205, 448
Stabilisierung 479, 536
Stammzellen 71
„steady state" 151
Stehlen 298
Sterblichkeit (siehe Mortalität)
Steven-Johnson-Syndrom 491
Stillen 551
Stillzeit 420
Stimmungsschwankungen 511
Stimuluserkennungszeit 129
Stimulusintensität 241
Stimulus-Response-Konstrukt 120
Stomatitis 389
Störungen, neurologische 294
Stress 49, 56, 154, 260, 274, 311, 322
Stresshormone 49
Strukturierungsschwäche 120
Strukturmerkmale 138
Struma 358, 416, 559, 564
– Häufigkeit 360
ST
– Senkungen 428
– Strecke 343
Studien, naturalistische 195
Stuhlkonsistenz 388, 562
Subintoxikationszeichen 567
Substanzmißbrauch 171
„sudden death" 350
Suizid 227, 256, 262, 269, 461, 477, 490, 510
– Deutschland 461
– Risiko 260, 533, 548
– Verhalten 256
– Versuch 227, 262, 510, 567
Sulfat 149
Sulindac 451
Suxamethonium 451
„switch" 480
„switching" 515
SW-Komplex 332
Symptombewältigung 537
Symptommanagement 541
Synchronisationstendenz 332
Syndrom
– „adult respiratory distress syndrome" (ARDS) 428
– Down-Syndrom 299
– Felty-Syndrom 75
– „floppy infant syndrome" 417
– Gilles-de-la-Tourette-Syndrom 313
– hyperkinetisches 294
– Kleine-Levin-Syndrom 300

– Lyell-Syndrom 491
– nephrotisches 370
– Serotoninsyndrom 63, 185, 448
– „sick-sinus-syndrome" (Sinusknotensyndrom) 550, 559
– Steven-Johnson-Syndrom 491
– X-Syndrom, fragiles 299
– Verlustsyndrome 372

T
T-Abflachung 343
Tablette 149
Tachyarrhythmie 349
Tagesablauf 538, 539
Tagesrhythmik 100
TAK 365
Talgsekretion 396
Temperatur 102
Temporallappen 242
Teratogenität 419
Testosteron 405
Tetrazyklin 452
therapeutische Allianz 213
therapeutisches Drug Monitoring 580
Therapie
– interpersonelle 536 ff.
– symptomsuppressive 213
Therapiedauer 374
Therapieresistenz 211
Thermoregulation 429
Thiazide 154, 372, , 378, 404, 439, 451, 563
Thioridazin 397, 449
Thrombozyten 48, 64, 429
Thrombozytopenie 438, 496
Thyreoglobulin 358
Thyreoiditis 358, 364
Thyreotoxikose 358
Thyroxin (T_4) 358, 551
Thyroxinhochdosistherapie 518
Thyroxintherapie 519
Ticarcillin 452
T-Lymphozyten 81, 82, 394
Todesursachen 263
Torticollis spasticus 313
Trägermoleküle 30
TRAK 364
Transaminasen 491
„transforming growth factor" 393
Transkription 51
Translation 51
Trauer 542
Tremor 185, 330, 427, 492, 509, 558, 559, 563
TRH-Stimulation 235
– test 361, 405, 406
Triamteren 439

Sachverzeichnis

Trichotillomanie 301
Triebimpulse 139
Trijodthyroxin (T_3) 358, 551
Trikuspidalatresie 414
Trinkmenge 376
Trinkverhalten 386
Trinkvolumen 386
Trinkwasser 94
Tryptophan 65
- Aufnahme 62
Tryptophanhydroxylase 96
Tschechoslowakei 10, 207
TSH 361, 403
- basales 551
- Erhöhung 358
T-Suppressor-Zellen 82
tubuläre Reabsorption 154
Tubulus 374
- distaler 154
- proximaler 153
Tubulusfunktionsstörungen 376
Tubuluszellschädigung 375
T-Welle 437
- Abflachung 559
- Umkehr 559
Typus
- manicus 128
- melancholicus 128
Tyrosinhydroxylase 55

U

Übelkeit 185, 388, 428, 437, 559, 561
Überaktivität 5, 292
Überbehandlung 194
Über-Ich 139, 143
Ulkus, peptisches 389
Ultraschallkontrolle 416
Ulzerationen 396
- vaginale 397
Umgebungsbedingungen 99
Umschlag („switch") 480
Umweltreize 120
Unfälle 263
Unruhe 185
Unterdosierung 567
Untersuchungen
- katamnestische 206
- naturalistische 12, 206
Urämie 371
Urinvolumen 376
UVA-Licht 394
U-Wellen 343

V

Vacciniavirus 317
Valproinsäure 114, 164, 206, 227, 239, 419, 485, 486, 493, 515, 516

Vasopressin (*siehe auch* ADH) 377, 403
Vencuronium 451
Ventrikelseptumdefekt 414
Verapamil 169, 310, 493, 523
Verdienstausfälle 460
Verhalten 19
- exploratives 126
Verhaltensstörung 282
Verhaltenstherapie 533, 567
Verlangsamung 257, 426, 563
Verlaufsuntersuchungen 470
Verlustsyndrome 372
Vermeidungsverhalten 120
Verordnungshäufigkeit 460
Verteilungsgleichgewicht 151
Verteilungsvolumen, scheinbares 152
Verteilungsvorgang 151
Verwirrtheit 257, 427
Vigilanz (*siehe auch* Aufmerksamkeit) 20
Vigilanzkonzept 107
Vigilanzminderung 426
Vitamin A 404
Vitamin D 404
Voruntersuchungen 551
Vulnerabilität 273
Vulnerabilitätsfaktor 529

W

Wach-Schlaf-Übergang 110
Wachstumsfaktoren 73
Wachstumshormon (*siehe* GH) 408
Wahlreaktionszeit 129
Wahnphänomene 220
Wahnsymptomatik 257
Wahrnehmung, visuelle 130
Wassereinlagerung 387
Wasserhaushalt 372, 376
Wasserrückresorption 376
Wechselwirkungen 447
Wirkmechanismus 119
Wirksamkeit 196
Wirkungen, unerwünschte 509
Wirkungsmechanismus 19
Wirkungsverlust 211, 255
Wochenbettpsychose 420

X

Xanthinderivate 451
X-Syndrom, fragiles 299

Z

Zahlensymboltest 129
Zahnradphänomen 334
Zeitgeber 100
Zeitgeber-Hypothese, soziale 537
Zellerkennung 31
Zellmembranen 25

Zellmembranpumpen 30
Zerebralsklerose 550
Zidovudine 89
Zimelidin 472
zirkadianer Rhythmus 131, 407
Zitrat 149
Zittern (*siehe auch* Tremor) 561
Zona glomerulosa 410
Zusatzmedikation 447

Zwanghaftigkeit 529
Zweifachkombination 518
Zwei-Kompartimenten-Modell 153, 436
Zyklothymie 180
Zyklus 406
– Dauer 194
– Schwankungen 406
Zytokine 73, 83, 394
Zytomegalievirus 317

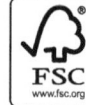

MIX
Papier aus verantwortungsvollen Quellen
Paper from responsible sources
FSC® C105338

If you have any concerns about our products,
you can contact us on
ProductSafety@springernature.com

In case Publisher is established outside the EU,
the EU authorized representative is:
**Springer Nature Customer Service Center GmbH
Europaplatz 3, 69115 Heidelberg, Germany**

Printed by Libri Plureos GmbH
in Hamburg, Germany